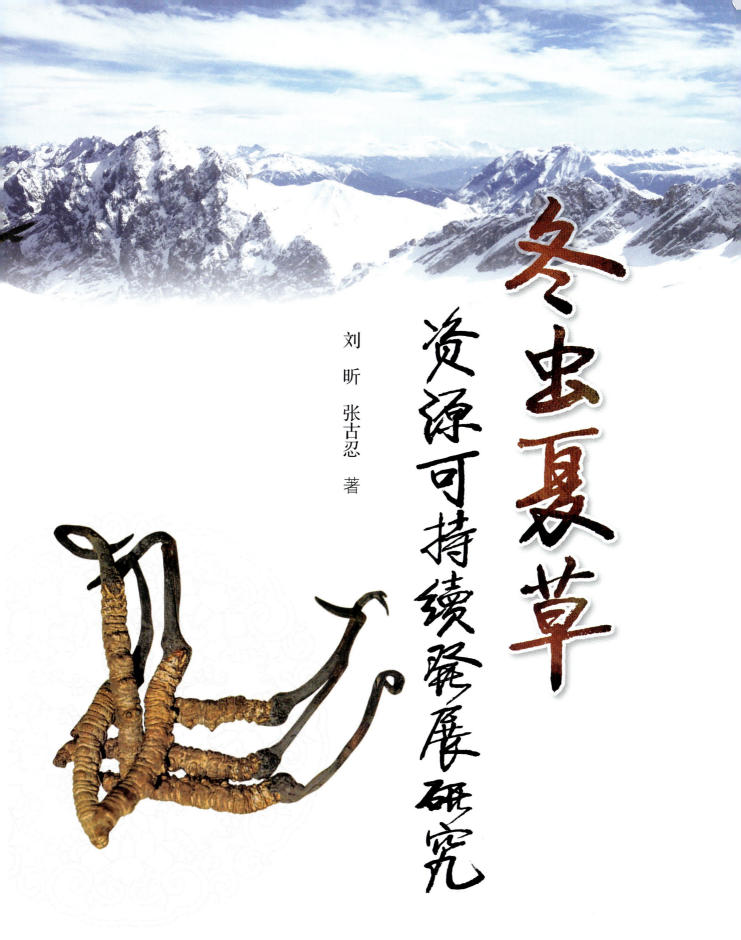

冬虫夏草资源可持续发展研究

刘昕　张古忍　著

科学出版社
北京

内 容 简 介

本书系统介绍了冬虫夏草资源可持续发展基础理论和关键技术研究的阶段性成果。分为4个部分共24章。第一部分介绍了寄主昆虫生物学的研究进展，包括寄主昆虫的生物学特性与生活史、种群分化、适应高海拔环境的生理生化机制和共生原虫等；第二部分介绍了冬虫夏草发育生物学的研究进展，包括冬虫夏草菌与寄主昆虫和高寒草甸植物的跨界共生、冬虫夏草个体中的真菌群落、寄主昆虫肠道真菌群落及冬虫夏草的寄生真菌等；第三部分介绍了冬虫夏草适生地生态环境的研究进展，包括影响冬虫夏草发生的环境因子、冬虫夏草适生地植物群落、土壤真菌群落与主要虫生真菌、寄主昆虫不同发育阶段节肢类天敌等；第四部分对冬虫夏草资源可持续发展面临的问题和对策进行了探讨，并在厘清寄主昆虫种质资源和明确冬虫夏草子座发育的基础上，对制约资源可持续发展的寄主昆虫繁育和冬虫夏草自然孕育两大关键技术进行了探讨，指出了冬虫夏草资源可持续发展的途径。

本书适用于相关领域的科研人员、大专院校师生、从事冬虫夏草和其他药用生物资源研究的科研人员等。

图书在版编目（CIP）数据

冬虫夏草资源可持续发展研究/刘昕，张古忍著. —北京：科学出版社，2017.2
ISBN 978-7-03-050958-1

Ⅰ.①冬… Ⅱ.①刘… ②张… Ⅲ.①冬虫夏草-可持续性发展-研究 Ⅳ.①R282.71

中国版本图书馆CIP数据核字（2016）第298505号

责任编辑：席 慧 文 茜/责任校对：钟 洋
责任印制：肖 兴/封面设计：铭轩堂

科学出版社 出版
北京东黄城根北街16号
邮政编码：100717
http://www.sciencep.com

北京利丰雅高长城印刷有限公司 印刷
科学出版社发行 各地新华书店经销

*

2017年2月第 一 版　　开本：889×1194　1/16
2017年2月第一次印刷　　印张：31 1/4
字数：840 000

定价：398.00元
（如有印装质量问题，我社负责调换）

对本书做出贡献的作者

(按姓氏笔画排序)

王海贞	古 励	古德祥	刘 昕	齐丽丽
孙梓暄	李少松	李峻锋	吴文静	吴光国
邹志文	张古忍	张剑霜	陈 海	招淑燕
胡志坚	钟 欣	郭技星	黄健威	彭青云
蒋丰泽	蒋帅帅	喻 浩	雷 桅	阚绪甜

序

"冬虫夏草",俗称虫草,是青藏高原一张靓丽的名片,是高原上蓝天、白云、雪山、草地千古演化、孕育而生的一个精灵。古书上对冬虫夏草的药用价值有不少记述。20世纪70年代我在西藏工作时,才得见其真容。到80年代中期,由于其市场价格的抬升,人们一方面对其神奇功效有不少演绎;另一方面开始了对冬虫夏草生命机制的研究。但是,很长一段时间,对于冬虫夏草生命机制的研究未能取得突破性的进展。这又进一步增强了其神秘的色彩。

因为扶贫,我才真正开始了对冬虫夏草的关注。高寒牧区灾害频繁,雪灾、风灾、雹灾一年当中往往不止一次,牧民的生计也往往因为一场灾害的降临而毁于一旦。在这样恶劣的自然气候条件下,有什么产业可以抗灾?有什么收入可以帮助他们维持生计?在多次深入高寒牧区的调研中,我发现了冬虫夏草的特殊贡献。对于那些特困的群众来说,每年一到两个月采挖冬虫夏草的收入,虽然不一定很多,却成了他们收入的主要来源,可以帮助他们渡过灾年。最近一段时间的典型调查和研究发现,近十年,采集冬虫夏草在农牧民家庭经营收入中所占比例增加最多、增长最快,尤其在藏东和藏东北高寒牧区和半农半牧区,冬虫夏草收入在农牧民收入中占有非常重要的地位。

作为高寒牧区最具特色的生物资源,冬虫夏草具有重要的药用和经济价值,对农牧民增收和经济社会发展具有举足轻重的作用,这已经是不争的事实。但冬虫夏草目前所面临的分布范围萎缩、资源蕴藏量急剧下降的局面,制约了其资源的可持续利用和农牧民收入的稳定提高。按目前的采挖强度和采挖方式,冬虫夏草资源还能不能持续,会不会枯竭,越来越受到社会各方的高度关注。在这种形势下,科学认识和掌握冬虫夏草的生命机制及演替规律,按照原位保护和自然孕育的思路进行合理利用,就成为更加紧迫、更加重要、更加具有现实意义的一件大事。

十年磨一剑,是刘昕教授领导的中山大学西部特色资源创新研究团队的真实写照。他们克服高海拔条件下的种种困难,率先在西藏色季拉山海拔4156 m处的冬虫夏草适生地建立了"中山大学青藏高原特色资源科学工作站",在原生态环境条件下,专一开展冬虫夏草资源可持续利用基础理论和应用技术的研究。他们先后承担了国家"十一五""十二五"科技支撑计划和国务院扶贫办等有关冬虫夏草资源可持续利用的研究任务,取得了重大进展和丰硕成果。在基础理论上,发现了冬虫夏草菌与寄主昆虫、高寒草甸植物之间存在的跨界共生现象,拓宽了研究视野;在应用技术上,创造性建立了寄主昆虫牧虫工程和冬虫夏草孕育工程技术体系,解决了冬虫夏草资源可持续利用的寄主昆虫种子源问题。需要特别指出的是,按照已经取得的科学认识,他们在青海省玉树藏族自治州治多县加吉博洛镇改查村二队海拔4600 m的地方建立了200亩草场的示范站。在他们的指导下,承包人公加连续几年在基地采集冬虫夏草的产量是本底产量的5~7倍!对于那些世世代代生活在高原牧区的人们来讲,这无疑是科学之手拨响的一个美妙福音。

十年前,我有幸结识了刘昕教授和他的团队。我对冬虫夏草的关注与他们正在进行的科学研究工作使我们在雪域高原建立了友谊,成为真诚的朋友。我曾4次到访他们在色季拉山的科学工作站。作为一个曾经在西藏工作多年的人,我能体会到师生们的工作有多难。因为,这里不是平原而是高原,不是城镇而是荒野;他们不是军人而是科学家,坚守的也不是一天两天,而是整整十年!

我见证了他们不畏高寒缺氧，在极其艰苦的生活工作条件下，克服种种困难的大无畏精神，也深深地被他们身上所散发的"特别能吃苦、特别能忍耐、特别能战斗"的精神所感动。时任广东省省委书记的汪洋曾盛赞他们"坚持高原搞科研，结合扶贫有突破，可佩可敬"。他们当之无愧。

冬虫夏草资源可持续发展研究涉及面广，不仅涉及真菌、昆虫、气候、土壤、植物等多领域科学问题，还涉及政府、民众等社会问题。同时，冬虫夏草分布高海拔环境，自然条件恶劣，研究难度极大，常人难以坚持长期的研究。《冬虫夏草资源可持续发展研究》一书，及时总结了研究团队十年来的研究进展，所依据的数据资料全面翔实，反映了该领域的最新研究成果，为冬虫夏草资源的科学利用和保护提供了科学依据，为青藏高原这一特殊资源和产业的发展提供了科学的支撑，它的出版无疑将进一步促进我国冬虫夏草资源的可持续利用，促进科学普及和研究工作的进一步深化，对产区政府相关职能部门和资源管理人员、研究人员起到积极的指导作用。

冬虫夏草资源可持续发展研究内容极其广泛和复杂，尽管如此，该书的内容仍可以体现研究团队在这方面基础理论和应用技术研究的整体概貌。如果有哪些方面缺乏深入介绍，也可以根据书中提供的信息，获得进一步的启发。相信该书的问世，将会促进冬虫夏草资源的可持续发展，造福于产区农牧民和广大的消费者。

全国政协委员

国务院扶贫开发领导小组专家咨询委员会主任

西藏自治区人民政府发展咨询委员会副主任

范小建

2016 年 3 月 30 日

前　言

"冬虫夏草名符实，变化生成一气通，一物竟能兼动植，世间物理信难穷"。这是清代文学家蒲松龄对冬虫夏草的精辟描述。冬虫夏草分布在青藏高原海拔 3000～5000 m 的高寒草甸，冬天为"虫"，夏天为"草"，下部似蚕状虫体，上部如草状植物，因此获得了冬虫夏草的美名，藏语称之为"牙儿札更布"。

作为一种名贵中药材，古籍中不乏冬虫夏草的描述和记载，如唐代的《月王药诊》、清代的《本草备要》《本草从新》和《本草纲目拾遗》等。其中 1694 年的《本草备要》称其"冬在土中，形似老蚕，有毛能动，至夏则毛出土上，连身俱化为草。若不取，至冬则复化为虫"。《中华人民共和国药典》亦称其"补肺益肾、止血化痰。用于久咳虚喘、劳嗽咯血、阳痿遗精、腰膝酸痛"。现代医学研究证实，冬虫夏草具有润肺、止咳、化痰和提高人体免疫力等功效，对癌症也有辅助治疗作用。

作为青藏高原高寒牧区特有的生物资源，冬虫夏草也是产区农牧民和当地政府的主要经济收入来源，具有重要的经济意义。受各种因素的影响，冬虫夏草资源目前面临分布海拔上升、分布空间压缩、资源蕴藏量下降的问题，资源可持续发展受到了严重威胁。冬虫夏草的发生受寄主昆虫、冬虫夏草菌自身、高海拔气候环境、高寒草甸土壤及植被组成等多种因素的影响，任何一个因素的变化，都有可能成为制约冬虫夏草发生和资源可持续发展的瓶颈条件。

冬虫夏草资源的可持续发展问题引起了产区各级政府和国家层面的高度关注。在科技部和西藏自治区科技厅的支持下，中山大学西部特色资源创新研究团队有幸承担了国家"十一五"科技支撑计划项目"西藏冬虫夏草资源可持续利用关键技术研究与示范"(2007BAI32B00) 的"蝙蛾属昆虫种质选育技术体系研究与示范"(2007BAI32B05) 和"冬虫夏草孕育工程的技术体系研究与示范"(2007BAI32B06) 两个课题，以及国家"十二五"科技支撑计划重大项目课题"西藏区冬虫夏草的原位孕育与红景天、喜马拉雅紫茉莉、婆婆纳、茅膏菜等濒危藏药材人工种植及野生抚育的关键技术研究与示范"(2011BAI13B06) 中关于冬虫夏草及其寄主昆虫的研究专题、国务院扶贫办"扶贫开发与青藏高原减灾避灾产业发展"项目的"青藏高原冬虫夏草资源可持续利用"专题等的研究任务，分别在西藏色季拉山海拔 4156 m 处建立了"中山大学青藏高原特色资源科学工作站"和在青海玉树治多县海拔 4650 m 的高寒草甸建立了"冬虫夏草孕育工程示范基地"，实地开展冬虫夏草资源可持续发展基础理论和关键技术的研究。本书作为承担上述研究任务的阶段性总结，目的是及时介绍我们的研究进展和成果，为冬虫夏草资源可持续发展做出应有的贡献。

项目实施过程中，获得了各级领导的关心和支持，时任中共广东省省委书记汪洋、中共西藏自治区党委书记张庆黎、国务院扶贫办原主任范小建、中山大学校长黄达人和许宁生教授等先后到研究基地视察、指导。西藏自治区科技厅、广东省第四批援藏队、青海省治多县县委县政府等领导也给予了大力支持。国际欧亚科学院中国科学中心给予了高度关注和支持，全额资助了本书出版费用。当然，本书得以完成，自然是中山大学青藏高原特色资源创新研究团队全体师生共同努力的结果。在此表示衷心感谢！

所有参与冬虫夏草项目研究的博士后、博士生、硕士生和长期坚守科学工作站的工作人员，是本书的直接贡献者。他们不畏恶劣环境和高寒缺氧，忍受高原反应带来的种种不便与痛苦，始终坚守在科研第一线，不仅完成了学业，也为冬虫夏草资源的可持续发展研究做出了贡献。

由于作者学识和理论水平所限，书中出现不妥或疏漏之处在所难免，恳请读者批评指正。

作 者

2016 年 3 月 30 日

目 录

序
前言
引论 ·· 1
   0.1   冬虫夏草研究简史 ·································· 2
   0.2   冬虫夏草资源面临的问题 ······················ 2
   0.3   冬虫夏草资源可持续利用的途径 ············ 3
   0.4   本书的主要内容 ···································· 3

第一部分　寄主昆虫生物学研究

第 1 章　寄主昆虫的生物学特性 ················ 7
   1.1   蒲氏钩蝠蛾不同发育阶段的生物学 ······· 7
   1.2   蒲氏钩蝠蛾幼虫的食性与空间分布 ······ 16
   1.3   实验种群生命表 ···································· 22

第 2 章　寄主昆虫的种群分化 ···················· 24
   2.1   抽样与数据分析 ··································· 24
   2.2   基于形态标记及生物学的色季拉山钩蝠蛾种群分化 ··· 29
   2.3   基于分子标记的色季拉山钩蝠蛾种群分化 ··· 41

第 3 章　寄主昆虫适应高寒环境的生理生化基础 ······································· 53
   3.1   幼虫血淋巴能量物质的变化动态 ·········· 54
   3.2   脂肪酸脱饱和酶基因及其表达动态 ······ 59
   3.3   热激蛋白基因及其表达动态 ·················· 70

第 4 章　寄主昆虫适应高海拔环境的转录组学特征 ······································· 92
   4.1   蒲氏钩蝠蛾幼虫转录组测序及分析 ······ 92
   4.2   蒲氏钩蝠蛾幼虫适应不同海拔生境的基因表达分析 ······································· 107
   4.3   蒲氏钩蝠蛾幼虫 RNA-Seq 及 DGE 结果的 QRT-PCR 验证 ·················· 120

第 5 章　寄主昆虫的模式识别受体 ··········· 125
   5.1   蒲氏钩蝠蛾 β-1,3-葡聚糖识别蛋白 ········ 126
   5.2   蒲氏钩蝠蛾载脂蛋白 TpapoLp-Ⅲ ········ 145
   5.3   模式识别蛋白基因对白僵菌侵染的响应表达 ·································· 154

第 6 章　寄主昆虫的共生原生动物簇虫 ···· 161
   6.1   蒲氏钩蝠蛾血腔内寄生簇虫的形态与结构 ·································· 161
   6.2   蒲氏钩蝠蛾寄生簇虫的 rDNA 序列及系统进化分析 ···································· 165
   6.3   蒲氏钩蝠蛾肠道内寄生簇虫的荧光原位杂交检测 ···································· 171
   6.4   蒲氏钩蝠蛾寄生簇虫 Ascogregarina sp. 生活史及物种特征 ························· 175

第二部分　冬虫夏草发育生物学研究

第 7 章　冬虫夏草菌与寄主昆虫的共生发育 ······································· 181
   7.1   检测冬虫夏草菌的 qPCR 方法 ············ 181
   7.2   冬虫夏草菌对寄主昆虫的定殖 ············ 190
   7.3   寄主幼虫被冬虫夏草菌致病后的生理和形态变化 ···································· 192

第 8 章　冬虫夏草菌与植物的跨界共生 ···· 196
   8.1   跨界共生的形态学证据 ······················ 196
   8.2   跨界共生的分子证据 ·························· 205
   8.3   跨界共生的生物学及生态学意义 ········ 213
   8.4   冬虫夏草菌跨界共生的生活史 ············ 214

第 9 章　冬虫夏草个体中的真菌群落 ······· 215
   9.1   真菌的分离鉴定 ································· 215
   9.2   不同时期冬虫夏草中的真菌群落结构 ···· 218
   9.3   讨论 ·· 224

第 10 章　寄主昆虫幼虫肠道中的真菌群落 ···· 227
   10.1   试验用寄主幼虫及肠道真菌 DNA 的提取 ···· 227
   10.2   肠道真菌群落结构 ···························· 228

- 10.3 讨论 229
- **第 11 章 冬虫夏草菌与寄主幼虫互作的转录组学特征** 236
  - 11.1 冬虫夏草菌与寄主幼虫转录组测序 236
  - 11.2 冬虫夏草菌与寄主幼虫互作前后有参转录组结果 247
  - 11.3 寄主幼虫罹病前后无参转录组 257
- **第 12 章 冬虫夏草的寄生真菌** 267
  - 12.1 样品采集及显微结构 267
  - 12.2 寄生真菌的分离培养与形态特征 269
  - 12.3 寄生真菌 GIMCC 3.570 的 nrDNA 序列与系统发育 273
  - 12.4 寄生真菌对冬虫夏草子座喷发子囊孢子时长和子囊孢子产量的影响 275
  - 12.5 讨论 279

第三部分　冬虫夏草适生地生态环境研究

- **第 13 章 影响冬虫夏草发生的环境因子** 283
  - 13.1 寄主昆虫 283
  - 13.2 海拔分布 283
  - 13.3 气候条件 284
  - 13.4 土壤因子 286
  - 13.5 食物因子 286
  - 13.6 天敌因子 287
  - 13.7 过载放牧 287
  - 13.8 掠夺式采挖 288
  - 13.9 存在的问题与展望 288
- **第 14 章 冬虫夏草适生地植物群落** 289
  - 14.1 样地设置与植被调查 289
  - 14.2 植被群落组成 292
  - 14.3 植物群落特征 299
  - 14.4 讨论 303
- **第 15 章 冬虫夏草适生地土壤特性** 305
  - 15.1 样地设置与样品采集、测定 305
  - 15.2 土壤特征 306
  - 15.3 土壤特征与植物群落和寄主幼虫密度的相关性分析 308
- **第 16 章 土壤真菌群落与主要虫生真菌** 310
  - 16.1 土壤总 DNA 提取 310
  - 16.2 土壤真菌群落结构 312
  - 16.3 土壤中的冬虫夏草菌 315
  - 16.4 土壤中的拟青霉 317
  - 16.5 土壤中的白僵菌丰度 319
- **第 17 章 冬虫夏草适生地草甸地表节肢动物群落的多样性** 323
  - 17.1 样地设置与标本采集、分析 323
  - 17.2 地表节肢动物群落的结构 326
  - 17.3 地表节肢动物群落年际动态 335
  - 17.4 讨论 336
- **第 18 章 冬虫夏草适生地草甸地表节肢动物群落的相似性** 340
  - 18.1 数据与分析方法 340
  - 18.2 全部物种在不同生境中的相似性 342
  - 18.3 优势类群在不同生境中的相似性比较 346
  - 18.4 天敌类群在不同生境中的相似性比较 349
  - 18.5 讨论 353
- **第 19 章 寄主昆虫的节肢类天敌** 355
  - 19.1 幼虫期寄生性天敌悬茧蜂 355
  - 19.2 蛹期寄生性天敌姬蜂 374
  - 19.3 成虫期捕食性天敌 376
  - 19.4 卵期天敌 385
  - 19.5 不同生境地表天敌种群动态 385
  - 19.6 陷阱法防治地表节肢类天敌效果评价 387

第四部分　冬虫夏草资源可持续发展研究

- **第 20 章 冬虫夏草寄生昆虫** 391
  - 20.1 寄主昆虫分属检索表 392
  - 20.2 属征及其种类组成 392
  - 20.3 钩蝠蛾属 3 新种 397
- **第 21 章 寄主昆虫种质的原位繁育** 406
  - 21.1 采集并活体保存的寄主昆虫种质资源 406
  - 21.2 大棚原位繁育 407
  - 21.3 草甸原位繁育 407

21.4 寄主昆虫种质原位繁育技术体系的集成 ……………………………………… 409

第 22 章　冬虫夏草子座发育的生物学 ……… 411
22.1 西藏色季拉山冬虫夏草子座的发育 …… 411
22.2 子囊孢子 ……………………………… 416
22.3 子囊孢子的喷射动态 ………………… 421

第 23 章　冬虫夏草的原位孕育 ……………… 426
23.1 示范基地概况 ………………………… 426
23.2 原位孕育的主要技术措施 …………… 427

23.3 原位孕育效果 ………………………… 428
23.4 冬虫夏草原位孕育技术系统集成 …… 428

第 24 章　冬虫夏草资源可持续发展面临的主要问题、对策与途径 …………… 430
24.1 面临的主要问题 ……………………… 430
24.2 对策 …………………………………… 433
24.3 途径 …………………………………… 435
24.4 结语 …………………………………… 437

主要参考文献 ………………………………………………………………………………… 438
附录 1　西藏色季拉山高寒草甸植物图谱 ………………………………………………… 458
附录 2　西藏色季拉山高寒草甸地表节肢动物图谱 ……………………………………… 472
后记 …………………………………………………………………………………………… 484

引 论

冬虫夏草 [*Ophiocordyceps sinensis* (Berk.) Sung, Sung, Hywel-Jones & Spatafora] (Sung et al., 2007) 是一种虫生子囊真菌，属于真菌界 (Fungi) 的子囊菌门 (Ascomycota) 粪壳菌纲 (Sordariomycetes) 肉座菌目 (Hypocreales) 蛇形虫草科 (Ophiocordycipitaceae) 蛇形虫草属 (*Ophiocordyceps*)。主要分布于我国青藏高原高海拔区域（肖生荣等，1983；杨大荣，2008），北起祁连山，南至滇西北的高山，东自川西高原山地，西达喜马拉雅的大部分地区，包括青海（玉树、果洛、黄南等州）（刁治民，1996；王宏生，2001）、西藏（那曲、昌都、林芝、山南等地区）（陈仕江等，1999）、四川（甘孜、阿坝等州）（尹定华等，1990）、云南（迪庆、丽江、大理等地）（沈发荣等，1988）、甘肃（甘南、临夏、陇南等州）（马启龙等，1995）等省（自治区）都有分布。喜马拉雅山周边国家如尼泊尔、不丹、锡金和印度等也有少量分布。

冬虫夏草的寄主为钩蝠蛾属（*Thitarodes*）昆虫幼虫，属于节肢动物门（Arthropoda）昆虫纲（Insecta）鳞翅目（Lepidoptera）蝙蝠蛾科（Hepialidae）。钩蝠蛾属目前已知有42种（邹志文，2009；邹志文等，2010；Zou et al., 2011），为完全变态昆虫，世代发育包括卵、幼虫、蛹和成虫四个阶段，其中蛹、成虫和卵三个发育阶段在同一年内完成，而幼虫发育时间漫长，为3~5年，具体时间因种及生态环境而异，具有典型的世代交替现象（李泉森等，1991；李峻锋等，2011）。

学界普遍认为，冬虫夏草菌的世代发育包括无性（anamorphosis）和有性（teleomorphosis）两个阶段（蒋毅和姚一建，2003）。中国被毛孢（*Hirsutella sinensis* Liu, Guo, Yu & Zeng）是冬虫夏草的无性型阶段菌种（Jiang and Yao, 2002），最适发育温度为10~15℃（沈南英等，1983）。每年夏天，部分寄主昆虫幼虫被冬虫夏草菌致病，冬虫夏草菌在幼虫体腔内利用寄主体内积累的营养物质繁殖生长，直至菌体充满寄主体腔，寄主死亡变为僵虫，此为冬虫夏草菌的无性阶段。来年春天，僵虫头部长出子座并露出地表，随后子囊果发育并喷发子囊孢子，为有性阶段。因此，冬虫夏草菌的世代发育实际上与寄主昆虫的世代发育相交接，以幼虫为交接点（图0-1）。冬虫夏草菌完成一个世代发育的时间为1年，而寄主昆虫则

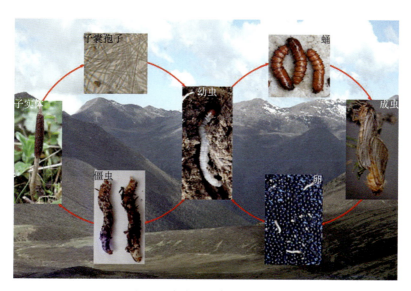

图 0-1 冬虫夏草菌及其寄主昆虫的世代发育

Figure 0-1 Generation development of *Ophiocordyceps sinensis* and its host insects

需要3～5年才能完成一个世代的发育。

0.1 冬虫夏草研究简史

0.1.1 古代药性描述阶段

冬虫夏草特殊的药用功效很早以前已被人们所认识和利用。早在唐中宗时，金城公主嫁到西藏带去的医药书籍《月王药诊》（公元710年）中，已有"牙儿札更布"（冬虫夏草的藏语称谓）的记述，描述了其能"治肺部疾病"。稍后（公元780年）的《藏本草》记载了冬虫夏草具有"润肺、补肾"的功能。清代（公元1694年），汪昂在《本草备要》中对冬虫夏草已有翔实记载："冬虫夏草，冬在土中，形如老蚕，有毛能动，至夏则毛出土上，连身俱化为草"；其性味功用为"甘""平""保肺益肾、止血化痰、已劳嗽"。其他典籍如《西阳杂俎》《图鉴》《吾三卷香》《金汁甘露宝瓶札记》《甘露宝库》《寿世保元》《本草从新》和《本草纲目拾遗》等也有冬虫夏草药效的记载。由此可见，我们的祖先早在1300多年前就已经认识了冬虫夏草及其特殊功效："补肺、强肾、益精气、理诸虚百损""功与人参、鹿茸同，但药性温和，老少病虚者皆宜食用。"

0.1.2 现代调查研究阶段

冬虫夏草的现代研究始于1958年，中国科学院动物研究所资源昆虫室通过对四川康定一带的野外考察，认为"冬虫夏草的寄主昆虫是虫草蝙蝠蛾（*Hepialus armoricanus* Oberthür）"（陈鲁泰等，1973），首次明确了冬虫夏草的寄主昆虫种类，也证实了"冬天是虫、夏天是草"名称的由来。此后，对冬虫夏草寄主昆虫种类的调查进入了一个小高潮，陆续有冬虫夏草寄主昆虫新种的报道。

与此同时，对冬虫夏草及其寄主昆虫生物学和生态学的研究也逐渐增多。进一步明确了分布在青藏高原不同产区的冬虫夏草为同一个物种，均为冬虫夏草菌 *Ophiocordyceps sinensis*，而寄主昆虫则存在种类差异。同时，明确了温湿度、光照和降水等气候因素对冬虫夏草菌发育的影响（张古忍等，2011）。其间还有低海拔繁育寄主昆虫和尝试人工培育冬虫夏草的报道（高祖纫等，1991；俞永信，2004）。

关于冬虫夏草药理活性的研究报道也在增多，并陆续发现了一些代表性的化合物，如虫草素、腺苷、麦角甾醇、多糖、甘露醇和氨基酸等（刘高强等，2007），《中华人民共和国药典》也因此将腺苷（$C_{10}H_{13}N_5O_4$）规定为冬虫夏草质量控制的指标成分，并陆续证实了冬虫夏草在抑制肿瘤、抗癌和显著提高人体免疫功能等方面的独特功效（Ng and Wang, 2005; Buenz et al., 2005）。

0.2 冬虫夏草资源面临的问题

冬虫夏草分布于青藏高原高海拔区域，生长范围局限，产量极为有限。随着人们生活水平的提高，冬虫夏草的市场需求在持续扩大，冬虫夏草已成为最为昂贵的中药材品种。冬虫夏草的价格从1997年到2004年增长了350%，2010年在中国沿海城市等地的零售价格已达到了每千克10万～40万元。

冬虫夏草产区的区域自然条件极端恶劣，自然灾害频繁，农牧民生产生活条件十分艰苦，农牧民收入水平低，是集中连片的贫困地区，贫困面广、贫困程度深。采挖冬虫夏草在产区经济社会发展中起着举足轻重的作用，当地藏民家庭现金收入的70%以上来源于采挖冬虫夏草（Winkler, 2008），所创造的年产值在许多县都超过了1000万元，如西藏自治区丁青县的冬虫夏草年产值超过5500万元，收入占该县国内生产总值的60%以上（金幸奇，2003）。

受经济利益的驱使，过度采挖冬虫夏草的趋势日益加剧，产地生态环境、冬虫夏草菌世代发育循环及寄主昆虫遭受不同程度破坏。同时，随着全球气候变暖，雪线上升，使冬虫夏草的分布海拔从20世纪50～80年代初的2800～5000 m上升至现在的4200～5200 m（Stone, 2008；杨大荣，2008），分布空间受到严重压缩，资源蕴藏量急剧下降，已被列入《国家重点保护野生植物名录》（国家林业局，1999）。冬虫夏草资源能否可持续利用不仅关系到这一珍贵自然资源的生存和繁衍，还关系到产区农牧民的生计及经济社会发展的问题。

0.3 冬虫夏草资源可持续利用的途径

如其他濒危生物资源一样，冬虫夏草资源可持续发展的途径无外乎有两条，一是开发替代品减少对自然资源的依赖；二是对自然资源实施原位保护，通过人工干预增加自然资源蕴藏量。

发酵培养冬虫夏草菌丝体是冬虫夏草替代品开发的主要途径（沈南英等，1985，1997），生产的冬虫夏草菌丝体和发酵产物可作为替代冬虫夏草的药品或保健品原料，已获得广泛应用（柯传奎，2005）。近年来，也有工厂化培育冬虫夏草成功的传闻，但未见正式文字报道，这不失为一条替代品开发的有效途径，但其利弊有待进一步评价。

近10年来，笔者所在团队对冬虫夏草自然资源的原位保护和自然孕育进行了探索，提出了冬虫夏草可持续发展的新思路，即从青藏高原冬虫夏草自然孕育形成过程的原生态自然条件出发，选育寄主昆虫优良种质，建立寄主昆虫种子繁育园，优化高寒草甸环境，调控影响寄主昆虫繁育的关键因子如寄主昆虫天敌等，恢复冬虫夏草适生地生态系统的多样性和良性循环，获得大量寄主昆虫优质虫卵，并将获得的虫卵控释在冬虫夏草适生地高寒草甸，提高草甸土壤中的寄主幼虫密度，进而实现冬虫夏草的自然孕育。实践证明，这是实现冬虫夏草资源可持续发展的有效途径。

0.4 本书的主要内容

本书是笔者所在团队近10年来对冬虫夏草资源可持续发展基础理论和关键技术研究的阶段性总结，分为4个部分共24章。第一部分总结了对寄主昆虫生物学研究的进展，包括寄主昆虫的生物学特性、种群分化、适应高海拔环境的生理生化机制和共生原虫等；第二部分总结了冬虫夏草发育生物学的研究进展，包括冬虫夏草菌与寄主昆虫和高寒草甸植物的跨界共生、冬虫夏草个体中的真菌群落、寄主昆虫肠道真菌群落、冬虫夏草菌与寄主幼虫互作的转录组学特征及冬虫夏的寄生真菌等，其中冬虫夏草菌与寄主昆虫、高寒草甸植物的跨界共生是最新发现的理论成果，并据此提出了冬虫夏草菌跨界共生的生活史；第三部分总结了对冬虫夏草适生地草甸生态环境研究的进展，包括影响冬虫夏草发生的环境因子、冬虫夏草适生地草甸植物群落、土壤特性、土壤真菌群落与主要虫生真菌、草甸节肢动物群落的多样性与相似性、寄主昆虫不同发育阶段节肢类天敌等；第四部分对冬虫夏草资源可持续发展面临的问题和对策进行了探讨，并在厘清寄主昆虫种质资源和明确冬虫夏草子座发育的基础上，对制约资源可持续发展的寄主昆虫繁育和冬虫夏草自然孕育两大关键技术进行了探讨，指出了冬虫夏草资源可持续发展的途径。

第一部分 寄主昆虫生物学研究

寄主昆虫是冬虫夏草发生的营养与物质基础，也是冬虫夏草资源可持续发展的物质基础。了解寄主昆虫的生物学特性，是维持其种群稳定进而促进冬虫夏草资源可持续发展的前提。

由于分布地自然环境的特殊性和开展研究的困难性，迄今对寄主昆虫生物学还知之有限。根据已有文献报道推测，多数寄主昆虫种类应该属于狭域分布。主要原因有，一是卵和蛹没有运动能力，穴居在土壤中的幼虫只能在隧道中上下活动，成虫期短暂，而且初羽化的雌成虫怀有大量已经发育成熟的卵，导致腹部沉重，不具有远距离飞行与扩散的能力；二是青藏高原复杂多样的自然生态环境，如区域辽阔、峡谷割裂深切、江河交错和峰峦重叠等发挥了事实上的地理隔离作用，限制了不同种群之间的基因交流，促进了种群对局部生境条件的适应分化；三是青藏高原高寒缺氧的特殊环境，寄主昆虫种群在行为和生理上产生特化，以适应严酷环境的胁迫。

以西藏色季拉山分布的蒲氏钩蝠蛾［*Thitarodes pui*（Zhang et al.）］为主要研究对象，对其生物学和生活史、种群分化、对高海拔环境适应的生理生化与遗传机制、与病原物互作的分子基础、共生原虫等进行了系统研究，获得了许多第一手资料，其中大多为第一次发现与报道，对详细了解寄主昆虫的生长发育与种群繁衍具有重要的理论意义。

第1章 寄主昆虫的生物学特性

【摘要】 蒲氏钩蝠蛾的世代发育需要3~4年，历时1095~1460 d；卵历期41~47 d，环境条件变化影响孵化率；幼虫世代重叠，历期990~1350 d，7~9龄，7龄幼虫化蛹产生雄虫，9龄幼虫化蛹产生雌虫，8龄幼虫化蛹可产生雌、雄成虫；老熟幼虫在4月底至5月初化蛹，蛹期35~41 d；成虫6月下旬至7月上旬羽化，寿命3~8 d，雄雌性比为1.5∶1，每雌平均产卵量768±206粒。幼虫植食性，分布在海拔4100~4650 m处，在土壤中呈聚集分布。实验种群世代存活率为2.6%，种群增长指数为7.95，表明其下代数量将是当代数量的7.95倍。

蒲氏钩蝠蛾[*Thitarodes pui*（Zhang et al.）]是冬虫夏草寄主种类之一（张古忍等，2007；邹志文等，2010），主要分布在以29°37′N、94°37′E为中心的色季拉山海拔4100~4650 m的高寒灌丛和高寒草甸（邹志文，2009）。本章对蒲氏钩蝠蛾的生物学特性和实验种群生命表进行了研究（李峻锋，2011；李峻锋等，2011；李峻锋和张古忍，2012；Zou et al., 2012）。

1.1 蒲氏钩蝠蛾不同发育阶段的生物学

1.1.1 个体发育的世代重叠

蒲氏钩蝠蛾完成一个世代需要3~4年，历时1095~1460 d；卵历期41~47 d；幼虫世代重叠，历时990~1350 d；每年4月底5月初老熟幼虫化蛹，具体日期因不同年份的气候因子差异而略有不同，蛹期35~41 d；6月下旬至7月上旬成虫开始羽化，通常持续到7月中旬结束，成虫寿命3~8 d。各虫态在一年中的分布见表1-1。

1.1.2 卵期生物学

卵呈椭圆形，表面黑色有光泽，长0.65~0.83 mm，横径0.42~0.63 mm。初产出的卵为白色，产出后4~6 h开始变色，经过10~14 h变为黑色（图1-1）。卵期41~47 d，具体天数受卵期环境温湿度的影响而有不同。

表1-1 蒲氏钩蝠蛾发育的世代重叠
Table 1-1 Generation overlapping of *T. pui* development

月份/平均气温	1~4月/-4.66℃	5月/5.58℃	6月/7.83℃	7月/9.32℃	8月/6.12℃	9~12月/-0.46℃
旬	上中下	上中下	上中下	上中下	上中下	上中下
卵			●	●●●	●●	
幼虫	— — —	— — —	— — —	— — —	— — —	— — —
蛹		△ △ △	△ △ △	△ △		
成虫			+	+ +		

注："●"卵；"—"幼虫；"△"蛹；"+"成虫
Note: "●" egg; "—" larva; "△" pupa; "+" adult

卵的变色与温度有密切的关系，适宜范围内温度的高低会改变卵色变化的时间。未受精卵亦能变色，但是否能孵化目前尚无确切证据；在毒瓶中毒杀致死的虫卵不会变色，一直保持浅黄，2 d后开始失水干瘪；解剖获得的未产出遗腹卵，大多数只是从乳白变为灰黄，极少量能变成黑色。由此可以推测，未受精卵应该是具有生命力的，能否发育、孵化尚待进一步研究。

在自然界，卵散产于草丛中，滚落或被风吹雨淋坠落于杂草基部土表的微隙间，借助地表温度和土壤湿度在杂草的荫蔽状态下完成卵期发育。

卵期环境的差异对孵化率亦有显著影响（表1-2）。源自同一雌性成虫的卵在养虫室条件下的孵化率极显著高于自然环境（表1-2）。养

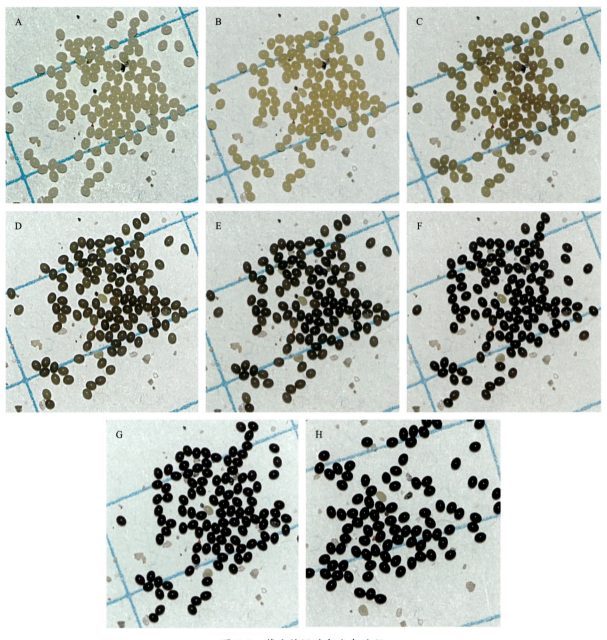

图 1-1　蒲氏钩蝠蛾卵变色过程

Figure 1-1　Color change of *T. pui* eggs after oviposition

A，初产卵；B，产卵后 6 h；C，产卵后 8 h；D，产卵后 8.5 h；E，产卵后 9 h；
F，产卵后 10 h；G，产卵后 11 h；H，产卵后 12 h

A, fresh eggs；B, 6 h after oviposition；C, 8 h after oviposition；D, 8.5 h after oviposition；
E, 9 h after oviposition；F, 10 h after oviposition；G, 11 h after oviposition；H, 12 h after oviposition

虫室温度和湿度条件较为稳定，自然环境下温湿度变化较大，特别是空气相对湿度小，容易导致虫卵脱水干瘪死亡，孵化率明显降低。因此，采集虫卵并在养虫室中完成卵期发育，可以提高卵的孵化率。

环境条件变化对卵的孵化率产生显著影响，与自然环境相比，稳定的养虫室环境能显著提高卵的孵化率，因此在生产上释放蝠蛾虫卵时可采用先在室内环境保育至将孵化时再行释放，将有助于提高冬虫夏草适生地土壤中的蝠蛾幼虫密度，为冬虫夏草的发生提供更多寄主。

表 1-2　不同条件下蒲氏钩蝠蛾卵的孵化率比较

Table 1-2　Comparison of the hatching rate of *T. pui* eggs in different environmental conditions

环境	温度 /℃	湿度 /%	孵化基质	卵数 /粒	孵化率 /%	卵期 /d
养虫室	10～17	65～75	滤纸	50×3	92.0±2.0a	41～45
			腐殖土	50×3	86.0±1.7b	41～47
			养虫杯	50×3	94.0±1.0a	42～45
自然环境	4～20	41～78	滤纸	50×3	30.0±1.7A	41～45
			腐殖土	50×3	20.0±2.0B	41～46
			养虫杯	50×3	28.0±2.6A	42～45

注：相同小写或大写字母表示在同一环境条件下差异不显著，不同小写或大写字母表示在同一环境条件下差异显著

Note: The same small or capital letter following the mean of hatching rate in the same environmental treatment means no significant difference between replicates, the different small or capital letter following the mean of hatching rate in the same environmental treatment means significant difference between replicates

1.1.3　幼虫期生物学

幼虫7～9龄。7～9龄幼虫皆可化蛹，若7龄虫化蛹，则幼虫历期990 d左右，所化蛹为雄蛹；8～9龄虫化蛹，幼虫历期1350 d左右，且9龄幼虫所化蛹为雌蛹，8龄幼虫所化蛹雌雄皆有。每年4～10月是幼虫取食、生长的时期，其间幼虫通常蜕皮2～3次。10月底开始，幼虫活动减弱逐渐进入越冬冻僵状态。不同龄期幼虫在越冬时处于土壤中的深度并不相同，龄期越大幼虫往往位于更深土层中，低龄幼虫处于浅土层中，由于土温较低，处于冻僵状态，而高龄虫处于较深土层内，土温通常在零度以上，因而并未处于冻僵状态下，只是活动减弱。

越冬时幼虫并无固定龄期，除3龄幼虫外其他各龄期均可越冬，故除3龄和9龄幼虫历期较为稳定外，其他各龄幼虫历期因可能经历越冬而变化较大。3龄幼虫只在每年6～8月由2龄幼虫蜕变而来，并在温暖的夏季大量取食，经过一个月左右的发育后蜕皮进入4龄；而9龄幼虫则会在经历寒冷的冬季后，于次年4～5月化蛹。第二年4月冻土解冻，幼虫开始重新活动、取食。每年6～8月是幼虫取食与发育的高峰期，大部分幼虫会在这几个月内大量取食，并蜕皮1～3次，而其他时间基本不再蜕皮发育。幼虫蜕皮后，头壳经历一个变色过程，刚蜕皮为乳白色，第2天变为黄色，第3天变为淡红色，15 d后变为深红色（图1-2）。

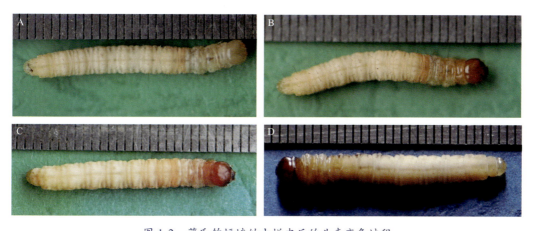

图 1-2　蒲氏钩蝠蛾幼虫蜕皮后的头壳变色过程

Figure 1-2　Color change of *T. pui* larval head capsule with time after molt

A，蜕皮第1天；B，蜕皮后第2天；C，蜕皮后第3天；D，蜕皮后第15天

A, 1st day after molt; B, 2nd day after molt; C, 3rd day after molt; D, 15th day after molt

在蒲氏钩蝠蛾幼虫发育所经历的7～9个龄期中，除3龄幼虫历期（30 d左右）及9龄幼虫历期（245 d左右）波动较小外，其他各龄虫历期变化较大。在幼虫阶段，只有3龄不需要经过越冬，而其他各龄幼虫可能都会经历越冬，但不一定是全部，而越冬需要6个月左右。出现这种情况的原因有，一是年际间气候差异导致幼虫发育速度的变化；二是幼虫所处生长环境的不同，如阳坡土壤解冻早于阴坡、土壤温度升高速度快于阴坡等，因此生活在阳坡的幼虫发育速度快于阴坡幼虫，其他的如土壤湿度、酸碱度、植被种类组成差异等，都会不同程度影响幼虫的发育。而当气温降到一定程度时，不论幼虫发育到何种程度，都会马上进入冻僵状态开始越冬，但一旦温度升高又会马上开始活动取食，这应该也是对高原气候适应进化的结果。

各龄幼虫（图1-3）头壳宽度（表1-3）、体长（表1-4）和体重（表1-5）的增加比例随龄期增加而减小，平均增加比例分别为1.37、1.33和1.72。各龄幼虫头壳宽度有明显的界限，体长及体重则有相互重叠的可能，故头壳宽度可作为主要分龄依据，而体长及体重可作为辅助指标。

初孵幼虫乳白色，体长不超过2 mm，有吐

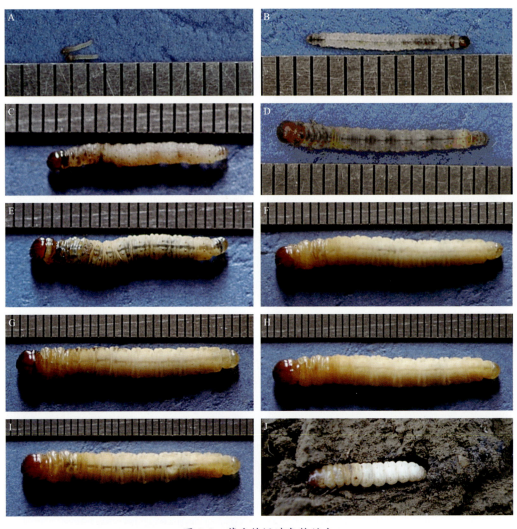

图1-3　蒲氏钩蝠蛾各龄幼虫

Figure 1-3　Different instar larva of *T. pui*

A，1龄幼虫；B，2龄幼虫；C，3龄幼虫；D，4龄幼虫；E，5龄幼虫；F，6龄幼虫；G，7龄幼虫；H，8龄幼虫；I，9龄幼虫；J，预蛹

A, 1st instar; B, 2nd instar; C, 3rd instar; D, 4th instar; E, 5th instar; F, 6th instar; G, 7th instar; H, 8th instar; I, 9th instar; J, prepupa

表 1-3 蒲氏钩蝠蛾 1~9 龄幼虫头壳宽

Table 1-3　Head capsule width of *T. pui* larvae

龄期	头壳数	宽度范围 /mm	头壳宽度 /mm	增加倍数*
1 龄	30	0.35~0.60	0.45±0.14	
2 龄	30	0.80~1.30	1.10±0.13	2.44
3 龄	40	1.44~1.80	1.61±0.10	1.46
4 龄	35	1.94~2.38	2.17±0.11	1.34
5 龄	31	2.42~2.90	2.71±0.17	1.25
6 龄	36	2.92~3.26	3.11±0.10	1.15
7 龄	49	3.28~3.64	3.46±0.11	1.11
8 龄	43	3.58~3.96	3.76±0.10	1.09
9 龄	33	4.00~4.42	4.19±0.13	1.11
平均值				1.37

* 当前龄期幼虫头壳宽度除以上一龄期幼虫头壳宽度

* The head capsule with of the present instar larvae divided by the previous instar larvae

表 1-4 蒲氏钩蝠蛾 1~9 龄幼虫体长

Table 1-4　Body length of *T. pui* larvae

龄期	幼虫数	长度范围 /cm	平均体长 /cm	增加倍数*
1 龄	30	0.40~0.70	0.60±0.16	
2 龄	30	1.30~1.70	1.40±0.13	2.33
3 龄	40	1.40~2.30	1.70±0.19	1.21
4 龄	35	1.80~2.70	2.30±0.21	1.35
5 龄	31	2.40~3.40	2.90±0.33	1.26
6 龄	36	2.50~4.00	3.20±0.33	1.10
7 龄	49	2.40~4.30	3.40±0.41	1.06
8 龄	43	3.30~4.70	4.00±0.37	1.18
9 龄	33	4.10~5.10	4.60±0.24	1.15
平均值				1.33

* 当前龄期幼虫体长除以上一龄期幼虫体长

* The body length of the present instar larvae divided by the previous instar larvae

表 1-5 蒲氏钩蝠蛾 2~9 龄幼虫体重

Table 1-5　Mean weight of *T. pui* larvae

龄期	幼虫数	体重范围 /g	平均体重 /g	增加倍数*
2 龄	30	0.0105~0.0171	0.0136±0.0025	
3 龄	40	0.0123~0.0469	0.0263±0.0088	1.93
4 龄	35	0.0360~0.1073	0.0707±0.0166	2.69
5 龄	31	0.0624~0.1976	0.1337±0.0387	1.89
6 龄	36	0.0849~0.3074	0.1941±0.0486	1.45
7 龄	49	0.1297~0.4105	0.2395±0.0543	1.23
8 龄	43	0.2255~0.5785	0.3583±0.0788	1.50
9 龄	33	0.4122~0.5834	0.4954±0.0536	1.38
平均值				1.72

* 当前龄期幼虫体重除以上一龄期幼虫体重

* The mean weight of the present instar larvae divided by the previous instar larvae

丝习性，室内孵化时不同幼虫所吐的丝常常相互缠绕覆盖在卵堆的表面形成结块。初孵幼虫离开卵壳后在草丛间爬行，有的爬到植物叶片上又垂丝而下，2～20 h 内陆续钻入土壤表层。幼虫栖息在土中形成上下纵行或略带倾斜的隧道，也有些隧道向侧面横行相连，隧道的直径和深度随幼虫龄期增加而增加。幼虫在隧道中有构筑土室的习性，土室内层为单层丝网和光滑的薄土，外面包裹一层土粒，土室一端稍大，可供幼虫蜷曲其中。末龄幼虫最后 10 余天为预蛹期，进入预蛹期后，幼虫停止取食，在隧道中蜷缩不动，身体慢慢收缩变短，最后蜕皮化蛹。

1～2 龄幼虫身体几乎透明，可群体饲养，但 3 龄幼虫后有相互残食习性，若饲养密度过高会逃离养虫盆。幼虫杂食性，前肠食物残渣组成分析表明，幼虫不仅能取食植物嫩根，也能取食部分土壤腐殖质。

蒲氏钩蝠蛾幼虫生活在土壤中，发育历期长，幼虫龄期的确定难度很大。从野外调查和养虫室饲养所获得的不同龄期幼虫头壳宽度、体长和体重数据来看，头壳宽度具有龄期特征，符合戴氏定律（Dyar's law），是确定龄期的特征性参数。但蒲氏钩蝠蛾不同龄期幼虫头壳宽度的增加常数随龄期增加而减小，平均为 1.22，小于戴氏定律的 1.4，这可能与其生存的环境条件有关。从幼虫的体重来看，最大的 9 龄幼虫平均体重不到 0.5 g，可以推测这种幼虫被侵染后所形成的冬虫夏草个体不会太大。事实上，色季拉山冬虫夏草单头个体平均重量约 0.2 g，与作为寄主的幼虫体重是密切相关的。

1.1.4 蛹期生物学

雌蛹肥大，尾部钝圆，雄蛹相对瘦小，尾部尖削。蒲氏钩蝠蛾通常于 5 月份开始化蛹，部分 4 月底即化蛹，蛹期（37.5±1.9）d（$n=40$）。当末龄幼虫化蛹前，虫体变粗并缩短进入预蛹期，并在原隧道中筑一土室，蜷缩在土室中不动，化蛹时从头部背面蜕裂线裂开，将表皮脱掉，进入蛹期。幼虫化蛹时若受到干扰极易导致化蛹失败而死亡。

初化蛹为乳白色，之后经乳白、淡黄、褐色、黑色，最后当翅芽由黑色变为栗色条纹时，代表成虫即将羽化，蛹的具体变色过程见图 1-4。蛹在土中常借助体表的棘状突起上、下移动，以适应温湿度的变化；随着蛹的成熟，蛹在隧道中逐渐靠近土表。

蛹对湿度变化极为敏感，湿度要维持在 80%

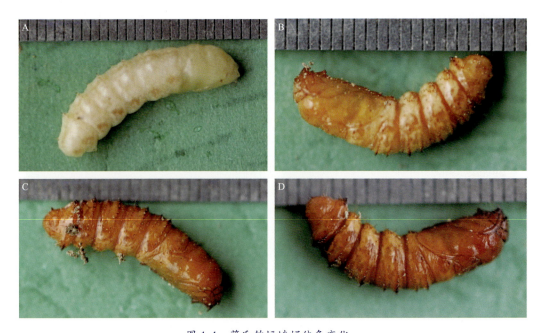

图 1-4 蒲氏钩蝠蛾蛹体色变化
Figure 1-4 Color change of T. pui pupa
A，初蛹；B，化蛹第 2 天；C，化蛹第 3 天；D，化蛹第 5 天；E，化蛹 40 天；F，羽化前夕
A, fresh pupa; B, 2nd day after pupation; C, 3rd day after pupation; D, 5th day after pupation; E, 40th day after pupation; F, emergence eve

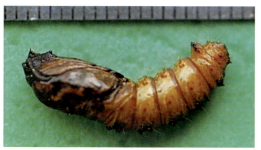
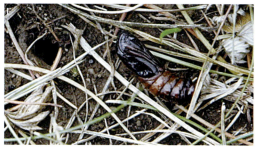

图 1-4　蒲氏钩蝠蛾蛹体色变化（续）

Figure 1-4　Color change of T. pui pupa (continued)

左右才有利于蛹的发育，若湿度剧烈变化导致湿度不足，则极容易出现死亡。

1.1.5　成虫生物学

成虫多在 6 月下旬开始羽化（图 1-5），通常会持续到 7 月中旬，但年际间因气候差异而有所不同。温度对羽化日期有较大影响，在室内饲养的成虫羽化日期早于野外，而野外阳坡羽化日期又早于阴坡。成虫可全天羽化，室内饲养蛹并无明确羽化高峰时段（表 1-6），而野外成虫的羽化高峰则在下午 5 时左右。

羽化时蛹与地面垂直，蛹壳从头部蜕裂线处裂开，成虫利用腹部的力量不断向上拱，成虫的头先钻出来，然后是胸足，经过 1 min 左右完全爬出。刚羽化的成虫体表湿润，鳞翅紧贴体表，成虫会寻找一较高植物枝叶，静伏其上慢慢展翅，经过 10～20 min 翅完全展开，成虫把翅收拢，继续匍匐其上，静待夜晚到来。

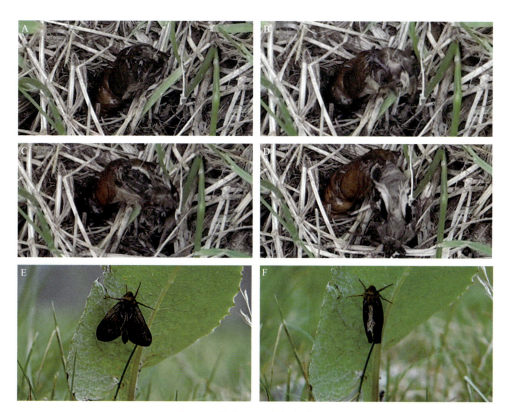

图 1-5　蒲氏钩蝠蛾成虫的羽化

Figure 1-5　Emergence of T. pui adults

A～D，破蛹而出；E，展翅；F，展翅完毕

A-D, emerging out of pupa; E, opening out wings; F, opening out wings finished

表 1-6　室内成虫羽化时段
Table 1-6　Emergence time of *T. pui* adults in insectary

时间段	雄虫羽化只数	雌虫羽化只数	小计	比例 /%
9:00～10:00	3	3	6	13.6
10:00～11:00	3	7	10	22.7
11:00～12:00	1	2	3	6.8
12:00～13:00	2	1	3	6.8
13:00～14:00	1	3	4	9.1
14:00～15:00	0	0	0	0
15:00～16:00	0	1	1	2.3
16:00～17:00	5	3	8	18.2
17:00～18:00	3	1	4	9.1
18:00～19:00	0	3	3	6.8
19:00～20:00	0	2	2	4.5
总数	18	26	44	100

自然条件下，雄性多于雌性，约为 1.5 : 1，因此求偶期常会有多头雄虫围着一头雌虫飞舞，雌、雄成虫如图 1-6 所示。

蒲氏钩蝠蛾的雄性个体多于雌性，是其对环境的适应和自身的发育特点所决定的。蒲氏钩蝠蛾发生地在海拔 4100 m 以上的高寒灌丛草甸和高寒草甸，发生地沟壑纵横，生境复杂多样，地理隔离障碍随处存在；气候条件严酷，幼虫在每年的取食发育时间非常有限，需要多年才能积累完成发育所需营养物质；雌性个体负有完成种群繁衍的使命，平均产卵量 768 粒，因此需要积累更多的营养物质才能满足种群繁衍的需要；雌性体内所怀的大量虫卵，无形中增加了雌性个体的体重和负担，严重影响了雌性成虫的扩散能力；成虫寿命短，不到 30 min 的求偶过程是雌雄成虫的唯一活动时间。长期进化的结果，唯有增加体重较轻、活动能力较强的雄性个体数量才能保证完成交配过程，延续种群。但这种现象的存在，可能也加速了种群的分化，导致每个种类所占据的空间生态位比较狭窄，这也说明了为什么在青藏高原还不断发现钩蝠蛾属新种（杨大荣等，1996；朱弘复等，2004；张古忍等，2007；涂永

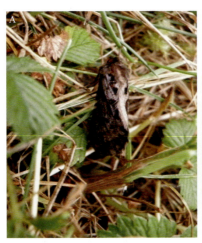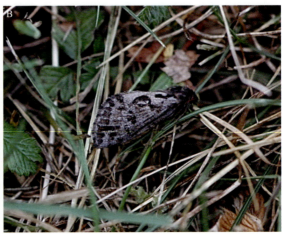

图 1-6　蒲氏钩蝠蛾成虫

Figure 1-6　Adults of *T. pui*

A，雄成虫；B，雌成虫

A, male adult; B, female adult

勤等，2009）。

成虫于夜晚 21:00～21:30 交配。21:00 夜幕降临时，雄成虫开始活动，在 1 m 左右低空飞行，开始寻觅雌蛾。而雌蛾大多数爬往较高植株上，频频振翅以释放性外激素招引雄蛾。雄蛾受性外激素刺激快速飞舞向雌蛾靠近，通常会有几只雄蛾在同一雌蛾周围飞舞并在空中缠斗一番，胜者留下交配，败者离去。求偶过程持续约 30 min，求偶未成功的雌雄个体重新回到静息状态。

交配时（图 1-7），雄蛾在雌蛾下方主动将尾部伸出并寻找雌蛾尾部，交尾成功后雌蛾停止振翅，雄蛾倒挂在雌蛾下方，与雌蛾呈直线垂直于地面。雄蛾若在 20 min 内寻觅不到雌虫会停止飞行，重新匍匐在草甸中。交配过程持续 60 min 以上，最长可达 420 min，平均 150 min，成虫交配时间对产卵数量没有显著的影响，交配被打断对其产卵的影响不显著（表 1-7）。成虫一生通常只进行一次交配，将 108 对已交配过的雌雄成虫放入同一纱罩内，发现只有 6 对成虫进行了再次交配，由此可见，蒲氏钩蝠蛾雌雄成虫有二次交配现象的存在，但是只有极少数受到惊扰而未完成

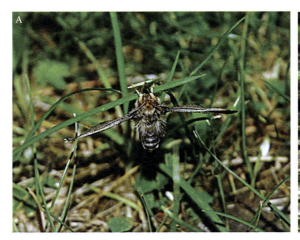 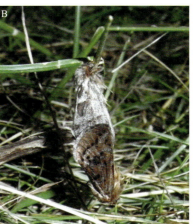

图 1-7　蒲氏钩蝠蛾的交配

Figure 1-7　Mating adults of *T. pui*

A，雌蛾振翅；B，交配中的成虫

A, female flapping the wings in courtship; B, mating adults

表 1-7　蒲氏钩蝠蛾交配时间与产卵量的关系

Table 1-7　The relationship between mating time and oviposition of *T. pui*

编号	交配时间 /min	产卵量 / 粒	编号	交配时间 /min	产卵量 / 粒
1	60	613	11	205	789
2	80	639	12	210	567
3	90	992	13	270	681
4	100	715	14	330	740
5	125	713	15	360	921
6	150	813	16	380	853
7	150	481	17	40（人为打断）	587
8	155	810	18	40（人为打断）	654
9	185	772	19	40（人为打断）	940
10	195	682			

交配的雌性才会进行二次交配。

蒲氏钩蝠蛾雌雄成虫虽有二次交配现象，但数量不多。蒲氏钩蝠蛾产卵非常干净，只有极少数的遗腹卵，因此，大部分雌蛾不需要二次交配，但由于其怀卵量大，还是会导致有一些雌蛾受精不完全，导致遗腹卵比例较高，因此需要进行二次交配。同时，室内观察到蒲氏钩蝠蛾的雌蛾会有不受精产卵的现象，且产卵量与受精雌蛾差异不显著，但产下的卵并不会孵化。这可能与其所处的特殊环境和遗传机制有关，当长时间没有雄蛾前来交配，就会产生这种现象，而且大部分未交配雌蛾都会如此。

交配结束后，雌蛾就开始产卵。产卵时雌蛾振动双翅，在地面扑腾并甩动尾部，将卵喷向附近地表，因此所产卵就分布在雌蛾周围，这应该是幼虫聚集分布的主要原因。雌蛾会产卵2～4次，平均产卵（768±206）粒（$n=35$），第一次约产下怀卵量的50%左右，最终会产下怀卵量的98%以上，遗腹卵极少，为（15±14）粒（$n=35$）。在室内观察发现未交配雌蛾亦会产卵，当雌蛾长时间寻觅不到雄蛾进行交配，则会自行产卵，产卵量较交配雌蛾少，为总怀卵量的90%左右。

成虫羽化后不取食，寿命较短，雌雄蛾均在交配后3～8 d死亡，雌蛾平均寿命（5.5±1.1）d，雄蛾平均寿命（5.2±1.3）d（表1-8）。

蒲氏钩蝠蛾的生物学特性与其他冬虫夏草寄

表1-8 蒲氏钩蝠蛾成虫的寿命
Table 1-8 Longevity of *T. pui* adults

成虫	寿命 /d						平均寿命	标准差
	3	4	5	6	7	8		
雄虫（$n=30$）/头	2	8	7	8	4	1	5.2 d	1.3
雌虫（$n=42$）/头	3	2	16	15	5	1	5.5 d	1.1

主种类的生活习性相似，如幼虫食性和空间分布、成虫交配产卵等。部分差异表现在羽化高峰（张三元等，1988；赵万源等，1989；杨大荣等，1991a，1991b；黄天福等，1992；王忠等，1995，2001；尹定华等，2004）、求偶交配时间（黄天福等，1992；王忠等，1995，2001；尹定华等，2004）、性比（杨大荣等，1991a；黄天福等，1992；赵志鸿，1992；王忠等，1995，2001；尹定华等，2004）、产卵量（赵万源等，1989；杨大荣等，1991a；王忠等，1995，2001；尹定华等，2004）等，这可能与不同种类发生地的生态环境和气候特点有关，但这种关系尚待进一步研究。

1.2 蒲氏钩蝠蛾幼虫的食性与空间分布

1.2.1 幼虫的食性

前肠是幼虫临时贮存食物的场所，解剖并检查前肠的食物残渣可以了解幼虫的食物组成（图1-8）。解剖蒲氏钩蝠蛾幼虫，取出前肠并剪破肠壁，收集前肠内含物于培养皿中，加入纯水洗涤，在显微镜下观察碎片的结构特点（图1-9）。

食物残渣由土壤和植物根的碎片组成。幼虫在土壤中生活取食，肠道内含物存在土壤不可避免。从根的碎片结构（图1-9）判断，有清晰的根尖细胞和根毛，因此可以推断，蒲氏钩蝠蛾幼虫为植食性，以植物嫩根为主要食物。实际上，高寒草甸植物根系相互交结形成致密的草毡层，这也是幼虫在取食季节的活动场所，幼虫在此可以获得充足的食物。正是由于不同种类植物根系的相互缠绕，推测幼虫对不同种类的植物应该不具有选择性或偏嗜性。

关于蝠蛾属昆虫幼虫食性的研究，在蝠蛾属昆虫生物学、生态学的相关文献中已有记载。陈泰鲁等（1973）报道，在康定鸭脚根的山坡上挖到一块有幼虫啃食痕迹的珠芽蓼地下茎，并通过室内饲养，第一次证实虫草蝠蛾采食珠芽蓼，证明虫草蝠蛾幼虫系植食性。杨大荣等（1987）认为，蝠蛾幼虫喜食当年生的植物嫩根芽，很少取食多年生的老根；人为控制下取食植物的种类比自然环境下多；并且取食的主要植物种类随海拔而变化。同时，蝠蛾幼虫取食的植物种类与虫龄

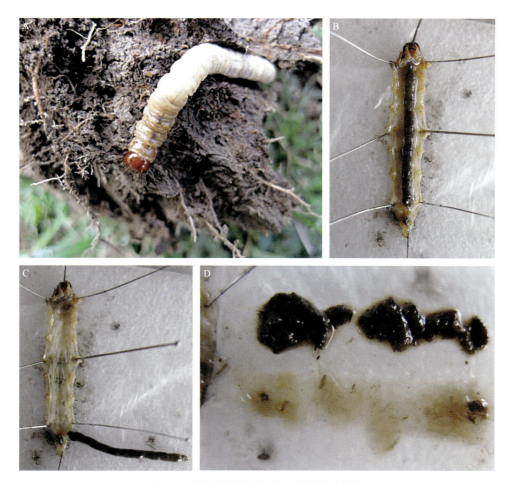

图 1-8 蒲氏钩蝠蛾幼虫及其消化道解剖

Figure 1-8 Dissection of *T. pui* larval gut

A，土壤中的幼虫；B～C，解剖的幼虫；D，前肠内含物

A, larva in soil; B-C, larva dissected; D, food debris in foregut

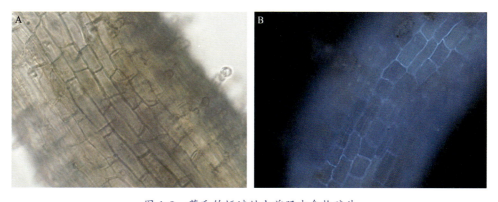

图 1-9 蒲氏钩蝠蛾幼虫前肠内食物碎片

Figure 1-9 Food debris in *T. pui* larval foregut

A，前肠内食物残渣1（标尺为50 μm）；B，前肠内食物残渣2（标尺为50 μm）；C，前肠内食物残渣3（标尺为20 μm）；D，前肠内食物残渣4（标尺为20 μm）；E，前肠内食物残渣5（标尺为10 μm）；F，前肠内食物残渣6（标尺为20 μm）

A, food debris 1 (bar=50 μm); B, food debris 2 (bar=50 μm); C, food debris 3 (bar=20 μm); D, food debris 4 (bar=20 μm); E, food debris 5 (bar=10 μm); F, food debris 6 (bar=20 μm)

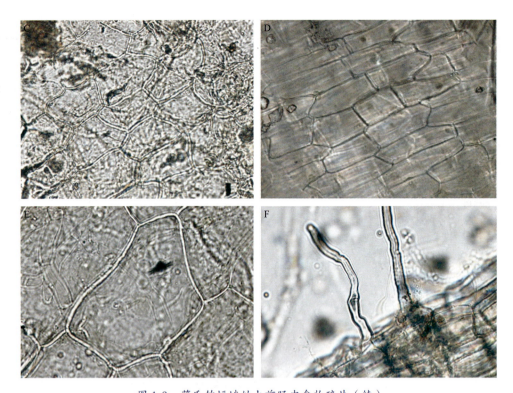

图 1-9 蒲氏钩蝠蛾幼虫前肠内食物碎片（续）

Figure 1-9　food debris in *T. pui* larval foregut (continued)

存在一定关系，如康定贡嘎钩蝠蛾的初孵幼虫喜食根茎及根系入土较浅的圆穗蓼、珠芽蓼等植物，大龄幼虫多取食根系入土较深的野青茅、川滇薹草等植物（黄天福等，1992）；门源钩蝠蛾幼虫孵化后20~38 h内先取食莎草科植物须根，之后取食珠芽蓼、圆穗蓼、蕨麻等植物的嫩根，2龄以后幼虫在植物根内做隧道取食（王忠等，2001）；比如钩蝠蛾初孵幼虫主要取食根茎入土较浅的植物种类，随龄期增大，幼虫入土逐渐加深，随之取食入土较深的植物（尹定华等，2004）。

钩蝠蛾幼虫取食的食料植物，共计19科（表1-9），包括蓼科、豆科、杜鹃花科、毛茛科、菊科等，全部都属于被子植物门，其中双子叶植物纲（16科）占食料植物种类的84.21%（朱弘复等，2004）。可以看出，在自然界中钩蝠蛾属昆虫是食性较广的多食性昆虫（沈南英等，1983）。

在人工饲养实验中还发现，钩蝠蛾幼虫并非每天取食，而是数天取食一次（沈南英等，1983）；在10℃和15℃时4龄钩蝠蛾幼虫的取食量最大，5龄幼虫次之（沈发荣等，1990）；胡萝卜是钩蝠蛾幼虫非常喜食的代用饲料（沈南英等，1983；张三元等，1988）；单一植物不能满足钩蝠蛾幼虫

表 1-9　钩蝠蛾幼虫的寄主植物

Table 1-9　Host plants of *Thitarodes* spp.

地区	钩蝠蛾种类	寄主植物
	虫草钩蝠蛾	珠芽蓼，圆穗蓼，长小苞黄芪，小大黄
	樟木钩蝠蛾	冰川蓼，滇藏杜鹃，高原毛茛
	比如钩蝠蛾	圆穗蓼，珠芽蓼，高山蒿草，矮蒿草，委陵菜，高山唐松草，冷地早熟禾，黑褐薹草，蒿草，火绒草
西藏	察里钩蝠蛾	蓼科，毛茛科，百合科，虎耳草科
	甲郎钩蝠蛾	珠芽蓼
	芒康钩蝠蛾	珠芽蓼，康定黄芪，云南黄芪，杜鹃花科，百合科
	纳木钩蝠蛾	圆穗蓼，长小苞黄芪，小大黄

续表

地区	钩蝠蛾种类	寄主植物
云南	白纹钩蝠蛾	蓼科，毛茛科，杜鹃花科
	白马钩蝠蛾	珠芽蓼，冰川蓼，细叶蓼，圆穗蓼，长小苞黄芪，无茎黄芪，广布黄芪，光萼筒黄芪，川西黄芪，康定黄芪，云南黄芪，多花黄芪，金黄芪，东俄洛黄芪，梭果黄芪，青藏垫柳，迟花垫柳，胡黄莲，澜沧雪灵芝，薛状雪灵芝，拟小鳞叶杜鹃，岩生杜鹃，百里香杜鹃，头花杜鹃，青海杜鹃，烈香杜鹃，管花杜鹃，小大黄，土大黄
	德钦钩蝠蛾	蓼科
	金沙钩蝠蛾	蓼科，毛茛科，小檗科，百合科，莎草科
	梅里钩蝠蛾	珠芽蓼，圆穗蓼，小大黄，大地黄，川西黄芪，康定黄芪
	草地钩蝠蛾	蓼科，黄芪属，禾本科
	人支钩蝠蛾	蓼科，杜鹃花科，广布黄芪，虎耳草科，杨柳科，小檗科，毛茛科，蔷薇科，百合科，石竹科，莎草科
	叶日钩蝠蛾	蓼属，黄芪属，酸模，短蕊杜鹃
	玉龙钩蝠蛾	蓼属，酸模，黄芪属
	中支钩蝠蛾	珠芽蓼，黄芪属，云雾杜鹃
	美丽钩蝠蛾	蓼科，毛茛科
	锈色钩蝠蛾	珠芽蓼，金丝梅
四川	贡嘎钩蝠蛾	野青茅，羊茅，川滇臺草，花葶驴蹄草，高原毛茛，鸦跖花，肾叶山蓼，珠芽蓼，圆穗蓼，高山龙胆，海韭菜，威氏报春花，川西小黄菊，羽叶风毛菊，抽葶藁木，蕨麻，黄总花草，裂叶报春
	白线钩蝠蛾	迟花垫柳，头花杜鹃，云南黄芪，长小苞黄芪，细叶蓼
	理塘钩蝠蛾	蓼科，虎耳草科，百合科，毛茛科，豆科
青海	加查钩蝠蛾	珠芽蓼，梭果黄芪，青海杜鹃
	海南钩蝠蛾	青海杜鹃，华黄芪，青藏垫柳，小大黄，圆穗蓼

营养的需要（黄天福等，1989）。

1.2.2 幼虫的空间分布

1.2.2.1 垂直分布
蒲氏钩蝠蛾主要分布在色季拉山海拔4100～4650 m的高寒灌丛和高寒草甸中，集中分布在4200～4450 m，幼虫在较低海拔的密度最高，有随海拔上升而密度降低的趋势，具体分布规律见表1-10。

蒲氏钩蝠蛾各龄幼虫在土壤中的分布具有一定层次性，低龄幼虫生活在较浅土层，而高龄虫处于较深土层，栖息在5～25 cm的土层中居多，在土中形成隧道，一般上下纵行略带倾斜。幼虫生活土壤pH在5.8～6.8，为弱酸性土壤；幼虫对土壤湿度适应范围较广，20%～85%的土壤湿度范围内皆可生存，但多数集中生活在土壤湿度为40%～70%的土壤中（表1-11）。

表1-10 色季拉山蒲氏钩蝠蛾垂直分布
Table 1-10 Vertical distribution of *T. pui* in Mt. Sejila

海拔/m	幼虫密度	海拔/m	幼虫密度
3100～4050	－	4400	＋＋＋
4100	＋	4450	＋＋
4150	＋＋＋	4500	＋
4200	＋＋＋	4550	＋
4250	＋＋＋＋	4600	＋
4300	＋＋＋	4650	＋
4350	＋＋＋	4700～4750	－

注："－"表示无幼虫分布；"＋"表示有幼虫分布；"＋"越多表示幼虫密度越大
Note: "－" means no larvae distributed; "＋" means some larvae distributed; more "＋" means larvae density increased with the number of "＋"

表 1-11　各龄幼虫在土壤中活动深度
Table 1-11　The distribution depth of larvae in earth

采样地点	土壤pH	土壤湿度	幼虫活动深度/cm			
			1～2龄	3～4龄	5～6龄	7～9龄
山谷地	6.2～6.8	25%～70%	1～4	3～10	6～15	8～30
阳坡围栏	5.8～6.6	20%～85%	0～3	2～11	5～15	10～25
阴坡	6.2～6.6	22%～65%	1～3	3～11	6～14	7～28

1.2.2.2　水平分布

1) 样地与调查、分析方法

2007～2009年3年的6～8月，对基地附近的7个样点，选取不同类型的地块，分别进行随机重复取样，调查时，选用平行线取样方法，在每块调查地中划出调查小区，以1 m² 为基本单位，根据调查地块的面积大小抽样40～120个样方，先后共收集了7组调查地资料。7个样地的地理信息如下：谷地[(4184±4) m, 29°36.301′N, 94°36.547′E]；湖边[(4620±7) m, 29°38.905′N, 94°35.304′E]；318国道大拐弯处山坡（简称拐弯处）[(4369±13) m, 29°38.190′N, 94°37.383′E]；阳坡围栏[(4144±13) m, 29°35.687′N, 94°35.981′E]；113道班[(4205±5) m, 29°36.329′N, 94°36.261′E]；阳坡[(4190±13) m, 29°36.455′N, 94°36.526′E]；阴坡[(4200±13) m, 29°35.869′N, 94°36.275′E]。

根据野外调查数据，采用以下6个指标及计算方法，评价蝙蛾幼虫水平分布型。

(1) David 和 Moore (1954) 用 $I=\dfrac{S^2}{\bar{x}}-1$ 作为检验随机分布偏离度的指标（丛生指标），并认为，$I=0$，随机分布；$I<0$，均匀分布；$I>0$，聚集分布。

(2) Cassie (1962) 提出的聚集扩散系数 $C=1/K$ 作为聚集度指标，并认为：$C=1$，随机分布；$C>1$，聚集分布；$C<1$，均匀分布。

(3) Lioyd (1967) 把拥挤度 (meam crowding) 定义为：平均每个个体与多少个其他个体在同一样方中。于是他引入了平均拥挤度指标 (M^*) 与平均密度 (m) 的比值为聚集度指标 (index of pathiness)：

$$M^*=\dfrac{\sum\limits_{i=1}^{N}x_i(x_i-1)}{\sum\limits_{i=1}^{N}x_i}$$

式中，N 为总样方数，x_i 为第 i 个样方中个体数。

于是有：$M^*/m=1$ 随机分布，$M^*/m<1$ 均匀分布，$M^*/m>1$；聚集分布。

(4) 将 Morisita (1959) 扩散指标 ID (index of dispersion) 作为聚集度指标：

$$I_\delta=\dfrac{\sum\limits_{i=1}^{Q}n_i(n_i-1)\,Q}{N(N-1)}$$

式中，Q 为样方数，n_i 为第 i 个样方中的个体数，N 为个体总数。

并认为：$I_\delta<1$，均匀分布，$I_\delta=1$，随机分布，$I_\delta>1$，聚集分布。

(5) Taylor (1961, 1965) 幂的法则。Taylor (1965) 提出方差与均数的对数值存在着回归关系：

$$\lg S^2=\lg a+b\lg \bar{x}$$

式中，a 为取样统计因素，b 为聚集度指标。

有：$\lg a=0$，$b=1$，随机分布；$\lg a<0$，$b\to 0$，均匀分布；$\lg a>0$，$b>1$，聚集分布。

以7组资料按Taylor的幂法则求 $\lg S^2$ 对 $\lg \bar{x}$ 的回归式。

(6) Iwao (1968) 提出由一系列种群的 M^*-m 相关求出回归式：

$$M^*=a+bm$$

式中，M^* 为平均拥挤度，m 为平均密度。

a 为分布的基本成分按大小分布的平均拥挤度，若：$a=0$，分布的基本成分是单个的个体；$a>0$，分布的基本成分是个体群；$a<0$，个体间相互排斥。

b 为基本成分的空间分布图式，若：$b=1$，随机分布；$b<1$，均匀分布；$b>1$，聚集分布。

2) 幼虫水平分布模式

7个样地所采集的幼虫数统计结果见表1-12。对7个样区幼虫的聚集度指标测定结果列于表1-13。由表1-13可知，$I>0$，$C>1$，$M^*/m>1$，$I_\delta>1$，都符合聚集分布指标范围，说明7个样区

表 1-12 幼虫分布与密度调查
Table 1-12 Data of distribution and density of *T. pui* larvae

样地编号	调查地点	样方数	总虫量	变量范围	平均值	方差
1	阳坡	120	639	0～52	5.325	85.078
2	阴坡	120	777	0～57	6.475	114.20
3	拐弯处	42	50	0～7	1.191	3.524
4	湖边	50	290	0～24	5.800	47.429
5	道班后	41	90	0～14	2.195	12.161
6	谷地	100	871	0～54	8.710	137.04
7	阳坡围栏	50	1461	0～350	29.220	4283.03

表 1-13 幼虫聚集度的测定
Table 1-13 Aggregation data of *T. pui* larvae

样地编号	平均密度(m)	样本方差(S^2)	负二项分布(K)	Cassie(C)	David 和 Moore(I)	Lioyd 拥挤度(M^*)	M^*/m	Morisita(I_δ)
1	5.33	85.08	0.06	2.81	14.98	20.17	3.79	3.79
2	6.48	114.20	0.06	2.57	16.64	22.97	3.55	3.55
3	1.19	3.52	0.34	1.65	1.96	3.08	2.59	2.64
4	5.80	47.43	0.12	1.24	7.18	12.81	2.21	2.22
5	2.20	12.16	0.18	2.07	4.54	6.60	3.01	3.04
6	8.71	137.04	0.06	1.69	14.73	23.29	2.67	2.68
7	29.22	4283.03	0.01	4.98	145.58	171.87	5.88	5.89

中的蒲氏钩蝠蛾幼虫均呈聚集分布。

（1）Taylor 幂法则计算，以 7 组资料按 Taylor 幂法则求 $\lg S^2$ 对 $\lg x$ 的回归式为

$$\lg S^2 = 0.285 + 2.160 \lg x$$

式中，$\lg a = 0.285 > 0$，$b = 2.160 > 1$，亦表明虫草蝠蛾幼虫的空间分布型属聚集分布。

该回归方程的相关系数为：$r = 0.973$
相关系数的标准误为：$S_r = 0.103$
t 检验：$t = 9.445 > t_{0.01}(df = 5) = 3.375$
故其存在极显著相关关系。

F 检验结果达极显著水平，表明该回归方程的效果是良好的（图 1-10、表 1-14）。

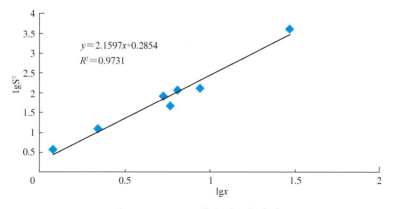

图 1-10 Taylor 幂法则回归直线
Figure 1-10 Regression line drawn by Taylor

表 1-14 直线回归关系的变量分析表（F 检验）
Table 1-14 Variance of linear regression analysis (F test)

变异来源	自由度	平方和	均方值	F	$P>F$
回归	1	5.466 92	5.466 92	181.1	<0.0001
剩余	5	0.150 94	0.030 19		
总变异	6				

（2）用 Iwao 法计算 $M^*\text{-}m$ 相关求出回归式：

$$M^* = 6.211m - 15.019$$

由 $a = -15.019 < 0$ 说明种群空间分布的个体间相互排斥；由 $b = 6.211 > 1$ 说明种群基本成分的分布图式是聚集型的。

该回归方程的相关系数为：$r = 0.975$

相关系数的标准误为：$S_r = 0.099$

t 检验：$t = 9.853 > t_{0.01}(\mathrm{d}t = 5) = 3.375$

故其存在极显著相关关系。

F 检验结果达极显著水平，回归方程线性关系良好（表 1-15、图 1-11）。

表 1-15 直线回归关系的变量分析表（F 检验）
Table 1-15 Variance of linear regression analysis (F test)

变异来源	自由度	平方和	均方值	F	$P>F$
回归	1	20 983	20 983	196.64	<0.0001
剩余	5	533.555 1	106.711		
总变异	6	21 517			

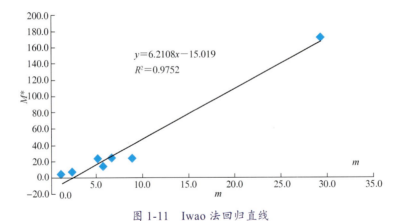

图 1-11 Iwao 法回归直线
Figure 1-11 Regression line drawn by Iwao

1.3 实验种群生命表

通过对昆虫种群生命过程进行系统分析，把种群在各个连续的时段或发育阶段内的死亡数量、死亡原因及繁殖数量，按照一定的格式详细列成表格，是种群生命表研究的基本方法。该表格记载系统、细致，能清晰地反映整个种群在生活周期中的数量变化过程，具体化、数量化地描述出了各因子对种群动态的作用，可以明确分辨出影响种群的重要因素及关键因素，同时根据繁殖数据及死亡数据估计出种群的消长趋势。

由于蒲氏钩蝠蛾发育历期过长，一个世代需要经过4年的成长，如果遵循蒲氏钩蝠蛾的自然发生规律记录自然种群生命表，调查统计难度大，因而采用野外调查与养虫室饲养相结合的方法，构建了实验种群生命表。

对蒲氏钩蝠蛾卵、幼虫、蛹及成虫4个虫态的死亡数量分别进行统计，同时将幼虫分为4个阶段，具体分作1~3龄、4~5龄、6~7龄、8~9龄，分别对应1年的发育阶段。

世代总存活率（%）=成虫的存活数÷初始卵量×100

由于蒲氏钩蝠蛾实验种群表并不是一个连续的世代，因此并不能采用以上计算方法，通过修改计算方法，其中 S_1、S_2、S_3、S_4、S_5、S_6 分别代表卵、1~3龄幼虫、4~5龄幼虫、6~7龄幼虫、8~9龄幼虫、蛹的存活率，则

世代总存活率 $= S_1 \times S_2 \times S_3 \times S_4 \times S_5 \times S_6$ （1-1）

种群趋势指数用Morris-Watt的数学模型表达为

$$I = S_1 \times S_2 \times \cdots \times S_n \times F \times P_F \times P_♀$$

式中，S_1、S_2、$\cdots$、S_n 为各发育阶段的存活率，F 为标准卵量，P_F 为达到标准卵量的雌性所占的百分率，$P_♀$ 为雌性比。由于蒲氏钩蝠蛾实验种群表并不是一个连续的世代，通过修改计算方法，其中 S_1、S_2、S_3、S_4、S_5、S_6 分别代表卵、1~3龄幼虫、4~5龄幼虫、6~7龄幼虫、8~9龄幼虫、蛹的存活率，$P_♀$ 为雌性比，$N_卵$ 代表平均产卵量，则

种群趋势指数 $I = S_1 \times S_2 \times S_3 \times S_4 \times S_5 \times S_6 \times P_♀ \times N_卵$ （1-2）

根据实验种群不同发育阶段的死亡数量可组成以下实验种群生命表（表1-16）。

表1-16 蒲氏钩蝠蛾的实验种群生命表

Table 1-16 The life table of *T. pui* experimental population

虫态	各阶段起始个体数	存活数	存活率/%	死亡数	死亡率/%
卵	450	408	90.7	42	9.3
1~3龄幼虫	60	26	43.3	34	56.7
4~5龄幼虫	54	21	38.9	33	61.1
6~7龄幼虫	63	32	50.8	31	49.2
8~9龄幼虫	71	27	38.0	44	62.0
蛹	65	57	87.7	8	12.3
成虫	雌雄比		雌性比		平均产卵量/粒
	1：1.5		40%		768

由表1-16可以计算出反映蒲氏钩蝠蛾实验种群数量动态的2个主要指标：世代总存活率和种群趋势指数 I。

根据式（1-1），可计算得出蒲氏钩蝠蛾的世代总存活率为2.6%，表明1000粒卵中最后有26粒卵会经过4年的发育变为成虫。

根据式（1-2）计算得到实验种群趋势指数为7.95，表明其下代的数量呈增长趋势，下代数量将是当代数量的7.95倍。

在室内人工饲养条件下，蒲氏钩蝠蛾的世代总存活率很低，仅为2.6%，而在野外，蒲氏钩蝠蛾各虫态需要面对各种天敌及病害的侵袭，其世代总存活率较之室内可能会更低。但是在室内条件下，蒲氏钩蝠蛾种群趋势指数达到了7.95，表明在世代总存活率极低的情况下，其下代的数量仍然呈增长趋势，下代数量将是当代数量的7.95倍，这主要是由于蒲氏钩蝠蛾的产卵数量多，每雌平均产卵量达到了（768±206）粒，极高的产卵量使得蒲氏钩蝠蛾在世代总存活率极低的情况下仍能保证种群的延续与增长。由于世代发育时间过长，而实验时间有限，对蒲氏钩蝠蛾的实验种群生命表的构建方法进行了一定的修改，因而并不完善。由于是分段采集数据，所得出的结果必然会与完整的实验种群生命表产生一定的差异，同时也导致一些生命表参数无法计算，而且由于一个世代的历期太长，对影响种群数量变动的关键因子也很难进行总结与分析。

后续研究应重点关注自然种群生命表的构建，从而明确影响自然种群变化动态的关键因子，进一步明确种群自然平衡调节的机制。

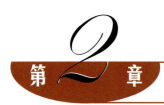

第2章 寄主昆虫的种群分化

【摘要】 通过对色季拉山钩蝠蛾生境进行系统调查,在获取了全部钩蝠蛾种群资源的基础上,依据地理隔离状况对全部样本分群,并基于形态与分子特征对色季拉山冬虫夏草寄主昆虫种群分化进行了评价。在色季拉山22个钩蝠蛾的可能分布点进行调查,有14个分布点发现了钩蝠蛾昆虫,依山势分为6个种群,包括4个蒲氏钩蝠蛾种群和2个色季拉钩蝠蛾种群;基于形态和生物学特征的分析表明,4个蒲氏钩蝠蛾种群出现了分化,以雷达站种群的分化最为明显,而其他3个则差异不显著,雷达站种群和其他3个种群分别分布于色季拉山分水岭的两侧;线粒体基因及ISSR与AFLP的UPMGA聚类结果也证实了色季拉山6个钩蝠蛾因地理隔离导致了种群分化,且色季拉钩蝠蛾分化的趋势强于蒲氏钩蝠蛾,色季拉钩蝠蛾的分布海拔高,仅生存于高海拔的山顶,在2个山顶种群的进化过程中,位于两山顶之间的低海拔地带可能存在过部分中间群体,随着时间的推移,中间个体消亡,生境片段化加剧,两山顶种群之间不复存在基因交流,从而使出现强烈分化。

西藏色季拉山有两种钩蝠蛾分布,即蒲氏钩蝠蛾(*Thitarodes pui*)(张古忍等,2007)和色季拉钩蝠蛾(*Thitarodes sejilaensis*)(Zou et al., 2011),二者分布的主要差异在于分布海拔的不同。蒲氏钩蝠蛾分布在海拔4100～4650 m的生境中(李少松,2009;邹志文,2009;李峻锋,2011;李峻锋等,2011),而色季拉钩蝠蛾分布在海拔4500 m以上,且分布范围较窄,局限在色季拉山高山湖的周边。此外,野外调查发现,分布于色季拉山不同生境中的同种钩蝠蛾在体型大小、产卵量、发生时间等多个生物学特性上有所不同,表明不同生境中的种群可能出现了分化,是新种形成的基础。

本章通过对色季拉山钩蝠蛾所有生境进行系统调查,在获取了该地区全部钩蝠蛾资源的基础上,依据地理隔离状况对全部样本分群,并基于形态与分子特征对色季拉山冬虫夏草寄主昆虫种群分化进行了评价(喻浩,2013)。

2.1 抽样与数据分析

2.1.1 样地选择与抽样方法

在所有色季拉山的钩蝠蛾昆虫可能的分布点(图2-1)进行抽样采挖幼虫和蛹。每个分布点以(1×1) m^2为一个样方单位,每个分布点应采集5～15头钩蝠蛾幼虫,单样方不足5头的,在分布点内部选取其他样方继续补足至5头,每个分布点最多采挖10个样方(幼虫数量不足5头也应停止采挖),每个幼虫或蛹单独收集于(5×3) cm^2塑料样品袋中并在袋中加入适量的土壤以保持活性,收集到的幼虫用于分子标记检测,蛹及其羽化得到的成虫用于形态指标测量。所有样方在采集完成后都用土壤填实坑洞。记录每个样方的经纬度、海拔。

为了剔除发育过程中因幼虫龄期无法确定,从而导致的形态数据测量上的误差,受试用虫统一使用处于蛹期和成虫期的个体。

对色季拉山22个钩蝠蛾的可能分布点进行调查,采挖约100个样方,其中有14个分布点发现了钩蝠蛾昆虫,以A～N 14个大写字母作为分布点的代码,除去G点,其他13个地点均得到若干蛹。14个地点的基本信息地理分布见图2-1、图2-2及表2-1。

在图2-2中,以红色虚线表示海拔较高的山脊,山脊顶部为砂土区,不适于钩蝠蛾分布,可作为地理隔离屏障。其中C、D、E位于中山大学科学工作站(research base,RB)附近几座山峰之间的平坦草甸,海拔相对较低。A、B位于工作站西部后山的山坡(back mountain,BM),海拔相对较高,但因其所处的坡向紧靠工作站,这两点与工作站附近虽有山脊隔离,但地理距离较近。F、G、H位于色季拉山318国道的沿线附近(nationalroad,NR),3个点都位于各山峰山脚下的"夹缝"之中,与工作站附近的分布点有一道隔离

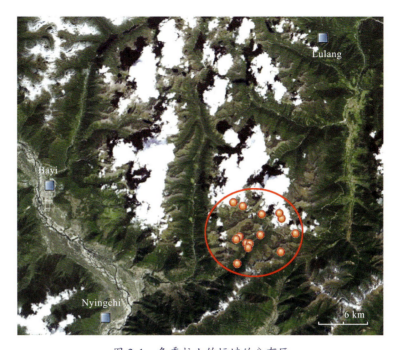

图 2-1 色季拉山钩蝠蛾的分布区

Figure 2-1　Distribution of *Thitarodes* in Mt.Sejila

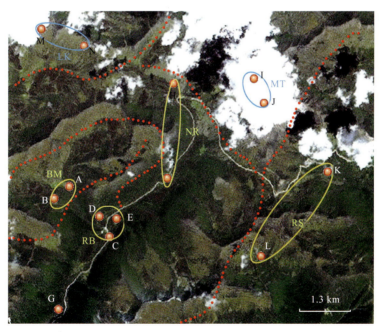

图 2-2 色季拉山钩蝠蛾的 14 个分布点及地理隔离分组

Figure 2-2　Distribution points of *Thitarodes* in Mt.Sejila and grouping by geographical isolation

图中红色虚线代表采样区内高海拔山脊，无钩蝠蛾分布，可作为地理屏障，蓝色范围和字母代表因隔离形成的两个色季拉钩蝠蛾的组，黄色代表四个蒲氏钩蝠蛾组

Red dottedline represent ridges, as well as geographicalisolations, blue range and letters represent two groups of *T. sejilasensis*, yellow range and letters represent four groups of *T. sejilasensis*

表 2-1　色季拉山钩蝠蛾分布点信息
Table 2-1　The distribution information of *Thitarodes* in Mt.Sejila

采集点代码	地点描述	物种鉴定	纬度（北纬）	经度（东经）	海拔/m
A	基地后山山腰	*T. pui*	29°36.725′	94°35.767′	4360～4380
B	基地后山山顶	*T. pui*	29°36.546′	94°35.544′	4420～4450
C	基地周边阳坡	*T. pui*	29°36.056′	94°36.433′	4150～4170
D	基地周边阴坡	*T. pui*	29°36.335′	94°36.272′	4200～4210
E	基地周边谷地	*T. pui*	29°36.301′	94°36.547′	4140～4170
F	318国道沿线	*T. pui*	29°36.853′	94°37.356′	4280～4300
G	小溪边	*T. pui*	29°35.067′	94°35.613′	4050～4080
H	大拐弯	*T. pui*	29°38.147′	94°37.454′	4350～4380
I	山顶平台1	*T. sejilaensis*	29°38.209′	94°38.761′	4650～4680
J	山顶平台2	*T. sejilaensis*	29°37.872′	94°38.925′	4570～4610
K	雷达站谷地	*T. pui*	29°36.912′	94°39.964′	4370～4410
L	雷达站附近	*T. pui*	29°35.779′	94°38.888′	4420～4450
M	湖边1	*T. sejilaensis*	29°38.558′	94°36.129′	4580～4610
N	湖边2	*T. sejilaensis*	29°38.283′	94°35.285′	4630～4650

屏障，与后山的分布点之间有两道山脊隔离。K点位于采样区东部，色季拉山雷达站下的一个谷地之中（radar station，RS），以3个山峰的山顶连成的山脊与其他分布点相隔，仅与L点彼此距离较近，隔离较弱。M点和N点位于整个分布区的西北部的山顶湖边（lake，LK），海拔为全部点中的最高，连续的3座山峰的山顶使这两点与其他所有分布点相隔。I、J两个分布点比较靠近，位于整个分布区的东北部的山顶平台（mountaintop，MT），海拔与M点和N点相近，但分别位于其东、南、西向的3座山顶使其与其他所有点隔离开来。

依据地理隔离屏障及各分布点之间的距离将各点得到的个体分为6组，分组结果如下：A、B点属于基地后山组（BM），C、D、E点属于研究基地组（RB），F、G、H点属于国道沿线组（NR），K、L点属于雷达站（RS），M、N点属于山顶湖边组（LK），I、J点属于山顶平台组（MT）。

对采挖得到的蛹，带回中山大学青藏高原特色资源科学工作站室内饲养并测量相关指标。每头蛹单独饲养于含腐殖土的小养虫杯（内径4cm，高4cm），并按采集时间、地点、性别加以归类，不再喂食，通过其羽化后的成虫标本鉴定其种类并测量相关特征，不能成功羽化的少量蛹不参与分析。其中LK及MT组的个体为色季拉钩蝠蛾，其他组均为蒲氏钩蝠蛾（图2-2），由于不能获得足够的色季拉钩蝠蛾蛹及成虫，本章所涉及的形态标记研究类群仅限于蒲氏钩蝠蛾。受试个体信息见表2-2。

表 2-2　形态特征分析的受试个体信息
Table 2-2　The information of individuals used in morphologic analysis

采集点代码	个体数量	物种鉴定	所属分组	雄性个体代码	雄性个体代码
A	4（2♂2♀）	*T. pui*	BM	＋A1＋A2	－A1－A2
B	4（2♂2♀）	*T. pui*	BM	＋B1＋B2	－B1－B2
C	2（1♂1♀）	*T. pui*	RB	＋C1	－C1
D	4（2♂2♀）	*T. pui*	RB	＋D1＋D2	－D1－D2
E	2（1♂1♀）	*T. pui*	RB	＋E1	－E1
F	2（1♂1♀）	*T. pui*	NR	＋F1	－F1
H	2（1♂1♀）	*T. pui*	NR	＋H1	＋H1
K	10（5♂5♀）	*T. pui*	RS	＋K1～＋K5	－K1～－K5
L	10（5♂5♀）	*T. pui*	RS	＋L1～＋L5	－L1～－L5

2.1.2 形态指标的选取、测量与分析

测量指标的选取主要依据传统的分类特征，并结合标本的观察比较。经过筛选，最后确定了23个特征，包括蛹的3个特征、成虫的20个特征，涵盖头、胸、腹、翅等主要身体部位和器官，具体如下。

蛹特征如图2-3所示。

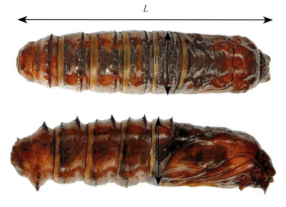

图2-3　蛹的测量指标指示图

Figure 2-3　The measuring characteristics of pupae

（1）蛹长（length of pupa）：简写为 L，从蛹头部顶端到尾部末端的纵向距离。

（2）蛹宽（width of pupa）：简写为 W，蛹背面两侧缘的最长横向距离。

（3）蛹厚度（depth of pupa）：简写为 D，蛹背面到腹面的最长垂直距离。

成虫特征如图2-4所示。

（1）体长（body length）：简写为 BODTH，从喙前缘到腹部末端的水平距离。

（2）头长（head length）：HL，从头前缘到后缘的纵向距离。

（3）头宽（head width）：HW，两复眼之间的横向距离。

（4）胸长（thorax length）：TL，前胸背板前缘到后缘的最长纵向距离。

（5）胸宽（thorax width）：TW，前胸背板左侧缘到右侧缘的最长横向距离。

（6）腹部长（abdomen length）：AL，胸腹连接点到腹部末端的最长纵向距离。

（7）腹部宽（abdomen width）：AW，腹部左

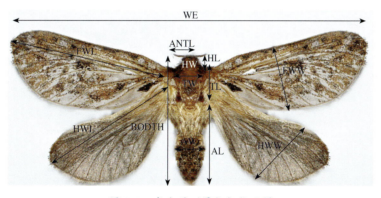

图2-4　成虫的测量指标指示图

Figure 2-4　The measuring characteristics of adults

侧缘到右侧缘的最长横向距离。

（8）翅展（wing expanse）：WE，左右前翅顶角之间的最长水平横向距离。

（9）前翅长（fore wing, length）：FWL，前翅肩角至顶角的最长距离。

（10）前翅宽（fore wing, width）：FWW，前翅前缘到后缘臀角的最长距离。

（11）后翅长（hind wing, length）：HWL，后翅肩角至顶角的最长距离。

（12）后翅宽（hind wing, width）：HWW，后翅前缘到后缘臀角的最长距离。

（13）眼直径（eyes, diameter）：ED，复眼晶体边缘的最长距离。

（14）触角长（antennal, length）：ANTL，触角柄节基部至鞭节末端的最长距离。

（15）前足腿节（forefoot, femur, length）：FFL，前足腿节全长。

（16）前足胫节（forefoot, tibia, length）：FTL，前足胫节全长。

（17）中足腿节（mid foot, femur, length）：

MFL，中足腿节全长。

（18）中足胫节（mid foot, tibiar, length）：MTL，中足胫节全长。

（19）后足腿节（hind foot, femur, length）：HFL，后足腿节全长。

（20）后足胫节（hind foot, tibiar, length）：HTL，后足胫节全长。

将成虫标本针插固定后，在Nikon SMZ1000体式显微镜下观察，并使用NIS-Element软件对每一个受试个体的选取指标进行测量。测量的单位统一使用微米（μm）。使用DS-Ri1成像系统对蛹的整体不同角度（背面、侧面），并使用Helicon Focus3.10软件对拍摄的照片进行叠图。使用带微距镜头的Nikon D90单反相机对成虫背面拍照。所获得照片通过Photoshop CS3软件对最后得到的照片进行量度、对比度等数据的调整。

为了比较不同组成虫发生时间上的异同，在2011年成虫的发生时间（6月下旬至7月中旬，夜间21:00~23:00），记录每天的交配成虫的对数。理论上，应该调查每个分布点，但由于各分布点彼此相距较远及调查人员数量的限制，不能透彻的记录每个分布点每天的成虫发生。在本研究中，对采集点C和K的调查比较充分，其中C点位于基地周边组（RB）的分布范围内，可作为RB的代表，K点位于雷达站组（RS）的分布范围内，可作为RS的代表。

在上述两地观察的成虫中，各选取10对，记录每对个体的产卵数量，并在野外调查的同时，获取成虫的照片，用以比较成虫在自然状态下的异同。

聚类分析：基于欧氏距离（Euclidean distance）使用非加权组平均（unweighted pair-group method using an arithmetic average，UPGMA）分别对雌雄蛹及成虫受试个体聚类。欧氏距离计算公式为

$$d=\sqrt{\sum(X_{i_1}-X_{i_2})^2}$$

式中，d表示多维空间中两个点之间的真实距离；X_{i_1}表示第一个点的第i维坐标；X_{i_2}表示第二个点的第i维坐标。

多重比较：因为每组的受试样本有限且不服从方差齐性，使用非参数的Kruskal-Wallis秩方差分析，比较不同组蒲氏钩蝠蛾的测量指标的差异性，并使用带标准差和标准误的箱线图考察组内变异。

因子分析（factor analysis）：用主分量分析（principal component analysis）对4个组的蒲氏钩蝠蛾的形态指标提取主因子，经方差极大法旋转后，输出载荷散点图（loading plot）以示主因子之间的分布状态，寻找主要变异特征。

t检验：对两组成虫的产卵量使用独立样本的t检验，比较两组产卵量差异的显著性。

2.1.3 分子标记的选取与分析

为了保证每个分布点更多的样本量，分子标记的受试个体统一采用更易获得的幼虫，幼虫样本的获得方法与蛹相同。

幼虫样本带回室内饲养，每头幼虫单独饲养于含腐殖土的小养虫杯（内径4 cm，高4 cm），并按采集时间、地点加以归类。对于携带过程中少量死亡的个体，迅速投入无水乙醇中保藏。

每个分布点选择5个个体，14个分布点共计选取70个个体用于后续实验，选取的原则为5个个体尽量来自不同样方。解剖，取幼虫表皮、脂肪体和肠道组织，浸于RNA保存液中−20℃冻存待用。每种分子标记中使用的每个分布点的受试个体数目和受试个体的编码见表2-3。

表2-3 用于分子标记的幼虫受试个体
Table 2-3 Sampling information of *Thitarodes* larvae used in different molecular analysis

采集点代码	所属分组	受试个体数量（代码）		
		CO I & Cytb	ISSR	AFLP
A	BM	5（A1~A5）	2（A1~A2）	1（A1）
B	BM	5（B1~B5）	2（B1~B2）	1（B1）
C	RB	5（C1~C5）	2（C1~C2）	3（C1~C3）
D	RB	5（D1~D5）	2（D1~D2）	4（D1~D4）
E	RB	5（E1~E5）	2（E1~E2）	4（E1~E4）

续表

采集点代码	所属分组	受试个体数量（代码）		
		CO I & Cytb	ISSR	AFLP
F	NR	5（F1~F5）	2（F1~F2）	—
G	NR	5（G1~G5）	2（G1~G2）	—
H	NR	5（H1~H5）	2（H1~H2）	5（H1~H5）
I	MT	5（I1~I5）	2（I1~I2）	3（I1~I3）
J	MT	5（J1~J5）	2（J1~J2）	—
K	RS	5（K1~K5）	3（K1~K3）	5（K1~K5）
L	RS	5（L1~L5）	3（L1~L3）	—
M	LK	5（M1~M5）	2（M1~M2）	2（M1~M2）
N	LK	5（N1~N5）	2（N1~N2）	2（N1~N2）

2.1.3.1 序列标志位点CO I 及Cytb 的分析

序列校对与确认：使用DNAbaser软件并结合测序峰值图进行序列拼接、人工校验，确保序列准确无误后保存为Fasta格式。在GenBank中运行BLAST程序，搜索近缘物种的同源性序列，确定测定的序列是否为目标序列片段。

序列比对及基本信息分析：使用DNAMAN软件进行序列组成分析，计算序列数据的碱基组成等。用DnaSP 5.1进行单倍型多态性（h）和核酸多态性（Pi）序列分析，统计多态位点和信息位点数目。

中性检验：中性检验认为大多数由自发突变造成的分子差异不会影响到个体适宜度，推论指出基因进化根本上是通过遗传漂变来实现的。中性检验的目的是鉴定目标DNA序列在进化过程中是否遵循中性进化模型。Tajima's D 检测分离位点的数目（θ）和核苷酸多态性（p）之间的关系。从各物种内及种间个水平上对mtDNA片段进行Tajima's D、Fu & Li's D 和 F 检验，以判断这些座位是否符合中性进化模式。

分子系统树的构建：使用MEGA3.1软件计算Kimura双参数距离，用邻接法（neighbor-joining，NJ）、最小进化法（minimum evolution，ME）、平均连接聚类法（unweighted pair-group method using anarithmetic average，UPGMA）对蝠蛾属昆虫构建分子系统树，并采用自举法（bootstrap）重复抽样分析1000次检验分子系统树各分支的置信度。

2.1.3.2 AFLP 及 ISSR 的数据分析

AFLP及ISSR扩增产物均使用ABI377测序仪检测扩增产物电泳所得片段大小，电泳结束后，打开胶图，数据通过GENESCAN软件进分析，软件每2个碱基读一次数，AFLP实验所用Marker片段范围为70~500 bp，在70~500 bp一共读取216个数，ISSR实验所用Marker片段范围为50~1000 bp，共读取475个数。由于不可避免的误差，在所设置的片段Bin Range范围内的片段，认为是同一条带。在原始数据的基础上，有带的地方替换为1，无带的地方替换为0，删除所有样品全无带的位点，构成最终的01数据，以Excel格式保存，用于后续分析。

采用PopGene3.2计算多态性条带数（N）、多态性位点百分率（P）、有效等位基因数（Ne）、Shannon指数（I）、基因多样性指数（HE），以及种群间遗传一致性和Nei's遗传距离。以NTSYS-pc2.10e中的SM模块计算个体间相似系数，SAHN模块进行UPGMA分析，最后通过Tree模块生成聚类图。以NTSYS-pc2.10e中的SM模块计算个体间Jaccard相似系数，Eigenvalues模块进行PCA分析，最后通过3D plot模块生成主坐标图。

2.2 基于形态标记及生物学的色季拉山钩蝠蛾种群分化

2.2.1 蒲氏钩蝠蛾蛹的形态分化

2.2.1.1 聚类分析

使用蛹的长、宽、厚度，基于欧氏距离对来自不同采样点的雌雄蛹各20个个体进行聚类（图2-5）。

雌雄蛹的聚类结果近似，都可首先分为两大

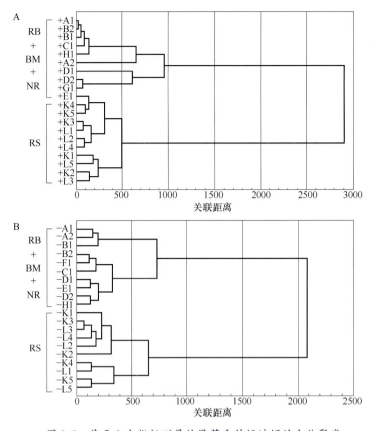

图 2-5 基于 3 个指标测量结果蒲氏钩蝠蛾蛹的个体聚类

Figure 2-5 Cluster analysis relationship based on 3 morphological characteristics of 20 pupae of T. pui by UPGMA analysis

A，雄性个体的聚类结果；B，雌性个体的聚类结果

A, the dendrogram of male pupae; B, the dendrogram of female pupae

支，两大支的欧氏距离比较远（雄性蛹两大支的欧氏距离达到约 2800；雌性蛹两大支的欧氏距离约 2200）。其中第一支全部为来自雷达站组的个体，第二支包括来自基地后山、基地周边和国道沿线的个体，两大支内部的个体之间距离较小，互相没有明显的亲疏关系，特别是第二支，其个体之间聚类混乱，聚类的结果不能很好地符合个体采样点的相互地理距离关系。

2.2.1.2 多重比较 4 组雌雄蛹的各指标均值比较结果如表 2-4 及图 2-6 所示。

4 组蒲氏钩蝠蛾的雌雄蛹的 3 个形态指标测量及比较结果显示：

（1）各组雌性蛹在各指标上均大于雄性蛹。

（2）各组内测量个体的形态指标均呈现程度不一的变异。雌雄蛹的长度在 4 个组内变异较小，宽度在 4 个组内都有较大变异，厚度在 4 个组内变异程度不一（图 2-6）。组间比较的结果（表 2-4）显示，4 个组的雄性蛹的宽度和厚度、雌雄蛹的宽度没有差异；4 个组的雄性蛹长度上差异显著，具体的差异来自雷达站组（RS）和基地周边组（RB）的个体；4 个组的雌性蛹长度上差异显著，具体的差异来自雷达站（RS）与基地后山组（BM）的个体；4 个组的雌性蛹厚度上差异显著，具体的差异来自雷达站与基地后山及雷达站与基地周边的个体。

从图 2-7，在同比例状态下，直观比较 4 个组蛹的大小，也可以看出，雷达站的雌雄蛹个体相对较大，其他 3 组的个体相差不明显。

综上所述，在形态指标上，从聚类、定量比较的结果比较相近。结果都显示，雷达站组的个体较其他组的个体大，主要是体现在长度和厚度，其他 3 组个体体型比较相近。

表 2-4 4 组蒲氏钩蝠蛾蛹的形态测量的两两比较结果
Table 2-4 Pairwise comparison of measured morphological characteristics of 4 groups of *T. pui* pupae

性别		分组				自由度	Kruskal-Wallis 检验结果	显著性水平
		BM	RB	NR	RS	Df	H	P
雄	L	ab	b	ab	a	3	15.086	0.0017
	W	a	a	a	a	3	5.296	0.1514
	D	a	a	a	a	3	4.371	0.2241
雌	L	b	ab	ab	a	3	15.514	0.0014
	W	a	a	a	a	3	2.234	0.5252
	D	b	b	ab	a	3	14.586	0.0022

注：具有相同字母的表示差异不显著，不同字母表示差异显著（$P<0.05$）
Note: Different letters indicate statistically significant differences at $P<0.05$

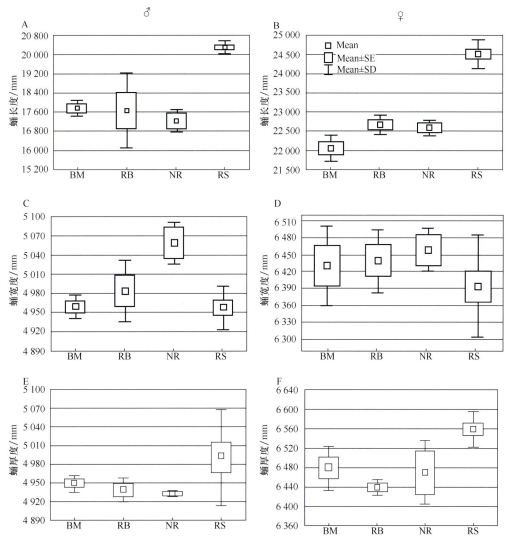

图 2-6 4 组蒲氏钩蝠蛾蛹测量结果箱线图

Figure 2-6 Boxplots of measured morphological characteristics of 4 groups of *T. pui* pupae

左列图 A、C、E 分别代表雄性蛹的长、宽、厚度测量结果，右列图 B、D、F 分别代表雌性蛹的长、宽、厚度测量结果。所有图例如图 B 所示：正方形代表均值，长方形代表均值 ± 标准差，棒代表标准误

A，C，E represent measured morphological characteristics of male pupa, B，D，F represent measured morphological characteristics of female pupa. All legends follows Fig. B：square represent mean, rectangle represent mean±SD, bars represent mean±SE

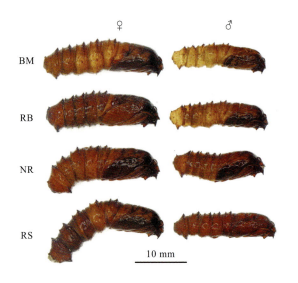

图 2-7 4组蒲氏钩蝠蛾蛹的大小比较
Figure 2-7 Size comparison of 4 groups of *T. pui* pupae

2.2.2 蒲氏钩蝠蛾成虫的形态分化

2.2.2.1 聚类分析 基于成虫的体长等20个指标的测量结果，使用欧氏距离对来自不同采样点的雌雄成虫各20个个体进行聚类，结果如图2-8所示，从20个测量指标的聚类结果看，雌雄成虫的聚类都比较混乱，没有规律。雄性成虫的聚类在欧式距离接近9000时产生第一个分支节点，将18个个体区分为第一支，另外2个个体归类为另一支，在第一大支内又根据距离的不同逐级分为几个小支，但每一次分支，每一小支内的个体并没有某种相关性，如地理隔离及距离。雄性成虫的聚类在欧式距离接近35 000时产生第一分支节点，但是仅分支出1个个体和19个个体的大支，同样，

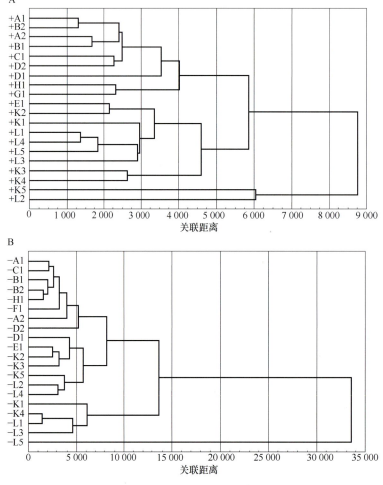

图 2-8 基于20个指标测量结果蒲氏钩蝠蛾蛹的个体聚类
Figure 2-8 Cluster analysis relationship based on 20 morphological characteristics of 20 adults of *T. pui* by UPGMA analysis
A，雄性个体的聚类结果；B，雌性个体的聚类结果
A, the dendrogram of male adults；B, the dendrogram of female adults

逐级分支的每次每一个分支内的个体比较混乱，无法以已知的信息进行解释。这样的聚类结果同样与分子标记以及蛹的形态测量聚类结果相差较大。

聚类结果的混乱可能是由于 20 个测量指标中的某些测量指标的无规律引起。在 20 个测量指标中，如果部分指标的变异仅存在个体水平，具有随机偶然性，并未上升到成为群体特征，在聚类时，使用这样的指标则会干扰客观群体内的个体的相互靠近。在后续分析中，需使用因子分析找到相互关联的较为稳定的变异指标作为群体特征，剔除随机变异。

2.2.2.2 因子分析

对雄性蒲氏钩蝠蛾 20 个测量指标进行的因子分析（基于主成分抽取方法），根据提取因子的条件——特征值大于 1，设定最多提取 3 个主成分，使用最大方差的因子旋转方式（表 2-5）。结果表明，3 个成分的累计贡献率为 70% 以上，且以第 1 个成分的方差贡献率最大，达到 50.37%，第 2 主成分和第 3 主成分的贡献率则较为接近，分别为 10.04% 和 8.66%，即使用第 1 主成分（第 1 因子）中的部分特征可解释大部分的变异。

如表 2-6 所示，第 1 因子中，载荷绝对值大于 0.7 的特征有 6 个，其中与翅有关的特征达到 4 个，包括翅展、前翅长、后翅长、后翅宽。说明在 20 个特征中，翅的变异占主导地位。

由图 2-9 可知，在第一因子中载荷较大（位

表 2-5　雄性蒲氏钩蝠蛾测量结果主成分分析的特征值和方差贡献率
Table 2-5　Eigenvalue and total variance of 20 measured morphological characteristics of *T. pui* male adults

成分	特征根	方差贡献率 /%	累计特征根	累计方差贡献率 /%
1	10.074 79	50.373 95	10.074 79	50.373 95
2	2.007 99	10.039 96	12.082 78	60.413 90
3	1.731 45	8.657 25	13.814 23	69.071 16

表 2-6　雄性蒲氏钩蝠蛾 20 个特征的因子载荷
Table 2-6　Factor loadings of 20 measured morphological characteristics of *T. pui* male adults

特征编号	特征	因子 1	因子 2	因子 3
1	BODTH	0.547 766	**0.721 564**	0.039 948
2	HL	−0.052 925	−0.047 381	−0.656 031
3	HW	**0.705 123**	0.220 420	0.024 480
4	TL	0.695 483	0.426 378	0.130 618
5	TW	0.611 717	0.375 019	0.500 950
6	AL	0.432 892	**0.752 871**	0.148 324
7	AW	0.601 971	0.366 183	0.115 844
8	WE	**0.824 261**	0.151 855	0.160 969
9	FWL	**0.844 339**	0.305 143	−0.241 679
10	FWW	0.656 180	0.631 161	−0.172 398
11	HWL	**0.897 264**	0.131 663	−0.188 962
12	HWW	**0.793 486**	0.391 677	0.069 090
13	ED	0.490 130	−0.189 537	−0.628 579
14	ANTL	**0.704 950**	0.232 366	−0.016 659
15	FFL	0.376 970	0.536 493	0.175 301
16	FTL	0.227 302	**0.773 015**	0.237 697
17	MFL	0.545 329	0.516 902	−0.222 459
18	MTL	0.466 833	0.602 104	−0.220 727
19	HFL	0.064 001	**0.867 048**	−0.039 772
20	HTL	0.104 613	0.625 141	−0.622 089

注：设定为大于 0.7 因子载荷粗体显示
Note: Factor loadings shown in bold when it's greater than 0.7

于第一轴右侧）的特征有头宽（3）、翅展（8）、前翅长（9）、后翅长（11）、后翅宽（12），这与表2-6的结果相符。除此之外，胸长（4）、胸宽（5）、腹宽（7）、前翅宽（10）也位于第一轴偏右的位置，其载荷值虽然没有到达0.7，但也都超过了0.6。

使用同样的方法对雌性蒲氏钩蝠蛾20个测量指标进行的因子分析（表2-7）。结果显示，3个成分的累计贡献率达到67.47%，且以第1个成分的方差贡献率最大，达到45.76%，第2主成分和第3主成分的贡献率则较为接近，分别为11.29%和10.41%。

如表2-8所示，第1因子中，载荷绝对值大于0.7的特征有6个，其中与翅有关的特征达到4个，包括翅展、前翅长、后翅长、后翅宽，另外2个分别为胸宽与腹宽两个宽度特征。

由图2-10可知，在第1因子中载荷较大（位于第一轴右侧）的特征有胸宽（5）、腹宽（7）、前翅长（9）、前翅宽（10）、后翅长（11）、后翅

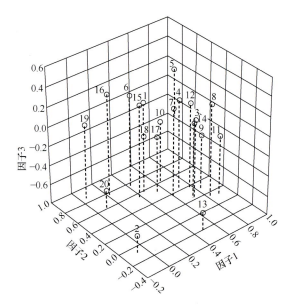

图 2-9　雄性蒲氏钩蝠蛾20个特征的因子载荷散点图
Figure 2-9　Scatterdiagram of factor loadings by 20 measured morphological characteristics of *T. pui* male adults
图中数字代表各特征编号，同表2-6
Numbers represent NO. of characteristics, the same as in Table 2-6

表 2-7　雌性蒲氏钩蝠蛾测量结果主成分分析的特征值和方差贡献率
Table 2-7　Eigenvalue and total variance of 20 measured morphological characteristics of *T. pui* female adults

成分	特征根	方差贡献率/%	累计特征根	累计方差贡献率/%
1	9.152 690	45.763 45	9.152 69	45.763 45
2	2.258 857	11.294 29	11.411 55	57.057 74
3	2.082 585	10.412 92	13.494 13	67.470 66

表 2-8　雌性蒲氏钩蝠蛾20个特征的因子载荷
Table 2-8　Factor loadings of 20 measured morphological characteristics of *T. pui* female adults

特征编号	特征	因子1	因子2	因子3
1	BODTH	0.377 661	−0.107 675	**0.871 648**
2	HL	0.363 481	0.182 516	0.432 068
3	HW	0.556 929	−0.411 463	0.346 958
4	TL	0.648 207	−0.230 603	0.483 065
5	TW	**0.919 796**	0.011 868	0.171 675
6	AL	0.072 950	0.143 464	**0.826 639**
7	AW	**0.812 860**	0.083 795	0.320 755
8	WE	0.512 296	0.191 274	−0.133 154
9	FWL	**0.921 775**	0.210 854	0.179 872
10	FWW	**0.894 104**	0.086 546	−0.004 013
11	HWL	**0.877 439**	0.128 705	0.189 152
12	HWW	**0.897 582**	0.087 143	0.302 861

续表

特征编号	特征	因子1	因子2	因子3
13	ED	0.143 075	0.151 332	**0.808 255**
14	ANTL	0.571 188	0.097 133	0.509 225
15	FFL	0.395 391	0.221 664	0.634 580
16	FTL	0.640 263	0.132 862	0.273 765
17	MFL	0.329 728	0.679 369	0.382 026
18	MTL	0.291 972	**0.765 928**	0.225 188
19	HFL	−0.065 941	**0.782 599**	−0.111 629
20	HTL	0.126 442	0.545 569	−0.067 146

注：设定为大于0.7因子载荷粗体显示

Note: Factor loadings shown in bold when it's greater than 0.7

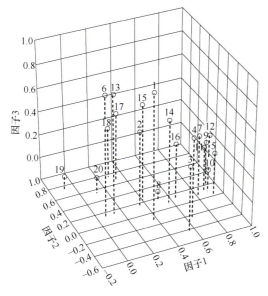

图 2-10 雌性蒲氏钩蝠蛾20个特征的因子载荷散点图

Figure 2-10 Scatterdiagram of factor loadings by 20 measuredmorphological characteristics of *T. pui* female adults

图中数字代表各特征编号，同表2-8

Numbers represent NO. of characteristics, the same as in Table 2-8

宽（12），这与表2-8的结果相符。除此之外，只有胸长（4）的载荷接近0.7，其他的特征在第1因子中的载荷比较小。

综上所述，在雌雄个体中，胸腹、翅特征为主导变异的主要特征，是变异的主要来源。基于此推测，综合因子载荷值的考量，选取身体全长、胸部宽度、腹部宽度、前翅长、前翅宽、后翅长、后翅宽7个特征作为主要变异特征。检验这7个特征在不同组内及组间的变异。

如图2-11所示，使用挑选过的7个主要变异特征指标分别对雌雄各20个成虫个体重新聚类，结果相对于使用20个特征更为明晰。雄性聚类图在欧式距离约为4000处出现第一个分支节点，将20个个体直接分为各10个个体的两大类，其中1支只包括雷达站组的10个个体，另一支包括了另外3组的10个个体，逐级向下的分支不能使同组个体相互更靠近。雄性聚类在欧式距离约为4000处出现第一个分支节点，将20个个体分为两大支，其中一支的8个个体全部来自雷达站组，另一支包括了另外3组的10个个体及雷达站周边的2个个体，逐级向下的分支不能使同组个体相互更靠近。

2.2.2.3 多重比较 以分子标记为依据的4组雌雄成虫的主要变异特征指标均值比较结果见表2-9。

如图2-12所示，在体长指标上，不同组的雌雄成虫都表现出较大的变异，每组内雌性变异大于雄性。雌雄成虫均以雷达站组的均值最大，基地后山组最小，雌性在组间差异上不显著，雄性组间差异显著，雷达站组显著大于基地后山组及基地周边组。

不同组的雌雄成虫的胸宽变异都较小。雌雄成虫均以雷达站组的胸宽均值最大，基地后山组最小，两性在组间差异上都达到显著水平，雷达站组显著大于基地后山组。

每个组内的雄性个体的腹部宽度变异较大，雌性个体变异较小。雄性的腹宽在组间差异不显著，雌性腹宽组间差异显著，雷达站组显著大于基地后山组，虽和其他两组的差异并未达到显著水平，但雷达站组的腹宽均值在4组中最大。

前翅长。雌雄成虫的前翅长组内变异适中，

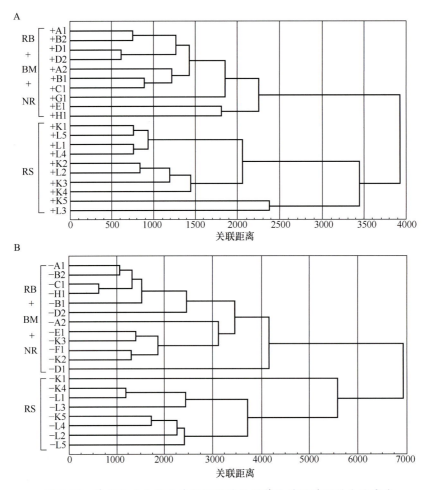

图 2-11 基于 7 个主要变异指标测量结果蒲氏钩蝠蛾蛹的个体聚类

Figure 2-11 Cluster analysis relationship based on 7 main morphological characteristics of 20 adults of *T. pui* by UPGMA analysis

A，雄性个体的聚类结果；B，雌性个体的聚类结果

A, the dendrogram of male adults; B, thedendrogram of female adults

表 2-9 4 组蒲氏钩蝠蛾蛹的形态测量的两两比较结果

Table 2-9 Pairwise comparison of 7 dominating measured morphological characteristics in 4 groups of *T. pui* adults

性别	特征	分组				自由度 Df	Kruskal-Wallis 检验结果 H	显著性水平 P
		BM	RB	NR	RS			
雄	BODTH	b	b	ab	a	3	14.478 57	0.002 3
	TW	b	ab	ab	a	3	10.319 19	0.016 0
	AW	a	a	a	a	3	9.690 000	0.021 4
	FWL	b	b	b	a	3	11.392 86	0.009 8
	FWW	b	ab	ab	a	3	12.316 40	0.006 4
	HWL	b	b	b	a	3	9.971 068	0.018 8
	HWW	b	ab	ab	a	3	10.575 71	0.014 3
雌	BODTH	a	a	a	a	3	7.642 857	0.054 0
	TW	b	ab	ab	a	3	15.232 86	0.001 6
	AW	b	ab	ab	a	3	11.788 57	0.008 1
	FWL	b	b	b	a	3	13.440 00	0.003 8
	FWW	b	ab	ab	a	3	14.890 00	0.001 9
	HWL	b	b	b	a	3	10.882 86	0.012 4
	HWW	b	b	b	a	3	14.700 00	0.002 1

注：分组列内具有相同小写字母的表示差异不显著，不同字母表示差异显著（$P<0.05$）

Note: Different letters in Groups column indicate statistically significant differences at $P<0.05$

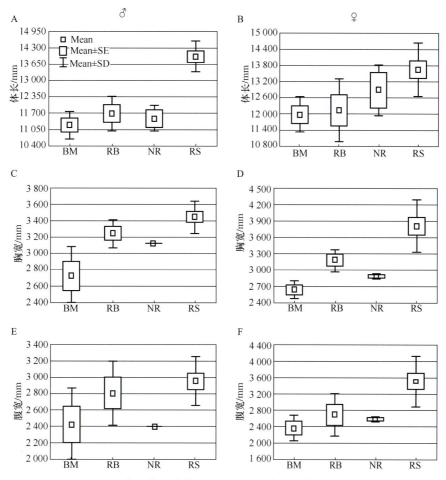

图 2-12　4 组蒲氏钩蝠蛾成虫的体长、胸宽、腹宽测量结果箱线图

Figure 2-12　Boxplots of measured body characteristics of 4 groups of *T. pui* adults

左列图 A、C、E 分别代表雄性成虫的体长、胸宽、腹宽测量结果，右列图 B、D、F 分别代表雌性成虫的体长、胸宽、腹宽测量结果。所有图例如图 A 所示：正方形代表均值，长方形代表均值 ± 标准差，棒代表标准误

A, C, E represent measured morphological characteristics of male adults, B, D, F represent measured morphological characteristics of female adults. All legends follows Figure A: square represent mean, rectangle represent mean±SD, bars represent mean±SE

且组间差异均达到显著，其中雷达站组显著大于其他组，其他组之间差异不显著（图 2-13）。

前翅宽。每个组内的雄性个体的前翅宽变异较大，雌性个体变异较小。两性组间差异均显著，雷达站组显著大于基地后山组，虽和其他两组的差异并未达到显著水平，但雷达站组的前翅宽均值在 4 组中最大。

后翅长。雌雄成虫的后翅长组内变异适中，仅国道沿线组的组内变异较大。两性组间差异均达到显著，其中雷达站组显著大于其他组，其他组之间差异不显著（图 2-14）。

后翅宽。每个组内的雄性个体的后翅宽变异较大，雌性个体变异较小。两性组间差异均显著：在雄性中，雷达站组显著大于基地后山组，

虽和其他两组的差异并未达到显著水平，但雷达站组的雄性前翅宽均值在 4 组中最大；在雌性中，雷达站组显著大于其他组，其他组互相之间差异不显著。

在同比例状态下，分别直观比较蒲氏钩蝠蛾的雌雄成虫（图 2-15，图 2-16），也可发现，雷达站组的个体较大，其他组则相差无几。

2.2.3　不同组蒲氏钩蝠蛾成虫发生时间、野外虫态及产卵量的分化

2.2.3.1　蒲氏钩蝠蛾成虫发生时间分化　2011 年 6 月 30 日，在雷达站组（RS）的代表分布地（K）发现该年度第一对交配的成虫，至 7 月 10 日在此样点发现最后一对成虫，总计发现成虫的

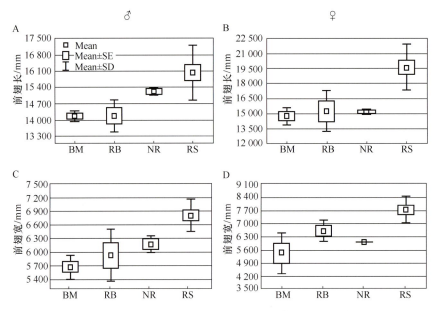

图 2-13 4组蒲氏钩蝠蛾成虫的前翅长、宽测量结果箱线图

Table 2-13 Boxplots of measured forewing characteristics of 4 groups of T. pui adults

左列图A、C分别代表雄性成虫的前翅长、宽测量结果，右列图B、D分别代表雌性成虫的前翅长、宽测量结果。所有图例如图A所示：正方形代表均值，长方形代表均值±标准差，棒代表标准误

A, C represent measured morphological characteristics of male adults, B, D represent measured morphological characteristics of female adults. All legends follows Fig. A: square represent mean, rectangle represent mean±SD, bars represent mean±SE

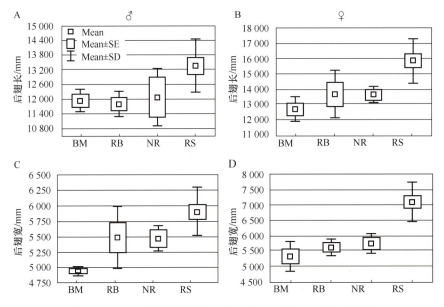

图 2-14 4组蒲氏钩蝠蛾成虫的后翅长、宽测量结果箱线图

Figure 2-14 Boxplots of measured hindwing characteristics of 4 groups of T. pui adults

左列图A、C分别代表雄性成虫的后翅长、宽测量结果，右列图B、D分别代表雌性成虫的后翅长、宽测量结果。所有图例如图A所示：正方形代表均值，长方形代表均值±标准差，棒代表标准误

A, C represent measured morphological characteristics of male adults, B, D represent measured morphological characteristics of female adults. All legends follows Fig. A: square represent mean, rectangle represent mean±SD, bars represent mean±SE

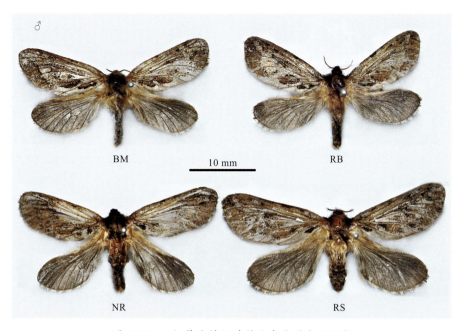

图 2-15　4 组蒲氏钩蝠蛾雄性成虫的大小比较

Figure 2-15　Body size comparison of 4 groups of *T. pui* males

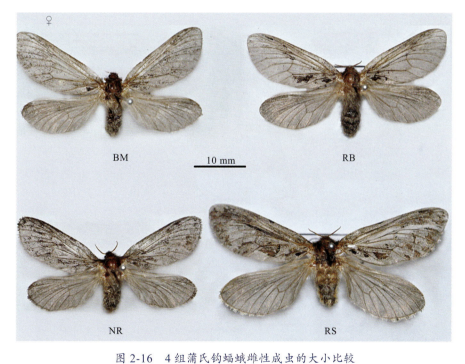

图 2-16　4 组蒲氏钩蝠蛾雌性成虫的大小比较

Figure 2-16　Body sizecomparison of 4 groupsof *T. pui* females

数量为 428 对。发现成虫的数量在 7 月 1~4 日缓慢上升，在 5 日到达最高峰值，然后逐步下降，至 11 日不再发现成虫。

在基地周边组（RB）的代表分布地（C）于 2011 年 7 月 5 日发现该年的第一对交配成虫，至 7 月 20 日总计 16 d 发现成虫 2055 对。发现成虫的数量在 7 月 5~12 日缓慢上升，在 13 日到达最高峰值，然后逐步下降，至 21 日不再发现成虫。

通过图 2-17 比较可知，两组的成虫在发生时间上有明显不同，雷达站组的成虫发生时间较早，迅速达到最高峰后数量急速下降，延续时间较短。基地周边的成虫发生时间稍晚，其首次出现成虫

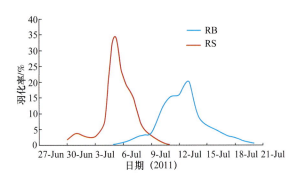

图 2-17　两组蒲氏钩蝠蛾成虫发生对比（2011）

Figure 2-17　Comparison of adult occurrencetimes of two *T. pui* groups(2011)

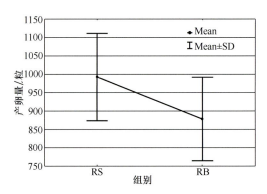

图 2-18　两组蒲氏钩蝠蛾成虫产卵量对比

Figure 2-18　Comparison of adult fecundity of two *T. pui* groups

的时间的同时雷达站组已达到最高峰，但其数量上升和下降的趋势较缓，延续时间也稍长。

2.2.3.2　蒲氏钩蝠蛾成虫产卵量分化　在雷达站组（RS）的代表分布地（K）选取和基地周边组（RB）的代表分布地（C）各选取10对成虫，于次日收集卵。经观察所有受试成虫没有二次交配现象，在产卵后10～24 h后相继死亡。雷达站组产卵数量为859～1127，均值为992.5粒。基地周边组产卵数量为752～1129，均值878.1粒（图2-18）。

经正态性检验和方差齐性的检验，两组数据均符合正态分布并没有方差不齐，使用独立样本的 t 检验，两组在0.05水平上显著性差异，雷达站组的产卵数量显著多于基地周边组。

2.2.3.3　蒲氏钩蝠蛾成虫野外虫态分化　对雷达站组（RS）和基地周边组（RB）两组蒲氏钩蝠蛾成虫的原生状态的比较，从体色、斑纹、鳞片上两者较为相似，没有明显差异（图2-19）。

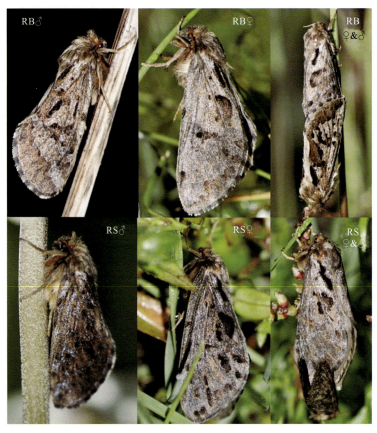

图 2-19　两组蒲氏钩蝠蛾成虫野外虫态对比

Figure 2-19　Adults comparison of two *T. pui* groups in fields

2.2.4 讨论

基于形态和生物学特征的分析表明，色季拉山不同生境中的寄主昆虫种群出现了分化。蒲氏钩蝠蛾蛹和成虫各指标测量数据聚类都指向，雷达站的个体是最早分化出去的一群，后续多重比较的结果也显示，在多个指标上，雷达站的群体较高，且显著高于其他3组中的至少一个群体，而其他3组基本差异不显著。因此，依形态指标的结果，更合理的划分方式应将蒲氏钩蝠蛾划分为两群，只包含雷达站组的东部群体和包含基地周边组、基地后山组和国道沿线组的西部群体，两群分化的原因可能在于整个采样区中部的山脊形成的地理屏障，这一点在下一节的讨论部分亦有论述，两者互为佐证。

以因子分析的结果为依据，变异的主要特征为胸宽、腹宽和翅的长宽，在这些特征上，以雷达站为代表的东部群体高于其他3组组成的西部群体，亦即东部群体有更宽的胸部、更大翅及容量更大的腹部。在昆虫中，腹部为生殖中心，东部群体更强的生殖能力已通过与西部群体产卵量的比较得到证实，其容量更大的腹部是为了携带更多的卵。同时，为了保持在腹部更大时身体各部分的协调，身体的其他特征也随之增大，具体表现在翅的长宽和胸宽的加大，当然，翅的增长与增宽亦有可能与其飞翔能力有关，更强的翅能支持体型增大、体重增加的个体起飞，但这一点有待进一步证实。

笔者所在团队致力于详细了解寄主昆虫在色季拉山的分布生境，有5个以上的钩蝠蛾群居点（李少松，2009；邹志文，2009；李峻锋，2011；李峻锋等，2011）。本章全面调查了色季拉山的钩蝠蛾分布区，得到14个钩蝠蛾分布点，成虫的鉴定结果表明，在14个分布点中，有4个属于色季拉钩蝠蛾的生境，比之前的研究（色季拉钩蝠蛾仅在山顶湖边采集到，本研究中的分布点M、N）增加了2个位于山顶平台的分布点（本研究中的分布点I、J），10个属于蒲氏钩蝠蛾的生境，比之前的研究（蒲氏钩蝠蛾仅在基地附近、国道沿线和雷达站下谷地采集到，本研究中的分布点C、D、E、H、K）增加了5个分布点（本研究中的A、B、F、G、L），且本研究涉及的分布点的海拔跨度较大，覆盖面较广，基本涵盖了所有色季拉山可能的钩蝠蛾生境，相关结果为后续的色季拉山钩蝠蛾的生态研究提供了基础信息。

2.3 基于分子标记的色季拉山钩蝠蛾种群分化

2.3.1 基于 *COI* 基因片段的序列特征和遗传多样性分析

对色季拉山14个采集点共70个个体的 *COI* 基因片段测序，测序后裁剪去两端的引物序列，得到649 bp长度的序列（图2-20）。对所有个体的该序列分析表明，T、C、A、G的平均含量分别为37.5%、16.6%、30.5%、15.4%，A+T平均含量达到68%，G+C平均含量为32%。

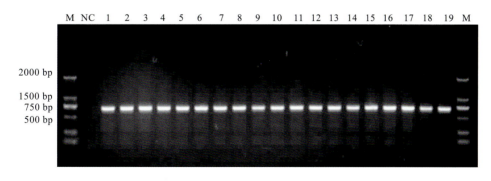

图 2-20　部分样品的 *COI* 扩增结果电泳图

Figure 2-20　The electrophoretogram of PCR amplication of *COI* for part samples

对所有个体的 *COI* 序列进行对比后，结果表明，每个采集点内部的5个个体序列完全相同。14个采集点的平均核苷酸差异数目 k 为15.991，核苷酸多态性 Pi 为0.021。通过这些位点（其中插入与缺失已考虑在内）将总样本划分为5种单倍型，分别记为 Hap1~Hap5，其中 Hap1 包括的共计9个采集点为A、B、C、D、E、F、G、K、L，Hap2、Hap3、Hap4分别只包括1个采集点H、I、J，Hap5包括2个采集点M、N。总的单倍型多样性为0.593。

通过与成虫的 *COI* 序列的比较可将5个单倍型鉴定为2个物种（图2-21）：Hap1、Hap2为蒲氏钩蝠蛾 *T. pui*，这两种单倍型仅有1个碱基的差异；Hap3、Hap4、Hap5为色季拉钩蝠蛾（*Thitarodes sejilaensis*），Hap3、Hap4仅有1个碱基的差异，Hap5与其他4种单倍型相较，变异位点较多。两种钩蝠蛾的649个核苷酸位点中，蒲氏钩蝠蛾仅1个变异位点且同时为自裔位点，无简约信息位点，变异率为0.154%；色季拉钩蝠蛾变异位点较前者多，8个可变为点中有7个简约信息位点，变异率为1.233%（表2-10）。

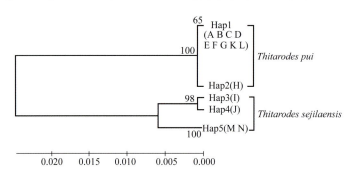

图2-21 根据 *COI* 序列划分的不同单倍型的色季拉山钩蝠蛾聚类图
Figure 2-21 UPGMA molecular phylogenetic tree of different *Thitarodes* haplotypes based on *COI* sequence (bootstrap 1000)

表2-10 色季拉山钩蝠蛾的 *COI* 基因片段的序列特征
Table 2-10 Sequence characters of *COI* gene segments of *Thitarodes* in Mt.Sejila

	长度/bp	可变位点/bp	简约信息位点/bp	自裔位点/bp	变异率/%
蒲氏钩蝠蛾	649	1	0	1	0.15
色季拉钩蝠蛾	649	8	7	1	1.23
种间水平	649	35	33	2	5.39

对两个物种内水平及种间各水平对 *COI* 序列进化模式进行中性检验，结果见表2-11，所有检验结果均不显著（$P>0.5$）。

2.3.2 基于 *Cytb* 基因片段的序列特征和遗传多样性分析

对色季拉山14个采集点共70个个体的 *Cytb* 基因片段测序，测序后裁剪去两端的引物序列，得到428 bp长度的序列（图2-22）。对所有个体的该序列分析表明，T、C、A、G的平均含量分别为41%、14.4%、33.9%、10.6%。A+T平均含量达到74.9%，G+C平均含量为25%。

对所有个体的 *Cytb* 序列进行对比后，结果表明，14个居群每个居群内部的5个个体序列完全相同。14个居群的平均核苷酸差异数目 k 为8.571，核苷酸多态性 Pi 为0.020。通过这些位点（其中插入与缺失已考虑在内）将总样本划分为6种单倍型，分别记为Hap1~Hap6，其中Hap1包括的共计8个居群为A、C、D、E、F、G、K、L，

表2-11 色季拉山钩蝠蛾的 *COI* 基因片段的中性检验结果
Table 2-11 Neutral test of *Thitarodes* in Mt.Sejila

	Tajima's D	Fu and Li's D	Fu and Li's F	显著性水平（P）
蒲氏钩蝠蛾	−1.113	−1.243	−1.346	>0.5
色季拉钩蝠蛾	1.820	1.820	1.721	>0.5
种间水平	0.941	1.360	1.430	>0.5

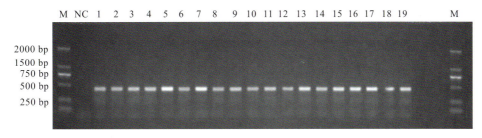

图 2-22 部分样品的 Cytb 扩增结果电泳图
Figure 2-22 The electrophoretogram of PCR amplication of *Cytb* for part samples

Hap2、Hap3、Hap4、Hap5 分别只包括 1 个居群 G、B、M、N，Hap6 包括 2 个居群 I、J。总的单倍型多样性为 0.681。

通过与成虫的 *Cytb* 序列的比较可将 6 个单倍型鉴定为 2 个物种（图 2-23）：Hap1、Hap2、Hap3 为蒲氏钩蝠蛾（*T. pui*），这三种单倍型彼此仅有 1 个碱基的差异；Hap4、Hap5、Hap6 为 *T. sejilaensis*。两种钩蝠蛾的 428 个核苷酸位点中，蒲氏钩蝠蛾仅 2 个变异位点且同时为自裔位点，无简约信息位点，变异率为 0.154%；色季拉钩蝠蛾变异位点较前者多，6 个可变位点全部为自裔位点，变异率为 1.233%（表 2-12）。

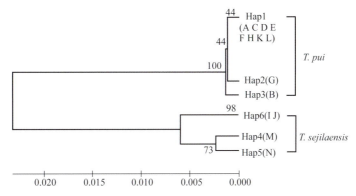

图 2-23 根据 *Cytb* 序列划分的不同单倍型的色季拉山钩蝠蛾聚类图
Figure 2-23 UPGMA molecular phylogenetic tree of different *Thitarodes* haplotypes based on *Cytb* sequence (bootstrap 1000)

表 2-12 色季拉山钩蝠蛾的 *Cytb* 基因片段的序列特征
Table 2-12 Sequence characters of *Cytb* gene segments of *Thitarodes* in Mt.Sejila

	长度/bp	可变位点/bp	简约信息位点/bp	自裔位点/bp	变异率/%
蒲氏钩蝠蛾	428	2	0	2	0.47
色季拉钩蝠蛾	428	6	0	6	1.40
种间水平	428	22	19	3	5.14

对两个物种内水平及种间各水平对 *Cytb* 序列进化模式进行中性检验，结果见表 2-13，所有检验结果均不显著（$P>0.5$）。

2.3.3 基于 ISSR 分子标记的遗传多样性分析

2.3.3.1 不同引物的扩增条带结果及选取 选择性扩增引物是决定 DNA 扩增条带丰富程度的关键因素。实验中，结合胶板各部分条带的数目、背景的明暗等条件，从哥伦比亚大学 UBC 公布的 96 个 ISSR 引物中挑选出 6 对引物。总的看来，钩蝠蛾 ISSR 图谱的片段大小范围较窄，不同引物组合扩增的结果相差较大。

14 个采集点的 30 个钩蝠蛾个体经过 6 对引物扩增，结果见表 2-14，共获得 894 条谱带，全部为多态性条带，多态性条带比例高达 97.32%。扩增条带最多的引物是 4，为 172 条；最少的是

表 2-13　色季拉山钩蝠蛾的 *Cytb* 基因片段的中性检验结果
Table 2-13　Neutral test of *Thitarodes* in Mt.Sejila

	Tajima's D	Fu and Li's D	Fu and Li's F	显著性水平
蒲氏钩蝠蛾	−1.401	−1.587	−1.719	>1.0
色季拉钩蝠蛾	1.167	1.167	1.122	>1.0
种间水平	0.575	0.997	1.212	>1.0

表 2-14　ISSR 6 对引物选择性扩增的条带统计
Table 2-14　The bands scored of amplification by 6 primers

引物对	扩增条带数	多态性条带数	多态性条带比例 /%
(AG)8T	164	164	100
(AG)8YA	172	172	100
(GA)8YT	116	116	100
(GGGTG)3	143	143	100
VDV(CT)7	148	148	100
(GGGTG)3	151	151	100
总数	894	894	100

引物 5，为 116 条。每对引物可扩增出 116～164 条多态性条带，平均 149 条。

2.3.3.2　聚类分析　基于相似性系数对 14 个采集点的 30 个样本进行 UPGMA 聚类，结果如图 2-24

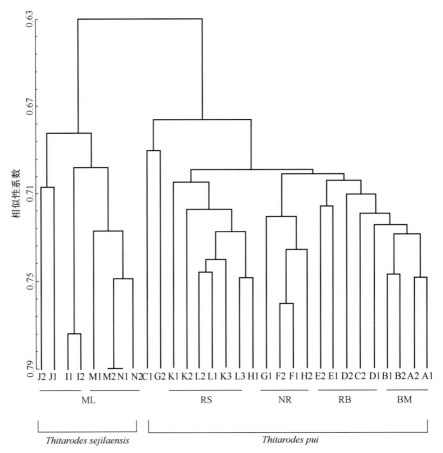

图 2-24　基于 ISSR 实验结果的 30 个个体的 UPMGA 聚类图
Figure 2-24　UPGMA molecular phylogenetic tree of 30 *Thitarodes* individuals based on ISSR molecular marker (bootstrap 1000)

所示。

30个受试样本的聚类首先明显可分为两大支，分别对应两个不同的物种即蒲氏钩蝠蛾和色季拉钩蝠蛾。色季拉钩蝠蛾的8个受试个体的聚类支持了依据地理隔离划分种群的结果，可认为 LK 组和 MT 组分别为两个种群，代码也可分别记为 LK 与 MT。在蒲氏钩蝠蛾的 22 个个体中，来自采集点 H、C、G 的样本中各有 1 个个体脱离聚类大支，可能是由于实验误差所致，视为奇异点。蒲氏钩蝠蛾另外 19 个个体的聚类也与地理隔离的结果相符，RS 组的个体最先分支，可记为 RS 种群，其他 3 组个体较为靠近，分别记为 NR 种群、RB 种群、BM 种群。

2.3.3.3 种群遗传多样性　　首先，单独考察蒲氏钩蝠蛾的种群遗传多样性（表2-15）。剔除因实验误差视为奇异点的 3 个个体，将其余 19 个蒲氏钩蝠蛾个体的二元数据带入计算，结果显示：4 个蒲氏钩蝠蛾的地理种群中，多态位点百分率由高到低依次为雷达站周边（65.99%）、基地周边（64.78%）、国道沿线（52.16%）、基地后山（51.20%）。多态位点百分率 4 个种群内的均值为 58.83%，这些值都远小于物种水平的均值（98.08%）。

表 2-15　蒲氏钩蝠蛾 ISSR 标记的遗传多样性
Table 2-15　Genetic diversity indices of 4 populations of *T. pui* detected by ISSR

区域和种群	种群数量	多态位点百分率（P）/%	Nei's 基因多样性指数（H）	Shannon 信息指数（I）	群体内遗传多样性指数（Hs）	遗传分化系数（Gst）	基因流（Nm）
基地后山（BM）	1	51.20	0.1694	0.2592			
基地周边（RB）	1	64.78	0.1955	0.3047			
国道沿线（NR）	1	52.16	0.1677	0.2586			
雷达站周边（RS）	1	65.99	0.1945	0.3039			
各种群平均	4	58.53	0.1818	0.2816			
物种水平	4	98.08	0.2234	0.3658	0.1818	0.1816	2.2527

从信息论出发，使用 Shannon 信息指数（I）表现基因型多样性。其结果与多态位点百分率的分析结果相似。雷达站周边（0.3039）和基地周边（0.3047）种群的 I 值相近，都明显大于国道沿线（0.2586）、基地后山（0.2592）的种群，但所有单种群的 I 值均小于物种水平（0.3658）。

Nei's 基因多样性指数（H）是最常用于群体遗传分化的指标，表示群体间的变异占总遗传变异的比例。H 值的分析结果与 Shannon 信息指数（I）及多态位点百分率的结果相似，雷达站周边（0.1945）和基地周边（0.1955）种群的 I 值相近，都明显大于国道沿线（0.1677）、基地后山（0.1694）的种群，H 值仍以物种水平为最高（0.2234）。

基因流（Nm）是影响群体内部和群体之间遗传变异程度的重要因素，基因流会影响群体间的相似性或特征，基因流越大，群体间的相似性越大，分化程度较低。物种水平全部 4 种群间的基因流稍低（2.2527），但其值仍大于 1，表明这些种群间的基因有交流，但交流并不充分，也不会导致明显的遗传分化。

遗传一致性是指两个种群间完全一致的基因所占的比例。遗传距离是指不同的种群或种之间的基因差异的程度。从表 2-16 可知，在 4 个种群中，遗传相似系数为 0.9193～0.9462，表明种群间的相似程度很高，但相似程度有差异；遗传距离为 0.0553～0.0841，说明遗传距离较小，但种群间有一定程度的分化。遗传距离最小的来自基地后山和基地周边的两个种群（0.0553），最大的来自基地后山和国道沿线的种群（0.0841）。

单独考察色季拉钩蝠蛾的种群遗传多样性（表2-17）。将其余 8 个色季拉钩蝠蛾个体的二元数据带入计算，考察各个数值指标，结果显示：山顶平台种群（P=74.4%、I=0.3648、H=0.2355）的遗传变异均大于湖边种群（P=62.4%、I=0.3114、H=0.2024），但每一个种群内的变

表 2-16　蒲氏钩蝠蛾 4 个种群的非偏差遗传一致性（上三角）和遗传距离（下三角）
Table 2-16　Nei's unbiased measures of genetic identity (above diagonal) and genetic distance (below diagonal) between pairs of 4 populations of *T. pui*

种群	基地后山（BM）	研究基地（RB）	国道沿线（NR）	雷达站（RS）
BM	****	0.9462	0.9193	0.9263
RB	0.0553	****	0.9418	0.9386
NR	0.0841	0.0600	****	0.9341
RS	0.0765	0.0633	0.0682	****

表 2-17　色季拉钩蝠蛾 ISSR 标记的遗传多样性
Table 2-17　Genetic diversity indices of two *T. sejilaensis* populations detected by ISSR

区域和种群	种群数量	多态位点百分率（P）/%	Nei's 基因多样性指数（H）	Shannon 信息指数（I）	群体内遗传多样性指数（Hs）	遗传分化系数（Gst）	基因流（Nm）
山顶平台（MT）	1	74.4	0.2355	0.3648			
山顶湖边（LK）	1	62.4	0.2024	0.3114			
两种群均值	2	68.4	0.2189	0.3381			
物种水平	2	98.9	0.2546	0.4106	0.2189	0.14	3.0719

异都小于物种水平（P=98.9%、I=0.4106、H=0.2546）。

季拉钩蝠蛾两种群的遗传相似系数为 0.9090，遗传距离 0.0955（表 2-18）。比较色季拉山的两个钩蝠蛾物种的遗传多样性，由上述结果可知，在 6 个种群的单种群分析中，多态位点百分率由高到低依次为山顶平台（74.4%）>雷达站周边（65.99%）>基地周边（64.78%）>山顶湖边（62.4%）>国道沿线（52.16%）>基地后山（51.20%）。Shannon 信息指数（I）和 Nei's 基因多样性指数（H）由高到低的顺序完全一样：山顶平台（I=0.3648、H=0.2355）>山顶湖边（I=0.3114、H=0.2024）>基地周边（I=0.1955、H=0.3047）>雷达站周边（I=0.1945、H=3039）>基地后山（I=0.1694、H=0.2592）>国道沿线（I=0.1677、H=0.2586）。由此可知，色季拉钩蝠蛾的两个种群的多样性普遍高于蒲氏钩蝠蛾的种群，单种群的均值的比较也支持这一结果：色季拉钩蝠蛾（P=68.4%、I=0.2189、H=0.3381）>蒲氏钩蝠蛾（P=58.5%、I=0.1818、H=0.1816）。同时，在物种水平上，色季拉钩蝠蛾的各项多样性指标（P=98.9%、I=0.2546、H=0.4106）也高于蒲氏钩蝠蛾（P=98.1%、I=0.2234、H=0.3658）。

表 2-18　色季拉钩蝠蛾两个种群的非偏差遗传一致性（上三角）和遗传距离（下三角）
Table 2-18　Nei's unbiased measures of genetic identity (above diagonal) and genetic distance (below diagonal) between pairs of 2 populations of *T. sejilaensis*

种群	山顶平台（MT）	山顶湖边（LK）
MT	****	0.9090
LK	0.0955	****

在遗传距离和遗传一致性的分析中，色季拉钩蝠蛾两种群的遗传距离为 0.0955，大于蒲氏钩蝠蛾的 4 个种群两两比较的最大距离（BM vs NR=0.0841），而色季拉钩蝠蛾两种群的遗传一致性为 0.9090，小于蒲氏钩蝠蛾的 4 个种群两两比较的最低一致性（BM vs NR=0.9193）。

以上结果都表明，尽管色季拉钩蝠蛾只有两个种群，其遗传多样性高于包含 4 个种群的蒲氏钩蝠蛾，表现出更强的遗传分化的趋势。

2.3.3.4　主坐标分析　对色季拉山 6 个地理种群的 30 个个体多态性条带的主坐标分析（principal coordinates analysis），基于 Jaccard 相似性系数，可将 30 个个体排序在由 3 个主成分构成的三维坐标系中（图 2-25）。

在第一主坐标上，就可将 2 个钩蝠蛾物种

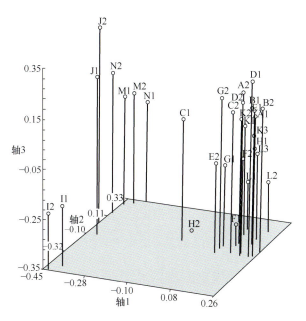

图 2-25 基于 ISSR 的 30 个色季拉山钩蝠蛾样本的主坐标分析散布图

Figure 2-25 The scatter diagram of the principal coordinate map for 30 individuals of *Thitarodes* based on ISSR

区分开，色季拉钩蝠蛾位于第一主坐标的左侧，蒲氏钩蝠蛾位于右侧。蒲氏钩蝠蛾的个体排布较为密集，无法使用任何一个主坐标区别开来；使用第二主坐标即可区分色季拉钩蝠蛾的不同种群。

将 4 个地理种群的蒲氏钩蝠蛾 22 个个体排序在由 3 个主成分构成的三维坐标系中（图 2-26）。

在第一主坐标上，可将 3 奇异点个体区分开；使用第二主坐标即可将来自雷达站周边的采样点的个体排布在左侧，将其他个体排布在右侧；来自基地周边、基地后山和国道沿线的个体在排序图上彼此靠近，难以区分。

将 2 个地理种群的色季拉钩蝠蛾 8 个个体排序在由 3 个主成分构成的三维坐标系中（图 2-27）。

在第一主坐标上，即可将 8 个个体区分成两群，位于左侧的是来自山顶湖边的个体，位于右侧的是来自山顶平台的个体。使用第二主坐标还可将来自山顶平台的 4 个个体区分，区分的结果正好符合不同的采样点。

2.3.4 基于 AFLP 分子标记的遗传多样性分析

2.3.4.1 不同引物的扩增条带结果及选取
10 个采集点的 30 个钩蝠蛾个体经过 9 对引物扩增，

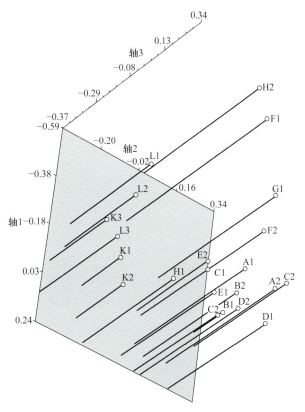

图 2-26 22 个蒲氏钩蝠蛾样本的主坐标分析散布图

Figure 2-26 The scatter diagram of the principal coordinate map for 22 individuals of *Thitarodes pui* based on ISSR

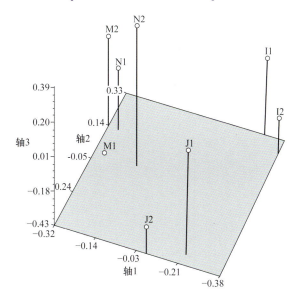

图 2-27 8 个色季拉钩蝠蛾样本的主坐标分析散布图

Figure 2-27 The scatter diagram of the principal coordinate map for 8 individuals of *Thitarodes sejilasensis* based on ISSR

结果见表 2-19，共获得 1303 条谱带，全部为多态性谱带，多态性条带比例高达 99.16%。扩增条带最多的引物是 1，为 167 条；最少的是引物 8，为 129 条。每对引物可扩增出 110～167 条多态性条带，平均 143 条。

表 2-19 9 对引物选择性扩增的条带统计
Table 2-19 The bands scored of amplification by 9 primers of AFLP

引物对	扩增条带数	多态性条带数	多态性条带比例/%
P1	167	167	100.00
P2	159	159	100.00
P3	165	163	98.79
P4	145	143	98.62
P5	142	141	99.30
P6	142	142	100.00
P7	142	140	98.59
P8	112	110	98.21
P9	129	127	98.45
合计	1303	1292	99.16

2.3.4.2 聚类分析　　基于 Jaccard 相似性系数对 10 个采集点的 30 个样本进行 UPGMA 聚类，结果如图 2-28 所示。

如图 2-28 所示，尽管使用的样本的采集点相对减少，但 AFLP 的聚类结果与 ISSR 的非常类似：所有个体被区分成 6 个小支，与地理位置相对应，6 小支分别为可鉴定为色季拉钩蝠蛾的山顶湖边（LK）、山顶平台种群（MT）及可鉴定为蒲氏钩蝠蛾的基地周边（RB）、基地后山（BM）、国道沿线（NR）和雷达站周边（RS）种群。所有个体聚类结果较好，没有任何个体脱离聚类大支。

2.3.4.3 种群遗传多样性　　首先，单独考察蒲氏钩蝠蛾的种群遗传多样性（表 2-20）。将 23 个蒲氏钩蝠蛾个体的二元数据带入计算，结果显示：4 个蒲氏钩蝠蛾的地理种群中，多态位点百分率由高到低依次为基地周边（75.54%）、国道沿

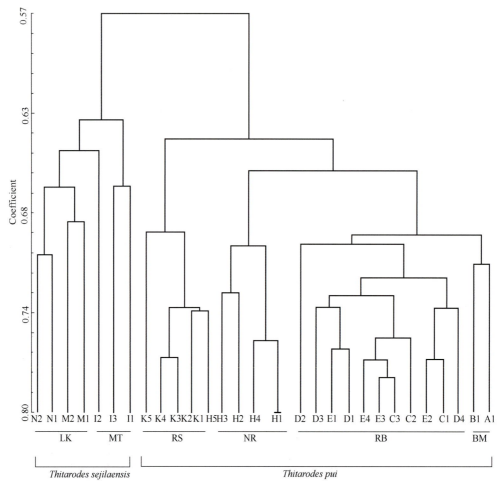

图 2-28 基于 AFLP 实验结果的 30 个个体的 UPMGA 聚类图
Figure 2-28 UPGMA molecular phylogenetic tree of 30 *Thitarodes* individuals based on AFLP molecular marker (bootstrap 1000)

表 2-20　蒲氏钩蝠蛾 AFLP 标记的遗传多样性

Table 2-20　Genetic diversity indices of four *T. pui* populations detected by AFLP

区域和种群	种群数量	多态位点百分率（P）/%	Nei's 基因多样性指数（H）	Shannon 信息指数（I）	群体内遗传多样性指数（Hs）	遗传分化系数（Gst）	基因流（Nm）
基地后山（BM）	1	30.19	0.1251	0.1826			
基地周边（RB）	1	75.54	0.2372	0.3621			
国道沿线（NR）	1	58.77	0.1823	0.2823			
雷达站周边（RS）	1	58.44	0.2077	0.3110			
各种群平均	4	55.74	0.1881	0.2845			
物种水平	4	97.84	0.2840	0.4413	0.1881	0.3543	0.9110

线（58.77%）、雷达站周边（58.44%）、基地后山（30.19%）。多态位点百分率 4 个种群内的均值为 55.74%，这些值都远小于物种水平的 97.84%。

Shannon 信息指数 I 的结果与多态位点百分率的分析结果相似。I 值由大到小依次为基地周边（0.3621）、雷达站周边（0.3110）、国道沿线（0.2823）、基地后山（0.1826）的种群，但所有单种群的 I 值均小于物种水平（0.4413）。

H 值的分析结果与 Shannon 信息指数 I 及多态位点百分率的结果相似，雷达站周边（0.2077）和基地周边（0.2372）种群的 I 值相近，都明显大于国道沿线（0.1823）、基地后山（0.1251）的种群，H 值仍以物种水平为最高（0.2840）。

蒲氏钩蝠蛾使用 AFLP 标记数据计算的基因流为 0.9110，已小于 1，这个结果显示，4 个不同种群已有较大程度的分化。

从表 2-21 可知，在 4 个种群中，遗传相似系数为 0.7935~0.8972，表明种群间的相似程度很高，但相似程度有差异；遗传距离为 0.0870~0.2312，说明遗传距离较小，但种群间有一定程度的分化。遗传距离最小的来自国道沿线和基地周边的两个种群（0.0870），最大的来自基地后山和国道沿线的种群（0.2312）。

单独考察色季拉钩蝠蛾的种群遗传多样性（表 2-22）。将其余 7 个色季拉钩蝠蛾个体的二元数据带入计算，考察各个数值指标，结果显示：山顶平台种群（$P=68.14\%$、$H=0.2470$、$I=0.3695$）的遗传变异均大于湖边种群（$P=64.62\%$、$H=0.2384$、$I=0.3536$），但每一个种群内的变异都小于物种水平（$P=92.89\%$、$H=0.3090$、$I=0.4690$）。

表 2-21　蒲氏钩蝠蛾 4 个种群的非偏差遗传一致性（上三角）和遗传距离（下三角）

Table 2-21　Nei's unbiased measures of genetic identity (above diagonal) and genetic distance (below diagonal) between pairs of 4 populations of *T. pui*

种群	基地后山（BM）	研究基地（RB）	国道沿线（NR）	雷达站（RS）
BM	****	0.8833	0.7935	0.8120
RB	0.1241	****	0.9167	0.8972
NR	0.2312	0.0870	****	0.8405
RS	0.2083	0.1084	0.1738	****

表 2-22　色季拉钩蝠蛾 AFLP 标记的遗传多样性

Table 2-22　Genetic diversity indices of two *T. sejilaensis* populations detected by AFLP

区域和种群	种群数量	多态位点百分率（P）/%	Nei's 基因多样性指数（H）	Shannon 信息指数（I）	群体内遗传多样性指数（Hs）	遗传分化系数（Gst）	基因流（Nm）
山顶平台（MT）	1	68.14	0.2470	0.3695			
山顶湖边（LK）	1	62.62	0.2384	0.3536			
两种群均值	2	65.38	0.2427	0.3616			
物种水平	2	92.89	0.3090	0.4690	0.2427	0.2164	1.8109

色季拉钩蝙蛾两种群的遗传相似系数为 0.9090，遗传距离为 0.0955（表 2-23）。

表 2-23　色季拉钩蝙蛾 2 个种群的非偏差遗传一致性（上三角）和遗传距离（下三角）

Table 2-23　Nei's unbiased measures of genetic identity(above diagonal) and genetic distance(below diagonal) between pairs of 2 populations of *T. sejilaensis*

种群	山顶平台（MT）	山顶湖边（LK）
MT	****	0.8707
LK	0.1384	****

比较色季拉山的两个钩蝙蛾物种的遗传多样性，由上述结果可知，在 6 个种群的单种群分析中，多态位点百分率、Shannon 信息指数（I）及 Nei's 基因多样性指数（H）各指标的均值，色季拉钩蝙蛾（$P=65.38\%$、$I=0.2427$、$H=0.3616$）＞蒲氏钩蝙蛾（$P=55.74\%$、$I=0.1881$、$H=0.2845$）。

由此可知，色季拉钩蝙蛾的多样性普遍高于蒲氏钩蝙蛾。在物种水平上比较的结果也支持这一结果：色季拉钩蝙蛾的各项多样性指标（$P=92.89\%$、$I=0.3090$、$H=0.4690$）也高于蒲氏钩蝙蛾（$P=97.84\%$、$I=0.2840$、$H=0.4413$）。

在遗传距离和遗传一致性的分析中，色季拉钩蝙蛾 2 个种群的遗传距离为 0.1384，大于大多数蒲氏钩蝙蛾的 4 个种群两两比较的距离，而色季拉钩蝙蛾 2 个种群的遗传一致性为 0.8707，小于大多数蒲氏钩蝙蛾的 4 个种群两两比较的一致性。

以上结果都表明，尽管色季拉钩蝙蛾只有 2 个种群，其遗传多样性高于包含 4 个种群的蒲氏钩蝙蛾，表现出更强的遗传分化的趋势。

2.3.4.4　主坐标分析　对色季拉山 6 个地理种群的 30 个个体 AFLP 多态性条带的主坐标分析，基于 Jaccard 相似性系数，可将 30 个个体排序在由 3 个主成分构成的三维坐标系中（图 2-29）。

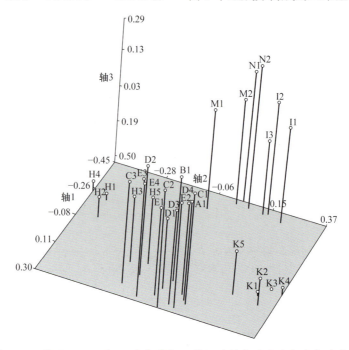

图 2-29　基于 AFLP 的 30 个色季拉山钩蝙蛾样本的主坐标分析散布图

Figure 2-29　The scatter diagram of the principal coordinate map for 30 individuals of *Thitarodes* based on AFLP

由图 2-29 可知，在第一主坐标上，就可将 2 个钩蝙蛾物种区分开，色季拉钩蝙蛾位于第一主坐标的左侧，蒲氏钩蝙蛾位于右侧。蒲氏钩蝙蛾的个体排布较为密集，但仍然可以使用第二主坐标将雷达站周边种群区别开来；使用第二主坐标即可区分色季拉钩蝙蛾的不同种群。

将 4 个地理种群的蒲氏钩蝙蛾 23 个个体排序在由 3 个主成分构成的三维坐标系中（图 2-30）。

由图 2-30 可知，在第一主坐标上，可将来自雷达站的个体和国道沿线的个体分离，分别位于第一轴的右侧和左侧，其他个体密集排布于第一轴中部。

将 2 个地理种群的色季拉钩蝙蛾 7 个个体排序在由 3 个主成分构成的三维坐标系中（图 2-31）。

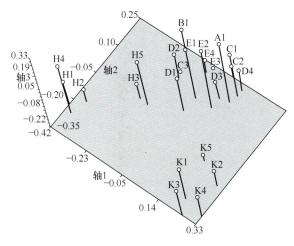

图 2-30　蒲氏钩蝠蛾 23 个样本的主坐标分析散布图
Figure 2-30　The scatter diagram of the principal coordinate map for 23 individuals of *T. pui* based on AFLP

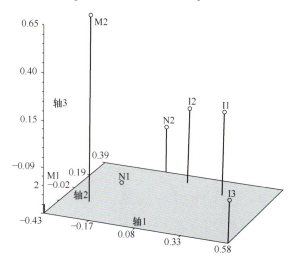

图 2-31　色季拉钩蝠蛾 7 个样本的主坐标分析散布图
Figure 2-31　The scatter diagram of the principal coordinate map for 7 individuals of *Thitarodes sejilaensis* based on AFLP

在第一主坐标上，即可将 7 个个体区分成两群，位于左侧的是来自山顶湖边的个体，位于右侧的是来自山顶平台的个体。

2.3.5　讨论

依据 ISSR 与 AFLP 的 UPMGA 聚类结果将色季拉山的钩蝠蛾划分为 6 个种群，结果证实了地理隔离导致了种群分化，主坐标分析结果支持了这一发现。从两种分子标记所使用的多对引物扩增情况来看，各引物对的多态性表带比例都非常高，在 98% 以上，ISSR 的全部引物的多态性表带百分比都达到 100%，展示出了钩蝠蛾的丰富的多样性。6 个种群的分布地各异（干扰程度不同、植被和坡向类型丰富），垂直分布差异也较大，但钩蝠蛾以土栖为主要的生活策略，生境类型单一，使其在小生境内得到相对一致的生存条件，保证了其遗传多样性的一致性和稳定性。从遗传多样性参数的分析表明，种群间的分化大于种群内。从钩蝠蛾的生物学特性看，该昆虫幼虫的土栖策略、成虫飞翔能力的弱化，使其扩散能力受限，导致种群间缺乏基因交流。由此可见，钩蝠蛾生境的片段化、稳定的微生境和自身的生物学特点是造成其种群分化的重要原因之一。

线粒体基因及 ISSR 和 AFLP 结果也显示，色季拉钩蝠蛾分化的趋势强于蒲氏钩蝠蛾。色季拉钩蝠蛾的生境特点是造成其强分化的主要原因，色季拉钩蝠蛾仅生存于高海拔的山顶，在色季拉山的两个山顶种群的进化过程中，可能存在过部分中间群体位于两山顶之间的低海拔地带，随着时间的推移，中间个体的消亡，致使两山顶种群之间基本不再交流，从而使其强烈分化。

在蒲氏钩蝠蛾的 4 个种群中，聚类的结果表明，位于雷达站周边的种群是最先区分出去的一支，究其原因，可能在于整个采样区中部的一条连续山脊将整个采样区划分为东西两个部分。根据色季拉山的自然地理信息，该连续山脊即是尼洋河流域与帕隆藏布江流域的分水岭的一部分，即通过该山脊隔离的东西两部分可能分属两个不同流域。基地周边、国道沿线、基地后山这几个种群都位于西部（尼洋河流域），虽彼此之间也存在山脊隔离，但隔离程度较低，仅雷达站周边种群位于东部。同时回顾形态标记分析的结果，位于东部（帕隆藏布江流域）的雷达站种群在多个形态指标上高于位于西部的 3 个种群，西部的 3 个种群之间则差异较小。色季拉钩蝠蛾尽管只有 2 个种群，但 2 个种群的地理位置也分别位于该山脊的东部和西部，由此推测，由该山脊造成的东西部的地理隔离甚至流域的变化可能对钩蝠蛾的分化产生重要影响。

分子标记使用了比形态标记更多的受试个体，通过两种线粒体 DNA 的序列比对，得到的结论直接支持了形态鉴定的结果：M、N、I、J 这 4 个分布点的幼虫均属于色季拉钩蝠蛾，其他 10 个分布点均属于蒲氏钩蝠蛾。由于每个分布点采用的5个幼虫个体为随机选取，基本可以认为，在色季拉山，两种钩蝠蛾的水平及垂直分布范围均有所不同。色季拉钩蝠蛾分布范围较窄，主要集中于海拔较高的地带（4580~4680 m），蒲氏钩蝠蛾的分布点较多，且垂直范围较宽，在海拔4050~4450 m 的范围内均有分布。这一结果与李峻锋及邹志文对色季拉山钩蝠蛾的调查相符（李少松，2009；邹志文，2009；李峻锋，2011；李峻锋等，2011），并进一步丰富了色季拉山钩蝠蛾的分布信息。

传统的谱系地理学的大量研究，直接以地理地点对种群进行界定（Liu et al., 2006；Alvarez et al., 2007），再以种群为单位进行随机采样，在后续的数据分析时，亦直接将来自同一采样地点的个体认为是同一种群，并通常将行政地点名称如省、市、县作为种群的代码。这一策略在以往的分子地理学中被广泛使用，如关于飞蝗地理种群的研究（李涛，2011）、喙尾琵甲种内分化的研究（赵敏，2010），尽管这些研究中，种群的界定有一定的主观性，但研究对象分布地点地理隔离较远的客观事实保证了界定的可靠性。

而在另一类相关谱系地理学研究中，采用面广量少策略对于真实反映物种遗传多样性格局来说是至关重要的（Templeton et al., 1995；朱雪莲等，2006）。研究者事先不对物种进行种群界定，而是在物种的所有分布区上进行随机采样，不像传统研究中那样，先划定种群，再以种群为单位进行随机采样（Templeton et al., 1995）。显然，在本研究中，应采用第二种策略，原因在于钩蝠蛾的狭域分布的特点通常使其局限分布于同一山系相邻的几座山峰甚至同一山峰的不同微小生境，如不同的坡向和海拔。微小生境引起的种内分化是否能达到种群的层次显然在研究开展前是未知的，不能简单地以微生境的分异来界定种群，此时依据地理隔离划分种组，进而采用高分辨率的分子标记手段检验种群划分是必需的。在本研究中，线粒体基因虽然能界定出不同的单倍型，同种内不同单倍型的差异往往只有较少的几个碱基，这样的单倍型仍然不能作为种群分化的依据。高效的 ISSR 与 AFLP 标记能区分每一个受试个体并加以归类，但 ISSR 和 AFLP 的弊端在于其结果是通过比较不同个体的所得到的二元数据"相对值"而非确定的碱基序列，在鉴定物种时具有某种模糊性，此时再使用线粒体基因的鉴定结果能达到最好的甄别效果。

在传统的种群分化研究中，各地理种群的隔离较远，通常使用固定的基因序列如线粒体 DNA、某些核糖体编码基因及其转录间隔区（internal transcribed spacer, ITS）就能达到检测的目的，并能提供大量的进化信息，如单倍型网络图、地理分布及地理嵌套支分析结果、群体进化历史事件（如扩张、迁移、片段化）。但在本研究中，显然线粒体 DNA 的"分辨率"是不够的，尽管其也能提供一些简单的结果如单倍型和中性进化的检验，此时使用的 AFLP 及 ISSR 在本研究的小尺度范围内更为有效。但若希望获得更多的信息，在后续的研究中，可采用一些其他的序列片段，如 ITS 及线粒体复制控制区（control region displacement loop, D-Loop 区）。

从多态位点百分率、Nei's 基因多样性指数和 Shannon 信息指数看，色季拉山分布的两个钩蝠蛾物种之间，每个物种内部的种群之间在遗传多样性水平上有差异。色季拉钩蝠蛾的遗传多样性水平高于蒲氏钩蝠蛾，色季拉钩蝠蛾内山顶平台种群的多样性高于山顶湖边，蒲氏钩蝠蛾的4个种群中雷达站和基地周边种群的多样性高于其他两个地点。地理隔离会促成新种的形成，也会因种群灭绝导致小生境内特有基因的丢失。从物种保育的角度看，保护物种就是要保护物种的遗传多样性水平，因此色季拉钩蝠蛾的山顶平台区的种群，蒲氏钩蝠蛾的雷达站和基地周边的种群有相对较高的遗传多样性，这些群体需要重点关注和保护。

第3章 寄主昆虫适应高寒环境的生理生化基础

【摘要】常年低温是冬虫夏草寄主昆虫发生地的基本气候特征之一。蒲氏钩蝠蛾幼虫血淋巴蛋白质、总糖、脂肪等能源物质含量和总热值随气温降低而升高；幼虫体内脂肪总量全年维持在较高水平（39.84%~58.89%），其中甘油三酯中不饱和脂肪酸和饱和脂肪酸比值相对稳定（2.20~2.61），而磷脂中不饱和脂肪酸和饱和脂肪酸的变化幅度较大（1.78~3.33），呈现随温度降低而上升的趋势；本研究克隆了蒲氏钩蝠蛾2个delta9脱饱和酶、1个HSP90和1个HSP70等与耐寒性相关的基因，命名为*TpdesatA*、*TpdesatB*、*Tphsp90*和*Tphsp70*。其中2个Tpdesat蛋白与鳞翅目其他种类同源性为50%~70%，*Tphsp90*和*Tphsp70*与鳞翅目其他种类同源性较高，表明HSP基因高度保守。*TpdesatA*在12月表达量最高，7月最低，*Tphsp90*在10月、12月表达量最高，7月最低，两基因都呈现随环境温度降低而表达量上升的趋势；而*TpdesatB*在较高温度的7月、8月、10月表达量高于其他月份，表现出与*TpdesatA*和*Tphsp90*相反的规律；*Tphsp70*与环境温度变化无明显的相关性。因此，*TpdesatA*和*Tphsp90*基因在蒲氏钩蝠蛾幼虫适应高寒环境过程中可能发挥着重要作用。

高寒缺氧是冬虫夏草寄主昆虫发生地的基本气候特征。生物通过调节代谢机制并积累抗寒物质来抵御寒冷。耐寒性的昆虫在虫体内发生着复杂的生理生化反应。一方面通过降低体内游离水分含量，提高体液溶质浓度，降低冰点，以防止低温下冰冻伤害；另一方面通过积累耐寒性物质，降低体液过冷却点，增强其耐寒性，昆虫体内某些生化物质的增加或减少，影响着过冷却点的高低（韩瑞东等，2005）。

越冬期间许多昆虫体内积累甘油、多元醇、糖等低分子质量的糖或醇，以增加昆虫体内结合水的含量，或直接与酶及其他的蛋白质相互作用起到保护生物系统的作用。不同昆虫所积累的物质种类和含量不同，但大多数昆虫都由几种物质构成一个抗寒物质系统，如欧桦小蠹虫（*Scolytus ratzeburgi*）幼虫的甘油-山梨醇-葡萄糖-海藻糖系统（Holden et al., 1994）、桑尺蠖（*Phthonadria atrilineata*）越冬幼虫（孙绪艮等，2000）和黄地老虎（*Agrotis segetum*）幼虫（黄国洋等，1999）的小分子糖-氨基酸-糖蛋白系统等。

热激蛋白（heat shock protein, HSP）是细胞或生物体受到热胁迫后新合成的一类遗传上高度保守的蛋白，在原核生物和真核生物中普遍存在。现在已知HSP不仅能被热所诱导，还能被许多其他类型的胁迫所诱导，如机体发生组织损伤、病原体感染、炎症等，细胞在体外遇到氧化剂、重金属、乙醇和代谢抑制物，因此有时也称为胁迫蛋白（stress protein）（Rinehart et al., 2007）。近年来，越来越多的报道表明，冷刺激也能诱导热激蛋白的合成。细胞中HSP90和HSP70含量最丰富，起主导作用（Huang and Kang, 2007）。

脂肪作为构成生物的三大基础物质之一，对生物体有极重要的作用。它不仅是机体重要的组成成分，广泛分布于各个组织中，也是重要的贮能、供能物质，还具有一些其他功能，如保温、保水等。在昆虫中，它不仅可以作为供能物质，还可以保护其他组织，同时在耐寒性上也起到了非常重要的作用，如供能（Ikemoto, 1858）、降低冷却点和冰点（韩召军等，1989）以及结合自由水（常志光等，2007）等，此前已有众多文献报道了昆虫耐寒性与脂肪含量之间的关系（Steinbauer, 1998; Morita et al., 1999; Ito and Nakata, 1998; Watanabe and Tanaka, 1998; 陈永杰等，2005）。而作为脂肪合成的底物，脂肪酸也影响昆虫耐寒性，生物一般通过提高不饱和脂肪酸与饱和脂肪酸的比例，以此增加低温下细胞膜的流动性（Bennett et al., 1997; Koštál et al., 2003; Michaud and Denlinger, 2006; Khani et al., 2007），而不饱和脂肪酸的合成是通过脂肪酸脱饱和酶催化完成的，其与昆虫耐寒性也有着紧密的联系。

蝠蛾幼虫的强耐寒性已有文献报道（尹定华等，1995；杨大荣等，1996），大多数种类幼虫能在－12～－10℃温度下过冬，有些甚至能耐受－20℃左右的低温。在其抗寒性研究方面，已有的报道仅见于白马钩蝠蛾［*T. baimaensis*（Liang）］以及云南虫草蝠蛾（*Hepialus* sp.），其幼虫能在越冬初期增加体内蛋白质、糖和脂肪含量（杨大荣等，1988；1991），而抗寒性生理生化机制的研究则无人涉及。

本章在研究蒲氏钩蝠蛾血淋巴能源物质，以及全虫的脂肪、甘油三酯和磷脂脂肪酸周年变化动态的基础上，对HSP90和HSP70以及脂肪酸脱饱和酶在蒲氏钩蝠蛾强耐寒性适应中的作用进行了研究，以期为明确蒲氏钩蝠蛾幼虫适应高寒环境的生理生化机制提供佐证（邹志文，2009）。

3.1 幼虫血淋巴能量物质的变化动态

3.1.1 幼虫适生地土壤温度的周年动态

采用自动记录仪对色季拉山蒲氏钩蝠蛾幼虫适生地土壤（表土下20 cm处）温度的周年变化进行了记录（表3-1），其中2008年4月至2009年3月间最高平均土壤温度出现在8月，为11.31℃，最低平均土壤温度出现在1月和2月，分别为－0.13℃和－0.05℃。从表3-1中可以看出，3～8月，平均土壤温度逐渐上升，8月份后土壤温度逐渐下降，至1月和2月的土壤月平均温度低于0℃。

表 3-1　色季拉山土壤周年月平均温度及蒲氏钩蝠蛾幼虫血淋巴蛋白质、总糖、脂肪、能量和甘油周年变化动态
Table 3-1　The annual monthlymean mperature of soil in Mt. Sejila and the dynamics of hemolymph protein, total sugar, fat, energy and glycerol contents in *T. pui* larvae

年.月	土壤月平均温度/℃	蛋白质/（mg/mL）	总糖/（mg/mL）	脂肪/（mg/mL）	总热量值/（cal/mL）	甘油/（mg/mL）
2008.04	1.04±1.28	36.95±13.41 b	32.00±2.70 ab	10.20±1.43 bc	386.02±40.28 cd	2.19±0.88 abc
2008.05	6.18±1.81	25.83±12.46 bc	26.02±7.36 abc	9.45±1.29 bcd	307.53±66.85 de	2.04±1.12 bc
2008.06	9.43±0.91	30.55±6.27 bc	22.07±3.49 bcd	8.90±1.20 cde	304.68±32.29 de	1.66±0.49 c
2008.07	10.74±0.48	34.44±8.61 bc	18.57±3.37 cd	7.70±1.10 e	294.21±50.09 de	3.28±1.12 abc
2008.08	11.31±0.26	20.65±15.02 cd	12.65±4.88 d	8.44±1.49 de	219.21±51.02 ef	3.32±0.86 abc
2008.09	9.50±0.76	8.37±5.23 d	18.35±1.51 cd	8.26±1.35 de	191.73±22.08 f	3.95±1.26 a
2008.10	5.42±2.06	41.18±16.77 b	31.95±7.94 ab	9.70±1.23 bcd	398.36±101.96 bcd	3.91±1.13 a
2008.11	1.36±0.58	32.41±17.80 bc	23.58±2.99 bcd	10.62±1.31 b	335.18±83.00 d	3.09±0.71 abc
2008.12	0.20±0.92	63.15±10.59 a	29.80±2.36 abc	11.00±1.01 ab	491.55±36.39 ab	3.53±0.55 ab
2009.01	－0.01±0.18	74.20±15.06 a	29.02±4.42 abc	12.46±1.94 a	547.37±38.84 a	2.74±0.87 abc
2009.02	－0.05±0.10	72.70±10.80 a	36.12±11.25 a	12.32±1.29 a	570.43±89.14 a	1.91±0.53 bc
2009.03	0.42±0.41	65.69±12.63 a	22.87±2.57 bcd	10.87±1.02 ab	470.89±66.26 abc	2.08±0.60 bc

注：同一列中平均数后不同的小写字母表示差异显著（$P<0.05$）
Note: The same letter following the mean in a column means significant difference ($P<0.05$)

3.1.2 幼虫血淋巴中能量物质的季节动态

蒲氏钩蝠蛾幼虫血淋巴中的总糖、蛋白质、脂肪、甘油含量及总热量值从2008年4月至2009年3月的周年变化动态如表3-1所示。结果表明，总糖、蛋白质、脂肪及总热量值的周年变化规律基本一致，与土壤温度的变化呈负相关关系，即随着土壤温度的降低而升高，至土壤温度最低的1月和2月，能量物质达到最高峰值，而在温度最高的7月和8月，能量物质达到最低谷值，且峰值和谷值之间差异极显著。但血淋巴中甘油含量的周年变化规律正好相反，在温度最高的7月、8月和9月，逐步上升至峰值，2月降至最低谷值，二者间存在极显著差异。

3.1.3 幼虫体内脂肪总量的周年动态

蒲氏钩蝠蛾幼虫脂肪总量占虫体干重比例较大（表3-2），占幼虫干重的39.84%～58.89%，周年

变化趋势与血淋巴中的游离脂肪酸变化规律相似，即随着土壤温度的升高而降低。以土壤温度最高的 7 月脂肪总量最低，为 39.84%，12 月含量最高，为 58.89%，但与脂肪总量稍低的 1 月和 2 月差异不显著。

表 3-2 土壤温度周年变化及蒲氏钩蝠蛾幼虫脂肪总量的周年动态

Table 3-2 Annual changes in soil temperature and the annual dynamics of total fat in *T. pui* larvae

年.月	土壤月平均温度 /℃	全虫脂肪总量 /%
2006.12	0.36±0.39	58.89±3.69a
2007.01	−0.53±0.56	53.53±7.63abc
2007.02	−0.67±0.39	55.09±5.87ab
2007.03	0.22±0.90	49.90±4.69abc
2007.04	3.79±1.92	49.59±9.60abc
2007.05	8.63±2.21	45.31±5.35bc
2007.06	10.17±1.25	43.36±10.37bc
2007.07	12.04±1.01	39.84±1.27c
2007.08	11.82±1.29	43.17±5.33bc
2007.09	9.94±1.59	44.28±8.99bc
2007.10	7.93±2.04	43.97±5.36bc
2007.11	3.40±1.28	51.85±6.59abc

注：同一列中平均数后不同的小写字母表示差异显著（$P<0.05$）

Note: The same letter following the mean in a column means significant difference ($P<0.05$)

3.1.4 幼虫脂肪酸组成的周年动态

蒲氏蝠蛾幼虫体内脂肪酸的 GC-MS 谱图如图 3-1 所示。甘油三酯中检测出 9 种脂肪酸（表 3-3），而磷脂中检测出 12 种脂肪酸（表 3-4），其中 C20:2、C20:4 和 C20:5 仅在磷脂脂肪酸中检出（图 3-1B）。

甘油三酯中的 9 种脂肪酸，按含量多少依次排列为油酸（C18:1）（53.94%～60.20%）、棕榈酸（C16:0）（26.63%～30.24%）、亚油酸（C18:2）（7.10%～10.98%）、C18:3（0.91%～3.16%）、棕榈油酸（C16:1）（1.28%～2.85%）、硬脂酸（C18:0）（0.52%～1.11%）、豆蔻酸（C14:0）（0.14%～0.24%）、C20:1（0.14%～0.20%）、C20:0（0.09%～0.20%）。

磷脂中的 12 种脂肪酸，按含量多少依次排列为（C18:1）（29.25%～43.45%）、棕榈酸（C16:0）

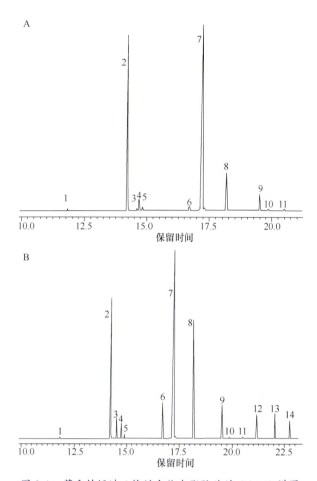

图 3-1 蒲氏钩蝠蛾 6 龄幼虫体内脂肪酸的 GC-MS 谱图

Figure 3-1 Chromatograms of GC-MS assay on fatty acids of the 6th in star larvae of *T. pui*

A，甘油三酯；B，磷脂；峰定性：1,C14:0；2,C16:0；3, 4, 5,C16:1；6,C18:0；7,C18:1；8,C18:2；9,C18:3；10,C20:0；11,C20:1；12,C20:2；13,C20:4；14,C20:5

A, triacylglycerol; B, phospholipid; Peak identification: 1,C14:0；2,C16:0；3, 4, 5,C16:1；6,C18:0；7,C18:1；8,C18:2；9,C18:3；10,C20:0；11,C20:1；12,C20:2；13,C20:4；14,C20:5

（18.44%～27.78%）、亚油酸（C18:2）（11.98%～26.91%）、C18:3（2.40%～9.69%）、棕榈油酸（C16:1）（2.91%～6.0%）、硬脂酸（C18:0）（2.9%～7.37%）、豆蔻酸（C14:0）（0.25%～0.43%）、C20:1（0.16%～0.34%）、C20:0（0.33%～1.35%）、C20:2（1.72%～3.93%）、C20:4（0.40%～2.23%）和 C20:5（0.38%～1.41%）。

蒲氏蝠蛾幼虫体内甘油三酯不饱和脂肪酸（unsaturated fatty acid, UFA）与饱和脂肪酸（saturated fatty acid, SFA）的含量波动很小，其比值（U/S）维持在一个较稳定的状态，为 2.20～2.61，不饱和度

表 3-3 蒲氏钩蝠蛾幼虫甘油三酯周年脂肪酸组成变化

Table 3-3　The annual change in fatty acid composition of triacylglycerol in *T. pui* larvae

年.月	C14:0	C16:0	C16:1	C18:0	C18:1	C18:2	C18:3	C20:0	C20:1	不饱和脂肪酸（UFA）	饱和脂肪酸（SFA）	U/S	不饱和度（UI）
2006.12	0.14±0.03c	28.39±2.21a	1.28±0.15c	1.11±0.16a	60.20±1.41a	7.59±1.11a	0.91±0.21c	0.20±0.03a	0.17±0.02a	70.16±2.12 a	29.84±2.12 a	2.36±0.24 ab	0.80±0.03a
2007.01	0.20±0.04abc	29.50±0.82 a	2.46±0.60 ab	0.87±0.09 ab	55.71±1.89 ab	8.05±1.37 ab	2.87±1.57abc	0.16±0.02 ab	0.17±0.05 ab	69.26±0.80 a	30.74±0.80 a	2.25±0.08 ab	0.83±0.05a
2007.02	0.16±0.03bc	29.52±1.38 a	2.85±0.88 a	0.61±0.15 b	56.79±1.33 ab	8.21±2.52 ab	1.62±0.52 bc	0.10±0.06 ab	0.15±0.03 ab	69.61±1.48 a	30.39±1.48 a	2.30±0.16 ab	0.81±0.05a
2007.03	0.21±0.03abc	29.61±1.15 a	2.25±0.62 abc	0.52±0.09 b	53.94±2.14 b	10.45±1.64 a	2.77±0.44 abc	0.09±0.02 b	0.17±0.04 ab	69.58±1.12 a	30.42±1.12 a	2.29±0.12 ab	0.86±0.01a
2007.04	0.18±0.04abc	29.95±2.31 a	1.66±0.37 bc	0.77±0.24 ab	56.42±1.73 ab	8.45±1.74 a	2.28±0.83 abc	0.14±0.06 ab	0.14±0.01 ab	68.96±2.12 a	31.04±2.12 a	2.23±0.22 ab	0.82±0.05a
2007.05	0.21±0.05abc	30.24±1.65 a	1.78±0.36 bc	0.74±0.38 ab	56.26±3.41 ab	7.10±1.01 a	3.42±1.08 a	0.11±0.04 ab	0.15±0.02 ab	68.71±1.34 a	31.29±1.34 a	2.20±0.14 b	0.83±0.02a
2007.06	0.19±0.06abc	27.57±1.19 a	2.06±0.45 abc	0.72±0.21 ab	56.08±5.20 ab	10.76±4.20 a	2.33±1.22 abc	0.14±0.04 ab	0.16±0.03 ab	71.38±1.10 a	28.62±1.10 a	2.50±0.14 ab	0.87±0.06a
2007.07	0.19±0.04abc	27.93±1.90 a	1.58±0.23 bc	0.86±0.14 ab	57.12±4.01 ab	9.56±4.26 a	2.41±1.53 abc	0.17±0.04 ab	0.17±0.03 ab	70.84±2.02 a	29.16±2.02 a	2.44±0.24 ab	0.85±0.09a
2007.08	0.24±0.03 ab	26.88±2.20 a	2.07±0.26 abc	0.73±0.14 ab	55.92±3.74 ab	10.98±2.94 ab	2.80±0.59 ab	0.20±0.09 a	0.19±0.03 a	71.96±1.99 a	28.04±1.99 a	2.58±0.27 ab	0.89±0.05a
2007.09	0.24±0.03 ab	26.63±2.11 a	1.95±0.32 bc	0.78±0.15 ab	56.43±3.63 ab	10.73±2.94 ab	2.85±0.60 a	0.20±0.09 a	0.20±0.05 a	72.16±1.92 a	27.84±1.92 a	2.61±0.26 a	0.89±0.05a
2007.10	0.18±0.03abc	28.31±0.60 a	1.54±0.23 bc	0.86±0.22 ab	58.24±1.70 ab	8.18±1.75 a	2.36±0.99 a	0.14±0.04ab	0.19±0.03 a	70.50±0.57 a	29.50±0.57 a	2.39±0.07 ab	0.83±0.02a
2007.11	0.19±0.05abc	29.06±0.76 a	1.59±0.13 bc	0.76±0.12 ab	57.52±2.25 ab	7.46±1.34 ab	3.16±0.85 abc	0.09±0.05 ab	0.18±0.02 ab	69.91±0.78 a	30.09±0.78 a	2.32±0.09 ab	0.84±0.03a

注：同一行中平均数后不同的小写字母表示差异显著（$P<0.05$）

Note: The same letter following the mean in a column means significant difference ($P<0.05$)

表 3-4 蒲氏钩蝠幼虫磷脂周年脂肪酸组成变化

Table 3-4 The annual change in fatty acid composition of phospholipid in *T. pui* larvae

年.月	C14:0	C16:0	C16:1	C18:0	C18:1	C18:2	C18:3	C20:0	C20:1	C20:2	C20:4	C20:5	不饱和脂肪酸(UFA)	饱和脂肪酸(SFA)	U/S	不饱和度(UI)
2006.12	0.31±0.04 b	20.31±2.80 b	3.81±1.01 a	4.60±1.59abc	36.02±5.87abc	21.42±5.66ab	7.62±1.82 b	0.92±0.39abc	0.20±0.05a	2.53±1.73a	1.40±0.71ab	0.85±0.24ab	73.85±3.48cde	26.15±3.48cde	2.88±0.10ab	1.21±0.12ab
2007.01	0.30±0.07 b	18.94±1.31 b	3.83±0.89 a	6.54±0.72abc	29.25±3.40bc	26.91±2.85a	8.97±0.99 ab	1.35±0.36a	0.26±0.05a	2.08±0.40 a	0.80±0.43ab	0.77±0.50ab	72.87±0.87cde	27.13±0.87cde	2.69±0.12 ab	1.25±0.05ab
2007.02	0.37±0.07 ab	26.05±1.77 a	4.02±1.13 a	4.04±0.81abc	43.45±2.55a	15.30±3.82bc	3.31±0.82 de	0.45±0.18 c	0.23±0.13a	2.00±0.60 a	0.40±0.21b	0.38±0.25b	69.10±2.41bc	30.90±2.41bc	2.25±0.25bc	0.96±0.06d
2007.03	0.29±0.06 b	26.31±0.83 a	2.91±1.41 a	2.90±0.95 c	43.81±3.08a	15.71±3.08bc	4.66±0.57 cd	0.33±0.14 c	0.20±0.05a	1.72±1.00 a	0.76±0.22ab	0.41±0.11b	70.18±1.09bcd	29.82±1.09bcd	2.36±0.12bc	1.01±0.04cd
2007.04	0.49±0.17 a	26.16±2.29 a	5.43±1.78 a	6.73±3.68ab	34.96±7.69abc	14.65±2.64 bc	5.14±1.72 cd	0.54±0.15c	0.18±0.06a	3.39±2.14 a	1.46±0.50ab	0.88±0.45ab	66.09±5.24 ab	33.91±5.24 ab	2.01±0.47bc	1.02±0.11cd
2007.05	0.33±0.06 ab	20.25±2.92 b	5.27±2.25 a	7.13±2.06 ab	30.78±5.80bc	19.52±3.85 ab	8.54±1.64 ab	0.75±0.27bc	0.25±0.06a	3.74±1.50a	2.23±1.59a	1.19±0.70ab	71.53±0.98 bcde	28.47±0.98 bcde	2.52±0.12abc	1.23±0.10ab
2007.06	0.34±0.14 b	21.91±4.25 b	4.33±1.26 a	5.10±1.52abc	36.86±1.21abc	19.93±4.39 ab	5.74±2.30 c	0.88±0.74abc	0.16±0.04a	2.73±1.34a	1.06±0.66ab	0.94±0.47ab	71.76±4.66bcde	28.24±4.66bcde	2.63±0.64bc	1.13±0.15bc
2007.07	0.43±0.11 ab	27.78±0.45 a	6.00±1.31 a	7.37±1.20 ab	38.39±6.20 ab	11.98±4.98 c	2.40±0.35 e	0.45±0.07c	0.21±0.03a	3.67±1.08 a	0.92±0.46ab	0.41±0.12b	63.98±1.31a	36.02±1.31a	1.78±0.50c	0.89±0.01d
2007.08	0.37±0.03 ab	19.48±1.54 b	4.62±0.53 a	6.68±1.11ab	30.51±3.05 bc	22.60±1.45 ab	8.72±0.87 ab	0.69±0.16bc	0.23±0.11a	3.93±0.53a	1.27±0.40ab	0.92±0.17ab	72.79±2.30cde	27.21±2.30cde	2.70±0.34ab	1.24±0.06ab
2007.09	0.33±0.08 ab	19.44±2.48 b	4.32±1.77 a	5.92±2.21abc	32.88±5.11 bc	22.26±2.75ab	8.45±1.82 ab	0.73±0.29bc	0.34±0.18a	2.63±0.80a	1.28±0.40ab	1.41±0.64a	73.58±4.19cde	26.42±4.19cde	2.88±0.73ab	1.25±0.10ab
2007.10	0.25±0.02 b	18.62±1.54 b	3.34±1.02 a	3.61±0.59 bc	36.65±4.79abc	22.20±7.36ab	9.69±1.54 ab	0.66±0.31bc	0.17±0.03a	2.46±1.93a	1.49±0.85ab	0.86±0.29ab	76.85±1.34e	23.15±1.34e	3.33±0.24a	1.29±0.06ab
2007.11	0.25±0.08 b	18.44±2.29 b	4.23±2.01 a	4.77±2.44abc	34.10±6.08abc	21.44±3.46 ab	11.03±1.80 a	0.68±0.24bc	0.17±0.04a	2.44±0.84a	1.76±0.57ab	0.96±0.20ab	75.87±4.36ed	24.13±4.36de	3.24±0.69a	1.31±0.07a

注: 同一行中平均数后不同的小写字母表示差异显著 ($P<0.05$)

Note: The same letter following the mean in a column means significant difference ($P<0.05$)

（unsaturated index，UI）也维持在0.80~0.89，且差异不显著。这是由于几种含量最丰富的脂肪酸含量差异不显著，如最丰富的C18:1，除12月和3月差异显著外，其他时间差异不显著，次丰富的C16:0和C18:2，在不同月份不存在显著差异；另外，含量在1%以上的少量脂肪酸C16:1，12月与2月差异显著外，其他月份不存在差异，而C18:3除12月份数值较小外，其他月份数值差异不显著。

磷脂脂肪酸在不同季节，UFA与SFA的含量波动较大，U/S值变化较大，从1.78~3.33，同时UI变化也较大，范围在0.89~1.31，两者都是在7月数值最低，分别为1.78±0.05和0.89±0.01，同时在温度较低的12月、1月、10月、11月比温度较高的4月、5月、6月、7月数值要更高。产生这种情况是因几种主要脂肪酸造成的，其中不饱和脂肪酸中最丰富的C18:1，1月、5月、8月含量低，约为30%，而2月、3月含量高，在40%以上，其他月份差异不明显；C18:2含量仅次于C18:1，2~7月含量明显低于其他月份；C18:3与C18:2变化类似，在较高温度季节比低温季节含量低；其余各种不饱和脂肪酸含量各月无明显变化。饱和脂肪酸中，C16:0在2~7月含量显著高于其他月份，而C18:0在4~8月含量高于其他月份，少量的C20:0及痕量的C14:0季节变换不明显。

3.1.5 讨论

昆虫对季节性温度差异的反应表现为体内相关的耐寒性生化物质种类及含量的变化，这些变化影响着过冷却点的高低，从而决定了其耐寒性的强弱（韩瑞东等，2005）。

许多越冬昆虫的幼虫以蛋白质作为其主要抗寒物质之一，增强自身的抗寒能力，以适应外界低温的变化。蒲氏钩蝠蛾幼虫血淋巴中蛋白质含量在低温季节到达最高水平，这与桑尺蠖（孙绪艮和郭慧玲，2000）、卡尼鄂拉蜂、意蜂（常志光等，2007；2008）、赤松毛虫幼虫（韩瑞东等，2005）及黄地老虎幼虫（黄国洋等，1990）体内蛋白质在低温季节的表现相似。

脂肪是热量最高的生化物质，许多生物在低温来临前积累脂肪。蒲氏钩蝠蛾幼虫血淋巴中的游离脂肪酸随气温的升高而降低，与其低温下提高机体过冷却能力有关，同时其虫体干物质中含有丰富的脂肪，占干重的39.84%~58.59%，为其冬季停止活动越冬提供了充足的能量贮备，而且脂肪总量随野外土壤温度的下降而升高，这是其抵御低温环境的生理需要。类似报道见诸于白马钩蝠蛾和云南虫草蝠蛾（杨大荣等，1988；1991）、卡尼鄂拉蜂和意蜂（常志光等，2007；2008）、黄地老虎幼虫（黄国洋等，1990）及西藏飞蝗的5龄蛹（李庆等，2008）等。

糖类的作用是降低溶液过冷却点和提供越冬期间需要的能量。蒲氏钩蝠蛾幼虫血淋巴中的总糖物质的变化与蛋白质和脂肪酸相似，在低温季节保持较高水平，与降低停止活动幼虫体液的过冷却点并提供能量密切相关。在黄地老虎（黄国洋等，1990）、西藏飞蝗5龄蛹（李庆等，2008）、赤松毛虫和松阿扁叶蜂幼虫（韩瑞东等，2005；梁中贵等，2005）研究中有类似报道。

甘油是一种重要的耐寒性生化物质，也是越冬昆虫中最普遍的抗冻保护剂。例如，越冬期的松毛虫（韩瑞东等，2005）、桑螟（陈永杰等，2005）、二化螟幼虫（强承魁等，2008）和松阿扁叶蜂幼虫（梁中贵等，2005）体内甘油含量都上升了，然而，气温降低，蒲氏钩蝠蛾血淋巴中甘油不升反降，推测其可能与体内脂肪代谢相关，低温下脂肪的合成消耗了体内甘油的储备，使之含量降低，进一步的证实有待全虫体甘油含量的测定。

蒲氏钩蝠蛾幼虫体内甘油三酯的UFA和SFA的比值维持一个相对恒定的数值，这对于其适应高原气候昼夜温差较大、气温不稳定等并维持内环境的稳定具有重要的作用。尽管如此，较高温度季节的虫体内不饱和脂肪酸含量要低于较低温度季节，这也可能是血淋巴中甘油含量在较高温度季节较高的主要原因。当然，也有可能随着温度的升高，幼虫取食量增加而导致体内甘油合成量的增加，作为较低温度季节的储备。

与细胞膜联系紧密的磷脂季节变化相对较为明显，在土壤温度较低季节不饱和脂肪酸含量高于较高温度季节，这与增强幼虫细胞膜在低温条件下的流动性密切相关。随着土壤温度的降低，蒲氏钩蝠蛾幼虫磷脂的SFA和UFA总量分别表现出降低和升高的趋势，UFA/SFA值随之升高。一般情况下，昆虫在冬季来临之前，会降低饱和脂肪酸而增加不饱和脂肪酸尤其是多不饱和脂肪酸的含量，以提高机体耐寒性，抵御低温。膜脂成分的改变是冷血变温动物为了适应环境温度而作出的一种适应性调节（Hazel，1989；Hazel et al.，1990），其细微改变足够引起膜物理特性以及相伴的机体耐寒性的极大改变（Hazel，1995），低温下细胞膜流动性的保持主要与不饱和脂肪酸和饱和脂肪酸的比值有关。越冬的金针瘿蚊（Eurosta solidaginis）幼虫（Joanisse et al.，1996；Bennett et al.，1997）及越冬红蝽[Pyrrhocoris apterus（L.）]成虫中UFA含量增加（Hodkova et al.，1999）；在冷适应后的多种双翅目昆虫（Ohtsu et al.，1993；Kostal et al.，2003）、快速冷驯化后黑腹果蝇（Drosophila melanogaster）（Johannes et al.，2005）及红尾肉蝇（Sarcophaga crassipalpis）预成虫（Michaud et al.，2006）中，不饱和程度明显上升。这些改变直接影响到UFA/SFA值，金针瘿蚊的越冬幼虫体内的UFA/SFA值在秋季便从3.0升到4.2（Bennett et al.，1997），在冷适应后的苹果蠹蛾（Cydia pomonella）夏眠预蛹的中肠（Kostal et al.，1998），以及果蝇 Chymomyza costata 脂肪体和肌肉组织中（Kostal et al.，2003）也有不同程度的提高。

在蒲氏钩蝠蛾幼虫磷脂脂肪酸中，饱和的C16:0和C18:0在高温季节含量高于低温季节，这与寒冷季节的金针瘿蚊（Joanisse et al.，1996；Bennett et al.，1997）、越冬初期的苹果蠹蛾（Khani et al.，2007）以及冷适应后的虎蛾（C. pudica）夏眠预蛹的结果相似；同时，幼虫体内不饱和的C18:1维持在一个较高的水平，在低温的季节含量较高，2月、3月含量最高。C18:1能提高低温下细胞膜的流动性，一般情况下，当温度降低时，昆虫体内的C18:1增加，如寒冷季节金针瘿蚊幼虫（Joanisse et al.，1996；Bennett et al.，1997）、4℃下快速冷驯化8 h的红尾肉蝇预成虫及冷适应后的葱蝇（Delia antiqua）体内，C18:1明显增加（Michaud et al.，2006），蒲氏钩蝠蛾体内高含量的C18:1，维持其细胞膜较好的流动性，可能与应对早晚较大温差相关；磷脂脂肪酸中C18:2的含量在2～7月含量明显低于其他月份，C18:2的一个主要功能就是作为细胞膜的组分，维持膜的正常流动性与渗透性（Khani et al.，2007），越冬前的苹果蠹蛾（Khani et al.，2007）、冷适应的果蝇 C. costata 幼虫（Kostal et al.，2003）及冷驯化后的黑腹果蝇C18:2含量升高。蒲氏钩蝠蛾磷脂中的C18:2的这种调节，与其耐寒性增加密切相关；多不饱和的C18:3与C18:2存在同样的改变规律，在植物体内，C18:3与耐寒性的提高有着紧密的联系，在早期对小麦和黑麦叶片的实验中，不仅发现低温（2℃）比高温（22℃）具有更丰富的C18:3，而且2d的冷暴露就能诱导亚麻酸的显著上升（Tibor et al.，1974）；Kodama等（1994）将拟南芥的ω-3脂肪酸去饱和酶的基因转至烟草，转化株不饱和脂肪酸C18:3含量明显升高，抗寒能力也随之增强；同时，增加C18:3的含量还能有效地降低溶液的冰点（James et al.，1965），蒲氏钩蝠蛾磷脂中C18:3的变化与其过冷却点及耐寒性调节有着紧密的联系。

3.2 脂肪酸脱饱和酶基因及其表达动态

不饱和脂肪酸的增加是蒲氏钩蝠蛾幼虫抵御低温的重要特征之一，而脂肪酸脱饱和酶（fatty acid desaturase）是不饱和脂肪酸合成途径的关键酶。脱饱和酶基因（desat）的表达为有机体适应环境温度变化提供了分子基础，在细胞膜的成分重组中发挥着重要的作用。Δ9-酯酰CoA脱饱和酶（delta9-desaturase）能将饱和脂肪酸第9和第10个C原子上的一个氢原子脱去后形成双键，在UFA/SFA值增加、脂肪酸代谢以及调整细胞流动性等方面发挥关键作用，是生物适应低温环境的重要基础之一（Kayukawa et al.，2007）。

目前，已经在GenBank登录的鳞翅目昆虫desat基因全序列共12种共19条序列，为研究desat在蒲氏钩蝠蛾强耐寒性适应中起到的作用，运用分子生物学技术克隆了这几个基因。通过比对近缘物种的desat，设计简并引物，PCR扩增得到中间片段，发现在蒲氏钩蝠蛾脂肪体中含有两种desat；然后在此基础上再设计特异引物，分别通过3′/5′-RACE向3′/5′端扩增而分别得到3′/5′端序列。经拼接得到蒲氏钩蝠蛾cDNA两条 desat 基因，分别命名为 TpdesatA 和 TpdesatB。本节详细研究了这两个基因的结构及其季节表达动态（邹志文，2009）。

3.2.1 脂肪酸脱饱和酶基因的克隆

蒲氏钩蝠蛾幼虫脂肪体的总 RNA 如图 3-2 所示。

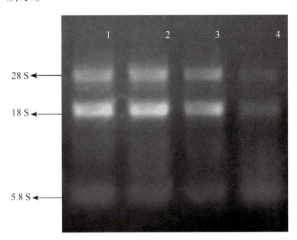

图 3-2　蒲氏钩蝠蛾幼虫脂肪体总 RNA 提取
Figure 3-2　Total RNA from fat body (Fb) of *T. pui* larvae
1~4 泳道为不同幼虫脂肪体提取的总 RNA
Lane 1~4 for total RNA extracted from individuals

将总 RNA 纯化后，反转录为 cDNA，作为模板用于扩增几种基因的中间片段。根据不同简并引物组合扩增，得到的片段如图 3-3 所示。

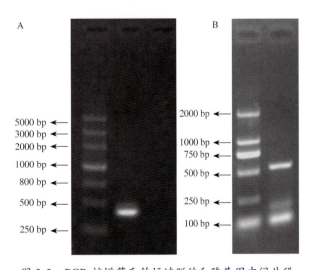

图 3-3　PCR 扩增蒲氏钩蝠蛾脱饱和酶基因中间片段
Figure 3-3　Fragments of *TpdesatA/B* by PCR
A, *TpdesatA*(desF3-R1)（约 400 bp）；
B, *TpdesatB*(desF1-R1)（约 500 bp）
A, *TpdesatA*(desF3-R1)(about 400 bp)；
B, *TpdesatB*(desF1-R1)(about 500 bp)

根据测序结果，设计特异性引物（表 3-5）。*TpdesatA* 的 3′-RACE 和 5′-RACE 分别扩增出约 800 bp（图 3-4A）和约 500 bp 的片段（图 3-5A）。而 *TpdesatB* 的 3′-RACE 和 5′-RACE 分别扩增出约 1000 bp（图 3-4B）和约 500 bp 的片段（图 3-5B）。

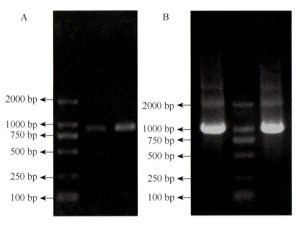

图 3-4　*TpdesatA/B* 的 3′RACE-PCR 结果
Figure 3-4　Results of 3′ RACE-PCR in *TpdesatA/B*
A, *TpdesatA* (TdAF2-UPM)；B, *TpdesatB*(TdBF3-UPM)
A, *TpdesatA* (TdAF2-UPM)；B, *TpdesatB*(TdBF3-UPM)

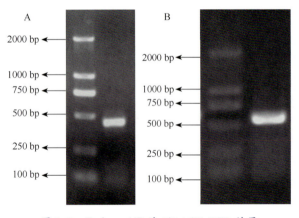

图 3-5　*TpdesatA/B* 的 5′RACE-PCR 结果
Figure 3-5　Results of 5′ RACE-PCR in *TpdesatA/B*
A, *TpdesatB* (TdBR3-UPM)；B, *TpdesatA*(TdAR3-UPM)
A, *TpdesatB* (TdBR3-UPM)；B, *TpdesatA*(TdAR3-UPM)

RACE-PCR 所得相对应的片段长度差值与理论值基本相符（图 3-6）。胶回收各片段，鉴定后分别送测序。用 DNAstar 软件分析，*TpdesatA/B* 的 3′-RACE、5′-RACE 可得到翻译完整的序列。把两个基因的 5′ 与 3′ 序列拼接，得到拼接后的完整序列，在其中查找 ORF，翻译为氨基酸序列。分析以上序列，发现与已知物种的相同基因都具有同源性，并在序列内分

表 3-5　用于 RACE 的特异性引物

Table 3-5　Specific primers for RACE

PCR 片段	引物		
	方向	名称	序列（5′→3′）
TpdesatA	to -3′	TdAF1	TTTTCTCTCATATGGGCTGGC
	to -3′	TdAF2	TCCGTCAGCCTGCTTACCCT
	to -5′	TdAR1	GGCTACGAAAAACGCAG
	to -5′	TdAR2	CTTCTGAAATGTAACGATGGGGT
	to -5′	TdAR3	ATAAGCCAGCCCATATGAGAGAA
TpdesatB	to -3′	TdBF1	TGATACAGACGCCGACCCG
	to -3′	TdBF2	TGCCGCTTGTCTGCTTCATT
	to -3′	TdBF3	CGACCCTATCCTAGCCTTCCA
	to -5′	TdBR1	GGATAGGGTCGTTCTCG
	to -5′	TdBR2	TGTGCGGGTCGGCGTCTGTATC
	to -5′	TdBR3	CTATCACAGAGTCCTGGAATGC

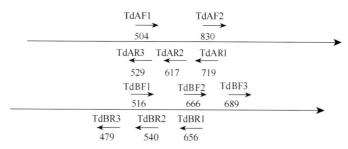

图 3-6　用于 RACE 的特异性引物相对位置

Figure 3-6　Relative position of specific primers for RACE

别分析蛋白质的特征性结构。

3.2.2　TpdesatA/B 序列结构分析

根据 3′/5′-RACE 的结果，经 DNAstar 软件分析、拼接后，得到 TpdesatA/B 全长及翻译蛋白序列如以下序列图所示。

TpdesatA 基因全长 cDNA 为 1280 bp，5′ 非编码区（5′-UTR）为 55 bp，3′-UTR 为 184 bp，开

TpdesatA

```
          TGAGTCGGTGAAACTTGTGTGGCTGAGGTGAAGGTCCACCACAAAATCACACAAA
          ATGGCACCAAATAATACAGTTGCGAGTGGGGTGCTTTTTGAAAATGATGCTAAAACTGAG      60
           M  A  P  N  N  T  V  A  S  G  V  L  F  E  N  D  A  K  T  E
          GATTTTGGTTTAGACACCACTCCCGTGAAGACAGCCTCAGACAGAAAGATGCAAATAGTT     120
           D  F  G  L  D  T  T  P  V  K  T  A  S  D  R  K  M  Q  I  V
          TGGGGCAGCGTCTTACAATTCGGCTTGTTTCACGTGGCCGCTCTATACGGCGCAAAACTG     180
           W  G  S  V  L  Q  F  G  L  F  H  V  A  A  L  Y  G  A  K  L
          TTCTTCACATCTGCTAAATGGCAAACAGATGCATTTGCGTTCCTGTTGTATATTATGTCG     240
           F  F  T  S  A  K  W  Q  T  D  A  F  A  F  L  L  Y  I  M  S
          ACACTGGGTATCACTGCGGGTGTACATAGACTGTGGACACACAGGGCTTACAAAGCCAAA     300
           T  L  G  I  T  A  G  V  H  R  L  W  T  H  R  A  Y  K  A  K
          TGGCCTCTTCGGCTAATTTTGATTGCTTTTAACACTTTAGCTTTTCAGGATCCGGTAATG     360
           W  P  L  R  L  I  L  I  A  F  N  T  L  A  F  Q  D  P  V  M
          AAATGGGTACGGGATCACCGATTGCACCATAAATATAGTGACACGGCCGATCCACAC      420
```

```
                      K W V R D  H R L H H  K Y S D T D A D P H
AACGCCACTCGCGGTTTCTTTTTCTCTCATATGGGCTGGCTTATGGTGCGCAAACATCCC         480
          N A T R G F F  F S H M G W L  M V R K H P
GAGGTCCTGCGCAAGGGCAAGGATATCGATCTAAGCGATCTATATGCTGACCCCATCGTT         540
          E V L R K G K D I D L S D L Y A D P I V
ACATTTCAGAAGAAATACTACATGATTCTTATGCCCTTAACCTGCTTCGTCATGCCCACA         600
          T F Q K K Y Y M I L M P L T C F V M P T
CTAATCCCAGCTTACTATTGGAATGAGTCATATTCCACTGCGTTTTTCGTAGCCGGCTTT         660
          L I P A Y Y W N E S Y S T A F F  V A G F
TTCCGCTACATCACGTTGATAAATACGACGTTCTTGGTGAACAGCGCTGCGCATATGTGG        720
           F R Y I T L I N T T F L V N S  A A H M W
GGCAACAAGCCTTACGACAAGTATATCAACCCCGTGCAGAATATCTCCGTCAGCCTGCTT        780
          G N K P Y D K Y I  N P V Q  N I S V S L L
ACCCTTGGCGAGGGCTACCACAACTATCATCATGCATTCCCTTGGGATTATAGGGCCGCT        840
           T L  G E G Y  H N Y H H  A F P W D Y R A A
GAGTTCGGTTTTGATTATCTGAACCTATCAACTCACTTCATCAACTTCTTCAGCAAGATC        900
          E F G F D Y L N L S T H F I N F F S K I
GGCTGGGCCTACGACTTAAAGACCATACAGGATGATATCATGAGGAAGAGGATCATACGA        960
          G W A Y D L K T I Q D D I M R K R I R
ACGGGCGACGGCTCCCACGAACTGTGGGCTTGAACGACAAGGGCCAGCCAAAGGAAGGA       1020
          T G D G S H E L W G L N D K G Q P K E G
ATTGAAAACGTTCTTCAATAAGCACGAACAGAGACGATTAAATATTGATTACGATTGAAT1041
          I E N V L Q -
TATGATAGGCTAATAGTAATATTTTTAAAGATGTATCCCGTGAATGACGTTGGTATTAAT
TCGTTATGTGAGTGTATTCCTAACCAATACTATTAATAAATATGTAAATATAGCCGAAAa
AAAAAAAAAAAAAAAAAAAAAAAAA
```

TpdesatB

```
                    ATTCGATCACAATCAACCCGTGAAGTTTAACACAACTTAGAAA
ACCTTCGAGCCAAGTTTTGGAAGAATTTGGTACAAAGTCGTTGGTAACGCAATCGACAAA
ATGCCACCGCAAGCCGAGGCTGACACCAGCACCACCGGAGTGCTGTACGAGAGTGATGTG         60
          M P P Q A E A D T S T T G V L Y E S D V
CAGACGAAGGATGGAGGACTTGATAGGGAGGTGGCCGGCATGAAGTACGCTGGAAGCAAG        120
          Q T K D G G L D R E V A G M K Y A G S K
AAGTACGACCTGGTCTACGCCAACATCATCTGGTTCATCCTACTCCACATTGCATCTCTA        180
          K Y D L V  Y A N I I W F I L L  H I A S L
TATGCTCTGTACGTTGCCTTTGCTGATACCATGTGGCAGACTAACGTCTTTGCATTCGTG        240
          Y A L Y V A F A D T M W  Q T N V F A F V
TGTTATCTGCAGTCCGGTATGGGAATAACGGCCGGAGTTCACCGACTGTGGGCCCACAAA        300
           C Y L Q S G M G I T A G V  H R L W A H  K
GCTTTCAAGGCGAAATGGCCTCAGATTGACTTTGATGCTTTGGAACACAATGGCATTC         360
          A F K A K W  P L R L T L M L W N T M A F
CAGGACTCTGTGATAGACTGGGCGCGCGACCAACCGCGTCCACCACAAGTACTCTGATACA        420
           Q D  S V I D W A R D  H R V H H  K Y S D T
GACGCCGACCCGCACAACGCCGTGCGCCTCTTCTTCTTCGCCCACGTGGGCTGGCTCTGC         480
```

```
              D  A  D  P  H  N  A  V  R  G  F  F   F A H V G W L  C
TGCAGGAAGAGCGACCAGGTCAAGGCCAAGGGCCAGCTGATCGACATGAGCGACCTCGAG           540
        C  R  K  S  D  Q  V  K  A  K  G  Q  L  I  D  M  S  D  L  E
AACGACCCTATCCTAGCCTTCCAGAAGAAATATTACATGAAACTGATGCCGCTTGTCTGC           600
        N  D  P  I  L  A  F  Q  K  K  Y  Y  M  K  L  M  P  L  V  C
TTCATTTTGCCGACCGTAATCCCGGTATATGGGTGGGACGAGAGCTGGGCGAACGCCTTC           660
        F  I  L  P  T  V  I  P  V  Y  G  W  D  E  S  W  A  N  A  F
CTGGTGCCCACTCTGCTGCGCTACGCCATCGTCCTCAACGCTACCTGGTCCGTCAATAGC           720
        L  V  P  T  L  L  R  Y  A  I  V  L  N  A  T  W  S  V  N  S
TTCGCGCACTTCTTCGGACACAGACCTTACGACAACGCCCTGAATCCCCGTGAGAACCTG           780
        F  A  H  F  F  G  H  R  P  Y  D  N  A  L  N  P  R  E  N  L
GGCGTGGCTTGCGTCGCTCTGGGCGAGGGCTTCCACAACTTCCACCACACCTTCCCCTGG           840
        G  V  A  C  V  A  L  G  E  G  F  H  N  F  H  H  T  F  P  W
GACTACAAATCCTCCGAGCTGCCCTTCTACACGCTGCCCAACCCCAGCTCGGCGTTCATC           900
        D  Y  K  S  S  E  L  P  F  Y  T  L  P  N  P  S  S  A  F  I
GACTTCATGGCTTACATCGGCCAAGCTCTGACCTTAAGACTGTCTCCAACGCGGTAGTG           960
        D  F  M  A  Y  I  G  Q  A  S  D  L  K  T  V  S  N  A  V  V
AGGCGCAGGGCGAAGCGCACTGGAGATGGGACCCACAAGATCTGGGGATGGGACGACACT          1020
        R  R  R  A  K  R  T  G  D  G  T  H  K  I  W  G  W  D  D  T
GATCTAACGGCAGAATTCAAGAAGGACGTCACTATTCACAGACCGACAAAGGCGAATAA          1080
        D  L  T  A  E  F  K  K  D  V  T  I  H  R  P  T  K  A  N  -
AGACTGAATACTGTATGATCGAGTTATTTATAATACGGATaTGCAACGTACGAACTTCAG
CAATTGTTTTATATGGACACGTTTGACTCCTGTTTTACTTCGTAGTAATATTTTTTAGA
TAATGTATATATCTTGTTATTTTTTGTAAATTTGATAGTTTATAAACAAAACAACATGTT
TTAATATTAATGATAATATCTTAAGCTTTTCAAAATCATAAAAGTGAAATTGAATATGGA
ATTTATAAAGGTAGACAAAGGTAGAAAAGCAAGAGACTTATCAGACGTTTAGTAGTTATC
AAGTTAaTATTTTGTTGTATTCGTTATTTATTTTAATGTTATATAAATATTTATATTCTT
GACATTGACAATAAATGATTTTATCTCAAGCYGAAAAAAAAAAAAAAAAAAAAAAAAAA
```

放阅读框（ORF）为1041 bp，编码346个氨基酸。*TpdesatB*基因全长cDNA为1603 bp，5'-UTR为103 bp，3'-UTR为420 bp，ORF为1080 bp，编码359个氨基酸。

根据已知其他鳞翅目昆虫的蛋白序列，我们知道昆虫desat蛋白含有：4个跨膜区域，标记为底部画横线，依次为TM1～TM4；3个组氨酸盒区，以方框标记，依次为H1～H3；5个疏水区，以斜体和底部横线标记，依次为α、β、γ、δ和ε，其中γ和δ分别与TM3和TM4重叠；一个LPAQ标记结构，以方框加红色字体标记。

根据其蛋白序列，结合其他已知物种的desat蛋白三维结构，推测蒲氏钩蝠蛾TpdesatA/B蛋白三维结构，如图3-7所示。

蒲氏钩蝠蛾Tpdesat蛋白序列与鳞翅目其他昆虫比对结果如下一页序列图所示。

其中各物种为：蒲氏钩蝠蛾（*T. pui*）（TpdesatA/B）、栗稍斑螟（*Lapronia capitella*）（Lcapitella）、烟草天蛾（*Manduca sexta*）（Msexta）、马尾松毛虫（*Dendrolimus punctatus*）（Dpunctatus）、谷实夜蛾（*Helicoverpa zea*）（Hzea）、玉米螟（*Ostrinia nubilalis*）（Onubilalis）、烟青虫（*Heliothis assulta*）（Hassulta）、卷蛾（*Choristoneura parallela*）（Cparallela）、苹浅褐卷蛾（*Epiphyas postvittana*）（Epostvittana）、红带卷蛾（*Argyrotaenia velutinana*）（Avelutinana）、棉贪夜蛾（*Spodoptera littoralis*）（Slittoralis）、家蚕（*Bombyx mori*）（Bmori）、甘蓝夜蛾（*Mamestra brassicae*）（Mbrassicae）和粉纹夜蛾（*Trichoplusia ni*）（Tni）。不同颜色表示蛋白序列的保守程度，红色和"*"为最保守，绿色和"："次

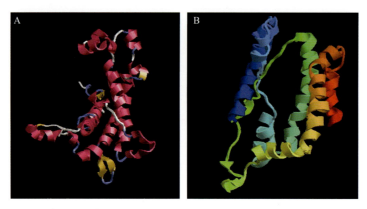

图3-7 蒲氏钩蝠蛾 TpdesatA/B 蛋白的3D结构 (A, *TpdesatA*; B, *TpdesatB*)
Figure 3-7 Three-demension structure of *TpdesatA/B* protein
(A, *TpdesatA*; B, *TpdesatB*)

```
                        10        20        30        40        50        60
                        |         |         |         |         |         |
Cparallela      MAPNVTE---ENGVLFESDAATPDLALARTPV--EQADDSPRIYVWRNIILFAYLHLAAI
Epostvittana_1  MAPNVTE---ENGVLFESDAATPDLALAREPV--QQADSSPRVYVWRNIILFAYLHIAAV
Avelutinana     MAPNVT----ENGVLFESDAATPDLALGTAPV--EQADDSPRVYVWRNIILFAYLHLAAI
Dpunctatus      MAPKEAD---VNGVLFESDATTPDMALPTTPV--QQADNYPKKLVWRNILLFAYLHLAAL
Hzea_1          MAPNISED--VNGVLFESDAATPDLALSTPPV--QKADNRPKQLVWRNILLFAYLHLAAL
Hassulta_1      MAPNISED--VNGVLFESDAATPDLALSTPPV--QKADNRPKQLVWRNILLFAYLHLAAQ
Slittoralis_1   MAPNISED--VNGVLFESDAATPDLALARPPV--QKADNKPKQLVWRNIIFAYLHLAAL
Mbrassicae      MAPNISED--ANGVLFESDAATPDLALASPPV--QKADNRPKQYVWRNIILFAYLHLAAL
Msexta_2        MPPYTSD---ANGVLFESDAATPDLALSSTPV--QQADNRPKQLVWRNIILFAYLHIAAL
Bmori_1         MAPNVKD---ANGVLFENDADTPDLGLSSTPV--QQADNYPKKLVWRNIILFTYLHIAAL
Lcapitella_1    MPPNVTE---ANGVLFENDVQTPDMGLEVAPV--QKADERKIQLVWRNIIAFACLHLAAV
Hzea_2          MPPQGQTG--GSWVLYETDAVNEDTDAPVIVP--PSAEKREWKIVWRNVILMGMLHIGGV
Hassulta_2      MPPQGQTG--GSWVLYETDAVNEDTDTPVIVP--PSAEKREWKIVWRNVILMGMLHIGGV
Slittoralis_2   MPPQGQTG--GSWVLYETDAVNVDTEAPVIVP--PSAEKREWKIVWRNVILMGLLHIGGV
Tnixxx21        MPPQGQTG--GSWVLYETDAVNTDTDAPVIVP--PSAEKREWKIVWRNVILMGMLHIGGV
Bmori_2         MPPQRKQE--ASWVLYEADANNLPEDAPPHVP--PSAEKRPWKIVWRNVILFFILHVGGV
Epostvittana_2  MPPQGQPP--AAWVLEESDATTDDKDVAVAVP--PSAEKRKLSIVWRNVILFVLLHTGAV
Onubilalis      MPPQGAER--DSFVLFESDAK--DPDVITHMA--PQAEKRQTQIVWRNVAIFTYLHLGFL
TpdesatA        MAPNNT-V--ASGVLFENDAKTEDFGLDTTPV--KTASDRKMQIVWGSVLQFGLFHVAAL
TpdesatB        MPPQAEADTSTTGVLYESDVQTKDGGLDREVAGMKYAGSKKYDLVYANIIWFILLHIASL
Lcapitella_2    MPP-YP-EEVDTNHIFEEDISHEESKPALKPLVAPQADNRKPEIVPLNLITFGYGHLAAI
Msexta_1        MAPNFG-NEVSS------PIVAEES---YEKLIPPQAAPRKYKYLYANMIYFTYWHIAGL
                *.*                                 *             :.: *.*
                                                                  TM1

                        70        80        90        100       110       120
                        |         |         |         |         |         |
Cparallela      YGGYLFLFSAKWQTDIFAYLLYVASGLGITAGAHRLWAHKSYKAKWPLRLILTIFNTIAF
Epostvittana_1  YGGYLFLFSAKWQTDIFAYLLYVASGLGITAGAHRLWAHKSYKAKWPLRLILTIFNTTAF
Avelutinana     YGGYLFLFSAKWQTDIFAYFLYVASGLGITAGAHRLWAHKSYKAKWPLRVILTTFNTIAF
```

```
punctatus      YGGYLFLFSAKWQTDIFAYILYIMSGLGITAGAHRLWAHKSYKAKWPLRLILVLFNTLAF
zea_1          YGGYLFLFSAKWQTDIFAYILYVISGLGITAGAHRLWAHKSYKAKWPLRVILVIFNTVAF
assulta_1      YGGYLFLFSAKWQTDIFAYILYVISGLGITAGAHRLWAHKSYKAKWPLRVILVIFNTVAF
Slittoralis_1  YGGYLFLFSAKWQTDIFAYILYVISGLGITAGAHRLWAHKSYKAKWPLKVILIIFNTVAF
Mbrassicae     YGGYLFLFSAKWQTDVFAYILYVMSGLGITAGAHRLWAHKSYKAKWPLKVILIIFNTIAF
Msexta_2       YGGYLFLVHAKWQTDIFAYLLYVMSGLGITAGAHRLWAHKSYKAKWPLRLILVVFNTMAF
Bmori_1        YGGYLFLFHAKWQTDLFAYILYVMSGLGITAGAHRLWAHKSYKAKWPLRVILIIFNSLAF
Lcapitella_1   YGAYLFFTSAIWQTDIFAYILYVMSGLGITAGAHRLWAHKSYKAKWPLRLILVAFNTLAF
Hzea_2         YGAYLFLTTAMWRTCIFAVVLYICSGLGITAGAHRLWAHKSYKARLPLRLMLTLFNTLAF
Hassulta_2     YGAYLFLTTAMWRTCIFAVVLYICSGLGITAGAHRLWAHKSYKARLPLRIMLTLFNTLAF
Slittoralis_2  YGAYLFLTTAMWRTSLFAVFLYICSGLGITAGAHRLWAHKSYKARLPLRILLTLFNTLAF
Tnixxx21       YGAYLFLTKAMWLTDLFAFFLYLCSGLGITAGAHRLWAHKSYKARLPLRLLLTLFNTLAF
Bmori_2        YGGYLFLFKAMWRTSIFAIFLYLCSGLGITAGAHRLWAHKSYKARLPLRILLTIFNTIAF
Epostvittana_2 YGGYLFFTKAMWATKFFAFFLYLCSGLGITAGAHRLWAHKSYKAKLPLRILLTLFNTIAF
Onubilalis     YGAYLMLTTVMWKTRLFCLILYVCSGLGITAGAHRLWAHKSYKAKLPLRIILTLFNTLAF
TpdesatA       YGAKLFFTSAKWQTDAFAFLLYIMSTLGITAGVHRLWTHRAYKAKWPLRLILIAFNTLAF
TpdesatB       YALYVAFADTMWQTNVFAFVCYLQSGMGITAGVHRLWAHKAFKAKWPLRLTLMLWNTMAF
Lcapitella_2   YGIYLCFTSAKWATIVFAFVLYICAELGITAGAHRLWSHRSYKAKLPLRLILLLFNTLAF
Msexta_1       YGIYLAITTAKWATIILAYLLFVAGEIGITAGAHRLWAHKSYKAKLPLQILLMLFNSTAF
               *.    : :  . * * :. .  ::.:****:.****:*:::**: **::  *  :*: **
                           TM2              H1                α

                              130       140       150       160       170       180
                               |         |         |         |         |         |
Cparallela     QDSAIDWARDHRMHHKYSETDADPHNATRGFFFSHIGWLLVRKHPELKRKGKGLDLSDLY
Epostvittana_1 QDSAIDWARDHRMHHKYSETDADPHNATRGFFFSHIGWLLVRKHPELKRKGKGLDLSDLY
Avelutinana    QDSAIDWARDHRMHHKYSETDADPHNATRGFFFSHIGWLLVRKHPELKRKGKGLDLSDLY
Dpunctatus     QDSAIDWARDHRMHHKYSETDADPHNATRGFFFSHIGWLLVRKHPELKKKGKGLDISDLY
Hzea_1         QDAAMDWARDHRMHHKYSETDADPHNATRGFFFSHIGWLLVRKHPDLKEKGKGLDMSDLL
Hassulta_1     QDAAMDWARDHRMHHKYSETDADPHNATRGFFFSHIGWLLVRKHPDLKEKGKGLDMSDLL
Slittoralis_1  QDAAMDWARDHRMHHKYSETDADPHNATRGFFFSHIGWLLVRKHPDLKEKGKGLDMSDLL
Mbrassicae     QDAAMDWARDHRMHHKYSETDADPHNATRGFFFSHIGWLLVRKHPDLKKKGKGLDMSDLL
Msexta_2       QDSAIDWARDHRMHHKYSETDADPHNATRGFFFSHIGWLLVRKHPELKRKGKGLDLSDLY
Bmori_1        QDSALDWARDHRMHHKYSETDADPHNATRGFFFSHIGWLLVRKHPELKRKGKGLDLSDLY
Lcapitella_1   QDSAIDWARDHRMHHKYSETDADPHNATRGFFFSHIGWLLCRKHPELKRKGQGLDLSDLY
Hzea_2         QDAVIDWARDHRMHHKYSETDADPHNATRGFFFAHVGWLLVRKHPQIKAKGHTIDLSDLK
Hassulta_2     QDAVIDWARDHRMHHKYSETDADPHNATRGFFFAHVGWLLVRKHPQIKAKGHTIDLSDLK
Slittoralis_2  QDAVIDWARDHRMHHKYSETDADPHNATRGFFFSHVGWLLVRKHPQIKAKGHTIDLSDLK
Tnixxx21       QDAVIDWARDHRMHHKYSETDADPHNATRGFFFSHVGWLLVRKHPQIKAKGHTIDLSDLK
Bmori_2        QDAVVDWARDHRMHHKYSETDADPHNATRGFFFSHIGWLLLRKHPEIKAKGHTVDVNELR
Epostvittana_2 QDSVLDWARDHRMHHKYSETDADPHNATRGFFFSHVGWLLVRKHPQIKAKGHTIDMSDLC
Onubilalis     QDAVVDWARDHRMHHKYSETDADPHNATRGFFFSHVGWLLVRKHPQIKAKGHTIDMSDLR
TpdesatA       QDPVMKWVRDHRLHHKYSDTDADPHNATRGFFFSHMGWLMVRKHPEVLRKGKDIDLSDLY
TpdesatB       QDSVIDWARDHRVHHKYSDTDADPHNAVRGFFFAHVGWLCCRKSDQVKAKGQLIDMSDLE
Lcapitella_2   QNTAIDWVRDHRMHHKYSDTDADPHNATRGFFSHVGWLLTRKHPEVKRRGKDIDMMDIY
Msexta_1       QNSVITWVKDHRMHHKYSDTDADPHNATRGFFYSHVGWLMVKRHPEAIKRGKSLDMSDIY
               *:..:  *.:***:*****:*********.****:*:***  ::   :    :*: :*: ::
                 α         H2                    β
```

```
                              190       200       210       220       230       240
                              |         |         |         |         |         |
Cparallela      SDPILRFQKK YYMILMPLACFILPTVIPVYM WNETWSNAFF VAALFRYTFILNVTWLVNS
Epostvittana_1  ADPILRFQKK YYLILMPLACFILPTVIPVYL WNETWSNAFF VAALFRYTFILNVTWLVNS
Avelutinana     ADPILRFQKK YYLLLMPLACFILPTVIPVYL WNETWTNAFF VAALFRYTFILNVTWLVNS
Dpunctatus      ADPILRFQKK YYLLLMPLGCFILPTVIPVYL WNETWSNAFL VAALFRYAVILNVTWLVNS
Hzea_1          ADPILRFQKK YYLILMPLACFVMPTVIPVYF WGETWTNAFF VAAMFRYAFILNVTWLVNS
Hassulta_1      ADPILRFQKK YYLILMPLACFVMPTVIPVYF WGETWTNAFF VAAMFRYAFILNVTWLVNS
Slittoralis_1   ADPVLRFQKK YYLLLMPLACFVMPTMIPVYL WGETWTNAFF VAAMFRYAFNLNVTWLVNS
Mbrassicae      NDPILKFQKK YYLLLMPLACFVMPTMIPVYL WGETWTNAFF VAAMFRYAFILNVTWLVNS
Msexta_2        ADPILRFQKK YYLILMPITCFVMPTVIPVYL WGESWVNAFF VAALFRYAFILNVTWLVNS
Bmori_1         ADPILRFQKK YYLILMPIACFILPTVIPVYF WNESWINAFF VATLFRYTFILNVTWLVNS
Lcapitella_1    ADPIIRFQKK YYLLLMPLACFVLPTIIPVYL WGESWKNAFF VAAMFRYTFILNVTWLVNS
Hzea_2          SDPILRFQKK YYLFLMPLVCFILPCYIPT-L WGESLWNAYF VCSIFRYVYVLNVTWLVNS
Hassulta_2      SDPILRFQKK HYLFLMPLVCFILPCYIPT-L WGESLWNAYF VCSIFRYVYVLNVTWLVNS
Slittoralis_2   NDPILRFQKK HYLILMPLVCFILPCYIPT-L WGESLWNAYF VCSIFRYVYVLNVTWLVNS
Tnixxx21        SDPILRFQKK YYLTLMPLICFILPSYIPT-L WGESAFNAFF VCSIFRYVYVLNVTWLVNS
Bmori_2         NDPILRFQKK YYQILMPLACFIMPTYVPT-L WGETVWNSFY VCAIFRYVYVLNITWLVNS
Epostvittana_2  SDPVLRFQKK YYLTLMPLFCFILPTYIPT-L WGESLWNAYF VAAIFRYCYVLNVTWLVNS
Onubilalis      ADPVLRFQKK YYMYLMPLICFIMPSVVPA-L WGETVWNGYF TCAVFRYVAVLNGTWLVNS
TpdesatA        ADPIVTFQKK YYMILMPLTCFVMPTLIPAYY WNESYSTAFF VAGFFRYITLINTTFLVNS
TpdesatB        NDPILAFQKK YYMKLMPLVCFILPTVIPVYG WDESWANAFL VPTLLRYAIVLNATWSVNS
Lcapitella_2    NDSLLKFQKK YAIPFVGLVCFVIPTLMPMYF WNETLNNSWH IATMLRYIVNLNMTFLVNS
Msexta_1        NNPVLKFQKK YAIPLITTVAFVLPTIIPMYF WDESFNVAWH MT-MLRYIINLNTIFLVNS
                   .::  ****:    ::  .*::*   :*   *.*:   .:    .:**  :*  :  ***

                                 TM3  γ                      TM4   δ

                              250       260       270       280       290       300
                              |         |         |         |         |         |
Cparallela      AAHKWGDKPYDKSI KPSE NMSVSLFAFGEGF HNYHH TFPWDYKTAELGNHRL-NFTTKFI
Epostvittana_1  AAHKWGDKPYDKSI KPSE NLSVSLFAFGEGF HNYHH TFPWDYKTAELGNHRL-NFTTKFI
Avelutinana     AAHKWGDKPYDKSI KPSE NMSVSLFAFGEGF HNYHH TFPWDYKTAELGNHRL-NFTTKFI
Dpunctatus      AAHKWGDKPYDKSI KPSE NLSVALFALGEGF HNYHH TFPWDYKTAELGNNRL-NFTTTFI
Hzea_1          AAHKWGDKPYDKSI KPSE NLSVAMFALGEGF HNYHH TFPWDYKTAELGNNKL-NFTTTFI
Hassulta_1      AAHKWGDKPYDKSI KPSE NLSVAMFALGEGF HNYHH TFPWDYKTAELGNNKL-NFTTTFI
Slittoralis_1   AAHKWGDKPYDKSI KPSE NMSVAMFALGEGF HNYHH TFPWDYKTAELGNNKL-NFTTAFI
Mbrassicae      AAHKWGDKPYDKSI KPSE NLSVAMFALGEGF HNYHH TFPWDYKTAELGNQKL-NFTTTFI
Msexta_2        AAHKWGDKPYDKSI KPSE NISVSMFALGEGF HNYHH TFPWDYKTAELGNNRL-NFTTNFI
Bmori_1         AAHKWGGKPYDKNI KPSE NISVSVFALGEGF HNYHH TFPWDYKTAELGNNRL-NFTTNFI
Lcapitella_1    AAHKWGGKPYDKNI QPAQ NISVAIFALGEGF HNYHH TFPWDYKTAELGNNRL-NFTTSFI
Hzea_2          AAHLWGAKPYDKNI NPVE TRPVSLVVLGEGF HNYHH TFPWDYKTAELGDYSL-NLTKLFI
Hassulta_2      AAHLWGAKPYDKNI NPVE TRPVSLVVLGEGF HNYHH TFPWDYKTAELGDYSL-NLTKLFI
```

```
Slittoralis_2    AAHLWGAKPYDKNINPVETKPVSLVVLGEGFHNYHHTFPWDYKTTELGDYPL-NLTKLFI
Tnixxx21         AAHLWGSKPYDKNINPVETRPVSLVVLGEGFHNYHHTFPWDYKTAELGDYSL-NFTKMFI
Bmori_2          AAHMWGSKPYDKNINPVETRPVSLVVLGEGFHNYHHTFPWDYKTAELGDYSL-NLSKLFI
Epostvittana_2   AAHKWGDRPYDKNINPVETKPVSLVVFGEGFHNYHHTFPWDYKTAELGGYSL-NISKLFI
Onubilalis       WAHLWGDKPYDRHINPVETKVVSVAAIGEGFHNYHHTFPWDYKAAELGNYTF-NITKFFI
TpdesatA         AAHMWGNKPYDKYINPVQNISVSLLTLGEGYHNYHHAFPWDYRAAEFGFDYL-NLSTHFI
TpdesatB         FAHFFGHRPYDNALNPRENLGVACVALGEGFHNFHHTFPWDYKSSELPFYTLPNPSSAFI
Lcapitella_2     AAHIWGYKPYDKSIKPVQNITVSILILGEGFHNYHHVFPWDYRTSELGNDFL-NFTTLFI
Msexta_1         VAHMWGYKPYDKNIAPTQNYIATFATLGEGFHNYHHAFPWDYRASELGNNYL-NLTTKFI
                 **  :* :***. : * :.   .:   :***:**:**.*****:::*:   : * :. **

                         Signature    δ         H3
                          motif

                         310       320       330       340       350       360
                          |         |         |         |         |         |
Cparallela       NFFAKIGWAYDMKTVSQEIVQQRVKRTGDGSHHLWGWGDKDHAQEEINAAIRINPKDD--
Epostvittana_1   NFFAKIGWAYDMKTVSHEIVQQRVKRTGDGSHHLWGWGDKDHAQEEIDAAIRINPKDD--
Avelutinana      NFFAKIGWAYDMKTVSNEIVQQRVKRTGDGSHHLWGWGDKDHAQEEINAAIRIHPKDD--
Dpunctatus       NFFAKIGWAYDMKTVSDEIIQNRVKRTGDGSHHLWGWGDKDHSKEEINAAIRINPKDD--
Hzea_1           NFFAKIGWAYDLKTVSDDIVKNRVKRTGDGSHHLWGWGDENQSKEEIDAAIRINPKDD--
Hassulta_1       NFFAKIGWAYDLKTVSDDIVKNRVKRTGDGSHHLWGWGDENQSKEEIDAAIRINPKDD--
Slittoralis_1    NFFAKIGWAYDMKTVSEDIVKNRVKRTGDGSHHLWGWGDENQPKEEIEAATRINPKDD--
Mbrassicae       NFFAKLGWAYDMKTVSDDIVKNRVKRTGDGSHHLWGWGDKNQSKEEIASAIRINPKDD--
Msexta_2         NFFAKIGWAYDLKTVSDEIIQQRVQRTGDGSHHLWGWGDKDHDKEEVNAAIRINPKDD--
Bmori_1          NFFAKIGWAYDLKTVSDEIIKNRVNRTGDGSHYLWGWGDKDLDKEEIKQAIRINPKDN--
Lcapitella_1     NFFASFGWAYDLKTVSDEIIQQRVKRTGDGSHHLRGWGDQDIPAEEAQAALRINRKDD--
Hzea_2           DTMAAIGWAYDLKTVSTDVIQKRVKRTGDGSHPVWGWDDHEVHQADKKLAAIINPEKTE-
Hassulta_2       DTMAAIGWAYDLKTVSTDVIQKRVKRTGDGSHPVWGWDDHEVHQEDKKLAAIINPEKTE-
Slittoralis_2    DFMAAIGWAYDLKTVSSDVIQKRVKRTGDGSHAVWGWDDHEVHQEDKELAAIINPDKTE-
Tnixxx21         DFMASIGWAYDLKTVSTDVIQKRVKRTGDGSHAVWGWDDHEVHQEDKKLAAIINPEKTE-
Bmori_2          DFMAKIDWAYDLKTVSTDVIQKRTKRTGDGSHPVWGYDVGEVATEDKTDTTNLVNSKVL-
Epostvittana_2   DTMAKIGWAYDLKSVSPDIVEKRVKRTGDGSHEVWGWDDKDVPAEQKAAATIINPEKTE-
Onubilalis       DTMATIGWAYDLKTVSTDVIQKRITRTGDGSHPVWGWGDKNIPEEDKKVTTVINPEKEE-
TpdesatA         NFFSKIGWAYDLKTIQDDIMRKRIIRTGDGSHELWGLNDKGQPKEGIENVLQ--------
TpdesatB         DFMAYIGQASDLKTVSNAVVRRRAKRTGDGTHKIWGWDDTDLTAEFKKDVTIHRPTKAN-
Lcapitella_2     NLFAKIGWAYDLKTASDKVVAARRKRTGDGTN-LWGWEDKSLNEEERQAATVLYPNKYLN
Msexta_1         DFFAWIGWAYDLKTVPEDLLQKRMERTGDGTN-LWGRGDKNMKKDYVKSTDVHE------
                 : :: :. * *:*:    ::  *  *****:: : *              .

Cparallela       ---
Epostvittana_1   ---
Avelutinana      ---
Dpunctatus       ---
```

Hzea_1	---
Hassulta_1	---
Slittoralis_1	---
Mbrassicae	---
Msexta_2	---
Bmori_1	---
Lcapitella_1	---
Hzea_2	---
Hassulta_2	---
Slittoralis_2	---
Tnixxx21	---
Bmori_2	---
Epostvittana_2	---
Onubilalis	---
TpdesatA	---
TpdesatB	---
Lcapitella_2	LKD
Msexta_1	---

之，蓝色和"."更次之，黑白色最不保守。

利用软件 MEGA3.1 对 NCBI 登录的所有昆虫的 *desat* 进行了进化树分析，如图 3-8 所示。从图中可见，蒲氏钩蝠蛾 *TpdesatA/B* 与其他各昆虫物种 *desat* 的同源性。

3.2.3　幼虫脂肪体 *TpdesatA/B* 的季节表达动态

采用荧光定量 PCR（RT-PCR）对 *TpdesatA/B* 在蒲氏钩蝠蛾幼虫中的季节表达动态进行了检测。

用于荧光定量 PCR 的 *TpdesatA/B* 及 *TpHS-P90/70* 特异引物和内参基因 *Actin* 引物分别设计为：

QdesatAF: 5′- CGTCAGCCTGCTTACCCTTG -3′

QdesatAR: 5′- GCCCGTTCGTATGATCCTCTTC -3′

QdesatBF: 5′- TGATACAGACGCCGACCCG -3′

QdesatBR: 5′- GGCAAAATGAAGCAGACAAGC -3′

QActinF: 5′- TAACCCCAAAGCGAACAGAGA -3′

QActinR: 5′- GCCAAGTCCAGACGGAGAATG -3′

TpdesatA/B 及 Actin 特异引物（图 3-9）和引物融解曲线（图 3-10）显示，*TpdesatA/B* 及 Actin 特异引物可以用于荧光定量 PCR。

不同季节蒲氏钩蝠蛾末龄幼虫脂肪体中 *TpdesatA/B* 基因的表达如图 3-11 和图 3-12 所示。

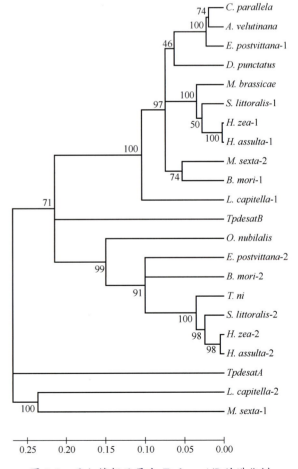

图 3-8　已知鳞翅目昆虫 *TpdesatA/B* 的进化树

Figure 3-8　Phylogenetic tree for known lepidopterous *TpdesatA/B*

在分支下方的数值代表进行 1000 个 bootstrap 重复运算的正确百分比，最下面的截距代表遗传距离

Bootstrap values in percent from 1000 replicates are shown; scale bar 0.05 substitutions per site

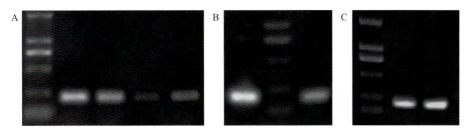

图 3-9　RT-PCR 分析 *TpdesatA/B* 及 Actin 引物特异性

Figure 3-9　RT-PCR analyses of *TpdesatA/B* and Actin

A, Actin; B, *TpdesatA*; C, *TpdesatB*

A, Actin; B, *TpdesatA*; C, *TpdesatB*

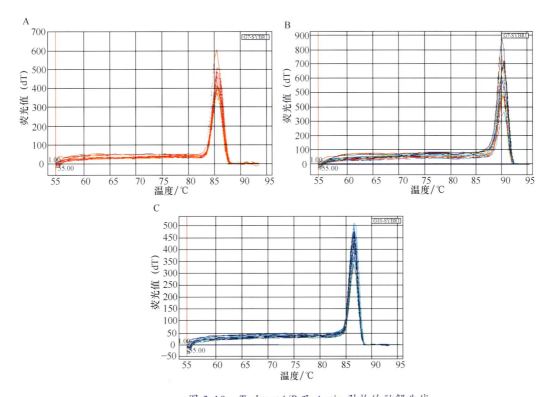

图 3-10　*TpdesatA/B* 及 Actin 引物的融解曲线

Figure 3-10　Melting curve analysis of *TpdesatA/B* and Actin

A, Actin; B, *TpdesatA*; C, *TpdesatB*

A, Actin; B, *TpdesatA*; C, *TpdesatB*

TpdesatA 基因在 12 月的表达量最高，显著高于其他月份，8 月、10 月、1 月、3 月表达量相近，高于 5 月和 7 月，其表达量呈现随气温升高而逐渐下降的趋势；*TpdesatB* 基因在 10 月表达量最高，次高的 7 月和 8 月表达量也明显高于其他 4 个月。

3.2.4　讨论

在 GenBank 登录的鳞翅目昆虫 *desat* 基因全序列共 12 种 19 条序列。本研究中，克隆了鳞翅目昆虫中另外 2 个基因，即蒲氏钩蝠蛾 *TpdesatA/B* 基因。

序列比对表明，两基因中 *TpdesatA* 鳞翅目中同源性最高的是烟草天蛾（*M. sexta*）（65.6%），之后依次为家蚕（*B. mori*）（65.6%），栗稍斑螟（*L. capitella*）（65.3%），马尾松毛虫（*D. punctatus*）（64.5%），谷实夜蛾（*H. zea*）（64.3%），玉米螟蛾（*O. nubilalis*）（63.6%），而 *TpdesatB* 鳞翅目中同源性相对 *TpdesatA* 而言略低，最高的是栗稍

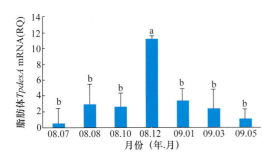

图 3-11 幼虫脂肪体 TpdesatA mRNA 不同季节表达量
Figure 3-11 Analysis of TpdesatA mRNA by real time PCR in larval fat body
柱形图上有相同小写字母表示差异不显著；RQ 为相对定量值
The same small letter on the column indicated no significant difference; RQ means the relative quantitative values

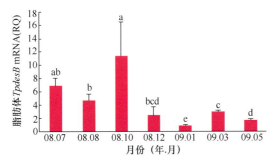

图 3-12 幼虫脂肪体 TpdesatB mRNA 不同季节表达量
Figure 3-12 Analysis of TpdesatB mRNA by real time PCR in larval fat body
柱形图上有相同小写字母表示差异不显著；RQ 为相对定量值
The same small letter on the column indicated no significant difference; RQ means the relative quantitative values

斑螟（*L. capitella*）（59.4%）和马尾松毛虫（*D. punctatus*）（59.4%），之后依次为苹浅褐卷蛾（*E. postvittana*）（59.1%），家蚕（*B. mori*）（58.7%），卷蛾（*C. parallela*）（58.5%），烟草天蛾（*M. sexta*）（58.0%），红带卷蛾（*A. velutinana*）（57.7%）等。

与其他昆虫 desat 蛋白相同，蒲氏钩蝠蛾 Tpdesat 蛋白也含有 4 个跨膜区域，3 个组氨酸盒区，5 个疏水区，1 个 LPAQ 标记结构。3 个组氨酸区保守性强，分别只有一个氨基酸差异；5 个疏水区保守性较弱，而跨膜区变化最大（Seong et al., 2003；Hee et al., 2008；Los and Murata, 1998）。这些组氨酸区被认为是与包裹一个铁离子在催化中心有关（Los and Murata, 1998），这些区域的具体功能还有待进一步研究。

脂肪酸脱饱和酶是不饱和脂肪酸合成途径的关键酶，delta9 脂肪酸脱饱和酶在细胞膜的成分重组中发挥着重要的作用，为有机体适应环境温度变化提供了分子基础，已被证明在恒黏适应（homeoviscous adaptation，HVA）中通过增加细胞膜的 UFA/SFA 值发挥重要作用（Tiku et al., 1996；Sakamoto and Bryant, 1997；Vega et al., 2004；Hsieh and Kuo, 2005），同时多种生物在低温下存在脱饱和酶表达量上升的现象，如鲤鱼、蓝藻、马铃薯、虱目鱼和草鱼等（Hsieh and Kuo, 2005）。昆虫中，仅有一篇文章曾报道 delta9 脂肪酸脱饱和酶的表达量与耐寒性的关系，即 Kayukawa 等（2007）在冷驯化后葱蝇（*Delia antiqua*）体内一种类似编码 delta9-acyl-CoA 脱饱和酶的基因 Dadesat 表达量上升了 2～10 倍。

在许多物种中都存在 2 个 delta9 脂肪酸脱饱和酶，Polly 等（2003）在鲤鱼肝脏内克隆出 2 个，其中的 Cds2 响应寒冷刺激，表达量上升，而 Cds1 主要响应食物中的饱和脂肪酸。蒲氏钩蝠蛾体内表达出 2 种 delta9 脂肪酸脱饱和酶，在气温不同的季节，两者表达量的改变不同，其中 TpdesatA 随气温的降低而升高，TpdesatB 的季节变化动态有所不同，在 10 月份的表达量最高，可以推测这两种基因都与蒲氏钩蝠蛾耐寒性关系紧密，TpdesatA 在 12 月份的表达量最高，这是对寒冷的应激响应，但 TpdesatB 在 10 月份的表达量最高，这是预先对低温环境来临的响应，可能由遗传决定。两种基因可能催化不同的底物（Dallerac et al., 2000），在烟青虫性腺中分离到的两种基因所起到的功能也有所差异（Jeong et al., 2003）。

3.3 热激蛋白基因及其表达动态

热激蛋白（heat shock protein，HSP）是细胞或生物体受到热胁迫后新合成的一类遗传上高度保守的蛋白，在原核生物和真核生物中普遍存在。现在已知 HSP 不仅能被热所诱导，还能被许多其他类型的胁迫所诱导，如机体发生组织损伤、病原体感染、炎症等，细胞在体外遇到氧化剂、重金属、乙醇和代谢抑制物，因此有时也称为胁迫蛋白（stress protein）（Rinehart et al., 2007）。近年来，越来越多的报道表明，冷刺激也能诱导热激蛋白的合成。细胞中 HSP90 和 HSP70 含量最丰富，起主导作用（Huang and Kang，2007）。

HSP 对于越冬昆虫的耐寒性起着重要的作用，是许多温带昆虫过冬防御策略中关键组分。RNA 干扰 HSP70 后，新蛹的耐寒性急剧下降（Rinehart et al.，2007），低温对二化螟 HSP70 表达量有着激烈的影响，冷驯化后的二化螟幼虫，HSP90 表达量上升（Sonoda et al.，2006），冷刺激后的科罗拉多马铃薯叶甲虫（*Leptinotarsa decemlineata*）两种 HSP70 含量都提高了（Yocum，2001），冷刺激的库蚊 *Culex pipiens* HSP70 表达量增加（Rinehart et al.，2006b）。在 GenBank 登录的鳞翅目昆虫中登录的 *HSP90* 基因有 14 种 17 个序列，而 *HSP70* 则有 15 种 17 个序列。

本研究克隆获得了蒲氏钩蝠蛾幼虫的 *HSP90* 和 *HSP70* 两个基因，分别命名为 *TpHSP90* 和 *TpHSP70*，并利用荧光定量 PCR 检测了 *TpHSP90/70* 的季节表达动态，探讨了 *TpHSP90/70* 与蒲氏钩蝠蛾幼虫强耐寒性间的关系（邹志文，2009）。

3.3.1 蒲氏钩蝠蛾幼虫 *TpHSP90/70* 的克隆

蒲氏钩蝠蛾幼虫脂肪体总 RNA 提取结果如图 3-2 所示，将总 RNA 纯化后，反转录为 cDNA，作为模板用于扩增几种基因的中间片段。根据不同简并引物组合扩增，得到的片段如图 3-13 所示。

根据测序结果，设计特异性引物（表 3-6）。

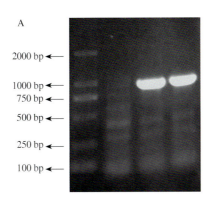 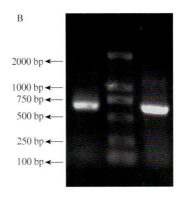

图 3-13　PCR 扩增 *TpHSP70/TpHSP90* 中间片段
Figure 3-13　PCR fragments of *TpHSP70/TpHSP90*
A，*TpHSP70*(H70F1-R1)（约 1 kb）；B，*TpHSP90*(H90F2-R2)（约 600 bp）
A，*TpHSP70*(H70F1-R1)(about 1 kb)；B，*TpHSP90*(H90F2-R2)(about 600 bp)

表 3-6　用于 RACE 的特异性引物
Table 3-6　Specific primers for RACE

PCR 片段	引物		
	方向	名称	序列（5'→3'）
TpHSP70	to -3'	TH70F1	CTGCCGCTATTGCCTATGGT
	to -3'	TH70F2	CATCGTTCTCGTCGGTGGTT
	to -3'	TH70F3	GCAGACGCAGACCTTCACTACC
	to -5'	TH70R1	TCTTGTTGGTTGTGAGG
	to -5'	TH70R2	TTGTCGAAGTCTTCACCTCCCA
	to -5'	TH70R3	AGATTAGTACGTTGCGCTCGCC
TpHSP90	to -3'	TH90F1	CTTCAGCAGGTGGGTCGTTTA
	to -3'	TH90F2	CTCACCAATGACTGGGAAGACC
	to -5'	TH90R1	TACTGCTCATCATCGTT
	to -5'	TH90R2	ATGTCACGGTCACCTTGTCAGC
	to -5'	TH90R3	CCTCCATGAATGCCTTAGTACC

TpHSP70 的 3'-RACE 和 5'-RACE 分别扩增出约 800 bp 和约 700 bp 的片段（图 3-14A，图 3-15A），*TpH-SP90* 的 3'-RACE 和 5'-RACE 分别扩增出约 2000 bp 和约 500 bp 的片段（图 3-14B，图 3-15B）。

RACE-PCR 所得相对应的片段长度差值与理论值基本相符（图 3-16）。胶回收各片段，鉴定后分别送测序。用 DNAstar 软件分析，*TpHSP70/TpHSP90* 的 3'-RACE、5'-RACE 可得到翻译完整的序列。把两个基因的 5' 与 3' 序列拼接，得到拼接后的完整序列，在其中查找 ORF，翻译为氨基酸序列。分析以上序列，发现与已知物种的相同基因都具有同源性，并在序列内分别分析蛋白的特征性结构。

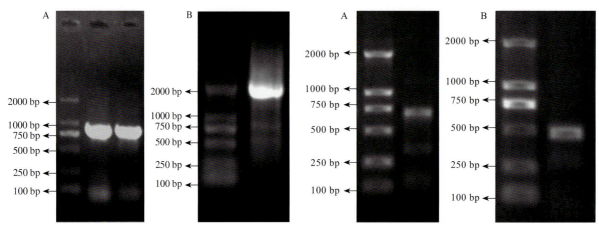

图 3-14　TpHSP70/ TpHSP90 的 3′RACE-PCR 结果
Figure 3-14　Results of 3′RACE-PCR in TpHSP70/ TpHSP90
A, TpHSP70 (Th70F3-UPM)；B, TpHSP90(Th90F2-UPM)
A, TpHSP70 (Th70F3-UPM)；B, TpHSP90(Th90F2-UPM)

图 3-15　TpHSP70/ TpHSP90 的 5′RACE-PCR 结果
Figure 3-15　Results of 5′RACE-PCR in TpHSP70/ TpHSP90
A, TpHSP70 (Th70R3-UPM)；B, TpHSP90 (Th90R3-UPM))
A, TpHSP70 (Th70R3-UPM)；B, TpHSP90 (Th90R3-UPM))

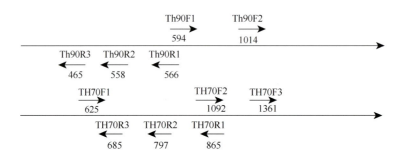

图 3-16　用于 RACE 的特异性引物相对位置
Figure 3-16　Relative position of specific primers for RACE

3.3.2　蒲氏钩蝠蛾幼虫 TpHSP90 序列结构分析

根据 3′/5′-RACE 的结果，经 DNAstar 软件分析、拼接后，得到 TpHSP90/70 全长及翻译蛋白序列，如下面序列图所示。

TpHSP90 基因全长 cDNA 为 2842 bp，5′-UTR

```
ATTGTCAGAAAACCTTTGTTGCGTGTGAACGTGCGAACAGTGAGCTTACTTGGTTTGACC
AAGTGCGGTTATATTTAATAATAATTGATTTAAGCACATTGTGAAATAATACGGAATTTAAG
ATGCCGGAATTAAATCAAGGCGCCGGCGATGTGGAGACCTTCGCGTTTCAGGCTGAAATT        60
 M  P  E  L  N  Q  G  A  G  D  V  E  T  F  A  F  Q  A  E  I
GCTCAGCTCATGTCCTTGATCATCAACACATTCTACTCGAACAAAGAAATTTTCCTCCGA       120
 A  Q  L  M  S  L  I  I  N  T  F  Y  S  N  K  E  I  F  L  R
GAGCTGATATCAAATTCATCAGATGCATTGGACAAAATACGCTATGAATCTCTCACGGAT       180
 E  L  I  S  N  S  S  D  A  L  D  K  I  R  Y  E  S  L  T  D
CCATCGAAGCTCGACAATGGTAAAGAACTTTACATCAAACTCATACCTAACAAGAGTGAG       240
 P  S  K  L  D  N  G  K  E  L  Y  I  K  L  I  P  N  K  S  E
GGTACACTGACAATCATAGATACCGGTATTGGTATGACTAAAGCAGATCTTGTCAACAAC       300
 G  T  L  T  I  I  D  T  G  I  G  M  T  K  A  D  L  V  N  N
CTTGGAACAATTGCAAAATCTGGTACTAAGGCATTCATGGAGGCACTTAATGCTGGTGCA       360
 L  G  T  I  A  K  S  G  T  K  A  F  M  E  A  L  N  A  G  A
GATATCAGTATGATCGGTCAATTTGGTGTAGGTTTCTATTCTGCATACTTGGTGGCTGAC       420
```

```
                   D  I  S  M  I  G  Q  F  G  V  G  F  Y  S  A  Y  L  V  A  D
AAGGTGACCGTGACATCTCAAACATAACGATGATGAGCAGTATCTGTGGGAATCTTCAGCA                      480
 K  V  T  V  T  S  K  H  N  D  D  E  Q  Y  L  W  E  S  S  A
GGTGGGTCGTTTACTGTGCGATCTGACGATGGAGAACCACTGGGCCGTGGTACAAAATA                        540
    G  G  S  F  T  V  R  S  D  D  G  E  P  L  G  R  G  T  K  I
GTTTTACATATGAAGGAGGCTTTGGATGAATTTTTGGAAGAGCGCAAAATCAAAGACATT                        600
    V  L  H  M  K  E  A  L  D  E  F  L  E  E  R  K  I  K  D  I
GTTAAAAAACACTCTCAATTCATTGGATATCCAATCAAATTGTTGGTTGAGAAAGAACGT                        660
    V  K  K  H  S  Q  F  I  G  Y  P  I  K  L  L  V  E  K  E  R
GAAAAGGAGTTGTCTGATGAAGAAGAAGAGGAAGCCAAGGAAGATGATAAGGACACTAAA                        720
    E  K  E  L  S  D  E  E  E  E  E  A  K  E  D  D  K  D  T  K
CCAAAAATAGAAGATGTTGGAGAAGATGAAGAATCTACAAAGGAGAAGAAGAAGAAGAAA                        780
    P  K  I  E  D  V  G  E  D  E  E  S  T  K  E  K  K  K  K  K
ACTATCAAAGAAGTACACTGAAGACGAAGAATTGAACAAAACAAAACCTATATGGACA                          840
    T  I  K  E  K  Y  T  E  D  E  E  L  N  K  T  K  P  I  W  T
AGGAATGCTGATGATATTACACAGGAAGAATATGGCGAATTCTATAAATCACTCACCAAT                        900
    R  N  A  D  D  I  T  Q  E  E  Y  G  E  F  Y  K  S  L  T  N
GACTGGGAAGACCATCTTGCTGTAAAACATTTCTCTGTAGAAGGTCAGTTGGAATTCAGA                        960
    D  W  E  D  H  L  A  V  K  H  F  S  V  E  G  Q  L  E  F  R
GCACTCYTGTTTGTCCCGRGAAGACTTCCATYTGATCTGTTTGAAAATAAGAAACGCAAA                       1020
    A  L  X  F  V  P  X  R  L  P  X  D  L  F  E  N  K  K  R  K
AACAACAYCAAATTGTATGTACGCAGAGTCTTTATTATGGACAACTGTGAAGAAATAATT                       1080
    N  N  X  K  L  Y  V  R  R  V  F  I  M  D  N  C  E  E  I  I
CCTGAATATCTCAACTYCATCAAGGGTGTGGTAGACAGTGAAGATTTACCTCTTAACATC                       1140
    P  E  Y  L  N  X  I  K  G  V  V  D  S  E  D  L  P  L  N  I
TCCCGTGAAATGTTGCAACAAAATAAGATTGTTAAAGTAATCCGTAAGAATTTAGTTAAG                       1200
    S  R  E  M  L  Q  Q  N  K  I  V  K  V  I  R  K  N  L  V  K
AAATGTCTGGAGCTCTTCGAAGAACTTTCCGAGGACAAAGAGGGCTACAAGAAGTTTTAT                       1260
    K  C  L  E  L  F  E  E  L  S  E  D  K  E  G  Y  K  K  F  Y
GAATTGTTTAGCAAGAATCTCAAGTTGGGCATTCATGATGATTCACAAAATAGAGCTAAA                       1320
    E  L  F  S  K  N  L  K  L  G  I  H  D  D  S  Q  N  R  A  K
TTGGCTGAATTCCTCAGATTCCACACTTCAGCATCGGGTGATGAAGCTTGCTCTCTCAAA                       1380
    L  A  E  F  L  R  F  H  T  S  A  S  G  D  E  A  C  S  L  K
GAATATGTATCTCGAATGAAAGAAAACCAGAAACACATCTAYTTCATCACTGGTGAAAAT                       1440
    E  Y  V  S  R  M  K  E  N  Q  K  H  I  X  F  I  T  G  E  N
AAAGAACAAGTTGCAAACTCTTCCTTTGTCGAGCGGGTAAAGAAGCGTGGTTTTGAAGTT                       1500
    K  E  Q  V  A  N  S  S  F  V  E  R  V  K  K  R  G  F  E  V
ATTTACATGACTGAGCCTATTGATGAGTATGTAGTACAACAGATGAAGGARTACGATGGT                       1560
    I  Y  M  T  E  P  I  D  E  Y  V  V  Q  Q  M  K  X  Y  D  G
AAACAATTGGTATCTGTTACCAAAGAGAGCCTGGAGTTACCAGAGGACGAGGAAGAGAAA                       1620
    K  Q  L  V  S  V  T  K  E  S  L  E  L  P  E  D  E  E  E  K
AAGAAGATGGAAGAAGACAAAACTAAATTTGAAGGTTTATGCAAAGTAATGAAAAACATT                       1680
    K  K  M  E  E  D  K  T  K  F  E  G  L  C  K  V  M  K  N  I
TTGGACAATAAAGTGGAAAAAGWGGTTGTGAGTAATAGATTGGTAGAGTCTCCGTGTTGT                       1740
    L  D  N  K  V  E  K  X  V  V  S  N  R  L  V  E  S  P  C  C
```

```
ATTGTTACTTCACAATATGGCTGGACTGCCAACATGGAGCGCATAATGAAGGCACAGGCT        1800
 I  V  T  S  Q  Y  G  W  T  A  N  M  E  R  I  M  K  A  Q  A
CTCAGAGACACATCTACCTTGGGTTACATGGCYGCTAAGAAGCACTTGGAAGTTAATCCT        1860
 L  R  D  T  S  T  L  G  Y  M  X  A  K  K  H  L  E  V  N  P
GATCATTCAATCATAGAAACTTTACGGCAGAAGCTGATGTCGATAAAAATGATAAAGCT        1920
 D  H  S  I  I  E  T  L  R  Q  X  A  D  V  D  K  N  D  K  A
GTTAAGGATTTGGTAATTCTTCTTTTTGAAACTGCTTTGCTTTCATCTGGTTTCACCTTG       1980
 V  K  D  L  V  I  L  L  F  E  T  A  L  L  S  S  G  F  T  L
GATGAACCTGGAGTTCATGCATCCCGCATTTACAGAATGATCAAACTCGGCTTGGGCATC       2040
 D  E  P  G  V  H  A  S  R  I  Y  R  M  I  K  L  G  L  G  I
GATGAGGATGAGCCAATGGCTGCGGAGGAGACCTCTGCTGAAGTTCCACCTCTGGAGGGT       2100
 D  E  D  E  P  M  A  A  E  E  T  S  A  E  V  P  P  L  E  G
GATGCTGACGATGCATCAAGAATGGAAGAAGTAGATTAAGTCGATGTAATTTAGTTTGAA      2139
 D  A  D  D  A  S  R  M  E  E  V  D  —
CCTCGTTTTAGCGGTACATTTATAAATCTCARAACCTGCTTTCATTTGTTGTTTTCAATG
AAAGCAGCTTTTGGGTGTCTCAAAACTGGCTTTCATTTGATATTCCATCACACACCATCT
CAGCCTGCTTTGGTGAATTTAATCTATAAATTTGAGGCGGTTCAATTAAGAATGTTAAGA
GGAATGAAAATCAACAAGTGATCCRTCAGCAACCCAGGCAATCCACCTCTAGTTTTGGCC
TGTATGAACGTAGATGGTCTTAGTTATCGCATTAAAGCCGGAATTGGATATAATGGATGT
GGATAACTTTGGTTTCAACGAGACATACTTATCACACTGCGGCTGAAACAATGCAATTAT
TGCAGATGAAGTTTCCTGGTCGTGCTATCTGGCCCTGGGGAGARGTAAATCGGCCATCAA
GATCGTGCCATTTGACTAGGCGCAATATTGTGTTCCGCATGAAAGCCGGTTTTGAGACTC
GCATTTCTWATTACTTTATCCGCAAATAAAGACTTATTACTCGTATTTAATATRYAAAAA
AAAAAAAAAAAAAAAAAAAAA
```

为 122 bp, 3'-UTR 为 581 bp, 开放阅读框（ORF）为 2139 bp, 编码 712 个氨基酸。

根据其他昆虫已知的蛋白序列, 我们知道昆虫 HSP90 蛋白含有 3 个不保守区域和 5 个高度保守区域, 不保守区域以方框标记, 记为 a、b、c; 5 个高度保守区域以底部划横线标记, 依次为 I~V; C 端的 MEEVD/E 是胞内 HSP 家族的特征序列。

根据其蛋白序列, 结合其他已知物种的 HSP90 蛋白三维结构, 推测蒲氏钩蝙蛾 TpHSP90 蛋白三维结构如图 3-17 所示。

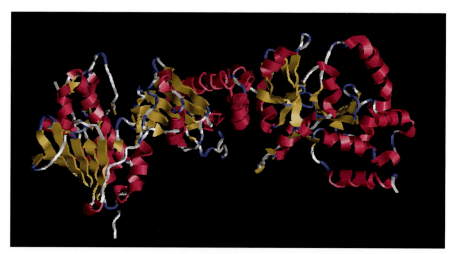

图 3-17　蒲氏钩蝙蛾 TpHSP90 蛋白的 3D 结构
Figure 3-17　Three-demension structure of *TpHSP90* protein

蒲氏钩蝠蛾 TpHSP90 蛋白序列与鳞翅目其他昆虫比对结果，如下面序列图所示。

```
                         10        20        30        40        50        60
                         |         |         |         |         |         |
Sfrugiperda      MPEEMQT-DVAEVETFAFQAEIAQLMSLIINTFYSNKEIFLRELISNSSDALDKIRYESL
Hzea             MPEEMQT-DVAEVETFAFQAEIAQLMSLIINTFYSNKEIFLRELISNSSDALDKIRYESL
Sexigua_1        MPEEMQT-DVAEVETFAFQAEIAQLMSLIINTFYSNKEIFLRELISNSSDALDKIRYESL
Sexigua_2        MPEEMQT-DVAEVETFAFQAEIAQLMSLIINTFYSNKEIFLRELISNSSDALDKIRYESL
Mbrassicae       MPEEMQT-DGAEVETFAFQAEIAQLMSLIINTFYSNKEIFLRELISNSSDALDKIRYESL
Snonagrioides    MPEEMQT-DVAEVETFAFQAEIAQLMSLIINTFYSNKEIFLRELISNSSDALDKIRYESL
Csuppressalis    MPEEMQT-QSGEVETFAFQAEIAQLMSLIINTFYSNKEIFLREVISNASDALDKIRYESL
Lsticticalis     MPEDMHTTQSGEVETFAFQAEIAQLMSLIINTFYSNKEIFLREVISNSSDALDKIRYESL
Ofuscidentalis   MPEEMQT-QAAEVETFAFQAEIAQLMSLIINTFYSNKEIFLREVISNSSDALDKIRYESL
Bmorix1          MPEEMETQP-AEVETFAFQAEIAQLMSLIINTFYSNKEIFLRELISNSSDALDKIRYESL
Ayamamai         MPEGMETTPSAEVETFAFQAEIAQLMSLIINTFYSNKEIFLRELISNSSDALDKIRYESL
Dtxp_2           MPEEMQTQP-AEVETFAFQAEIAQLMSLIINTFYSNKEIFLRELISNSSDALDKIRYESL
Dtabulaeformis   MPEEMQTQP-AEVETFAFQAEIAQLMSLIINTFYSNKEIFLRELISNSSDALDKIRYESL
Dpxt_1           MPEEMQTQP-AEVETFAFQAEIAQLMSLIINTFYSNKEIFLRELISNSSDALDKIRCESL
Dsuperans        MPEEMQTQP-AEVETFAFQAEIAQLMSLIINTFYSNKEIFLRELISNSSDALDKIRYESL
Dpunctatus       MPEEMQTQP-AEVETFAFQAEIAQLMSLIINTFYSNKEIFLRELISNSSDALDKIRYESL
Pxylostella      MPEEMQAQS-GEVETFAFQAEIAQLMSLIINTFYSNKEIFLRELISNSSDALDKIRCESL
Tphsp90          MPELNQG—AGDVETFAFQAEIAQLMSLIINTFYSNKEIFLRELISNSSDALDKIRYESL
                 ***  . .:***********************:***:******* ***
                       a                                     I

                         70        80        90       100       110       120
                         |         |         |         |         |         |
Sfrugiperda      TDPSKLDSGKELYIKIIPNKSEGTLTIIDTGIGMTKADLVNNLGTIAKSGTKAFMEALQA
Hzea             TDPSKLDSGKELYIKIIPNKSEGTLTIIDTGIGMTKADLVNNLGTIAKSGTKAFMEALQA
Sexigua_1        TDPSKLDSGKDLYIKIIPNKSEGTLTIIDTGIGMTKADLVNNLGTIAKSGTKAFMEALQA
Sexigua_2        TDPSKLDSGKDLYIKIIPNKSEGTLTIIDTGIGMTKADLVNNLGTIAKSGTKAFMEALQA
Mbrassicae       TDPSKLDSGKELYIKIIPNKSEGTLTLIDTGIGMTKADLVNNLGTIAKSGTKAFMEALQA
Snonagrioides    TDPSKLDSGKELYIKIIPNKSEGTLTLIDTGIGMTKADLVNNLGTIAKSGTKAFMEALQA
Csuppressalis    TDPSKLDSGKELYIKIVPNKSEGTLTIIDTGIGMTKADLVNNLGTIAKSGTKAFMEALQA
Lsticticalis     TDPSKLDSGKELYIKIVPNKSEGTLTIIDTGIGMTKADLVNNLGTIAKSGTKAFMEALQA
Ofuscidentalis   TDPSKLDSGKELYIKIIPNKSEGTLTIIDTGIGMTKADLVNNLGTIAKSGTKAFMEALQA
Bmorix1          TDPSKLDSGKELYIKIIPNKNEGTLTIIDTGIGMTKADLVNNLGTIAKSGTKAFMEALQA
Ayamamai         TDPSKLDSGKELYIKIIPNKSEGTLTIIDTGIGMTKADLVNNLGTIAKSGTKAFMEALQA
Dtxp_2           TDPSKLESGKELYIKIIPNKSEGTLTIIDTGIGMTKADLVNNLGTIAKSGTKAFMEALQA
Dtabulaeformis   TDPSKLESGKELYIKIIPNKSEGTLTIIDTGIGMTKADLVNNLGTIAKSGTKAFMEALQA
Dpxt_1           TDPSKLESGKELYIKIIPNKSEGTLTIIDTGIGMTKADLVNNLGTIAKSGTKAFMEALQA
Dsuperans        TDPSKLESGKELYIKIIPNKSEGTLTIIDTGIGMTKADLVNNLGTIAKSGTKAFMEALQA
Dpunctatus       TDPSKLESGKELYIKIIPNKSEGTLTIIDTGIGMTKADLVNNLGTIAKSGTKAFMEALQA
Pxylostella      TDPSKLDSGKELYIKIIPNKAEGTLTIIDTGIGMTKADLVNNLGTIAKSGTKAFMEALQA
Tphsp90          TDPSKLDNGKELYIKLIPNKSEGTLTIIDTGIGMTKADLVNNLGTIAKSGTKAFMEALNA
                 ******:.**:****::***  *****:*****************************:*
                                                                   II
```

```
                      130       140       150       160       170       180
                       |         |         |         |         |         |
Sfrugiperda      GADISMIGQFGVGFYSCYLVADRVTVHSKHNDDEQYMWESSAGGSFTVRPDPGEPLGRGT
Hzea             GADISMIGQFGVGFYSCYLVADRVTVHSKHNDDEQYMWESSAGGSFTVRPDHGEPLGRGT
Sexigua_1        GADISMIGQFGVGFYSCYLVADRVTVHSKHNDDEQYRWESSAGGSFTVRPDHGEPLGRGT
Sexigua_2        GADISMIGQFGVGFYSCYLVADRVTVHSKHNDDEQYRWESSAGGSFTVRPDHDEPLGRGT
Mbrassicae       GADISMIGQFGVGFYSCYLVADRVTVHSKHNDDEQYVWESSAGGSFTVRPDHGEPLGRGT
Snonagrioides    GADISMIGQFGVGFYSCYLVADRVTVHSKHNDDEQYVWESSAGGSFTVRPDHGEPLGRGT
Csuppressalis    GADISMIGQFGVGFYSCYLVADRVTVHSKHNDDEQYMWESAAGGSFTIRPDQGEPLGRGT
Lsticticalis     GADISMIGQFGVGFYSCYLVADRVTVHSKHNDDEQYMWESAAGGSFTIRPDHGEPLGRGT
Ofuscidentalis   GADISMIGQFGVGFYSCYLVADRVTVHSKHNDDEQYMWESAAGGSFTIRADHGEPLGRGT
Bmorix1          GADISMIGQFGVGFYSSYLVADRVTVHSKHNDDEQYVWESSAGGSFTVRPDSGEPLGRGT
Ayamamai         GADISMIGQFGVGFYSCYLVADRVTVHSKHNDDEQYMWESSAGGSFTVRSDPGEPLGRGT
Dtabulaeformis   GADISMIGQFGVGFYSCYLVADRVTVHSKHNDDEQYMWESAAGGSFTVRPDPGEPLGRGT
Dpunctatus       GADISMIGQFGVGFYSCYLVADRVTVHSKHNDDEQYMWESAAGGSFTVRPDPGEPLGRGT
Dpxt_1           GADISMIGQFGVGFYSCYLVADRVTVHSKHNDDEQYMWESAAGGSFTVRPDPGEPLGRGT
Dtxp_2           GADISMIGQFGVGFYSCYLVADRVTVHSKHNDDEQYMWESAAGGSFTVRPDPGEPLGRGT
Dsuperans        GADISMIGQFGVGFYSCYLVADRVTVHSKHNDDEQYMWESAAGGSFTVRPDPGEPLGRGT
Pxylostella      GADISMIGQFGVGFYSCYLVADRVTVTSKHNDDEQYMWESAAGGSFTIRSDASEPLGRGT
Tphsp90          GADISMIGQFGVGFYSAYLVADKVTVTSKHNDDEQYLWESSAGGSFTVRSDDGEPLGRGT
                 ****************.*****:*** ********* ***:******:*.* .*******
                                Ⅲ
                      190       200       210       220       230       240
                       |         |         |         |         |         |
Sfrugiperda      KIVLHIKEDLTEYLEEHKIKEIVKKHSQFIGYPIKLMVEKEREKELSDDEAEEEKKEDEK
Hzea             MIVLHIKEDLTEYLEEHKIKEIVKKHSQFIGYPIKLMVEKEREKELSDDEAEEEKKEDEK
Sexigua_1        KIVLHIKEDLTEYLEEHKIKEIVKKHSQFIGYPIKLMVEKEREKELSDDEAEEEKKEDEK
Sexigua_2        KIVLHIKEDLTEYLEEHKIKEIVKKHSQFIGYPIKLMVEKEREKELSDDEAEEEKKEDEK
Mbrassicae       QIVLHIKEDLTEYLEEHKIKEIVKKHSQFIGYPIKLMVEKEREKELSDDEAEEEKKEEEK
Snonagrioides    KIVLHIKEDLTEYLEEHKIKDIVKKHSQFIGYPIKLMVEKEREKELSDDEAEEEKKEDEK
Csuppressalis    KIVLHIKEDLSEYLEEHKIKEIVKKHSQFIGYPIKLVVEKEREKELSDDEAEEEKKEEDK
Lsticticalis     KIVLHIKEDLSEYLEEHKIKEIVKKHSQFIGYPIKLVVEKEREKELSDDEAEEEKKEDEK
Ofuscidentalis   KIVLHIKEDLSEYLEEHKIKEVVKKHSQFIGYPIKLVVEKEREKELSDDEAEEEKKEDE
Bmorix1          KIVLHVKEDLAEFMEEHKIKEIVKKHSQFIGYPIKLMVEKEREKELSDDEAEEE-KKEE-
Ayamamai         KIVLHVKEDLAEYMEEHKIKEIVKKHSQFIGYPIKLMVEKEREKELSDDEAEEEKKEG
Dtabulaeformis   KVVLHVKEDLADYMEEQKIKEVVKKHSQFIGYPIKLVVEKEREKELSDDEAEEEKKEEK-
Dpunctatus       KVVLHVKEDLADYMEEQKIKEVVKKHSQFIGYPIKLVVEKEREKELSDDEAEEEKKEEK-
Dpxt_1           KVVLHVKEDLADYMEEQKIKEVVKKHSQFIGYPIKLVVEKEREKELSDDEAEEEKKEEK-
Dtxp_2           KVVLHVKEDLADYMEEQKIKEVVKKHSQFIGYPIKLVVEKEREKELSDDEAEEEKKEEK-
Dsuperans        KVVLHVKEDLADYMEEQKIKEVVKKHSQFIGYPIKLVVEKEREKELSDDEAEEEKKEEK-
Pxylostella      KIVLHIKEDLTEYLEEHKIKEIVKKHSQFIGYPIKLMVEKEREKELSDDEAEEEKKEEG-
Tphsp90          KIVLHMKEALDEFLEERKIKDIVKKHSQFIGYPIKLLVEKEREKELSDEEEEEAKEDDK-
                 :***:** * :::**:***:************:**********:* **   :.:
```

b

```
                      250       260       270       280       290       300
                       |         |         |         |         |         |
Sfrugiperda     EDDKPKIEDVGEDDEEDKKD-KKKKKTIKEKYTEDEELNKTKPIWTRNADDITQEEYGDF
Hzea            EDDKPKIEDVGEDEEEDKKD-KKKKKTIKEKYTEDEELNKTKPIWTRNADDITQEEYGDF
Sexigua_1       EDDKPKIEDVGEDDEEDKKD-KKKKKTIKEKYTEDEELNKTKPIWTRNADDITQEEYGDF
Sexigua_2       EDDKPKIEDVGEDDEEDKKD-KKKKKTIKEKYTEDEELNKTKPIWTRNADDITQEEYGDF
Mbrassicae      EDDKPKIEDVGEDDEEDKKD-KKKKKTIKEKYTEDEELNKTKPIWTRNADDITQEEYGDF
Snonagrioides   DEDKPKIEDVGEDDEEDKKD-KKKKKTIKEKYTEDEELNKTKPIWTRNADDITQEEYGDF
Csuppressalis   EDEKPKIEDVGEDDEEDKKD-KKKKKTIKEKYTEDEELNKTKPIWTRNADDITQEEYGEF
Lsticticalis    EDDKPKIEDVGEDDEEDKKD-KKKKKTIKEKYTEDEELNKTKPIWTRNADDITQEEYGDF
Ofuscidentalis  EDDKPKIEDVGEDDEEDKKD-KKKKKTIKEKYTEDEELNKTKPIWTRNADDITQEEYGDF
Bmorix1         EDEKPKIEDVGEDEDEDKKDTKKKKKTIKEKYTEDEELNKTKPIWTRNADDITQDEYGDF
Ayamamai        EDDKPKIEDVGEDEEEDKKD-KKKKKTIKEKYTEDEELNKTKPIWTRNADDITQEEYGDF
Dtabulaeformis  EDEKPKIEDVGEDEEEDKKD--KKKKTIKEKYTEDEELNRTKPIWTRNADDITQEEYGDF
Dpunctatus      EDEKPKIEDVGEDEEEDKKD--KKKKTIKEKYTEDEELNRTKPIWTRNADDITQEEYGDF
Dpxt_1          EDEKPKIEDVGEDEEEDKKD--KKKKTIKEKYTEDEELNRTKPIWTRNADDITQEEYGDF
Dtxp_2          EDEKPKIEDVGEDEEEDKKD--KKKKTIKEKYTEDEELNRTKPIWTRNADDITQEEYGDF
Dsuperans       EDEKPKIEDVGEDEEEDKKD--KKKKTIKEKYTEDEELNRTKPIWTRNADDITQEEYGDF
Pxylostella     EDDKPKIEDVGEDEDEDAKDKKKKKKTIKEKYTEDEELNKTKPIWTRNADDITQEEYGDF
Tphsp90         -DTKPKIEDVGEDEESTKEK--KKKKTIKEKYTEDEELNKTKPIWTRNADDITQEEYGEF
                 : *********::. :.  ***************:***************:***:*
                                            b
                      310       320       330       340       350       360
                       |         |         |         |         |         |
Sfrugiperda     YKSLTNDWEDHLAVKHFSVEGQLEFRALLFVPRRAPFDLFENKKRKNNIKLYVRRVFIMD
Hzea            YKSLTNDWEDHLAVKHFSVEGQLEFRALLFVPRRAPFDLFENKKRKNNIKLYVRRVFIMD
Sexigua_1       YKSLTNDWEDHLAVKHFSVEGQLEFRALLFVPRRAPFDLFENKKRKNNIKLYVRRVFIMD
Sexigua_2       YKSLTNDWEDHLAVKHFSVEGQLEFRALLFVPRRAPFDLFENKKRKNNIKLYVRRVFIMD
Mbrassicae      YKSLTNDWEDHLAVKHFSVEGQLEFRALLFVPRRAPFDLFENKKRKNNIKLYVRRVFIMD
Snonagrioides   YKSLTNDWEDHLAVKHFSVEGQLEFRALLFVPRRAPFDLFENKKRKNNIKLYVRRVFIMD
Csuppressalis   YKSLTNDWEDHLAVKHFSVEGQLEFRALLFVPRRAPFDLFENKKRKNNIKLYVRRVFIMD
Lsticticalis    YKSLTNDWEDHLAVKHFSVEGQLEFRALLFVPRRAPFDLFENKKRKNNIKLYVRRVFIMD
Ofuscidentalis  YKSLTNDWEDHLAVKHFSVEGQLEFRALLFVPRRAPFDLFENKKRKNNIKLYVRRVFIMD
Bmorix1         YKSLTNDWEDHLAVKHFSVEGQLEFRALLFVPRRAPFDLFENKKRKNNIKLYVRRVFIMD
Ayamamai        YKSLTNDWEDHLAVKHFSVEGQLEFRALLFVPRRAPFDLFENKKRKNNIKLYVRRVFIMD
Dtabulaeformis  YKSLTNDWEDHLAVKHFSVEDQLEFRALLFVPRRAPFDLFGNKKRKNNIKLYVRRVFIMD
Dpunctatus      YKSLTNDWEDHLAVKHFSVEGQLEFRALLFVPRRAPFDLFENKKRKNNIKLYVRRVFIMD
Dpxt_1          YKSLTNDWEDHLAVKHFSVEGQLEFRALLFVPRRAPFDLFENKKRKNNIKLYVRRVFIMD
Dtxp_2          YKSLTNDWEDHLAVKHFSVEGQLEFRALLFVPRRAPFDLFENKKRKNNIKLYVRRVFIMD
Dsuperans       YKSLTNDWEDHLAVKHFSVEGQLEFRALLFVPRRAPFDLFENKKRKNNIKLYVRRVFIMD
Pxylostella     YKSLTNDWEDHLAVKHFSVEGQLEFRALLFVPRRAPFDLFENKKRKNNTKLYVRRVFIMD
Tphsp90         YKSLTNDWEDHLAVKHFSVEGQLEFRALLFVPXRLPXDLFENKKRKNNXKLYVRRVFIMD
                ********************.*********** * *** ******* **********
```

Ⅳ

```
                              370       380       390       400       410       420
                                |         |         |         |         |         |
Sfrugiperda      NCED-LIPEYLNFIKGVVDSEDLPLNISREMLQQNKILKVIRKNLVKKCLELFEELAEDK
Hzea             NCED-LIPEYLNFIKGVVDSEDLPLNISREMLQQNKILKVIRKNLVKKCLELFEELAEDK
Sexigua_1        NCED-LIPEYLNFIKGVVDSEDLPLNISREMLQQNKILKVIRKNLVKKCLELFEELAEDK
Sexigua_2        NCED-LIPEYLNFIKGVVDSEDLPLNISREMLQQNKILKVIRKNLVKKCLELFEELAEDK
Mbrassicae       NCED-LIPEYLNFIKGVVDSEDLPLNISREMLQQNKILKVIRKNLVKKCLELFEELAEDK
Snonagrioides    NCED-LIPEYLNFIKGVVDSEDLPLNISREMLQQNKILKVIRKNLVKKCLELFEELAEDK
Csuppressalis    NCED-LIPEYLNFIKGVVDSEDLPLNISREMLQQNKILKVIRKNLVKKCLELFEELAEDK
Lsticticalis     NCED-LIPEYLNFIKGVVDSEDLPLNISREMLQQNKILKVIRKNLVKKCLELFEELAEDK
Ofuscidentalis   NCED-LIPEYLNFIKGVVDSEDLPLNISREMLQQNKILKVIRKNLVKKCFELFEELAEDK
Bmorix1          NCED-LIPEYLNFIRGVVDSEDLPLNISREMLQQNKILKVIRKNLVKKCLELFEELAEDK
Ayamamai         NCED-LIPEYLNFIRGVVDSGDLPLNISREMLQQNKILRVIRKNLVKKCLELFEELAEDK
Dtabulaeformis   NCED-LIPEYLNFIRGVVDSEDLPLNISREMLQQNKILKVIRKNLVKKCLELFEELAEDK
Dpunctatus       NCEDEHMTEYLKCINGVIDSEDMPLNISREMLQQNKILKVIRKNLVKKCLELFEELAEDK
Dpxt_1           NCED-LIPEYLNFIRGVVDSEDLPLNISREMLQQNKILKVIRKNLVKKCLELFEELAEDK
Dtxp_2           NCED-LIPEYLNFIRGVVDSEDLPLNISREMLQQNKILRVIRKNLVKKCLELFEELAEDK
Dsuperans        NCED-LIPEYLNFMRGVVDSEDLPLNISREMLQQNKILKVIRKNLVKKCLELFEELAEDK
Pxylostella      NCED-LIPEYLNFIKGVVDSEDLPLNISREMLQQNKILKVIRKNLVKKCLELFEELAEDK
Tphsp90          NCEE-IIPEYLNXIKGVVDSEDLPLNISREMLQQNKIVKVIRKNLVKKCLELFEELSEDK
                 ***: :.***: :.**:** *:*************::**********:******:***

                                            V
                              430       440       450       460       470       480
                                |         |         |         |         |         |
Sfrugiperda      ENYKKYYEQFSKNLKLGIHEDSQNRSKLADLLRYHTSASGDEACSLKEYVSRMKENQKHI
Hzea             ENYKKYYEQFSKNLKLGIHEDSQNRSKLADLLRYHTSASGDEACSLKEYVSRMKENQKHI
Sexigua_1        ENYKKYYEQFSKNLKLGIHEDSQNRSKLADLLRYHTSASGDEACSLKEYVSRMKENQKHI
Sexigua_2        ENYKKYYEQFSKNLKLGIHEDSQNRSKLADLLRYHTSASGDEACSLKEYVSRMKENQKHI
Mbrassicae       ENYKKYYEQFSKNLKLGIHEDSQNRSKLADLLRYHTSASGDEACSLKEYASRMKENQKHI
Snonagrioides    ENYKKYYEQFSKNLKLGIHEDSQNRSKLADLLRYHTSASGDEACSLKEYTSRMKENQKHI
Csuppressalis    ENYKKFYEQFSKNLKLGIHEDSQNRSKLADLLRYHTSASGDEACSFKEYVSRMKENQKHI
Lsticticalis     ENYKKLYEQFSKNLKLGIHEDSQNRSKLADLLRYHTSASGDESCSFKEYVSRMKENQKHI
Ofuscidentalis   ENYKKYYEQFSKNLKLGIHEDSQNRSKLADLLRYHTSASGDESCSFKEYVSRMKENQKHI
Bmorix1          ENYKKYYEQFSKNLKLGIHEDSQNRAKLSELLRYHTSASGDEACSLKEYVSRMKENQKHI
Ayamamai         ENYKKYYEQFGKNLKLGIHENSQNRSKLSDLLRYHTSASGDEACSLKEYVSRMKENQKHI
Dtabulaeformis   ENYKKYYEQFSKNLKLGIHEDTQNRSKLADLLRYNTSASGDEACSLKEYVSRMKENQKHI
Dpunctatus       ENYKKCYEQFSKNLKLGIHEDTQNRSKLADLLRYNTSASGDEACSLKEYVSRMKENQKHI
Dpxt_1           ENYKKYYEQFSKNLKLGIHEDTQNRSKLADLLRYNTSASGDEACSLKEYVSRMKENQKHI
Dtxp_2           ENYKKYYEQFSKNLKLGIHEDTQNRSKLADLLRYNTSASGDEACSLREYVSRMKENQKHI
Dsuperans        ENYKKYYEQFSKNLKLGIHEDTQNRSKLADLLRYNTSASGDEACSLKEYVSRMKENQKHI
Pxylostella      ENYKKYYEQFSKNLKLGIHEDSQNRNKLADLRFHTSASGDEACSFKEYVSRMKENQKHI
Tphsp90          EGYKKFYELFSKNLKLGIHDDSQNRAKLAEFLRFHTSASGDEACSLKEYVSRMKENQKHI

                 *.*** ** *.*******:::*** **:::**:*******:**::**.*********
```

```
                        490       500       510       520       530       540
                         |         |         |         |         |         |
Sfrugiperda      YYITGENRDQVANSSFVERVKKRGYEVVYMTEPIDEYVVQQMREYDGKTLVSVTKEGLEL
Hzea             YYITGENRDQVANSSFVERVKKRGYEVAYMTEPVDEYVVQQMREYDGKTLVSVTKEGLEL
Sexigua_1        YYITGENRDQVANSSFVERVKKRGYEVVYMTEPIDEYVVQQMKEYDGKTLVSVTKEGLEL
Sexigua_2        YYITGENRDQVANSSFVERVKKRGYEVVYMTEPIDEYVVQQMREYDGKTLVSVTKEGLEL
Mbrassicae       YYITGENRDQVANSSFVERVKKRGYEVVYMTEPIDEYVVQQMREYDGKTLVSVTKEGLEL
Snonagrioides    YYITGENRDQVANSSFVERVKKRGYEVVYMTEPIDEYVVQQMREYDGKTLVSVTKEGLEL
Csuppressalis    YYITGENRDQVANSSFVERVKKRGYEVVYMTEPIDEYVVQQMREYDGATLVSVTKEGLEL
Lsticticalis     YYITGENRDQVANSSFVERVKKRGYVVVYMTEPIDEYVVQQMREYDGKTLVSVTKEGLEL
Ofuscidentalis   YYITGENRDQVANSSFVERVKKRGYEVVYMTEPIDEYVVQQMREYDGKTLVSVTKEGLEL
Bmorix1          YYITGENRDQVANSSFVERVKKRGYEVVYMTEPIDEYVVQQMREYDGKTLVSVTKEGLEL
Ayamamai         YYITGENRDQVANSSFVERVKKRGYEVVYMTEPIDEYVVQQMKKYDGKTLVSVTKEGLEL
Dtabulaeformis   YYITGENRDQVANSSFVERVKKRGYEVVYMTEPIDEYVVQQMREYDGKTLVSVTKEGLEL
Dpunctatus       YYITGENRDQVANSSFVERVKKRGYEVVYMTEPIDEYVVQQMREYDGKTLVSVTKEGLEL
Dpxt_1           YYITGENRDQVANSSFVERVKKRGYEVVYMTEPIDEYVVQQMREYDGKTLVSVTKEGLEL
Dtxp_2           YYITGENRDQVANSSFVERVKKRGYEVVYMTEPIDEYVVQQMREYDGKTLVSVTKEGLEL
Dsuperans        YYITGENRDQVANSSFVERVKKRGYEVVYMTEPIDEYVVQQMREYDGKTLVSVTKEGLEL
Pxylostella      YYITGENRDQVSNSSFVERVKKRGYEVVYMTEPIDEYVVQQMREYDGKTLVSVTKEGLEL
Tphsp90          YFITGENKEQVANSSFVERVKKRGFEVIYMTEPIDEYVVQQMKEYDGKQLVSVTKESLEL
                 *:*****::**:************:  *  *****:********::***   *******.***

                        550       560       570       580       590       600
                         |         |         |         |         |         |
Sfrugiperda      PEDEEEKKKREEDKVKFEGLCKVMKNILDNKVEKVVVSNRLVESPCCIVTAQYGWSANME
Hzea             PEDEEEKKKREEDKVKFEGLCKVMKNILDNKVEKVVVSNRLVESPCCIVTAQYGWSANME
Sexigua_1        PEDEEEKKKREEDKVKFEGLCKVMKNILDNKVEKVVVSNRLVESPCCIVTAQYGWSANME
Sexigua_2        PEDEEEKKKREEDKVKFEGLCKVMKNILDNKVEKVVVSNRLVESPCCIVTAQYGWSANME
Mbrassicae       PEDEEEKKKREEDKVKFEGLCKVMKNILDNKVEKVVVSNRLVESPCCIVTAQYGWSANME
Snonagrioides    PEDEEEKKKREEDKVKFENLCKVMKNILDNKVEKVVVSNRLVESPCCIVTAQYGWSANME
Csuppressalis    PEDEEEKKKREEDKVKFEGLCKVMKNILDNKVEKVVVSNRLVESPCCIVTAQYGWSANME
Lsticticalis     PEDEEEKKKREEDKVKFENLCKVMKNILDNKVEKVVVSNRLVESPCCIVTAQYGWSANME
Ofuscidentalis   PEDEEEKKKREEDKVKFEGLCKVMKNILDNKVEKVVVSNRLVESPCCIVTAQYGWSANME
Bmorix1          PEDEEEKKKREEDKVKFEGLCKVMKNILDNKVEKVVVSNRLVESPCCIVTAQYGWSANME
Ayamamai         PEDEEEKKKREEDKVKFEGLCKVMKNILDKKVEKVVASNRLVESPCCIVTAQYGWSANME
Dtabulaeformis   PEDEEEKKKREEDKVKFEGLCKVMKNILDNKVEKVVVSNRLVESPCCIVTAQYGWSANME
Dpunctatus       PEDEEEKKKREEDKVKFEGLCKVMKNILDNKVEKVVVSNRLVESPRCIVTAQYGWSANME
Dpxt_1           PEDEEEKKKREEDKVKFEGLCKVMKNILDNKVEKVVVSNRLVESPCCIVTAQYGWSANME
Dtxp_2           PEDEEEKKKREEDKVKFEGLCKVMKNILDNKVEKVVVSNRLVESPCCIVTAQYGWSANME
Dsuperans        PEDEEEKKKREEDKVKFEGLCKVMKNILDNKVEKVVVSNRLVESPCCIVTAQYGWSANME
Pxylostella      PEDEEEKKKREEDKVKFENLCKVMKNILDNKVEKVVVSNRLVESPCCIVTAQYGWSANME
Tphsp90          PEDEEEKKKMEEDTKFEGLCKVMKNILDNKVEKXVVSNRLVESPCCIVTSQYGWTANME
                 *********.****.***.**********:*** *.*******.****:****:****
```

```
                         610       620       630       640       650       660
                          |         |         |         |         |         |
Sfrugiperda      RIMKAQALRDTSTMGYMAAKKHLEINPDHSIVETLRQKAEADKNDKAVKDLVILLYETAL
Hzea             RIMKAQALRDTSTMGYMAAKKHLEINPDHSIVETLRQKAEADKNDKAVKDLVILLYETAL
Sexigua_1        RIMKAQALRDTATMGYMAAKKHLEINPDHSIVETLRQKAEADKNDKAVKDLVILLYETAL
Sexigua_2        RIMKAQALRDTATMGYMAAKKHLEINPDHSIVETLRQKAEADKNDKAVKDLVILLYETAL
Mbrassicae       RIMKAQALRDTSTMGYMAAKKHLEINPDHSIVETLRQKAEADKNDKAVKDLVILLYETAL
Snonagrioides    RIMKAQALRDTSTMGYMAAKKHLEINPDHSIVETLRQKAEADKNDKAVKDLVILLYETAL
Csuppressalis    RIMKAQALRDTSTMGYMAAKKHLEINPDHSIVETLRQKAEADKNDKAVKDLVILLYETAL
Lsticticalis     RIMKAQALRDTSTMGYMAAKKHLEINPDHSIVETLRQKAEADKNDKAVKDLVTLLYETAL
Ofuscidentalis   RIMKAQALRDTSTMGYMAAKKHLEINPDHPIVETLRQKAEADENDKFVKDLVILLYETAL
Bmorix1          RIMKAQALRDTSTMGYMAAKKHLEINPDHSIVETLRQKAEADKNDKAVKDLVILLYETAL
Ayamamai         RIMKAQALRDTSTMGYMAAKKHLEVNPDHSIVETLRQKAEADKNDKAVKDLVILLYETAL
Dtabulaeformis   RIMKAQALRDTSTMGYMAAKKHLEVNPDHSIVETLRQKAEADKNDKAVKDLVILLYETAL
Dpunctatus       RIMKAQALRDTSTMGYMAAKKHLEINPDHSIVETLRQKAEADKNDKAVKDLVILLYETAL
Dpxt_1           RIMKAQALRDTSTMGYMAAKKHLEVNPDHSTVGTLRQKAEADKNDKAVKDLVILLYETAL
Dtxp_2           RIMKAQALRDTSTMGYMAAKKHLEINPDHSIVETLRQKAEADKNDKAVKDLVILLYETAL
Dsuperans        RIMKAQALRDTSTMGYMAAKKHLEINPDHSIVETLRQKAEADKNDKAVKDLVILLYETAL
Pxylostella      RIMKAQALRDTSTMGYMAAKKHLEINPDHSIVETLRQKAEVDKNDKAVKDLVILLYETAL
Tphsp90          RIMKAQALRDTSTLGYMAAKKHLEVNPDHSIIETLRQKADVDKNDKAVKDLVILLFETAL
                 **********:*:**********:****. : ******:.*:*** ***** **:****

                         670       680       690       700       710       720
                          |         |         |         |         |         |
Sfrugiperda      LSSGFTLDEPQVHASRIYRMIKLGLGIDEDEPIQVEESSAGDVPPLEGDADDASRMEEVD
Hzea             LSSGFTLDEPQVHASRIYRMIKLGLGIDEDEPIQVEESSAGDVPPLEGDADDASRMEEVD
Sexigua_1        LSSGFTLDEPQVHASRIYRMIKLGLGIDEDEPIQVEESSAGDVPPLEGDADDASRMEEVD
Sexigua_2        LSSGFTLDEPQVHASRIYRMIKLGLGIDEDEPIQVEESSAGDVPPLEGDADDASRMEEVD
Mbrassicae       LSSGFALDEPQVHASRIYRMIKLGLGIDEDEPIQVEEANAGDVPPLEGDADDASRMEEVD
Snonagrioides    LSSGFALDEPQVHASRIYRMIKLGLGIDEDEPIQVEEANAGDVPPLEGDADDASRMEEVD
Csuppressalis    LSSGFALDEPQVHASRIYRMIKLGLGIDEDEPIQVEETSAGDVPPLEGDADDASRMEEVD
Lsticticalis     LSSGFTLDEPQVHASRIYRMIKLGLGIDEDEPIQVEESSAGDVPPLEGDADDASRMEEVE
Ofuscidentalis   LSSGFTLDEPQVHASRIYRMIKLGLGIDEDEPIQVEESSAGDVPPLEGDADDASRMEEVD
Bmorix1          LSSGFTLDEPQVHASRIYRMIKLGLGIDEDEPIQVEEPASGDVPPLEGDADDASRMEEVD
Ayamamai         LSSGFTLDEPQVHASRIYRMIKLGLGIDEDEPIQVEESSAGDVPPLEGDTDDASRMEEVD
Dtabulaeformis   LSSGFTLDEPQVHASRIYRMIKLGLGIDEDEPIQVEETSAGDVPPLEGDADDASRMEEVD
Dpunctatus       LSSGFTLDEPQVHASRIYRMIKLGLGIDEDEPIQVEETSAGDVPPLEGDADDASRMEEVD
Dpxt_1           LSSGFTLDEPQVHASRIYRMIKLGLGIDEDEPIQVEETSAGDVPPLEGDADDASRMEEVD
Dtxp_2           LSSGFTLDEPQVHASRIYRMIKLGLGIDEDEPIQVEETSAGDVPPLEGDADDASRMEEVD
Dsuperans        LSSGFTLDEPQVHASRIYRMIKLGLGIDEDEPIQVEETSAGDVPPLEGDADDASRMEEVD
Pxylostella      LSSGFSLDEPQVHASRIYRMIKLGLGIDEDEPIQVEEASAGDVPPLEGDGDDASRMEEVD
Tphsp90          LSSGFTLDEPGVHASRIYRMIKLGLGIDEDEPMAAEETSA-EVPPLEGDADDASRMEEVD
                 *****:**** *****************:  .**. : :******* *********:
```

其中各物种为：蒲氏钩蝠蛾（*T. pui*）（TpHSP-90），家蚕（*B. mori*）（Bmori），草地贪夜蛾（*S. frugiperda*）（Sfrugiperda），二化螟（*Chilo suppressalis*）（Csuppressalis），甜菜夜蛾（*S. exigua*）（Sexigua），小菜蛾（*Plutella xylostella*）（Pxylostella），谷实夜蛾（*H. zea*）（Hzea），甘蓝夜蛾（*M. brassicae*）（Mbrassicae），地中海玉米螟（*Sesamia nonagrioides*）（Snon-agrioides），竹蠹螟（*Omphisa fuscidentalis*）（Ofusci-dentalis），落叶松毛虫（*D. superans*）（Dsuperans），天蚕（*Antheraea yamamai*）（Ayamamai），草地螟（*Loxostege sticti-calis*）（Lsticticalis），油松毛虫（*D. tabulaeformis*）（Dtabulaeformis），马尾松毛虫（*D. punctatus*）（Dpunctatus）。不同颜色表示蛋白序列的保守程度，红色和"*"为最保守，绿色和":"次之，蓝色和"."更次之，黑白色最不保守。

利用软件 MEGA3.1 对 NCBI 登录的所有昆虫的 *HSP90* 进行了进化树分析，如图 3-18 所示。从图中可见，蒲氏钩蝠蛾 *TpHSP90* 与其他各昆虫物种 *HSP90* 的同源性。

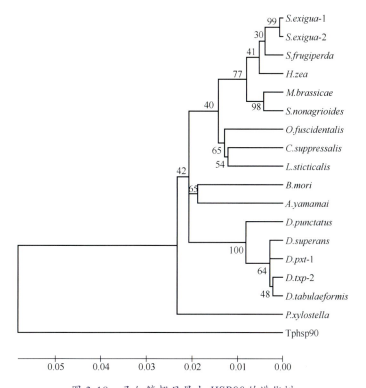

图 3-18 已知鳞翅目昆虫 *HSP90* 的进化树
Figure 3-18 Phylogenetic tree for known lepidopterous *HSP90*
在分支下方的数值代表进行 1000 个 bootstrap 重复运算的正确百分比，最下面的截距代表遗传距离
Bootstrap values in percent from 1000 replicates are shown; scale bar 0.01 substitutions per site

3.3.3 蒲氏钩蝠蛾幼虫 *TpHSP70* 序列结构分析

根据 3'/5'-RACE 的结果，经 DNAstar 软件分析、拼接后，得到 *TpHSP70* 全长及翻译蛋白序列如下。

TpHSP70 基因全长 cDNA 为 2169 bp，5'-UTR 为 90 bp，3'-UTR 为 123 bp，开放阅读框（ORF）

```
                TTTTAATTCTCAAGCAAGCGATCACTAGAC
ACACGTTTCTACTATTACTCATTTTTAGTCTGCGATTTGAAACACTACTAGAAACAAAAG
ATGGCAACCCCTGCTCCCGCAGTTGGTATCGATTTGGGTACTACGTACTCTTGCGTGGGC        60
 M  A  T  P  A  P  A  V  G  I  D  L  G  T  T  Y  S  C  V  G
GTTTTCCAGCATGGAAAGGTCGAAATTATTGCAAACGACCAGGGCAACAGGACCACACCT       120
```

```
                    V  F  Q  H  G  K  V  E  I  I  A  N  D  Q  G  N  R  T  T  P
TCCTATGTTGCATTTACTGACACAGAGCGTCTCATCGGAGACGCCGCTAAGAACCAGGTG                    180
                    S  Y  V  A  F  T  D  T  E  R  L  I  G  D  A  A  K  N  Q  V
GCCATGAATCCCAACAACACCATCTTTGATGCCAAGAGACTTATTGGTCGTAAGTTTGAA                    240
                    A  M  N  P  N  N  T  I  F  D  A  K  R  L  I  G  R  K  F  E
GATGCCACCGTCCAAGCAGACATGAAACATTGGCCGTTCGAAGTGGTCAGCGACGGTGGC                    300
                    D  A  T  V  Q  A  D  M  K  H  W  P  F  E  V  V  S  D  G  G
AAACCTAAAATTAAGATCGAATATAAGGGTGAATCCAGAACCTTCTCACCAGAAGAGGTC                    360
                    K  P  K  I  K  I  E  Y  K  G  E  S  R  T  F  S  P  E  E  V
AGCTCCATGGTGCTCACAAAAATGAAGGAAACTGCCGAGGCTTACCTCGGCAAGACTGTG                    420
                    S  S  M  V  L  T  K  M  K  E  T  A  E  A  Y  L  G  K  T  V
CAAAATGCTGTCATAACAGTTCCTGCATATTTCAATGACTCTCAAAGACAAGCCACCAAA                    480
                    Q  N  A  V  I  T  V  P  A  Y  F  N  D  S  Q  R  Q  A  T  K
GATGCCGGCACAATCTCCGGACTGAACGTGCTTCGAATTATCAATGAGCCCACTGCCGCC                    540
                    D  A  G  T  I  S  G  L  N  V  L  R  I  I  N  E  P  T  A  A
GCTATTGCCTATGGTCTCGACAAGAAGGGACACGGCGAGCGCAACGTACTAATCTTTGAC                    600
                    A  I  A  Y  G  L  D  K  K  G  H  G  E  R  N  V  L  I  F  D
TTGGGTGGCGGTACCTTTGATGTGTCCATCTTGACCATTGAGGATGGTATCTTTGAGGTC                    660
                    L  G  G  G  T  F  D  V  S  I  L  T  I  E  D  G  I  F  E  V
AAATCAACAGCTGGAGACACCCACTTGGGAGGTGAAGCTTCGACAACCGCATGGTGAAT                     720
                    K  S  T  A  G  D  T  H  L  G  G  E  D  F  D  N  R  M  V  N
CATTTCGTCCAAGAGTTCAGAAGAAAGTACAAGAAGGACCTCACAACCAACAAGAGGGCC                    780
                    H  F  V  Q  E  F  R  R  K  Y  K  K  D  L  T  T  N  K  R  A
CTTCGACGTCTGAGAACATCCTGTGAGAGGGCGAAGAGGACTCTGTCTTCTTCCACTCAG                    840
                    L  R  R  L  R  T  S  C  E  R  A  K  R  T  L  S  S  S  T  Q
GCCAGTATTGAAATTGATTCCCTCTTTGAAGGTAKTGATTTCTACACCTCCATAACTCGT                    900
                    A  S  I  E  I  D  S  L  F  E  G  X  D  F  Y  T  S  I  T  R
GCGAGATTCGAGGAACTGAACGCTGATCTGTTCAGATCAACCATGGAACCCGTAGAGAAG                    960
                    A  R  F  E  E  L  N  A  D  L  F  R  S  T  M  E  P  V  E  K
TCGCTGCGTGACGCTAAGATGGATAAGTCTCAGGTTCATGACATCGTTCTCGTCGGTGGT                   1020
                    S  L  R  D  A  K  M  D  K  S  Q  V  H  D  I  V  L  V  G  G
TCAACACGCATTCCCAAGGTGCAGAAGCTCCTCCAGGACTTCTTCAACGGTAAGGAGTTG                   1080
                    S  T  R  I  P  K  V  Q  K  L  L  Q  D  F  F  N  G  K  E  L
AACAAATCCATCAACCCCGACGAAGCAGTCGCCTACGGCGCCGCCGTCCAGGCCGCCATC                   1140
                    N  K  S  I  N  P  D  E  A  V  A  Y  G  A  A  V  Q  A  A  I
CTGCACGGAGACAAGTCCGAGGAGGTCCAGGACTTGCTTCTGCTTGATGTCACACCCCTG                   1200
                    L  H  G  D  K  S  E  E  V  Q  D  L  L  L  L  D  V  T  P  L
TCYCTCGGTATCGAGACCGCTGGCGGCGTGATGACTACGCTCATCAAGAGGAACACCACC                   1260
                    X  L  G  I  E  T  A  G  G  V  M  T  T  L  I  K  R  N  T  T
ATTCCCACCAAGCAGACGCAGACCTTCACTACCTACTCTGATAACCAACCTGGTGTACTC                   1320
                    I  P  T  K  Q  T  Q  T  F  T  T  Y  S  D  N  Q  P  G  V  L
ATTCAGGTATTCGAGGGTGAGCGTGCCATGACCAAGGACAACAACATTCTTGGAAAATTC                   1380
                    I  Q  V  F  E  G  E  R  A  M  T  K  D  N  N  I  L  G  K  F
GAGCTCACTGGCATTCCCCCGCGCCTCGCGGTGTCCCTCAAATAGAGGTCACTTTTGAC                    1440
                    E  L  T  G  I  P  P  A  P  R  G  V  P  Q  I  E  V  T  F  D
```

```
ATTGATGCTAACGGCATTCTGAATGTGTCGGCCATCGAGAAGTCCACCAACAAGGAAAAC        1500
 I  D  A  N  G  I  L  N  V  S  A  I  E  K  S  T  N  K  E  N
AAGATAACCATCACCAATGATAAGGGCCGTCTGTCGAAGGAGGAGTCGAGCGCATGGTC         1560
 K  I  T  I  T  N  D  K  G  R  L  S  K  E  E  I  E  R  M  V
AACGAAGCCGAGAAGTACCGCAGCGAGGATGAGAAACAGAAGGAGACCATCTCTGCCAAG        1620
 N  E  A  E  K  Y  R  S  E  D  E  K  Q  K  E  T  I  S  A  K
AACGGCCTCGAGTCTTACTGCTTCAACATCAAGTCCACCATCGAGGACGAGAAGCTCAAG        1680
 N  G  L  E  S  Y  C  F  N  I  K  S  T  I  E  D  E  K  L  K
GACAAAATTTCGGACACTGACAAACAAACAATTGCCGACAAGTGCAACGACACAATCAAA        1740
 D  K  I  S  D  T  D  K  Q  T  I  A  D  K  C  N  D  T  I  K
TGGTTGGACTCTAACCAGTTGGCTGACAAGGAGGAGTATGAGCACAAGCAGAAAGAGCTG        1800
 W  L  D  S  N  Q  L  A  D  K  E  E  Y  E  H  K  Q  K  E  L
GAGTCGGTGTGCAACCCCATCATCACGAAGTTGTACCAGAGCGCGGGCGGCGCTCCCGGC        1860
 E  S  V  C  N  P  I  I  T  K  L  Y  Q  S  A  G  G  A  P  G
GGTATGCCTGGCTTCCCCGGCGGTCCACCCGGAGCTGGTGGGGCTGCGCCCGGCGCCGGA        1920
 G  M  P  G  F  P  G  G  P  P  G  A  G  G  A  A  P  G  A  G
GGCGGTGCTGGACCCACCATTGAGGAAGTTGATTAA                                1956
 G  G  A  G  P  T  I  E  E  V  D  -
GCATTCCAAAAATACTTTATTTTATTTAATTTATACTTAAAGCTTAAATGACCGTCTGGA
ATCTGCAACATTCAAAACAATAAACGTTAACCAACAAAAAAAAAAAAAAAAAAAAAAAAA
AAA
```

为 1956 bp，编码 651 个氨基酸。

HSP70 蛋白由两部分组成，即 ATP 酶区（ATPase domain）和底物识别区或叫多肽结合区（peptide-binding domain）。HSP70 的 ATP 酶活性区是位于 HSP70 蛋白的 N 端的 385 个氨基酸残基，以底部划横线标出，HSP70 蛋白的多肽结合区是羧基端的约 27 kDa 的氨基酸片段。

根据其蛋白序列，结合其他已知物种的 HSP70 蛋白三维结构，推测蒲氏钩蝠蛾 TpHSP70 蛋白三维结构，如图 3-19 所示。

蒲氏钩蝠蛾 TpHSP70 蛋白序列与鳞翅目其他昆虫比对结果如下。

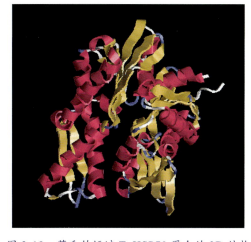

图 3-19 蒲氏钩蝠蛾 TpHSP70 蛋白的 3D 结构
Figure 3-19 Three-demension structure of *TpHSP70* protein

```
                        10        20        30        40        50        60
                         |         |         |         |         |         |
Csuppressalis     --MAKAPAVGIDLGTTYSCVGVFQHGKVEIIANDQGNRTTPSYVAFTDTERLIGDAAKNQ
Ofuscidentalis    --MAKAPAVGIDLGTTYSCVGVFQHGKVEIIANDQGNRTTPSYVAFTDTERLIGDAAKNQ
Pxylostella       -MATKAPAVGIDLGTTYSCVGVFQHGKVEIIANDQGNRTTPSYVAFTDTERLIGDAAKNQ
Tphsp70           -MATPAPAVGIDLGTTYSCVGVFQHGKVEIIANDQGNRTTPSYVAFTDTERLIGDAAKNQ
Tni               MAATKAPAVGIDLGTTYSCVGVFQHGKVEIIANDQGNRTTPSYVAFTDTERLIGDAAKNQ
Trichoplusia_ni   MAATKAPAVGIDLGTTYSCVGVFQHGKVEIIANDQGNRTTPSYVAFTDTERLIGDAAKNQ
Hzea              MAATKAPAVGIDLGTTYSCVGVFQHGKAEIIANDQGNRTTPSYVAFTDTERLIGDAAKNQ
Mbrassicae        MAATKAPAVGIDLGTTYSCVGVFQHGKVEIIANDQGNRTTPSYVAFTDTERLIGDAAKNQ
```

Harmigera	MAATKAPAVGIDLGTTYSCVGVFQHGKVEIIANDQGNRTTPSYVAFTDTERLIDDAAKNQ
Mseparate	-MAVKAPAVGIDLGTTYSCVGVFQHGKVEIIANDQGNRTTPSYVAFTDTERLIGDAAKNQ
Snonagrioides	-MAAKAPAVGIDLGTTYSCVGVFQHGKVEIIANDQGNRTTPSYVAFTDTERLIGDAAKNQ
Msexta	--MAKAPAVGIDLGTTYSCVGVFQHGKVEIIANDQGNRTTPSYVAFTDTDRLIGDAAKNQ
Lobliqua	--MAKAPAVGIDLGTTYSCVGVFQHGKVEIIANDQGNRTTPSYVAFTDTERLIGDAAKNQ
Bmori	--MAKAPAVGIDLGTTYSCVGVFQHGKVEIIANDQGNRTTPSYVAFTDTERLIGDAAKNQ
Dsuperans	-MAVKAPAVGIDLGTTYSCVGVFQHGKVEIIANDQGNRTTPSYVAFTDTERLIGDAAKNQ
Dtabulaeformis	-MAVKAPAVGIDLGTTYSCVGVFQHGKVEIIANDQGNRTTPSYVAFTDTERLIGDAAKNQ
Dpxt	-MAVKAPAVGIDLGTTYSCVGVFQHGKVEIIANDQGNRTTPSYVAFTDTERLIGDAAKNQ
Dpunctatus	-MAVKAPAVGIDLGTTYSCVGVFQHGKVEIIANDQGNRTTPSYVAFTDTERLIGDAAKNQ
	. ********************.*********************:***.******
Prim.cons.	MMATKAPAVGIDLGTTYSCVGVFQHGKVEIIANDQGNRTTPSYVAFTDTERLIGDAAKNQ

```
                         70        80        90       100       110       120
                          |         |         |         |         |         |
```

Csuppressalis	VAMNPNNTIFDAKRLIGRKFEDATVQADMKHWPFEVVSDGGKPKIKVAYKGEDKTFFPEE
Mbrassicae	VAMNPNNTIFDAKRLIGRKFEDATVQADMKHWPFEVVSDGGKPKIKVSYKGEDKTFFPEE
Harmigera	VAMDPNNTIFDAKRLIGRKFEDATVQADMKHWPFEVVSDGGKPKIKVSYKGEDKTFFPEE
Mseparate	VAMNPNNTIFDAKRLIGRKFEDATVQADMKHWPFEVVSDGGKPKIKVSYKGEDKTFFPEE
Snonagrioides	VAMNPNNTIFDAKRLIGRKFEDATVQADMKHWPFEVVSDGGKPKIKVAYKGEDKTFFPEE
Msexta	VAMNPNNTIFDAKRLIGRKFEDATVQADMKHWPFEVVSDGGKPKIKVAYKGEDKTFFPEE
Lobliqua	VAMNPNNTIFDAKRLIGRKFEDATVQADMKHWPFEVVSDGGKPKIKVSYKGEDKTFFPEE
Bmori	VAMNPNNTIFDAKRLIGRKFEDATVQADMKHWPFEVVSDGGKPKIKVAYKGEDKTFFPEE
Dsuperans	VAMNPNNTIFDAKRLIGRKFEDATVQADMKHWPFEVVSDGGKPKIKVAYKGEDKTFFPEE
Dtabulaeformis	VAMNPNNTIFDAKRLIGRKFEDATVQADMKHWPFEVVSDGGKPKIKVAYKGEDKTFFPEE
Dpxt	VAMNPNNTIFDAKRLIGRKFEDATVQADMKHWPFEVVSDGGKPKIKVAYKGEDKTFFPEE
Dpunctatus	VAMNPNNTIFDAKRLIGRKFEDATVQADMKHWPFEVVSDGGKPKIKVAYKGEDKTFFPEE
	:*********:*****************.***.***:::****.:** ***
Prim.cons.	VAMNPNNTIFDAKRLIGRKFEDATVQADMKHWPFEVVSDGGKPKIKVAYKGEDKTFFPEE

```
                        130       140       150       160       170       180
                         |         |         |         |         |         |
```

Csuppressalis	VSSMVLTKMKETAEAYLGKTVQNAVITVPAYFNDSQRQATKDSGTISGLNVLRIINEPTA
Ofuscidentalis	VSSMVLTKMKETAEAYLGKNVQNAVITVPAYFNDSQRQATKDAGTISGLNVLRIINKPTA
Pxylostella	VSSMVLTKMKETAEAYLGKTVQNAVITVPAYFNDSQRQATKDSGTISGLNVLRIINEPTA
Tphsp70	VSSMVLTKMKETAEAYLGKTVQNAVITVPAYFNDSQRQATKDAGTISGLNVLRIINEPTA
Tni	VSSMVLTKMKETAEAYLGKTVQNAVITVPAYFNDSQRQATKDAGTISGLNVLRIINEPTA
Trichoplusia_ni	VSSMVLTKMKETAEAYLGKTVQNAVITVPAYFNDSQRQATKDAGTISGLNVLRIINEPTA
Hzea	VSSMVLTKMKETAEAYLGKTVQNAVITVPAYFNDSQRQATKDAGTISGLNVLRIINEPTA
Mbrassicae	VSSMVLTKMKETAEAYLGKTVQNAVITVPAYFNDSQRQATKDAGTISGLNVLRIINEPTA
Harmigera	VSSMVLTKMKETAEAYLGKTVQNAVITVPAYFNDSQRQATKDAGTISGLNVLRIINEPTA
Mseparate	VSSMVLTKMKETAEAYLGKTVQNAVITVPAYFNDSQRQATKDAGTISGLNVLRIINEPTA
Snonagrioides	VSSMVLTKMKETAEAYLGKTVQNAVITVPAYFNDSQRQATKDAGTISGLNVLRIINEPTA
Msexta	VSSMVLTKMKETAEAYLGKTVQNAVITVPAYFNDSQRQATKDAGTISGLNVLRIINEPTA
Lobliqua	VSSMVLTKMKETAEAYLGKTVQNAVITVPAYFNDSQRQATKDAGTISGLNVLRIINEPTA

```
Bmori            VSSMVLTKMKETAEAYLGKTVQNAVITVPAYFNDSQRQATKDAGTISGLNVLRIINEPTA
Dsuperans        VSSMVLTKMKETAEAYLGKTVQNAVITVPAYFNDSQRQATKDAGTISGLNVLRIINEPTA
Dtabulaeformis   VSSMVLTKMKETAEAYLGKTVQNAVITVPAYFNDSQRQATKDAGTISGLNVLRIINEPTA
Dpxt             VSSMVLTKMKETAEAYLGKTVQNAVITVPAYFNDSQRQATKDAGTISGLNVLRIINEPTA
Dpunctatus       VSSMVLTKMKETAEAYLGKTVQNAVITVPAYFNDSQRQATKDAGTISGLNVLRIINEPTA
                 *******************.********************:*************:***

Prim.cons.       VSSMVLTKMKETAEAYLGKTVQNAVITVPAYFNDSQRQATKDAGTISGLNVLRIINEPTA

                          190       200       210       220       230       240
                           |         |         |         |         |         |
Csuppressalis    AAIAYGLDKKGGGERNVLIFDLGGGTFDVSILTIEDGIFEVKSTAGDTHLGGEDFDNRMV
Ofuscidentalis   AAIAYGLDKKGGGERNVLIFDLGGGTFDVSILTIEDGIFEVKSTAGDTHLGGEDFDNRMV
Pxylostella      AAIAYGLDKKGGGERNVLIFDLGGGTFDVSILTIEDGIFEVKSTAGDTHLGGEDFDNRMV
Tphsp70          AAIAYGLDKKGHGERNVLIFDLGGGTFDVSILTIEDGIFEVKSTAGDTHLGGEDFDNRMV
Tni              AAIAYGLDKKGSGERNVLIFDLGGGTFDVSILTIEDGIFEVKSTAGDTHLGGEDFDNRMV
Trichoplusia_ni  AAIAYGLDKKGSGERNVLIFDLGGGTFDVSILTIEDGIFEVKSTAGDTHLGGEDFDNRMV
Hzea             AAIAYGLDKKGSGERNVLIFDLGGGTFDVSILTIEDGIFEVKSTAGDTHLGGEDFDNRMV
Mbrassicae       AAIAYGLDKKGSGERNVLIFDLGGGTFDVSILTIEDGIFEVKSTAGDTHLGGEDFDDRMV
Harmigera        AAIAYGLDKKGSGERNVLIFDLGGGTFDVSILTIEDGIFEVKSTAGDTHLGGEDFDNRMV
Mseparate        AAIAYGLDKKGSGERNVLIFDLGGGTFDVSILTIEDGIFEVKSTAGDTHLGGEDFDNRMV
Snonagrioides    AAIAYGLDKKGSGERNVLIFDLGGGTFDVSILTIEDGIFEVKSTAGDTHLGGEDFDNRMV
Msexta           AAIAYGLDKKGSGERNVLIFDLGGGTFDVSILTIEDGIFEVKSTAGDTHLGGEDFDNRMV
Lobliqua         AAIAYGLDKKGTGERNVLIFDLGGGTFDVSILTIEDGIFEVKSTAGDTHLGGEDFDNRVV
Bmori            AAIAYGLDKKGTGERNVLIFDLGGGTFDVSILTIEDGIFEVKSTAGDTHLGGEDFDNRMV
Dsuperans        AAIAYGLDKKGSGERNVLIFDLGGGTFDVSILTIEDGIFEVKSTAGDTHLGGEDFDNRMV
Dtabulaeformis   AAIAYGLDKKGSGERNVLIFDLGGGTFDVSILTIEDGIFEVKSTAGDTHLGGEDFDNRMV
Dpxt             AAIAYGLDKKGSGERNVLIFDLGGGTFDVSILTIEDGIFEVKSTAGDTHLGGEDFDNRMV
Dpunctatus       AAIAYGLDKKGSGERNVLIFDLGGGTFDVSILTIEDGIFEVKSTAGDTHLGGEDFDNRMV
                 ********** *******************************************:*:*

Prim.cons.       AAIAYGLDKKGSGERNVLIFDLGGGTFDVSILTIEDGIFEVKSTAGDTHLGGEDFDNRMV

                          250       260       270       280       290       300
                           |         |         |         |         |         |
Csuppressalis    NYFVQEFKRKYKKDLTTNKRALRRLRTACERAKRTLSSSTQASIEIDSLYEGIDFYTSIT
Ofuscidentalis   NHFVQEFKRKYKKDLTANKRALRRLRTACERAKRTLSSSTQASIEIDSLYEGIDFYTSIT
Pxylostella      NHFVQEFKRKYKKDLTTNKRALRRLRTACERAKRTLSSSTQASIEIDSLYEGIDFYTSIT
Tphsp70          NHFVQEFRRKYKKDLTTNKRALRRLRTSCERAKRTLSSSTQASIEIDSLFEGXDFYTSIT
Tni              NHFVQEFKRKYKKDLATNKRALRRLRTACERAKRTLSSSTQASIEIDSLFEGIDFYTSIT
Trichoplusia_ni  NHFVQEFKRKYKKDLATNKRALRRLRTACERAKRTLSSSTQASIEIDSLFEGIDFYTSIT
Hzea             NHFVQEFKRKYKKDLATNKRALRRLRTACERAKRTLSSSTQASIEIDSLFEGIDFYTSIT
Mbrassicae       NHFVQEFKRKYKKDLATNKRALRRLRTACERAKRTLSSSTQASIEIDSLFEGIDFYTSIT
Harmigera        NHFVQELKRKYKKDLATNKRALRRLRTASERAKRTLSSSTQASIEIDSLFEGIDFYTSIT
Mseparate        NHFVQEFKRKYKKDLATNKRALRRLRTACERAKRTLSSSTQASIEIDSLFEGIDFYTSIT
Snonagrioides    NHFVQEFKRKYKKDLATNKRALRRLRTACERAKRTLSSSTQASIEIDSLFEGIDFYTSIT
Msexta           NHFVQEFKRKYKKDLTTNKRALRRLRTACERAKRTLSSSTQASIEIDSLFEGIDFYTSIT
```

Lobliqua	NHFVQEFKRKYKKDLTSNKRALRRLRTACERAKRTLSSSTQASIEIDSLFEGIDFYTSIT
Bmori	NHFVQEFKRKYKKDLATNKRALRRLRTACERAKRTLSSSTQASIEIDSLFEGIDFYTSIT
Dsuperans	NHFVQEFKRKYKKDLITNKRALRRLRTACERAKRTLSSSTQASIEIDSLFEGIDFYTSIT
Dtabulaeformis	NHFVQEFKRKYKKDLITNKRALRRLRTACERAKRTLSSSTQASIEIDSLFEGIDFYTSIT
Dpxt	NHFVQEFKRKYKKDLITNKRALRRLRTACERAKRTLSSSTQASIEIDSLFEGIDFYTSIT
Dpunctatus	NHFVQEFKRKYKKDLITNKRALRRLRTACERAKRTLSSSTQASIEIDSLFEGIDFYTSIT
	*:****::*******:*******:.*******************:*******
Prim. cons.	NHFVQEFKRKYKKDLATNKRALRRLRTACERAKRTLSSSTQASIEIDSLFEGIDFYTSIT

```
               310       320       330       340       350       360
                |         |         |         |         |         |
```

Csuppressalis	RARFEELNADLFRSTMEPVEKSLRDAKMDKDQIHDIVLVGGSTRIPKVQKLLQDFFNGKE
Ofuscidentalis	RARFEELNADLFRSTMEPVEKSLRDAKMDKAQIHDIVLVGGSTRIPKVQKLLQDFFNGKE
Pxylostella	RARFEELNADLFRSTMEPVEKSLRDAKMDKAQIHDIVLVGGSTRIPKVQKLLQDFFNGKE
Tphsp70	RARFEELNADLFRSTMEPVEKSLRDAKMDKSQVHDIVLVGGSTRIPKVQKLLQDFFNGKE
Tni	RARFEELNADLFRSTMEPVEKSLRDRKMDKSQIHDIVLVGGSTRIPKVQKLLQDFFNGKE
Trichoplusia_ni	RARFEELNADLFRSTMEPVEKSLRDAKMDKSQIHDIVLVGGSTRIPKVQKFLQDFFNGKE
Hzea	RARFEELNADLFRSTMEPVEKSLRDAKMDKSQIHDIVLVGGSTRIPKVQKLLQDFFNGKE
Mbrassicae	RARFEELNADLFRSTMEPVEKSPRDAKMDKSQIHDIVLVGGSTRIPKVQKLLQDFFNGKE
Harmigera	RARFEELNADLFRSTMEPVEKSLRDAKMDKSQIHDIVLVGGSTRIPKVQKLLQDFFNGKE
Mseparate	RARFEELNADLFRSTMAPVEKSLRDAKMDKSQIHDIVLVGGSTRIPKVQKLLQDFFNGKE
Snonagrioides	RARFEELNADLFRSTMEPVEKSLRDAKMDKSQIHDIVLVGGSTRIPKVQKLLQDFFNGKE
Msexta	RARFEELNADLFRSTMEPVEKSLRDAKMDKSQIHDIVLVGGSTRIPKVQKLLQDFFNGKE
Lobliqua	RARFEELNADLFRSTMEPVEKSLRDAKMDKSQIHDIVLVGGSTRIPKVQKLLQDFFNGKE
Bmori	RARFEELNADLFRSTMEPVEKSLRDAKMDKAQIHDIVLVGGSTRIPKVQKLLQDFFNGKE
Dsuperans	RARFEELNADLFRSTMEPVEKSLRDAKMDKAQIHDIVLVGGSTRIPKVQKLLQDFFNGKE
Dtabulaeformis	RARFEELNADLFRSTMEPVEKSLRDAKMDKAQIHDIVLVGGSTRIPKVQKLLQDFFNGKE
Dpxt	RARFEELNADLFRSTMEPAEKSLRDAKMDKAQIHDIVLVGGSTRIPKVQKLLQDFFNGKE
Dpunctatus	RARFEELNADLFRSTMEPVEKSLRDAKMDKAQIHDIVLVGGSTRIPKVQKLLQDFFNGKE
	************** *.*** ** **** *:*****************:*********
Prim. cons.	RARFEELNADLFRSTMEPVEKSLRDAKMDKSQIHDIVLVGGSTRIPKVQKLLQDFFNGKE

```
               370       380       390       400       410       420
                |         |         |         |         |         |
```

Csuppressalis	LNKSINPDEAVAYGAAVQAAILHGDKSEEVQDLLLLDVTPLSLGIETAGGVMTTLIKRNT
Ofuscidentalis	LNKSINPDEAVAYGAAVQAAILHGDKSEEVQDLLLLDVTPLSLGIETAGGVMTTLIKRNT
Pxylostella	LNKSINPDEAVAYGAAVQAAILHGDKSEEVQDLLLLDVTPLSLGIETAGGVMTTLIKRNT
Tphsp70	LNKSINPDEAVAYGAAVQAAILHGDKSEEVQDLLLLDVTPLSLGIETAGGVMTTLIKRNT
Tni	LNKSINPDEAVAYGAAVQAAILHGVKSEEVQDLLLLDVTPLSLGIETAGGVMTTLIKRNT
Trichoplusia_ni	LNKSINPDEAVAYGAAVQAAILHGDKSEEVQDLLLLDVTPLSLGIETAGGVMTTLIKRNT
Hzea	LNKSINPDEAVAYGAAVQAAILHGDKSEEVQDLLLLDVTPLSLGIETAGGVMTTLIKRNT
Mbrassicae	LNKSINPDEAVAYGAAVQAAILHGDKSEEVQDLLLLDVTPLSLGIETAGGVMTTLIKRNT
Harmigera	LNKSINPDEAVAYGAAVQAAILHGDKSEEVQDLLLLDVTPLSLGIETAGGVMTTLIKRNT
Mseparate	LNKSINPDEAVAYGAAVQAAILHGDKSEEVQDLLLLDVTPLSLGIETAGGVMTTLIKRNT
Snonagrioides	LNKSINPDEAVAYGAAVQAAILHGDKSEEVQDLLLLDXTPLSLGIETAGGVMTTLIKRNT
Msexta	LNKSINPDEAVAYGAAVQAAILHGDKSEEVQDLLLLDVTPLSLGIETAGGVMTTLIKRNT

```
Lobliqua          LNKSINPDEAVAYGAAVQAAILHGDKSEEVQDLLLLDVTPLSLGIETAGGVMTTLIKRNT
Bmori             LNKSINPDEAVAYGAAVQAAILHGDKSEEVQDLLLLDVTPLSLGIETAGGVMTTLIKRNT
Dsuperans         LNKSINPDEAVAYGAAVQAAILHGDKSEEVQDLLLLDVTPLSLGIETAGGVMTTLIKRNT
Dtabulaeformis    LNKSINPDEAVAYGAAVQAAILHGDKSEEVQDLLLLDVTPLSLGIETAGGVMTTLIKRNT
Dpxt              LNKSINPDEAVAYGAAVQAAILHGDKSEEVQDLLLLDVTPLSLGIETAGGVMTTLIKRNT
Dpunctatus        LNKSINPDEAVAYGAAVQAAILHGDKSEEVQDLLLLDVTPLSLGIETAGGVMTTLIKRNT
                  ************************ *********** ***********************

Prim.cons.        LNKSINPDEAVAYGAAVQAAILHGDKSEEVQDLLLLDVTPLSLGIETAGGVMTTLIKRNT

                           430       440       450       460       470       480
                            |         |         |         |         |         |
Csuppressalis     TIPTKQTQTFTTYSDNQPGVLIQVFEGERAMTKDNNLLGKFELTGIPPAPRGVPQIEVTF
Ofuscidentalis    TIPTKQTQTFTTYSDNQPGVLIQVFEGERAMTKDNNLLGKFELTGIPPAPRGVPQIEVTF
Pxylostella       TIPTKQTQTFTTYSDNQPGVLIQVFEGERAMTKDNNLLGKFELTGIPPAPRGVPQIEVTF
Tphsp70           TIPTKQTQTFTTYSDNQPGVLIQVFEGERAMTKDNNILGKFELTGIPPAPRGVPQIEVTF
Tni               TIPTKQTQTFTTYSDNQPGVLIQVFEGERAMTKDNNLLGKFELTGIPPAPRGVPQIEVTF
Trichoplusia_ni   TIPTKQTQTFTTYSDNQPGVLIQVFEGERAMTKDNNLLGKFELTGIPPAPRGVPQIEVTF
Hzea              TIPTKQTQTFTTYSDNQPGVLIQVFEGERAMTKDNNLLGKFELTGIPPAPRGVPQIEVTF
Mbrassicae        TIPTKQTQTFTTYSDNQPGVLIQVFEGERAMTKDNNLLGKFELTGIPPAPRGVPQIEVTF
Harmigera         TIPTKQTQTFTTYSDNQPGVLIQVFEGERAMTKDNNLLGKFELTGIPPAPRGVPQIEVTF
Mseparate         TIPTKQTQTFTTYSDNQPGVLIQVFEGERAMTKDNNLLGKFELTGIPPAPRGVPQIEVTF
Snonagrioides     TIPTKQTQTFTTCSDNQPGVLIQVFEGERAMTKDNNLLGKFELTGIPPAPRGVPQIEVTF
Msexta            TIPTKQTQTFTTYSDNQPGVLIQVFEGERAMTKDNNLLGKFELTGIPPAPRGVPQIEVTF
Lobliqua          TIPTKQTQTFTTYSDNQPGVLIQVFEGERAMTKDNNLLGKFELTGIPPAPRGVPQIEVTF
Bmori             TIPTKQTQTFTTYSDNQPGVLIQVFEGERAMTKDNNLLGKFELTGIPPAPRGVPQIEVTF
Dsuperans         TIPTKQTQTFTTYSDNQPGVLIQVFEGERAMTKDNNLLGKFELTGIPPAPRGVPQIEVTF
Dtabulaeformis    TIPTKQTQTFTTYSDNQPGVLIQVFEGGRAMTKDNNLLGKFELTGIPPAPRGVPRIEVTF
Dpxt              TIPTKQTQTFTTYSDNQPGVLIQVFEGERAMTKDNNLLGKFELTGIPPAPRGVPQIEVTF
Dpunctatus        TIPEQTQNFTSYSDKQPGVLIQVFDGERAMTKDNNLLGKFEVTGIPPAPRGVPQIEVTL
                  ****:***.**:  **:*********:* *******:****:************:****:

Prim.cons.        TIPTKQTQTFTTYSDNQPGVLIQVFEGERAMTKDNNLLGKFELTGIPPAPRGVPQIEVTF

                           490       500       510       520       530       540
                            |         |         |         |         |         |
Csuppressalis     DIDANGILNVSAVEKSTNKENKITITNDKGRLSKEEIERMVNEAEKYRNEDEKQKDTIGA
Ofuscidentalis    DIDANGILNVSAVEKSTNKENKITITNDKGRLSKEEIERMVNEAEKYRNEDDKQKETIQA
Pxylostella       DIDANGILNVSAIEKSTNKENKITITNDKGRLSKEDIERMVNEAEKYRNEDEKQKETIGA
Tphsp70           DIDANGILNVSAIEKSTNKENKITITNDKGRLSKEEIERMVNEAEKYRSEDEKQKETISA
Tni               DIDANGILNVSAIEKTTNKENKITITNDKGRLSKEEIERMVNEAEKYRTEDEKQKETIQS
Trichoplusia_ni   DIDANGILNVSAIEKTTNKENKITITNDKGRLSKEEIERMVNEAEKYRTEDEKQKETIQS
Hzea              DIDANGILNVSAVEKSTNKENKITITNDKGRLSKEEIERMVNEAEKYRTEDEKQKETIQA
Mbrassicae        DIDANGILNVSAVEKSTNKENKITITNDKGRLSKEEIERMVNEAEKYRTEDEKQKETIQA
Harmigera         DIDANGILNVSAVEKSTNKENKITITNDKGRLSKEEIERMVNEAEKYRTEDEKQKETIQA
Mseparate         DIDANGILNVSAVEKSTNKENKITITNDKGRLSKEEIERMVNEAEKYRTEDEKQKETIQA
Snonagrioides     DIDANGILNVSAVEKSTNKENKITITNDKGRLSKEEIERMVNEAEKYRTEDEKQKETIQA
Msexta            DIDANGILNVSAVEKSTNKENKITITNDKGRLSKEEIERMVNEAEKYRNEDEKQKETIQA
```

Lobliqua	DIDANGILNVSAIEKSTNKENKITITNDKGRLSKEEIERMVNEAEKYRTEDEKQKETIQS
Bmori	DIDANGILNVSAIEKSTNKENKITITNDKGRLSKEEIERMVNEAEKYRNEDDKQKETIQA
Dsuperans	DIDANGILNVSAVEKSTNKENKITITNDKGRLSKEEVERMVNEAEKYRNEDDKQKETIQA
Dtabulaeformis	DIDANGILNVSAVEKSTNKENKITITNDKGRLSKEEIERMVNEAEKYRNEDDKQKETIQA
Dpxt	DIDANGILNVSAVEKSTNKENKITITNDKGRLSKEEIERMVNEAEKYRNEDDKQKETIQA
Dpunctatus	DMEATGIKNVSAVEKSTNKENKITITNDKGHLCKEEIERMVNEVEKYRNEDGKQKETIQA
	::.** ****:**:***************:*.**::*****.****.** ***:** :
Prim. cons.	DIDANGILNVSAVEKSTNKENKITITNDKGRLSKEEIERMVNEAEKYRNEDKQKETIQA

```
                550       560       570       580       590       600
                 |         |         |         |         |         |
```

Csuppressalis	KNALESYCFNMKSTMEDANLKDKISETDKQTILDKCNDTIKWLDSNQLADKEEYEHKQKE
Ofuscidentalis	KNALESYRFNMKSPMEDAILEDKITESDKQIILDKCNDTIKWLDSNQLADKEEYEHKQKE
Pxylostella	KNALESYCFNMKSTMEDEKLKDKITDSDKQIILDKCNDTIKWLDSNQLADKEEYEHKQKE
Tphsp70	KNGLESYCFNIKSTIEDEKLKDKISDTDKQTIADKCNDTIKWLDSNQLADKEEYEHKQKE
Tni	KNALESYCFNMKSTMEDEKLKDKISDSDKQTILDKCNDTIKWLDSNQLADKEEYEHKQKE
Trichoplusia_ni	KNALESYCFNMKSTMEDEKLKDKISDSDKQTILDKCNDTIKWLDSNQLADKEEYEHKQKE
Hzea	KNALESYCFNMKSTMEDEKLKDKISDSDKQTILDKCNDTIKWLDSNQLADKEEYEHKQKE
Mbrassicae	KNALESYCFNMKSTMEDEKLKDKISDSDKQTILDKCNDTIKWLDSNQLADKEEYEHKQKE
Harmigera	KNALESYCFNMKSTMEDEKLKDKISDSDKQTILDKCNDTIKWLDSNQLADKEEYEHKQKE
Mseparate	KNALESYCFNMKSTMEDEKLKDKISDSDKQIILDKCNDTIKWLDSNQLADKEEYEHKQKE
Snonagrioides	KNALESYCFNMKSTMEDEKLKDKISDSDKQTILDKCNDTIKWLDSNRLADKEEYEHKQKE
Msexta	KNALESYCFNMKSTMEDEKLKDKISDSDKQTILDKCNDTIKWLDSNQLADKEEYEHKQKE
Lobliqua	KNALESYCFNMKSTMEDEKLKEKITDSDKQTILDKCNDTIKWLDSNQLADKEEYEHKQKE
Bmori	KNALESYCFSMKSTMEDEKLKEKISDSDKQTILDKCNDTIKWLDSNQLADKEEYEHKQKE
Dsuperans	KNGLESYCFNMKSTMEDEKLKDKITDADKQTILDKCNDTIKWLDSNQLADKEEYEHKQKE
Dtabulaeformis	KNGLESYCFNMKSTMEDEKLKDKITDADKQTILDKCNDTIKWLDSNQLADKEEYEHKQKE
Dpxt	KNGLESYCFNMKSTMEDEKLKDKITDADKQTILDKCNDTIKWLDSNQLADKEEYEHKQKE
Dpunctatus	KNGLEFYCFNMKFTMEDEKLKDKITDVDKQTILDKCNDTIKWLDSNQLADKEEYEHKQKE
	. * *.:* .:** *::**:: *** * ************:*************
Prim. cons.	KNALESYCFNMKSTMEDEKLKDKISDSDKQTILDKCNDTIKWLDSNQLADKEEYEHKQKE

```
                610       620       630       640       650
                 |         |         |         |         |
```

Csuppressalis	LEGICNPIITKLYQGAGGAPGGMPG--GMPGFPGGAPGAGGAAP--G-GGAGPTIEEVD
Ofuscidentalis	LEGICNPIITKLYQGAGGAPGGMPG--GMPRFPGGAPGAGGAAP--G-GGAGPTIEEVD
Pxylostella	LEGICNPIITKLYPGAG---------------------------------GAGPTIEEVD
Tphsp70	LESVCNPIITKLYQSAGGAPGGMPG------FPGGPPGAGGAAPGAG-GGAGPTIEEVD
Tni	LEGICNPIITKMYQGAGGMPGGMPG--GMPGFPGGAPGWR-AAP--G-GGAGPTIEEVD
Trichoplusia_ni	LEGICNPIITKMYQGAGGMPGGMPG--GMPGFPGGAPGAGGAAP--G-GGAGPTIEEVD
Hzea	LEGICNPIITKMYQGAGGMPGGMPG-------------------------GVGPTIEEVD
Mbrassicae	LEGICNPIITKMYQGAGGMPGGMPG--GMPGFPGGAPGAGGAAP--G-GGAGPTIEEVD
Harmigera	LEGICNPIITKMYQGAGGMPGGMPG--GMPGFPGGAPGAGGAAP--G-GGAGPTIEEVD
Mseparate	LEGICNPIITKMYQGAGGMPGGMPG--GMPGFPGGAPGAGGAAP--G-GGAGPTIEEVD
Snonagrioides	LEGICNPIITKMYQGAGGMPGGMPG--GMPGFPGGAPGAGGAAS--G-GGAGPTIEEVD

```
Msexta         LEGICNPIITKLYQGAGGMPGGMPG--GMPGFPGGAPGAGGAAP--G-GGAGPTIEEVD
Lobliqua       LEGICNPIIAKLYQGAGGMPGGMPGGG-MPGFPGGAPGAGGAAP--GTGGAGPTIEEVD
Bmori          LEGIYNPIITKMYQGAGGVPG-----G-MPGFPGGAPGAGGAAP--GAGGAGPTIEEVD
Dsuperans      LEGICNPIITKLYQGAGGMPGGMPG--GMPGFPGGAPGAGGAAP--G-GGAGPTIEEVD
Dtabulaeformis LEGICNPIITKLYQGAGGMPGGMPG--GMPGFPGGAPGAGGAAP--G-GGAGPTIEEVD
Dpxt           LEGICNPIITKLYQGAGGMPGGMPG--GMPGFPGGAPGAGGAAP--G-GGAGPTIEEVD
Dpunctatus     LEGMCNPIITKLYQGTGGMPGGMPG--GMPGFPGGAPGAGGAAP--G-GGPGPTIEDVD
               **:.******:*:* .:*                            * *****:**
Prim.cons.     LEGICNPIITKLYQGAGGMPGGMPGGGGMPGFPGGAPGAGGAAPGAG2GGAGPTIEEVD
```

其中各物种为：蒲氏钩蝠蛾（*T. pui*）（TpH-SP70），粉纹夜蛾（*T. ni*）（Tni），小菜蛾（*P. xylostella*）（Pxylostella），烟草天蛾（*M. sexta*）（Msexta），谷实夜蛾（*H. zea*）（Hzea），落叶松毛虫（*D. superans*）（Dsuperans），黏虫（*M. separate*）（Mseparate），甘蓝夜蛾（*M. brassicae*）（Mbrassicae），棉铃虫（*H. armigera*）（Harmigera），天蚕蛾科（*L. oblique*）（Lobliqua），油松毛虫（*D. tabulaeformis*）（Dtabulaeformis），家蚕（*B. mori*）（Bmori），二化螟（*C. suppressalis*）（Csuppressalis），竹蠹螟（*O. fuscidentalis*）（Ofuscidentalis），粉红螟（*S. nonagrioides*）（Snonagrioides），马尾松毛虫（*D. punctatus*）（Dpunctatus）。不同颜色表示蛋白序列的保守程度，红色和"*"为最保守，绿色和"："次之，蓝色和"."更次之，黑白色最不保守。

利用软件 MEGA3.1 对 NCBI 登录的所有昆虫的 *HSP70* 进行了进化树分析，如图 3-20 所示。从图中可见，蒲氏钩蝠蛾 *TpHSP70* 与其他各昆虫物种 *HSP70* 的同源性。

3.3.4 蒲氏钩蝠蛾幼虫 *TpHSP90/70* 的季节表达动态

用于荧光定量 PCR 的 *TpHSP90/70* 特异引物和内参基因 *Actin* 引物分别设计为：

Qh90F: 5'- ACAAGGTGACCGTGACATCC -3'
Qh90R: 5'- TCGCACAGTAAACGACCCA -3'
Qh70F: 5'- CATCGTTCTCGTCGGTGGTT -3'
Qh70R: 5'- CGGGGTTGATGGATTTGTTC -3'
QActinF: 5'- TAACCCCAAAGCGAACAGAGA -3'
QActinR: 5'- GCCAAGTCCAGACGGAGAATG -3'

RT-PCR 检验 *TpHSP90/70* 及 Actin 特异引物（图 3-21）和引物融解曲线（图 3-22）显示，*TpHSP90/70* 及 Actin 特异引物可以用于荧光定量

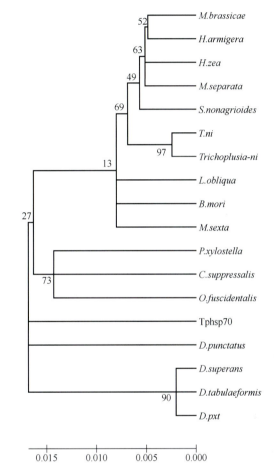

图 3-20　已知鳞翅目昆虫 *HSP70* 的进化树

Figure 3-20　Phylogenetic tree for known lepidopterous *HSP70*

在分支下方的数值代表进行 1000 个 bootstrap 重复运算的正确百分比，最下面的截距代表遗传距离

Bootstrap values in percent from 1000 replicates are shown; scale bar 0.005 substitutions per site

PCR。

采用荧光定量 PCR 分析不同季节蒲氏钩蝠蛾末龄幼虫脂肪体中 *TpHSP90/70* 两个耐寒性相关基因的表达情况。*TpHSP90* 表达量在 10 月、12 月达到最高（图 3-23），随后从 1 月到 7 月，表

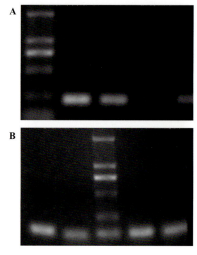

图 3-21 RT-PCR 分析 *TpHSP90/70* 及 Actin 引物特异性 (A, Actin; B, *TpHSP90/70*)

Figure 3-21 RT-PCR analyses of *TpHSP90/70* and Actin (A, Actin; B, *TpHSP90/70*)

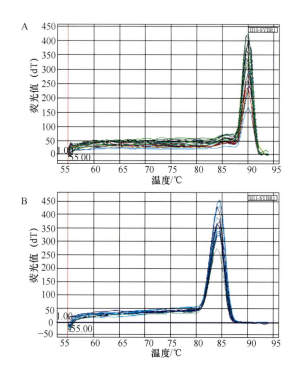

图 3-22 *TpHSP90* 及 Actin 引物的融解曲线 (A, Actin; B, *TpHSP90*)

Figure 3-22 Melting curve analysis of *TpHSP90* and Actin (A, Actin; B, *TpHSP90*)

达量逐渐下降，7 月最低，8 月表达量有所上升，呈现一个随气温降低表达量升高的趋势。*TpHSP70* 表达量全年差异不显著，改变量小，且随季节变换呈现忽升忽降的波动变化（图 3-24）。

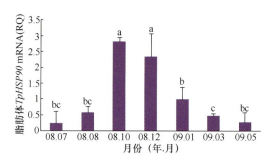

图 3-23 荧光定量 PCR 分析幼虫脂肪体 *TpHSP90* mRNA 不同季节表达量

Figure 3-23 Analysis of *TpHSP90* mRNA by real time PCR in larvae fat body

柱形图上有相同小写字母表示差异不显著；RQ 表示相对定量值

The same small letter on the column indicated no significant difference; RQ means the relative quantitative values

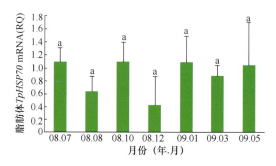

图 3-24 荧光定量 PCR 分析幼虫脂肪体 *TpHSP70* mRNA 不同季节表达量

Figure 3-24 Analysis of *TpHSP70* mRNA by real time PCR in larvae fat body

柱形图上有相同小写字母表示差异不显著；RQ 表示相对定量值

The same small letter on the column indicated no significant difference; RQ means the relative quantitative values

3.3.5 讨论

蒲氏钩蝠蛾 *TpHSP90* 与其他鳞翅目昆虫序列比对结果表明，*HSP90* 同源性很高，同源性都高达 80% 以上，与其他目的昆虫同源性也在 75% 以上，是一类相对保守的蛋白质。其中同源性最高的是草地贪夜蛾（*S. frugiperda*）（87.4%），以下依次为甜菜夜蛾（*S. exigua*）（87.3%），家蚕（*B. mori*）（87.3%），谷实夜蛾（*H. zea*）（87.0%），甘蓝夜蛾（*M. brassicae*）（86.9%），二化螟（*C. suppressalis*）

（86.8%）、小菜蛾（*P. xylostella*）（86.8%）等。在所有鳞翅目 *HSP90* 蛋白中，*TpHSP90* 与其他种的遗传距离最大，这可能与蝠蛾为最原始的鳞翅目种类之一有关（Nielsen *et al.*, 2000）。

鳞翅目 *HSP90* 核苷酸序列中，仅蒲氏钩蝠蛾 *TpHSP90* 高保守区域Ⅲ与其他昆虫有两个碱基的差异，保守区域Ⅳ中，小菜蛾与蒲氏钩蝠蛾有1个同位置核苷酸与其他昆虫不同，在Ⅴ中，有3个多态位点，其中2个是马尾松毛虫（*D. punctatus*）引起的，C 端胞内 HSP 家族的特征序列 MEEVD 高度保守。

TpHSP70 与其他鳞翅目昆虫序列比对结果表明，*HSP70* 同源性很高，同源性都高达95%以上，与其他目的昆虫同源性也在85%以上，是一类极其保守的蛋白质。其中同源性最高的是烟草天蛾（*M. sexta*）（96.4%），以下为粉纹夜蛾（*T. ni*）（95.8%）、落叶松毛虫（*D. superans*）（95.6%）、黏虫（*M. separate*）（95.6%）等。

HSP70 是一类高度保守的蛋白质，其 ATP 酶区（ATPase domain）与其他物种同源性极高，有 ATPase 活性区，比羧基端部分具有更高的保守性，与不同生物 HSP70 所共有的生化特性有关；底物识别区前段位分子质量 18 kDa 大小相对保守的氨基酸序列，是多肽的结合部位，近 C 端有分子质量约 10 kDa 结构多变的氨基酸序列，是各物种间进化主要表征区，其结构尚不明确，可能与某种特定的蛋白底物相互作用有关，是否有特殊功能还有待进一步研究（Chappell *et al.*, 1987；陈劲松，2001；任宝波等，2005）。

越来越多的文献表明，HSP 对于越冬昆虫生物的耐寒性起着重要的作用，早在20世纪80年代，在受冷激的玉米中发现其积累了 HSP（Guy *et al.*, 1987；Yacoob *et al.*, 1986）。许多园艺植物受到一定时间的高温胁迫处理后，其耐冷性提高都与热激条件下诱导产生的热激蛋白有关（朱世江等，2002）。在许多南极生物中也发现了持续表达 HSP 的现象，如南极鱼（*Trematomus bernacchii*）和南极海洋纤毛虫（*Euplotes focardii*）等。

在昆虫中，认为 HSP 的表达是许多温带昆虫过冬防御策略中关键组分。RNA 干扰 HSP70 后新蛹的耐寒性急剧下降（Rinehart *et al.*, 2007），低温对二化螟 HSP70 表达量有着激烈的影响，冷驯化后的二化螟幼虫，HSP90 表达量上升，但 HSC70 表达量无明显差异（Sonoda *et al.*, 2006）。冷刺激后的科罗拉多马铃薯叶甲虫（*Leptinotarsa decemlineata*）两种 HSP70 含量都提高了（Yocum *et al.*, 2001）。冷刺激的库蚊 *Culex pipiens* HSP70 表达量增加（Rinehart *et al.*, 2006a；2006b）。冷刺激后的红尾肉蝇（*Sarcophaga crassipalpis*）HSP70 表达量增加（Rinehart *et al.*, 2000）。HSP 的上调与冷冻保护剂甘油合成以及细胞膜的调整（脂肪酸的调节）相关（Lee *et al.*, 1987；Michaud *et al.*, 2006），这可能是 HSP 调整生物耐寒性的机制。

当野外气温降低时，蒲氏钩蝠蛾幼虫体内 HSP90 蛋白表达量上升，与对低温环境的适应密切相关。但幼虫体内 HSP70 的表达量维持在一个较低的水平，没有表现出与环境温度变化的相关性，可能在适应低温环境方面的作用不大。

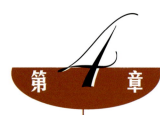

第4章 寄主昆虫适应高海拔环境的转录组学特征

【摘要】通过 Illumina 测序平台，获得约 10.6 G 的蒲氏钩蝠蛾幼虫转录组数据，Q20 值高达 99.08%，测序质量很高。Trinity 组装后获得 70 048 条 unigenes 序列，经过 Blast 比对，51.26% 的序列获得 NR、SwissProt、GO、KEGG 等数据库的基因功能注释，并发现有大量未知的转录本存在，可能是新的转录区域或非编码区域。KEGG 注释了 11 846 个序列，涉及 239 条代谢通路，从属于 31 类，其中，发现了参与磷脂酰肌醇 3 激酶-蛋白激酶 B 信号转导、低氧诱导因子信号转导、淀粉和蔗糖代谢、脂肪酸代谢等通路的相关基因。比较在高海拔和低海拔饲养的蒲氏钩蝠蛾幼虫的基因表达情况，发现有 20 695 个 unigenes 在低海拔群体特异表达，而高海拔特异表达的仅 3364 个基因。此外，生活于低海拔的幼虫与高海拔幼虫相比，有 629 个基因的表达量发生显著性变化，上调基因主要是一些与糖类水解、线粒体功能相关的基因，如转化酶、淀粉酶、细胞色素 c 氧化酶等基因，下调基因主要参与蛋白质、脂肪的合成，如储存蛋白、去饱和酶等基因。

转录组是指某个物种、特定细胞或组织在某一个发育阶段或功能状态下全部转录表达出来的 RNA 总和，包括编码蛋白质的 mRNA 和各种非编码 RNA（rRNA、tRNA、microRNA 等），代表了每一个基因在特定组织、生长时期或生长环境下的表达水平，具有特定的空间性和时间性（Wang et al., 2009；Costa et al., 2010）。当生物受到某种生物或环境因子的刺激、发生病变或处于某一发育阶段时，一般会引起某些基因或蛋白质表达量的变化，使生物个体对外部和内部的变化作出应答或进行适应，而转录本作为基因和蛋白质之间的桥梁，对全部转录本进行研究，能够从整体水平上研究基因的功能、结构及表达情况，解释相关的生物学过程、分子功能和机制等（Hegde et al., 2003）。而比较不同组织或生理状况下基因表达水平的差异，有助于发现与特定生理功能相关的基因，寻找新基因或推测未知基因。

本章以分布在西藏色季拉山海拔 4100 m 以上的蒲氏钩蝠蛾为研究对象，利用高通量测序技术构建了蒲氏钩蝠蛾幼虫的转录组；并在此基础上比较了原生态高海拔和低海拔养虫室两种海拔生境条件下饲养的蒲氏钩蝠蛾幼虫的数字基因表谱，了解虫体在两种生境下基因表达的特征，筛选了差异表达的基因（吴文静，2014；Wu et al., 2015）。研究结果填补了钩蝠蛾属昆虫基因转录组学研究的空白，可为深入研究蒲氏钩蝠蛾适应高海拔生境的生理生化机制，以及其相关基因功能、蛋白质、代谢物等提供参考。

4.1 蒲氏钩蝠蛾幼虫转录组测序及分析

4.1.1 试验处理与 RNA 提取质量检测

在蒲氏钩蝠蛾西藏林芝地区色季拉山的自然分布区域，以"中山大学青藏高原特色资源科学工作站"（海拔 4156 m，29°36′N，94°36′E）为中心的周边高寒灌丛草甸中，在求偶、交配期（每年 6～7 月）采集正在交配的成对雌雄成虫，获得成虫和虫卵。将虫卵置于温度为 10～17℃、湿度为 65%～75% 的养虫室直至孵化，1～3 龄幼虫群体饲养于 2 号面包箱［外：（665×410×160）mm³；内：（620×370×145）mm³］。至 3 龄后，从群养中挑选出来放入小养虫盒［（35×50）mm²］进行单头饲养直至化蛹。收集蛹置于装有苔藓的塑料方盒［（300×200）mm²］至成虫羽化。收集羽化后的成虫并放入圆顶单开门有底拉链蚊帐内，置于同样条件的昆虫培养室，进行交配、产卵，并收集卵。挑选健康的幼虫并安全转运回广州（海拔 20 m，23°05′N，113°17′E）中山大学养虫室，置于实验室人工气候培养箱饲养，温度为 14～15℃，湿度为 65%～70%，定期观察记录幼虫生长情况。幼虫喂食新鲜胡萝卜,每周更换一次,蛹和成虫不取食。培养土采自蒲氏钩蝠蛾生境内的腐殖土(湿度45%,pH 6.2)。

西藏林芝工作站处理样本:根据体重、体长和头壳宽度划分幼虫龄期(李峻锋,2011),每3个龄期为一组,将幼虫划分成3组a、b、c(1~3龄、4~6龄、7~9龄),分别挑选各组中参数较一致的健康幼虫6头,用75%乙醇擦净体表的泥土和其他杂物后,快速浸泡到含有RNA保存液的EP管中,−80℃保存备用。

广州养虫室处理样本:饲养从林芝带回的幼虫2个月后,采用与林芝同样的方法收集4~6龄、7~9龄组样品,−80℃保存备用,其余幼虫继续饲养并观察。

为了方便标记,我们将林芝饲养的高海拔生境的幼虫记为HA(high altitude population of *T. pui*),低海拔生境广州组幼虫记为LA(low altitude population of *T. pui*),如高海拔生境4~6龄组幼虫2号虫记为HA-b2。

利用TRIzol法提取不同海拔各组幼虫样品的总RNA,取2 μL RNA用1%的琼脂糖凝胶电泳检测。部分结果如图4-1所示,其中HA表示high-altitude population of *T. pui*,LA表示low-altitude population of *T. pui*,字母a、b、c表示幼虫龄期的三个分组,数字代表不同的重复,图中28S和18S条带清晰不弥散,点样孔没有蛋白质残留,也没有基因组残留条带,RNA无明显降解现象。

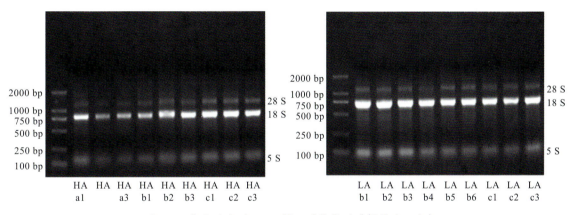

图4-1 部分幼虫的RNA样品质量检测(解释见正文)
Figure 4-1　Results of RNA extraction (see text for explanation)

将电泳条带清晰、Nanodrop测定纯度满足要求的RNA样品,3个组中各挑取3个重复,根据Nanodrop测定的浓度取5 μg进行等量混合,得到转录组样品T。T各项检测结果见表4-1,$OD_{260/280}$为1.8~2.0,表明RNA纯度较高,电泳图(图4-2)28S、18S条带清晰,无严重降解,RNA完整性RIN值大于8,表明RNA完整,Agilent 2100结果(图4-3)18S单峰明显,基线平滑,显示样品检测合格。

表4-1　样品检测结果
Table 4-1　The results of sample assessment

样品名称	浓度/(ng/μL)	体积/μL	总量/μg	$OD_{260/280}$	$OD_{260/230}$	28S:18S	RIN	检测结果
T	520.00	76	39.52	1.953	1.326	0.0	8.5	合格

注:RIN表示RNA相对数量
Note: RIN means RNA integrity number

4.1.2　原始序列数据

高通量测序得到的原始测序序列Raw Reads共109 655 910条,结果文件中每个read由四行描述,其格式如下:

@HWI-ST1276: 71:C1162ACXX: 1:1101: 1208:2458 2:N:0:CGATGT

CTGGCTCCGGAGGGGATGGAGGCGGCAC
TCCCGCCAAGGATGCGTTGGGAAACGACGTC
GTTGCAGTCGAATGGCTCAAAACACACGGGC

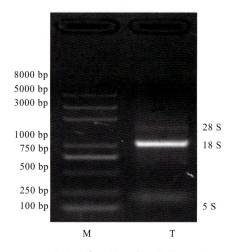

图 4-2　蒲氏钩蝠蛾幼虫总 RNA

Figure 4-2　Total RNA of *T. pui* larvae for transcriptome sequencing

CCGGTGACCGG

+

BCBFFFFDHHHHHJJ?EAGIIIAHIJIIGHHHBE
DCDDD;>>BD?BDAD<><?BDB@5<BBDCDDDCD
DBDCCDDDCCDDD8?AAB9>B55>BB5904@BB

第一行以"@"开头，随后为 Illumina 测序标识符；第二行是碱基序列；第三行以"+"开头，后为 Illumina 测序标识符（选择性部分）；第四行是对应碱基的测序质量，该行中每个字符对应的 ASCⅡ值减去 33，即为对应第二行碱基的测序质量值，其测序标识符信息见表 4-2。

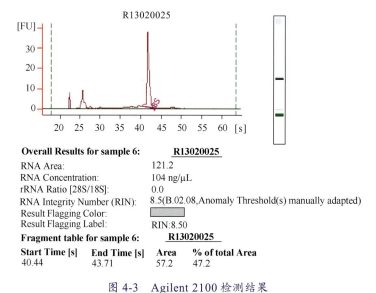

图 4-3　Agilent 2100 检测结果

Figure 4-3　Results of Agilent Bioanalyzer 2100

表 4-2　Illumina 测序标识符详细信息

Table 4-2　Details of Illumina sequence identifiers

测序标识符	对应信息
HWI-ST1276	Instrument-unique identifier of the sequencer
71	run number-Run number on instrument
C1162ACXX	FlowCell ID-ID of flowcell
1	LaneNumber-positive integer
1101	TileNumber-positive integer
1208	X-x coordinate of the spot. Integer which can be negative
2458	Y-y coordinate of the spot. Integer which can be negative
1	ReadNumber - 1 for single reads; 1 or 2 for paired ends
N	whether it is filtered - NB：Y if the read is filtered out, not in the delivered fastq file, N otherwise
0	control number - 0 when none of the control bits are on, otherwise it is an even number
CGATGT	Illumina index sequences

4.1.3 测序数据质量评估

4.1.3.1 测序错误率分布检查 蒲氏钩蝠蛾幼虫转录组测序错误率分布特点如图4-4所示,一是测序错误率会随着测序序列的长度的增加而升高,因为随着测序进行,化学试剂逐渐消耗,是Illumina高通量测序平台的共同特征(Erlich et al., 2008);二是前几个碱基位置的测序错误率较高,RNA-seq建库过程中,使用6个碱基的随机引物进行反转录,大概是在错误率较高的位置,可能是随机引物和RNA模板的不完全结合引起的(Jiang et al., 2011)。总体来看,单个碱基位置的测序错误率低于1%,测序的结果是可信的。

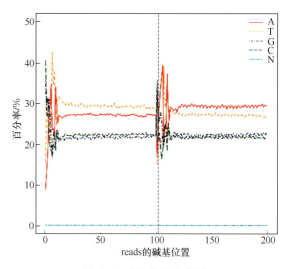

图 4-5 GC 含量分布图

Figure 4-5　Distribution of GC content

横坐标为reads的碱基位置,纵坐标为单碱基所占的比例,不同颜色代表不同的碱基类型

The *x*-axis represent base position of reads, *y*-axis is the ratio of single base and different kinds of base are represented by different colors

4.1.3.3 测序数据过滤 测序得到的原始测序序列(raw reads)含有带接头(adapter)、低质量(low quality)和包含N的无法确定碱基信息的reads。为了提高信息分析质量,对raw reads进行过滤处理,去除带接头(adapter)的reads,N比例大于10%的reads,以及质量值sQ≤5的碱基数占整个read的50%以上的reads,得到clean reads,后续的分析均基于clean reads。各部分过滤掉的reads数量及其占总raw reads数量的比例如图4-6所示。

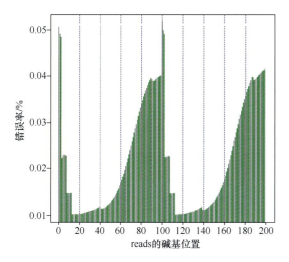

图 4-4 测序错误率分布图

Figure 4-4　Distribution of raw reads error rate

横坐标为reads的碱基位置,纵坐标为单碱基错误率。采用双端测序法,前100 bp为序列的第一端测序,后100 bp为另一端测序reads的错误率分布情况

The *x*-axis represent base position of reads and *y*-axis is the error rate of single base. The former and latter 100 bp represent the error distribution of each end

4.1.3.2 A/T/G/C 含量分布检查 为了检测有没有AT、GC分离现象,进行了GC含量分布检查。因为测序片段是随机性打断的,每个片段的AT、GC含量不一定相等,但是在整个测序过程中,应该保持基本稳定。从图4-5来看,*T. pui* 转录组测序的过程中,A、T、G、C的含量基本呈水平线,只在前几个碱基位置出现较大的波动,这可能也是因为随机引物的核苷酸组成偏好性引起的。整体来说,转录组的GC含量情况属于正常,为44%。

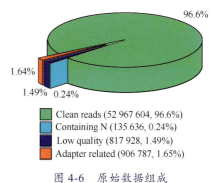

图 4-6 原始数据组成

Figure 4-6　Classification of raw reads

蒲氏钩蝠蛾幼虫转录组的clean reads共105 935 208条,总体碱基错误率为0.02%,质量值Q20大于99%和Q30大于96%(测序过程碱基识别过程中,对所识别的碱基给出的错误概率),表明测序准确度较高。

4.1.4 转录本拼接

使用 Trinity 对测序序列 clean reads 进行从头组装，拼接的转录本作为后续分析的参考序列，序列信息以 FASTA 格式储存，如下所示。

>comp25_c0_seq1 len＝231 path＝[1:0-51 53:52-230]

TGGCGCATCAGAGCCAGCGCCACCAAGTCG
ACCCAAGTGACATTCACCCTCATACAAGGGAAC
TGCCCTCCAGTGATACTTGCAGGCACTACTCTAC
CTCACGTTAACTTAGTTAAGTACCTGGGTATGCA
TCTGGATCCCAGATTAAACTGGAAAACCCACATA
AAAGACAAAGGAGATGAACTGAACAAGAAATT
CAGAGATATACTATGGCTTTTGGGCAGGCGGTCC

大于号（＞）后为转录本的 id 号，构成都为 comp_c_seq，comp 为拼接过程形成的 de Bruijn Graph Component，c 为 subcomponent，seq 代表转录本，len 为转录本的碱基数，path 为从 de Bruijn Graph subComponent 中经历的路径，之后的内容为该转录本的碱基序列。挑选每个基因中最长的转录本 transcript 作为该基因的 unigene。

拼接组装后，获得 103 047 个 transcript（表 4-3），平均长度为 775 bp（图 4-7），从中挑选了最长的片段代表每个基因，共有 70 048 个 unigene，平均长度为 639 bp（图 4-8），占总的 transcript 的 67.98%，其中 65.42% 的序列长度集中在 200～500 bp，N50 值大于平均值，证明此测序结果具有完整性。

表 4-3 拼接结果长度频数分布情况
Table 4-3 Results for *T. pui* transcriptome assembly

长度区间	200～500 bp	500～1000 bp	1～2 kb	＞2 kb	总计
转录本 transcript 个数	59 534	21 134	14 201	8 178	103 047
基因 unigene 个数	45 825	13 010	7 530	3 683	70 048
unigene 占 transcript 比例	76.97%	61.56%	53.02%	45.04%	67.98%

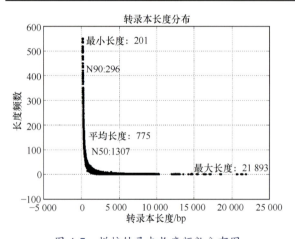

图 4-7 拼接转录本长度频数分布图
Figure 4-7 Transcript length distribution
N50/N90，按照大到小的顺序对拼接转录本的长度进行排序，累加转录本的长度，到不小于总长 50%/90% 的拼接转录本的长度就是 N50/N90
N50/N90 is the length of the smallest contig in the set that contains the largest contig whose combined length represents at least 50%/90% of the assembly

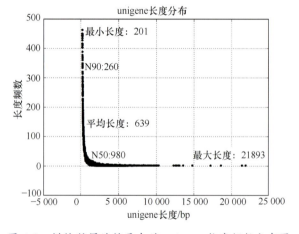

图 4-8 拼接所得的转录本的 unigene 长度频数分布图
Figure 4-8 Unigene length distribution
N50/N90，按照大到小的顺序对拼接转录本的长度进行排序，累加转录本的长度，到不小于总长 50%/90% 的拼接转录本的长度就是 N50/N90
N50/N90 is the length of the smallest contig in the set that contains the largest contig whose combined length represents at least 50%/90% of the assembly

4.1.5 基因功能注释

通过 Blastx、Blast2GO 等程序在不同的数据库进行搜索比对，共有 35 910 条序列获得了基因注释，为转录组 unigene 数据库序列的 51.26%（表 4-4）(Conesa *et al*., 2005)。由于缺少参考基因组信息，而且蒲氏钩蝠蛾分布区域相对狭窄，可能导致大部分组装序列不能与已知基因配对，可能是潜在的新转录区域、非编码序列或调控序列。

与NCBI的NR（non-redundant）非冗余蛋白质数据库进行比对（E-value＜1.0E^{-5}）获得基因注释的有30 292条，信息较为全面（占全部获得注释基因的84.36%）（表4-4），故进一步分析拼接的unigene序列与NR数据库的同源性搜索结果。NR E-value值是根据Score及Query序列的长度、库的大小计算得出的一个期望值，表示假阳性率，值越小越好。以$1.0×10^{-5}$为界，对小于$1.0×10^{-5}$的数据进行分布统计，29%比对上的基因E-value小于$1.0×10^{-5}$，具有很高的同源性（图4-9A）。统计比对分值（图4-9B），55.78%的序列比对上的分值在300分以下，说明蒲氏钩蝠蛾幼虫表达的基因与数据库已知的基因差异比较大，可能与幼虫生活在高原地区，已形成地理隔离，种群进化较为独立有关。统计比对上的unigene序列长度（图4-9C），已知序列长度越长，比对成功率就越高，尤其是1001～2000 bp的序列，有5535条能比对上，仅次于201～300 bp的序列，而长度大于3000 bp

表4-4 基因注释结果统计

Table 4-4 Unigenes annotated in public databases

	Unigene数	百分率/%
在NR注释到	30 292	43.24
在NT注释到	3 392	4.84
在KEGG注释到	11 846	16.91
在SwissProt注释到	21 343	30.46
在PFAM注释到	24 408	34.84
在GO注释到	28 736	41.02
在KOG注释到	16 731	23.88
在所有数据库注释到	2 061	2.94
至少在一个数据库注释到	35 910	51.26
总数	70 048	

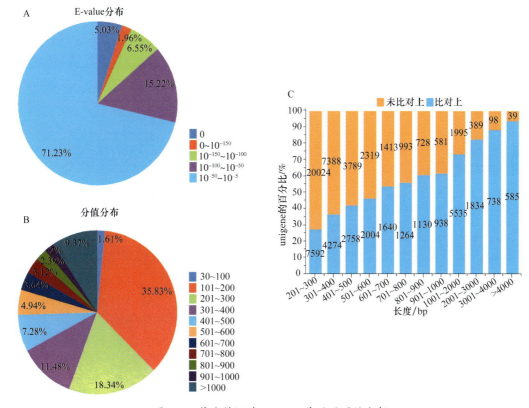

图4-9 蒲氏钩蝠蛾unigene基因同源性分析

Figure 4-9 Characteristic of homology search of *T. pui* unigenes

A, Blast比对结果的E-value值分布；B, 比对分值分布；C, 不同查询长度的Blast比对结果比较

A, E-value distribution of Blast hits for each unique sequence with a cut-off E-value of $1×10^{-5}$;

B, score distribution of the best Blast hits for each unigenes; C, comparison of percentage of different query length with and without Blast hits

以后，基本都能比对上数据库。

4.1.6 Gene Ontology（GO）分类

Gene Ontology（基因本位，GO）是一套用统一的词汇来全面描述生物体中基因及其产物属性的分类系统（Ashburner et al., 2000）。Term 是 GO 里面的基本描述单元，用来描述一个基因产物（RNA 或者蛋白质）位于细胞哪里，在细胞中有什么功能，参与了哪些生物过程。利用 Blast2GO 对基因进行 GO 注释（Carneiro et al., 2004），用 WEGO 进行下一层级分类（Ye et al., 2006）。

在 T. pui 转录组结果中，28 736 条序列获得 GO 注释（图 4-10），匹配到 2487 条 GO terms，其中生物学过程（Biological Process）79 557 条序列，细胞组分（Cellular Component）62 825 条序列，分子功能（Molecular Funtion）38 437 条序列，其中有些序列会获得多条 terms 注释，所以各分类的总数会大于注释的序列数。在这 3 个大类下又细分为 53 个功能群，如图 4-10 所示（已过滤 unknown 和 obsolete 的 terms）。生物学过程包括 24 个二级分类，参与细胞形成过程（cellular process）和代谢过程（metabolic process）的序列最多，分别为总 unigene 的 61.8% 和 57.4%，而节律过程（rhythmic process）和细胞死亡（cell killing）则很少，分别占 0.76% 和 0.1%。细胞组分包括 15 个类别，组成细胞（cell）和细胞部件（cell part）的基因均占 56.1%，突触（synapse）、突触部件（synapse part）和合胞体（symplast）的基因很少，分别是 0.6%、0.4% 和 0.1%，被过滤的 obsolete cellular component 只有 1 条序列。分子功能包括了 14 种功能，其中具有结合能力（binding）和催化能力（catalytic activity）的基因分别占 59.3% 和 50.2%，显著高于其他功能的基因，其余均不超过 10%，尤其 nutrient reservoir activity 和 protein tag 各只有 12 条和 6 条序列。这些功能分类使我们对得到的基因序列有了进一步的认识，从宏观上认识 T. pui 基因功能的分布特征。

4.1.7 EuKaryotic Ortholog Groups（KOG）分类

KOG 为 EuKaryotic Ortholog Groups，是 NCBI 针对真核生物基于基因的直系同源关系的分类系统。KOG 结合进化关系将来自不同物种的同源基因分为不同的 ortholog 簇，目前 KOG 有 4852 个分类。来自同一 ortholog 的基因具有相同的功能，因此可以将功能注释直接继承给同一 KOG 簇的其他成员。T. pui 转录组中，16 731 条序列获得了 KOG 注释，并且分成了 4 个分支，26 个功能组。如图 4-11 所示，36.9% 的序列属于 cellular processes and signaling，28.2% 属于 metabolism，24.6% 属于 poorly characterized，21.9% 属于 information storage and processing。一般的功能预测基因 (general function prediction）序列共 3094 条，显著多于其他分类的基因，但此部分序列能提供的有效信息较少，基因的功能是不确定的，但有可能是新的未知基因，可以挑选这部分的基因进行进一步的功能验证。Cellular processes and signaling 中的信号转导机制（signal transduction mechanism）共 2109 条序列，有助于我们寻找信号通路上的相关基因。另外，该分类下的细胞运动（cell motility）只有 31 条，是已知功能的基因中占的比例最小的种类。Metabolism 的序列总数虽然排第二，但各分类的数量差异并不大，最多的是脂类运输和代谢（lipid transport and metabolism）有 891 条，最少的辅酶运输和代谢（coenzyme transport and metabolism）也有 149 条。Information storage and processing 的总数是最少的，但是 5 个分类下的基因数量并不少，其中翻译及核糖体结构与生物起源（translation, ribosomal structure and biogenesis）有 1028 条序列，总数排第四，其次，转录（transcription）和 RNA 加工及修饰（RNA processing and modification）分别为 929 条和 909 条。通过 KOG 分类，我们对转录组的序列信息有了进一步的了解，认识其功能和分布，有助于筛选某种功能的候选基因进行研究分析。

4.1.8 代谢途径分析

将序列比对到 Kanehisa 等（2008）整合的基因组、化学分子和生化系统等方面数据的 KEGG（kyoto encyclopedia of genes and genomes）公共数据库，系统分析基因产物和化合物在细胞中的代谢途径以及这些基因产物的功能，明确蒲氏钩蝠蛾幼虫中活跃的生物代谢途径。其中，代谢通路（KEGG pathway）是一组手工整理的代谢图，展示了目前对生物分子相互作用网络的理解。KO(KEGG Ortholog）系统将各个 KEGG 注释系统联系在一起，对新测序物种的基因组或转录组进行功能注释，并

第4章 寄主昆虫适应高海拔环境的转录组学特征

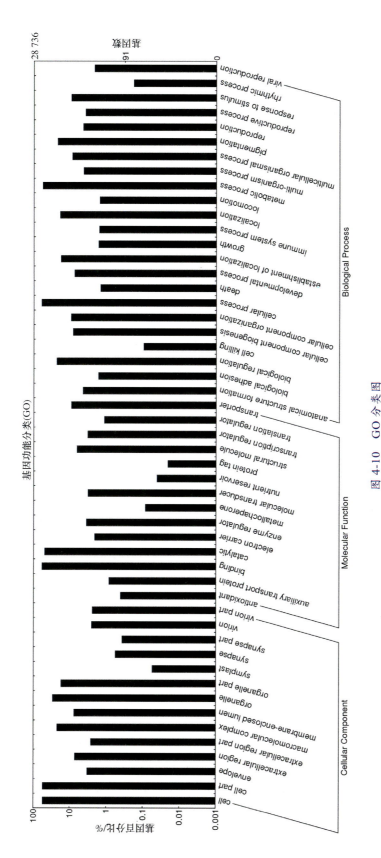

图 4-10 GO 分类图

Figure 4-10 Histogram presentation of Gene Ontology classification

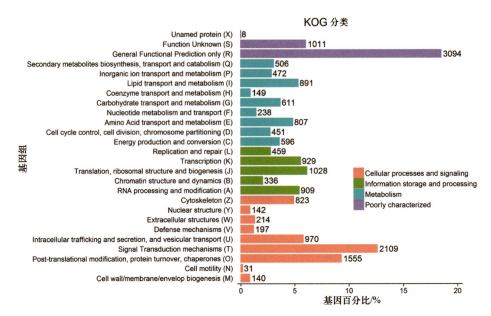

图 4-11　KOG 功能构成分布

Figure 4-11　Histogram presentation of KOG function classifications of unigenes

纵坐标为 KOG 的 26 个功能组的名称，横坐标为注释到该功能组下的基因个数占被注释上的基因总数的比例，不同的颜色代表不同的分支

y-axis is the name of 26 KOG groups, *x*-axis is the percent of genes in each group. Four different colors represent four KOG functional categories

根据它们参与的 KEGG 代谢通路进行分类。

根据 KEGG 注释结果，共获得 11 846 个注释序列，分别归属 239 条 KEGG 代谢通路，从属于 31 个类别，5 个分支：A，细胞过程（cellular processes）；B，环境信息处理（environmental information processing）；C，遗传信息处理（genetic information processing）；D，代谢（metabolism）；E，有机系统（organismal system）（图 4-12）。

与 KOG 分类结果进行对比，信号转导（signal transduction）的序列也是最多的，有 1081 条，占 9.1%，其中 PI3K-Akt signaling pathway（ko04151，248 条）是最多的，此外还发现有 126 个基因注释参与 HIF-1 signaling pathway（ko04066）。

磷脂酰肌醇 3 激酶 - 蛋白激酶 B（phosphatidylinositol 3-kinase/protein kinase B，PI3K-Akt）信号通路是细胞内重要的信号转导通路，可由多种细胞刺激或毒素诱导激活，调节各种基本的细胞功能，如转录、翻译、增殖、生长和存活等。PI3K 是联系胞外信号与细胞应答效应的桥梁分子。生长因子与受体酪氨酸激酶或 G 蛋白偶联受体结合后激活 PI3K，PI3K 催化 phosphatidylinositol-3,4,5-triphosphate（PIP3）合成，PIP3 作为第二信使激活 Akt，活化的 Akt 再通过底物磷酸化的方式，参与细胞凋亡、蛋白质合成、代谢和细胞周期等重要细胞过程的调控。

低氧诱导因子（hypoxia-inducible factor 1，HIF-1）通路的详细过程如图 4-13 所示，红色方框为 126 序列注释到的 30 个调控因子或受体，如 HIF-1α、HIF-1β、PHD 等。该通路还与 MAPK signaling pathway、mTOR signaling pathway、PI3K-Akt signaling pathway、Calcium signaling pathway 和 Citrate cycle（TCA cycle）这些信号通路相关联。因为蒲氏钩蝠蛾幼虫主要生活在西藏的低氧环境，这些注释为研究蒲氏钩蝠蛾幼虫适应低氧环境的机制提供了重要的数据，可以确定相关的基因及其在信号转导通路中可能的位置，为筛选整个通路的关键基因进行整体机制的研究奠定了基础。

代谢相关的通路是占比例最大的分支，共 4271 条，占 36.1%，这与 GO、KOG 分类结果相类似。但是碳水化合物代谢通路（carbohydrate metabolism）的序列 773 条（6.5%）是最多的，其次是脂类代谢通路（lipid metabolism）有 655 条（5.5%），与 KOG 的结果有点差异。

参与碳水化合物代谢的通路又分为 14 类。

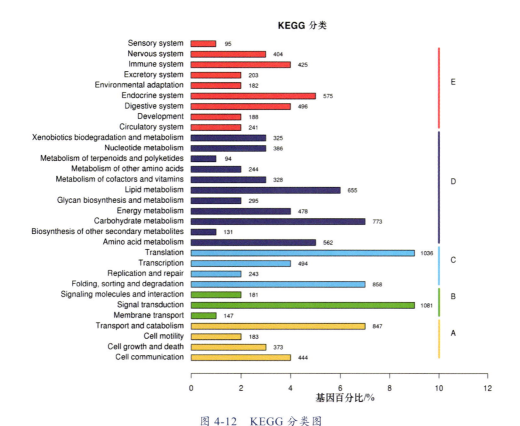

图 4-12　KEGG 分类图

Figure 4-12　Histogram presentation of KEGG classification

纵坐标为 KEGG 代谢通路的名称，横坐标为注释到该通路下的基因个数及其个数占被注释上的基因总数的比例，A～E 表示 KEGG 代谢通路的 5 个分支，详见正文

y-axis is names of KEGG pathways，*x*-axis is the proportion of genes at each pathway to the total annotated genes，See text for 5 clades A-E

淀粉和蔗糖代谢（starch and sucrose metabolism）在碳水化合物代谢相关的序列占 11.1%，为主要代谢通路，通路中的 88 个关键酶中有 28 个获得了明确注释（图 4-14 中红色方框）。这 14 类通路的数目比例如图 4-15 所示。氨基酸和核糖代谢（amino sugar and nucleotide sugar metabolism）通路的产物 UDP-D-galacturonate、GDP-glucose 和 ADP-glucose 参与淀粉和蔗糖代谢通路，将两个通路关联起来。而淀粉和蔗糖代谢通路的产物或中间产物，如 D-xylose、D-glucuronate 和 alpha-D-glucose 1-phosphate 则分别参与戊糖与葡萄糖醛酸酯互换（pentose and glucuronate interconversions）、抗坏血酸代谢（ascorbate metabolism）和糖酵解/糖异生（glycolysis/gluconeogenesis）通路。这些通路注释结果有助于我们从整体上了解碳水化合物代谢的过程，对其中的关键酶或产物进行深入研究以了解其在蒲氏钩蝠蛾幼虫发育过程中的作用。

脂类代谢相关序列，在 KOG 中注释的数量比 KEGG 中的数量多，故我们也对脂类代谢的通路进行初步分析。参与脂类代谢的通路分为 16 类，甘油脂代谢（glycerolipid metabolism）、脂肪酸代谢（fatty acid metabolism）、甘油磷酸脂代谢（glycerophospholipid metabolism）和不饱和脂肪酸的生物合成（biosynthesis of unsaturated fatty acids）分别占 14.34%、13.51%、11.99% 和 9.64%（图 4-16），是主要的大类，其余均在 7% 以下。脂肪是生物主要的储能物质，对于生活在高寒环境下的 T. pui 幼虫来说，能量的储备至关重要，了解 T. pui 的脂类代谢过程，有助于我们了解幼虫如何抵御外界不良环境。

4.1.9　CDS 预测结果

Unigene 利用 Blastx 比对和 Estscan 预测得到的 CDS 情况如图 4-17 所示。Blastx 能比对到的 unigene 的长度主要集中在 500 bp 以下，占 Blastx 比对总数

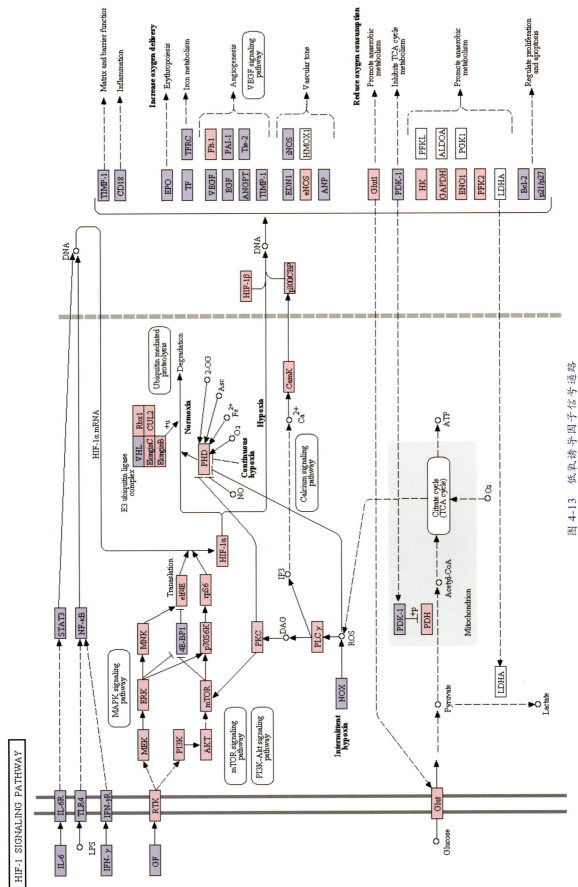

图 4-13 低氧诱导因子信号通路
Figure 4-13 HIF-1 signaling pathway

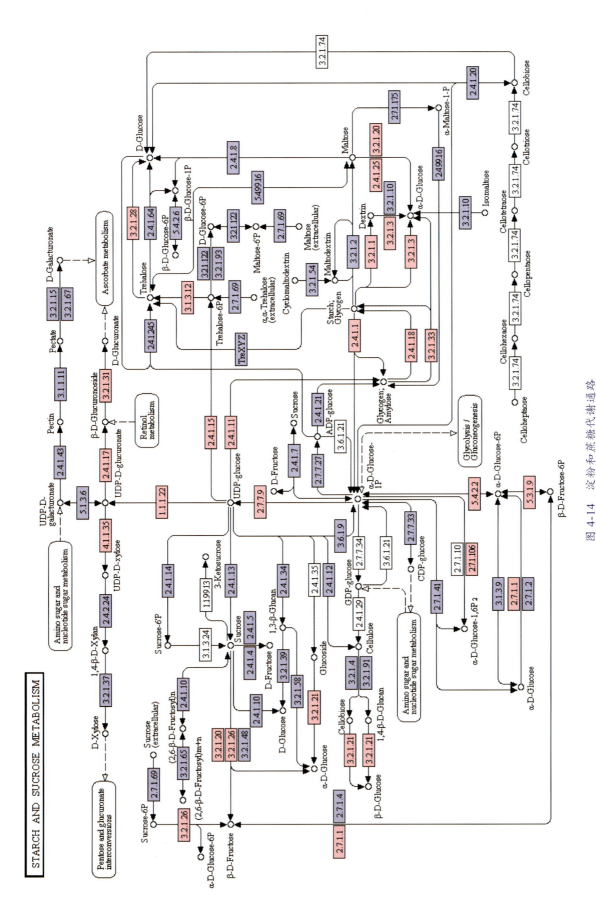

图 4-14　淀粉和蔗糖代谢通路

Figure 4-14　Starch and sucrose metabolism pathway

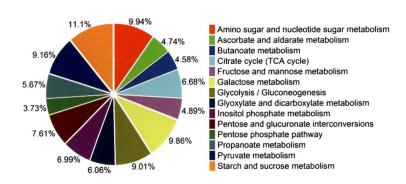

图 4-15　与碳水化合物代谢相关的序列所占比例

Figure 4-15　The proportion of sequences related to carbohydrate metabolism

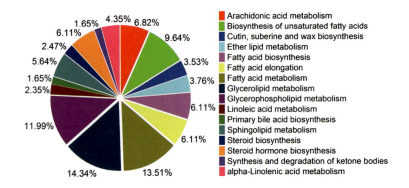

图 4-16　与脂类代谢相关的序列所占比例

Figure 4-16　The proportion of sequences related to lipid metabolism

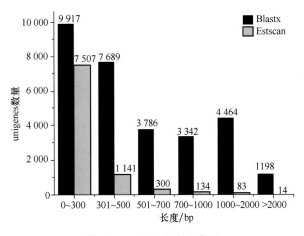

图 4-17　CDS 长度分布图

Figure 4-17　CDS size distribution

的 57.92%，能获得较为确切的开放阅读框，而且片段越长，能成功进行 Blastx 比对的数量更多，尤其在 1000～2000 bp 的片段，有 4464 条能得到 ORF 编码出氨基酸。而通过 Estscan 预测的 CDS 主要是 300 bp 以下的片段，占 Estscan 预测总数的 81.78%。

可能是因为片段越短，未知因素越多，结构也越不完整，无法与已知数据库配对，而较长的片段，序列信息完整，更容易得到编码区的信息。

4.1.10　基因表达水平分析

计算基因的表达丰度时，基因长度较长的序列会更容易被抽到，因而序列长的基因的表达量会显得较高，所以将 readcount 数进行 RPKM 转换，避免 cDNA 浓度较低或样品制备过程问题等造成的整体 readcount 变少，影响表达量的计算（Mortazavi et al., 2008）。图 4-18 是转换后基因的 RPKM 密度分布，反映了蒲氏钩蝠蛾幼虫整体的基因表达模式，有一个主峰。

蒲氏钩蝠蛾幼虫中表达量最高的 10 个 unigene 列于表 4-5。其中 1 个基因（comp34432_c0）未在 NR 数据库中找到注释，可能是片段短信息不全或是非编码区域；其余可与小菜蛾（*Plutella xylostella*）、烟草天蛾（*Manduca sexta*）、埃及伊蚊

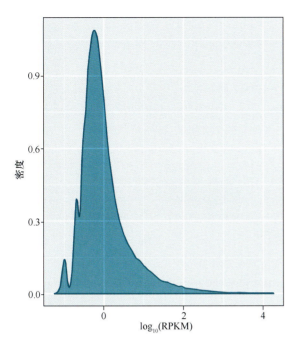

图 4-18 RPKM 密度分布图
Figure 4-18 RPKM density distribution

（Aedes aegypti）、冈比亚按蚊（Anopheles gambiae）、大红斑蝶（Danaus plexippus）、柑橘凤蝶（Papilio xuthus）、亚洲玉米螟（Ostrinia furnacalis）和衣鱼（Thermobia domestica）等物种的序列相比对。

表达量最高的是 comp77725_c0，但是 NR 注释是一种未知蛋白，其他数据库也无功能分类等信息，所以该基因的功能有待进一步研究。

表达丰度较高的 comp73985_c0、comp77728_c0 和 comp76382_c0 片段长度在 2000 bp 以上，均注释为昆虫储存蛋白。储存蛋白是由 6 个相同或相似的亚基形成的六聚体结构蛋白，又称 hexamerin（Mark and Decker, 1992）。hexamerin 与血蓝蛋白、酚氧化酶和 hexamerin 受体属于血蓝蛋白超家族，包含信号肽和三个结构域。hexamerin 是在脂肪体合成后分泌到血淋巴，由信号肽提供定位信息（Telfer and Kunkel, 1991）。第一个结构域是 hemocyanin_N，主要由 α 螺旋组成；第二个结构域是 hemocyanin_M，

表 4-5 蒲氏钩蝠蛾幼虫转录组中表达量最高的 10 个基因
Table 4-5 Summary of the 10 most abundant expressed unigenes of *T. pui* larvae

基因 ID	Readcounts	RPKM	基因长度	NR ID	NR 描述
comp77725_c0	1 101 594.98	17 883.53	1 342	CAM36311.1	hypothetical protein [*Thermobia domestica*]
comp73985_c0	944 459.37	8 616.54	2 388	BAF32562.1	arylphorin-like hexamerin-2 [*Plutella xylostella*]
comp34432_c0	159 711.09	8 445.43	412		
comp77728_c0	767 721.57	7 093.22	2 358	P14296.1	arylphorin subunit alpha [*Manduca sexta*]
comp63687_c0	261 834.43	5 998.32	951	AGV28583.1	immune-induced protein [*Ostrinia furnacalis*]
comp77730_c0	207 999.12	5 900.43	768	ADM64569.1	apolipophorin-Ⅲ precursor [*Thitarodes pui*]
comp34463_c0	196 367.46	5 643.96	758	BAM17783.1	glutathione S transferase S1 [*Papilio xuthus*]
comp76382_c0	585 528.68	5 510.37	2 315	XP_001659531.1	hexamerin 2 beta [*Aedes aegypti*]
comp63686_c0	204 588.73	5 495.97	811	EHJ75427.1	glutathione S-transferase [*Danaus plexippus*]
comp77726_c0	81 261.22	5 397.51	328	EHJ75575.1	ribosomal protein L39 [*Danaus plexippus*]

含有铜离子结合位点（copper containing domain），但在昆虫中缺失了与铜离子结合的组氨酸（histidine）残基，故失去了与氧结合能力而作为储存蛋白存在（Burmester, 2001）；第三个结构域是 hemocyanin_C，是一个 ig_like domain，主要由 β 折叠组成。hexamerin 在鳞翅目中主要有三类：riboflavin-binding hexamerins、arylphorins-like 和 methionine-rich hexamerins（Burmester, 1999）。Arylphorins-like 含有大量的芳香族氨基酸，phenylalanine/tyrosine 含量大于 15%。Methionine-rich 则含有大于 3.5% 的 methionine，其表达与性别相关，主要是在雌性幼虫中高表达，参与卵的发生（Haunerland, 1996）。这些储存蛋白，主要是在幼虫期高表达，尤其是化蛹前或末龄幼虫体内有大量的储存蛋白，而在蛹和成虫阶段则很少，因此，目前认为储存蛋白是完全变态和不完全变态的昆虫为变态和成虫期做的能量储备。由于蛹和成虫阶段昆虫一般不取食，幼虫阶段大量储备 hexamerin 可为变态发育和繁殖阶段的蛋白质合成和能量代谢提供氨基酸，以完成生命活动，所以储存蛋白对昆虫非常重要。转录组得到的 3 个片段经过保守区域预测，显示含有 3 个结构域（图 4-19），具有完整的开放阅读框：comp73985_c0 预测有 723 个氨基酸（amino acid，aa），信号肽为 1～18 个氨基酸，hemocyanin_N、hemocyanin_M 和 hemocyanin_C 分别是 44～168、172～453 和 459～693；comp77728_c0 预测为 720 个氨基酸，信

号肽位点在1~12，hemocyanin_N、hemocyanin_M 和 hemocyanin_C 分别为 40~164、168~456 和 456~689，但预测 hemocyanin_M 或 hemocyanin_C 结构域不完整，存在氨基酸缺失；comp76382_c0 预测含有 727 个氨基酸，1~14 个氨基酸为信号肽，3 个结构域位点分别是 42~166、170~450 和 456~707。3 个转录子可能是不同的基因型或家族中不同的成员，通过转录组获得的完整片段，有助于在 T. pui 幼虫中对该家族或基因进行系统研究，如储存蛋白的系统进化、免疫功能（Phipps et al., 1994; Beresford et al., 1997）、表皮硬化、性别作用（Zakharkin et al., 2001）和保幼激素的结合（Gilbert et al., 2000; Tawfik et al., 2006）等。

comp34463_c0 和 comp63686_c0 均注释为谷胱甘肽 S-转移酶（glutathione S-transferase, GST, EC 2.5.1.18）。GST 是一组广泛存在于动植物、微生物等体内的由多个基因编码、具有多种功能的超家族酶。GST 有多种分类标准，常见的分成3类（subgroups）：细胞溶质（cytosolic, cGST）、线粒体（mitochondrial, mGST），以及类花生酸类物质和谷胱甘肽代谢的膜相关蛋白（membrane associated proteins in eicosanoid and glutathione metabolism, MAPRG）（Hayes et al., 2005; Zimniak and Singh, 2006）。在昆虫中，大部分的 GST 是水溶性酶，属于 cGST，目前发现 8 种分型（class）：zeta、theta、sigma、omega、delta、epsilon、chi 和 iota，前 4 种在生物中普遍存在，后 4 种主要在昆虫中存在（蛛形纲和甲壳纲均有发现 delta，膜翅目暂未发现有 epsilon）（Enayati et al., 2005）。目前发现 GST 的功能有：解毒作用，催化谷胱甘肽（glutathione, GSH）与内源或外源有害物质的亲电子基团结合，形成可溶的、没毒性或毒性较弱的衍生物，使其更容易分泌到体外；氧化保护作用，参与调控脂肪氧化的有毒化合物和氧化应激生成 S-glutathiolated protein，防止氧化损伤；参与细胞内激素、脂肪酸等物质的运输和代谢；参与环境胁迫信号转导（Che-Mendoza et al., 2009; Loyall et al., 2000; Lumjuan et al., 2007）；通过与重要的信号蛋白相互作用参与调节细胞增殖、分化和凋亡的信号通路（Laborde, 2010）。GST 以同源二聚体或异源二聚体的形式起作用，每个亚基有 199~244 个氨基酸，22~29 kDa，含有 2 个结构域，氨基端是由一个 GSH 结合位点（GSH-binding site, G-site）组成的催化活性位点，羧基端是一个与疏水底物结合的位点（hydrophobic substrate binding site, H-site）（Wilce and Parker, 1994），不同种类的 GST 形成的 G-site 和 H-site 是有差异的，故具有不同的生理生化特征、不同的或有重叠的底物特异性，时空表达模式也不同（Goodchild and Smith, 1970）。在昆虫中，中肠（Snyder et al., 1995; Tate et al., 1982）、脂肪体（Feng et al., 1999）、血淋巴细胞和其他组织（Franciosa and Berge, 1995）中均发现有 GST 表达。蒲氏钩蝠蛾幼虫转录组中高表达的 2 个 GST 基因，预测含有 2 个保守结构域（图 4-20），具有完整的开放阅读框。comp34463_c0 预测有 199 个氨基酸，分子质量为 22.713 kDa，GST_N 和 GST_C 分别位于 23~92、114~207。comp63686_c0 预测有 203 个氨基酸，分子质量为 23.467 kDa，GST_N 和 GST_C 分别位于 26~96、98~212。根据蛋白长度和分子质量，这 2 个基因编码的是不同的 GST 亚基，两蛋白序列 blast 比对显示一致性为 34%。根据研究报道，同一个 GST gene class 的序列一致性在 60%~80%，而在 inter-gene class 的一致性在 25%~35%（Feng et al., 1999），故推测这两个基

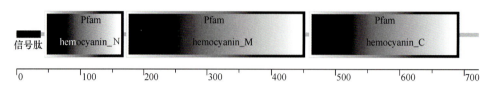

图 4-19　hexamerin 蛋白保守区域示意图

Figure 4-19　A diagram indicating the location of the hemocyanin conserved domains in the deduced amino acid sequences

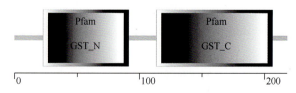

图 4-20　谷胱甘肽 S-转移酶保守区域示意图

Figure 4-20　A diagram of the glutathione S-transferase deduced amino acid sequences

因属于不同的 GST class。因为 *T. pui* 在幼虫阶段会遇到各种有害物质，也会遇到低温、低氧、干旱等环境胁迫，而 GST 的相关的已知功能，可能参与到这些生命活动中，故在 *T. pui* 中高表达，但需要进一步研究确认是在哪个组织合成或储存和具体的作用机制。此外，在蒲氏钩蝠蛾幼虫转录组全部 unigenes 中注释为 GST 的 unigenes 有 40 多个，覆盖了各种分型，提供了大量的基因序列研究数据，有助于进行更深入的研究，探索 GST 的多种功能。

剩余的 3 个转录子，结合 SwissProt 和 GO 数据库的注释进一步分析。comp63687_c0 预测是免疫诱导蛋白，可能参与防御原生动物的生物学过程（GO:0042832, defense response to protozoan），当出现原生动物入侵的时候，激活相关的反应来保护细胞或机体。comp77730_c0 注释为载脂蛋白 3（Apolipophorin-Ⅲ），是一类可交换蛋白，且与蒲氏钩蝠蛾已发表的 apolipophorin-Ⅲ precursor（ADM64569.1）序列具有较高的相似性，但是序列不完全一致，可能是同一家族不同的亚型。载脂蛋白家族在脂类运输和脂蛋白的代谢过程中起着重要作用，其中载脂蛋白Ⅲ主要是从脂肪体的脂类储存中将甘油二酯（diacylglycerol，DAG）运输到肌肉组织中，但目前研究发现主要是在成虫的飞行肌肉中高表达，为飞行活动提供能量运输，而在幼虫中表达量较低（Sun *et al.*, 2012b）。这与我们的结果不相符，进一步提示我们，comp77730_c0 可能是载脂蛋白Ⅲ的一种亚型，有相似的功能但不同的表达模式，这有待进一步的研究。comp77726_c0 是核糖体蛋白 L39，是核糖体的结构成分。

4.2 蒲氏钩蝠蛾幼虫适应不同海拔生境的基因表达分析

4.2.1 **RNA 提取质量检测**

数字化基因表达谱测序的 2 个样品 LA 和 HA 电泳检测（图 4-21），28S 和 18S 条带完整，安捷伦 2100（图 4-22）检测只有 18S 单峰且基线平滑，$OD_{260/280}$ 值均大于 1.8，RIN 值大于 8.4（表 4-6），表明 RNA 样品完整性好，纯度高，浓度适宜，RNA 无降解，检测结果合格，可进行后续分析。

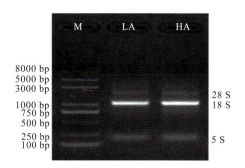

图 4-21　蒲氏钩蝠蛾幼虫总 RNA 电泳检测
Figure 4-21　Total RNA of *T. pui* larvae for digital gene expression analysis

4.2.2 高海拔和低海拔生境的蒲氏钩蝠蛾幼虫的 DGE 测序结果

数字表达谱测序获得低海拔幼虫样品 LA 共 13 756 474 条 raw reads，高海拔幼虫样品 HA 共 9 708 646 条 raw reads。

两个样品 DGE 测序错误率分布如图 4-23 所示，两个样品的错误率分布基本一致，均随着测序序列的长度增加而升高，80～100 位置的错误率在 0.04%～0.05%，前 6 个碱基位置因与随机引物结合不完全导致较高的错误率，总体的错误率均在合理的范围内，结果可信度高。

两个样品的 GC 含量分布（图 4-24）均在前几个碱基位置出现较大波动，是由随机引物引起的正常波动。比较 GC 含量发现，两个样品的单碱基 T、G 和 C 所占的比例很接近，但是 A 所占的比例有明显差异，LA 的 A 的比例高于 HA，且 LA 碱基 A 的比例接近 T 的含量，而 HA 单碱基 A 的量与 G、C 的量基本一致。这结果提示我们，两个样品基因的表达情况不一致，碱基 A 的含量发生了较明显的变化。

DGE 测序得到的原始数据组成，如图 4-25 所示。HA 样品含有接头被过滤掉的 reads 数（271 638，2.79%）比 LA 的样品多（191 173，1.38%），低质量 reads 的数量在两个样品中相近（LA 为 44 541，0.32%；HA 为 29 370，0.3%），N 含量超过 10% 的 reads 数量都不足 0.01%（LA 为 1035 条，HA 为 743 条），最终得到的 clean reads 数，LA 比 HA 多，反映 LA 表达的基因数量多于 HA。

数字表达谱测序采用单末端（single-end）测序，测序长度最长可达 50 bp，测序质量见表 4-7，

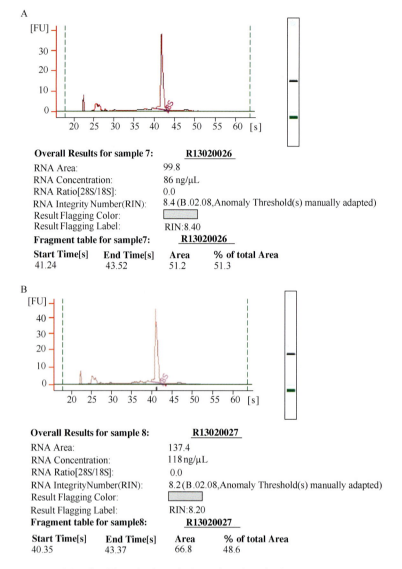

图 4-22　低海拔群体样品（A）和高海拔群体样品（B）安捷伦 2100 检测结果

Figure 4-22　Agilent Bioanalyzer 2100 results of sample LA (A) and HA (B)

表 4-6　样品检测结果

Table 4-6　The results of sample assessment

样品名称	浓度 /（ng/μL）	体积 /μL	总量 /μg	$OD_{260/280}$	$OD_{260/230}$	28S∶18S	RIN	检测结果
LA	430.00	36	15.48	1.957	1.292	0.0	8.4	合格
HA	590.00	36	21.24	1.917	1.350	0.0	8.2	合格

错误率和 Q20、Q30 均在合理范围内。最终能用于后续基因表达分析的 clean reads 数量分别为：LA 共 13 519 725 条，HA 共 9 406 895 条，LA 比 HA 多 4 112 830 条。样品总体的均一化程度高，转录本实际覆盖度广。

利用 Pearson（R^2）、Spearman（Rho）和 Kendall（Tau）相关系数分析样本间基因表达水平的相关性，检验实验的可靠性和样本选择的合理性（图 4-26）。R^2 为 0.829，表明两地饲养的幼虫表达为正相关关系，样本之间表达模式的相似度较高，但是表达量上仍存在差异，部分散点的分布偏离趋势线较远，说明这些基因在 LA 和 HA 之间的表达水平呈现较大的差异。从饲养环境上来说，虽然低海拔饲养利用人工气候箱模拟幼虫生境的温度和湿

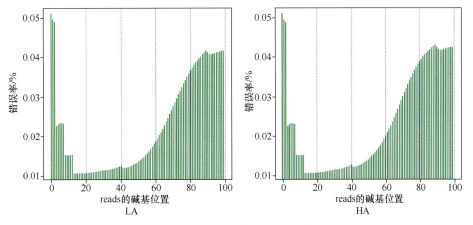

图 4-23　DGE 测序错误率分布图

Figure 4-23　Distribution of raw reads error rate

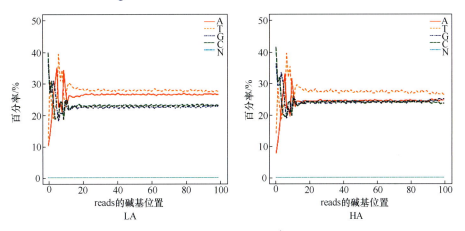

图 4-24　GC 含量分布图

Figure 4-24　Distribution of GC content

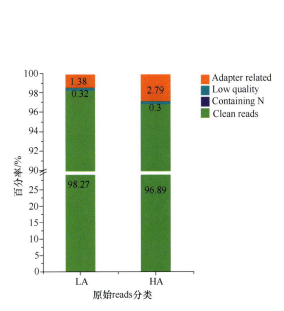

图 4-25　DGE 测序原始数据组成比较（LA 和 HA）

Figure 4-25　Classification comparison of raw reads between two libraries (LA and HA)

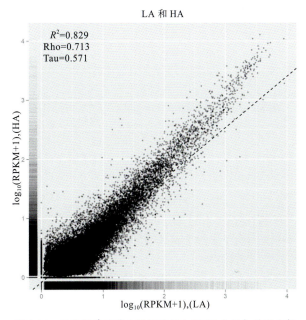

图 4-26　两地饲养的蒲氏钩蝠蛾幼虫 DGE 数据相关性分析

Figure 4-26　Correlation analysis of *T. pui* DGE libraries

表 4-7　蒲氏钩蝠蛾表达谱测序质量评估汇总

Table 4-7　Summary of the quality control of two *T. pui* DGE libraries

Sample	Raw reads	Clean reads	Clean bases	Raw/Clean reads/%	错误率 /%	Q20 /%	Q30 /%	GC /%
LA	13 756 474	13 519 725	1.35G	98.28	0.02	99.10	96.22	46.07
HA	9 708 646	9 406 895	0.94G	96.89	0.02	99.00	95.79	48.57

度条件，但是两地间还存在海拔、氧气、气压等差异，而且低海拔的条件优于高海拔的条件，温度恒定偏高，温差小。观察两地饲养的幼虫，发现在发育速度上有差异，低海拔种群的幼虫蜕皮次数增多，蜕皮间隔变短，取食活动频繁，无冻僵期，预蛹时间提前，这些生理上的变化，可能都会导致基因表达水平的差异。

4.2.3　表达谱序列的基因表达注释及表达量统计

以上一节 Trinity 拼接得到的转录组作为参考序列，采用 RSEM 软件将每个样品的 clean reads 比对到参考序列上。HA 获得的 9 406 895 条 clean reads 中有 95.73% 能定位到转录组上的序列；LA 有 93.21%，即 12 602 137 条序列能比对到转录组（表 4-8）。一般情况下，如果不存在污染并且参考基因组选择合适的情况下，比对率大于 70%，故本结果显示参考基因组选择合适，测序准确率很高，比对结果可信，为后续研究奠定良好的基础。

LA 共 52 978 条 unigenes 表达，是 HA（35 647）

的 1.49 倍。其中，两个样品均表达的基因有 32 283 条，占 HA 的 90.49%，占 LA 的 60.94%，提示在 HA 表达的基因基本都在 LA 中表达；有 3 364 条（9.44%）基因只在 HA 中表达，LA 中则有 20 695 条（39.06%）（表 4-8）。对比获得 NR 注释的特异表达基因发现，有些基因获得相同的 NR 注释，可能是同一种基因或属于同一个基因家族，但在不同的环境中表达不同的基因型或者不同的家族成员以完成基本的生命活动；其余注释不一样的基因，可能是对特异环境的生理生化响应，而 LA 特异表达的基因数量比 HA 多，可能是因为在低海拔环境更复杂，需要更精细的调控，因而基因数量多。但是，特异表达的基因中有大部分都未获得注释，故需要更进一步的研究。

表 4-9 列出了两地饲养的幼虫各自表达丰度最高的 20 个基因。在 HA 中，20 个基因都获得了 NR 注释，但是有 2 个是功能未知的假想蛋白；LA 中，19 个基因获得了 NR 注释，同样有 2 个是未知注释。此外，有 15 个基因在 HA 和 LA 中都是高表达，主要是储存蛋白、谷胱甘肽 S-转移酶、去饱和酶和延伸因子等，其中 4 个基因（comp73985_c0、comp76382_c0、comp77728_c0 和 comp63687_c0）在转录组中也是表达量排在前 10 位（表 4-9），说明这些基因在幼虫的生长发育过程中起着重要的作用。

4.2.4　显著性差异表达基因分析

比较两个 DGE 样品的 RPKM 密度分布，从整体上比较基因表达水平，如图 4-27 所示，两个样品基因的 lg（RPKM）值主要集中在 −1～1，HA 的密度先是高于 LA 密度，并出现一个密度大于 0.8 的高峰，然后下降并且低于 LA；LA 有两个高峰，密度接近，在 0.75～0.80，而且第二个高峰之后还有一个伴随的小峰，密度在 0.75 左右，LA 在 HA 出现最大值的地方出现了峰谷，下降了大约 0.25 个密度值，从整体上说明了低海拔

表 4-8　高海拔和低海拔饲养的蒲氏钩蝠蛾幼虫 DGE 测序结果

Table 4-8　Statistics of HA and LA DGE libraries

Summary	HA	LA
Total mapped reads	9 005 108	12 602 137
Mapping percentage (%)	95.73	93.21
Total expressed unigenes (RPKM>0.3)	35 647	52 978
Unigenes with annotation (%)	67.07	58.42
Common expressed unigenes (RPKM>0.3)	32 283	
Common / Total (%)	90.49	60.94
Specific expressed unigenes (RPKM>0.3)	3 364	20 695
Specific expressed unigenes with annotation	1 317	8 358
Specific / Total (%)	9.44	39.06
Up-regulated genes	—	311
Down-regulated genes	—	318

表 4-9　蒲氏钩蝠蛾幼虫两个生境各自表达丰度最高的 20 个基因
Table 4-9　Summary of the top 20 most abundant genes expressed in low- and high-altitude habitats

基 因 ID	Readcount	NR 描述
HA		
comp73985_c0 [ab]	197 073.13	arylphorin-like hexamerin-2 [*Plutella xylostella*]
comp76382_c0 [ab]	168 383.54	hexamerin 2 beta [*Aedes aegypti*]
comp77741_c0 [a]	143 504.01	hexamerin 2 beta [*Anopheles darlingi*]
comp77728_c0 [ab]	111 306.75	arylphorin subunit alpha [*Manduca sexta*]
comp75287_c0 [a]	96 632.14	actin [*Aedes aegypti*]
comp68568_c0 [a]	90 014.66	tropomyosin 1 [*Papilio polytes*]
comp77730_c0 [a]	86 680.12	apolipophorin-3 [*Danaus plexippus*]
comp77755_c0 [a]	85 324.25	translation elongation factor 2 isoform 2 [*Bombyx mori*]
comp77736_c0 [a]	77 115.66	elongation factor 1 alpha [*Trichoplusia ni*]
comp77743_c0 [a]	76 304.37	glutathione S transferase S1 [*Papilio xuthus*]
comp34463_c0 [a]	73 085.35	glutathione S transferase S1 [*Papilio xuthus*]
comp73629_c0 [a]	65 327.78	acyl-CoA delta-9 desaturase isoform [*Thitarodes pui*]
comp63684_c0	61 256.67	hypothetical protein KGM_09817 [*Danaus plexippus*]
comp71444_c0 [a]	57 987.81	muscle myosin heavy chain [*Papilio xuthus*]
comp77540_c0 [a]	56 496.99	tubulin alpha-1 chain [*Acromyrmex echinatior*]
comp45068_c0 [a]	55 825.08	40S ribosomal protein S3a [*Coptotermes formosanus*]
comp77783_c0	52 103.01	hexamerin 2 beta [*Anopheles darlingi*]
comp73604_c0 [a]	50 379.59	ribosomal protein L4 [*Papilio xuthus*]
comp75158_c1 [ab]	49 114.25	hypothetical protein OXYTRI_13058 [*Oxytricha trifallax*]
comp63687_c0	48 898.16	immune-induced protein [*Ostrinia furnacalis*]
LA		
comp73985_c0 [ab]	156 995.7	arylphorin-like hexamerin-2 [*Plutella xylostella*]
comp77725_c0	148 914.9	hypothetical protein [*Thermobia domestica*]
comp77728_c0 [ab]	147 129.9	arylphorin subunit alpha [*Manduca sexta*]
comp75287_c0 [a]	117 588.6	actin [*Aedes aegypti*]
comp68568_c0 [a]	99 132.91	tropomyosin 1 [*Papilio polytes*]
comp76382_c0 [ab]	95 295.06	hexamerin 2 beta [*Aedes aegypti*]
comp77755_c0 [a]	92 558.49	translation elongation factor 2 isoform 2 [*Bombyx mori*]
comp77736_c0 [a]	84 141.29	elongation factor 1 alpha [*Trichoplusia ni*]
comp71444_c0 [a]	75 281.48	muscle myosin heavy chain [*Papilio xuthus*]
comp77741_c0 [a]	74 426.69	hexamerin 2 beta [*Anopheles darlingi*]
comp73629_c0 [a]	70 641.99	acyl-CoA delta-9 desaturase isoform [*Thitarodes pui*]
comp77540_c0 [a]	66 907.71	tubulin alpha-1 chain [*Acromyrmex echinatior*]
comp77743_c0 [a]	66 152.35	70 kDa heat shock protein [*Thitarodes pui*]
comp63687_c0 [ab]	61 455.23	immune-induced protein [*Ostrinia furnacalis*]
comp75132_c0	54 440.99	arylphorin-like hexamerin-2 [*Plutella xylostella*]

续表

基因 ID	Readcount	NR 描述
comp45068_c0 [a]	50 616.59	40S ribosomal protein S3a [Coptotermes formosanus]
comp75158_c1 [a]	46 564.55	hypothetical protein OXYTRI_13058 [Oxytricha trifallax]
comp77759_c0	45 962.26	ADP/ATP translocase [Helicoverpa armigera]
comp34432_c0 [b]	44 670.09	—
comp68746_c0	44 210.64	chemosensory protein 1 variant, partial [Bombyx mori]

注：a 表示在 HA 和 LA 中均为高表达；b 表示在转录组中表达量在前 10

Note: a means high expression in both HA and LA; b means the top 10 of expression in the transcriptome

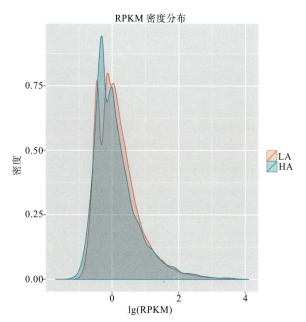

图 4-27　两个 DGE 样品 RPKM 密度分布图

Figure 4-27　RPKM density distribution of two DGE libraries

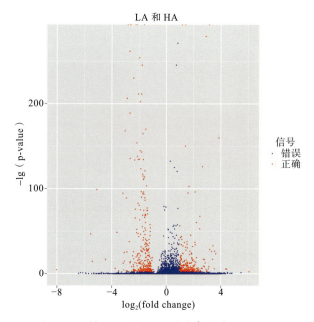

图 4-28　样品 LA 与 HA 差异表达基因火山图

Figure 4-28　Volcano plot of differential expressed genes in LA compared to HA

横坐标代表基因在不同样品中的表达倍数变化，纵坐标代表基因表达量变化的统计学显著程度，pvalue 越小，$-\lg$(p-value) 越大，即差异越显著；图中的散点代表各个基因，蓝色圆点表示无显著性差异的基因，红色圆点表示有显著性差异的基因

For every gene, the fold change in expression levels of LA over HA larvae [$\log_2$(fold change), x-axis] plotted against the pvalue [$-\lg$(P-value), y-axis]; The red spots represent significant genes and the blue spots are not significant

和高海拔饲养的幼虫在基因的表达模式上出现较大变化，反映了不同的海拔条件对虫体有着不同程度的影响。

两个样品的差异表达基因火山图（图 4-28）直观展示了 P-value 和 $\log_2$（fold change）的关系。图中的点主要分布在 $\log_2$（fold change）值 $-2\sim 2$ 的区域，大于 0 的是上调表达的基因，反之是下调基因。比较发现，下调基因的显著性差异比较大，$-\lg$（P-value）值 $0\sim 400$ 均有分布，成分散分布，位于图片上方的点是差异性最为显著的点，而上调的差异基因主要集中在 $-\lg$（P-value）值 $0\sim 50$，分布较为集中，$-\lg$（P-value）大于 100 的数量并不多。总的来说，下调的基因比上调的基因差异更显著些。

LA 与 HA 相比，有 629 个基因的表达有显著性差异，其中 311 个基因表达上调，318 个基因下调，提示为了适应不同的环境，蒲氏钩蝠蛾调控了不同基因的表达，有些可能是对低温、低氧等环境胁迫的响应，有些可能是对低海拔环境变化的响应。这些基因中有 57 个没有获得注释，可能是新的转录区域、非编码区域或拼接错误,需要进一步验证。显著上调和下调表达的前10个差异基因中,只有1个下调基因(comp77778_c0)在NR中没有得到注释,其余19个均得到了NR注释,但是有5个注释得不到具体的功能信息(comp76624_c0、comp76624_c1、comp63684_c0、comp44876_c0和comp77725_c0),均是假想蛋白或未知蛋白,GO注释初步分析出comp63684_c0的功能是参与生物过程中的蛋白质运输,然而更进一步的信息需要更深入的研究。

显著上调的10个基因(表4-10),除了4个功能未知基因,其余6个可以归纳成两类,一类是碳水化合物代谢相关的,包括beta-fructofuranosidase(comp77039_c1和comp77039_c2)和alpha amylase(comp76996_c0);另一类是线粒体相关的,cytochrome c oxidase subunit(comp77750_c0、comp77772_c0和comp63626_c0)。这些基因在LA中表达量很高,而在HA中表达下降,可能是幼虫响应低海拔环境条件,调控基因表达的结果。

表4-10 低海拔相对高海拔显著上调表达的前10个差异基因

Table 4-10 The top 10 most up-regulated genes in LA/HA

基因ID	Qvalue	NR 描述
comp44876_c0	0	hypothetical protein [Thermobia domestica]
comp77725_c0	0	hypothetical protein [Thermobia domestica]
comp76624_c1	0	hypothetical protein KGM_07111 [Danaus plexippus]
comp77039_c1	$5.93E^{-280}$	beta-fructofuranosidase 2 [Manduca sexta]
comp77039_c2	$1.19E^{-160}$	beta-fructofuranosidase 2 [Manduca sexta]
comp77750_c0	$7.34E^{-151}$	cytochrome c oxidase subunit Ⅲ (mitochondrion) [Thitarodes pui]
comp76624_c0	$9.24E^{-127}$	hypothetical protein KGM_07111 [Danaus plexippus]
comp77772_c0	$1.31E^{-103}$	cytochrome c oxidase subunit Ⅲ (mitochondrion) [Thitarodes pui]
comp76996_c0	$4.45E^{-97}$	alpha amylase precursor [Bombyx mori]
comp63626_c0	$6.02E^{-96}$	cytochrome c oxidase subunit Ⅰ, partial (mitochondrion) [Thitarodes renzhiensis]

碳水化合物的代谢吸收对于所有生物体来说都是非常重要的,该过程提供了重要的能源物质来维持生命活动所需。对于多糖物质,有机体无法直接吸收,因而针对不同类型的多糖,体内存在各种水解酶。对于植食性昆虫来说,蔗糖和淀粉是两种重要的来自食物中的多糖物质,必须消化大量的植物食物来达到高生长率,故对应的有转化酶和淀粉酶等水解酶参与多糖酶促降解的第一步(Pauchet et al., 2008)。Beta-fructofuranosidase(EC 3.2.1.26),又称转化酶(Invertases),主要参与糖类的初级代谢,属于glycoside hydrolase family 32(GH32)家族,在细胞中主要功能是催化蔗糖(sucrose)水解成等分子质量的D-果糖(D-fructose)和D-葡萄糖(D-glucose)(Myrbäck, 1957),当体内蔗糖浓度很高的时候,转化酶通过裂开β-(2→1)糖苷键释放葡萄糖,并将果糖转移到受体分子上(van Wyk, 2013)。转化酶在细菌和植物中发现较多,NCBI蛋白数据库中,细菌目前发现2191条序列,真核生物有767条,其中植物占了541条,而节肢动物仅24条,而且均在蝶类(有19条)和蛾类中发现,其中蚕蛾科(Bombycidae)有3条,天蛾科(Sphingidae)有2条。鳞翅目中,最早的β-fructofuranosidase cDNA序列是通过蛋白组学方法在棉铃虫(Helicoverpa armigera)的肠腔中发现(Pauchet et al., 2008),随后在家蚕(Bombyx mori)中获得2个序列(Daimon et al., 2008),从烟草天蛾(Manduca sexta)的Sanger/454测序中得到2个序列(Pauchet et al., 2010),现又在T. pui中获得两个比对到M. sexta的序列,进一步丰富了鳞翅目中β-fructofuranosidase的序列信息。转化酶在昆虫体内是一种重要的消化酶,因为消化吸收来自植物的蔗糖,转化成葡萄糖和果糖,对提供机体活动所需要的能量并维持体温是十分重要的,这与目前在鳞翅目幼虫中发现的转化酶均在中肠内的结果相一致(Carneiro et al., 2004)。α-淀粉酶(alpha amylase)是消化道内另一种重要的消化酶,主要作用是水解含α-1,4-糖苷键的淀粉、糖原等,形成麦芽糖并为动物吸收(Payan, 2004)。α-淀粉酶已获得的序列信息较为丰富,在NCBI蛋白质数据库鳞翅目就有52条序列,在棉铃虫、家蚕等物种中都有较多的关于结构和功能的研究,我们的测序结果也将进一步丰富鳞翅目

中淀粉酶的信息。蒲氏钩蝠蛾在自然生境中以植物嫩根、块茎等为食，人工饲养时则以胡萝卜为主，均富含蔗糖和淀粉，故需要转化酶将蔗糖分解成葡萄糖和淀粉酶分解淀粉提供能源。在低海拔地区饲养时，幼虫一直处于取食状态，无冻僵期，对食物的分解增加，故可能相应提高了转化酶和淀粉酶的基因表达。

细胞色素氧化酶（cytochrome c oxidase，COX）是位于线粒体上的大型跨膜蛋白复合物（Ostermeier et al., 1996），在真核生物中，COX 由 9～13 个亚基组成，催化核心的 3 个亚基（COX Ⅰ、COX Ⅱ 和 COX Ⅲ）由线粒体 DNA 编码，含有 4 个氧化还原中心，Cu_B、haem a 和 haem a_3 位于 COX Ⅰ，Cu_A 位于 COX Ⅱ，参与电子传递和质子易位的过程；其余亚基由细胞核 DNA 编码，参与全酶的组装、维持酶的稳定性和调节 COX 活性（Capaldi, 1990）。呼吸链是氧化磷酸化的一部分，COX 即复合物Ⅳ是电子传递链的终点，是调节线粒体氧化呼吸产能的限速酶，将细胞色素 c 上的电子传递到氧分子，催化氧分子还原为水分子，同时泵出质子，形成质子电化学梯度，从而推动 ATP 合成。因为氧气是 COX 催化过程的最终电子受体，所以氧浓度变化对 COX 的影响一直是研究的热点。例如，缺血缺氧对 COX 基因的损伤（柏干荣和陆松敏，2004）、高原地区 COX 对低氧条件的适应（Zhang et al., 2013）等。对大鼠进行急性缺氧和慢性缺氧研究发现，COX 活性会先随缺氧时间增加而下降，伴随线粒体呼吸供能降低，而长时间缺氧时，COX 活性会出现回升，但低于常氧对照水平，只是部分恢复了有氧代谢水平，维持能量的供应，但是总体的有氧代谢水平仍维持较低水平，这有利于降低组织耗氧量，实现对缺氧环境的适应（谭小玲等，2002）。而对于分布区域从低海拔到高原的物种，或者原生于高原地区的物种，通过 COX 对高海拔适应的策略可能有两种：一是提高 COX 对氧利用的能力，维持有氧呼吸和持续的 ATP 供应，通过对比不同海拔种群的 COX 基因发现序列上出现同义突变，反映在蛋白水平上则是氨基酸的替代，这有可能改变了 COX 的结构和活性从而更好地适应高原环境（Scott et al., 2011；Sun et al., 2013）；二是抑制低氧应答反应，低氧应答有助于短期的低氧适应，而不利于动物长时间的低氧环境生存和繁殖，因为低氧环境下，氧化磷酸化反应生成的 ATP 会减少，呼吸链复合物的活性也会下降，而产生的活性氧（reactive oxygen species，ROS）则会增加，从而对细胞造成氧化损伤，故高海拔地区适应的动物趋向于减少对慢性低氧的应答来防止线粒体和细胞的损伤（Magalhães et al., 2005；Solaini and Harris, 2005；Fukuda et al., 2007；Zhang et al., 2013）。因此，推测高海拔生境的蒲氏钩蝠蛾种群，在长期的进化适应中，可能主要是通过降低代谢速率，减少对氧的需求和氧化损伤来适应高原环境，而当转移到低海拔地区时，氧浓度升高等环境变化引起 COX 基因表达量上升，使整条呼吸链的效率提高，满足机体适应新环境的能量需求。

下调的 10 个基因（表 4-11），1 个是功能未知的假想蛋白，1 个未获得注释，其余的 8 个里面，hexamerin 是最主要的一类，含有 4 个基因，分别是 comp77783_c0、comp77741_c0、comp76382_c0 和 comp73985_c0，另外还有 glutathione S transferase、apolipophorin-Ⅲ precursor、serine protease 和 ribosomal protein 各 1 个基因。这些基因在 LA 中表达量显著下降，提示在低海拔地区可能被抑制或需求减少。

表 4-11　低海拔相对高海拔显著下调表达的前 10 个差异基因

Table 4-11　The top 10 most down-regulated genes in LA/HA

基因 ID	Qvalue	NR 描述
comp34463_c0	0	glutathione S transferase S1 [*Papilio xuthus*]
comp77730_c0	0	apolipophorin-Ⅲ precursor [*Thitarodes pui*]
comp77783_c0	0	hexamerin 2 beta [*Anopheles darlingi*]
comp77741_c0	0	hexamerin 2 beta [*Anopheles darlingi*]
comp76382_c0	0	hexamerin 2 beta [*Aedes aegypti*]
comp73985_c0	0	arylphorin-like hexamerin-2 [*Plutella xylostella*]
comp44830_c0	$1.54E^{-262}$	serine protease 33 [*Mamestra configurata*]
comp68910_c0	$6.81E^{-255}$	ribosomal protein L7 [*Danaus plexippus*]
comp63684_c0	$4.02E^{-246}$	hypothetical protein KGM_09817 [*Danaus plexippus*]
comp77778_c0	$6.77E^{-231}$	—

大部分生物体，从原核生物到真核生物动物和植物，都能适应一定范围内的温度变化。对于非极端的低温环境，生物体会维持一个较低的代谢水平，会减少合成代谢和能量的消耗，如减少蛋白质合成、DNA合成、脂肪酸合成等，提高细胞的还原能力，如增加调节氧化还原平衡的蛋白含量或者有氧化还原活性的蛋白，以增强抗氧化和抗损伤能力，这样可能有助于控制能量不足带来的损失以及保护整体的代谢免受破坏（Zieger et al., 2011）。低温会诱导氧化应激反应和不饱和脂类的过氧化反应，产生大量的活性氧自由基、活性氮自由基，细胞要适应低温环境就必须有有效的抗氧化机制清除活性分子对组织的损伤作用。例如，利用谷胱甘肽S-转移酶（glutathione S-transferase，GST）的解毒功能，催化谷胱甘肽（glutathione，GSH）和细胞内的有害物质（被氧化的蛋白质、DNA或脂质）结合，形成可溶性或毒性减弱的衍生物排出体外（Meister and Anderson, 1983；Townsend et al., 2009），研究也发现在低温时，GST和GSH含量会增加，减少氧化应激的损伤（Zieger et al., 2011），或者减少线粒体的呼吸作用，以减少活性氧自由基的产生和细胞凋亡，从而减少氧化胁迫（Jeong et al., 2004）。对于长期生活在高海拔低温环境的蒲氏钩蝠蛾种群，对低温的适应极其重要。表达谱对比结果中，GST基因在LA的表达量比HA低，提示T. pui在HA的低温环境可能也是通过增加GST蛋白来提高解毒能力，另外上面提到的COX编码基因在HA表达降低，可能即是对低氧也是对低温的响应，通过调控呼吸链使幼虫更好地适应高原的环境。

在昆虫中，hexamerin储存蛋白对昆虫的变态发育起着至关重要的作用，在幼虫期积累作为蛹和成虫的发育的氨基酸来源（Telfer and Kunkel, 1991）。在烟草天蛾（*Manduca sexta*）（Webb and Riddiford, 1988）、甜菜夜蛾（*Spodoptera exigua*）（Tang et al., 2010）中对其mRNA表达量进行研究发现，hexamerin在各龄期幼虫中均有表达，但是蜕皮、饥饿或进入蛹期，mRNA的表达量会下降，但恢复进食后表达量会迅速增加，提示蜕皮、饥饿等会影响储存蛋白的表达和合成。此外，在很多节肢类中发现储存蛋白是免疫系统的一部分，因为储存蛋白不仅为变态和繁殖准备，还有配基结合和运输的能力（Telfer and Kunkel, 1991）。在蜜蜂的研究中发现，当被感染或受伤时，hexamerin和另一种储存蛋白apolipophorin-Ⅲ的mRNA或蛋白表达水平下调（Scharlaken et al., 2007；Scharlaken et al., 2008）。免疫防御是一个非常消耗资源的过程（Schmid-Hempel, 2005），在生理应激时，用于储存蛋白合成的资源也有可能重新定向，被分配用来满足免疫系统的需求，合成防御蛋白质或肽类（Lourenço et al., 2009），使储存蛋白表达量下降。

在LA中出现4个注释为hexamerin的基因（comp77783_c0、comp77741_c0、comp76382_c0和comp73985_c0）表达显著下调。原因可能是多方面的，可能是适应新环境，能量消耗增加，代谢率提高，蛋白合成增加，氨基酸资源重新分配，以优先完成生命活动；可能是机体生长速度加快，储存蛋白积累减少；有可能是取样的时间点造成的影响，幼虫可能在蜕皮，需要进一步的实验验证猜测。因为储存蛋白mRNA和蛋白的表达量对昆虫的存活起着重要作用，受到破坏会对昆虫的自然发育和运动造成负面影响，严重时会致死（Tang et al., 2010），所以对T. pui储存蛋白表达下调的解释可能有助于在低海拔地区进行T. pui世代培育。

4.2.5 差异表达基因的GO富集分析

对差异表达的基因进行GO功能富集分析，寻找富集差异基因的GO分类条目，了解低海拔和高海拔两种生境下幼虫的差异基因可能和哪些基因功能的改变相关联。

表4-12列出了表达上调的差异基因GO富集分析的结果，统计发现，在上调的基因中，只富集到5个GO功能，且没有富集到生物学过程的功能，其中占的比例最高的是分子功能中的水解O-糖苷类化合物的酶（hydrolase activity, hydrolyzing O-glycosyl compounds）占6.97%，其次是细胞组分中的呼吸链（respiratory chain）占4.51%。此结果与显著上调的差异基因功能相似，提示当蒲氏钩蝠蛾幼虫转移到低海拔地区饲养时，呼吸功能增强，ATP生成增加，直接为机体提供能量，糖类水解增加，为机体提供各种生物小分子，用于生物合成或进一步氧化分解释放能

表 4-12　低海拔相对高海拔表达上调基因中显著富集的 GO 功能
Table 4-12　GO enrichment analysis of up-regulated GO terms in LA/HA

GO ID	GO 描述	差异基因数量	占背景基因（244）百分比 /%
Cellular Component			
GO:0009341	beta-galactosidase complex	5	2.05
GO:0070469	respiratory chain	11	4.51
Molecular Function			
GO:0004565	beta-galactosidase activity	5	2.05
GO:0015925	galactosidase activity	5	2.05
GO:0004553	hydrolase activity, hydrolyzing O-glycosyl compounds	17	6.97

量。在低海拔地区饲养时，幼虫不会进入越冬冻僵状态，一直保持取食活动状态，故可能需要更多的能量来进行运动和生长发育。

表 4-13 列出了在低海拔幼虫群体中表达下调的差异基因 GO 富集分析的部分结果（各类中最显著的前 5 个 GO terms），与上调基因的富集结果比较，下调基因富集到的 46 个 GO 功能，是上调基因的 9.2 倍，覆盖了 GO 的三种基本分类。在生物学过程中，代谢过程（metabolic process）是富集最显著的 GO term，占 74.60%，该条目包括了生物体内合成代谢和分解代谢中的化学反应和通路，除了小分子还有生物大分子如 DNA 复制和修复、蛋白质合成和降解等过程。在 T. pui 中，富集的下调基因主要是和生物大分子的合成和分解功能相关，这可能与上文提到的 hexamerin、Apolipophorin-Ⅲ 等蛋白基因的表达下调相关联。但是，代谢过程是一个复杂的过程，初步的富集分析只能提示我们幼虫在低海拔地区代谢发生了较大的改变，对幼虫在低海拔地区的存活有一定的影响，故有必要对该条目下的子条目进行具体的分析和研究，来具体确定哪个过程发生了改变以及什么原因导致下调。在细胞组分中，细胞内成分（intracellular part）的差异基因显著富集，占 51.19%，该条目包括了细胞器、核糖体等的组成成分。在分子功能中，结构分子活性（structural molecule activity）占差异表达基因的 35.32%，主要是一些维持复合物结构完整性或在细胞内部或外部进行组装的分子，蒲氏钩蝠蛾幼虫的下调基因中是以核糖体的结构成分功能为主，提示核糖体的数量减少，可能导致产物减少，蛋白合成下降。总而言之，这些富集结果是相互关联的，反映了低海拔地区幼虫体内整体的变化情况，结合这些富集分析结果，综合研究多个基因的表达情况，并联系幼虫相关的

表 4-13　低海拔相对高海拔表达下调基因中显著富集的 GO 功能
Table 4-13　GO enrichment analysis of down-regulated GO terms in LA/HA

GO ID	GO 描述	差异基因数量	占背景基因（252）百分比 /%
Biological Process			
GO:0008152	metabolic process	188	74.60
GO:0044710	single-organism metabolic process	186	73.81
GO:0071704	organic substance metabolic process	176	69.84
GO:0044238	primary metabolic process	167	66.27
GO:0043170	macromolecule metabolic process	141	55.95
Cellular Component			
GO:0044424	intracellular part	129	51.19
GO:0043226	organelle	116	46.03
GO:0043229	intracellular organelle	116	46.03
GO:0032991	macromolecular complex	114	45.24
GO:0005737	cytoplasm	110	43.65
Molecular Function			
GO:0005198	structural molecule activity	89	35.32
GO:0003735	structural constituent of ribosome	72	28.57
GO:0008233	peptidase activity	36	14.29
GO:0070011	peptidase activity, acting on L-amino acid peptides	35	13.89
GO:0004175	endopeptidase activity	29	11.51

行为、生物学特性等变化，有助于提高低海拔地区饲养 T. pui 幼虫的存活率。

4.2.6 差异基因 pathway 显著性富集分析

GO 富集分析主要针对某个具体基因的注释，但在生物体内，生物学功能是通过不同基因的相互协调完成的，KEGG pathway 富集分析以代谢途径为单位，将基因和功能信息结合起来，从细胞内分子相互作用网络的角度，展示整体代谢途径的富集特征，提示不同样品的差异基因可能和那些生化代谢途径和信号转导途径的改变有关。

利用 KEGG 数据库，共 16 101 个基因获得了注释，其中有 599 个差异表达的基因获得了注释，这些基因参与了 127 条通路，表 4-14 列出了 P-value＜0.05 的 18 条通路，而显著富集的 pathway（校正后的 P-value 值 q-value＜0.05）的通路有 3 条，分别是核糖体通路（ribosome）、半乳糖代谢通路（galactose metabolism）以及淀粉与蔗糖代谢通路（starch and sucrose metabolism）。图 4-29 列出了在这 18 条差异表达基因参与的最主要的生化代谢通路和信号转导通路中，各通路包含的上调和下调基因情况。

表 4-14 差异表达基因 pathway 富集分析
Table 4-14 Pathway enrichment analysis of differentially expressed genes

Pathway ID	Term	Sample	Rich factor	P-value
ko03010	Ribosoms*	71	0.1797	0
ko00052	Galactose metabolism*	14	0.1102	2.54×10^{-5}
ko00500	Starch and sucrose metabolism*	14	0.0979	9.45×10^{-5}
ko00720	Carbon fixation pathways in prokaryotes	5	0.1852	0.0011
ko04145	Phagosome	13	0.0734	0.0025
ko01040	Biosynthesis of unsaturated fatty acids	8	0.0976	0.0030
ko00982	Drug metabolism	8	0.0851	0.0069
ko00680	Methane metabolism	6	0.1	0.0086
ko00040	Pentose and glucuronate interconversions	8	0.0816	0.0088
ko04260	Cardiac muscle contraction	9	0.0709	0.0136
ko03320	PPAR signaling pathway	10	0.0654	0.0162
ko01120	Microbial metabolism in diverse environments	21	0.0485	0.0198
ko02020	Two-component system	5	0.0877	0.0268
ko00980	Metabolism of xenobiotics by cytochrome P450	8	0.0645	0.0318
ko00053	Ascorbate and aldarate metabolism	5	0.0820	0.0347
ko00020	Citrate cycle (TCA cycle)	6	0.0698	0.0429
ko00830	Retinol metabolism	5	0.0758	0.0462
ko00450	Selenocompound metabolism	2	0.1667	0.0478

* 表示显著富集的 pathway。Rich factor 指差异表达的基因中位于该 pathway 条目的基因数目与所有有注释基因中位于该 pathway 条目的基因总数的比值。Rich factor 越大，表示富集的程度越大

* indicate the most enriched pathway。Rich factor means the ratio of genes in the enriched pathway and all the genes annotated in this pathway, the more the rich factor, the higher the enrichment

其中，双组分系统（two-component system）的基因全部上调，该通路生物体响应环境变化刺激并作出反应的信号转导过程（Stock et al., 2000），刺激包括营养条件、细胞氧化还原状态、渗透压、温度、pH 等变化（Wolanin et al., 2002；Attwood et al., 2007），由膜结合的组氨酸激酶感应环境刺激并和相应的应答调控因子一起介导细胞的应答反应，改变下游靶基因的表达（Mascher et al., 2006）。从该通路图中看到，主要是 Nitrogen availability low（图 4-30 A）和 Redox signal（图 4-30 B）分别引起下

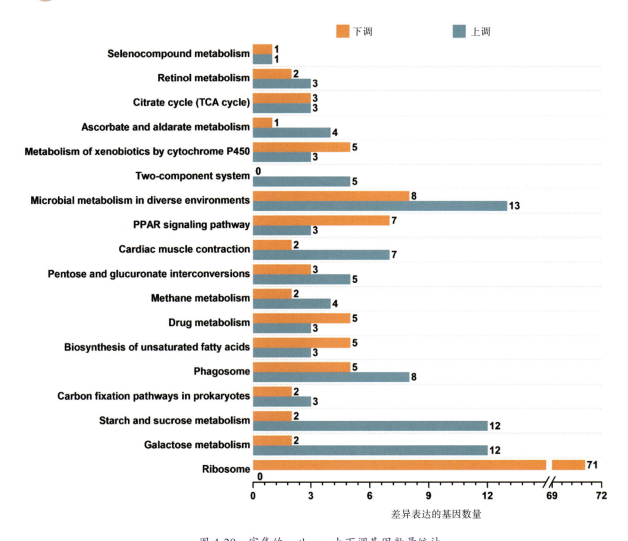

图 4-29　富集的 pathway 上下调基因数量统计
Figure 4-29　Summary of the up- and down-regulated genes in enriched pathways

游的靶基因谷氨酰胺合成酶（glutamine synthetase，GlnA）和泛醌细胞色素 c 还原酶细胞色素 b 亚基（ubiquinol-cytochrome c reductase cytochrome b subunit，PetB）、细胞色素 c（cytochrome c，CycA/Y）的表达上调，促进氮素的同化吸收和线粒体电子传递的过程。

半乳糖代谢通路（galactose metabolism）和淀粉与蔗糖代谢通路（starch and sucrose metabolism）虽然上下调基因皆有，但上调基因占绝对优势，这两条通路都是碳水化合物代谢通路下的子通路，将单糖或多糖经过一系列代谢过程，生成葡萄糖、乳糖或其他糖类中间物，参与其他代谢过程或为机体提供能量，这些通路中上调的基因主要是各种酶类，包括 α-葡萄糖苷酶（alpha-glucosidase）[EC:3.2.1.20]、β-呋喃果糖苷酶（beta-fructofuranosidase）[EC:3.2.1.26]、乳糖分解酶-根皮苷水解酶（lactase-phlorizin hydrolase）[EC:3.2.1.108]、醛还原酶（aldehyde reductase）[EC:1.1.1.21]、葡糖苷酰基转移酶（glucuronosyltransferase）[EC:2.4.1.17]、α-淀粉酶（alpha-amylase）[EC:3.2.1.1]，其中 α-葡萄糖苷酶（alpha-glucosidase）和 β-呋喃果糖苷酶（beta-fructofuranosidase）同时参与了两条通路，这些通路基因与 GO 富集的功能是一致的，进一步表明幼虫在低海拔环境下对糖类的吸收利用增加。另外，上调为主的通路还有碳水化合物代谢中的抗坏血酸代谢通路（ascorbate and aldarate metabolism）和循环系统的心肌收缩通路（cardiac muscle contraction）。

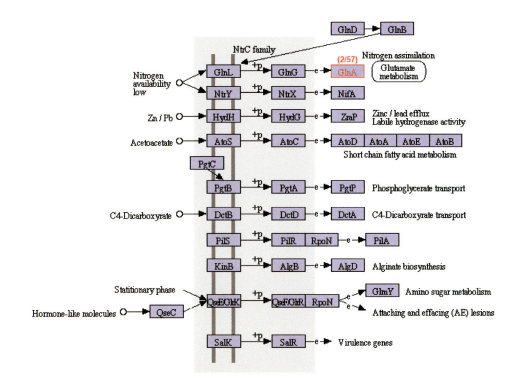
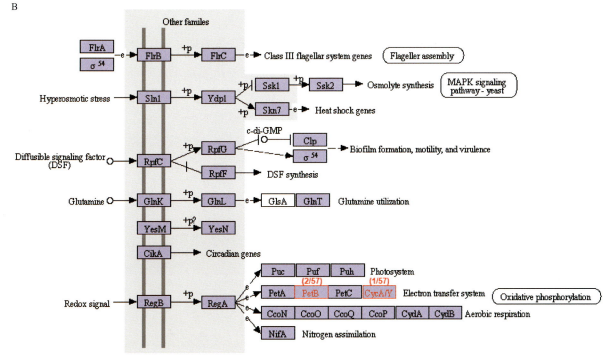

图 4-30 双组分系统信号通路图（局部）及表达上调基因

Figure 4-30 Graphic representation of up-regulated genes in two-component system pathway

A，双组分系统 NtrC 家族部分，展示氮素利用率低引起的 GlnA 上调；B，为其他家族，展示氧化还原信号引起的基因上调；图中红色字为上调基因，括号中分别是差异基因数目和该通路所有基因的数目

A shows low nitrogen availability upregulated GlnA expression in NtrC family; B shows redox signal induced PetB and CycA/Y expression; The upregulated genes were highlighted in red and the red numbers represent the differentially expressed genes and all genes involved in the pathway

下调为主的通路只有 5 条（图 4-29），其中核糖体（ribosome）通路全部下调，提示在低海拔地区，幼虫体内蛋白质合成减少，而在高海拔地区，核糖体更活跃，这可能是由于在高海拔地区，幼虫生活的气候环境条件严酷，每年取食发育的时间有限，需要长时间不间断地积累发育所需营养物质，需要核糖体数量更多，使蛋白质合成增加。过氧化物酶体增殖物激活受体通路（PPAR signaling pathway）下调也比较明显，PPAR（peroxisome proliferator-activated receptor）是一类细胞核激素受体，主要由脂肪酸及其衍生物激活，该信号通路参与了感应营养物和碳水化合物及脂类代谢调节的过程，主要有三种表型：PPARα 通过参与脂肪酸 β 氧化过程、脂蛋白合成、氨基酸分解代谢等过程来协调机体对饥饿的代谢响应；PPARβ/δ 在脂肪组织、皮肤等中高表达，也参与了脂肪酸 β 氧化过程；PPARγ 主要参与脂肪细胞分化和甘油三酯合成，促进脂肪酸吸收（Mandard et al., 2004；Semple et al., 2006）。在 T. pui 幼虫中差异表达的主要是 PPAR 的靶基因，并以脂肪生成和脂肪酸运输的基因为主，如 stearoyl-CoA desaturase、acyl-CoA-binding protein、fatty acid transporter 等，但是没有参与脂肪酸氧化的基因差异表达。此外，不饱和脂肪酸生物合成通路（biosynthesis of unsaturated fatty acids）也是以下调为主。这些都是与脂肪代谢相关的通路，提示在低海拔地区脂肪酸和不饱和脂肪酸的合成减少，而在高海拔地区虫体对脂肪的需求量很大。脂肪不仅给生物体提供能量，还有调节体温、保护内脏器官和维持细胞功能等作用，在高海拔地区，幼虫面对的最主要胁迫是低温，因而可能需要大量的脂类提供热能，或者维持细胞膜流动性，保护细胞正常功能。

部分通路上调和下调基因数量一致或相差不多。例如，三羧酸循环（citrate cycle / TCA cycle），作为糖类、脂类、氨基酸三大营养素的最终代谢通路，通过一系列的化学反应将来自糖类、脂类、氨基酸的代谢产物氧化并最终释放能量（Lowenstein, 1969）。从上面的分析可以看到，富集的通路涉及了三大营养素的代谢通路，而且上调和下调的基因都有，因此在三羧酸循环中汇合后，可能会是一个相互补偿的结果，通过各种调控作用，使最终的能量释放保持稳定，维持了幼虫正常生命活动的需要。

4.3 蒲氏钩蝠蛾幼虫 RNA-Seq 及 DGE 结果的 QRT-PCR 验证

4.3.1 蒲氏钩蝠蛾转录组拼接片段验证

根据蒲氏钩蝠蛾转录组 Trinity 组装得到的 Unigene 数据，从中随机筛选了 12 个基因进行序列中间片段测序验证，使用 Primer Premier 5.0 软件设计中间片段引物进行普通 PCR 测序验证，引物序列如表 4-15 所示。PCR 电泳结果如图 4-31 所示，部分片段需要二次 PCR，结果未显示。

表 4-15 PCR 验证转录组拼接的引物序列
Table 4-15 PCR primers for genes used to validate RNA-seq

目的基因	已知长度 /bp	引物名称	引物序列（5'→3'）
comp44919_c0	2645	44919-F	TGGGGAGTGCTGGTTATGTTC
		44919-R	AGAGAAATCGCAAGTAGGAGTGTAA
comp45839_c0	1709	45839-F	GGTAGCCGCTTCCCTGTCCTG
		45839-R	AGACGGATGCCGACCCTCACA
comp63873_c0	1305	63873-F	ACTGAGTCGGTGAAACTTGTG
		63873-R	GATGATAGTTGTGGTAGCCCTC
comp69737_c0	1412	69737-F	TTTTATTTGTGGGTGGCGTTTG
		69737-R	GCAGGTTGGCGGTGTAGGTG
comp71152_c0	3177	71152-F	GCGGAACCAAGCACTTAGACAC
		71152-R	CTCAAGAATGGACGGCAATGTA
comp72655_c0	1378	72655-F	ACTGGGTCAGCGTATTTAGGAA
		72655-R	TGCGGTAGGAGCCATTTTG

续表

目的基因	已知长度/bp	引物名称	引物序列（5'→3'）
comp74258_c0	1261	74258-F	TCCAGAGGTCGTTGAAGAAATG
		74258-R	GGTCGTCAGTGTTACAGGCAGA
comp76996_c0	2490	76996-F	TCAACCCGTGGTAGAAGAAATG
		76996-R	AGCGATACGGTCTGCTCCTC
comp77137_c2	1306	77137-F	CACCGACTTTACACGCACAGA
		77137-R	ATAAGCGATACGAACCACGATT
comp77446_c0	2139	77446-F	GCCTCCATCGCGTCTACAA
		77446-R	TGCCAAAGTCGCTCACCAA
comp77743_c0	3633	77743-F	CCCAGCTTGTAGTTGTTGTCC
		77743-R	GGTGGCTTGTCTTTGAGAGTC
comp77889_c0	2875	77889-F	TCCGAGGACAAAGAGGGCTAC
		77889-R	CCAGATAGCACGACCAGGAAAC

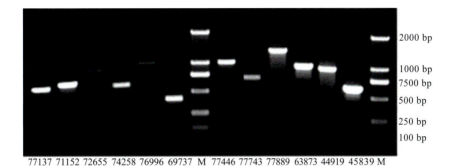

图 4-31　随机筛选基因的 PCR 结果

Figure 4-31　PCR validation for selected genes from *T. pui* RNA-seq assembly

测序结果与转录组序列比对情况见表 4-16。普通 PCR 验证的测序片段与转录组得到的序列比较后发现，部分存在几个碱基上的差异，这可能是测序引起的错误，或扩增出现的错配，但是均

表 4-16　蒲氏钩蝠蛾转录组 12 个供试基因片段测序验证比较

Table 4-16　Comparison of sequences from RNA-seq and normal sequencing

基因	目的片段长度/bp	片段位置	一致性/%*	差异碱基数
comp44919_c0	941	261～1201	100	0
comp45839_c0	635	533～1167	100	0
comp63873_c0	868	51～918	99.65	3
comp69737_c0	457	103～559	100	0
comp71152_c0	623	2225～2847	100	0
comp72655_c0	1005	9～1013	99.40	6
comp74258_c0	668	91～758	100	0
comp76996_c0	1006	1209～2210	99.50	5
comp77137_c2	515	350～864	95.92	21
comp77446_c0	999	396～1394	98.90	11
comp77743_c0	703	227～929	100	0
comp77889_c0	1325	1389～2713	99.40	8

*一致性指 PCR 验证测序片段与转录组中对应片段的相同程度，完全一致为 100%

* means the consistency of fragement in PCR with that in transcriptome; 100% indicates the completely consistent

在合理的范围内,所以蒲氏钩蝠蛾转录组拼接的结果是可信的、有效的。

4.3.2 供试基因 DGE 差异表达分析结果

在 DGE 基因差异表达分析中,以 HA 为对照,分析所有表达的基因在 LA 中的表达量相对 HA 的结果,以 q-value < 0.005 且 |$\log_2$(fold change)| > 1 为筛选条件,得到这 12 个供试基因的差异表达分析结果为:上调基因 6 个 [$\log_2$(fold change)>0],下调基因 6 个(表 4-17)。

表 4-17 供试基因的数字基因表达谱差异分析结果
Table 4-17 Differential analysis of selected genes in DGE results

基因 ID	$\log_2$(fold change)	q 值	信号
comp44919_c0	−1.3078	$1.14E^{-12}$	下调
comp45839_c0	1.9067	$1.36E^{-18}$	上调
comp63873_c0	−1.3864	$5.54E^{-09}$	下调
comp69737_c0	−2.6564	$1.01E^{-13}$	下调
comp71152_c0	1.1183	$1.02E^{-44}$	上调
comp72655_c0	1.8664	$1.39E^{-07}$	上调
comp74258_c0	2.8351	$1.87E^{-17}$	上调
comp76996_c0	2.1308	$4.45E^{-97}$	上调
comp77137_c2	−1.9788	$2.20E^{-81}$	下调
comp77446_c0	2.7503	$4.85E^{-10}$	上调
comp77743_c0	−1.4978	$5.28E^{-171}$	下调
comp77889_c0	−1.4547	$1.14E^{-10}$	下调

4.3.3 实时荧光定量 PCR 表达验证

4.3.3.1 蒲氏钩蝠蛾 12 个差异基因及 *β-actin* 基因的特异性扩增 对挑选的 12 个基因,以蒲氏钩蝠蛾 *β-actin* 基因作为内参标志,设计特异性引物,引物序列如表 4-18 所示,目的片段大小均在 100~200 bp。

依据蒲氏钩蝠蛾转录组和表达谱数据,对选取的 12 个基因设计特异性引物。通过普通 PCR 对退火温度进行了优化,初步确定以 60℃为定量退火温度,通过电泳初步验证引物的反应性(图 4-32)(顺序与列表顺序一致)。电泳显示特异引物的扩增效率都较高,基本没有引物二聚体。测序结果与已知序列一致,故进一步进行实时荧光定量 PCR 验证。

蒲氏钩蝠蛾 12 个供试基因及 *β-actin* 融解曲

表 4-18 实时荧光定量 PCR 验证数字基因表达谱基因的引物序列
Table 4-18 Real-time qRT-PCR primers for genes used to validate DGE data

目的基因	引物名称	引物序列(5'→3')
β-actin	actin-qF	TCGTACCACTGGTATCGTCTT
	actin-qR	CCTTGATGTCGCGAACGATTTC
comp44919_c0	44919-qF	CCGTTGAGGCTGGTACTGGTA
	44919-qR	CGTGTCGGAGTACTTGTGGTG
comp45839_c0	45839-qF	AGCCCAACCAATCTTAGCCA
	45839-qR	CAAGCCCTACGACAAGAACATAA
comp63873_c0	63873-qF	CGTCAGCCTGCTTACCCTTG
	63873-qR	GCCCGTTCGTATGATCCTCTTC
comp69737_c0	69737-qF	TGAAGGCCATTGTTGCACGTA
	69737-qR	GAGATGGCGACCCTGAAACAG
comp71152_c0	71152-qF	GCCACCATTTTCCGCTACACT
	71152-qR	AAGGGACACGGGTTTGGTTTC
comp72655_c0	72655-qF	ACTGGGTCAGCGTATTTAGGAA
	72655-qR	TGCGTCAATACGGAAACCAG
comp74258_c0	74258-qF	ATCGGCAACCACGACAATAG
	74258-qR	ACAGGCAGATGGGTCAACG
comp76996_c0	76996-qF	ACCTGACGACCATGAGTACC
	76996-qR	GCTCGCCATCTCCGTAGTAT
comp77137_c2	77137-qF	GACCTGGATCTTTGCAACCGT
	77137-qR	GTTCTGACCAGCCATCGTCTG
comp77446_c0	77446-qF	ACCGTTACCACCGATCATGT
	77446-qR	GGTTGCAGAGTTTGGACCAA
comp77743_c0	77743-qF	CATCGTTCTCGTCGGTGGTT
	77743-qR	CGGGGTTGATGGATTTGTTC
comp77889_c0	77889-qF	TGCGGCTGAAACAATGCAAT
	77889-qR	CGCCTAGTCAAATGGCACGA

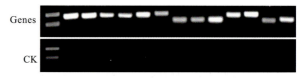

图 4-32 普通 PCR 验证特异引物反应性
Figure 4-32 Reactivity of specific primers

线(图 4-33)均为单一峰型的曲线,没有出现两个以上的峰型,表明实时荧光定量 PCR 反应过程中无引物二聚体等非特异性扩增产生,扩增产物特异性较高,且各引物的融解温度 T_m 接近。

4.2.3.2 差异基因实时荧光定量 PCR 结果 实时荧光定量 PCR 结果显示,随机筛选的 12 个基因(图 4-34),comp45839_c0、comp71152_c0、comp72655_c0、comp74258_c0、comp76996_c0 和

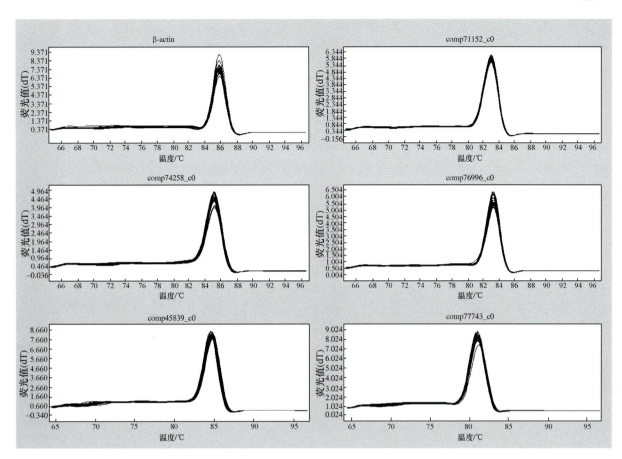

图 4-33 部分供试基因及 β-actin 融解曲线分析

Figure 4-33 Melting curve analyses of some selected genes and β-actin

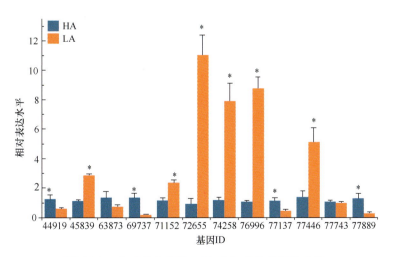

图 4-34 实时荧光定量 PCR 验证差异基因的表达

Figure 4-34 QRT-PCR validation of 12 randomly selected genes

以 β-actin 基因为内参,验证随机筛选的 12 个差异基因在 HA 和 LA 中的表达情况;棒指示标准差 ($n=3$)。同一基因在两样本中的显著性差异以星号标识 (SPSS, ANOVA, $P<0.05$)

The results of the quantitative real-time PCR detection were normalized to the housekeeping gene, β-actin; Vertical bars represent standard deviations ($n=3$); Asterisk indicates statistically significant differences between HA and LA of the same gene(SPSS, ANOVA, $P<0.05$)

comp77446_c0 在 LA 中显著上调表达，comp44919_c0、comp69737_c0、comp77137_c2 和 comp77889_c0 在 LA 中表达显著下降，comp63873_c0 和 comp77743_c0 在 LA 表达下调，但是差异不显著。

根据 DGE 基因表达水平分析中得到的 readcount 数据和 QRT-PCR 相对定量 $2^{-\Delta\Delta Ct}$ 法计算的数据计算 $\log_2$（fold change）值，以 HA 为参照，比较 12 个供试基因在 LA 中相对 HA 表达变化的趋势。如图 4-35 所示，12 个供试基因在 DGE 和 QRT-PCR 结果中均上调或下调，变化趋势一致，但是表达量的倍数变化有差异，有的基因在 DGE 中倍数变化比 QRT-PCR 大，有的则相反。

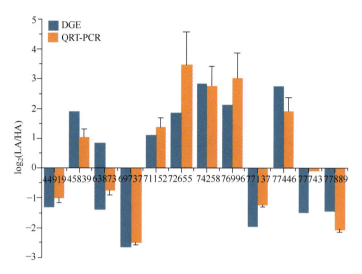

图 4-35　数字基因表达谱和实时荧光定量 PCR 结果比较

Figure 4-35　Comparison of fold change in gene expression from DGE and QRT-PCR results

应用实时荧光定量 PCR 技术在 LA 和 HA 样本中对 12 个基因进行定量检测，验证了数字基因表达谱的差异分析结果。定量结果和 DGE 结果一致性很高，虽然变化的倍数不完全一样，但是基因的调控方向是一致的，表明数字基因表达谱的结果可靠。倍数变化有差异，可能是以下原因造成：QRT-PCR 和 DGE 建库的方法不同，所用的试剂也不同，所以反转录的效果有可能出现偏差，以此为模板进行后续实验，可能会出现部分基因表达的差异；QRT-PCR 的扩增程序、循环次数、扩增引物与 DGE 不同也会造成结果偏差；数据标准化的方法不同造成的偏差，DGE 是对整体数据进行标准化分析，而 QRT-PCR 只是使用一个或多个参考基因来对其他所有基因的表达进行标准化，选用不同的标准化方法，有可能会影响一些基因的差异表达分析结果，导致不一致（Morey et al., 2006）。

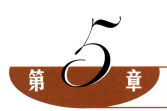

第5章　寄主昆虫的模式识别受体

【摘要】 蒲氏钩蝠蛾4～6龄幼虫对病原菌如冬虫夏草菌和白僵菌的侵染较为敏感，发病率高。对异己成分的识别是昆虫免疫反应的首要步骤，存在于血淋巴中的β-1,3-葡聚糖识别蛋白（β-1,3-glucan recognition protein，βGRP）和昆虫血浆蛋白载脂蛋白Ⅲ（Apolipophorin Ⅲ，apoLp-Ⅲ）具有这样的功能。获取了4种蒲氏钩蝠蛾的βGR蛋白基因 Tpβgrp 和 Tpapolp-Ⅲ 全长序列。系统发育分析显示，蒲氏钩蝠蛾 TpβGRP 形成鳞翅目 βGRP 家族中独立的新进化分枝Ⅳ。实时荧光定量PCR分析表明，4种 Tpβgrp 基因均在敏感幼虫（4龄和6龄）脂肪体内进行高水平表达。系统发育分析显示，蒲氏钩蝠蛾 TpapoLp-Ⅲ 为鳞翅目 apoLp-Ⅲ 家族中最早分化的一枝，免疫印迹分析证实蒲氏钩蝠蛾6龄幼虫血淋巴内存在 apoLp-Ⅲ，其分子质量约为18 kDa，实时荧光定量PCR分析表明，Tpapolp-Ⅲ 基因在幼虫脂肪体内的表达水平相对较低，而在蛹、成虫脂肪体以及雌虫卵细胞内表达丰富。通过对蒲氏钩蝠蛾6龄及8龄幼虫血腔接种病原白僵菌 10^6 分生孢子，发现6龄比8龄幼虫对病原白僵菌敏感，6龄敏感幼虫在感染初期，Tpβgrp-b 和 Tpβgrp-c 基因表达水平显著下调，感染末期的 Tpβgrp-a 和 Tpβgrp-b 及 Tpapolp-Ⅲ 基因表达更是被显著抑制；而8龄幼虫 Tpapolp-Ⅲ 和 Tpβgrp 基因表达相继被显著诱导。据此推测 TpβGRP 和 apoLp-Ⅲ 在蒲氏钩蝠蛾幼虫中具有重要的免疫防御功能，这也在一定程度上解释了4～6龄幼虫抗病能力较弱的原因。

鳞翅目昆虫是研究昆虫先天性免疫的重要模式系统。鳞翅目幼虫应对病原物侵染的早期反应为血细胞（主要为浆细胞和粒细胞）黏附引发的吞噬作用、结节作用和（或）包囊作用。通过昆虫宿主血浆蛋白模式识别受体（pattern recognition receptor，PRR）与微生物表面成分病原相关分子模式（pathogen-associated molecular pattern，PAMP），以识别入侵微生物，进而触发吞噬作用或结节作用，并激活酚氧化酶原（prophenoloxidase proPO 或 PPO），以及诱导抗微生物蛋白质的合成。丝氨酸蛋白酶级联通路由 PAMP 与 PRR 相互作用激活细胞因子而触发，启动 Toll 通路表达抗微生物肽。PO 活化后，合成黑色素覆盖层，以隔离进而杀灭入侵病原物。

PAMP 是微生物表面高度保守的结构成分，为微生物生存或致病所必需，但在宿主体内并不存在，因而成为宿主先天免疫系统识别异己成分的理想靶标，是特异性识别的分子基础。根据 PAMP 的保守结构，先天性免疫系统进化产生相应的 PRR，用以识别 PAMP。目前，在昆虫中已发现多种 PRR，如血素、C型凝集素（C-type lectins）、清除受体（scavenger receptor）、脂多糖结合蛋白、肽聚糖识别蛋白（peptidoglycan recognition protein，PGRP）、β-1,3-葡聚糖识别蛋白（β-1,3-glucan recognition protein，βGRP）等（Koizumi et al., 1997；Levashina et al., 2001；Rämet et al., 2001；Royet, 2004；Yu et al., 2002）。PRR 虽不能直接杀灭外源微生物，但可通过识别 PAMP 以激活各种先天性免疫应答，如血细胞的吞噬、结节与包囊作用，黑化作用以及抗菌肽形成等（Yeh et al., 2009）。

β-1,3-葡聚糖识别蛋白是普遍存在于无脊椎动物包括昆虫体内的一种模式识别受体，能特异结合真菌表面的病原相关分子模式即 β-1,3-葡聚糖，刺激血细胞对真菌、革兰氏阴性和革兰氏阳性细菌的聚集及对原生动物的包囊作用，激活被感染昆虫体内的细胞及体液免疫反应。已从多种鳞翅目昆虫中分离并鉴定出多种 βGRP。昆虫 βGRP 是分子质量约为 55 kDa 的血浆蛋白质；包含两个结构域：N端结构域和C端 β-1,3-葡聚糖酶（β-1,3-glucanases）相似结构域。鳞翅目昆虫中已发现了4种类型的 βGRP 模式识别蛋白，即 βGRP Ⅰ型蛋白、βGRP Ⅱ型蛋白、βGRP Ⅲ型蛋白和 β-1,3-葡聚糖酶。其中，βgrp1 基因主要在浆细胞内表达，βgrp2 基因主要在粒细胞中表达，而 βgrp3 基因仅在浆细胞内表达；此外，*βgrp1* 和 *βgrp2* 基因还在中肠内有微量表达（Nakahara et al., 2009）；β-1,3-葡聚糖酶在中肠内表达（Freitak et al., 2007）。

昆虫载脂蛋白（lipophorin）是负责组织间脂类运输（Van der Horst et al., 2009）的血淋巴蛋白。载脂蛋白颗粒分为两种：apolipophorin Ⅰ和apolipophorin Ⅱ。当中性脂类负载量较高时，载脂蛋白Ⅲ（apolipophorin Ⅲ，apoLp-Ⅲ）可结合载脂蛋白颗粒，更有利于脂类的运输。apoLp-Ⅲ分子质量为 18.0～20.0 kDa，主要由脂肪体组织合成，后分泌至血淋巴中行使功能（Kim et al., 2004）。apoLp-Ⅲ的免疫激活作用在大蜡螟（*Galleria mellonella*）中有大量报道（Gotz et al., 1997；Halwani and Dunphy, 1999；Niere et al., 1999；Halwani et al., 2000）。

本章对蒲氏钩蝠蛾的模式识别受体 TpβGRP 及 TpapoLp-Ⅲ 进行了研究。在明确其分子结构、对真菌病原相关分子模式 β-1,3-葡聚糖的亲和特性及其时空表达模式的基础上，依据形态及 ITS-5.8S rDNA 分子系统学特征界定了蒲氏钩蝠蛾重要病原性真菌白僵菌 *Beauveria* sp. SJL0910，并选取蒲氏钩蝠蛾不同敏感龄期幼虫，血腔接种病原白僵菌分生孢子，观测宿主体内病原菌的生长发育及宿主血淋巴免疫应激反应，并检测了不同敏感龄期幼虫 *Tpβgrp*（Sun et al., 2011；孙梓暄，2012）及 *Tpapolp-Ⅲ*（Sun et al., 2012；孙梓暄，2012）基因应对病原白僵菌侵染的表达差异。

5.1 蒲氏钩蝠蛾 β-1,3-葡聚糖识别蛋白

本节对蒲氏钩蝠蛾的 β-1,3-葡聚糖识别蛋白 TpβGRP 进行了初步研究：①利用 cDNA 末端快速扩增 RACE 技术获取 4 种 TpβGRP 的 cDNA 全长序列，并对编码蛋白进行结构、功能预测及分子进化分析；②构建重组表达载体 pET-32a-*Tpβgrp*，制备重组蛋白 rTpβGRP 及相应抗体 Anti-TpβGRP；③以凝胶多糖 curdlan（水不溶性的 β-1,3-葡聚糖）作为纯化基质，纯化血浆蛋白 TpβGRP，并对其进行免疫印迹 Western blot 及 MALDI-TOF/TOF 质谱鉴定；④利用实时荧光定量 PCR Q-RT PCR 技术检测 *Tpβgrp* 基因在不同组织及不同发育时期的表达。本研究丰富了昆虫模式识别受体知识体系，并为今后研究蒲氏钩蝠蛾对冬虫夏草菌侵染的响应机制提供理论基础。

5.1.1 TpβGRP 的 cDNA 克隆及结构分析

5.1.1.1 TpβGRP 的 cDNA 克隆 依据 GenBank 数据库中登录的鳞翅目昆虫 βGRP 氨基酸序列设计简并引物，以蒲氏钩蝠蛾 6 龄幼虫脂肪体总 RNA 为模板进行简并 PCR，获取长度为 778 bp 的 cDNA 序列（图 5-1）。Blast 结果显示，此 cDNA 片段编码的氨基酸序列与棉铃虫（*Helicoverpa armigera*）βGRP 序列一致性比例最高，为 61%，与家蚕（*Bombyx mori*）、菜粉蝶（*Pieris rapae*）、烟草天蛾

```
1    AAGTTCCCCGACGAGCCGGATTACCCGTTCGTAGTATATATGAATGACGATCACATCTCGGTCCGGGACGGACATCTGACAATCAAGCCCGTCCTGCTGGAGCATAAGTTCGGCGAATCA
1     K  F  P  D  E  P  D  Y  P  F  V  V  Y  M  N  D  D  H  I  S  V  R  D  G  H  L  T  I  K  P  V  L  L  E  H  K  F  G  E  S
121  TTCACACAGAAGTCACTCGATCTCACATCGAGATGCACAGGAGAGGTAGGCACAAGCCAGTGTAATAAGGCTGCGTTCGGAGCTCAGATACTGCCTCCCATCATATCTGGGAAATACA
41    F  T  Q  K  S  L  D  L  T  S  R  C  T  G  E  V  G  T  S  Q  C  N  K  A  A  F  G  A  Q  I  L  P  P  I  I  S  G  K  I  T
241  ACCAAAAATAAATTTAATTTTCGCTATGGGAGAGTTGAGATTCGCGCTAAAATGCCCAAGGGCGACTGGCTTATACCGGAAATTCAGCTCGAGCCACGAGACAACAAGTACGGCACATCG
81    T  K  N  K  F  N  F  R  Y  G  R  V  E  I  R  A  K  M  P  K  G  D  W  L  I  P  E  I  Q  L  E  P  R  D  N  K  Y  G  T  S
361  AAATACGCATCAGGGCTGATGAAGGTGGCCAGTGTGAAGGGAAACGATATATTTTCCAGGACCCTGAGTGGGGCGTCATAATGTCAGACAGGGAACCCTTCAGGAGCCACGGATGCTA
121   K  Y  A  S  G  L  M  K  V  A  S  V  K  G  N  D  I  F  S  R  T  L  S  G  G  V  I  M  S  D  R  E  P  F  R  S  H  A  M  L
481  GAGAAGCGGGGTCAGGACTCTTGGACTAAAGACTTTCATAATTACACACTTGTTTGGAAACAGATGGTATTTCCCTCTATGTTGACGGAGTGAACTATGCAAATGTGGACCCAGGAGAC
161   E  K  R  G  Q  D  S  W  T  K  D  F  H  N  Y  T  L  V  W  K  P  D  G  I  S  L  Y  V  D  G  V  N  Y  A  N  V  D  P  G  D
601  GGCTTCACTAAGATCGGTCTGGAGAACAATGTGGCTGCTGCTAACCAGTGGGCGAGAGGCTCACTGATGGCACCTTTCGACGAAATGTTCTATATATCACTTGGTCTCAGCGTGGAGGC
201   G  F  T  K  I  G  L  E  N  N  V  A  A  A  N  Q  W  A  R  G  S  L  M  A  P  F  D  E  M  F  Y  I  S  L  G  L  S  V  G  G
721  GTGAACGACTTTCCAGACACCACACCGAACAAGCCCTGGCGGAACAGGGCCACCAAGG
241   V  N  D  F  P  D  T  T  P  N  K  P  W  R  N  R  A  T  K
```

图 5-1 蒲氏钩蝠蛾 *βgrp* cDNA 片段及其编码的氨基酸序列

Figure 5-1 Nucleotide and deduced amino acid sequences of *Thitarodes pui βgrp*

简并引物 *βgrp-F* 和 *βgrp-R* 以下画线标出，保守半胱氨酸 C 用灰色阴影标出

Degeneracy primers *βgrp-F* and *βgrp-R* are single underlined; two Cys residues conserved in all βGRP family proteins are shaded

（*Manduca sexta*）、海灰翅夜蛾（*Spodoptera littoralis*）等其他鳞翅目昆虫的βGRP序列一致性比例也均高于50%，故确认所得cDNA为蒲氏钩蝠蛾*βgrp*基因的中间片段。

依据简并PCR扩增获得的cDNA片段，设计蒲氏钩蝠蛾*βgrp*基因特异引物，通过RACE技术，获取多种相似度极高的*βgrp*基因末端序列。利用DNAstar软件SeqMan程序将所得基因片段进行序列拼接，共得到4种*βgrp* cDNA全长序列。依据后续分子进化分析结果，并按基因获取先后顺序，4种*βgrp*基因被依次命名为*Tpβgrp-4a*、*Tpβgrp-4b*、*Tpβgrp-4c*和*Tpβgrp-4d*，其核苷酸及编码的氨基酸序列分别如图5-2A～D所示。将*Tpβgrp*序列信息登录于GenBank数据库，登录号依次为HM459596、HM459595、JQ218446和JQ218447。

```
A   ACATGGGGAGTCGTCTGATCGCAGCCGTGACGGTCGGTCGTTATCCTTATTCGTATATTACCTTCACGTTAATTTGTAGTTAATTTGTAGTTAATTATATCTAATTTAATTTAAGTAACT    120
    ACGATGTGGTCTCGGACTCTAAGCGGTTTGTTTCTGGCCGATTGTTTTCTTCAAACGTCTTGGCTCAATATGATGTTCCACCTGCGAAGCTTGAAGCTATTTATCCGAAGGGGTTTACGG    240
             M  W  S  R  T  L  S  G  L  F  L  A  I  C  F  V  Q  T  C  L  A  Q  Y  D  V  P  P  A  K  L  E  A  I  Y  P  K  G  L  R          18
    GTCTCCATACCAGACTCTGACGGAGTGAAACTATTTGCCTTCCATGCCAAGTTGAACGAGCCGTCGAGGGCTCGGAAGCTGGAAAGTGGTCCAGGGACATCACAAAAGCCACAGACGGA    360
     V  S  I  P  D  S  D  G  V  K  L  F  A  F  H  G  K  L  N  E  P  M  E  G  L  E  A  G  K  W  S  R  D  I  T  K  A  T  D  G           58
    AGATGGGTTTTCAGGGATAGGAATGCGAAGCTCAAACTTGGAGACACTATTTATTTTTGGACCTTTGTCATTCACGAGGGACTCGGCTACAGGGAGGACAACGGTGAATGGAAAGTTACC    480
     R  W  V  F  R  D  R  N  A  K  L  K  L  G  D  T  I  Y  F  W  T  F  V  I  H  E  G  L  G  Y  R  E  D  N  G  E  W  K  V  T           98
    GGTTACGTCAACGAAGCTGGTGAAACAATAAACCCTGATGCGGTACAAACAGTAACAGACTCAATACCGACGCGAGGTCCTACCACTGGCACTGTCAGACCGCACGGATAGACCAACGGAC    600
     G  Y  V  N  E  A  G  E  T  I  N  P  D  G  V  Q  T  V  T  D  S  I  P  T  R  G  P  T  T  G  T  V  R  P  T  D  R  P  T  D          138
    AGGCCCACTGACAGACCCTGTCAGGTATCACCTTCTCGGGTACAACTACCGGGCTACGTCTGCTCTGGACAACTGCTGTTCGAGGATAACTTCTTGGCGCCACTGGGCAAAGGCAAGCTA    720
     R  P  T  D  R  P  C  Q  V  S  P  S  R  V  Q  L  P  G  Y  V  C  S  G  Q  L  L  F  E  D  N  F  L  A  P  L  G  K  G  K  L          178
    TGGGAGCCAGAGGTCAGATTCCCTGGAGCCACCTGATTATCCGTTCGTAGTATATATGAATGACGATCACATCTCGGTCCGGGACGGACATCTGACAATCAAGCCCGTCCTGCTGGAGCAT    840
     W  E  P  E  V  R  F  P  G  A  P  D  Y  P  F  V  V  Y  M  N  D  D  H  I  S  V  R  D  G  H  L  T  I  K  P  V  L  L  E  H          218
    AAGTTCGGCGAATCATTCACACAGAAGTCACTCGATCTCACATCGAGATGCACAGGAGAGGTAGGCACAAGCCAGTCGTAATAAGGCTGCGTTCGGAGCTCAGATACTGCCTCCCATCATA    960
     K  F  G  E  S  F  T  Q  K  S  L  D  L  T  S  R  C  T  G  E  V  G  T  S  Q  C  N  K  A  A  F  G  A  Q  I  L  P  P  I  I          258
    TCTGGGAAAATCACAACCAAAAATAAATTTAATTTTCGCTATGGGAGAGTTGAGATTCGCGCTAAAATGCCCAAAGCGGACTGGCTTATACCGGAAATTCAGCTCGAGCCACGAGACAAC   1080
     S  G  K  I  T  T  K  N  K  F  N  F  R  Y  G  R  V  R  I  R  A  K  M  P  K  G  D  W  L  I  P  E  I  Q  L  E  P  R  D  N          298
    AAGTACGGCACATCGAAATACGCATCAGGGCTGATGAAGGTGGCCAGTGTGAAGGGAAACGATATATTATCCAGGACCCTGAGTGGGGGCGTCATAATGTCAGACAGGGAACCCTTCAGG   1200
     K  Y  G  T  S  K  Y  A  S  G  L  M  K  V  A  S  V  K  G  N  D  I  L  S  R  T  L  S  G  G  V  I  M  S  D  R  E  P  F  R          338
    AGCCACGCGATGCTAGAGAAGCGGGGTCAGGACTCTTGGACTAAAGACTTTCATAATTACACACTTGTTTGGAAACCAGATGGTATTTCCCTCTATGTTGACGGAGTGAACTATGCAAAT   1320
     S  H  A  M  L  E  K  R  G  Q  D  S  W  T  K  D  F  H  N  Y  T  L  V  W  K  P  D  G  I  S  L  Y  V  D  G  V  N  Y  A  N          378
    GTGGACACCAGGAGACGGCTTCACTAAGATCGGTCTGGAGAACAATGTGCTGCTCCTAACCAGTGGGCGAGAGGCTCACTGATGGCACCTTTCGACGAAATGTTCTATATATCACTTGGT   1440
     V  D  P  G  D  G  F  T  K  I  G  L  E  N  N  V  A  A  A  N  Q  W  A  R  G  S  L  M  A  P  F  D  E  M  F  Y  I  S  L  G          418
    CTCAGCGTGGGAGGCGTGAACGACTTTCCAGACACCACCACCGAACAAACCCTGGTCAAACGGGTCCAGCAAGTCGGTACTCAGTTTCTGGAATGACCGCACTAACTGGTACCCGACTTGG   1560
     L  S  V  G  G  V  N  D  F  P  D  T  T  P  N  K  P  W  S  N  G  S  S  K  S  V  L  S  F  W  N  D  R  T  N  W  Y  P  T  W          458
    TACAATGAAGAAGCAGAACTCCAGGTCGAATATGTCCGGGTCTACGCTTTATAAAAACGAGTTATTGAAAGTGCCAACTGCCGAAAGTTGAAGACCCCTTACAGCACTGCATAGTCAAAT   1680
     Y  N  E  E  A  E  L  Q  V  E  Y  V  R  V  Y  A  L  *                                                                             475
    GTTTGAAACTTGCAACAGCTACCTTAGAATTGTACCTTAGAGTTATACCAGTGTACCGGATCATCGGGAAGTATTTGAAAGACCGGGAATTTTAAAACGGGAAGTATTTGAAATGTGTCT   1800
    AATTTCACTAGGACATGGACGGTCTATATGCCGCACTAAAATGAAGCTGTTATTTTACATTAAAAATATGTTCGTATTTATTAAATGTAGGGTAAAGGTGTCTGTTATTGTATTTATGGT   1920
    TTTATATTTTTTCTATTTTTTCAAAGTATTCTTTAATAACAATAAAAAAAAAAAAAAAAAAAAAAAA                                                            1991
```

图 5-2 TpβGRP 全长 cDNA 及其编码的蛋白质序列

Figure 5-2 Nucleotide and deduced amino acid sequences of TpβGRP

cDNA序列下方为对应的编码氨基酸序列。成熟编码蛋白中的氨基酸残基以正数标示；预测的信号肽中的氨基酸残基则以负数标示并以单下画线标出。加尾信号以双下画线标出。灰色阴影标示4个保守的半胱氨基酸残基。△ 指示预测的 *O*- 连接糖基化位点。▲ 指示预测的 *N*-连接糖基化位点。* 指示终止密码子

Amino acid residues of the putative mature proteins are assigned positive numbers, and those of the predicted signal peptides are assigned negative numbers and single underlined. Polyadenylation sequences are double underlined. Four conserved Cys residues are shaded. △ Potential *O*-linked glycosylation site. ▲ Potential *N*-linked glycosylation site.
* Termination codon

B
```
ATTAGTCGACTGACTGCAACCGGGACGGTCGGTCGTTACCCTTATTCCCATTAACGCCATGTTAATTTAAAGTTAATTATATTTAATTCAATTTAAATAGAATAACTAACATAATTACGA      120
TGCTGTCTCCGAATCTAAGCGGTTTGTTTCTGGCGATTTATTTTGTTCACACGTGCGTAGCTCAATATGACGTACCACCGGCGAAGCTTGAAGATATTTATCCGAAGGGTTTACGGGTCT      240
        M  L  S  P  N  L  S  G  L  F  L  A  I  Y  F  V  H  T  C  V  A  Q  Y  D  V  P  P  A  K  L  E  D  I  Y  P  K  G  L  R  V                                                         19
CCATACCAGTTTACGTCAACGAAGCTGGTGAACCAGTAAACCCTGATGACGTACGTTCAGTGACAGCCGCAACACTGACGTAAGTCCTACCCCTGCCCCTGTCACACCCGCGGGACAGAC      360
        S  I  P  V  Y  V  N  E  A  G  E  P  V  N  P  D  D  V  R  S  V  T  A  A  T  L  T  L  S  P  T  P  A  P  V  T  P  A  D  R                                                         59
CCTGTCAGGTATCACGATCCCGGGTACAACTACCAGAATTCATCTGCTCTCGACAGCTGCTGTTCGAGGCAAAACTTCTTGGATCCACTGGCCATAGGCAATCTATGGGAGCCAGAGGTCA      480
        P  C  Q  V  S  R  S  R  V  Q  L  P  E  F  I  C  S  G  Q  L  L  F  E  E  N  F  L  D  P  L  A  I  G  N  L  W  E  P  E  V                                                         99
GATTCTCTGGAGACCTGACTATCCGTTCGTAGTGTACATGTATGACAATCACATTTCGGTCCGGGACGGCATCTGTCAATCAGGCCTGTCCTGCTGGAGCATAAATTCGGCGAATCAT      600
        R  F  S  G  E  P  D  Y  P  F  V  V  Y  M  Y  D  N  H  I  S  V  R  D  G  H  L  S  I  R  P  V  L  L  E  H  K  F  G  E  S                                                        139
TCACACGGAAGCCACTCGACCTCGGATCGAGATGCACAGGAGAAGTAGGTACCGCCAGTGTTACCGGTCTGCGCACGGAGCTCATATACTGCCTCCCATCATATCTGGAAAAATCACAA      720
        F  T  R  K  P  L  D  L  G  S  R  C  T  G  E  V  G  T  A  Q  C  Y  R  S  A  H  G  A  H  I  L  P  P  I  I  S  G  K  I  T                                                        179
CCAAAAATGAATTTAATTTTCGCTACGGGCGAGTCGAAATTCGCGCTAAACTGCCCAAAGGCGACTGGCTTGTACGGAAATTCAGCTCGAGCCACGAGACAACAACTACGGCACATTGA     840
        T  K  N  E  F  N  F  R  Y  G  R  V  E  I  R  A  K  L  P  K  G  D  W  L  V  P  E  I  Q  L  E  P  R  D  N  N  Y  G  T  L                                                        219
AATACGCATCAGGACTCATGAAGGTGGGCAGTGTGGAGGGCAACGGTATATTATCCAGGACATTGACTGGGGGCGTGATAATGTCCGACAGGGAACCCTTCAGGAGTTACGCAATGTTAG      960
        K  Y  A  S  G  L  M  K  V  A  S  V  E  G  N  G  I  L  S  R  T  L  T  G  G  V  I  M  S  D  R  E  P  F  R  S  Y  A  M  L                                                        259
AGAACCGTGGTCAGGACTCTTGGACGAAGGATTTTCATAATTACACGCTTGTTTGGAAACCAGATGGTATTTCCCTCTTTGTTGATGGAGTGAACTACGCAAACGTGGACCCAGGGGACG     1080
        E  N  R  G  Q  D  S  W  T  K  D  F  H  N  Y  T  L  V  W  K  P  D  G  I  S  L  F  V  D  G  V  N  Y  A  N  V  D  P  G  D                                                        299
GCTTCACCAAGATTGGTCTGGAAAACAACGTGACTGCTGCTAGCCAGTGGGCGCAAGGCTCTCTGATGGCACCTTTCGACGAAATGTTCTATATATCACTTGGTATCAGCGTGGGAGGCC     1200
        G  F  T  K  I  G  L  E  N  N  V  T  A  A  S  Q  W  A  Q  G  S  L  M  A  P  F  D  E  M  F  Y  I  S  L  G  I  S  V  G  G                                                        339
TGAACGACTTCTCAGATTCCACCGAAGAAACCCTGGCACAAAAAGTCCAGGAACTCGCTACTCGTTTTCTGGAATGACCGCAGTAACTGGTACCGACTTGGCACAATGAAGAAGCAG     1320
        L  N  D  F  S  D  S  T  P  K  K  P  W  H  K  K  S  R  N  S  L  L  V  F  W  N  D  R  S  N  W  Y  P  T  W  H  N  E  E  A                                                        379
AACTCCAGGTCGAATATGTCCGGGTTTACGCTTTTAAAAATAAGTTATAGAAACTGGCAACGGAAGAAAGGTGAAGAGCCCGAGACACCGCACTGGAGAATACAACTTTTGAACTTCCA     1440
        E  L  Q  V  E  Y  V  R  V  Y  A  F  *                                                                                                                                         391
ACAGCTGGAATACAAATAATTCAATTGGGAAATATTTGGAATGTATCTAATTTCACTAGGATATGCATGGTGTGTATGCCACACGAAAATGAAGCTCTCATTTTACATCATTAATCTGC     1560
TAATAATTATTAAAAGTAGGGTTTTTATTGTACCTATCGTTTAGTATTTTTCATATTTTTTAAAATAATTTGTGATAAACAATATAATAACTAAAAAAAAAAAAAAAAAAAAAAAAAAA     1681
```

C
```
ACATGGGGGTTAGTCGAATGACCGCAACCGGGACGGTCGGTCGTTACCCTTATTCCCATTAACGCCATGTTAATTTAAAGTTAATTATATTTAATTCAATTTAAATAGAATAACTAACAT      120
AACTACGATGCTGTCTCAGAATCTAAGCGGTTTGTTTCTGGCGATTTGTTTTGTTCACACGTGCTGGCTCAATATGACGTACCACCGGCGAAGCTTGAAGCTATTTATCCGAAGGGTTT      240
      -21  M  L  S  Q  N  L  S  G  L  F  L  A  I  C  F  V  H  T  C  L  A  Q  Y  D  V  P  P  A  K  L  E  A  I  Y  P  K  G  L                                                            17
ACGGGTCTCCATACCAGACTCTGACGGAGTGACACTCTTCGCCTTCCACGGCAAGTTGAACGAGCCGATGGAAGGACTAGAGGGTGGAACGTGGTCCAGGGACATCGTAAAAGCCACAGA      360
        R  V  S  I  P  D  S  G  V  T  L  F  A  F  H  G  K  L  N  E  P  M  E  G  L  E  G  G  T  W  S  R  D  I  V  K  A  T  D                                                          57
CGGAAGATGGGTTTTCAGAGATAGGAACGCGAAGCTCAAAATTGGAGACACCATATATTTCTGGACCTACGTCATTTATGAGAGATAGGCTACAGGCAGGATAACGATGAATGGCAAGT      480
        G  R  W  V  F  R  D  R  N  A  K  L  K  I  G  D  T  I  Y  F  W  T  Y  V  I  Y  E  R  L  G  Y  R  Q  D  N  D  E  W  Q  V                                                         97
TACGGGTTACGTCAACGACGCTGGTGAACCAGTAAACCCTGATGATGTACAATCAGTAACAGCCGCAACACCGACGCGAAGTCCTACCCCTGCCCCTGTCAAACCCACGGACAGACCCTG      600
        T  G  Y  V  N  D  A  G  E  P  V  N  P  D  D  V  Q  S  V  T  A  A  T  P  T  R  S  P  T  P  A  P  V  K  P  T  D  R  P  C                                                        137
TCAGGTATCACGATCCCCATGTACAACTACCAGGATACATCTGCTCTGGACAGCTGCTTCGAGGACAACTTCTTGGCGCCACTGGGCAAAGGCAATCTATGGGAGCCAGAGGTCAGATT      720
        Q  V  S  R  S  H  V  Q  L  P  G  Y  I  C  S  G  Q  L  L  F  E  D  N  F  L  A  P  L  G  K  G  N  L  W  E  P  E  V  R  F                                                        177
CCCTGGAGCGCCTGACTATCCGTTCGTAGTGTACATGTATGACAATCACATTTCGGTCCGGACGGGCATCTGTCAATCAGGCCTGTCCTGCTGGAGCATAAATTCGGCGAATCATTCAC      840
        P  G  A  P  D  Y  P  F  V  V  Y  M  Y  D  N  H  I  S  V  R  D  G  H  L  S  I  R  P  V  L  L  E  H  K  F  G  E  S  F  T                                                        217
ACAGCAGTCACTCGACCTCGGATCGAGGTGCACGGGCGAAGTAGGCACCGCCCAGTGTTTCAAGTCTGCGTTCGGACCTCAGATACTGCCTCCCATCATATCTGGAAAAATCACAACCAA      960
        Q  Q  S  L  D  L  G  S  R  C  T  G  E  V  G  T  A  Q  C  F  K  S  A  F  G  P  Q  I  L  P  P  I  I  S  G  K  I  T  T  K                                                        257
AAATAAATTTAATTTTCGCTACGGACGAGTCGAAATTCGCGCCAAAGTGCCCAAAGGCGACTGGCTGTACCGGAAATTCAGCTCGAGCCACGAGCAACAAGTACGGCACATTGAAATA     1080
        N  K  F  N  F  R  Y  G  R  V  E  I  R  A  K  V  P  K  G  D  W  L  V  P  E  I  Q  L  E  P  R  D  N  K  Y  G  T  L  K  Y                                                        297
CGCATCAGGGCTGATAAAGGTGGCCAGTGTCAAGGGAAACGATATATTATCCAGAACCCTGAGTGGGGGCGTGATAATGTCCGACAGGGAACCCTTCAGGAGTCACGCAATGTTAGAAA     1200
        A  S  G  L  I  K  V  A  S  V  K  G  N  D  I  L  S  R  T  L  S  G  G  V  I  M  S  D  R  E  P  F  R  S  H  A  M  L  E  K                                                        337
GCGTGGTCAGGACTCTTGGACGAAGGACTTTCATAATTACACGCTTGTTTGGAAACCAGATGGTATTTCCCTCTTTGTTGACGGAGTGAACTACGCAAATGTGGACCCAGGTGACGGCTT     1320
        R  G  Q  D  S  W  T  K  D  F  H  N  Y  T  L  V  W  K  P  D  G  I  S  L  F  V  D  G  V  N  Y  A  N  V  D  P  G  D  G  F                                                        377
CACCAAGATTGGTCTGGAGAATAACGTGACTGCTGCTAGCCAGTGGGCACGAGGCTCTTTGATGCCACCTTTCGACGAAATGTTCTATATATCACTTGGTATCAGCGTGGGAGGCGTGAA     1440
        T  K  I  G  L  E  N  N  V  T  A  A  S  Q  W  A  R  G  S  L  M  A  P  F  D  E  M  F  Y  I  S  L  G  I  S  V  G  G  V  N                                                        417
CGACTTCTCAGATTTCATACCGAAGAAACCCTGGAGCAACGGGTCCAGGAAGTCGGTACTCGTTTTCTGGAATGACCGCAGTAACTGGTACCGACTTGGTACAATGAAGAAGCAGAACT     1560
        D  F  S  D  F  I  P  K  K  P  W  S  N  G  S  R  K  S  V  L  V  F  W  N  D  R  S  N  W  Y  P  T  W  Y  N  E  A  E  L                                                          457
CCAGGTCGAATATGTCCGAGTCTACGCTTTGTAGAAATGAGTTATAGAAACTGGTAACGGCGAAAGGTGAAGAGCCCGAGACACCGGCTGGAGAATATAAATTTTGAACTTGCAACAG     1680
        Q  V  E  Y  V  R  V  Y  A  L  *                                                                                                                                              467
CTGGAATACCTAATAATTCGATTGGGAAATATTTGGAATGTATCTAATTTCACTAGGACATGCATAGTGTATATGCCACACTAAAATTAAACTCTCATTTTACATCATAAATCTGCTAAT     1800
ATTTATTAAAAGTAGGGTGTTTATTGTACCTATTGTTTAGTATTTTCCTAATTTTTTAAAAGTAATTTTTTATAAACGATGTAAGAACTAAAAAAAAAAAAAAAAAAAAAAAA         1915
```

图 5-2　TpβGRP 全长 cDNA 及其编码的蛋白质序列（续）

Figure 5-2　Nucleotide and deduced amino acid sequences of TpβGRP (continued)

```
D   ACATGGGGACTACGATGGGGCTCTGACTATAAGCGTTTGTTTCTGGTGATTTGCTCTGCTCAGACGTATCGGCCTCAATTTGAATTTCCACTTCCACACCGTGAAGAGTTTTATCGGA   120
       -16 M G A L T I S G L F L V I C S A Q T Y R P Q F E F P L P H R E E F Y R    19
    GAAGATTCCGTGCCCCATACCAGAAATTCAGCTCGAGCCACGAGACAACAACTACGGCACATTGAAATACGCATCAGGACTCATGAAGGTGGCCAGTGTGAAGGGCAACGGTATATTAT   240
     R R F R A P I P E I Q L E P R D N N Y G T L K Y A S G L M K V A S V K G N G I L    59
    CCAGGACATTGACTGGGGGCGTGAATGTCCGACAGGGAACCCTTCAGGAGTTCACGTGGTCAATGTTAGAGAACCGTGGTCAGGACTCTTGGACGAAGGATTTCATAATTACACGCTTGTTT   360
     S R T L T G G V I M S D R E P F R S Y A M L E N R G Q D S W T K D F H N Y T L V    99
    GGAAACCAGATGTATTTCCCTCTTTGTTGATGGAGTGAACTACGCAAACGTGGACCCAGGGGACGGCTTCACCAAGATTGGTCTGGAAAACAACGTGACTGCTGCTAGCCAGTGGGCGC   480
     W K P D G I S L F V D G V N Y A N V D P G D G F T K I G L E N N V T A A S Q W A    139
    AAGGCTCTCTGATGGCACCTTTCGACGAAATGTTCTATATATCGCTAGGAATTTCGGTGGGAGGCCTGAACGACTTCTCCGGATTCCACACCGAAGAAACCCTGGCACAAAAGTCCAGGA   600
     Q G S L M A P F D E M F Y I S L G I S V G G L N D F S D S T P K K P W H K K S R    179
    ACTCGCTACTCGTTTTCTGGAATGACCGCAGTAACTGGTACCCGACTTGGCACAATGAAGAAGCAGAACTCCAGGTCGAATATGTCCGGGTCTACGCTTTGTAAAAATAAGTTATAGAA   720
     N S L L V F W N D R S N W Y P T W H N E E A E L Q V E Y V R V Y A L *              213
    CTGGCAACGGAAGAAAGGTGAAGAGCCCGAGACACCGCACTGGAGAATACAACTTTTGAACTTCCAACAGCTGGAATACAAATAATTCAATTGGGAAATATTTGGAATGTATCTAATTT   840
    CACTAGGACATGCATAGTGTATATGCCACACTAAATTAAACTCTCATTTTACATCATAAATCTGCTAATATTTATTAAAGTAGGGTGTTTATTGTACCTATTGTTTAGTATTTTCTA   960
    ATTTTTTAAAAGTAATTTTTTATAAACGATGTAAGAACTCAAAAAAAAAAAAAAAAAAAAAAAAAAAAA                                                    1030
```

图 5-2 TpβGRP 全长 cDNA 及其编码的蛋白质序列（续）

Figure 5-2 Nucleotide and deduced amino acid sequences of TpβGRP (continued)

5.1.1.2 TpβGRP 序列特征

Tpβgrp-4a、*Tpβgrp-4b*、*Tpβgrp-4c* 和 *Tpβgrp-4d* cDNA 序列全长分别为 1991 bp、1681 bp、1915 bp 和 1030 bp，5′ 非编码区 UTR 为 123 bp、119 bp、127 bp 和 14 bp，开放阅读框为 1488 bp、1236 bp、1464 bp 和 687 bp，3′ 非编码区为 380 bp、326 bp、324 bp 和 329 bp；开放阅读框分别编码 496、412、488 和 229 个氨基酸残基。Antheprot 软件预测编码蛋白 TpβGRP-4a、TpβGRP-4b 和 TpβGRP-4c 的 N 端前 21 个氨基酸为信号肽，分裂位点为 Ala 21；而 TpβGRP-4d 的信号肽分裂位点为 Ala 16。信号肽分裂后产生的成熟编码蛋白 TpβGRP-4a、TpβGRP-4b、TpβGRP-4c 和 TpβGRP-4d 分别含有 475、391、467 和 213 个氨基酸残基，其理论分子质量为 53.265 kDa、43.991 kDa、52.596 kDa 和 24.589 kDa，等电点为 6.22、5.36、6.06 和 6.49（表 5-1）。

表 5-1 蒲氏钩蝠蛾 4 种 TpβGRP 序列信息比较

Table 5-1 Comparison of sequence features of TpβGRP

	TpβGRP-4a	TpβGRP-4b	TpβGRP-4c	TpβGRP-4d
信号肽分裂位点	Ala 21	Ala 21	Ala 21	Ala 16
理论分子质量 /kDa	53.265	43.991	52.596	24.589
理论等电点	6.22	5.36	6.06	6.49
N- 糖基化位点	Asp^{357} Asp^{438}	Asp^{273} Asp^{308}	Asp^{349} Asp^{385}	Asp^{95} Asp^{131}
O- 糖基化位点	Thr^{154} Thr^{158}	—	Thr^{122}	—

NetOGlyc 软件预测 TpβGRP-4a、TpβGRP-4b、TpβGRP-4c 和 TpβGRP-4d 的 C 端各有 2 个 N- 糖基化位点。此外，OGPET 软件预测到 TpβGRP-4a 含有 2 个 O- 糖基化位点，分别为 Thr^{154} 和 Thr^{158}（图 5-2A）；TpβGRP-4c 含有 1 个 O- 连接糖基化位点 Thr^{122}（图 5-2C）。除 TpβGRP-4d（图 5-2D），其他 3 种 TpβGRP 均含有 4 个保守的半胱氨酸残基，可形成 2 个二硫键用以稳定其分子结构（图 5-2A～C）。

5.1.1.3 TpβGRP 结构域的预测与分析

以已知 βGRP 和糖基水解酶 16（glycosyl hydrolase 16，GH16）超家族其他成员的三维结构为模型，应用 Phyre 2 在线软件 Intensive 建模方法（modelling mode）预测蒲氏钩蝠蛾 TpβGRP 的高级结构，并采用 Swiss-PdbViewer 4.0.3 软件对其结构加以分析。

蒲氏钩蝠蛾 TpβGRP 中超过 87% 的氨基酸残基的同源模建置信度高于 90%，结果显示，TpβGRP 包含两个结构域：N 端结构域和 C 端 GH16 结构域（图 5-3）。N 端结构域构建模板为家蚕（*B. mori*）βGRP（c2rqeA）、印度谷螟（*Plodia interpunctella*）βGRP（c2khaA）和果蝇 GNBP-3（革兰氏阴性细菌结合蛋白 gram-negative bacteria-binding protein-3）（3ie4）；而 C 端结构域构建模板主要为 GH16 超家族成员：刀豆素 A 凝集素 Concanavalin A-like lectins 和葡聚糖酶 glucanases（c2vy0B、c2hykA、c3dgtA 等）。上述括号内代码为构建模板的 PDB 登录号。

不同 TpβGRP 的 N 端结构域存在着显著的结构差异，其覆盖的氨基酸残基位点分别为 1～108（TpβGRP-4a 和 TpβGRP-4c），1～32（TpβGRP-4b）和 1～23（TpβGRP-4d）。与其他 βGRP 家族

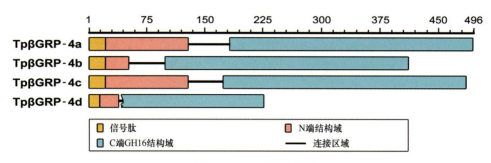

图 5-3　TpβGRP 的结构域

Figure 5-3　Domain architectures of TpβGRP

预测的信号肽、N 端结构域和 C 端 GH16 结构域分别以橘色、粉色和蓝色框标示，连接区域则以黑线标示

Predicted signal peptide, N-terminal domain and C-terminal GH16 domain are boxed in orange, pink and blue, respectively, whereas the linker region is shown by black line

成员不同，TpβGRP-4b N 端结构域存在一段长达约 80 个氨基酸残基的缺失；而 TpβGRP-4d 则含有一段长达约 270 个氨基酸残基的缺失，此缺口覆盖其 N、C 端两个结构域。并且值得注意的是，这两种特殊的 βGRP 家族成员（TpβGRP-4b 和 TpβGRP-4d）的缺失起始位点相同，都位于 Pro 43（图 5-4）。

TpβGRP-4a 和 TpβGRP-4c 的 N 端结构域与模板 B. mori βGRP 的 β 葡聚糖识别域（β-glucan recognition domain 覆盖 N 端前 102 个氨基酸残基）

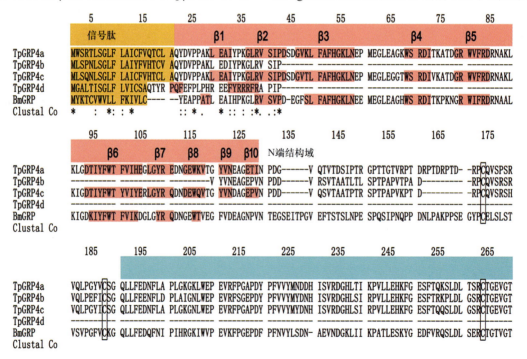

图 5-4　TpβGRP 与 B. mori βGRP 的多重序列比对

Figure 5-4　Multiple alignments of the deduced amino acid sequences of TpβGRP and B. mori βGRP

B. mori βGRP 的 β 葡聚糖识别域的三维结构（PDB 代码 c2rqeA）作为构建 TpβGRP N 端结构域的主要模板。预测的信号肽、N 端结构域和 C 端 GH16 结构域在其相应氨基酸序列上方被标示。信号肽和 N 端 β 折叠的氨基酸残基以阴影标示。βGRP 家族保守性半胱氨酸残基被框出。"*"表示保守性氨基酸，":"表示保守性氨基酸替换，"."表示非保守性氨基酸替换

The NMR solution structure of B. mori βGRP β-glucan recognition domain (PDB code c2rqeA) serves as a major template for modeling the N-terminal domains of TpβGRP. Predicted signal peptide, N-terminal domain and C-terminal GH16 domain are indicated on top of the aligned sequences. Amino acid residues for each signal peptide and N-terminal β-strand are shaded. Four Cys residues conserved in all βGRP family proteins are boxed. Residues conserved in all of the sequences are marked with '*'. Conservative and non-conservative amino acid substitutions are marked with ':' and '.', respectively

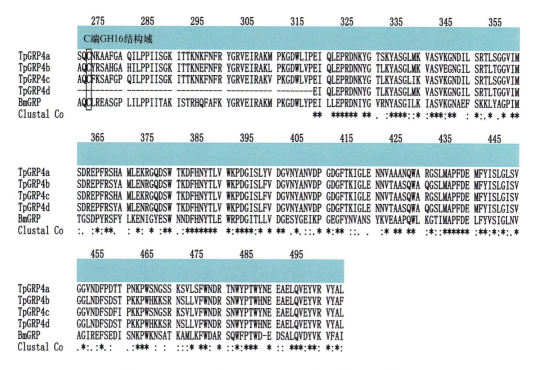

图 5-4 TpβGRP 与 *B. mori* βGRP 的多重序列比对（续）

Figure 5-4 Multiple alignments of the deduced amino acid sequences of TpβGRP and *B. mori* βGRP (continued)

的序列一致性比例分别为 76% 和 73%。

B. mori βGRP 的 β 葡聚糖识别域包含 8 个 β 折叠（β-strands）（Takahasi *et al.*, 2009）；TpβGRP-4a 和 TpβGRP-4c 的 N 端结构域则由 10 个 β 折叠（β1~β10）组成（图 5-5A 和 C）。与模板相似，TpβGRP-4a 和 TpβGRP-4c 的前 8 个 β 折叠构成 β 三明治折叠（β-sandwich fold）。其中，β1、β2 和 β5 组成一个反平行 β 折叠片（β-sheet）；β3、β4、β6、β7 和 β8 则组成另一个反平行 β 折叠片。两个 β 折叠片平行相向，构成三明治模型。相比之下，TpβGRP-4b 的 N 端结构域不包含任何 β 折叠，但在其与 C 端 GH16 结构域的连接区域则含有 2 个 β 折叠（图 5-5B）；TpβGRP-4d 的 N 端结构域（图 5-5D）则仅由 2 个 β 折叠（β1 和 β2）组成，并且其与 C 端结构域的 β 折叠共同组建成一个 β 三明治似折叠（β-sandwich-like fold）。

与 TpβGRP-4d 不同，TpβGRP-4a、TpβGRP-4b 和 TpβGRP-4c 的 C 端结构域则是由 1~2 个 α 螺旋（α-helices）和 19 或 21 个 β 折叠所组成（图 5-5A~C）。这些 β 折叠同样构成两个相向的反平行 β 折叠片。但与 N 端结构域不同，C 端结构域的两个 β 折叠片并非平行，而是弯曲形成凹、凸面。TpβGRP（TpβGRP-4a、TpβGRP-4b 和 TpβGRP-4c）C 端结构域的这种分子模式与 β-1,3-葡聚糖酶（β-1,3-glucanases）的极为相似，被称为三明治似 β 果冻卷基序（sandwich-like β-jelly roll motif）。

5.1.1.4 讨论

从鳞翅目昆虫蒲氏钩蝠蛾幼虫的脂肪体中克隆得到 4 种 β-1,3-葡聚糖识别蛋白 cDNA 全长序列，依次命名为 *Tpβgrp-4a*、*Tpβgrp-4b*、*Tpβgrp-4c* 和 *Tpβgrp-4d*。

预测编码蛋白 TpβGRP N 端含有分泌信号肽，提示 TpβGRP 可能为分泌型蛋白。现已知 βGRP 家族的某些成员即在昆虫脂肪体中合成，后分泌到血淋巴中行使免疫识别功能，此与本研究的预测结果相符。预测 4 种 TpβGRP 均含有两个 *N*-连接糖基化位点，其中 TpβGRP-4a 和 TpβGRP-4c 还含有 *O*-连接糖基化位点，推测 TpβGRP 可以被糖基化修饰形成糖蛋白，进而具备丰富的生物学功能，如特异结合真菌 β-1,3-葡聚糖参与免疫识别反应。

信号肽分裂后产生的成熟编码蛋白 TpβGRP-4a、TpβGRP-4b、TpβGRP-4c 和 TpβGRP-4d 分别含有 475、391、467 和 213 个氨基酸残基，其理论分子质量分别为 53.265 kDa、43.991 kDa、52.596 kDa 和 24.589 kDa。其中，TpβGRP-4b 和 TpβGRP-4d 显著异于其他 βGRP 家族成员，分别含有一段长约 80 和 270 个氨基酸残基的片段缺失。同源模建

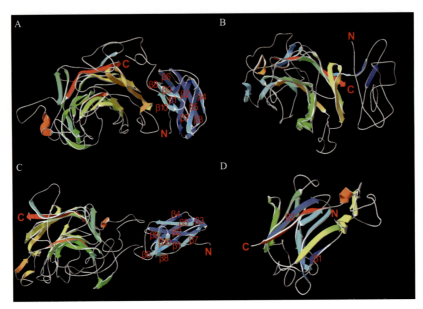

图 5-5 基于同源模建的 TpβGRP 三维结构
Figure 5-5 Ribbon representations of tertiary structures of TpβGRP based on homology modeling
图中已标示出 N 端结构域的 β 折叠
A, β-1,3- 葡聚糖识别蛋白 TpβGRP-4a; B,TpβGRP-4b; C,TpβGRP-4c; D,TpβGRP-4d
The predicted β-strands within the N-terminal domains are labeled
A, TpβGRP-4a; B,TpβGRP-4b; C,TpβGRP-4c; D,TpβGRP-4d

结果显示，TpβGRP-4a、TpβGRP-4b 和 TpβGRP-4c 包含两个独立结构域：N 端结构域和 C 端 GH16 结构域，而 TpβGRP-4d 由于大片段的氨基酸序列缺失以致其 N、C 端结构域融合。TpβGRP-4a、TpβGRP-4b 和 TpβGRP-4c 在 N、C 端结构域的连接区域和 C 端结构域各含有 2 个 βGRP 家族保守性半胱氨酸残基，而 TpβGRP-4d 不含有。推测 TpβGRP-4a、TpβGRP-4b 和 TpβGRP-4c 结构内部可以形成 2 个二硫键。二硫键常见于分泌型蛋白质中用以稳定折叠后的蛋白质结构。

凝胶多糖 curdlan 为一种水不溶性的 β-1,3- 葡聚糖，其可验证蛋白质是否具有葡聚糖结合能力。凝胶多糖结合实验检测家蚕重组蛋白 Bmo_βGRP（覆盖家蚕 βGRP N 端区域 Tyr^1-Phe^{119}）的葡聚糖结合位点。研究发现，B. mori βGRP N 端前 102 个氨基酸残基（Tyr^1-Ala^{102}）构成 β 葡聚糖识别域，其中，Tyr^1-Ala^{10}、Val^{95}-Glu^{96} 和 Asp^{100}-Ala^{102} 为影响 β-1,3- 葡聚糖结合能力的关键氨基酸（Ochiai and Ashida, 2000）。B. mori βGRP 的 β 葡聚糖识别域是由 8 个 β 折叠（β1~β8）所组成的 β 三明治折叠（Takahasi et al., 2009），此结构常见于碳水化合物结合组件（carbohydrate-binding modules, CBM）。其中，β1、β2、β4 和 β5 形成 β-1,3- 葡聚糖结合面，其上的某些氨基酸残基被证实为结合 β-1,3- 葡聚糖的必需氨基酸。与 B. mori βGRP β 葡聚糖识别域相似，TpβGRP-4a 和 TpβGRP-4c N 端结构域同样包含构成 β 三明治折叠的 8 个 β 折叠，故推测 TpβGRP-4a 和 TpβGRP-4c 可能具有葡聚糖亲和力。但是，TpβGRP-4b 和 TpβGRP-4d 由于其 N 端结构域的大片段缺失，丧失结合凝胶多糖的相应的必需氨基酸，故推测其不具备凝胶多糖结合能力。

除 βGRP β 葡聚糖识别域结合凝胶多糖之外，其 C 端结构域也可结合其他类型的免疫诱导因子，如脂多糖（lipopolysaccharide）、磷脂酸（lipoteichoic acid）和甘露糖（laminarin）（水溶性 β-1,3- 葡聚糖）（Fabrick et al., 2004），故预测 TpβGRP-4b 和 TpβGRP-4d 可能仍具备免疫识别功能。此外，TpβGRP-4b 和 TpβGRP-4d 这两种特殊的 βGRP 家族成员由于其结构的特殊性可能进化出新的功能。此问题值得今后深入研究。

5.1.2 TpβGRP 的分子进化分析

5.1.2.1 TpβGRP 与其他鳞翅目昆虫 βGRP 及 β-1,3-葡聚糖酶的多重序列比对

Blastp 结果显示，蒲氏钩蝠蛾 TpβGRP 从属于 GH16 超家族 βGRP 家族，含有保守的 C 端 GH16 结构域。蒲氏钩蝠蛾 TpβGRP-4a 和 TpβGRP-4c 间序列一致性比例最高，为 85.52%；TpβGRP-4a 和 TpβGRP-4d 间序列一致性比例最低，为 34.33%。蒲氏钩蝠蛾 TpβGRP 与其他鳞翅目昆虫 βGRP1 型蛋白质的同源性较高（图 5-6），其中 TpβGRP-4a 和 TpβGRP-4c 与蜡螟（*Galleria mellonella*）βGRP 的序列一致性比例高达 54.16%（表 5-2）。

此外，TpβGRP 的 C 端 GH16 结构域序列与

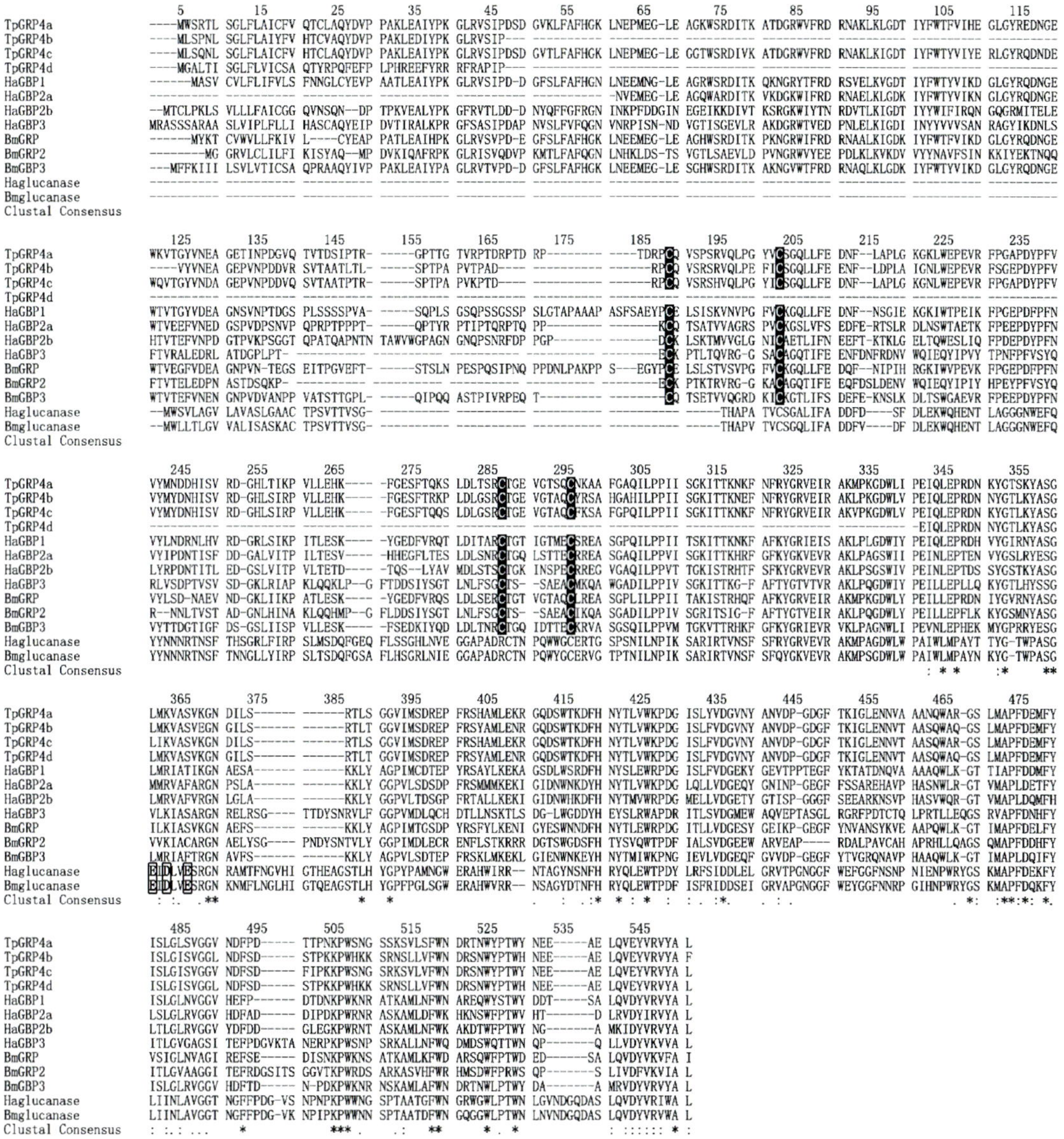

图 5-6 TpβGRP 与其他鳞翅目昆虫 βGRP 及 β-1,3-葡聚糖酶的多重序列比对

Figure 5-6 Sequence alignment of TpβGRP with several other βGRP family members and β-1,3-glucanases from lepidopteran insects

"*" 表示保守性氨基酸，":" 表示保守性氨基酸替换，"." 表示非保守性氨基酸替换。βGRP 家族保守性半胱氨酸残基以阴影标示。GH16 活性位点的保守性氨基酸被框出

Residues conserved in all of the sequences are marked with '*'. Conservative and non-conservative amino acid substitutions are marked with ':' and '.', respectively. Four Cys residues conserved in all βGRP family proteins are shaded. The catalytically active residues of β-1,3-glucanases are boxed

表 5-2　蒲氏钩蝠蛾 TpβGRP 及其他鳞翅目昆虫 βGRP 的序列一致性比例
Table 5-2　Percent pairwise identities of deduced amino acid sequences of TpβGRP and other lepidopteran βGRPs

	TpβGRP4b	TpβGRP4c	TpβGRP4d	HaβGRP	GmβGRP	BmβGRP	MsβGRP	PrβGRP
TpβGRP4a	66.47	85.52	34.88	55.13	54.16	52.22	52.03	49.32
TpβGRP4b		72.22	46.84	41.47	41.86	39.92	40.12	37.60
TpβGRP4c			36.68	53.38	54.16	51.84	51.26	48.94
TpβGRP4d				21.60	21.98	20.04	19.65	20.43
HaβGRP					64.66	63.11	59.61	57.67
GmβGRP						62.72	60.58	56.31
BmβGRP							57.28	56.31
MsβGRP								51.46

β-1,3-葡聚糖酶序列较为相似。β-1,3-葡聚糖酶含有 GH16 活性位点，活性位点包含 3 个保守的氨基酸残基 Glu、Asp 和 Glu，其中 Glu 作为催化残基负责剪切 β-1,3- 或 β-1,4- 糖苷键（Juncosa et al., 1994）；但在 TpβGRP 中，GH16 活性位点的保守性氨基酸分别被 Leu、Lys 和 Ser 所替换（图 5-6）。

应用 Clustal X 软件对蒲氏钩蝠蛾 TpβGRP 与部分鳞翅目昆虫的 βGRP 及 β-1,3- 葡聚糖酶进行多重序列比对，结果如图 5-6 所示。

5.1.2.2　TpβGRP 分子进化树　从 GenBank 数据库中收集了鳞翅目 10 个物种 21 个 βGRP 氨基酸序列（表 5-3），结合蒲氏钩蝠蛾 TpβGRP，以鳞翅目 β-1,3- 葡聚糖酶作为外群，利用 PHYLIP 3.6 软件包构建 βGRP 家族分子进化树（图 5-7）。

ML 分子进化树显示鳞翅目 βGRP 家族分为

表 5-3　GeneBank 已登录的鳞翅目 βGRP 家族
Table 5-3　Reference information of lepidopteran βGRP

种名（种名缩写）	编码蛋白质	登录号	作者（PUBMED 编号）
Hepialus pui (Hp)	βGRP4a	ADZ45541	Sun et al. (21910994)
	βGRP4b	ADZ45540	Sun et al. (21910994)
Danaus plexippus (Dp)	βGRP	EHJ65184	
	βGRP3	EHJ65188	
Trichoplusia ni (Tn)	βGRP2	ACI32817	Pauchet et al. (19033442)
Pieris rapae (Pr)	βGRP1	ACI32821	Pauchet et al. (19033442)
	βGRP2	ACI32822	Pauchet et al. (19033442)
	βGRP3	ACI32823	Pauchet et al. (19033442)
Helicoverpa armigera (Ha)	βGRP1	ACI32825	Pauchet et al. (19033442)
	βGRP2a	ACI32826	Pauchet et al. (19033442)
	βGRP2b	ACI32827	Pauchet et al. (19033442)
	βGRP3	ACI32828	Pauchet et al. (19033442)
Manduca sexta (Ms)	βGRP2	AY135522	Jiang et al. (14976985)
	βGRP2	AAN10151	Jiang et al. (14976985)
	βGRP3	ADK39022	Rao and Yu
Spodoptera litura (Sl)	βGRP2	AEQ33590	Jin et al.
Spodoptera littoralis (Sl)	βGRP2	ACI32819	Pauchet et al. (19033442)
Delias nigrina (Dn)	βGRP2	ACI32829	Pauchet et al. (19033442)
	βGRP3	ACI32830	Pauchet et al. (19033442)
Armigeres subalbatus (As)	βGRP	AAT99011	Wang et al. (15610820)
Bombyx mori (Bm)	βGRP1	NM_001043375	Takahasi et al. (19561300)
	βGRP2	NP_001037450	Tanaka et al. (8755572)
	βGRP3	NP_001128672	Nakahara et al. (18840462)
Galleria mellonella (Gm)	βGRP	CAK22401	Niere et al.

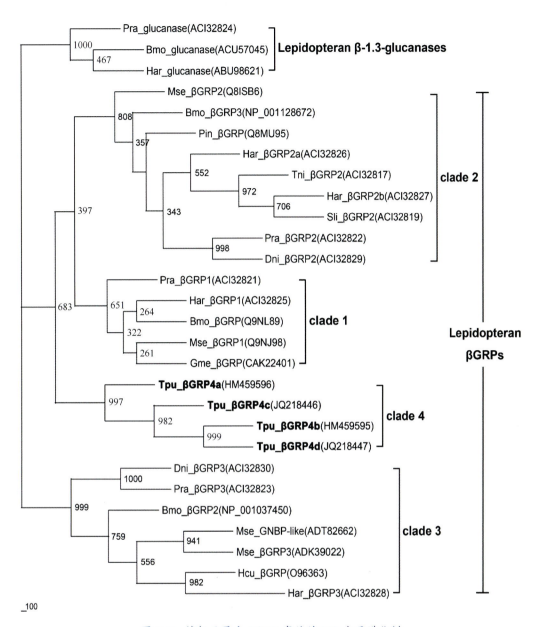

图 5-7 鳞翅目昆虫 βGRP 家族的 ML 分子进化树

Figure 5-7 Maximum likelihood phylogenetic tree of βGRP family proteins from lepidopteran insects

以鳞翅目 β-1,3-葡聚糖酶作为外群。蒲氏钩蝠蛾 TpβGRP 以粗体表示。括号内代码为 GenBank 登录号。树枝上的数字表示经 bootstrap 验证（1000 次重复）该枝的可信度。标度表示每个位点氨基酸替换概率

Lepidopteran β-1,3-glucanases serve as an outgroup. Putative βGRPs from *T. pui* are indicated in bold. Codes in parentheses represent GenBank accession numbers of these protein sequences. Bootstrap values from 1000 replicates are shown. Scale bar represents the number of amino acid substitutions per site

4 个进化分枝（图 5-7）。蒲氏钩蝠蛾 TpβGRP 独立形成一个新的进化分枝 4。进化枝 3 包含 7 个 βGRP，位于分子进化树基部，为最早分化出的一枝；TpβGRP、进化枝 1 及进化枝 2 则聚合成另一个较大的分枝。鳞翅目 βGRP 家族 4 个进化分枝间的系统关系为：｛进化枝 3，［TpβGRP，（进化枝 1，进化枝 2）］｝。

5.1.2.3 讨论　蒲氏钩蝠蛾 TpβGRP 从属于 GH16 超家族 βGRP 家族，含有保守的 C 端葡聚糖酶相似结构域，但 βGRP 家族部分成员已被证实不具有葡聚糖酶活性。虽然 TpβGRP 的 C 端结构域拥有与 β-1,3-葡聚糖酶较为相似的氨基酸序列，但 β-1,3-葡聚糖酶活性位点中的 3 个保守性氨基酸残基 Glu、Asp 和 Glu（Juncosa *et al*., 1994）在 TpβGRP 中分别

被 Leu、Lys 和 Ser 所替换。因此，推断 βGRP 家族包括 TpβGRP 可能由 β-1,3-葡聚糖酶进化而来，虽然失去了糖基水解酶活性，但保留了葡聚糖结合能力，作为昆虫体内的一种模式识别受体参与其对病原性真菌及其他病原物的免疫识别反应。

以鳞翅目昆虫 β-1,3-葡聚糖酶为外群，系统发育分析结果显示鳞翅目昆虫 βGRP 家族分为 4 个进化分枝，其中蒲氏钩蝠蛾 TpβGRP 独立于其他 10 种鳞翅目昆虫的 21 个 βGRP，成为一个新的进化分枝 4。野外调查结果显示蒲氏钩蝠蛾仅栖息在青藏高原色季拉山海拔高度为 4100～4650 m 的高寒灌丛草甸中（李峻锋等，2011）。高海拔、低温度与低气压是其发生地的基本特征，限制了生物个体的扩散和种群之间的基因交流。蒲氏钩蝠蛾的这种特殊生境可能导致其信息分子如 βGRP 异于其他鳞翅目昆虫，发展成为独立的进化分枝。

5.1.3 重组蛋白 rTpβGRP 的表达、纯化及抗体制备

克隆 Tpβgrp-4a 基因片段，与表达载体 pET-32a（＋）连接，构建重组表达载体 pET-32a-Tpβgrp-4a。将重组表达载体转化入 E.coli BL21（DE3）感受态细胞进行表达，制备重组蛋白 rTpβGRP。因选用表达载体 pET-32a（＋）的序列内部可编码 109 个氨基酸的 Trx·Tag™硫氧还蛋白，重组蛋白 rTpβGRP 的 N 或（和）C 端可被附上组氨酸标签（His·Tag）和硫标签（S·Tag™）。His·Tag 可与 His·Tag Resin 结合，重组蛋白从而被吸附，而其他杂蛋白不含有 His·Tag 则不被吸附。采用一定浓度的咪唑可洗脱被吸附的重组蛋白，从而达到纯化目的。

以重组蛋白的亲和纯化产物作为抗原免疫新西兰小鼠，获取抗血清 Anti-TpβGRP，可用于免疫印迹 Western blot 分析 TpβGRP 的组织定位及生物学功能。

5.1.3.1 重组表达载体 pET-32a-rTpβgrp 的构建

pET-32a（＋）载体购自 Novagen 公司（载体图谱见图 5-8）；E.coli 菌株 BL21（DE3）感受态细胞购自 Tiangen 生化科技有限公司。

PCR 扩增获得蒲氏钩蝠蛾 Tpβgrp 核苷酸片

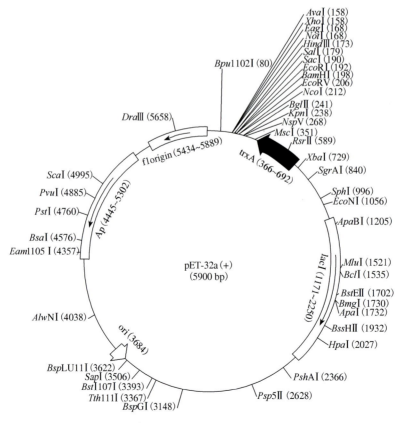

图 5-8 表达载体 pET-32a（＋）质粒图谱
Figure 5-8　Physical map of the vector plasmid pET-32a（＋）

段 *rTpβgrp*（图 5-9）；将 *rTpβgrp* 割胶回收，连入 pET-32a（+）表达载体；转化 *E. coli* DH5α 感受态细胞，经单克隆筛选测序即得重组表达载体 *pET-32a-rTpβgrp*。

```
CGGGACGGACATCTGACAATCAAGCCCGTCCTGCTGGAGCATAAGTTCGGCGAATCATTCACACAGAAGTCACTCGATCTCACATCGAGA    90
  R  D  G  H  L  T  I  K  P  V  L  L  E  H  K  F  G  E  S  F  T  Q  K  S  L  D  L  T  S  R    30
TGCACAGGAGAGGTAGGCACAAGCCAGTGTAATAAGGCTGCGTTCGGAGCTCAGATACTGCCTCCCATCATATCTGGGAAATCACAACC    180
  C  T  G  E  V  G  T  S  Q  C  N  K  A  A  F  G  A  Q  I  L  P  P  I  I  S  G  K  I  T  T    60
AAAAATAAATTTAATTTTCGCTATGGGAGAGTTGAGATTCGCGCTAAAATGCCCAAAGGCGACTGGCTTATACCGGAAATTCAGCTCGAG    270
  K  N  K  F  N  F  R  Y  G  R  V  E  I  R  A  K  M  P  K  G  D  W  L  I  P  E  I  Q  L  E    90
CCACGAGACAACAAGTACGGCACATCGAAATACGCATCAGGGCTGATGAAGGTGGCCAGTGTGAAGGGAAACGATATATTTTCCAGGACC    360
  P  R  D  N  K  Y  G  T  S  K  Y  A  S  G  L  M  K  V  A  S  V  K  G  N  D  I  F  S  R  T   120
CTGAGTGGGGGCGTCATAATGTCAGACAGGGAACCCTTCAGGAGCCACGCGATGCTAGAGAAGCGGGTCAGGACTCTTGGACTAAAGAC    450
  L  S  G  G  V  I  M  S  D  R  E  P  F  R  S  H  A  M  L  E  K  R  G  Q  D  S  W  T  K  D   150
TTTCATAATTACACACTTGTTTGGAAACCAGATGGTATTTCCCTCTATGTTGACGGAGTGAACTATGCAAATGTGGACCCAGGAGACGGC    540
  F  H  N  Y  T  L  V  W  K  P  D  G  I  S  L  Y  V  D  G  V  N  Y  A  N  V  D  P  G  D  G   180
TTCACTAAGATCGGTCTGGAGAACAATGTGGCTGCTGCTAACAGTGGGCGAGAGGCTCACTGATGGCACCTTTCGACGAAATGTTCTAT    630
  F  T  K  I  G  L  E  N  N  V  A  A  A  N  Q  W  A  R  G  S  L  M  A  P  F  D  E  M  F  Y   210
ATATCACTTGGTCTCAGCGTGGGAGGCGTGAACGACTTTCCAGACACCACACCG                                       684
  I  S  L  G  L  S  V  G  G  V  N  D  F  P  D  T  T  P                                        228
```

图 5-9 原核表达 *rTpβgrp-4a* 核苷酸与其相应的氨基酸序列

Figure 5-9 Nucleotide and deduced amino acid sequences of rTpβGRP

引物 *rTpβgrp-4a*-F 和 *rTpβgrp-4a*-R 以下画线标出，抗原表位肽以框标示

Primers *rTpβgrp-4a*-F and *rTpβgrp-4a*-R are single underlined; predicted antigenic peptides are boxed

预测重组蛋白 rTpβGRP 含有 9 个抗原线性表位肽（图 5-9），表明 rTpβGRP 可作为抗原与免疫对象的 T 细胞或 B 细胞识别，从而产生相应抗体。

5.1.3.2 重组蛋白 rTpβGRP 的表达与纯化 经 IPTG（终浓度为 1 mmol/L）诱导 1.5 h 后，重组表达载体 *pET-32a-rTpβgrp* 在 *E. coli* BL21（DE3）表达型感受态细胞中表达出大量目的重组蛋白 rTpβGRP，其分子质量大小约为 45 kDa，与理论值 45.65 kDa 相符。蛋白可溶性分析结果显示重组蛋白 rTpβGRP 以包含体形式表达，主要存在于超声波破碎后的沉淀物中。重组蛋白 rTpβGRP 溶液经 His·Tag Resin 纯化及超滤管浓缩后，其 SDS-PAGE 分析结果如图 5-10 所示。

5.1.3.3 抗体 Anti-TpβGRP 的制备及特异性检验 以重组蛋白 rTpβGRP 为抗原免疫新西兰小鼠，获取足量抗血清 Anti-TpβGRP。ELISA 结果显示抗血清 Anti-TpβGRP 效价可达 270 000（表 5-4）。

以 Anti-TpβGRP 抗体作为 I 抗，进行 Western blot 检测重组蛋白 rTpβGRP，用以验证 Anti-TpβGRP 抗体的特异性。图 5-11 表明 Anti-TpβGRP 抗体能结合重组蛋白 rTpβGRP，产生特异性良好的杂交条带。

5.1.3.4 讨论 选择表达的 TpβGRP-4a 片段

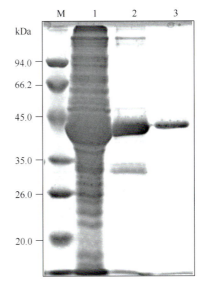

图 5-10 SDS-PAGE 分析重组蛋白 rTpβGRP

Figure 5-10 SDS-PAGE analysis of the recombinant protein rTpβGRP

孔道 M 为蛋白质 maker；孔道 1 为经 IPTG 诱导 5 h 后 *E. coli* BL21（DE3）-*pET-32a-rTpβgrp* 菌液；孔道 2 为菌液超声波破碎后沉淀物；孔道 3 为经 His·Tag Resin 纯化后的目的重组蛋白 rTpβGRP

Lane M, molecular weight makers; Lane 1, *E. coli* BL21(DE3)-*pET-32a-rTpβgrp* culture induced by IPTG after 5 h; Lane 2, the transformants lysed by sonication; Lane 3, the recombinant protein rTpβGRP purified by His·Tag Resin

表 5-4　ELISA 检测抗血清 Anti-TpβGRP 效价

Table 5-4　ELISA analysis of Anti-TpβGRP GRP

血清稀释倍数	1 号抗血清 A（P/N）	2 号抗血清 A（P/N）	3 号抗血清 A（P/N）	阴性对照 A（P/N）
10 000	2.247（17.42）	1.946（15.09）	1.621（12.57）	0.129（1.00）
30 000	1.612（13.00）	0.987（7.96）	0.801（6.46）	0.124（1.00）
90 000	0.747（5.84）	0.448（3.50）	0.369（2.88）	0.128（1.00）
270 000	0.420（3.33）	0.241（1.91）	0.200（1.59）	0.126（1.00）

注：A，血清 OD_{490} 值；P/N 表示阳性血清与阴性血清 A 值之比，P/N≥2.1 时为阳性，P/N＜1.5 时为阴性

Note: A, OD490 value; P/N indicates Positive serum A/Negative serum A; P/N ≥ 2.1, Positive; P/N < 1.5, Negative

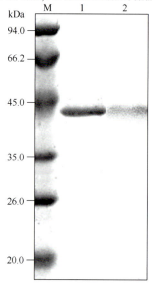

图 5-11　抗体 Anti-TpβGRP 特异性检测

Figure 5-11　Analysis of the specifity of polyclonal antibody Anti-TpβGRP

孔道 M 为蛋白质 maker；孔道 1 为考马斯亮蓝染色重组蛋白 rTpβGRP；孔道 2 为以 Anti-TpβGRP 抗体作为 I 抗进行 Western blot 检测重组蛋白 rTpβGRP

Lane M, molecular weight makers; lane 1 is stained with Coomassie Blue; lane 2 is detected by Western blotting using Anti-TpβGRP

长为 228 个氨基酸，被预测含有 9 个抗原决定簇（antigenic determinant），表明重组蛋白 rTpβGRP 可作为抗原与免疫对象新西兰小鼠的 T（或 B）淋巴细胞识别，从而产生相应抗体 Anti-TpβGRP。

因选用表达载体 pET-32a（＋）的序列内部可编码 109 个氨基酸的 Trx·Tag^{TM} 硫氧还蛋白，重组蛋白 rTpβGRP 的 N、C 端都被附上组氨酸标签（His·Tag）和硫标签（S·Tag^{TM}）。His·Tag 可与 His·Tag Resin 结合。SDS-PAGE 分析结果显示经 His·Tag Resin 纯化后的重组蛋白溶液具有极高的纯度。

以重组蛋白 rTpβGRP 为抗原免疫新西兰小鼠后获取抗血清 Anti-TpβGRP，ELISA 及 Western blot 检测结果显示 Anti-TpβGRP 抗体效价高，并且特异性好。Anti-TpβGRP 抗体可特异结合重组蛋白 rTpβGRP，故预测此抗体也可识别蒲氏钩蝠蛾 βGRP 用以检测 TpβGRP 的组织定位及其生物学功能。

5.1.4　血淋巴蛋白 TpβGRP 的纯化及鉴定

凝胶多糖 curdlan 为水不溶性 β-1,3- 葡聚糖。昆虫 βGRP 首次从家蚕（B. mori）血淋巴中分离获得，即依据 B. mori βGRP 对凝胶多糖的亲和能力（Ochiai and Ashida, 1988）。以凝胶多糖作为纯化基质，纯化蒲氏钩蝠蛾 6 龄幼虫血淋巴蛋白质 βGRP，并对其进行 Western blot 及 MALDI-TOF/TOF 质谱鉴定。

5.1.4.1　蒲氏钩蝠蛾血淋巴蛋白质 βGRP 的亲和纯化　以凝胶多糖作为纯化基质，纯化蒲氏钩蝠蛾 6 龄幼虫血浆蛋白质 βGRP。SDS-PAGE 结果显示凝胶多糖结合的血浆物质对应两条主要蛋白质条带，其蛋白质分子质量分别为 65 kDa 和 58 kDa。其中，65 kDa 蛋白质经后续 MALDI-TOF/TOF 质谱分析，被鉴定为 βGRP（图 5-12）。

5.1.4.2　Western blot 检测蒲氏钩蝠蛾 βGRP

Western blot 结果显示经凝胶多糖纯化后的主要蛋白质（分子质量约为 65 kDa 和 58 kDa）为 βGRP，均可与 Anti-TpβGRP 抗体产生特异性结合（图 5-13）。

5.1.4.3　MALDI-TOF/TOF 质谱鉴定 TpβGRP-4a 和 TpβGRP-4c　SDS-PAGE 分析凝胶多糖处理后的血浆萃取物，切下可见蛋白质条带进行 MALDI-TOF/TOF 质谱分析。

结果显示 65 kDa 蛋白样品为前述编码蛋白

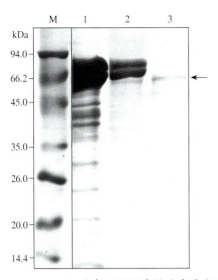

图 5-12　SDS-PAGE 分析以凝胶多糖为基质纯化的蒲氏钩蝠蛾 βGRP

Figure 5-12　SDS-PAGE analysis of *T. pui* βGRP purified by binding to curdlan

孔道 M 为蛋白质 maker；样品 1 为蒲氏钩蝠蛾 6 龄幼虫血浆；样品 2 为凝胶多糖处理血浆后首次离心所得上清液；样品 3 为最终离心所得萃取液，含有经后续 MALDI-TOF/TOF 质谱鉴定的蛋白质 βGRP（以箭头指示）

Lane M, molecular weight makers; lane 1, untreated plasma of 6th instar larvae; lane 2, the unbound fraction from the curdlan-treated plasma; lane 3, the final extract containing purified βGRP (arrow) confirmed by subsequent peptide sequencing using MALDI-TOF/TOF mass spectrometry

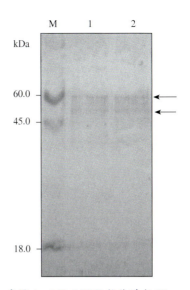

图 5-13　应用 Anti-TpβGRP 抗体进行 Western blot 检测蒲氏钩蝠蛾 βGRP

Figure 5-13　Western blot analysis of *T. pui* βGRP using Anti-TpβGRP

孔道 M 为蛋白质 maker；样品 1、2 为凝胶多糖处理后的血浆萃取物。主要蛋白条带以箭头指示

Lane M, molecular weight makers; lane 1 and 2, the final extract from the curdlan-treated plasma. Main protein bands are indicated by arrows

TpβGRP-4a 和 TpβGRP-4c 的混合物。经 MALDI-TOF 质谱鉴定的肽序列在其相应蛋白序列中的位置如表 5-5 和图 5-14 所示。

表 5-5　经 MALDI-TOF 质谱鉴定的 Tp**β**GRP-4a 和 Tp**β**GRP-4c 肽段

Table 5-5　Identification of Tp**β**GRP-4a and Tp**β**GRP-4c by MALDI-TOF analysis

蛋白质	覆盖率	评分	肽数	肽序	位点
				K.LFAFHGK.L	50～56
				K.LNEPMEGLEAGKWSR.D	57～61
				K.ATDGRWVFR.D	81～86
				R.WVFRDR.N	197～205
				K.GKLWEPEVR.F	199～205
				K.LWEPEVR.F	241～248
				K.FGESFTQK.S	287～292
TpβGRP4a	25%	271	14	K.NKFNFR.Y	293～299
				R.YGRVEIR.A	305～317
				K.GDWLIPEIQLEPR.D	321～332
				K.YGTSKYASGLMK.V	345～359
				R.TLSGGVIMSDREPFR.S	409～423
				K.IGLENNVAAANQWAR.G	464～472
				K.SVLSFWNDR.T	76～84

续表

蛋白质	覆盖率	评分	肽数	肽序	位点
TpβGRP4c	17%	88	9	K.ATDGRWVFR.D	81~86
				R.WVFRDR.N	189~197
				K.GNLWEPEVR.F	233~247
				K.FGESFTQQSLDLGSR.C	279~284
				K.NKFNFR.Y	285~291
				R.YGRVEIR.A	325~336
				K.VASVKGNDILSR.T	337~351
				R.TLSGGVIMSDREPFR.S	455~464
				R.KSVLVFWNDR.S	81~86

注：TpβGRP-4a 或 TpβGRP-4c 的特异氨基酸序列以粗体表示
Note: Matched peptides specific for either TpβGRP-4a or -4c are indicated in bold

```
              5         15         25         35         45         55         65         75         85         95        105        115        125
TpGRP4a    MWSRTLSGLF LAICFVQTCL AQYDVPPAKL EAIYPKGLRV SIPDSDGVKL FAFHGKLNEP MEGLEAGKWS RDITKATDGR WVFRDRNAKL KLGDTIYFWT FVIHEGLGYR EDNGEWKVTG YVNEAGETIN
TpGRP4c    MLSQNLSGLF LAICFVHTCL AQYDVPPAKL EAIYPKGLRV SIPDSDGVTL FAFHGKLNEP MEGLEGGTWS RDIVKATDGR WVFRDRNAKL KIGDTIYFWY YVIYERLGYR QDNDEWKVTG YVNDAGEPVN
Clustal Co  *: *::****  ******:***  **********  **********  *********:*  ******:***  *****.*. *  **:.******  ****.**:**  ******:*    *. :***   .*::*:.***  **:.**..:*

              135        145        155        165        175        185        195        205        215        225        235        245        255
TpGRP4a    PDGVQTVTDS IPTRGPTTGT VRPTDRPTDR PTDRPCQVSP SRVQLPGYVC SGQLLFEDNF LAPLGKGKLW EPEVRFPGAP DYPFVVYMND DHISVRDGHL TIKPVLLEHK FGESFTQKSL DLTSRCTGEV
TpGRP4c    PDDVQSVTAA TPTRSPTPAP VKPTDR---- ----PCQVSR SHVQLPGYIC SGQLLFEDNF LAPLGKGNLW EPEVRFPGAP DYPFVVYMYD NHISVRDGHL SIRPVLLEHK FGESFTQQSL DLGSRCTGEV
Clustal Co  **.**:**.   ***. **..   ******       ***** * *:******:*  **********  *******:**  **********  ********* *  :********  :*:*******  ********:**  **.*******

              265        275        285        295        305        315        325        335        345        355        365        375        385
TpGRP4a    GTSQCNKAAF GAQILPPIIS GKITTKNKFN FRYGRVEIRA KMPKGDWLIP EIQLEPRDNK YGTSKYASGL MKVASVKGND ILSRTLSGGV IMSDREPFRS HAMLEKRGQD SWTKDFHNYT LVWKPDGISL
TpGRP4c    GTAQCFKSAF GPQILPPIIS GKITTKNKFN FRYGRVEIRA KVPKGDWLVP EIQLEPRDNK YGTLYASGL IKVASVKGND ILSRTLSGGV IMSDREPFRS HAMLEKRGQD SWTKDFHNYT LVWKPDGISL
Clustal Co  **:** *:**  *.********  **********  **********  *:******:*  **********  *** :****.  :********* **********  **********  **********  **********  **********

              395        405        415        425        435        445        455        465        475        485        495
TpGRP4a    YVDGVNYANV DPGDGFTKIG LENNVAAANQ WARGSLMAPF DEMFYISLGL SVGGVNDFFD TTPNKPWSNG SSKVLSFWN DRTNWYPTWY NEEAELQVEY VRVYAL
TpGRP4c    FVDGVNYANV DPGDGFTKIG LENNVTAASQ WARGSLMAPF DEMFYISLGL SVGGVNDFSD FIPKKPWSNG SRKSVLVFWN DRSNWYPTTY NEEAELQVEY VRVYAL
Clustal Co  :*********  **********  *****.**:*  **********  **********  ********:*    *:*****  *:** *****  **:*****.*  **********  ******
```

图 5-14 MALDI-TOF 质谱鉴定 TpβGRP-4a 和 TpβGRP-4c 肽段氨基酸序列（阴影标示）
Figure 5-14 Amino acid sequences of peptides (shaded) of TpβGRP-4a and TpβGRP-4c determined by MALDI-TOF mass spectrometry analysis

5.1.4.4 讨论

预测昆虫 βGRP（包含蒲氏钩蝠蛾 TpβGRP）N 端含有分泌信号肽，提示 βGRP 可能为分泌型蛋白。目前，已有多种昆虫 βGRP 依据其对凝胶多糖的亲和能力而从昆虫血淋巴中被分离纯化（Fabrick et al., 2004；Ochiai and Ashida, 2000；Takahasi et al., 2009）。

本实验采用凝胶多糖处理蒲氏钩蝠蛾 6 龄幼虫血淋巴以纯化 βGRP。SDS-PAGE 分析最终所得萃取物中含有两条主要蛋白质条带，其相应蛋白质分子质量分别为 65 kDa 和 58 kDa。Western blot 分析这两种蛋白均可与 Anti-TpβGRP 抗体产生特异性结合，在其分子质量大小相应位置产生明显的杂交条带，表明这两种血浆蛋白具有与重组蛋白 rTpβGRP 同样的抗原决定簇。此实验结果进一步证明这两种凝胶多糖结合蛋白具有 β-1,3-葡聚糖亲和能力，而且还具有与重组蛋白 rTpβGRP/编码蛋白 TpβGRP-4a 同源的氨基酸序列，因此我们推测这两种血浆纯化蛋白可能为 β-1,3-葡聚糖识别蛋白 βGRP。

凝胶多糖/血浆萃取蛋白经 SDS-PAGE 电泳分离、胰蛋白酶水解后，进行 MALDI-TOF/TOF 质谱分析。所得质谱与编码蛋白 TpβGRP 的酶解质谱比对，比对结果证实 65 kDa 凝胶多糖结合蛋白为 TpβGRP-4a 和 TpβGRP-4c 混合物。依据蛋白氨基酸序列，Antheprot 软件预测 TpβGRP-4a 和 TpβGRP-4c 的理论分子质量分别为 53.265 kDa 和 52.596 kDa；但 SDS-PAGE 显示，TpβGRP-4a 和 TpβGRP-4c 的分子质量约为 65 kDa，相对预期值，其在 SDS-PAGE 胶上的迁移速率较为缓慢。SDS-PAGE 分析家蚕（B. mori）βGRP 和烟草天蛾（M. sexta）βGRP-2，同样出现此类蛋白迁移速率异常现象（SDS-PAGE anomalous behavior）（Ochiai and Ashida, 2000；Jiang et al., 2004）。此现象可能部分归因于蛋白的翻译后修饰。如前述预测，TpβGRP 可以被糖基化，形成糖蛋白，以致其分子质量增加；如此，TpβGRP-4a

和 TpβGRP-4c 在 SDS-PAGE 胶上的迁移速率即会下降。

综上所述，蒲氏钩蝠蛾 6 龄幼虫血淋巴中存在 TpβGRP-4a 和 TpβGRP-4c 两种 β-1,3-葡聚糖识别蛋白，其分子质量相近，约为 65 kDa。此外，另一种 58 kDa 凝胶多糖结合蛋白同样可与 Anti-TpβGRP 抗体产生特异性结合，但与 4 种已克隆 TpβGRP 均不匹配，推测其可能为另一种序列未知的 βGRP。与此同时，未发现与 TpβGRP-4b 和 TpβGRP-4d 相匹配的血淋巴蛋白。究其原因，推测如下：① TpβGRP-4b 和 TpβGRP-4d 可能在 6 龄幼虫血淋巴中的丰富度极低，SDS-PAGE 电泳条带难以检测，以致无法进行 MALDI-TOF/TOF 质谱分析；② 即使 TpβGRP-4b 和 TpβGRP-4d 大量存在于 6 龄幼虫血淋巴中，由于其 N 端结构域的大片段缺失，丧失结合凝胶多糖的相应的必需氨基酸，故不具备凝胶多糖结合能力；凝胶多糖处理血浆后，这两种蛋白滞留在未与凝胶多糖结合的上清液中，以致无法将其分离纯化、进行质谱分析。具体原因值得今后深入研究。

5.1.5　*Tpβgrp* 基因的时空表达分析

实时荧光定量 PCR（Q-RT PCR）是在 PCR 反应体系中加入荧光物质，通过 Real Time PCR 检测系统对 PCR 反应进程中的荧光信号强度进行实时监测，最终对实验数据进行分析处理的方法。近年来，Q-RT PCR 技术已被广泛应用于基因表达研究、转基因研究、基因检测、病原体检测、药物疗效考核等各种领域。

Q-RT PCR 的荧光检出方法可分为两种：荧光嵌合法和荧光探针法。荧光嵌合法通常使用 SYBR Green Ⅰ，即一种能够结合于所有 dsDNA 双螺旋小沟区域的具有绿色激发波长的荧光染料。在 PCR 反应进程中，SYBR Green Ⅰ 与 PCR 产物双链 DNA 结合，发射荧光信号，通过荧光强度的检测，可以实时监测 PCR 产物量的多少。Q-RT PCR 的定量方法可分为绝对定量和相对定量两大类。相对定量方法需要选取管家基因（house keeping gene）作为参比基因来对所有样品进行归一化处理，然后再对不同样品之间的目的基因表达量进行比较。

现已明确所有鳞翅目昆虫 βGRP 均主要在脂肪体中合成；但 βGRP 家族不同成员的发育表达模式不尽相同，甚至在同一物种中，不同类型的 βGRP 的发育表达模式也存在明显的差异（Jiang et al., 2004; Ma and Kanost, 2000）。本节以蒲氏钩蝠蛾 *β-actin* 基因（命名为 *Tpβ-actin*）作为内参标记，利用实时荧光定量 PCR 技术、荧光嵌合 SYBR Green Ⅰ 方法检测 *Tpβgrp* 基因在蒲氏钩蝠蛾不同组织及不同发育时期中的表达。通过研究 *Tpβgrp* 的时空表达模式，明确其表达主要部位及发育时期，为后续其生理功能的研究提供理论基础。

5.1.5.1　*Tpβgrp* 及 *Tpβ-actin* 基因的特异性扩增

依据蒲氏钩蝠蛾 *Tpβgrp* Clustal X 多重序列比对结果，选取每个 *Tpβgrp* 的特异性区段，设计特异性引物（表 5-6）。实时荧光定量 PCR 产物测序结果显示，*Tpβgrp* 及 *Tpβ-actin* 特异引物均可进行相应基因的特异性扩增。

Tpβgrp 及 *Tpβ-actin* 融解曲线（图 5-15）均为单一峰型曲线（融解温度 T_m 对应 PCR 扩增产物序列，对于某一特定 PCR 扩增产物，其 T_m 值是固定的），这表明实时荧光定量 PCR 反应进程中无引物二聚体等非特异性扩增。

5.1.5.2　*Tpβgrp* 基因的组织表达模式

提取蒲氏钩蝠蛾 6 龄幼虫脂肪体、表皮和肠道组织，以及雌成虫卵细胞的总 RNA，反转录为 cDNA 后，以此为模板进行实时荧光定量 PCR。以 *Tpβ-actin* 基因为内参，检测各组织 *Tpβgrp* 基因的表达情况。

实时荧光定量 PCR 结果显示 6 龄幼虫体内 4 种 *Tpβgrp* 基因均主要在脂肪体中进行表达，表皮和肠道内 *Tpβgrp* 基因的表达量极少（图 5-15）。此外，在雌成虫卵细胞内，*Tpβgrp-4a* 和 *Tpβgrp-4b* 两种基因的表达水平亦相对较高（图 5-16 A 和 B），而 *Tpβgrp-4c* 和 *Tpβgrp-4d* 基因的表达量极少（图 5-16 C 和 D）。

5.1.5.3　*Tpβgrp* 基因的发育表达模式

提取蒲氏钩蝠蛾 4 龄幼虫、6 龄幼虫、8 龄幼虫、雄蛹及雄成虫的脂肪体总 RNA，反转录为 cDNA 后，以此为模板进行实时荧光定量 PCR。以 *Tpβ-actin* 基因为内参，检测各发育阶段 *Tpβgrp* 基因的表达情况。

实时荧光定量 PCR 结果（图 5-17）显示 4 龄幼虫脂肪体内 *Tpβgrp* 基因的表达水平较高，其

表 5-6　*Tpβgrp* 实时荧光定量 PCR 引物
Table 5-6　Primers for *Tpβgrp* Q-RT PCR

目的基因	引物名称	引物序列（5′→3′）
Tpβgrp4a	*Tpβgrp4a*-QF	CAAATGTGGACCCAGGAGAC
	Tpβgrp4a-QR	AACTCGCTACTCGTTTTCTGG
Tpβgrp4b	*Tpβgrp4b*-QF	GGGCTCTTCACCTTTCTTCC
	Tpβgrp4b-QR	GCCGATGGAAGGACTAGAGGG
Tpβgrp4c	*Tpβgrp4c*-QF	CCTGCCTGTAGCCTAGTCTCTCATA
	Tpβgrp4c-QR	TTGCTCTGCTCAGACGTATCGG
Tpβgrp4d	*Tpβgrp4d*-QF	GGTATGGGGGCACGGAATCT
	Tpβgrp4d-QR	CCGTCCCCATCTATGAAGGTT
Tpβ-actin	*Tpβ-actin*-QF	TGAGGTAGTCGGTCAAGTCGC
	Tpβ-actin-QR	AACTCGCTACTCGTTTTCTGG

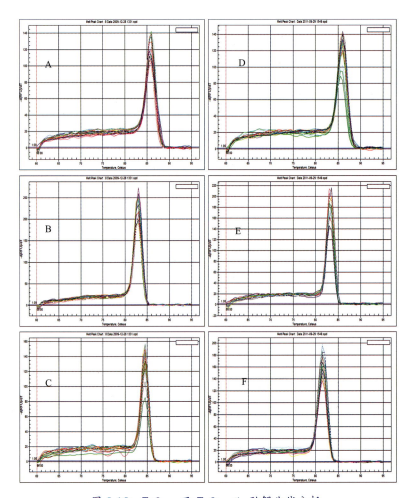

图 5-15　*Tpβgrp* 及 *Tpβ-actin* 融解曲线分析
Figure 5-15　Melting curve analyses of *Tpβgrp* and *Tpβ-actin*
注：A/D, *Tpβ-actin*; B, *Tpβgrp-4a*; C, *Tpβgrp-4b*; E, *Tpβgrp-4c*; F, *Tpβgrp-4d*
Note: A/D, *Tpβ-actin*; B, *Tpβgrp-4a*; C, *Tpβgrp-4b*; E, *Tpβgrp-4c*; F, *Tpβgrp-4d*

中，*Tpβgrp-4a*、*Tpβgrp-4b* 和 *Tpβgrp-4c* 3 种基因在此发育时期的表达量最为丰富。随着幼虫的不断发育，*Tpβgrp* 基因的表达水平逐渐下降。到蛹期，*Tpβgrp-4a* 和 *Tpβgrp-4b* 两种基因的表达量增加，且 *Tpβgrp-4b* 基因的表达量达到发育期的最高峰值；相比之下，*Tpβgrp-4c* 和 *Tpβgrp-4d*

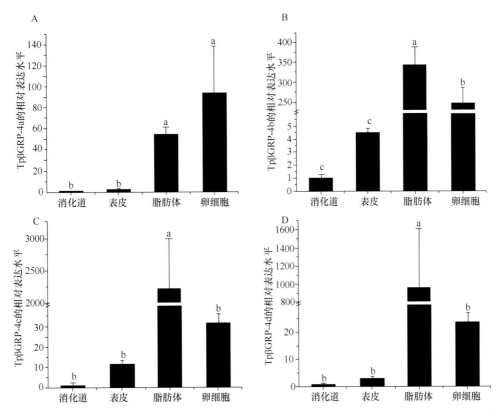

图 5-16 实时荧光定量 PCR 分析 *Tpβgrp-4a*（A）、*-4b*（B）、*-4c*（C）和 *-4d*（D）基因的组织表达

Figure 5-16　Q-RT PCR analysis of spatial expression of *Tpβgrp-4a* (A), *-4b* (B), *-4c* (C) and *-4d* (D)

以 *Tpβ-actin* 基因作为内参，检测不同组织（蜕皮第 1 周 6 龄幼虫的脂肪体、表皮、肠道及羽化第 1 天雌成虫的卵细胞）内 *Tpβgrp* 基因的表达情况。棒指示标准差（$n=3$）。显著性差异以不同字母标示（Statistica, ANOVA, $P<0.05$）

The house-keeping gene *β-actin* served as an endogenous control to normalize mRNA levels between samples: the gut, cuticle and fat body from 1-week-old 6th instar larvae, and the oocyte from 1-day-old female adults. Vertical bars represent standard deviations ($n=3$). Statistically significant differences are indicated by different letters (Statistica, ANOVA, $P<0.05$)

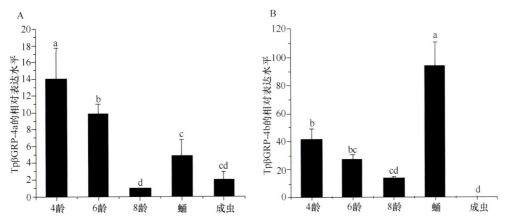

图 5-17 实时荧光定量 PCR 分析 *Tpβgrp-4a*（A）、*-4b*（B）、*-4c*（C）和 *-4d*（D）基因的发育表达

Figure 5-17　Quantification of relative expression levels of *Tpβgrp-4a* (A), *-4b* (B), *-4c* (C) and *-4d* (D) during development

以 *Tpβ-actin* 基因作为内参，检测不同发育阶段（蜕皮第 1 周的 4 龄、6 龄、8 龄幼虫，化蛹第 2 周的雄蛹及羽化第 1 天的雄成虫）的脂肪体内 *Tpβgrp*s 基因的表达情况。棒指示标准差（$n=3$）。显著性差异以不同字母标示（Statistica, ANOVA, $P<0.05$）

Samples include the fat body from 1-week-old 4th, 6th and 8th instar larvae, 2-week-old male pupae and 1-day-old male adults. The mRNA levels were normalized using *β-actin* as a reference gene. Vertical bars represent standard deviations ($n=3$). Different letters indicate statistically significant differences at $P<0.05$ (Statistica, ANOVA)

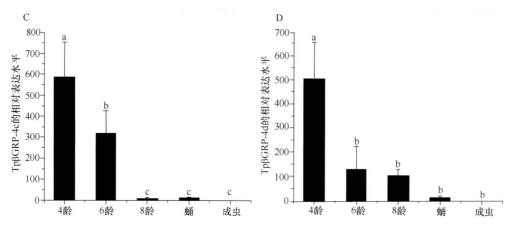

图 5-17 实时荧光定量 PCR 分析 Tpβgrp-4a（A）、-4b（B）、-4c（C）和 -4d（D）基因的发育表达（续）
Figure 5-17 Quantification of relative expression levels of Tpβgrp-4a (A), -4b (B), -4c (C) and -4d (D) during development(continued)

的基因表达仍维持在较低水平。待羽化后，4种 Tpβgrp 基因的表达水平均有所下降，其中 Tpβgrp-4b、Tpβgrp-4c 和 Tpβgrp-4d 基因的表达量达到发育期的最小值。

5.1.5.4 讨论 同 βGRP 家族其他成员一样，蒲氏钩蝠蛾 4 种 TpβGRP 的基因表达均主要在脂肪体内进行。βGRP 家族不同成员的发育表达模式存在着明显差异。印度谷螟（Plodia interpunctella）βGRP 在其幼虫、蛹及成虫发育阶段均有表达，且表达水平较为稳定（Fabrick et al., 2003）。烟草天蛾（Manduca sexta）βGRP1 亦在其所有龄期幼虫中表达（Ma and Kanost, 2000）；而 M. sexta βGRP2 仅在即将蛹化的幼虫中表达（Jiang et al., 2004）。此研究结果表明即使在同一物种中，不同类型的 βGRP 的发育表达模式也可能存在差异。而本章节研究结果显示，在蒲氏钩蝠蛾脂肪体内，4 种不同的 TpβGRP 的基因发育表达模式极为相似。同 P. interpunctella βGRP，TpβGRP 在幼虫、蛹及成虫发育阶段均有表达；但与 P. interpunctella βGRP 又有所不同，不同发育时期 TpβGRP 的基因表达量存在显著差异。在蒲氏钩蝠蛾 4 龄和 6 龄幼虫脂肪体内，4 种 TpβGRP 的基因表达量均较为丰富，而在雄性成虫脂肪体内的表达量很少。

TpβGRP-4a 和 TpβGRP-4c 大量存在于蒲氏钩蝠蛾 6 龄幼虫血浆中，并能结合凝胶多糖。此结果表明这两种 β-1,3-葡聚糖识别蛋白可能参与蒲氏钩蝠蛾幼虫对病原性真菌的免疫识别反应。多项研究也已证实昆虫血淋巴内模式识别受体的存在可确保昆虫宿主对外源入侵物做出迅速感应，以迅速启动其免疫反应；作为模式识别受体之一，昆虫血浆蛋白 βGRP 可识别多种病原相关分子模式包括 β-1,3-葡聚糖，并刺激昆虫宿主血细胞对外源入侵物如真菌、革兰氏阴性和革兰氏阳性细菌的聚集作用（Fabrick et al., 2003；Jiang et al., 2004；Ma and Kanost, 2000）。先前野外调查结果显示，病原性真菌对蒲氏钩蝠蛾幼虫存活率的影响很大。已知蒲氏钩蝠蛾是冬虫夏草菌的寄主之一，其幼虫可被冬虫夏草菌侵染从而形成具有极高经济价值的滋补中药冬虫夏草（张古忍等，2007）。此外，蒲氏钩蝠蛾幼虫还常被白僵菌、拟青霉菌等其他病原性真菌感染致死。蒲氏钩蝠蛾霉菌病多发于 4~6 龄幼虫；低龄（1~3龄）或熟龄（7~9 龄）幼虫被病原性真菌寄生的概率较低。因此，蒲氏钩蝠蛾 Tpβgrp 基因在易感染龄期幼虫脂肪体内的高水平表达可能预示此类模式识别受体的免疫识别功能；预测易感染龄期幼虫血淋巴内大量存在的凝胶多糖结合蛋白 TpβGRP-4a 和 TpβGRP-4c 可对病原性真菌作出迅速感应以激活宿主免疫反应。

如前所述，蒲氏钩蝠蛾脂肪体是 TpβGRP 的主要合成部位；但在刚羽化的雌成虫卵细胞内，Tpβgrp-4a 和 Tpβgrp-4b 两种基因的表达量亦较为丰富。除激活免疫系统外，尚未知 βGRP 是否参与其他生理途径；但已知 βGRP 的同源蛋白 β-1,3-葡聚糖酶具有多种生物学功能包括免疫防御作用（Coutinho et al., 2003；Fuchs et al., 2003；Leubner-Metzger, 2003；Sun et al., 2000）。

在植物中，β-1,3-葡聚糖酶可参与调节种子的萌发和休眠（Leubner-Metzger，2003）；据此推测，TpβGRP-4a 和 TpβGRP-4b 在蒲氏钩蝠蛾卵细胞内的高水平表达可能预示其在卵细胞发育和（或）卵细胞免疫防御过程中发挥重要作用。

5.2 蒲氏钩蝠蛾载脂蛋白 TpapoLp-Ⅲ

本节对蒲氏钩蝠蛾的载脂蛋白 TpapoLp-Ⅲ 进行了初步研究：①利用 cDNA 末端快速扩增 RACE 技术获取 *Tpapolp-Ⅲ* cDNA 全长序列；②对编码蛋白 TpapoLp-Ⅲ 进行结构、功能预测及分子进化分析；③构建重组表达载体 pET-32a-*rTpapolp-Ⅲ*，制备重组蛋白 rTpapoLp-Ⅲ，获取抗血清 Anti-TpapoLp-Ⅲ；④以 Anti-TpapoLp-Ⅲ 为Ⅰ抗，进行免疫印迹分析蒲氏钩蝠蛾幼虫血淋巴蛋白 apoLp-Ⅲ；⑤利用实时荧光定量 PCR 技术检测 *Tpapolp-Ⅲ* 基因在不同组织及不同发育时期的表达。本研究亦丰富了昆虫模式识别受体知识体系，并为今后研究蒲氏钩蝠蛾对冬虫夏草菌侵染的响应机制提供理论基础。

5.2.1 TpapoLp-Ⅲ 的 cDNA 克隆及结构分析

5.2.1.1 蒲氏钩蝠蛾 *Tpapolp-Ⅲ* 基因的克隆　使用 Primer Premier 5.0 软件设计 *Tpapolp-Ⅲ* RACE 引物，引物序列见表 5-7。

表 5-7　*Tpapolp-Ⅲ* RACE 引物
Table 5-7　Primers for *Tpapolp-Ⅲ* RACE

RACE	引物名称	引物序列（5'→3'）
3'-RACE	*apolp-Ⅲ* -3'1	GACATCTGACAATCAAGCCCGTCCTGC
	apolp-Ⅲ -3'2	CTGGAGAACAATGTGGCTGCTGCTAACC
5'-RACE	*apolp-Ⅲ* -5'1	CCAAACCACGGCTTTACGAAC
	apolp-Ⅲ -5'2	CACTTGCTCGTAGGCGGTCTT

通过 3'-RACE 和 5'-RACE 技术，分别获取 *Tpapolp-Ⅲ* 基因 3' 和 5' 端序列。利用 DNAstar 软件 SeqMan 程序将所得基因片段进行序列拼接，得到 *Tpapolp-Ⅲ* cDNA 全长序列。将 *Tpapolp-Ⅲ* 序列信息登录于 GenBank 数据库，登录号为 ADM64569。

5.2.1.2 TpapoLp-Ⅲ 序列特征　*Tpapolp-Ⅲ* cDNA 序列全长为 870 bp，5' 非编码区为 105 bp，开放阅读框 576 bp，3' 非编码区为 189 bp。开放阅读框编码 191 个氨基酸残基。Antheprot 软件预测 TpapoLp-Ⅲ N 端前 20 个氨基酸为信号肽，分裂位点为 Gly 20。信号肽分裂后产生的成熟编码蛋白含有 171 个氨基酸残基，其理论分子质量为 18.606 kDa，等电点为 5.61。NetOGlyc 软件预测 TpapoLp-Ⅲ 有一个 *N*-连接糖基化位点 61Asn-Leu-Ser（图 5-18）。

5.2.1.3 TpapoLp-Ⅲ 结构分析　应用 Phyre 2 在线软件的 Intensive 建模方法预测蒲氏钩蝠蛾 TpapoLp-Ⅲ 的三维结构（图 5-19），并采用 Swiss-PdbViewer 4.0.3 软件对其结构加以分析。

蒲氏钩蝠蛾 TpapoLp-Ⅲ 中 96% 的氨基酸残基的同源模建置信度高于 90%，构建模板包括烟草天蛾（*Manduca sexta*）apoLp-Ⅲ（d1eq1a）、飞蝗（*Locusta migratoria*）apoLp-Ⅲ（c1ls4A）和人载脂蛋白 apolipoproteins（d1gs9a、c1nfoA、c2a01B 等）。上述括号内代码为构建模板的 PDB 登录号。

与模板 *M. sexta* apoLp-Ⅲ 和 *L. migratoria* apoLp-Ⅲ 相似，蒲氏钩蝠蛾 TpapoLp-Ⅲ 由 5 个反平行长 α 螺旋（α-helices）组成。5 个 α 螺旋（α1～α5）覆盖的氨基酸残基位点分别为：15～36（α1），44～70（α2），77～95（α3），110～132（α4）和 141～167（α5）（图 5-20）。α 螺旋由含 5～8 个氨基酸残基的链环所链接，进而构成一个大的螺旋束（helix-bundle）。此外，在 α3 和 α4 长螺旋之间，TpapoLp-Ⅲ 还含有 1 个小 α 螺旋（α3'），其对应氨基酸残基 101Glu-Val-Glu-Ala。在模板 *M. sexta* apoLp-Ⅲ 和 *L. migratoria* apoLp-Ⅲ 中，也分别含有相似的小 α 螺旋：α3' 和 α4'。TpapoLp-Ⅲ α3' 位于螺旋束末端，其方向近乎垂直于螺旋束长

```
AAGCAGTGGTATCAACGCAGAGTACATGGGGACCAGTGACTTGGGGTAGCTCGAGGTGAACGCATCAGCAATCAAACTTGATAAACCGTC    90
CCCACCACATTAACAATGGCAGCAAAGTATTTCATCGCCGTCTGCGTGGCAGCATTCGCTCTGAGCGCAAGCGGCTCGAGAATAGCCCGC    180
             -20 M  A  A  K  Y  F  I  A  V  C  V  A  A  F  A  L  S  A  S  G  S  R  I  A  R      5
GACGCTCCTGCGCAAGGCATCCAGCTGGAGGAGATTCAGAAGAACGCGAATGAGGTGCTGACCGCTCTCAACAAGAACTTCAACGCGCTG    270
     D  A  P  A  Q  G  I  Q  L  E  E  I  Q  K  N  A  N  E  V  L  T  A  L  N  K  N  F  N  A  L    35
GTCGGCGTCAAGGATAACGAGGAACTCCAGAGGGCCCTCCAGAAGCAGTCCGACGATCTAGCTGCTAACCTCGCTAATCTGTCCAGCAAG    360
     V  G  V  K  D  N  E  E  L  Q  R  A  L  Q  K  Q  S  D  D  L  A  A  N  L  A  N  L  S  S  K    65
CTCAAGGATCAGTTCAAAGACGCGGGCGAGAAGGTGCAGAAGGCTGCCGACGAGGCCTCCACGAAACTGAACGAGGCCGTCGAGGAGTTG    450
     L  K  D  Q  F  K  D  A  G  E  K  V  Q  K  A  A  D  E  A  S  T  K  L  N  E  A  V  E  E  L    95
AAGAAGAAGAACCCCGAGGTGGAAGCCAAGGCCAAGGACCTCGGCGAGAAGCTGAAGGCCGGTTTCCAGAACGCGATCGCCGAGTCCCAA    540
     K  K  K  N  P  E  V  E  A  K  A  K  D  L  G  E  K  L  K  A  G  F  Q  N  A  I  A  E  S  Q    125
AAGGTCGCTAAAGCCCTCTCCGAGAACACCGAAGGCATCGACGCCAAGGTCACCGAAGGTTTCAAGACCGCCTACGAGCAAGTGCTGAAG    630
     K  V  A  K  A  L  S  E  N  T  E  G  I  D  A  K  V  T  E  G  F  K  T  A  Y  E  Q  V  L  K    155
GGCGCTGAAGACTTGAGGGCGCGCCTGAACGAGGCCACCAAGAAGGCATAAGCGAATATTGCCCCATCTAGAACGAATCGATTGTATAAA    720
     G  A  E  D  L  R  A  R  L  N  E  A  T  K  K  A  *                                             171
TCATTGGAATGGCGTTATTTTATATGTATGTATTTATGAACGATATCGAGTTCGTAAAGCCGTGGTTTGGATTACGGTTTGATTTAATAA    810
AATATATTTGGTAACACCTTAAAAAAAAAAAGAAAAAAAAAAAAAAAAAAAAAAA                                        870
```

图 5-18 TpapoLp-Ⅲ 全长 cDNA 及其编码的蛋白质序列

Figure 5-18 Nucleotide and deduced amino acid sequence of TpapoLp-Ⅲ

cDNA 序列下方为其对应的编码氨基酸序列。成熟编码蛋白中的氨基酸残基以正数表示；预测的信号肽中的氨基酸残基则以负数表示。加尾信号以下画线标出。▲ 指示预测信号肽的分裂位点。△ 指示预测的 N- 连接糖基化位点。* 指示终止密码子

Amino acid residues of the putative mature proteins are assigned positive numbers, and those of the predicted signal peptides are assigned negative numbers. Polyadenylation sequence is underlined. △ The potential cleavage site of signal peptide. ▲ Potential N-linked glycosylation site. * Termination codon

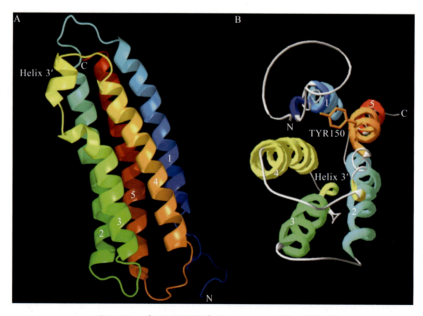

图 5-19 基于同源模建的 TpapoLp-Ⅲ 三维结构

Figure 5-19 Predicted tertiary structure of T. pui apoLp-Ⅲ based on homology modeling

A 为来源于 PHYRE server 的正面视野图；B 为来源于 Swiss-PdbViewer 4.0.3 的顶端视野图。TpapoLp-Ⅲ 由 5 个反平行 α 螺旋和 1 个小 α 螺旋所构建的螺旋束组成。TYR150 残基位于螺旋束内核中

A, front view from PHYRE server; B, top view from Swiss-PdbViewer 4.0.3. The putative protein consists of a bundle of five antiparallel α-helices and a small α-helix in helix 3′. TYR150 residue is buried in the interior of helices bundle

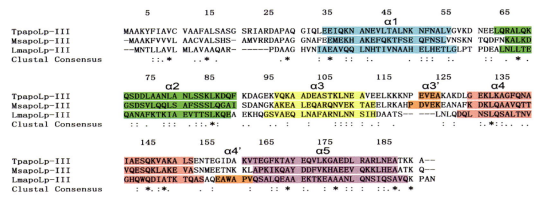

图 5-20　TpapoLp-Ⅲ 与 *M. sexta*、*L. migratoria* apoLp-Ⅲ 的多重序列比对

Figure 5-20　Multiple sequence alignments of apoLp-Ⅲ from *T. pui*, *M. sexta* and *L. migratoria*

M. sexta apoLp-Ⅲ（d1eq1a）和 *L. migratoria* apoLp-Ⅲ（c1ls4A）作为构建 TpapoLp-Ⅲ 三维结构的主要模板。α 螺旋氨基酸残基以阴影标示。"*"表示保守性氨基酸，":"表示保守性氨基酸替换，"."表示非保守性氨基酸替换

NMR solution structures of *M. sexta* apoLp-Ⅲ (d1eq1a) and *L. migratoria* apoLp-Ⅲ (c1ls4A) serves as major templates for modeling TpapoLp-Ⅲ structure. Amino acid residues for each α-helix are shaded. Residues conserved in all of the sequences are marked with '*'. Conservative and non-conservative amino acid substitutions are marked with ':' and '.', respectively

轴。α3' 和邻近的 α3、α4 构成螺旋-小螺旋-螺旋（helix-short helix-helix）基序。此外，与模板相似，TpapoLp-Ⅲ α5 螺旋上的 Tyr-150 残基位于螺旋束内核中。

5.2.1.4　讨论　从蒲氏钩蝠蛾幼虫脂肪体中克隆得到载脂蛋白 cDNA 全长序列，命名为 *Tpapolp-Ⅲ*。

现已知多种昆虫 apoLp-Ⅲ 在脂肪体中合成，后分泌到血淋巴中行使功能（Kim et al., 1998; Yamauchi et al., 2000; Kim et al., 2004; Son and Kim, 2011）。本研究预测蒲氏钩蝠蛾编码蛋白 TpapoLp-Ⅲ N 端含有分泌信号肽，提示 TpapoLp-Ⅲ 亦可能为分泌型蛋白。预测 TpapoLp-Ⅲ 含有 *N*-连接糖基化位点，可被糖基化修饰形成糖蛋白。信号肽分裂后产生的成熟编码蛋白 TpapoLp-Ⅲ 含有 171 个氨基酸残基，理论分子质量为 18.606 kDa，与已知 apoLp-Ⅲ 的分子质量大小（18.0～20.0 kDa）较为一致。

与 *M. sexta* apoLp-Ⅲ 和 *L. migratoria* apoLp-Ⅲ 相似，同源模建显示蒲氏钩蝠蛾 TpapoLp-Ⅲ 由五螺旋束（five-helix bundle）组成。此外，TpapoLp-Ⅲ 具有 helix-short helix-helix 基序，包含位于螺旋束末端的小螺旋 α3'。构建模板 *M. sexta* apoLp-Ⅲ 和 *L. migratoria* apoLp-Ⅲ 也含有同源 helix-short helix-helix 基序；此基序被推测为 apoLp-Ⅲ 的脂类识别部位（Fan et al., 2003）。与模板相似，TpapoLp-Ⅲ α5 螺旋上的 TYR150 残基位于螺旋束内核中（Wang et al., 2002）。先前研究显示 apoLp-Ⅲ 在结合脂类或脂多糖时，隐藏的 Tyr 残基会暴露于环境中，表明 apoLp-Ⅲ 的分子构象会发生改变。研究进一步证实 apoLp-Ⅲ 螺旋束可在小 α 螺旋相反方向的铰链环处展开，以供脂类识别（Wang et al., 2002; Fan et al., 2003）。据此推测，当蒲氏钩蝠蛾 TpapoLp-Ⅲ 与脂类作用时，TpapoLp-Ⅲ 的螺旋束展开，螺旋 α1、α2 和 α5 位于一侧，螺旋 α3 和 α4 位于另一侧，以致螺旋束疏水内核暴露于外界环境中以供脂类结合。

5.2.2　TpapoLp-Ⅲ 的分子进化分析

5.2.2.1　TpapoLp-Ⅲ 与其他鳞翅目昆虫 apoLp 的多重序列比对　依据蒲氏钩蝠蛾 TpapoLp-Ⅲ 及 GenBank 数据库中已登录的其他 24 种昆虫的 apoLp-Ⅲ 氨基酸序列信息，应用进化分析软件 MEGA 5.0 构建 apoLp-Ⅲ 家族分子进化树。

Blastp 结果显示蒲氏钩蝠蛾 TpapoLp-Ⅲ 从属于 apoLp-Ⅲ 家族。

蒲氏钩蝠蛾 TpapoLp-Ⅲ 与其他鳞翅目昆虫 apoLp-Ⅲ 的同源性较高（图 5-21），其中与粉纹夜

蛾（*Trichoplusia ni*）apoLp-Ⅲ（ABV68867）的序列一致性比例最高，但仅为35.75%（表5-8）。

5.2.2.2 TpapoLp-Ⅲ分子进化树 从GenBank数据库中收集了25种昆虫apoLp-Ⅲ氨基酸序列

```
                    5         15        25        35        45        55        65        75        85        95
Tpu_ApoLp-Ⅲ     MAAKYFIAVC VAAFALSASG SRIARDAPAQ GIQLEEIQKN ANEVLTALNK NFNALVGVKD NEELQRALQK QSDDLAANLA NLSSKLKDQF KDAGEKVQKA
Tni_ApoLp-Ⅲ     MAAK--LLVL VA-CIALSHA GMVRRDAPPS P--LQDIEKH AAEFQKTFSE QFNSLVNSKN TQELNKALKD GSDSVLQQLS AFSNSLQGAL NDANGKAKTA
Mse_ApoLp-Ⅲ     MAAK--FVVV LAACVALSHS AMVRRDAPAG GNAFEEMEKH AKEFQKTFSE QFNSLVNSKN TQDFNKALKD GSDSVLQQLS AFSSSLQGAI SDANGKAKEA
Aco_ApoLp-Ⅲ     ---------- --CVALSHS  AMVRRDAPAG GNAFEEIEKH AKEFQKTFSE QFNAFVNSKN SQEFKKALED GSGSVLQQLS AFSSSLQGAI KDASGKAKEV
Hcu_ApoLp-Ⅲ     MAAK--FIIL LA-LFALSQA SVVRRDAPLA N-FLQDLEKR AQFQAISNSK VQDVNKAVKE SSDVVLKQLS TLSSSLQGAL TDANGKAKEA
Gme_ApoLp-Ⅲ     MAAK--YVFV VAACSALAQA GIVRRDASTP ---LQDLEKH AAEFQKTFSE QLNAFTNSKD TKEFNTALKE QLNSVLQQLN ALASSLQKAL NDANGKAKEA
Sli_ApoLp-Ⅲ     ---------- ---------- ---------H ADEFQKTFSE QLNSIANSKN TQEVNKAIKE GSDSVLQQLN ALSSSLQNAM TDANAKATA
Bmo_ApoLp-Ⅲ     MAAK--FVVL FA-CIALAQG AMVRRDAP-- -DFFKDIEHH TKEFHKTLEQ QFNSLTKSKD AQDFSKAWKD GSESVLQQLN AFAKSLQGAL GDANGKAKEA
Bma_ApoLp-Ⅲ     MAAK--FIVL FA-CIALAQG AMVRRDAP-- -DVFKDIEHH AKEFQKTFEQ QFNSLTKSKD AQDFSKAWKD GSDSVLQQLN AFAKSLQGAL GDANGKAKEA
Pxy_ApoLp-Ⅲ     ---------- ---------- -MVRREAPAG STQLQDLEKH AQEFQKEFSK QLNSLASSKN TQELQKALKD GSDSVLQQIS VLSSSLQSAL VDANGKAKEA
Sex_ApoLp-Ⅲ     MVAK--LFVL VA-CIALSHA AMVRRDAPPA NTLLQDIEKH AAEIHKTFSE QLNSIANSKN TQEVNKAIKD KLAPKIKEAY ALSSSLQSAM TDANAKATA
Epo_ApoLp-Ⅲ-like MVAK--LVVF VA-FVALAHG -MVRRDAPAQ S-PLQEVEKH AAEFQKTLSE QWNALVNSKN TQAVNKALKE GSDSVLQQLS QLSTSLQGAI NDANGKAKEA
Clustal Consensus                                                                  : :.: :::  *:       *:..*:.  *    * :   :      ..*:    **..*:.

                    105       115       125       135       145       155       165       175       185
Tpu_ApoLp-Ⅲ     ADEASTKLNE AVEELKKKNP EVEEAKAKDLG EKLKAGFQNA IAESQKVAKA LSENTEGIDA KVTEGFKTAY EQVLKGAEDL RARLNEATKK A-
Tni_ApoLp-Ⅲ     LEEARANLEK TAEELRKAHP EVEKQAGALR EKLQAAVQNT VQETQKLVKE VASNVETTNQ KLAPKIKEAY DDFVKQAEQV QKKLHEAASK Q-
Mse_ApoLp-Ⅲ     LEQARQNVEK TAEELRKAHP DVEKEANAFK DKLQAAVQTT VQESQKLAKE VASNMEETNQ KLAPKIKQAY DDFVKHAEEV QKKLHEAATK Q-
Aco_ApoLp-Ⅲ     LEQARQNVEK TAEELRKAHP EVEKEANALR DKLQAAVQTT VQESQKLAKE VASNMEETNQ KLAPKIKQAY DDFVKQAEEV QKKLHEAASK Q-
Hcu_ApoLp-Ⅲ     LEQTRQNLEK TAEELRRAHP DVEKQANQLR DKLQAAVQST LQETQKLAKE VAANMEQTNE KLAPKIKEAF EDFVKQAEAV QKKLVHDAATK Q-
Gme_ApoLp-Ⅲ     LEQTRTNLER TAEELRKAHP DVEQTQRLAR DRLQTAVQAT VQETQKLAKT VGANLEETNK KLAPQIKSAY DDFVKQAEEV QKKLHEAASK Q-
Sli_ApoLp-Ⅲ     LEQARQNLEK TAEDLRKAHP DVERQAGELR NKLQAAVQNT AQEVQKLAKE VASNVESTNE KLAPKLKEAY ENFSKHVEEV HKKMHEAA-- --
Bmo_ApoLp-Ⅲ     LEQSRQNIER TAEELRKAHP DVEKNATALR EKLQAAVQNT VQESQKLAKE VSSNVQETNE KLAPKIKAAY DDFAKNTQEV IKKIQEAANA KQ
Bma_ApoLp-Ⅲ     LEQSRQNIER TAEELRKAHP DVEKNATALR EKLQAAVQNT VQESQKLAKK VSSNVQETNE KLAPKIKAAY DDFAKNTQEV IKKIQEAANA KQ
Pxy_ApoLp-Ⅲ     LEKTRAELQK TAEELRKAHP DVEAKAHELR DTLVAAVQGA PRHSEGLAKE VAANLDTANQ KLAPKIKEAY EAFAKNAAEV QKKIADAASK Q-
Sex_ApoLp-Ⅲ     LEQARQNLEK TAEDLRKAHP DVERQAGELR TKLQAAVQNT VQEVQKLAKE VASNVESTNE KLAPKLKEAY ENFSKHVEEV HKKMHEAA-- --
Epo_ApoLp-Ⅲ-like LETSRANIEK AAAELRKAHP EVEQQASQLR DRLQAAVQSG VQESQKLAKE VAAHVDETNK KLEPQIKKAY DDFVKQAEEV QKKLHEAATK Q-
Clustal Consensus  :   :: :::.  :..*: :* :**  *  :  *:..*    . :.*.*: .::    :*: :**: *:   :. . ..:*
```

图5-21 TpapoLp-Ⅲ与其他鳞翅目昆虫apoLp-Ⅲ的多重序列比对

Figure 5-21 Sequence alignment of lepidopteran apoLp-Ⅲ including TpapoLp-Ⅲ

Thitarodes pui (Tpu), *Trichoplusia ni* (Tni), *Manduca sexta* (Mse), *Agrius convolvuli* (Aco), *Hyphantria cunea* (Hcu), *Galleria mellonella* (Gme), *Spodoptera litura* (Sli), *Bombyx mori* (Bmo), *Bombyx mandarina* (Bma), *Plutella xylostella* (Pxy), *Spodoptera exigua* (Sex), *Epiphyas postvittana* (Epo). "*"表示保守性氨基酸，":"表示保守性氨基酸替换，"."表示非保守性氨基酸替换

Thitarodes pui (Tpu), *Trichoplusia ni* (Tni), *Manduca sexta* (Mse), *Agrius convolvuli* (Aco), *Hyphantria cunea* (Hcu), *Galleria mellonella* (Gme), *Spodoptera litura* (Sli), *Bombyx mori* (Bmo), *Bombyx mandarina* (Bma), *Plutella xylostella* (Pxy), *Spodoptera exigua* (Sex), *Epiphyas postvittana* (Epo). Residues conserved in all of the sequences are marked with '*'. Conservative and non-conservative amino acid substitutions are marked with ':' and '.', respectively

表5-8 TpapoLp-Ⅲ及其他鳞翅目昆虫apoLp的序列一致性比例

Table 5-8 Percentage pairwise identities of apoLp-Ⅲ sequences from lepidopterans

	Tpu	Tni	Mse	Aco	Hcu	Gme	Sli	Bmo	Bma	Pxy	Sex	Epo
Tpu		35.75	33.16	34.20	29.53	29.53	32.64	29.53	30.05	28.50	24.87	33.68
Tni			74.61	72.02	67.88	68.91	76.17	65.28	67.36	58.55	59.59	71.50
Mse				83.94	65.28	67.88	68.39	66.32	67.88	55.96	58.03	69.95
Aco					61.14	62.29	64.25	61.14	62.29	53.89	54.40	65.80
Hcu						64.25	68.91	55.96	58.03	54.40	55.44	63.21
Gme							63.73	60.10	62.18	54.40	53.89	65.28
Sli								61.14	62.18	57.51	72.02	64.25
Bmo									93.26	48.19	49.74	58.55
Bma										50.26	51.81	59.07
Pxy											49.74	54.92
Sex												52.33

注：*Thitarodes pui*（Tpu），*Trichoplusia ni*（Tni），*Manduca sexta*（Mse），*Agrius convolvuli*（Aco），*Hyphantria cunea*（Hcu），*Galleria mellonella*（Gme），*Spodoptera litura*（Sli），*Bombyx mori*（Bmo），*Bombyx mandarina*（Bma），*Plutella xylostella*（Pxy），*Spodoptera exigua*（Sex），*Epiphyas postvittana*（Epo）

Note: *Thitarodes pui* (Tpu), *Trichoplusia ni* (Tni), *Manduca sexta* (Mse), *Agrius convolvuli* (Aco), *Hyphantria cunea* (Hcu), *Galleria mellonella* (Gme), *Spodoptera litura* (Sli), *Bombyx mori* (Bmo), *Bombyx mandarina* (Bma), *Plutella xylostella* (Pxy), *Spodoptera exigua* (Sex), *Epiphyas postvittana* (Epo)

（表 5-9），包含蒲氏钩蝠蛾 TpapoLp-Ⅲ 序列，利用 MEGA 5.0 软件构建 apoLp-Ⅲ 家族分子进化树。

NJ 分子进化树（图 5-22）显示蒲氏钩蝠蛾 TpapoLp-Ⅲ 从属于鳞翅目 apoLp-Ⅲ 进化枝，但其为鳞翅目 apoLp-Ⅲ 家族最早分出的一枝，明显独立于其他鳞翅目 apoLp-Ⅲ。

5.2.2.3 讨论　蒲氏钩蝠蛾 TpapoLp-Ⅲ 从属于昆虫 apoLp-Ⅲ 家族。系统发育分析结果显示，TpapoLp-Ⅲ 位于鳞翅目 apoLp-Ⅲ 进化分枝，并为鳞翅目 apoLp-Ⅲ 家族最早分出的一枝。如本书 2.2.3 所述，蒲氏钩蝠蛾的特殊生境可能导致其信息分子 TpapoLp-Ⅲ 异于其他鳞翅目昆虫，发展成为独立分枝。

表 5-9　GeneBank 已登录的鳞翅目 apoLp-Ⅲ 家族
Table 5-9　Reference information of sequenced lepidopteran apoLp-Ⅲ

GeneBank 登录号	种名（种名缩写）	作者（PUBMED 编号）
ADM64569	*Hepialus pui* (Hp)	
P13276	*Manduca sexta* (Ms)	Cole *et al.* (3040717)
1EQ1_A	*Manduca sexta* (Ms)	Wang *et al.* (9218415)
ABV68867	*Trichoplusia ni* (Tn)	Freitak *et al.* (18154650)
O77248	*Spodoptera litura* (Sl)	Kim *et al.* (9880904)
P80703	*Galleria mellonella* (Gm)	Niere *et al.* (9853677)
AAB02851	*Bombyx mandarina* (Bma)	Yamauchi *et al.* (10613959)
NP_001037078	*Bombyx mori* (Bmo)	Tsuchida *et al.* (20079870)
AAB02852	*Bombyx mori* (Bmo)	Yamauchi *et al.* (10613959)
ADK78218	*Plutella xylostella* (Px)	Son *et al.* (20937282)
Q6VU70	*Hyphantria cunea* (Hc)	Kim *et al.* (15475296)
ACM66929	*Spodoptera exigua* (Se)	Rizwan-Ul-Haq *et al.* (21783224)
AEW24424	*Spodoptera exigua* (Se)	Son *et al.*
ADK46942	*Spodoptera exigua* (Se)	Han *et al.*
AAB61280	*Agrius convolvuli* (Ac)	Ragland *et al.*
AAG34698	*Epiphyas postvittana* (Ep)	Liu *et al.*
EHJ79010	*Danaus plexippus* (Dp)	
EHJ74027	*Danaus plexippus* (Dp)	

5.2.3　血淋巴蛋白 apoLp-Ⅲ 的免疫印迹分析

克隆 *Tpapolp-Ⅲ* 基因片段，与表达载体 pET-32a（+）连接，构建重组表达载体 pET-32a-*rTpapolp-Ⅲ*。将重组表达载体转化入 *E. coli* BL21（DE3）感受态细胞进行表达，制备重组蛋白 rTpapoLp-Ⅲ（含有组氨酸标签 His·Tag）。

采用 His·Tag Resin 纯化重组蛋白，以纯化产物为抗原免疫新西兰小鼠，获取抗血清 Anti-TpapoLp-Ⅲ。以 Anti-TpapoLp-Ⅲ 为 Ⅰ 抗进行 Western blot，检测蒲氏钩蝠蛾血淋巴蛋白 apoLp-Ⅲ。

5.2.3.1　重组表达载体 pET-32a-rTpapoLp-Ⅲ 的构建　PCR 扩增获得蒲氏钩蝠蛾 *Tpapolp-Ⅲ* 核苷酸片段 *rTpapolp-Ⅲ*（图 5-23）；将 *rTpapolp-Ⅲ* 割胶回收，连入 pET-32a（+）表达载体；转化 *E. coli* DH5α 感受态细胞，经单克隆筛选测序即得重组表达载体 *pET-32a-rTpapolp-Ⅲ*。

5.2.3.2　重组蛋白 rTpapoLp-Ⅲ 的表达与纯化

经 IPTG（终浓度为 1 mmol/L）诱导 1.5 h 后，重组表达载体 *pET-32a-rTpapolp-Ⅲ* 在 *E. coli* BL21（DE3）表达型感受态细胞中表达出大量目的重组蛋白 rTpapoLp-Ⅲ，其分子质量大小约为 35 kDa，与理论值相符。

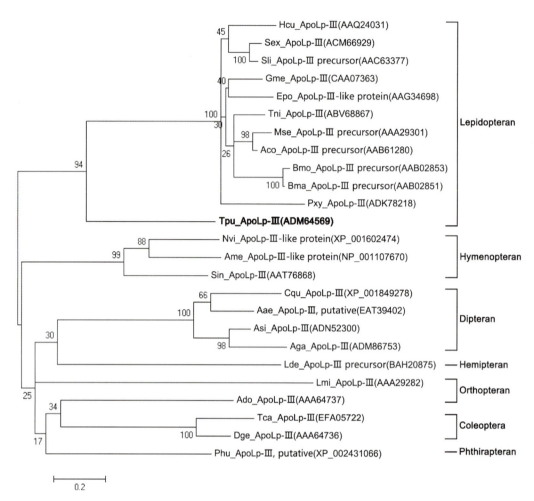

图 5-22 昆虫 apoLp-Ⅲ 家族的 NJ 分子进化树

Figure 5-22 Neighbor-Joining (NJ) phylogenetic tree of insect apoLp-Ⅲ and apoLp-Ⅲ-like proteins

括号内代码为 apoLp-Ⅲ 序列的 GenBank 登录号。蒲氏钩蝠蛾 TpapoLp-Ⅲ 以粗体表示。树枝上的数字表示经 bootstrap 验证（1000 次重复）该枝的可信度。标度表示每个位点氨基酸替换概率

Codes in parentheses represent GenBank accession numbers of these protein sequences. Putative apoLp-Ⅲ from *T. pui* are indicated in bold. Bootstrap values from 1000 replicates are shown. Scale bar represents the number of amino acid substitutions per site

```
TTCAACGCGCTGGTCGGCGTCAAGGATAACGAGGAACTCCAGAGGGCCCTCCAGAAGCAGTCCGACGATCTAGCTGCTAACCTCGCTAAT    90
 F  N  A  L  V  G  V  K  D  N  E  E  L  Q  R  A  L  Q  K  Q  S  D  D  L  A  A  N  L  A  N     30
CTGTCCAGCAAGCTCAAGGATCAGTTCAAAGACGCGGGCGAGAAGGTGCAGAAGGCTGCCGACGAGGCCTCCACGAAACTGAACGAGGCC   180
 L  S  S  K  L  K  D  Q  F  K  D  A  G  E  K  V  Q  K  A  A  D  E  A  S  T  K  L  N  E  A     60
GTCGAGGAGTTGAAGAAGAAGAACCCCGAGGTGGAAGCCAAGGCCAAGGACCTCGGCGAGAAGCTGAAGGCCGGTTTCCAGAACGCGATC   270
 V  E  E  L  K  K  K  N  P  E  V  E  A  K  A  K  D  L  G  E  K  L  K  A  G  F  Q  N  A  I     90
GCCGAGTCCCAAAAGGTCGCTAAAGCCCTCTCCGAGAACACCGAAGGCATCGACGCCAAGGTCACCGAAGGTTTCAAGACCGCCTACGAG   360
 A  E  S  Q  K  V  A  K  A  L  S  E  N  T  E  G  I  D  A  K  V  T  E  G  F  K  T  A  Y  E    120
CAAGTGCTGAAGGGCGCTGAAGACTTG                                                                  387
 Q  V  L  K  G  A  E  D  L                                                                   129
```

图 5-23 原核表达 *rTpapolp-Ⅲ* 核苷酸与其相应的氨基酸序列

Figure 5-23 Nucleotide and deduced amino acid sequences of *rTpapolp-Ⅲ*

引物 *rTpapolp-Ⅲ*-F 和 *rTpapolp-Ⅲ*-R 以下画线标出

Primers *rTpapolp-Ⅲ*-F and *rTpapolp-Ⅲ*-R are single underlined

超声波破碎被诱导菌液后，重组蛋白 rTpapoLp-Ⅲ 大量存在于上清液中，表明 rTpapoLp-Ⅲ 为可溶性蛋白（图 5-24）。重组蛋白 rTpapoLp-Ⅲ 经 His·Tag Resin 纯化以及超滤浓缩后，其 SDS-PAGE

分析结果如图 5-25 所示。

5.2.3.3 抗体 Anti-TpapoLp-Ⅲ 的制备及特异性检验

以重组蛋白 rTpapoLp-Ⅲ 为抗原免疫新西兰小鼠，获取足量抗血清 Anti-TpapoLp-Ⅲ。ELISA 结果显示 Anti-TpapoLp-Ⅲ 效价可达 405 000（表 5-10）。

5.2.3.4 Western blot 检测血淋巴蛋白 apoLp-Ⅲ（含凝胶多糖结合分析）

Western blot 结果显示 Anti-TpapoLp-Ⅲ 抗体可结合重组蛋白 rTpapoLp-Ⅲ，生成

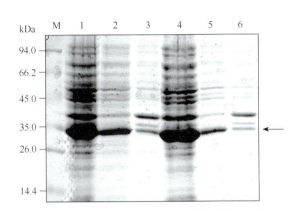

图 5-24　重组蛋白 rTpapoLp-Ⅲ 可溶性分析
Figure 5-24　Solubility analysis of the recombinant protein rTpapoLp-Ⅲ

孔道 M 为蛋白质 maker；孔道 1 和 4 为经 IPTG 诱导 1.5 h 后 E. coli BL21(DE3)-pET-32a-rTpapolp-Ⅲ 菌液；孔道 2 和 5 为菌液超声波破碎后上清液；孔道 3 和 6 为菌液超声波破碎后沉淀。箭头指示 rTpapoLp-Ⅲ
Lane M, molecular weight makers; Lane 1 and 4, E. coli BL21(DE3)-pET-32a-rTpapolp-Ⅲ culture induced by IPTG after 1.5 h; Lane 2 and 5, the supernatant of culture lysed by sonication; Lane 3 and 6, the precipitation of culture lysed by sonication. Arrow indicates rTpapoLp-Ⅲ

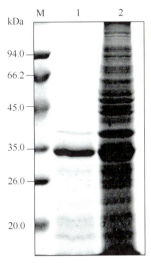

图 5-25　SDS-PAGE 分析重组蛋白 rTpapoLp-Ⅲ 的纯化
Figure 5-25　SDS-PAGE analysis of the recombinant protein rTpapoLp-Ⅲ purified by His·Tag Resin

孔道 M 为蛋白质 maker；孔道 1 为经 His·Tag Resin 纯化后的目的重组蛋白 rTpapoLp-Ⅲ；孔道 2 为经 IPTG 诱导 1.5 h 后的 E. coli BL21(DE3)-pET-32a-rTpapolp-Ⅲ 菌液
Lane M, molecular weight makers; Lane 1, the recombinant protein rTpapoLp-Ⅲ purified by His·Tag Resin; Lane 2, E. coli BL21(DE3)-pET-32a-rTpβgrp culture induced by IPTG after 1.5 h

表 5-10　ELISA 检测 Anti-TpapoLp-Ⅲ 抗体效价
Table 5-10　ELISA analysis of Anti-TpapoLp-Ⅲ

血清稀释倍数	抗血清 1/阴性对照 1 A（P/N）	抗血清 2/阴性对照 2 A（P/N）
15 000	2.884/0.132（21.85）	2.657/0.134（19.83）
45 000	1.531/0.137（11.18）	1.340/0.093（14.41）
135 000	0.974/0.096（10.15）	0.595/0.090（6.61）
405 000	0.316/0.116（2.72）	

注：A 值代表血清 OD_{490} 值；P/N 表示阳性血清与阴性血清 A 值之比，$P/N \geqslant 2.1$ 时为阳性，$P/N < 1.5$ 时为阴性
Note: A, OD490 value; P/N indicates Positive serum A/Negative serum A; $P/N \geq 2.1$, Positive; $P/N < 1.5$, Negative

清晰的杂交条带。

以 Anti-TpapoLp-Ⅲ 为Ⅰ抗，Western blot 检测蒲氏钩蝠蛾 6 龄幼虫（接种病原白僵菌分生孢子 1 h）血淋巴蛋白。Western blot 结果显示出一条清晰的特异性条带，其相应蛋白质分子质量约为 18 kDa（图 5-26）。

凝胶多糖处理该幼虫血浆后，Western blot 显示该蛋白杂交条带（约 18 kDa）出现在首次离心所得上清液样品中；而凝胶多糖/血浆萃取液中未发现相应条带（图 5-26）。

5.2.3.5 讨论

以亲和纯化后重组蛋白 rTpapoLp-Ⅲ 为抗原，免疫新西兰小鼠获取抗血清 Anti-TpapoLp-Ⅲ。ELISA 及 Western blot 结果显示 Anti-TpapoLp-Ⅲ 抗体效价高，可特异结合

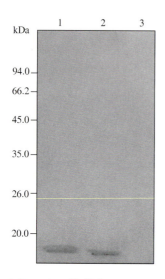

图 5-26 Anti-TpapoLp-Ⅲ 抗体 Western blot 检测蒲氏钩蝠蛾 6 龄幼虫血浆蛋白

Figure 5-26 Western blot analysis of plasma proteins of *T. pui* 6th instar larvae using Anti-TpapoLp-Ⅲ

孔道 1 为接种病原白僵菌分生孢子 1 h 蒲氏钩蝠蛾 6 龄幼虫血浆；孔道 2 为凝胶多糖处理血浆后首次离心所得上清液；孔道 3 为最终离心所得萃取液

Lane 1, the plasma from *T. pui* 6th instar larvae inoculated with *Beauveria* sp. SJL0910 conidia after 1 h; Lane 2, the unbound fraction from the curdlan-treated plasma; Lane 3, the final extract from the curdlan-treated plasma

rTpapoLp-Ⅲ，故预测此抗体可识别 TpapoLp-Ⅲ 用以检测其组织定位及生物学功能。

同其他昆虫血浆蛋白 apoLp-Ⅲ，蒲氏钩蝠蛾 TpapoLp-Ⅲ 亦被预测为分泌型蛋白，包含 N 端信号肽。本节研究结果显示蒲氏钩蝠蛾 6 龄幼虫血淋巴中存在 apoLp-Ⅲ，其分子质量约为 18 kDa，与 TpapoLp-Ⅲ 理论分子质量 18 606 Da 及其他 apoLp-Ⅲ 分子质量大小较为一致。

先前研究表明，apoLp-Ⅲ 同 βGRP 一样，具有凝胶多糖亲和能力（Whitten *et al.*，2004）。本研究显示蒲氏钩蝠蛾 6 龄幼虫血浆中存在 βGRP；凝胶多糖处理幼虫血浆后，βGRP 可与凝胶多糖结合。经凝胶多糖纯化后的 βGRP 经 MALDI-TOF/TOF 质谱鉴定，含有 TpβGRP-4a 和 TpβGRP-4c；但在凝胶多糖/血浆萃取液中未发现 TpapoLp-Ⅲ（MALDI-TOF/TOF 检索参数设定为 TpapoLp-Ⅲ 数据库）。本节 Western blot 研究证实凝胶多糖处理蒲氏钩蝠蛾幼虫血浆后，血浆蛋白 apoLp-Ⅲ 主要滞留于首次离心所得上清液中，表明蒲氏钩蝠蛾 apoLp-Ⅲ 并不具有凝胶多糖亲和能力。因此，后续研究应采用其他方法，如 Halwani 和 Dunphy（1997）分离、纯化蒲氏钩蝠蛾血浆蛋白 apoLp-Ⅲ，并进行 MALDI-TOF/TOF 质谱鉴定，明确其分子特征及生物学功能。

5.2.4 *Tpapolp-*Ⅲ 基因的时空表达

昆虫 apoLp-Ⅲ 主要在脂肪体中合成，但其发育表达模式不详。本节以蒲氏钩蝠蛾 *Tpβ-actin* 作为内参基因，利用实时荧光定量 PCR 技术、荧光嵌合 SYBR Green Ⅰ 方法检测 *Tpapolp-*Ⅲ 基因在蒲氏钩蝠蛾不同组织及不同发育时期中的表达。

通过研究 *Tpapolp-*Ⅲ 的时空表达模式，明确其表达主要部位及发育时期，为后续其生理功能的研究提供理论基础。

5.2.4.1 *Tpapolp-*Ⅲ 及 *Tpβ-actin* 的特异性扩增

根据已得到的蒲氏钩蝠蛾 *Tpapolp-*Ⅲ 核苷酸序列，设计特异引物，引物序列如表 5-11 所示（以蒲氏钩蝠蛾 *Tpβ-actin* 基因作为内参标志）。

表 5-11 *Tpapolp-*Ⅲ 实时荧光定量 PCR 引物
Table 5-11 Primers for *Tpapolp-*Ⅲ Q-RT PCR

目的基因	引物名称	引物序列（5'→3'）
*Tpapolp-*Ⅲ	*apolp-*Ⅲ-QF	GGCAGCAAAGTATTTCATCGC
	*apolp-*Ⅲ-QR	CCCTCTGGAGTTCCTCGTTATC
Tpβ-actin	*β-actin*-QF	CCGTCCCCATCTATGAAGGTT
	β-actin-QR	TGAGGTAGTCGGTCAAGTCGC

实时荧光定量 PCR 产物测序结果显示，*Tpapolp-*Ⅲ 及 *Tpβ-actin* 特异引物均可进行相应基因的特异性扩增。*Tpapolp-*Ⅲ 及 *Tpβ-actin* 融解曲线（图 5-27）均为单一峰型曲线，表明实时荧光定量 PCR 反应进程中无引物二聚体等非特异性扩增。

5.2.4.2 *Tpapolp-*Ⅲ 基因的组织表达模式

提取蒲氏钩蝠蛾 6 龄幼虫脂肪体、表皮和肠道组织，以及雌成虫卵细胞的总 RNA，反转录为 cDNA 后，以此为模板进行实时荧光定量 PCR。以 *Tpβ-actin* 基因为内参，检测各组织 *Tpapolp-*Ⅲ 基因的表达情况。

实时荧光定量 PCR 结果显示，幼虫体内 *Tpapolp-*Ⅲ 基因主要在脂肪体内进行表达，表皮和肠道内 *Tpapolp-*Ⅲ 基因的表达水平很低。此外，在雌成虫卵细胞内，*Tpapolp-*Ⅲ 基因的表达量极高，

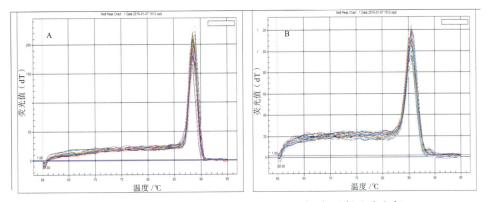

图 5-27 *Tpapolp-Ⅲ*（A）及 *Tpβ-actin*（B）融解曲线分析
Figure 5-27 Melting curve analysis of *Tpapolp-Ⅲ* (A) and *Tpβ-actin* (B)

为幼虫脂肪体内表达量的 43.84 倍（图 5-28）。

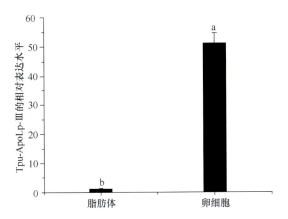

图 5-28 实时荧光定量 PCR 分析 *Tpapolp-Ⅲ* 基因的组织表达

Figure 5-28 Q-RT PCR analysis of spatial expression of *Tpapolp-Ⅲ*

以 *Tpβ-actin* 基因作为内参，检测蜕皮第 1 周 6 龄幼虫的脂肪体及羽化第 1 天雌成虫的卵细胞内 *Tpapolp-Ⅲ* 基因的表达情况。棒指示标准差（$n=3$）。显著性差异以不同字母标示（Statistica, ANOVA, $P<0.05$）

The house-keeping gene *β-actin* served as an endogenous control to normalize mRNA levels between samples: the fat body from 1-week-old 6th instar larvae and the oocyte from 1-day-old female adults. Vertical bars represent standard deviations ($n=3$). Statistically significant differences are indicated by different letters (Statistica, ANOVA, $P<0.05$)

5.2.4.3 *Tpapolp-Ⅲ* 基因的发育表达模式

提取蒲氏钩蝠蛾 4 龄、6 龄、8 龄幼虫、雄蛹及雄成虫的脂肪体总 RNA，将其反转录为 cDNA，以此为模板进行实时荧光定量 PCR。以 *Tpβ-actin* 基因作为内参，检测各发育阶段 *Tpapolp-Ⅲ* 基因的表达情况。

实时荧光定量 PCR 结果显示幼虫脂肪体内 *Tpapolp-Ⅲ* 基因的表达水平较低，但随着幼虫发育龄期的增长，*Tpapolp-Ⅲ* 基因的表达水平有所提升。到蛹期，*Tpapolp-Ⅲ* 基因的表达量显著增加 12 倍（与 8 龄幼虫相比），并达到发育期的最高峰值。待羽化后，*Tpapolp-Ⅲ* 基因的表达水平又明显降低，但显著高于 4 龄和 6 龄幼虫体内表达水平（图 5-29）。

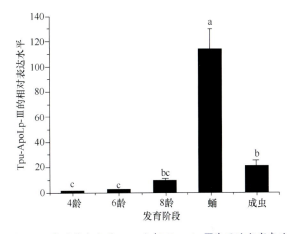

图 5-29 实时荧光定量 PCR 分析 *Tpapolp-Ⅲ* 基因的发育表达

Figure 5-29 Quantification of relative expression level of *Tpapolp-Ⅲ* during development

以 *Tpβ-actin* 基因作为内参，检测不同发育阶段（蜕皮第 1 周的 4 龄、6 龄和 8 龄幼虫，化蛹第 2 周的雄蛹及羽化第 1 天的雄成虫）脂肪体内 *Tpapolp-Ⅲ* 基因的表达情况。棒指示标准差（$n=3$）。显著性差异以不同字母表示（Statistica, ANOVA, $P<0.05$）

Samples include the fat body from 1-week-old 4th, 6th and 8th instar larvae, 2-week-old male pupae and 1-day-old male adults. The mRNA levels were normalized using *β-actin* as a reference gene. Vertical bars represent standard deviations ($n=3$). Different letters indicate statistically significant differences at $P<0.05$ (Statistica, ANOVA)

5.2.4.4 讨论

脂肪体是昆虫 apoLp-Ⅲ 的主要合成部位，此外，在其他组织如血细胞、肠道、表皮、卵巢和精巢中亦发现有 *apolp-Ⅲ* 基因的表达（Kim *et al.*, 1998；Yamauchi *et al.*, 2000；Kim *et al.*, 2004；Son and Kim, 2011）。同 apoLp-Ⅲ 家族其他成员一样，蒲氏钩蝠蛾 TpapoLp-Ⅲ 的基因表达亦主要在脂肪体内进行。此外，在刚羽化的雌成虫卵细胞内，*Tpapolp-Ⅲ* 基因的表达量亦较为丰富，故预测 TpapoLp-Ⅲ 可能在卵细胞发育和（或）卵细胞免疫防御过程中发挥重要作用。

蒲氏钩蝠蛾 *Tpapolp-Ⅲ* 基因在幼虫、蛹及成虫各发育阶段均有表达，但不同发育时期基因表达量存在显著差异。在蒲氏钩蝠蛾蛹脂肪体内，*Tpapolp-Ⅲ* 基因的表达量最为丰富；而在幼虫脂肪体内的表达水平相对较低。此外，TpapoLp-Ⅲ 在雄成虫脂肪体内的大量表达，可能预示其在飞行脂类运输过程中发挥重要作用。

5.3 模式识别蛋白基因对白僵菌侵染的响应表达

白僵菌隶属于半知菌亚门（Deutero-mycotina）丝孢纲（Hyphomycetales）丛梗孢科（Moniliaceae）白僵菌属（*Beauveria*），是病原性极强的广谱虫生真菌。白僵菌可寄生冬虫夏草寄主钩蝠蛾属昆虫幼虫，引发白僵病，为钩蝠蛾属昆虫饲养过程中的重要病害之一。

在野外调查或室内饲养蒲氏钩蝠蛾过程中发现，蒲氏钩蝠蛾幼虫亦常被白僵菌（*Beauveria* sp.）SJL0910 感染致死（钟欣，2010）；白僵病多发于蒲氏钩蝠蛾中龄幼虫，低龄和高龄幼虫患此病的概率则较低。本章对蒲氏钩蝠蛾幼虫应对白僵菌侵染的免疫应答机制进行了初步研究：首先，对病原白僵菌进行形态观察及核糖体基因转录间隔区（ITS rDNA）分子鉴定；其次，观测蒲氏钩蝠不同龄期幼虫对病原白僵菌侵染的敏感度及血淋巴免疫应激反应的差异；再次，选取模式识别受体 TpβGRP 和 TpapoLp-Ⅲ 作为免疫分子指标，利用实时荧光定量 PCR 技术检测蒲氏钩蝠蛾不同龄期幼虫 *Tpβgrp* 及 *Tpapolp-Ⅲ* 基因应对病原白僵菌侵染的表达差异，为今后研究蒲氏钩蝠蛾对病原真菌侵染的响应机制提供依据。

5.3.1 蒲氏钩蝠蛾病原白僵菌的培养及鉴定

已知的蒲氏钩蝠蛾幼虫常见病原真菌包括冬虫夏草菌、蝠蝠蛾拟青霉（*Paecilomyces hepiali*）、白僵菌 *Beauveria* sp. SJL0910 等（钟欣，2010；Zhong *et al.*, 2010）。其中，白僵菌引发的白僵病为蒲氏钩蝠蛾饲养过程中的首要病害，其对蒲氏钩蝠蛾幼虫存活率影响极大。

本研究依据形态学及分子系统学特征界定蒲氏钩蝠蛾病原真菌种类，获取白僵菌 *Beauveria* sp. SJL0910 纯化株用于后续接种试验。

5.3.1.1 蒲氏钩蝠蛾病原白僵菌 ITS rDNA 分子鉴定

采用平板划线分离法，于罹病的蒲氏钩蝠蛾僵虫（图 5-30）体表分离纯化病原真菌。以病原真菌

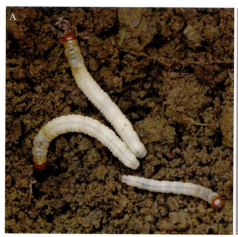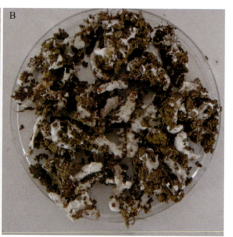

图 5-30　蒲氏钩蝠蛾幼虫自然感染病原白僵菌
Figure 5-30　Natural infection of *T. pui* larvae by *Beauveria* sp.
A，未感染幼虫；B，已感染僵虫
A, uninfected larvae; B, mummified larvae infected by *Beauveria* sp.

纯化株DNA为模板，应用真核生物ITS基因扩增通用引物，经PCR扩增获取长度为595 bp的核苷酸序列。Blast结果显示此序列所属白僵菌 Beauveria sp. SJL0910 ITS-5.8S rDNA（HM135176），故确认所纯化菌种即 Beauveria sp. SJL0910。Beauveria sp. SJL0910与其他白僵菌属真菌ITS-5.8S rDNA序列一致性比例高达98.24%（主要差异区段为ITS1），多重序列比对结果如图5-31所示。

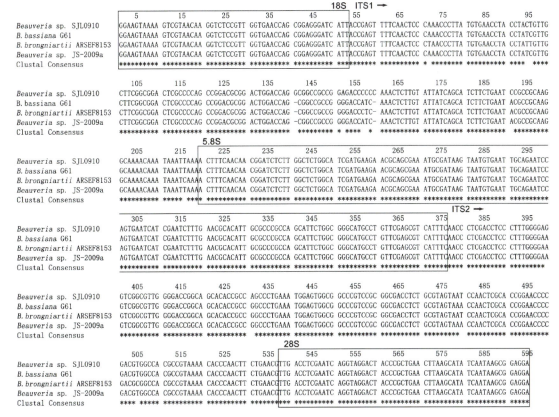

图5-31 Beauveria sp. SJL0910与其他白僵菌种的ITS-5.8S rDNA多重序列比对

Figure 5-31 Multiple sequence alignments of ITS-5.8S rDNAs from B. bassiana SJL0910 and other Beauveria sp.

"*"表示保守性氨基酸，":"表示保守性氨基酸替换，"."表示非保守性氨基酸替换

Residues conserved in all of the sequences are marked with '*'. Conservative and non-conservative amino acid substitutions are marked with ':' and '.', respectively

5.3.1.2 蒲氏钩蝠蛾病原白僵菌 Beauveria sp. SJL0910的形态特征

蒲氏钩蝠蛾病原白僵菌 Beauveria sp. SJL0910菌落呈白色，菌落表面高低不同，初为棉絮状，后期形成粉状孢子层；老化菌丝呈黄色、橙黄色（图5-32）。分生孢子梗呈直角分支聚集成团；分生孢子为椭圆形，（4.5～6.0）μm×（1.5～2.0）μm，生于对称成直角的产孢细胞顶端（图5-33）。

5.3.1.3 讨论

生物rDNA转录间隔区间ITS的进化速度较快，属内种间甚至不同种群之间ITS序列都会发生变化，因此ITS作为一种分子标记，已被广泛应用于多种生物（如真菌、藻类、被子植物及动物）的物种鉴定与系统发育研究（屈良鹄和陈月琴，1999；Liu et al., 2001，2002）。本研究依据ITS-5.8S rDNA同源序列比对结果，结合形态学特征比较，鉴定蒲氏钩蝠蛾病原白僵菌菌种为 Beauveria sp. SJL0910。

5.3.2 蒲氏钩蝠蛾幼虫对病原白僵菌侵染的免疫应答

同种昆虫的不同龄期幼虫对病原白僵菌的敏感性可能存在着较大差异，蒲氏钩蝠蛾亦是如此。野外调查及室内研究均发现白僵病多发于蒲氏钩蝠蛾4～6龄幼虫。

以蒲氏钩蝠蛾6龄及8龄不同龄期幼虫，接种病原白僵菌分生孢子液，观测其对白僵菌敏感

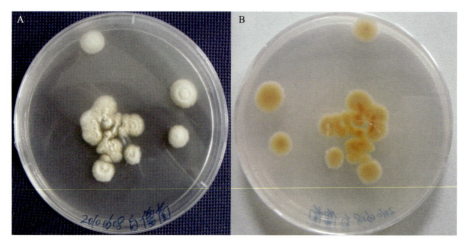

图 5-32　蒲氏钩蝠蛾病原白僵菌 Beauveria sp. SJL0910 菌落

Figure 5-32　Colony of *Beauveria* sp. SJL0910 isolated from *T. pui* hosts

A，正面观；B，背面观

A, front view; B, dorsal view

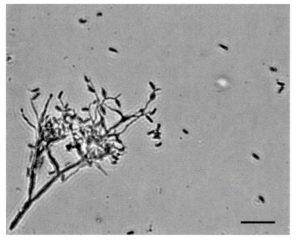

图 5-33　蒲氏钩蝠蛾病原白僵菌 Beauveria sp. SJL0910 分生孢子（标尺指示 20 μm）

Figure 5-33　Conidia of the entomopathogenic fungus *Beauveria* sp. SJL0910 (Scale bar = 20 μm)

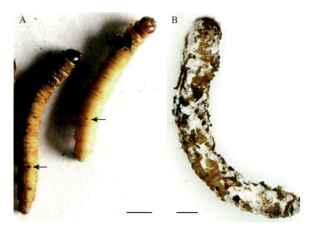

图 5-34　蒲氏钩蝠蛾 6 龄幼虫接种病原白僵菌分生孢子

Figure 5-34　Inoculation of 6th instar larvae of *T. pui* with *Beauveria* sp. SJL0910 conidia

A，感染 36 h，幼虫表皮出现黑褐色斑点（箭头指示），标尺指示 4 mm；B，感染 1 周，幼虫完全僵化，体表出现白色菌丝，标尺指示 2 mm

A, infected larvae with melanization spots (arrows) in the cuticle at 36 h after inoculation, scale bar = 4 mm; B, infected larvae at one week, scale bar = 2 mm

性及其血淋巴免疫应激反应的差异，以初步探究蒲氏钩蝠蛾与病原真菌之间的互作关系。

5.3.2.1　蒲氏钩蝠蛾接种病原白僵菌后的活力变化

于蒲氏钩蝠蛾 6 龄及 8 龄幼虫血腔内注射 10^6 个白僵菌 *Beauveria* sp. SJL0910 分生孢子。接种后 36 h，6 龄幼虫活力明显减弱且表皮开始出现黑褐色斑块（图 5-34A）。至 48～72 h，接种白僵菌分生孢子液的 6 龄幼虫全部死亡，并于 1 周后完全僵化，白色菌丝覆盖其体表（图 5-34B）。相比之下，接种白僵菌分生孢子液的 8 龄幼虫活力较强、存活率高。

5.3.2.2　病原白僵菌在蒲氏钩蝠蛾宿主血淋巴内的生长发育

感染初期，接种的白僵菌分生孢子多数被宿主血细胞吞噬或聚集形成结节（图 5-35A），少数游离于血淋巴中。感染后期 36 h，接种白僵菌分生孢子液的 6 龄幼虫血淋巴内开始出现游离状态的虫菌体、菌丝及菌丝体（图 5-35B～D）。明显可见虫菌体通过顶端分裂进行增殖，菌丝分隔、分枝形成菌丝体。

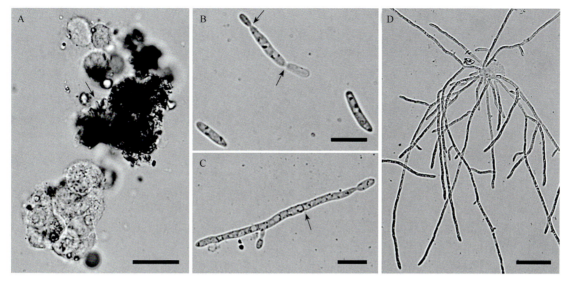

图 5-35 病原白僵菌在蒲氏钩蝠蛾 6 龄幼虫血淋巴内的生长发育

Figure 5-35 Development of *Beauveria* sp. SJL0910 in the hemolymph of the conidia-injected 6th instar larvae

A，感染 1 h，幼虫对白僵菌分生孢子（箭头指示）的免疫，标尺指示 20 μm；B～D，感染 36 h，幼虫血淋巴内出现白僵菌虫菌体（B 中以箭头指示，标尺指示 10 μm）、菌丝（C 中箭头指示菌丝隔膜，标尺指示 10 μm）及菌丝体（D，标尺指示 20 μm）。

A, immune responses to conidia (arrow) at 1 h after inoculation, scale bar = 20 μm; B-D, production of hyphal bodies (arrows indicate segmentations, scale bar = 10 μm, B), a hypha with branch and seprum (arrow) (scale bar = 10 μm, C), and mycelium (scale bar = 20 μm, D), at 36 h after inoculation

5.3.2.3 蒲氏钩蝠蛾对病原白僵菌侵染的免疫应答 接种后 1 h，6 龄及 8 龄幼虫均表现出强烈的免疫反应（包括血细胞吞噬、结节及黑化免疫反应等，图 5-35 A），其中，血细胞结节的数量达到感染期的最高峰值，每微升血淋巴内的结节数量分别可达 13 个和 28 个（图 5-36）。随后 3 h，结节数量显著减少，但在 6 h 和 12 h，8 龄和 6 龄幼虫血细胞结节数量相继达到感染期的二次峰值。但在感染后期 36 h，伴随虫菌体、菌丝及菌丝体的出现，6 龄幼虫血淋巴免疫应激反应包括结节反应明显减弱。然而，接种后 48 h，8 龄幼虫血细胞结节数量有所回升，并显著高于 6 龄幼虫。

5.3.2.4 讨论 不同龄期蒲氏钩蝠蛾幼虫接种病原白僵菌 *Beauveria* sp. SJL0910 分生孢子后，其生理响应存在明显差异。与野外调查结果相符，蒲氏钩蝠蛾 6 龄幼虫对病原白僵菌的敏感度较高，而 8 龄幼虫对白僵菌的抵抗力较强。感染初期，6 龄及 8 龄幼虫的免疫反应强烈，常见血细胞吞噬、集结病原真菌并产生黑化反应；但至感染后 36 h，6 龄幼虫血淋巴内开始出现游离态

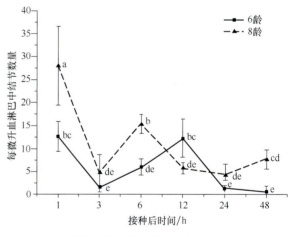

图 5-36 白僵菌侵染后蒲氏钩蝠蛾幼虫血细胞结节数量

Figure 5-36 Nodulation response to *Beauveria* sp. SJL0910 infection in *T. pui* larvae

蒲氏钩蝠蛾幼虫血淋巴样品取自接种白僵菌分生孢子液后不同时间点（1 h，3 h，6 h，12 h，24 h 及 48 h）。棒指示标准差（$n=3$）。显著性差异以不同字母表示（Statistica, two-way ANOVA, $P<0.05$）

Hemolymph samples were prepared from 6th and 8th instar larvae challenged with *Beauveria* sp. SJL0910 conidia at various time points (1 h, 3 h, 6 h, 12 h, 24 h and 48 h) after inoculation. Vertical bars represent standard deviations ($n=3$). Different letters indicate statistically significant differences at $P<0.05$ (Statistica, two-way ANOVA)

虫菌体，且虫菌体通过分裂不断进行增殖。

已有报道证实虫菌体的生成可为病原白僵菌逃避昆虫宿主免疫反应提供便捷。而本研究亦发现虫菌体生成后，6 龄幼虫免疫反应微弱；至感染后 48~72 h，6 龄幼虫全部死亡。

5.3.3 *Tpβgrp* 及 *Tpapolp-Ⅲ* 基因表达对病原白僵菌侵染的响应

昆虫模式识别受体 βGRP 与 apoLp-Ⅲ 均可结合真菌细胞壁主要成分 β-1,3- 葡聚糖，参与对原性真菌的免疫识别反应，进而激活被感染昆虫体内的细胞及体液免疫反应（Ochiai and Ashida, 1988; Whitten et al., 2004）。已有多项研究证实，酵母菌可显著诱导昆虫宿主 βGRP 与 apoLp-Ⅲ 的表达（Jiang et al., 2004; Kim et al., 2004; Ochiai and Ashida, 2000; Son and Kim, 2011）。

选取 TpβGRP 及 TpapoLp-Ⅲ 两种潜在模式识别受体作为免疫分子指标，应用实时荧光定量 PCR 技术检测蒲氏钩蝠蛾不同龄期幼虫体内 *Tpβgrp* 及 *Tpapolp-Ⅲ* 基因应对病原白僵菌侵染的表达差异，为今后研究蒲氏钩蝠蛾对病原性真菌侵染的免疫应答机制提供依据。

5.3.3.1 *Tpβgrp* 基因表达对病原白僵菌侵染的响应

提取病原白僵菌或生理盐水处理的蒲氏钩蝠蛾 6 龄及 8 龄幼虫脂肪体总 RNA，反转录为 cDNA 后，以此为模板进行实时荧光定量 PCR。以 *Tpβ-actin* 基因为内参，检测 *Tpβgrp* 基因应对白僵菌侵染的差异表达。

与注射生理盐水对照组相比，蒲氏钩蝠蛾 6 龄幼虫脂肪体内不同 *Tpβgrp* 基因应对病原白僵菌侵染的表达模式存在明显差异（图 5-37 A~D）。在接种白僵菌分生孢子后 1 h，*Tpβgrp-4b*

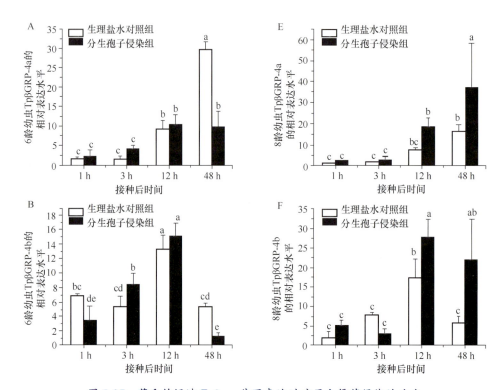

图 5-37　蒲氏钩蝠蛾 *Tpβgrp* 基因表达对病原白僵菌侵染的响应

Figure 5-37　Transcriptional changes of *Tpβgrp* following exposure of 6th and 8th instar larvae to *Beauveria* sp. SJL0910

以 *Tpβ-actin* 基因作为内参，检测病原白僵菌或生理盐水（阴性对照）处理后不同时间（1 h、3 h、12 h 和 48 h）蒲氏钩蝠蛾脂肪体内 *Tpβgrp* 基因的表达情况。棒指示标准差（$n=3$）。显著性差异以不同字母表示（Statistica, two-way ANOVA, $P<0.05$）

The mRNA levels are normalized using *β-actin* as a reference gene in this Q-RT PCR analysis. Fat body samples are prepared from saline-injected controls and conidia-injected larvae at various time points (1 h, 3 h, 12 h, and 48 h) after inoculation. Vertical bars represent standard deviations ($n=3$). Different letters indicate statistically significant differences at $P<0.05$ (Statistica, two-way ANOVA)

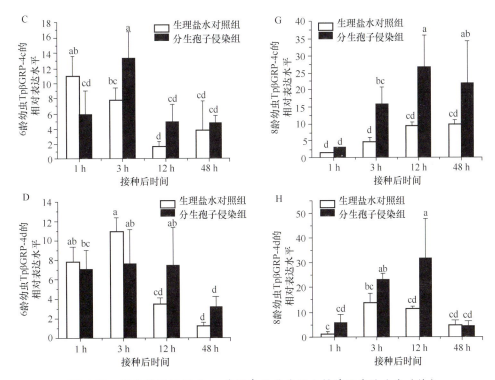

图 5-37 蒲氏钩蝠蛾 *Tpβgrp* 基因表达对病原白僵菌侵染的响应（续）

Figure 5-37　Transcriptional changes of *Tpβgrp* following exposure of 6th and 8th instar larvae to *Beauveria* sp. SJL0910 (continued)

和 *Tpβgrp-4c* 基因的表达水平显著下降，但随后 3 h 则显著升高（图 5-37B～C）。对 *Tpβgrp-4d* 基因而言，表达量无明显变化，仅在 12 h 有显著增加（图 5-37D）。到感染后期 48 h，*Tpβgrp-4a* 和 *Tpβgrp-4b* 基因的表达量显著下调 2/3 之多（图 5-37A～B）。

相比之下，蒲氏钩蝠蛾 8 龄幼虫脂肪体内不同 *Tpβgrp* 基因应对病原白僵菌侵染的表达模式极为相似。与注射生理盐水对照组相比，接种病原菌后 12 h 或 48 h，4 种 *Tpβgrp* 基因表达量均上调 2~4 倍（图 5-37E～H）。

5.3.3.2　*Tpapolp-Ⅲ* 基因表达对病原白僵菌侵染的响应　以 *Tpβ-actin* 基因为内参，应用实时荧光定量 PCR 技术检测蒲氏钩蝠蛾幼虫脂肪体 *Tpapolp-Ⅲ* 基因应对白僵菌侵染的差异表达。与注射生理盐水对照组相比，接种白僵菌分生孢子后 12 h 内，6 龄及 8 龄幼虫 *Tpapolp-Ⅲ* 基因表达量分别增加 2 倍和 14.7 倍。至感染后期，8 龄幼虫 *Tpapolp-Ⅲ* 基因表达水平仍持续上升（图 5-38 B）；但接种后 24 h，6 龄幼虫 *Tpapolp-Ⅲ* 基因表达量下调 2/3（图 5-38A）。

5.3.3.3　讨论　已有研究证实细菌、酵母菌、寄生虫等多种外源生物均可诱导昆虫体内 βGRP 和 apoLp-Ⅲ 的表达（Jiang et al., 2004；Ma and Kanost, 2000；Son and Kim, 2011；Zdybicka-Barabas and Cytryńska, 2011）。此两种模式识别受体可识别多种病原相关分子模式，启动昆虫宿主对病原微生物的免疫识别（Fabrick et al., 2004；Halwani et al., 2000；Pratt and Weers, 2004）。免疫识别进一步触发昆虫宿主的细胞免疫与体液免疫，用以抵抗病原微生物进一步入侵。目前，RNA 干扰技术已成功应用于昆虫 βGRP 和 apoLp-Ⅲ 的生物学功能研究。RNA 干扰实验证实白腹丛蚊（*Armigeres subalbatus*）βGRP 参与对多种病原细菌的识别及对寄生虫的包囊黑化反应（Wang et al., 2005, 2006）。东亚飞蝗（*Locusta migratoria manilensis*）βGRP 被证实为抵抗病原真菌或肠道病原细菌入侵的重要防御分子（Zheng and Xia, 2012）。而模式识别受体 apoLp-Ⅲ 亦被证实可以激活疟蚊（*Anopheles gambiae*）（Gupta et al., 2010）与小菜蛾（*Plutella xylostella*）（Son and Kim, 2011）等多种昆虫的免疫防御系统。

不同龄期蒲氏钩蝠蛾幼虫对病原白僵菌的免疫应激反应存在差异，同时，不同龄期 *Tpβgrp* 和 *Tpapolp-Ⅲ* 基因应对病原菌的表达模式亦不相同，

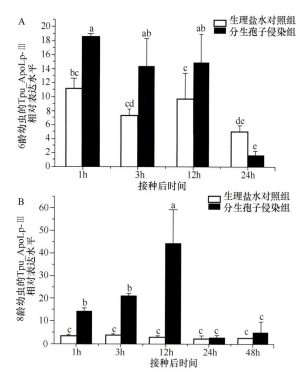

图 5-38 蒲氏钩蝠蛾 *Tpapolp-Ⅲ* 基因表达对病原白僵菌侵染的响应

Figure 5-38　Transcriptional changes of TpapoLp-Ⅲ following exposure of 6th and 8th instar larvae to *Beauveria* sp. SJL0910

以 *Tpβ-actin* 基因作为内参，检测病原白僵菌或生理盐水（阴性对照）处理后不同时间（1 h、3 h、12 h、24 h 和 48 h）蒲氏钩蝠蛾脂肪体内 *Tpapolp-Ⅲ* 基因的表达情况。棒指示标准差（$n=3$）。显著性差异以不同字母表示（Statistica, two-way ANOVA, $P<0.05$）

The mRNA levels are normalized using *β-actin* as a reference gene in this Q-RT PCR analysis. Fat body samples are prepared from saline-injected controls and conidia-injected larvae at various time points (1 h, 3 h, 12 h, 24 h and 48 h) after inoculation. Vertical bars represent standard deviations ($n=3$). Different letters indicate statistically significant differences at $P<0.05$ (Statistica, two-way ANOVA)

这可能意味着不同龄期幼虫对病原物的抗侵染力有所差异。感染初期，6 龄及 8 龄幼虫 *Tpapolp-Ⅲ* 基因表达均被显著诱导，且在 8 龄幼虫中诱导更为强烈。但至感染后期 24 h，6 龄幼虫 *Tpapolp-Ⅲ* 基因的表达被抑制。与 *Tpapolp-Ⅲ* 基因相比，*Tpβgrp* 基因应对病原白僵菌的表达模式较为复杂。在感染的 8 龄幼虫中，不同 *Tpβgrp* 基因的响应较为一致，在感染中后期其表达被显著诱导。但在 6 龄幼虫感染初期 1 h，*Tpβgrp-4b* 和 *Tpβgrp-4c* 基因的表达水平显著下调，至感染末期 48 h，*Tpβgrp-4a* 和 *Tpβgrp-4b* 基因的表达水平亦显著下调。综上所述，在对病原白僵菌免疫力较低的 6 龄幼虫中，感染后期脂肪体内 *Tpβgrp* 和 *Tpapolp-Ⅲ* 基因的表达被抑制；与此同时，血细胞吞噬、集结病原菌的能力显著降低。近期研究表明，通过 RNA 干扰抑制 apoLpⅢ 表达后，昆虫血细胞对细菌的集结作用会明显减弱，与本次研究结果相符。故推测，病原白僵菌可能会通过抑制模式识别受体的表达进而逃避昆虫宿主的免疫识别反应。但在对病原白僵菌免疫力较强的蒲氏钩蝠蛾 8 龄幼虫中，脂肪体内 *Tpapolp-Ⅲ* 和 *Tpβgrps* 基因的表达相继被显著诱导。先前研究显示家蚕（*M. sexta*）βGRP-2 可被真菌诱导，并且激发 proPO 级联反应（Jiang *et al.*, 2004）。此外，研究还证实，只有当昆虫血淋巴内模式识别受体浓度超过一定阈值时，模式识别受体与病原相关分子模式的识别才可触发 proPO 级联反应，以致提高昆虫的体液免疫能力（Ochiai and Ashida, 1988；Yoshida *et al.*, 1996）。因此推测，病原真菌诱导后的 *Tpβgrp* 和 *Tpapolp-Ⅲ* 基因的高水平表达可能预示着此类模式识别受体的重要免疫防御功能。

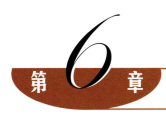

第6章 寄主昆虫的共生原生动物簇虫

【摘要】 簇虫为原生动物，寄生于无脊椎动物血腔、消化道或生殖系统内，可引发多种重要疾病。新发现一种寄生在蒲氏钩蝠蛾血腔中的簇虫，蒲氏钩蝠蛾不同发育阶段的被寄生率不同，其中雌、雄成虫寄生率分别为 5.26%（$n=51$）和 23.53%（$n=57$）。簇虫配子体卵圆形，约 15 μm×8 μm，见于蒲氏钩蝠蛾 8 龄幼虫血淋巴内；雌、雄配子体会合形成配子囊；配子囊成熟后肉眼可见于熟龄幼虫和成虫宿主血腔内。卵囊由配子囊细胞质萌芽而生，初生时为卵圆形后发育为双锥形，(17.17 ± 0.73) μm×(6.49 ± 0.4) μm（$n=17$）。扫描电镜显示卵囊主体表面布满颗粒状突起，而其平截末端表面相对光滑。透射电镜分析表明，初生卵囊为单核细胞，细胞质内含有多个液泡和淀粉颗粒。依据营养体与卵囊形态及 rDNA 分子特征，蒲氏钩蝠蛾寄生簇虫暂归属于 *Ascogregarina*，其卵囊被蒲氏钩蝠蛾幼虫吞噬后，在宿主消化道内，释放子孢子；子孢子成熟后，细胞膜破裂，释放营养体；成熟营养体带有瘤状棘突，可吸附宿主肠道表皮细胞，经由肠道表皮细胞转移至血淋巴内，进一步发育形成配子体；雌、雄配子体会合后生成配子囊。与多数簇虫（包含其他 *Ascogregarina* 簇虫）不同，*Ascogregarina* sp. 配子囊生于熟龄幼虫宿主血腔内。配子囊成熟后，肉眼可见；卵囊由配子囊细胞质萌芽而生。待宿主羽化后，血腔内配子囊囊膜破裂，释放成熟卵囊。卵囊伴随成虫宿主排泄或排卵而排出宿主体外，被幼虫吞食后，进入新一轮寄生。

蒲氏钩蝠蛾幼虫、蛹和成虫阶段体腔内有簇虫寄生，这是在高海拔地区的鳞翅目昆虫中的首次发现。

簇虫（gregarine）为顶覆虫门（Apicomplexa）原生动物，寄生于无脊椎动物血腔、消化系统或生殖系统内（Perkins et al., 2000）。依据传统分类指标，即栖息地、宿主种类与营养体（trophozoite）形态，簇虫可分为 Archigregarine、Eugregarine 和 Neogregarine 三大类（Vivier and Desportes, 1990）。此外，rDNA 可作为分子标记之一，应用于簇虫物种鉴定及系统发育研究（Leander et al., 2003; Votýpka et al., 2009）。现已明确的簇虫约有 250 属 1650 种，多数寄生于鞘翅目 Coleopteran、双翅目 Dipteran 或其他水栖昆虫（aquatic insect）体内（Clopton, 2000; Hausmann et al., 2003）。

为了解簇虫对蒲氏钩蝠蛾不同发育阶段的影响，进行了以下初步研究（孙梓暄, 2012; Sun et al., 2012）：①应用光学、扫描电子（scanning electron microscopy, SEM）及透射电子（transmission electron microscopy, TEM）显微技术，观察了蒲氏钩蝠蛾血腔内寄生簇虫的形态与结构；② PCR 扩增该簇虫核糖体小亚基 DNA（small subunit ribosomal DNA, SSU rDNA）和 rDNA 转录间隔区（internal transcribed spacer, ITS），构建 SSU rDNA 分子进化树，对簇虫进行系统发育分析，并比对了同源物种的 ITS 序列；③应用荧光原位杂交技术（Fluorescence in situ hybridization, FISH）鉴定了蒲氏钩蝠蛾肠道寄生簇虫，同时大量采集各发育阶段蒲氏钩蝠蛾，显微观察血腔、消化与生殖系统，以了解该寄生簇虫在蒲氏钩蝠蛾宿主体内的发生及影响；④初步总结了簇虫的生活史和物种特征。

6.1 蒲氏钩蝠蛾血腔内寄生簇虫的形态与结构

卵囊（oocyst）是寄生簇虫的最初发育阶段，伴随昆虫幼虫饮食而被摄取。在宿主消化道内，卵囊破裂释放子孢子（sporozoite）；子孢子滞留在肠道或转移至血腔（coelom）、生殖泡（reproductive vesicle）中进一步发育为营养体（trophozoite）；营养体成熟形成配子体（gamont）。多数情况下，待昆虫宿主蛹化后，簇虫雌、雄配子体发生会合（syzygy）生成配子囊（gametocyst）。每个配子囊成熟后，含有成百上千个卵囊；卵囊最终伴随昆虫宿主排泄或排卵而排出宿主体外，进入新一轮寄生（Beier and Craig, 1985; Leander, 2008）。

簇虫卵囊的形态特征可用于其物种鉴定，利

用SEM技术更易观察同源物种之间卵囊形态及表面结构的细微差异。本研究于蒲氏钩蝠蛾血腔中分离获取寄生簇虫配子囊，应用SEM观测簇虫卵囊的大小、形态及表面结构；应用TEM观察卵囊细胞内部结构，确认卵囊是否发育成熟。

6.1.1 蒲氏钩蝠蛾血腔内簇虫配子体会合形成配子囊

解剖各龄期共225头蒲氏钩蝠蛾幼虫，收集血淋巴与脂肪体，置于光学显微镜下观察。发现8龄幼虫（31号和160号）血淋巴内疑似有簇虫寄生（图6-1）。疑似簇虫配子体为卵圆形，约15 μm×8 μm；雌、雄配子体会合时细胞膜与细胞质相继发生融合（图6-1A～B）。会合后形成配子囊。初生配子囊圆形；数个配子囊可同时发生细胞融合（图6-1C），融合后配子囊直径可达上百微米（图6-1D）。

此外，在蒲氏钩蝠蛾熟龄幼虫（含5号）与成虫血腔内肉眼可见簇虫配子囊寄生（图6-2）。多数宿主体内寄生的配子囊数目为3～4个，个别宿主可含10多个；而被簇虫寄生的蒲氏钩蝠蛾宿主并无异常表现。成熟可见的簇虫配子囊为卵球形，多

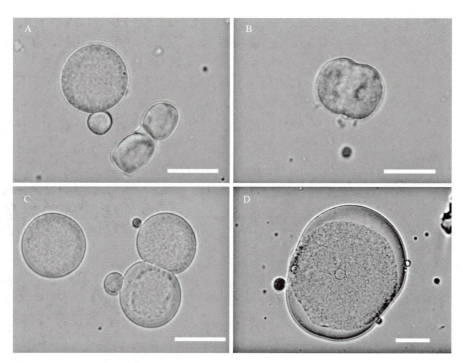

图6-1　蒲氏钩蝠蛾幼虫（31号）血淋巴内簇虫配子体会合形成配子囊

Figure 6-1　Gregarine gamonts undergoing syzygy to produce reproductive gametocysts in *T. pui* larval hemolymph (No.31)

A，雌、雄配子体会合时细胞膜首先发生融合；B，配子体细胞质融合；C，配子囊发生融合；D，融合后的配子囊。标尺指示20 μm

Cell membrane fusion (A) and cytoplasmic fusion (B) occurred in succession when gregarine gamonts underwent syzygy. Gregarine gametocysts combined (C) to form a bigger one (D). Scale bar = 20 μm

数透明或呈乳白色，个别颜色较深。配子囊大小为（0.44 mm×0.38 mm）～（1.26 mm×1.18 mm）。

6.1.2 蒲氏钩蝠蛾寄生簇虫卵囊的形态特征

蒲氏钩蝠蛾寄生簇虫配子囊因其发育阶段不同，所含卵囊的数目与形态存在明显差异（图6-3）。

初生卵囊数量少，形态多变，细胞内部含有大液泡（vacuole）；卵囊从卵圆形逐渐发育为双锥形（biconical），细胞平截末端日趋明显（图6-3A）。成熟的配子囊囊膜包裹有成千上万个卵囊；卵囊形态一致，为双锥形，细胞内部含有较多小液泡（图6-3B）。此外，某些配子囊同样含有双锥形

卵囊，但卵囊大小及胞内结构与前者略有不同（图6-3C）。研究中还发现个别配子囊的囊膜极易破裂，释放出的卵囊中央凹陷，呈舟状（navicular）（图6-3D）。

6.1.3 蒲氏钩蝠蛾寄生簇虫卵囊的表面结构

SEM测量卵囊（$n=17$）：长为（17.17±0.73）μm（15.53～18.45 μm），中央宽为（6.49±0.4）μm（5.93～7.24 μm），平截末端直径为（1.98±0.16）μm（1.67～2.48 μm）。SEM图片显示簇虫卵囊主体表面粗糙，含有赤道线和许多颗粒状突起（图6-4A）；而平截圆形末端表面相对光滑（图6-4B）。配子囊囊膜破裂后释放出的卵囊表面亦布满颗粒状突起，但一面凹陷呈舟状（图6-4C～D）。

6.1.4 蒲氏钩蝠蛾寄生簇虫卵囊细胞的内部结构

TEM图片显示簇虫卵囊具有较厚的细胞壁和较薄的细胞质膜；细胞质内含有大液泡和多个淀粉颗粒；细胞核单个清晰可见（图6-5）。

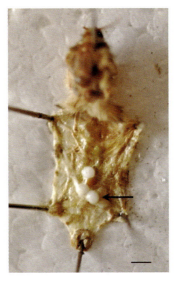

图6-2 蒲氏钩蝠蛾成虫血腔内寄生的簇虫配子囊

Figure 6-2 Gregarine gametocysts in the body cavity of *T. pui* adult

箭头指示簇虫配子囊。标尺指示2 mm

Arrows indicate gregarine gametocysts. Scale bar＝2 mm

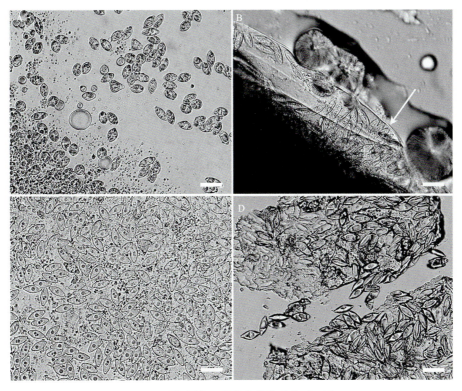

图6-3 蒲氏钩蝠蛾寄生簇虫的卵囊形态

Figure 6-3 Light micrograph showing the oocysts from *T. pui* hosts

A为形态多变的初生卵囊；B为配子囊囊膜（箭头指示）所包裹的双锥形卵囊；C为柠檬状卵囊；D为配子囊囊膜破裂后释放出的舟状卵囊。标尺指示20 μm

A, immature oocysts. B, biconical oocysts enveloped by a thin gametocyst wall (arrow). C, lemon-shaped oocysts. D, navicular oocysts released by simple rupture of a gametocyst wall. Scale bar = 20 μm

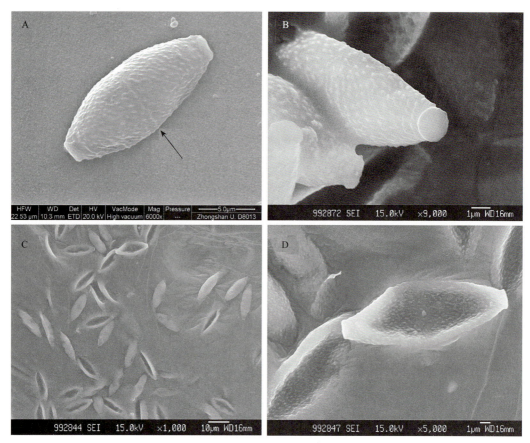

图 6-4 SEM 观察蒲氏钩蝠蛾寄生簇虫卵囊的表面结构

Figure 6-4 Scanning electron micrographs of the oocysts from *T. pui* hosts

A，簇虫卵囊主体表面含有赤道线（箭头所示）和颗粒状突起；B，簇虫卵囊末端表面光滑；C 和 D，舟状卵囊表面布满颗粒状突起且一面凹陷

A, the oocyst was characterized with an equatorial line (arrow) and a number of small bumps all over the major surface. B, the truncate ends of the oocysts were round and smooth in texture. C and D, navicular oocysts with small bumps all over the major surface

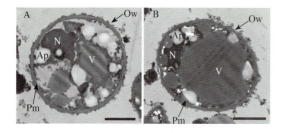

图 6-5 TEM 观察蒲氏钩蝠蛾寄生簇虫卵囊细胞的内部结构

Figure 6-5 Transmission electron micrographs of the oocysts from *T. pui* hosts

Ow 指示卵囊细胞壁；Pm 指示细胞质膜；N 指示细胞核；V 指示液泡；Ap 指示淀粉颗粒。标尺指示 200 nm

Oocyst wall (Ow), plasmalemma (Pm), nucleate (N), vacuole (V) and amylopectin granules (Ap). Scale bar = 200 nm

6.1.5 讨论

迄今为止，簇虫多发现于鞘翅目、双翅目或其他水栖昆虫消化道内，而鳞翅目体内寄生簇虫的相关报道 [*Ophriocystis elektroscirrha* 寄生于黑脉金斑蝶（*Danaus plexippus*）；*Mattesia dispora* 和 *Leidyana ephestiae* 寄生于地中海粉螟（*Ephestia kuehniella*）] 较为有限，推测其原因可能与昆虫幼虫宿主的食性相关（Keilin，1918）。

新发现鳞翅目昆虫蒲氏钩蝠蛾可被血腔簇虫（coelomic gregarine）寄生。簇虫配子体发现于 8 龄幼虫宿主血淋巴内；雌、雄配子体会合形成配子囊。配子囊肉眼可见于熟龄幼虫血腔内，并伴随宿主生长而继续发育。发育初期，配子囊内初生卵囊为卵圆形；而成熟配子囊内的卵囊多为双锥形，这与 Ascogregarina、Psychodiella、Mattesia、Farinocystis 和 Monocytis 簇虫卵囊较为相似。其中，Ascogregarina 簇虫卵囊含有两个平截末端，与蒲氏钩蝠蛾血腔簇虫卵囊最为相似。

目前发现 Ascogregarina 簇虫（Eugregarinorida 目，Aseptatorina 亚目，Lecudinidae 科）仅寄生于双翅目昆虫，以蚊子为主要宿主，在宿主消化道、肠道表皮细胞和马氏管中完成整个世代发育。Ascogregarina 簇虫卵囊可被任一龄期宿主吞食，但直至宿主蛹化，才迁移至宿主马氏管中发育为配子囊（Chen, 1999; Roychoudhury and Kobayashi, 2006）。每个 Ascogregarina 簇虫配子囊通过细胞质内部萌芽（internal budding）生成成百上千个卵囊；卵囊成熟后，内部含有 8 个子孢子；子孢子在新一轮侵染中得以释放，并从宿主消化道迁移至肠道表皮细胞，在肠道表皮细胞内发育为营养体（Chen, 1999）。

SEM 研究显示，蒲氏钩蝠蛾血腔簇虫卵囊 [（17.17±0.73）μm×（6.49±0.4）μm] 大于 Ascogregarina 卵囊 [A. armigerei 卵囊为（13.2±0.2）μm×（5.78±0.24）μm，A. culicis 卵囊为（8.8±0.4）μm×（4.22±0.01）μm，A. taiwanensis 卵囊为（9.9±0.6）μm×（4.85±0.24）μm]；蒲氏钩蝠蛾血腔簇虫卵囊长宽比例为 2.65，高于 Ascogregarina 卵囊的 2.04~2.32（Roychoudhury et al., 2007）。此外，二者表面结构差异更为显著。A. taiwanensis 和 A. armigerei 卵囊表面光滑；A. culicis 卵囊表面布满微点（Roychoudhury et al., 2007）；而蒲氏钩蝠蛾血腔簇虫卵囊表面则有大量颗粒状突起。

TEM 研究显示，A. taiwanensis 初生卵囊为单核细胞，细胞质内含有许多液泡和淀粉颗粒；当卵囊发育为多核细胞时，细胞壁增厚，细胞质内液泡和淀粉颗粒数减少；待发育成熟后，细胞质内生成 8 个子孢子，液泡少量尚存，但淀粉颗粒完全消失（Chen et al., 1997）。与 A. taiwanensis 未成熟卵囊相同，蒲氏钩蝠蛾血腔簇虫卵囊亦仅含单个细胞核，且细胞质内含有大液泡和许多淀粉颗粒，故推测蒲氏钩蝠蛾血腔簇虫卵囊尚未成熟。

除双锥形卵囊外，蒲氏钩蝠蛾血腔簇虫配子囊囊膜破裂后可释放出舟状卵囊，这一特征则与 Paraschneideria 簇虫（Eugregarinorida 目，Stenophoricae 总科，Sphaerocystidae 科）较为相似。截至目前，仅发现一种 Paraschneideria 簇虫 P. metamorphosa，其寄生于双翅目尖眼蕈蚊（Sciara coprophila）（Nowlin, 1922）。同 Ascogregarina 簇虫，P. metamorphosa 亦在宿主消化道、肠道表皮细胞和马氏管中完成整个世代发育。综上所述，通过卵囊形态特征的比较，得知蒲氏钩蝠蛾血腔簇虫与 Ascogregarina 和 Paraschneideria 簇虫具有亲缘关系。然而，未见报道 Ascogregarina 和 Paraschneideria 簇虫可寄生鳞翅目昆虫。

此外，本研究发现蒲氏钩蝠蛾血腔簇虫卵囊可发生规律性形变。除双锥形和舟形卵囊外，三锥形（symmetrical）卵囊亦较为常见。多数情况下，卵囊一侧会出现芽胞状突起，突起不断生长，卵囊由双锥形演变为三锥形；少数情况下，卵囊两侧会同时出现芽胞状突起，卵囊由双锥形渐变为四边形。目前，在簇虫研究中未有相似报道，该簇虫卵囊形变机制有待进一步研究阐明。

6.2 蒲氏钩蝠蛾寄生簇虫的 rDNA 序列及系统进化分析

rDNA 为编码核糖体核糖核酸（rRNA）及核糖体蛋白质的 DNA 序列，包括小亚基 SSU rDNA、大亚基 LSU rDNA 以及转录间隔区 ITS-5.8S rDNA。其中，小亚基序列和大亚基核心区域序列较为保守，应用于高级阶元分类；而大亚基高变区序列和转录间隔区序列含有较多突变位点，应用于属种鉴定。

目前，rDNA 已成为簇虫物种鉴定及系统发育研究中使用频率最高的分子标记物（Leander et al., 2003; Votýpka et al., 2009）。GenBank 数据库中已登录的簇虫 SSU rDNA 序列信息较为丰富，而 ITS-5.8S rDNA 序列信息仅限于 Ascogregarina 和 Monocystis 簇虫（Morales et al., 2005）。

本节以蒲氏钩蝠蛾血腔簇虫 DNA 为模板，应用真核生物 SSU rDNA 及 ITS-5.8S rDNA 扩增通用引物进行 PCR 扩增，以获取蒲氏钩蝠蛾血腔簇虫 rDNA 序列；并构建 SSU rDNA 分子进化树，研究簇虫的系统发育关系；同时，对同源物种进行 ITS 序列比对，以求种间分子差异。

6.2.1 蒲氏钩蝠蛾寄生簇虫 SSU rDNA 序列分析

以蒲氏钩蝠蛾寄生簇虫配子囊总 DNA 为模板，应用真核生物 SSU rDNA 扩增通用引物进行

PCR，获得长度为 1796 bp 的 SSU rDNA 片段序列，GenBank 登录号为 HQ619959（图 6-6）。Blast 结果显示该寄生簇虫与 *Ascogregarina* 簇虫的 SSU rDNA 序列同源性最高，其中与 *A. taiwanensis* SSU rDNA 序列一致性比例高达 95.51%，与 *P. metamorphosa* SSU rDNA 序列一致性比例为 93.60%，而与其他鳞翅目寄生簇虫属 SSU rDNA 序列一致性比例最高为 87.81%（表 6-1）。

```
                               5         15         25         35         45         55         65         75         85         95        105
gregarine from T.pui     AGTCATATGC TTGTCTCAAA GATTAAGCCA TGCAAGTCTA AGTATTAGTT TTAATACAAC GAAACTGCGA ATGGCTCATT ACAACAGTTA TAATTTCCGT GAATATAATT
A. taiwanensis           AGTCATATGC TTGTCTCAAA GATTAAGCCA TGCAAGTCTA AGTATTAGTT TTAATACAAC GAAACTGCGA ATGGCTCATT AAAACAGTTA TAATTTCCGT GAATATAATT
A. taiwanensis. IND      AGTCATATGC TTGTCTCAAA GATTAAGCCA TGCAAGTCTA AGTATTAGTT TTAATACAAC GAAACTGCGA ATGGCTCATT AAAACAGTTA TAATTTCCGT GAATATAATT
A. taiwanensis. JPN      AGTCATATGC TTGTCTCAAA GATTAAGCCA TGCAAGTCTA AGTATTAGTT TTAATACAAC GAAACTGCGA ATGGCTCATT AAAACAGTTA TAATTTCCGT GAATATAATT
A. culicis. THA          AGTCATATGC TTGTCTCAAA GATTAAGCCA TGCAAGTCTA AGTATTAGTT TTAATACAAC GAAACTGCGA ATGGCTCATT ACAACAGTTA TAATTTCCGT GAATATAATT
A. culicis. VNM.         AGTCATATGC TTGTCTCAAA GATTAAGCCA TGCAAGTCTA AGTATTAGTT TTAATACAAC GAAACTGCGA ATGGCTCATT ACAACAGTTA TAATTTCCGT GAATATAATT
A. armigerei. JPN        AGTCATATGC TTGTCTCAAA GATAAAGCCA TGCAAGTCTA AGTATTAGTT TTAATACAAC GAAACTGCGA ATGGCTCATT ACAACAGTTA TAATTTCCGT GAATATAATT
Ascogregarina sp. JPN    AGTCATATGC TTGTCTCAAA GATTAAGCCA TGCAAGTCTA AGTATTAGTT TTAATACAAC GAAACTGCGA ATGGCTCATT ACAACAGTTA TAATTTCCGT GAATATAATT
P. metamorphosa          ---------- ---------- ---------- -----GTCTA CGTATTGATT GTGATACAGC GAGGCTGCGA ATGGCTCATT ATAACAGTTA TAATTTACGT GAAAGTAATT
Clustal Consensus                                              *****  *****  **  * ***** * **  ****** ********** * ******** ****** *** ***   *****

                             115        125        135        145        155        165        175        185        195        205        215
gregarine from T.pui     ACTACACGGA TAACCGTGGT AATTCTGGAG CTAATACGTG CATAACGCTG GACCTCACGG AAAGGTGGCA CTTATTAGAT TAAGAACTAA CCTATGCTTG CATAGTTGTT
A. taiwanensis           ACTACACGGA TAACCGTGGT AATTCTGGAG CTAATACGTG CATAACGCTG GACCTCACGG AAAAGCGGCA CTTATTAGAT TGAGAACTAA CCCATGCTTG CATGGTTGTT
A. taiwanensis. IND      ACTACACGGA TAACCGTGGT AATTCTGGAG CTAATACGTG CATAACGCTG GACCTCACGG AAAAGCGGCA CTTATTAGAT TGAGAACTAA CCCATGCTTG CATGGTTGTT
A. taiwanensis. JPN      ACTACACGGA TAACCGTGGT AATTCTGGAG CTAATACGTG CATAACGCTG GACCTCACGG AAAAGCGGCA CTTATTAGAT TGAGAACTAA CCCATGCTTG CATGGTTGTT
A. culicis. THA          ACTACACGGA TAACCGTGGT AATTCTGGAG CTAATACGTG CATAACGCTG GACCTCACGG AAAAGCGGCA CTTATTAGAT TGAGAACTAA CCCATGCTTG CATGGTTGTT
A. culicis. VNM.         ACTACACGGA TAACCGTGGT AATTCTGGAG CTAATACGTG CATAACGCTG GACCTCACGG AAAAGCGGCA CTTATTAGAT TGAGAACTAA CCCATGCTTG CATGGTTGTT
A. armigerei. JPN        ACTACACGGA TAACCGTGGT AATTCTGGAG CTAATACGTG CATAACGCTG GACCTCACGG AAAAGCGGCA CTTATTAGAT TAAGAACTAA CCCATGCCTG CATGGTTGTT
Ascogregarina sp. JPN    ACTACACGGA TAACCGTGGT AATTCTGGAG CTAATACGTG CATAACGCTG GACCTCACGG AAAAGCGGCA CTTATTAGAT TGAGAACTAA CCCATGCTTG CATGGTTGTT
P. metamorphosa          ACTACACGGA TAACCGTGGT AATTCTGGAG CTAATACGTG CATAACACTG GACTTC--GG AACAGTGGCA CTTATTAGAT TAAGAACTAA CCTATGCTTG CATAGTAGTT
Clustal Consensus        ********** ********** ********** ********** ****** *** *** **   ** **   * **** ********** * ******** ** **** ** *** ** ***

                             225        235        245        255        265        275        285        295        305        315        325
gregarine from T.pui     GGATGATCCA TAATAAGTTG GTGAATCGCA TGGCTTCGGC TGGCGATAGT TCACTTAAGT TTCTGACCTA TCAGCTTTCG ACGGTAGGGT ATTGGCCTAC CGTGGCTTTG
A. taiwanensis           GGATGATCCA TAATAAGTTG GTGAATCGCA TGGCTACGGC TGGCGATGGT TCACTTAAGT TTCTGACCTA TCAGCTTTCG ACGGTAGGGT ATTGGCCTAC CGTGGCATTG
A. taiwanensis. IND      GGATGATCCA TAATAAGTTG GTGAATCGCA TGGCTACGGC TGGCGATGGT TCACTTAAGT TTCTGACCTA TCAGCTTTCG ACGGTAGGGT ATTGGCCTAC CGTGGCATTG
A. taiwanensis. JPN      GGATGATCCA TAATAAGTTG GTGAATCGCA TGGCTACGGC TGGCGATGGT TCACTTAAGT TTCTGACCTA TCAGCTTTCG ACGGTAGGGT ATTGGCCTAC CGTGGCATTG
A. culicis. THA          GGATGATCCA TAATAAGTTG GTGAATCGCA TGGCTACGGC TGGCGATAGT TCACTTAAGT TTCTGACCTA TCAGCTTTCG ACGGTAGGGT ATTGGCCTAC CGTGGCATTG
A. culicis. VNM.         GGATGATCCA TAATAAGTTG GTGAATCGCA TGGCTACGGC TGGCGATAGT TCACTTAAGT TTCTGACCTA TCAGCTTTCG ACGGTAGGGT ATTGGCCTAC CGTGGCATTG
A. armigerei. JPN        GGATGATCCA TAATAAGTTG GTGAATCGCA TGGCTACGGC TGGCGATAGT TCACTTAAGT TTCTGACCTA TCAGCTTTCG ACGGTAGGGT ATTGGCCTAC CGTGGCATTG
Ascogregarina sp. JPN    GGATGATCCA TAATAAGTTG GTGAATCGCA TGGCTACGGC TGGCGATAGT TCACTTAAGT TTCTGACCTA TCAGCTTTCG ACGGTAGGGT ATTGGCCTAC CGTGGCATTG
P. metamorphosa          GGGTGATCCA TAATAAGTTG GCGAATCGCA NGGCTTAGGC TGGCGATAGT TCACTTAAGT TTCTGACCTA TCAACTTTCG ACGGTAGGGT ATTGGCCTAC CGTGGCTTTG
Clustal Consensus        ** ******* ********** * ********  ****   *** ******* ** ********** ********** *** ****** ********** ********** ****** ***

                             335        345        355        365        375        385        395        405        415        425        435
gregarine from T.pui     ACGGGTAACG GGGAATTAGG GTTTGATTCC GGAGAGGGAG CCTGAGAAAC GGCTACCACA TCTAAGGAAG GCAGCAGGCG CGC-AAATTA CCCAATATGG AC--ATCATG
A. taiwanensis           ACGGGTAACG GGGAATTAGG GTTTGATTCC GGAGAGGGAG CCTGAGAAAC GGCTACCACA TCTAAGGAAG GCAGCAGGCG CGC-AAATTA CCCAATACGA ACGAAACGTG
A. taiwanensis. IND      ACGGGTAACG GGGAATTAGG GTTTGATTCC GGAGAGGGAG CCTGAGAAAC GGCTACCACA TCTAAGGAAG GCAGCAGGCG CGC-AAATTA CCCAATACGA ACGAAACGTG
A. taiwanensis. JPN      ACGGGTAACG GGGAATTAGG GTTTGATTCC GGAGAGGGAG CCTGAGAAAC GGCTACCACA TCTAAGGAAG GCAGCAGGCG CGC-AAATTA CCCAATACGA ACGAAACGTG
A. culicis. THA          ACGGGTAACG GGGAATTAGG GTTTGATTCC GGAGAGGGAG CCTGAGAAAC GGCTACCACA TCTAAGGAAG GCAGCAGGCG CGC-AAATTA CCCAATACGA ACGAAACGTG
A. culicis. VNM.         ACGGGTAACG GGGAATTAGG GTTTGATTCC GGAGAGGGAG CCTGAGAAAC GGCTACCACA TCTAAGGAAG GCAGCAGGCG CGC-AAATTA CCCAATACGA ACGAAACGTG
A. armigerei. JPN        ACGGGTAACG GGGAATTAGG GTTTGATTCC GGAGAGGGAG CTGAGGAAAC GGCTACCACA TCTAAGGAAG GCAGCAGGCG CGC-AAATTA CCCAATACGA ACGAAACGTG
Ascogregarina sp. JPN    ACGGGTAACG GGGAATTAGG GTTGAATTCC CGAGAGGGAG CCTGAGAAAC GGCTACCACA TCTAAGGAAG CCAGCAG-CG CGCCAAATTA CCCAATACGA ACGGAACGTG
P. metamorphosa          ACGGGTAACG GGGAATTAGG GTTTGATTCC GGAGAGGGAG CCTGAGAAAT GGCTACCACA TCTAAGGAAG GCAGCAGGCG CGC-AAATTA CCCAATACGA ACAGTTCGTG
Clustal Consensus        ********** ********** ***   *****   ********* *    **** ********** **********  ****** ** *** ****** ******* *  **    * **

                             445        455        465        475        485        495        505        515        525        535        545
gregarine from T.pui     AGGTAGTGAC AAGAAATATC AATGCAGAAC ATTTTGTTTT GCAATTGGAA TGAGTTAAAT TTAAACCCCT TAACAAGTAT CAATTGGAGG GCAAGTCTGG TGCCAGCAGC
A. taiwanensis           AGGTAGTGAC GTGAAATATC AATGCAGAAC TATTTGTTTT GCAATTGGAA TGAGTTAAAT CTAAACCCCT TAACAAGTAT CAATTGGAGG GCAAGTCTGG TGCCAGCAGC
A. taiwanensis. IND      AGGTAGTGAC GTGAAATATC AATGCAGAAC TATTTGTTTT GCAATTGGAA TGAGTTAAAT CTAAACCCCT TAACAAGTAT CAATTGGAGG GCAAGTCTGG TGCCAGCAGC
A. taiwanensis. JPN      AGGTAGTGAC GTGAAATATC AATGCAGAAC TATTTGTTTT GCAATTGGAA TGAGTTAAAT CTAAACCCCT TAACAAGTAT CAATTGGAGG GCAAGTCTGG TGCCAGCAGC
A. culicis. THA          AGGTAGTGAC GTGAAATATC AATGCAGAAC TATTTGTTTT GCAATTGGAA TGAGTTAAAT CTAAACCCCT TAACAAGTAT CAATTGGAGG GCAAGTCTGG TGCCAGCAGC
A. culicis. VNM.         AGGTAGTGAC GTGAAATATC AATGCAGAAC TATTTGTTTT GCAATTGGAA TGAGTTAAAT CTAAACCCCT TAACAAGTAT CAATTGGAGG GCAAGTCTGG TGCCAGCAGC
A. armigerei. JPN        AGGTAGTGAC GTGAAATATC AATGCAGAGC TTTTAGTTTT GCAATTGGAA TGAGTTAAAT CTAAACCCCT TAACAAGTAT CAATTGGAGG GCAAGTCTGG TGCCAGCAGC
Ascogregarina sp. JPN    AGGTAGTGAC GTGAAATATC AATGCAGAAC TATTTGTTTT GCAATTGGAA TGAGTTAAAT CTAAACCCCT TAACAAGTAT CAATTGGAGG GCAAGTCTGG TGCCAGCAGC
P. metamorphosa          AGGTAGTGAC AAGAAATATC AATGCAGAAC TATAAGTTGT GCAATTGGAA TGAGTTAAAT CTAAATCCCT TAACAAGTAT CAATTGGAGG GCAAGTCTGG TGCCAGCAGC
Clustal Consensus        **********   ******** ******** *   *  *** * ********** **********  **** **** ********** ********** ********** **********

                             555        565        575        585        595        605        615        625        635        645        655
gregarine from T.pui     CGCGGTAATT CCAGCTCCAA TAGCGTATAT TAAAGTTGTT GCAGTTAAAA CGCTCGTAGT TGAACTTTTG CTGTGCGAAA CTTGGCAGT- TTTCGGACTT GTTCCTTGTT
A. taiwanensis           CGCGGTAATT CCAGCTCCAA TAGCGTATAT TAAAGTTGTT GCAGTTAAAA CGCTCGTAGT TGAATTTTTG TTGTACGAAA CTCGGCTTGA CTTCGGTCTT GTTCCTTGTT
A. taiwanensis. IND      CGCGGTAATT CCAGCTCCAA TAGCGTATAT TAAAGTTGTT GCAGTTAAAA CGCTCGTAGT TGAATTTTTG TTGTACGAAA CTCGGCTTGA CTTCGGTCTT GTTCCTTGTT
A. taiwanensis. JPN      CGCGGTAATT CCAGCTCCAA TAGCGTATAT TAAAGTTGTT GCAGTTAAAA CGCTCGTAGT TGAATTTTTG TTGTACGAAA CTAGGCTTGA CTTCGGTCTT GTTCCTTGTT
A. culicis. THA          CGCGGTAATT CCAGCTCCAA TAGCGTATAT TAAAGTTGTT GCAGTTAAAA CGCTCGTAGT TGAATTTTTG TTGTACGAAA CTCGGCTTGA CTCACGTCTT GTTCCTTGTT
A. culicis. VNM.         CGCGGTAATT CCAGCTCCAA TAGCGTATAT TAAAGTTGTT GCAGTTAAAA CGCTCGTAGT TGAATTTTTG TTGTACGAAA CTCGGCTTGA CTCACGTCTT GTTCCTTGTT
A. armigerei. JPN        CGCGGTAATT CCAGCTCCAA TAGCGTATAT TAAAGTTGTT GCAGTTAAAA CGCTCGTAGT TGAATTTTTG TTGTACGAAA CTCGGCTTTA CTTCGGTAAT GTTCCTTGTT
Ascogregarina sp. JPN    CGCGGTAATT CCAGCTCCAA TAGCGTATAT TAAAGTTGTT GCAGTTAAAA CGCTCGTAGT TGAATTTTTG TTGTACGAAA CTAGGCTTGA CTTCGGTCCT GTTCCTTGTT
P. metamorphosa          CGCGGTAATT CCAGCTCCA- TAGCGTATAT TAAAGTTGTT GCAGTTAAAA CGCTCGTAGT TGAACTTTTG TTGTGCGAAA CAGAGTTCT- -CTTAGGATT ATCTCTTGTT
Clustal Consensus        ********** *********  ********** ********** ********** ********** **** *****  *** ***** *    *             *   *  * ******

                             665        675        685        695        705        715        725        735        745        755        765
gregarine from T.pui     TCTGACAGCA TTATTCTGAT TCTGCAGAAA CGTTGTAGTT GATGTGGTGT CAGAGATGTT ACTTTGAATA AACTAGAGTG TTTCAAGCAG GCATAACGCC TTGAATACTC
A. taiwanensis           TCTGACAACA TTGTTCTGAT TCTGTTATCA CTTCACTGTG GTGATGGTGT CAGAGACGTT ACTTTGAATA AACTAGAGTG TTTCAAGCAG GCATTACGCC TTGAATACTC
A. taiwanensis. IND      TCTGACAACA TTGTTCTGAT TCTGTTATCA CTTCACTGTG GTGATGGTGT CAGAGACGTT ACTTTGAATA AACTAGAGTG TTTCAAGCAG GCATTACGCC TTGAATACTC
A. taiwanensis. JPN      TCTGACAACA TTGTTCTGAT TCTGTTATCA CTTCACTGTG GTGATGGTGT CAGAGACGTT ACTTTGAATA AACTAGAGTG TTTCAAGCAG GCATTACGCC TTGAATACTC
A. culicis. THA          TCTGACAACA TTGTTCTGAT TCTGTTATCA CTTAACTGTG CTAATGGTAT CAGAGACGTT ACTTTGAATA AACTAGAGTG TTTCAAGCAG GCATTACGCC TTGAATACTC
```

图 6-6 蒲氏钩蝠蛾寄生簇虫与 *Ascogregarina* spp. 和 *P. metamorphosa* SSU rDNA 的多重序列比对

Figure 6-6 Multiple sequence alignment of SSU rDNAs from the gregarine parasite of *Thitarodes pui*, *Ascogregarina* spp. and *P. metamorphosa*

```
A. culicis. VNM.         TCTGACAACA TTGTTCTGAT TCTGTTATCA CTTAACTGTG CTGATGGTGT CAGAGACGTT ACTTTGAATA AACTAGAGTG TTTCAAGCAG GCATTACGCC TTGAATACTC
A. armigerei. JPN        TCTGACAACA TTATTCTGAT TCTGCTATCA CTTTATTGTG CTGGTGGCAT CGGAGACGTT ACTTTGAATA AACTAGAGTG TTTCAAGCAG GCATTATGCC TTGAATACTC
Ascogregarina sp. JPN    TCTGACAACA TTGTTCTGAT TCTGTTATCA CTTAATTGTG CTAATGGTGT CAGAGACGTT ACTTTGAATA AACTAGAGTG TTTCAAGCAG GCATTACGCC TTGAATACTC
P. metamorphosa          TCTGACAACA TTTGTCTGGT TCTGCTATAA CTTAACTGTT GTAGTAGTGT CAGAAACGTT ACTTTGAGTA AACTAGAGTG TTTCAAGCAG GCTTTATGCC TTGAATACTC
Clustal Consensus        ******* ** **  **** * ****     * * *    **       * *  * * ** * *** ******* ** ********** ********** ** * * *** **********

                            775        785        795        805        815        825        835        845        855        865        875
gregarine from T.pui     CAGCATGGAA TAATAAGTGA GAACTCAGGT TCTTCTTGTT GGTTCAAGAG CCAGAGTAAT GATTAATAGG GACAGTTAGG GGCATTCGAA TTTGGTAGCT AGAGGTGAAA
A. taiwanensis           CAGCATGGAA TAACAAATGA GAACTCAAGT TCTTCTTGTT GGTTCAAGAG CATGAGTAAT GATTAATAGG GACAGTTGGG GGCATTCGTA TTTGGTAGCT AGAGGTGAAA
A. taiwanensis. IND      CAGCATGGAA TAACAAATGA GAACTCAGGT TCTTCTTGTT GGTTCGAGAG CCAGAGTAAT GATTAATAGG GACAGTTGGG GGCATTCGTA TTTGGTAGCT AGAGGTGAAA
A. taiwanensis. JPN      CAGCATGGAA TAACAAATGA GAACTCAGGT TCTTCTTGTT GGTTCGAGAG CCAGAGTAAT GATTAATAGG GACAGTTGGG GGCATTCGTA TTTGGTAGCT AGAGGTGAAA
A. culicis. THA          CAGCATGGAA TAACAAATGA GAACTCAGGT TCTTCTTGTT GGTTCAAGAG CCAGAGTAAT GATTAATAGG GACAGTTGGG GGCATTCGTA TTTGGTAGCT AGAGGTGAAA
A. culicis. VNM.         CAGCATGGAA TAACAAATGA GAACTCAGGT TCTTCTTGTT GGTTCAAGAG CCAGAGTAAT GATTAATAGG GACAGTTGGG GGCATTCGTA TTTGGTAGCT AGAGGTGAAA
A. armigerei. JPN        CAGCATGGAA TAACAAATGA GGACTCCCGT TCTTCTTGTT GGTTCAAGAG CTCGAGTAAT GATTAATAGG GGCAGTTGGG GGCATTCGTA TTTGGTAGCT AGAGGTGAAA
Ascogregarina sp. JPN    CAGCATGGAA TAACAAATGA GAACTCAAGC TCTTCTTGTT GGTTCAAGAG CCAGAGTAAT GATTAATAGG GACAGTTGGG GGCATTCGTA TTTGGTAGCT AGAGGTGAAA
P. metamorphosa          CAGCATGGAA TAATAAGTAA GGACTCAGGT TCTTCTTGTT GGTTCAAGAG CCAGAGTAAT GATTAATAGG GACAGTTGGG GGCATTCGTA TTTGGAAGCT AGAGGTGAAA
Clustal Consensus        ********** *** ** * * * ****  *  ********** ***** **** *  ******* ********** * ***** ** ******** * ***** **** **********

                            885        895        905        915        925        935        945        955        965        975        985
gregarine from T.pui     TTCTTAGATT TACCAAAGAC GAACTACTGC GAAAGCATCT GCCAGGGATG TTTTCATTAA TCAAGAACGA AAGTTAGGGG ATCGAAGACG ATCAGATACC GTCGTAGTCT
A. taiwanensis           TTCTTAGATT TGCCAAAGAC GAACTACTGC GAAAGCATCT GCCAGGAATG TTTTCATTAA TCAAGAACGA AAGTTAGGGG ATCGAAGACG ATCAGATACC GTCGTAGTCT
A. taiwanensis. IND      TTCTTAGATT TGCCAAAGAC GAACTACTGC GAAAGCATCT GCCAGGAATG TTTTCATTAA TCAAGAACGA AAGTTAGGGG ATCGAAGACG ATCAGATACC GTCGTAGTCT
A. taiwanensis. JPN      TTCTTAGATT TGCCAAAGAC GAACTACTGC GAAAGCATCT GCCAGGAATG TTTTCATTAA TCAAGAACGA AAGTTAGGGG ATCGAAGACG ATCAGATACC GTCGTAGTCT
A. culicis. THA          TTCTTAGATT TGCCAAAGAC GAACTACTGC GAAAGCATCT GCCAGGAATG TTTTCATTAA TCAAGAACGA AAGTTAGGGG ATCGAAGACG ATCAGATACC GTCGTAGTCT
A. culicis. VNM.         TTCTTAGATT TGCCAAAGAC GAACTACTGC GAAAGCATCT GCCAGGAATG TTTTCATTAA TCAAGAACGA AAGTTAGGGG ATCGAAGACG ATCAGATACC GTCGTAGTCT
A. armigerei. JPN        TTCTTAGATT TGCCAAAGAC GAACTACTGC GAAAGCATCT GCCAGGAATG TTTTCATTAA TCAAGAACGA AAGTTAGGGG ATCGAAGACG ATCAGATACC GTCGTAGTCT
Ascogregarina sp. JPN    TTCTTAGATT TGCCAAAGAC GAACTACTGC GAAAGCATCT GCCAGGAATG TTTTCATTAA TCAAGAACGA AAGTTAGGGG ATCGAAGACG ATCAGATACC GTCGTAGTCT
P. metamorphosa          TTCTTAGATT TTCCAAAGAC GAACTACTGC GAAAGCATCT GCCAGGGATG TTTTCATTAA TCAAGAACGA AAGTTAGGGG ATCGAAGACG ATCAGATACC GTCGTAGTCT
Clustal Consensus        ********** * ******** ********** ********** ****** *** ********** ********** ********** ********** ********** **********

                            995       1005       1015       1025       1035       1045       1055       1065       1075       1085       1095
gregarine from T.pui     TAACCATAAA CGATGCCGAC TAGAGATTGG AAGTTGTCAC ATATATGCCT CTTTCAGCAC CTTATGAGAA ATCAAAGTCT TTGGGTTCTG GGGGGAGTAT GGTCGCAAGT
A. taiwanensis           TAACCATAAA CGATGCCGAC TAGAGATTGG AAGTTGTCAC ATATATGCCT CTTTCAGCAC CTTATGAGAA ATCAAAGTCT TTGGGTTCTG GGGGGAGTAT GGTCGCAAGT
A. taiwanensis. IND      TAACCATAAA CGATGCCGAC TAGAGATTGG AAGTTGTCAC ATATATGCCT CTTTCAGCAC CTTATGAGAA ATCAAAGTCT TTGGGTTCTG GGGGGAGTAT GGTCGCAAGT
A. taiwanensis. JPN      TAACCATAAA CGATGCCGAC TAGAGATTGG AAGTTGTCAC ATATATGCCT CTTTCAGCAC CTTATGAGAA ATCAAAGTCT TTGGGTTCTG GGGGGAGTAT GGTCGCAAGT
A. culicis. THA          TAACCATAAA CGATGCCGAC TAGAGATTGG AAGTTGTCAC ATATATGCCT CTTTCAGCAC CTTATGAGAA ATCAAAGTCT TTGGGTTCTG GGGGGAGTAT GGTCGCAAGT
A. culicis. VNM.         TAACCATAAA CGATGCCGAC TAGAGATTGG AAGTTGTCAC ATATATGCCT CTTTCAGCAC CTTATGAGAA ATCAAAGTCT TTAGGTTCTG GGGGGAGTAT GGTCGCAAGT
A. armigerei. JPN        TAACCATAAA CGATGCCGAC TAGAGATTGG AAGTTGTCAC ATACATGCCT CCTTCAGCAC CTTATGAGAA ATCAAAGTCT TTGGGTTCTG GGGGGAGTAT GGTCGCAAGT
Ascogregarina sp. JPN    TAACCATAAA CGATGCCGAC TAGAGATTGG AAGTTGTCAC ATATATGACT CTTTCAGCAC CTTATGAGAA ATCAAAGTCT TTGGGTTCTG GGGGGAGTAT GGTCGCAAGT
P. metamorphosa          TAACCATAAA CGATGCCGAC TAGAGATTGG AAGTTGTCAC ATATATGCCT CTTTCAGCAC CTTATGAGAA ATCAAAGTCT TTGGGTTCTG GGGGGAGTAT GGTCGCAAGT
Clustal Consensus        ********** ********** ********** ********** *** *** ** * ******** ********** ********** ** ******* ********** **********

                           1105       1115       1125       1135       1145       1155       1165       1175       1185       1195       1205
gregarine from T.pui     CTGAAACTTA AAGGAATTGA CGGAAGGGCA CCACCAGGAG TGGAGCCTGC GGCTTAATTT GACTCAACAC GGGAAAACTC ACCAGGTCCA GACATGGGAA GGATTGACAG
A. taiwanensis           CTGAAACTTA AAGGAATTGA CGGAAGGGCA CCACCAGGAG TGGAGCCTGC GGCTTAATTT GACTCAACAC GGGAAAACTC ACCAGGTCCA GACATGGGAA GGATTGACAG
A. taiwanensis. IND      CTGAAACTTA AAGGAATTGA CGGAAGGGCA CCACCAGGAG TGGAGCCTGC GGCTTAATTT GACTCAACAC GGGAAAACTC ACCAGGTCCA GACATGGGAA GGATTGACAG
A. taiwanensis. JPN      CTGAAACTTA AAGGAATTGA CGGAAGGGCA CCACCAGGAG TGGAGCCTGC GGCTTAATTT GACTCAACAC GGGAAAACTC ACCAGGTCCA GACATGGGAA GGATTGACAG
A. culicis. THA          CTGAAACTTA AAGGAATTGA CGGAAGGGCA CCACCAGGAG TGGAGCCTGC GGCTTAATTT GACTCAACAC GGGAAAACTC ACCAGGTCCA GACATGGGAA GGATTGACAG
A. culicis. VNM.         CTGAAACTTA AAGGAATTGA CGGAAGGGCA CCACCAGGAG TGGAGCCTGC GGCTTAATTT GACTCAACAC GGGAAAACTC ACCAGGTCCA GACATGGGAA GGATTGACAG
A. armigerei. JPN        CTGAAACTTA AAGGAATTGA CGGAAGGGCA CCACCAGGAG TGGAGCCTGC GGCTTAATTT GACTCAACAC GGGAAAACTC ACCAGGTCCA GACATGGGAA TGATTGACAG
Ascogregarina sp. JPN    CTGAAACTTA AAGGAATTGA CGGAAGGGCA CCACCAGGAG TGGAGCCTGC GGCTTAATTT GACTCAACAC GGGAAAACTC ACCAGGTCCA GACATGGGAA GGATTGACAG
P. metamorphosa          CTGAAACTTA AAGGAATTGA CGGAAGGGCA CCACCAGGAG TGGAGCCTGC GGCTTAATTT GACTCAACAC GGGAAAACTC ACCAGGTCCA GACATGGGAA GGATTGACAG
Clustal Consensus        ********** ********** ********** ********** ********** ********** ********** ********** ********** **********  *********

                           1215       1225       1235       1245       1255       1265       1275       1285       1295       1305       1315
gregarine from T.pui     ATTGAGAGCT CTTTCTTGAT TCTATGGGTG GTGGTGCATG GCCGTTCTTA GTTGGTGGAG TGATTTGTCT GGTTAATTCC GTTAACGAAC GAGACTTTAA CCTGCTAAAT
A. taiwanensis           ATTGAGAGCT CTTTCTTGAT TCTATGGGTG GTGGTGCATG GCCGTTCTTA GTTGGTGGAG TGATTTGTCT GGTTAATTCC GTTAACGAAC GAGACTTTAA CCTGCTAAAT
A. taiwanensis. IND      ATTGAGAGCT CTTTCTTGAT TCTATGGGTG GTGGTGCATG GCCGTTCTTA GTTGGTGGAG TGATTTGTCT GGTTAATTCC GTTAACGAAC GAGACTTTAA CCTGCTAAAT
A. taiwanensis. JPN      ATTGAGAGCT CTTTCTTGAT TCTATGGGTG GTGGTGCATG GCCGTTCTTA GTTGGTGGAG TGATTTGTCT GGTTAATTCC GTTAACGAAC GAGACTTTAA CCTGCTAAAT
A. culicis. THA          ATTGAGAGCT CTTTCTTGAT TCTATGGGTG GTGGTGCATG GCCGTTCTTA GTTGGTGGAG TGATTTGTCT GGTTAATTCC GTTAACGAAC GAGACTTTAA CCTGCTAAAT
A. culicis. VNM.         ATTGAGAGCT CTTTCTTGAT TCTATGGGTG GTGGTGCATG GCCGTTCTTA GTTGGTGGAG TGATTTGTCT GGTTAATTCC GTTAACGAAC GAGACTTTAA CCTGCTAAAT
A. armigerei. JPN        ATTGAGAGCT CTTTCTTGAT TCTATGGGTG GTGGTGCATG GCCGTTCTTA GTTGGTGGAG TGATTTGTCT GGTTAATTCC GTTAACGAAC GAGACTTTAA CCTGCTAAAT
Ascogregarina sp. JPN    ATTGAGAGCT CTTTCTTGAT TCTATGGGTG GTGGTGCATG GCCGTTCTTA GTTGGTGGAG TGATTTGTCT GGTTAATTCC GTTAACGAAC GAGACTTTAA CCTGCTAAAT
P. metamorphosa          ATTGAGAGCT CTTTCTTGAT TCTATGGGTG GTGGTGCATG GCCGTTCTTA GTTGGTGGAG TGATTTGTCT GGTTAATTCC GTTAACGAAC GAGACTTTAA CCTGCTAAAT
Clustal Consensus        ********** ********** ********** ********** ********** ********** ********** ********** ********** ********** **********

                           1325       1335       1345       1355       1365       1375       1385       1395       1405       1415       1425
gregarine from T.pui     AGACACTAGA GCTTTGGCTC TAGCTGCGCT TCTTAGAGGG ACTTTGCGTG TTTAACGCAA GGAAGTTTAA GGCAATAACA GGTCTGTGAT GCCCTTAGAT GTTCTGGGCT
A. taiwanensis           AGACACCAAA GCTACGGCTT TGGCTGCGCT TCTTAGAGGG ACTTTACGTG TTTAACGTAA GGAAGTTTAA GGCAATAACA GGTCTGTGAT GCCCTTAGAT GTTCTGGGCC
A. taiwanensis. IND      AGACACCAAA GCTACGGCTT TGGCTGCGCT TCTTAGAGGG ACTTTACGTG TTTAACGTAA GGAAGTTTAA GGCAATAACA GGTCTGTGAT GCCCTTAGAT GTTCTGGGCC
A. taiwanensis. JPN      AGACACCAAA GCTACGGCTT TGGCTGCGCT TCTTAGAGGG ACTTTACGTG TTTAACGTAA GGAAGTTTAA GGCAATAACA GGTCTGTGAT GCCCTTAGAT GTTCTGGGCC
A. culicis. THA          AGACACCAAA GCTACGGCTT TGGCTGCGCT TCTTAGAGGG ACTTTACGTG TTTAACGTAA GGAAGTTTAA GGCAATAACA GGTCTGTGAT GCCCTTAGAT GTTCTGGGCC
A. culicis. VNM.         AGACACCAAA GCTACGGCTT TGGCTGCGCT TCTTAGAGGG ACTTTACGTG TTTAACGTAA GGAAGTTTAA GGCAATAACA GGTCTGTGAT GCCCTTAGAT GTTCTGGGCC
A. armigerei. JPN        AGACACCAAA GCTACGGCTT TGGCTGCGCT TCTTAGAGGG ACTTTACGTG TTTAACCTAA GGAAGTTTAA GGCAATAACA GGTCTGTGAT GCCCTTAGAT GTTCTGGGCC
Ascogregarina sp. JPN    AGACACCAAA GCTACGGCTT TGGCTGCGCT TCTTAGAGGG ACTTTACGTG TTTAACGTAA GGAAGTTTAA GGCAATAACA GGTCTGTGAT GCCCTTAGAT GTTCTGGGCC
P. metamorphosa          AGACACTAAA GCTTAGGCTT TAGCTGCGCT TCTTAGAGGG ACTTTGCGTG TTTAACGCAA GGAAGTTTAA GGCAATAACA GGTCTGTGAT GCCCTTAGAT GTTCTGGGCT
Clustal Consensus        ****** * * ***  ****  * ******** ********** ***** **** ******   ** ********** ********** ********** ********** *********

                           1435       1445       1455       1465       1475       1485       1495       1505       1515       1525       1535
gregarine from T.pui     GCACGCGCGC TACACTGATG CATTCAACAA GTATTTCCTG ATCTGGCGAG GTTGGGTAAT CTTTTGAGTA TGCATCGTGA TGGGGATAGA TGATTGTAAT TATTCATCTT
A. taiwanensis           GCACGCGCGC TACACTGATG CATTCAACAA GTATTTCCTG ATCTGGCGAG GTTGGGTAAT CTTTTGAGTA TGCATCGTGA TGGGGATAGA TGATTGTAAT TATTCATCTT
A. taiwanensis. IND      GCACGCGCGC TACACTGATG CATTCAACAA GTATTTCCTG ATCTGGCGAG GTTGGGTAAT CTTTTGAGTA TGCATCGTGA TGGGGATAGA TGATTGTAAT TATTCATCTT
A. taiwanensis. JPN      GCACGCGCGC TACACTGATG CATTCAACAA GTATTTCCTG ATCTGGCGAG GTTGGGTAAT CTTTTGAGTA TGCATCGTGA TGGGGATAGA TGATTGTAAT TATTCATCTT
A. culicis. THA          GCACGCGCGC TACACTGATG CATTCAACAA GTATTTCCTG ATCTGGCGAG GTTGGGTAAT CTTTTGAGTA TGCATCGTGA TGGGGATAGA TGATTGTAAT TATTCATCTT
A. culicis. VNM.         GCACGCGCGC TACACTGATG CATTCAACAA GTATTTCCTG ATCTGGCGAG GTTGGGTAAT CTTTTGAGTA TGCATCGTGA TGGGGATAGA TGATTGTAAT TATTCATCTT
A. armigerei. JPN        GCACGCGCGC TACACTGATG CATTCAACAA GTATTTCCTG ATCTGGCGAG CTTGGGTAAT CTTTTGAGTA TGCATCGTGA TGGGGATAGA TGATTGTAAT TGTTCATCTT
Ascogregarina sp. JPN    GCACGCGCGC TACACTGATG CATTCAACAA GTATTTCCTG ATCTGGCGAG GTTGGGTAAT CTTTTGAGTA TGCATCGTGA TGGGGATAGA TGATTGTAAT TATTCATCTT
P. metamorphosa          GCACGCGCGC TACACTGATG CATTCAACAA GTATTTCCTA ATCTGGCGAG ATTTGGTAAT CTTTTGAGTA TGCATCGTGA TGGGGATAGA TGATTGTAAT TATTCATCTT
Clustal Consensus        ********** ********** ********** *********  **********   ** ****** ********** ********** ********** ********** * ********
```

图 6-6　蒲氏钩蝠蛾寄生簇虫与 *Ascogregarina* spp. 和 *P. metamorphosa* SSU rDNA 的多重序列比对（续）

Figure 6-6　Multiple sequence alignment of SSU rDNAs from the gregarine parasite of *Thitarodes pui*, *Ascogregarina* spp. and *P. metamorphosa* (continued)

```
                          1545       1555       1565       1575       1585       1595       1605       1615       1625       1635       1645
gregarine from T.pui     GAACGAGGAA TTCCTAGTAA GCGCAAGTCA TTAGCTTGTG CTGATTATGT CCCTGCCCTT TGTACACACC GCCCGTCGCT GGATGACT GGATGATCCG GTGATGACT
A. taiwanensis           GAACGAGGAA TTCCTAGTAA GCGCAAGTCA TTAGCTTGTG CTGATTATGT CCCTGCCCTT TGTACACACC GCCCGTCGCT TCAATCGACT GGATGATCCG GTGAATGACT
A. taiwanensis. IND      GAACGAGGAA TTCCTAGTAA GCGCAAGTCA TTAGCTTGTG CTGATTATGT CCCTGCCCTT TGTACACACC GCCCGTCGCT TCAATCGACT GGATGATCCG GTGAATGACT
A. taiwanensis. JPN      GAACGAGGAA TTCCTAGTAA GCGCAAGTCA TTAGCTTGTG CTGATTATGT CCCTGCCCTT TGTACACACC GCCCGTCGCT TCAATCGACT GGATGATCCG GTGAATGACT
A. culicis. THA          GAACGAGGAA TTCCTAGTAA GCGCAAGTCA TTAGCTTGTG CTGATTATGT CCCTGCCCTT TGTACACACC GCCCGTCGCT TCAATCGACT GGATGATCCG GTGAATGACT
A. culicis. VNM.         GAACGAGGAA TTCCTAGTAA GCGCAAGTCA TTAGCTTGTG CTGATTATGT CCCTGCCCTT TGTACACACC GCCCGTCGCT TCAATCGACT GGATGATCCG GTGAATGACT
A. armigerei. JPN        GAACGAGGAA TTCCTAGTAA GCGCAAGTCA TTAGCTTGTG CTGATTATGT CCCTGCCCTT TGTACACACC GCCCGTCGCT TCAATCGACT GGATGATCCG GTGAATGACT
Ascogregarina sp. JPN    GAACGAGGAA TTCCTAGTAA GCGCAAGTCA TTAGCTTGTG CTGATTATGT CCCTGCCCTT TGTACACACC GCCCGTCGCT TCAATCGACT GGATGATCCG GTGAATGACT
P. metamorphosa          GAACGAGGAA TTCCTAGTAA GCACAAGTCA TCAACTTGTG CTGATTACGT CCCTGCCCTT TGTACACACC GCCCGTCGCC TCAACCGATT GGATGATCCG GTGAATGACT
Clustal Consensus        ********** ********** ** * ***** * *  ***** ******* ** ********* ********** ********* ****  **  * ********* **********

                          1655       1665       1675       1685       1695       1705       1715       1725       1735
gregarine from T.pui     CGGACTGGCG AGTGGGTGGA AACATTTG-C TTGCTGGAAA GTTTTGTGAA CCAATCATC  TGAAGAATGA AAAAGTCGTA ACATGGTATC T
A. taiwanensis           CGGACTGACG AAAAGGTGGA AACATCTC-T TTGTTGGAAA GTTTTGTGAA CCTAATCATC TGAAGAATGA AAAAGTCGTA ACACGGTATC C
A. taiwanensis. IND      CGGACTGACG AAAAGGTGGA AACATCTC-T TTGTTGGAAA GTTTTGTGAA CCTAATCATC TGAAGAATGA AAAAGTCGTA ACACGGTATC C
A. taiwanensis. JPN      CGGACTGACG AAAAGGTGGA AACATCTC-T TTGTTGGAAA GTTTTGTGAA CCTAATCATC TGAAGAATGA AAAAGTCGTA ACACGGTATC C
A. culicis. THA          CGGACTGACG AAAAGGTGGA AACATCTC-T TTGTTGGAAA GTTTTGTGAA CCTAATCATC TGAAGAATGA AAAAGTCGTA ACACGGTATC C
A. culicis. VNM.         CGGACTGACG AAGAGGTGGA AACATCTC-T TTGTTGGAAA GTTTTGTGAA CCTAATCATC TGAAGAATGA AAAAGTCGTA ACACGGTATC C
A. armigerei. JPN        CTGACTGACG AAGAGATGGA AACATCAAGT TTGTTGGAAA GTTT-GTAAA CCTAATCATC TGAAGAATGA AAAAGTCGTA ACACGGTATC C
Ascogregarina sp. JPN    CGGACTGACG AAAAGGTGGA AACATCTC-T TTGTTGGAAA GTTTTGTGAA CCTAATCATC TGAAGAATGA AAAAGTCGTA ACACGGTATC C
P. metamorphosa          CGGACTGAGG AGAAGGCGGA AACACTTT-C TTTTTGGAAA GTTTTGTAAA CCAAATCATC T-AGAGATGA GAAAGTCGTA ACACGGTATC T
Clustal Consensus        * ****** *  * *  * *** ****    *  ** ****** **** ** ** * ******* * ** ***** * ********* *** ******
```

图 6-6 蒲氏钩蝠蛾寄生簇虫与 *Ascogregarina* spp. 和 *P. metamorphosa* SSU rDNA 的多重序列比对（续）

Figure 6-6 Multiple sequence alignment of SSU rDNAs from the gregarine parasite of *Thitarodes pui*, *Ascogregarina* spp. and *P. metamorphosa* (continued)

表 6-1 鳞翅目寄生簇虫属 SSU rDNA 序列一致性比例（%）

Table 6-1 Percent sequence identities of SSU rDNAs from lepidopteran gregarine genera

簇虫种类（SSU rDNA GenBank 登录号）	1	2	3	4
1. *Thitarodes pui* 寄生簇虫（HQ619959）				
2. *Ophriocystis elektroscirrha*（AF129883）	87.71			
3. *Mattesia* sp.（AY334569）	86.80	85.38		
4. *Mattesia geminata*（AY334568）	86.46	84.53	95.13	
5. *Leidyana migrator*（AF457130）	63.06	62.21	62.89	62.04

6.2.2 蒲氏钩蝠蛾寄生簇虫 SSU rDNA 分子进化分析

以 SSU rDNA 为分子标记，脊椎动物寄生虫隐孢子虫 *Cryptosporidium* spp. 为外群，应用 PHYLIP 3.6 构建簇虫系统发育树。系统发育分析包含 38 种簇虫的 SSU rDNA 序列信息。同蒲氏钩蝠蛾寄生簇虫，*Ophriocystis*、*Mattesia* 和 *Leidyana* 簇虫可寄生鳞翅目昆虫；*Paraschneideria*、*Ascogregarina*、*Psychodiella*、*Mattesia* 和 *Monocytis* 簇虫则拥有双锥形卵囊。

SSU rDNA NJ 和 ML 分子进化树均显示蒲氏钩蝠蛾寄生簇虫与 *Ascogregarina* 和 *Paraschneideria* 簇虫关系密切，而与其他鳞翅目寄生簇虫关系较为疏远，与 Blast 结果相符。但应用不同方法构建的簇虫 SSU rDNA 分子进化树存在少许差异。NJ 分子进化树显示 *P. metamorphosa* 相比蒲氏钩蝠蛾寄生簇虫和 *Ascogregarina* 簇虫，更早分化（图 6-7）；而 ML 分子进化树则显示蒲氏钩蝠蛾寄生簇虫分化早于 *P. metamorphosa*（图 6-8）。

6.2.3 蒲氏钩蝠蛾寄生簇虫 ITS-5.8S rDNA 序列分析

目前为止，GenBank 数据库中已登录的簇虫 ITS-5.8S rDNA 序列信息较少，以 *Ascogregarina* 簇虫为主（*Paraschneideria* 簇虫 ITS-5.8S rDNA 序列尚未登录）。本研究以蒲氏钩蝠蛾寄生簇虫配子囊总 DNA 为模板，应用真核生物 ITS-5.8S rDNA 扩增通用引物进行 PCR，获得长度为 494 bp 的 ITS-5.8S rDNA 序列，其 GenBank 登录号为 HQ619958（图 6-9）。

Blast 结果显示，蒲氏钩蝠蛾寄生簇虫与其他簇虫 ITS-5.8S rDNA 序列差异明显，其中，与 *A. culicis* ITS-5.8S rDNA 序列一致性比例最高，但仅为 73.91%（表 6-2）。尤其在 ITS1 区间，与蒲氏钩蝠蛾寄生簇虫相比，*Ascogregarina* 簇虫存在 22 bp 长度的碱基片段缺失（图 6-9）。

6.2.4 讨论

Blast 结果显示，蒲氏钩蝠蛾寄生簇虫 rDNA

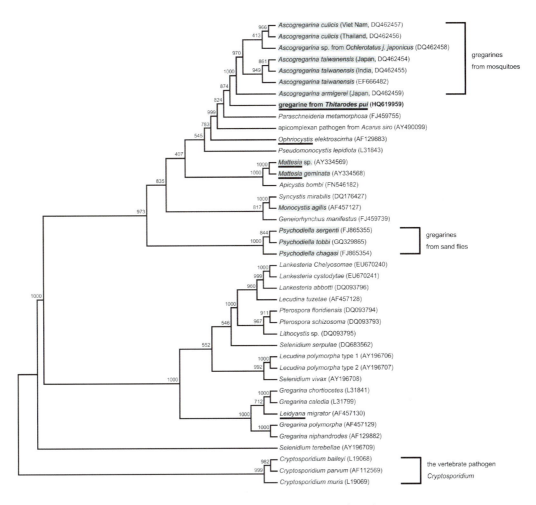

图 6-7 簇虫 SSU rDNA NJ 分子进化树

Figure 6-7 Neighbor-joining tree inferred from small subunit ribosomal DNA sequences of gregarines

括号内代码为 SSU rDNA 序列 GenBank 登录号。*Ophriocystis*、*Mattesia* 和 *Leidyana* 簇虫可寄生鳞翅目昆虫；*Ascogregarina*、*Psychodiella*、*Mattesia* 和 *Monocytis* 簇虫则拥有双锥形卵囊。隐孢子虫 *Cryptosporidium* spp. 作为外群。树枝上的数字表示经 bootstrap 验证（1000 次重复）该枝的可信度

The GenBank accession numbers of the sequences are shown in parentheses. Underlines denote some genera in which some species had been isolated from Lepidoptera. Some species in the genera with lemon-shaped oocysts are highlighted in grey boxes. *Cryptosporidium* spp. served as an outgroup. Bootstrap values (1000 replicates) are shown above the branches

序列与 *Ascogregarina* 簇虫相应序列的同源性最高；簇虫 SSU rDNA 分子进化树表明，该簇虫与 *Ascogregarina* 和 *Paraschneideria* 簇虫关系最为密切。如前所述，三者卵囊形态也较为相似。

然而，蒲氏钩蝠蛾寄生簇虫与 *Ascogregarina* 簇虫的 ITS 序列仍然存在明显差异，二者 ITS-5.8S rDNA 序列一致性比例最高仅为 76%，因此，可以明确蒲氏钩蝠蛾寄生簇虫与已知的 *Ascogregarina* 簇虫仍存在一定的差异。

虽然，SSU rDNA 作为最佳分子指标，越来越多地应用于簇虫系统发育研究，但是，SSU rDNA 分子进化树结果的准确性有待验证。在簇虫 SSU rDNA 分子进化树中，与某些同目簇虫相比，分属于不同目的 *O. elektroscirrha*（Neogregarinorida）与 *Ascogregarina*（Eugregarinorida）簇虫之间的关系显得更为紧密。因此，簇虫系统发育研究不能完全依赖于簇虫 SSU rDNA 分子进化分析，更需结合簇虫形态学与生物学研究。

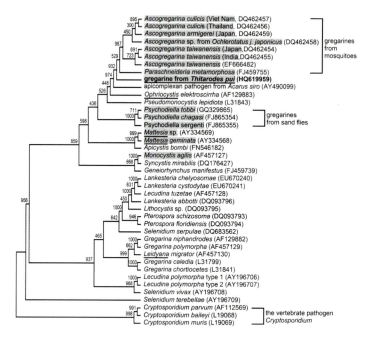

图 6-8 簇虫 SSU rDNA ML 分子进化树

Figure 6-8 Maximum likelihood tree inferred from small subunit ribosomal DNA sequences of gregarines

括号内代码为 SSU rDNA 序列 GenBank 登录号。*Ophriocystis*、*Mattesia* 和 *Leidyana* 簇虫可寄生鳞翅目昆虫；*Ascogregarina*、*Psychodiella*、*Mattesia* 和 *Monocytis* 属簇虫则拥有双锥形卵囊。隐孢子虫 *Cryptosporidium* spp. 作为外群。树枝上的数字表示经 bootstrap 验证（1000 次重复）该枝的可信度

The GenBank accession numbers of the sequences are shown in parentheses. Underlines denote some genera in which some species had been isolated from Lepidoptera. Some species in the genera with lemon-shaped oocysts are highlighted in grey boxes. *Cryptosporidium* spp. served as an outgroup. Bootstrap values (1000 replicates) are shown above the branches

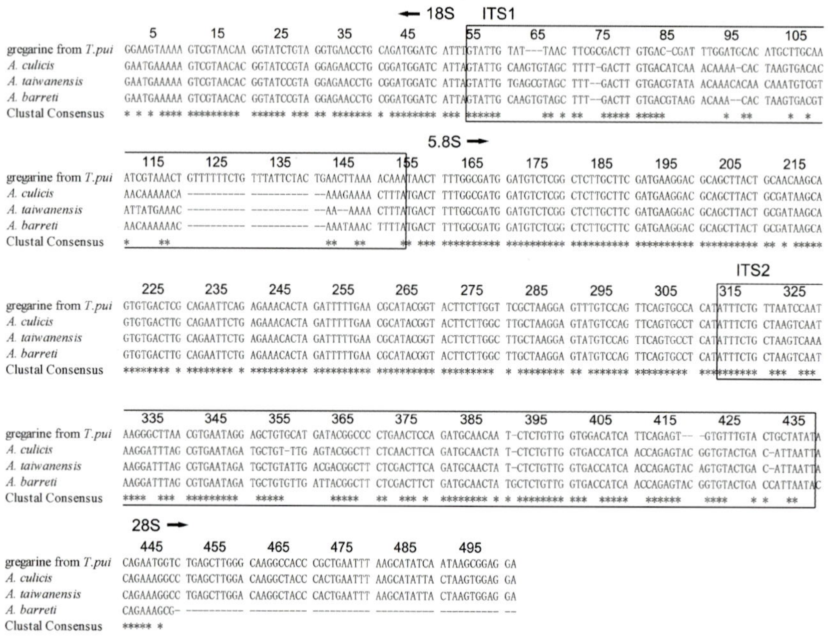

图 6-9 蒲氏钩蝠蛾簇虫与 *Ascogregarina* 簇虫 ITS-5.8S rDNA 多重序列比对

Figure 6-9 Multiple sequence alignment of ITS-5.8S rDNAs from the gregarine parasite of *Thitarodes pui* and *Ascogregarina* spp.

"*" 表示一致碱基，"-" 表示缺口或末端未知碱基

'*' indicates identical base. '-' indicates an introduced gap or unknown base at the end

表 6-2　蒲氏钩蝠蛾寄生簇虫及其他簇虫的 ITS-5.8S rDNA 序列一致性比例

Table 6-2　Percent pairwise identities of ITS-5.8S rDNA sequences from the gregarine parasite of *Thitarodes pui* and other gregarines

簇虫种类（ITS-5.8S rDNA GenBank 登录号）	1	2	3	4
1. *Thitarodes pui* 寄生簇虫（HQ619958）				
2. *Ascogregarina culicis*（AY327258）	73.91			
3. *Ascogregarina taiwanensis*（AY326461）	73.52	93.79		
4. *Ascogregarina barreti*（AY327259）	63.64	93.02	90.00	
5. *Monocystis* sp.（FM174728）	51.38	53.56	53.16	49.01

6.3　蒲氏钩蝠蛾肠道内寄生簇虫的荧光原位杂交检测

荧光原位杂交 FISH 是于 20 世纪 80 年代末兴起的一种荧光标记分子细胞遗传技术，具备安全、快速、灵敏度高等优点。FISH 基本原理为用特定荧光如生物素等标记 DNA 或 RNA 探针，靶分子与探针杂交并连接荧光素标记物，置于荧光显微镜下即可观察探针标记分子位点。在微生物研究领域中，FISH 特异探针的靶位点多数位于具有高丰度的核糖体 RNA 上，荧光探针与核糖体 RNA 杂交后，细胞可发出强烈的荧光信号。目前，FISH 已大量应用于微生物种类鉴定及微生物群落的定量分析（Amann and Fuchs, 2008；Giovannoni et al., 1988），但在簇虫研究领域，未见相关报道。

GenBank 数据库中簇虫 SSU rDNA 序列信息相对丰富，可作为簇虫特异探针设计依据。本节选取蒲氏钩蝠蛾血腔簇虫（配子囊）SSU rDNA 序列特异性区域，设计合成 Cy5 荧光标记特异探针。通过荧光原位杂交技术，此探针可与该簇虫细胞质核糖体小亚基靶位点结合，显示红色荧光信号。由此，可以鉴定该簇虫在蒲氏钩蝠蛾幼虫宿主消化道内的发育状态［卵囊、子孢子和（或）营养体等］，为该簇虫生活史研究提供基础。

6.3.1　蒲氏钩蝠蛾寄生簇虫特异探针

依据已扩增的蒲氏钩蝠蛾寄生簇虫 SSU rDNA 序列，寻找其特异性区域设计特异探针。经 DNAStar 评估后，最终选取探针 P-SSU1 和 P-SSU2，其序列分别为 5'- CACTACCTCATGATGT-CCA-3' 和 5'-CACCACATCAACTACAACG-3'。将 P-SSU1 和 P-SSU2 序列输入 GenBank 进行 BLAST 检索，初步验证探针特异性良好。

6.3.2　蒲氏钩蝠蛾肠道疑似寄生簇虫

蒲氏钩蝠蛾幼虫肠液中含有几种疑似的寄生簇虫，各形态如图 6-10 所示。可依据 Perkins 等（2000）描述对疑似簇虫进行初步鉴定。

6.3.3　蒲氏钩蝠蛾肠道寄生簇虫的 FISH 鉴定

应用蒲氏钩蝠蛾寄生簇虫 Cy5 荧光标记特异探针 P-SSU1 和 P-SSU2，分别对蒲氏钩蝠蛾幼虫肠道中含有的疑似簇虫进行荧光原位杂交检测。

结果显示，P-SSU1 和 P-SSU2 探针均可有效标记蒲氏钩蝠蛾（31 号）肠液内寄生簇虫（图 6-11A、C、E 和 G）。该簇虫被 P-SSU1 和 P-SSU2 探针标记后，细胞质内发出红色点状荧光（图 6-11B 和 F）。而当该簇虫样品经 RNaseA 处理后，再经 P-SSU1 或 P-SSU2 探针标记，细胞内荧光信号消失（图 6-11D、H）。与此同时，如前所述，在该宿主血淋巴内发现有簇虫配子囊寄生。

此外，在另一头蒲氏钩蝠蛾 7 龄幼虫（5 号）肠道内发现与上述形态不同的寄生簇虫，亦可与 P-SSU 探针发生特异性结合（图 6-12）。该簇虫又以两种不同形态存在于宿主消化道内。其中一种体色较深，被 P-SSU 探针标记后，细胞质内显现红色点状荧光。另一种为无色，顶端含有瘤状颗粒，且被一层外鞘包裹；被 P-SSU 探针标记后，细胞质内及外鞘内侧周边均显现出红色荧光。

该宿主肠液显微观察结果进一步显示暗色、棒状簇虫细胞在前体细胞内成熟，并伴随前体细胞膜破裂，而得以释放（图 6-13）。与此同时，如

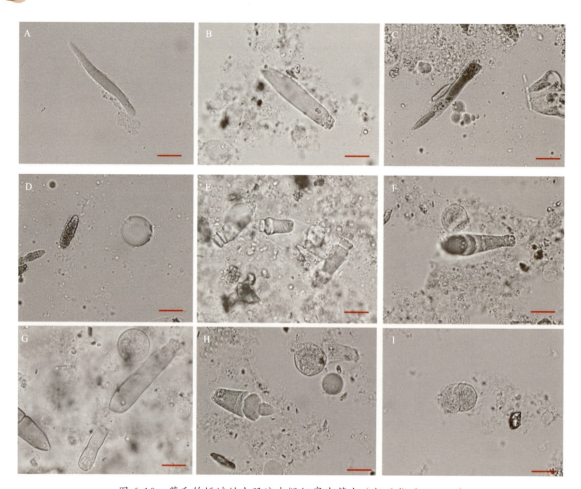

图 6-10 蒲氏钩蝠蛾幼虫肠液内疑似寄生簇虫（标尺指示 20 μm）
Figure 6-10 Possible gregarine parasites from *Thitarodes pui* larval gut(Scale bar = 20 μm)

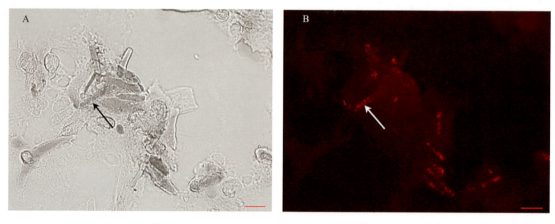

图 6-11 蒲氏钩蝠蛾（31 号）肠液内寄生簇虫的荧光原位杂交检测
Figure 6-11 Detection of gregarine parasites from *Thitarodes pui* larval gut (No.31) by Fluorescence *in situ* hybridization
A、C、E 和 G 为可见光图片，B 为 P-SSU1 探针标记图片，D 为 RNaseA 处理后 P-SSU1 探针标记图片，F 为 P-SSU2 探针标记图片，H 为 RNaseA 处理后 P-SSU2 探针标记图片。标尺 = 20 μm
Photographs showed in the bright-field view (A, C, E, G) and epifluorescence microscopic field with Cy5 filter cube (B, D, F, H). Cells stained by Cy5 labeled specific probes P-SSU1 (B) and P-SSU2 (F) displayed strong red fluorescence. After pre-treatment with RNase A, P-SSU1 (D) and P-SSU2 (H) staining cells displayed no signal. Scale bar = 20 μm

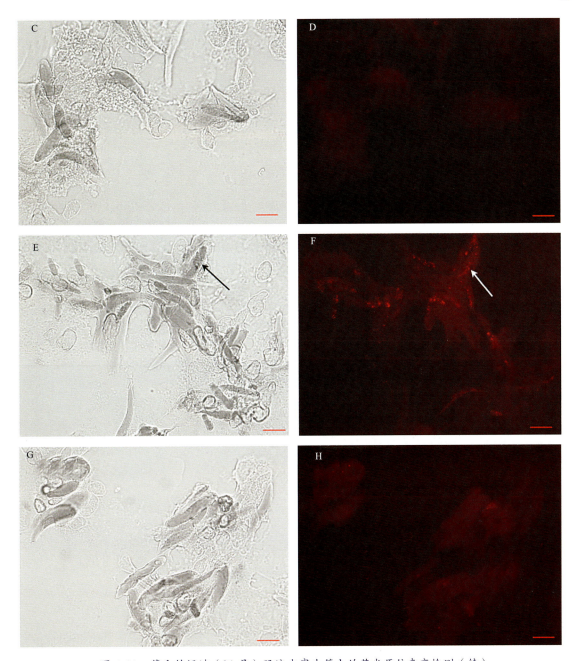

图 6-11　蒲氏钩蝠蛾（31号）肠液内寄生簇虫的荧光原位杂交检测（续）

Figure 6-11　Detection of gregarine parasites from *Thitarodes pui* larval gut (No.31) by Fluorescence *in situ* hybridization (continued)

前所述，在该宿主血腔内发现有簇虫配子囊寄生，配子囊内所含卵囊为双锥形；该簇虫（配子囊）经 ITS-5.8S rDNA 分子鉴定后，被确认为前述血腔簇虫。

6.3.4　讨论

先前研究证实，簇虫卵囊被昆虫幼虫摄取后，首先在宿主消化道内释放子孢子，子孢子则滞留于肠道或转移至血腔或生殖泡中进一步发育为营养体。营养体成熟后形成配子体，进入有性生殖（Beier and Craig, 1985; Leander, 2008）。

蒲氏钩蝠蛾熟龄幼虫（31号和160号）血淋巴中含有疑似簇虫配子体，雌、雄配子体发生会合形成配子囊。配子囊成熟后肉眼可见于幼虫（含5号）或成虫宿主血腔内。由此断定：该蒲氏钩蝠蛾寄生簇虫子孢子从被吞食的成熟卵囊中释放后，需经肠道转移至血腔内进行后期生长发育。

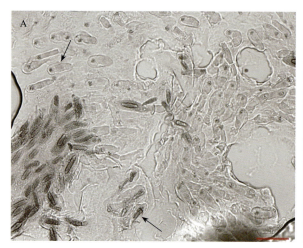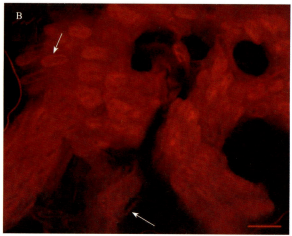

图 6-12 蒲氏钩蝠蛾（5号）肠道内寄生簇虫的荧光原位杂交检测

Figure 6-12 Detection of gregarine parasites from *Thitarodes pui* larval gut (No.5) by Fluorescence *in situ* hybridization

A 为可见光图片，B 为 P-SSU2 探针标记图片，被 Cy5 探针 P-SSU2 标记的细胞显示强烈的红色荧光。标尺 = 50 μm

Photographs showed in the bright-field view (A) and epifluorescence microscopic field with Cy5 filter cube (B). Cells stained by Cy5 labeled specific probes P-SSU2 (B) displayed strong red fluorescence. Scale bar = 50 μm

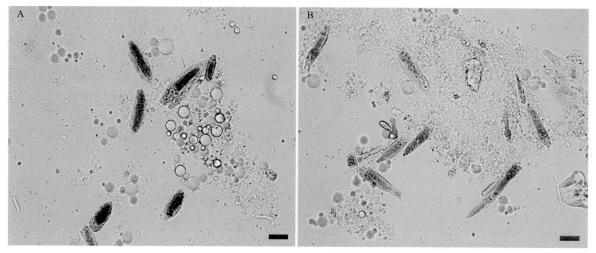

图 6-13 蒲氏钩蝠蛾（5号）肠液内寄生簇虫的光学显微观察（标尺指示 20 μm）

Figure 6-13 Light microscopic observation of gregarine parasites from *Thitarodes pui* larval gut (No.5)（Scale bar = 20 μm)

A、B 均显示肠液中的棒状簇虫

Both A and B showed the rodlike gregarine in the gut of *T.pui* larvae under light microscopic view

与血淋巴相比，昆虫幼虫消化道环境复杂，因此不易于簇虫卵囊、子孢子或营养体等发育阶段的观察与鉴定。本研究在蒲氏钩蝠蛾幼虫消化道中发现了多种形态各异的疑似簇虫，仅凭形态学观察难以对其明确区分；但可通过荧光原位杂交技术对疑似簇虫进行物种鉴定和生活史研究。应用蒲氏钩蝠蛾血腔簇虫 SSU rDNA 特异探针（Cy5 荧光标记 P-SSU 探针）进行荧光原位杂交检测，可明确该簇虫在蒲氏钩蝠蛾幼虫宿主消化道内的发育状态［游离态卵囊、子孢子和（或）营养体等］。

荧光原位杂交结果显示，P-SSU 探针可有效标记蒲氏钩蝠蛾幼虫（5号和31号）肠道内寄生簇虫，而其他疑似簇虫细胞质内未见荧光信号，这表明 P-SSU 探针与特定蒲氏钩蝠蛾寄生簇虫的结合具有特异性。与此同时，5号和31号簇虫样品经 RNaseA 处理后，无法结合 P-SSU 探针获取荧光信号，故证实 P-SSU 探针是与该簇虫细胞质中 rRNA 结合，红色点状荧光即指示核糖体靶位点。

6.4 蒲氏钩蝠蛾寄生簇虫 *Ascogregarina* sp. 生活史及物种特征

簇虫多为单主寄生（monoxenous parasitism），即完成整个生活史仅需一种宿主（Clopton et al., 1992; Rueckert et al., 2010）。前述研究结果显示，蒲氏钩蝠蛾寄生簇虫子孢子与营养体在幼虫宿主肠道内发育，而其疑似配子体与配子囊（含卵囊）则见于宿主血腔内。

参考 *Ascogregarina* 簇虫各发育阶段形态特征，可对上述蒲氏钩蝠蛾寄生簇虫进行鉴定、分析。不同蒲氏钩蝠蛾幼虫（5号、31号和160号）体内寄生的不同形态簇虫代表该簇虫的多个发育阶段。

6.4.1 蒲氏钩蝠蛾不同发育阶段的簇虫寄生率

解剖野外采集的各发育阶段蒲氏钩蝠蛾试虫，收集血淋巴、脂肪体、肠道（含肠液和肠道表皮细胞）等组织进行光学显微观察；对宿主血腔内寄生的簇虫配子囊进行 ITS-5.8S rDNA 分子鉴定；选取 SSU rDNA 特异探针 P-SSU，应用荧光原位杂交技术检测宿主肠道内簇虫子孢子与营养体。

统计分析结果（表6-3）显示，蒲氏钩蝠蛾低龄和中龄幼虫体腔内未见该种簇虫寄生，簇虫仅发现于熟龄幼虫及成虫。簇虫子孢子与营养体见于熟龄幼虫消化道内；8龄幼虫宿主血淋巴内簇虫配子体可会合形成配子囊；配子囊成熟后肉眼可见于熟龄幼虫或成虫宿主血腔。其中，雄成虫

表 6-3 蒲氏钩蝠蛾簇虫寄生率统计分析
Table 6-3 Percentage of *Thitarodes pui* infected with gregarines at different developmental stages

	L3	L4	L5	L6	L7	L8	A♀	A♂
样本总数	25	51	46	35	31	11	57	51
寄生样本数	—	—	—	—	1	2	3	12
寄生率/%	—	—	—	—	3.23	18.18	5.26	23.53
簇虫发育阶段	—	—	—	—	a,b,d	a,c,d	d	d

注：蒲氏钩蝠蛾于 2011 年 6～8 月采自西藏林芝地区色季拉山（海拔 4156 m；29° 36′N，94° 36′E）。Ln 代表 n 龄幼虫（n=3～8）；A♂ 代表雄成虫，A♀ 代表雌成虫。"—"表示无寄生现象；a 和 b 分别表示子孢子和营养体寄生宿主肠液；c 表示疑似配子体寄生宿主血淋巴；d 表示配子囊（或含卵囊）寄生宿主血腔

Note: Surveys were conducted in the Tibetan Plateau (4156 m altitude, 29° 36′N, 94° 36′E) from June to August in 2011. Ln, n^{th} instar larvae (n=3～8); A♂, male adults; A♀, female adults. "—" indicates no *T. pui* infected with definite gregarines; a and b indicate sporozoites and trophozoites, respectively, found in host gut; c indicates gamonts found in host hemolymph; d indicates gametocysts (or containing oocysts) found in host coelom

寄生率高达 23.53%（n=57），高于雌成虫 5.26%（n=51）。

6.4.2 蒲氏钩蝠蛾寄生簇虫 *Ascogregarina* sp. 的物种特征

依据前述结果及同源物种描述（Perkins et al., 2000），蒲氏钩蝠蛾寄生簇虫物种特征概括如下。

（1）生境：西藏林芝地区色季拉山中山大学青藏高原特色资源科学工作站（海拔 4156 m；29° 36′N，94° 36′E）周边。

（2）宿主：蒲氏钩蝠蛾（鳞翅目，钩蝠蛾属）。

（3）子孢子形态（图6-11）：前期体色较深、细长可达近百微米；成熟后细胞膜破裂，释放营养体。

（4）营养体形态（图6-12）：前期体色较深、细长呈棒状；成熟后无色，由棒状（约 40 μm×8 μm）转为椭圆状（约 40 μm×18 μm），不分节即无前节（protomerite）与后节（deutomerite），先节（epimerite）无柄，似瘤状颗粒密集，整个细胞被一层外鞘包裹。

（5）配子体形态（图6-1）：卵圆形，约 15 μm×8 μm；雌、雄配子体会合时细胞膜与细胞质相继发生融合。

（6）配子囊形态（图6-1 和图6-2）：初生配子囊为圆形，细胞融合后直径可达上百微米；成熟配子囊卵圆形，肉眼可见，（0.44 mm×0.38 mm）～（1.26 mm×1.18 mm），囊膜包裹成千上万个卵囊，且囊膜易破裂可释放出卵囊。

（7）卵囊形态（图 6-3 和图 6-4）：双锥形或舟状，（17.17±0.73）μm×（6.49±0.4）μm；含有两个平截圆形末端，末端表面光滑，但细胞主体表面粗糙，布满颗粒状突起。

（8）rDNA 分子特征：SSU rDNA、ITS-5.8S rDNA 序列与 Ascogregarina 簇虫相应序列同源性最高；SSU rDNA 分子进化树显示与 Ascogregarina 簇虫关系最为密切。

依据以上物种特征（主要为营养体与卵囊形态及 rDNA 分子特征），蒲氏钩蝠蛾血腔寄生簇虫暂归属于 Ascogregarina（表 6-4）。Eugregarinorida 存在配子生殖（gamogony）与孢子生殖（sporogony），无裂体生殖（merogony）；Aseptatorina 营养体与配子细胞不分节，即无前节与后节，有些种类有先节或棘（mucron）；配子体发生会合；Lecudinidae 配子细胞伸长，行滑行运动，而非钟摆状运动或蜷缩运动；前期在宿主细胞内发育；发生会合时雌、雄配子侧面或正面相接，卵囊为椭球状或卵状，一侧末端细胞壁变厚；为环节动物（annelid）、星虫（sipunculid）或螠（echiurid）的肠道寄生物。

表 6-4 已知 Ascogregarina 簇虫
Table 6-4 Known species of Ascogregarina

Ascogregarina spp.	宿主	参考文献
Ascogregarina sp.	蒲氏钩蝠蛾（Thitarodes pui）	Sun，2012
As. (Ascocystis) taiwanensis	白纹伊蚊（Aedes albopictus）	Lien and Levine,1980
As. (Ascocystis) lanyuensis	阿氏斑蚊（Ae. alcasidi）	Lien and Levine,1980
As. (Ascocystis) armigerei	白腹丛蚊（Armigeres subalbatus）	Lien and Levine,1980
As. (Ascocystis) brachyceri	异蚤蝇属的 Megaselia subnitida	Purrini,1980
As. (Lankesteria) culicis	埃及伊蚊（Ae. aegypti）	Ross,1895
As. (Lankesteria) barretti	三列伊蚊（Ae. triseriatus）	Vavra,1969
As. (Lankesteria) clarki	锡耶尔伊蚊（Ae. sierrensis）	Sanders and Poina,1973
As. (Lankesteria) polynesiensis	波利尼西亚斑蚊（Ae. polynesiensis）	Pillai et al.,1976
As. (Lankesteria) tripteroidesi	杵蚊属的 Tripteroides dolfleini	Vavra,1969
As. (Monocystis) chagasi	长须罗蛉（Lutzomyia longipalpis）	Alder and Mayrink,1961
As. (Monocystis) mackiei	银足白蛉（Phlebotomus argentipes）	Shortt and Swaminath, 1927
As. geniculati	伊蚊属的 Ae. geniculatus	Mustermann and Levine,1983
As. saraviae	罗蛉属的 L. lichyi	Ostrovska et al.,1990
Ascogregarina sp.	伊蚊属的 Ae. hendersoni	Rowton et al.,1987

6.4.3 蒲氏钩蝠蛾寄生簇虫 Ascogregarina sp. 的生活史

依据前述结果及同源物种描述（Perkins et al., 2000），蒲氏钩蝠蛾寄生簇虫 Ascogregarina sp. 生活史概述如图 6-14 所示。

Ascogregarina sp. 卵囊被蒲氏钩蝠蛾幼虫吞噬后，在宿主消化道内，释放子孢子；子孢子成熟后，细胞膜破裂，释放营养体；成熟营养体带有瘤状棘突，可吸附宿主肠道表皮细胞，经由肠道表皮细胞转移至血淋巴内，进一步发育形成配子体；雌、雄配子体会合后生成配子囊。与多数簇虫（包含其他 Ascogregarina 簇虫）不同，Ascogregarina sp. 配子囊生于熟龄幼虫宿主血腔内。配子囊成熟后，肉眼可见；卵囊由配子囊细胞质萌芽而生。待宿主羽化后，血腔内配子囊囊膜破裂，释放成熟卵囊。卵囊伴随成虫宿主排泄或排卵而排出宿主体外，被幼虫吞食后，进入新一轮寄生。

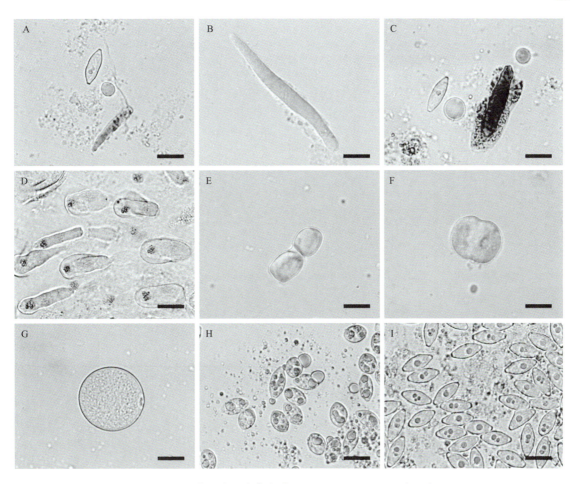

图 6-14 蒲氏钩蝠蛾寄生簇虫 *Ascogregarina* sp. 生活史

Figure 6-14 Life cycle of the gregarine parasite *Ascogregarina* sp. from the host *Thitarodes pui*

A，卵囊与子孢子寄生于 5 号幼虫宿主肠道；B，子孢子进一步发育（31 号幼虫宿主肠道）；C 和 D，5 号幼虫宿主肠道内子孢子成熟后，细胞破裂释放营养体；营养体成熟后，带有瘤状先节；E 和 F，160 号幼虫宿主血淋巴内雌、雄配子体发生会合；G，初生配子囊寄生于 31 号和 160 号幼虫宿主血淋巴；H，配子囊细胞质萌芽生成卵囊；I，卵囊进一步发育为双锥形（5 号等幼虫宿主血腔），标尺指示 20 μm

A, an oocyst and a sporozoite in No.5 larval gut; B, a sporozoite parasite in No.31 larval gut; C and D, a trophozoite released from a mature sporozoite (C) and mature trophozoites with verrucose epimerite (D) found in No.5 larval gut; E and F, gamonts undergoing syzygy to produce reproductive gametocysts in No.160 larval hemolymph; G, gametocysts found in No.31 and No.160 larval hemolymph; H, developing oocysts in a gametocyst; I, biconical oocysts from a gametocyst found in No.5 larval coelom. Scale bar = 20 μm

第二部分 冬虫夏草发育生物学研究

　　冬虫夏草的发生机制研究一直是学术界非常感兴趣但又非常迷惑的课题，然而直到今天仍然几乎一无所知，极大地阻碍了冬虫夏草可持续发展的研究，也挑战着虫生真菌领域的广大科研工作者，其中首要的问题就是冬虫夏草菌对寄主昆虫的致病机制，这是冬虫夏草资源可持续发展研究必须首先解决的问题。此外，冬虫夏草与寄主昆虫、高寒植物三者之间的协同进化关系，子囊孢子喷发后的无性阶段的定殖、扩散及侵染过程，寄主昆虫带菌共生及罹病的比例机制等关键问题也鲜有报道。

　　采用荧光原位杂交和 qPCR 技术，获得了冬虫夏草菌与寄主昆虫、高寒草甸植物跨界共生的形态与分子证据，据此提出了冬虫夏草菌跨界共生（interkindom host jumping）的生活史规律。冬虫夏草菌与高寒草甸植物共生是一种无性增殖过程，对其在广袤的青藏高原地区的传播、扩散及形成菌群生长优势具有重要意义；而其致病寄主昆虫形成冬虫夏草、喷发子囊孢子完成有性世代，是复壮青藏高原高寒生境植物中的冬虫夏草菌种群的过程。这一机制既保证了冬虫夏草菌在青藏高原分布的广泛性，也保持了遗传稳定性。因此，跨界寄生生活史对保存和延续冬虫夏草菌种群具有重要的生物学和生态学意义。

　　冬虫夏草个体是一个真菌复合体。不同发育阶段的冬虫夏草个体中有许多不同种类的真菌，且不同阶段的优势种差别显著，冬虫夏草发育过程中的僵虫期和衰败期的优势种甚至不是冬虫夏草菌。从衰败期的冬虫夏草上分离获得了一株 Polycephalomyces 重寄生真菌，能显著缩短冬虫夏草子座的生命期，显著减少了冬虫夏草喷发子囊孢子的数量。同时也证实了寄主昆虫幼虫肠道中至少含有 38 种真菌。首次获得了冬虫夏草菌在致病寄主幼虫前后的转录组信息，冬虫夏草菌在致病寄主昆虫前后的差异表达基因达到 1640 个，而寄主幼虫被致病前后差异表达基因则为 1165 个。

第 7 章　冬虫夏草菌与寄主昆虫的共生发育

> **【摘要】** 冬虫夏草的发育存在许多未解之谜,特别是菌物致病寄主昆虫的病理机制迄今并不清楚。建立了高灵敏度和特异性的冬虫夏草菌实时定量检测技术,并应用于寄主幼虫和植物各组织中该菌的定殖量,结果显示幼虫和植物中均生长着大量的冬虫夏草菌。寄主昆虫世代发育的四个阶段(即卵、幼虫、蛹和成虫)均可检测到冬虫夏草菌,其中蛹的检出率为10.0%,成虫与卵的检出率均为36.7%,幼虫的检出率为54.1%,表明冬虫夏草菌与寄主昆虫存在共生发育现象。对蒲氏钩蝠蛾幼虫被冬虫夏草菌侵染及罹病后的血淋巴进行显微观察发现,蒲氏钩蝠蛾幼虫血淋巴内产生免疫反应,出现团状结构及针状菌体,幼虫罹病后可见一至数个酵母状长椭圆形的虫菌体,虫菌体以酵母出芽的方式增殖,出现多核发育成菌丝充满幼虫体腔,形成僵虫,最终发育为冬虫夏草。

制约冬虫夏草发生、发育和资源可持续发展的最关键因素是寄主昆虫。明确寄主昆虫与冬虫夏草菌之间的相互作用关系,了解寄主昆虫的发病机制及其影响因子,是冬虫夏草资源可持续发展研究必须首先解决的问题。

作为一种革命性的 DNA 分析技术,PCR 已经被广泛应用于冬虫夏草的种质鉴定和定性检测(Sung et al, 2007; Zhong et al., 2010)。实时定量 PCR(real-time quantitative PCR, qPCR)是传统 PCR 技术现代升级的二次革命,实现了 DNA 分析领域中富有意义的重大飞跃(Heather et al., 2008)。近几年来,qPCR 以其高度的快速性、灵敏性和可靠性,成为动物、植物和食品中病原微生物检测的必备手段,甚至作为检验检疫的官方标准方法被普及(Laube et al., 2010; Lee et al., 2011; Mujico et al., 2011),操作快捷、多目标检测和精确定量是该技术的显著特点,从而为衡量自然界中冬虫夏草菌的生物量提供了可行的方法学基础。

qPCR 是基于对目标真菌靶 DNA 片段的特异性扩增量来确定生物量(Hwang et al., 2011; Bjornsdottir-Butler et al., 2011),一些常见的策略是建立 qPCR 结果与菌丝重量或其 DNA 浓度之间的线性关系(Lee et al., 2011)。然而,要收集和称量足够的菌丝是非常困难的,特别是干重。即使目前已有一些相关研究采取这种方式,但它们的精确性仍然有待改进。此外,高度特异性的引物、高效的扩增条件和合理的检验方法都是内生真菌定量检测体系中至关重要的环节。

冬虫夏草不同发育阶段在自然界中的存在形态是多样化的,除了已知的菌丝和分生孢子,可能还会有其他微观结构或存在形式,而不同形态和结构的生物体间是不能采用单一的重量和 DNA 浓度标准来平行衡量其生物量的。因此,本章首先结合 qPCR 方法的原理,采用核糖体 DNA 元件 ITS 的拷贝数作为冬虫夏草菌生物量的检测指标,并设计一对高效表达的特异性引物,建立了与之相应的 qPCR 反应条件和程序,从而实现寄主昆虫幼虫不同组织中冬虫夏草菌的实时定量检测,对冬虫夏草菌与寄主昆虫不同发育阶段的依存关系进行了分析,并对蒲氏钩蝠蛾幼虫被冬虫夏草菌致病后的血淋巴进行了观察,以期为明确冬虫夏草菌与寄主昆虫的相互作用关系提供基础数据(齐丽丽,2010;雷桅,2012;Lei et al., 2013)。研究结果虽未能回答上述存在的问题,但对二者间的作用关系有了新的认识。

7.1　检测冬虫夏草菌的 qPCR 方法

7.1.1　样品采集与 DNA 提取

冬虫夏草菌、蒲氏钩蝠蛾幼虫,以及冬虫夏草的优势定殖菌[白僵菌(*Beauveria* sp.)、蝠蛾拟青霉(*Paecilomyces hepiali*)、拟青霉属先锋伴生菌(*Paecilomyces* sp.)和轮枝属伴生菌(*Lecanicillium* sp. SGL1009)]均采自西藏色季拉山中山大学青藏高原特色资源科学工作站的试验区。

为保证实验数据的准确性和可信性，新鲜的活虫在采集后立即开展 DNA 提取工作。利用相同的 DNA 抽提试剂盒和操作方法提取了冬虫夏草菌、白僵菌、蝙蝠蛾拟青霉、拟青霉属先锋伴生菌和轮枝属伴生菌，以及蒲氏钩蝙蛾幼虫表皮、脂肪体、血淋巴和肠壁的基因组 DNA。值得注意的是，为了避免和消除目标菌检测的假阳性，表皮和肠壁在裂解前，均要求使用 75% 乙醇和无菌水清洗，以去掉样品表面混杂的菌群，也保证不会受到脂肪体和血淋巴的沾染。所获得的 DNA 均会使用 NanoDrop 2000 超微量分光光度计进行质量和浓度的测定，靶基因的拷贝数依据下述公式计算：拷贝数＝（DNA 量 × 6.022×10^{23}）/（基因长度 ×1×10^9×660）。

所有 DNA 提取方法都按照 AxyPrep 基因组 DNA 小量试剂盒〔爱思进生物技术（杭州）有限公司〕的说明书进行。具体方法如下：

（1）称取约 200 mg 样品组织放入盛有 350 μL PBS 溶液和 0.9 μL RNase A 储存液的无菌离心管中，快速、用力研磨至完全彻底。

（2）加入 150 μL Buffer C-L 和 20 μL Proteinase K。立即漩涡振荡 1 min 混合均匀。短暂离心后，将离心管置 56℃水浴 10 min。

（3）加入 350 μL Buffer P-D，漩涡振荡 30 s 混合均匀，12 000 g 离心 10 min。

（4）将 DNA 制备管置于 2 mL 离心管中，将步骤（3）中的混合液移至制备管中，12 000 g 离心 1 min。

（5）弃滤液，将制备管放回到原 2 mL 离心管中，精确加入 500 μL Buffer W1，于 12 000 g 离心 1 min。

（6）弃滤液，将制备管放回原 2 mL 离心管中，精确加入 Buffer W2 700 μL，于 12 000 g 离心 1 min，以同样的操作，用 700 μL Buffer W2 重复洗涤一次。

＊确认 Buffer W2 中已按说明书指定量加入分析纯无水乙醇；

＊再次用 Buffer W2 冲洗能确保盐分被完全清除，消除对酶切和 PCR 反应的影响。

（7）弃滤液，将制备管放回原 2 mL 离心管中，于 12 000 g 离心 1 min。

（8）将上述所得已装有 DNA 的制备管于另一新 1.5 mL 灭菌离心管中，在制备管中央膜加入 30 μL Eluent，室温静置 5 min（气温零下时需延长至 10 min），12 000 g 离心 1 min 洗脱 DNA。

7.1.2 引物设计与验证

来自冬虫夏草菌、白僵菌、蝙蝠蛾拟青霉、拟青霉属先锋伴生菌、轮枝属伴生菌和蛇形虫草属近缘种真菌 *Ophiocordyceps ryogamiensis*、*O. cuboidea*、*O. appendiculata* 和 *O. prolifica* 的 ITS 序列（表 7-1）被选取并在 Vector NTI Suit 8 软件包中进行多重比对，确定其中的变异区。同时，将冬虫夏草菌 ITS 序列导入 Primer Premier 5.0，设置 PCR 长度为 80～120 bp，引物长度 19～22 bp，其余为缺省值。这样重点选出 5 条候选引物序列进行二聚体和发夹结构的预测评估。然后以上述真菌 DNA 为模板，将每对引物组合进行 qPCR 扩增，检测其物种特异性、ITS 靶区表达量、扩增效率和产物效果。最后，综合筛选获得理想的冬虫夏草菌 qPCR 引物，送 Invitrogen 公司合成。

表 7-1 待验证的冬虫夏草菌及其相关真菌的 ITS 序列登录号

Table 7-1　The GenBank accession numbers of the genes listed in this study

种名	登录号
Ophiocordyceps sinensis	HM135167
Beauveria sp.	HM135176
Paecilomyces hepiali	HM135170
Paecilomyces sp.	HM135164
Lecanicillium sp. SGL1009	JF794472
O. ryogamiensis	JN943345
O. cuboidea	JN943333
O. appendiculata	JN943325
O. prolifica	JN943339

7.1.3 qPCR 扩增与标准曲线

为尽量减少绝对定量结果的误差，测试采用 qPCR 实时定量试剂盒，ddH$_2$O 和 DNA 模板都会使用小量分装的，以降低反复冻融、空间污染和人为操作所造成的不稳定性。

20 μL 的反应体系中包括：

目标菌基因组 DNA　　　　　5.0 μL

SYBR Green PCR Master Mix　10 μL

10 μmol/L IF2-primer	0.5 μL
10 μmol/L IR2-primer	0.5 μL
ddH$_2$O	4.0 μL
总体积	20 μL

PCR 反应条件如下：

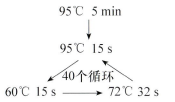

高浓度高质量的冬虫夏草菌 DNA 被用作标准品，它的起始浓度为 390.5 ng/μL，ITS 拷贝数为 $3.73×10^{12}$，然后被 10 倍逐步稀释，获得 5 个梯度 $3.73×10^{11}$、$3.73×10^{10}$、$3.73×10^{9}$、$3.73×10^{8}$ 和 $3.73×10^{7}$。依此，基于 Ct 值与冬虫夏草菌 ITS 拷贝数关联的标准曲线被构建，且为了保证绝对定量的准确性，曲线的决定系数 R^2 值必须大于 0.999。

7.1.4 植物和昆虫体内冬虫夏草菌的 qPCR 检测

7.1.4.1 试验区的植被条件

青藏高原色季拉山海拔 4156 m 的高寒灌丛区（图 7-1）冬虫夏草适生地植被分为上下两层，上层为灌木层，下层为草本层。灌木主要有红花矮小忍冬（*Lonicera syringantha*）和伏毛金露梅（*Potentilla fruticosa*）等；草本层优势种见表 7-2。

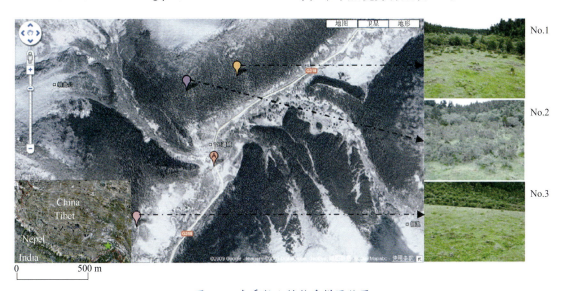

图 7-1 色季拉山植物采样区位置

Figure 7-1 Topography and geomorphology of sample areas

表 7-2 色季拉山试验区植被分布与鉴定引物登录号

Table 7-2 Vegetation composition and molecular identification system

种名	拉丁名	科	登录号	物种特异性引物	T_m/℃
发草	*Deschampsia caespitosa*	禾本科	GU444008	5'-TCCTCGACAACCTCCTCTTC-3' 5'-AACACCGGCAGCCACATC-3'	57
高山梯牧草	*Phleum alpinum*	禾本科	GU444005	5'-AGTCCTCGATAACCTCGTCT-3' 5'-TTATAGGGTCCTTCAAGGC-3'	54
珠芽蓼	*Polygonum viviparum*	蓼科	GU444007	5'-CACTCGGTCACCCGGTGT-3' 5'-CGAGGGTCCTCTTGACTCC-3'	54
细茎蓼	*Polygonum filicaule*	蓼科	GU444019	5'-CGCTTTCCCTCAAATCAAC-3' 5'-GAGGACCACGGAAGACGC-3'	56
高原毛茛	*Ranunculus brotherusii*	毛茛科	GU444012	5'-CCGATCCAGTCCGCTTGT-3' 5'-CGTCATTTTGTCTTTGGAGG-3'	56
花葶驴蹄草	*Caltha scaposa*	毛茛科	GU444013	5'-CGTGAAACAAACTATGGTC-3' 5'-GTCTATTTCTGTGAGGATGAG-3'	57

续表

种名	拉丁名	科	登录号	物种特异性引物	$T_m/℃$
西藏厚棱芹	Pachypleurum xizangense	伞形科	GU444009	5′-GAATCCTGGTAGGTGGC-3′ 5′-GTCGAAGCGCACAGAGTG-3′	54
西藏棱子芹	Pleurospermum hookeri	伞形科	GU444010	5′-AAAACACTGGGCAAGCGAC-3′ 5′-GACGAAGGTGACGGGCAT-3′	57
昌都马先蒿	Pediculariss herriffii	玄参科	GU444016	5′-CACGTTAAACCATATTGGGAC-3′ 5′-CCGACGGACCACTAAAAAC-3′	57
拉萨长果婆婆纳	Veronica ciliata	玄参科	GU444014	5′-AGGAAAACTTAAAAGAAGCG-3′ 5′-ACAGCCGATGTAATGACG-3′	53
伏毛金露梅	Potentilla fruticosa	蔷薇科	GU444027	5′-AAGGAACTTGAATGAAAGAGC-3′ 5′-GGGTCAGGAGATCCAGCA-3′	56
细枝绣线菊	Spiraea myrtilloides	蔷薇科	GU444028	5′-CGGGCGTACAAACGAAAAC-3′ 5′-CGACTTGCGACAGAGGTCTC-3′	57
大萼蓝钟花	Cyananthus macrocalyx	桔梗科	GU444026	5′-AGGGCGGACTGTTCTTAG-3′ 5′-AAAGTATAAGGCGCATCAGG-3′	54
裂叶蓝钟花	Cyananthus lobatus	桔梗科	GU444030	5′-AAGAACACCGGGAAAGTG-3′ 5′-GACTCCGTTTTGAGCCAG-3′	57
西藏蒲公英	Taraxacum tibetanum	菊科	GU444020	5′-ATCCTCAACACCTCCCAG-3′ 5′-CCTATTTTGACCAACCACAC-3′	54
尼泊尔香青	Anaphalis nepalensis	菊科	GU444021	5′-GTTTGATCCTTAACTGCC-3′ 5′-CGAAGGTTTTATCAATCAC-3′	57
毛叶橐吾	Ligularia pubifolia	菊科	GU444022	5′-CTTGGTATCGGGCACTTGT-3′ 5′-CAACCGCACCATAGGAAC-3′	54
东俄洛紫苑	Aster tongolensis	菊科	GU444006	5′-ATGGGTTGAGCGTTAGTT-3′ 5′-TGGGTCTATTAAGTTGCAC-3′	54
锡金柳叶菜	Epilobium sikkimense	柳叶菜科	GU444011	5′-AATCCTGCATAGCAGAACA-3′ 5′-GGTTGGGTGACGAATAGA-3′	53
大花卷耳	Cerastium fontanum	石竹科	GU444015	5′-GAGTTGTAGGTAGCCTTGTG-3′ 5′-GCTCTACATTCAAAGGGTT-3′	57
甘川灯心草	Juncus leucanthus	灯心草科	GU444017	5′-ACTCTTTAAGGGCTGCGTC-3′ 5′-GGTCTTTGTCCGAGGTTG-3′	57
杂色钟报春	Primula alpicola	报春花科	GU444018	5′-TTCATCCTCGCTGGGTAT-3′ 5′-AAATGGTGCTAAGGGTCA-3′	55
吉拉柳	Salix gilashanica	杨柳科	GU444023	5′-CGTGGAGGGACGCATCTG-3′ 5′-ACCGTGTCCGAGGGTCTCT-3′	56
凹瓣梅花草	Parnassia mysorensis	虎耳草科	GU444024	5′-GATAAATCACGGTTGAAGAG-3′ 5′-ACAGCACGCTACAAAGTC-3′	53
藏獐牙菜	Swertia racemosa	龙胆科	GU444025	5′-GAAAACAAGAAAGGGATGG-3′ 5′-GGGTCAAGGAGTCTCCTAAC-3′	55
白毛杜鹃	Rhododendron vellereum	杜鹃花科	GU444029	5′-GCTTTCCCCTGGCGAGTAG-3′ 5′-CCGACCGAGCACGAATGT-3′	56

7.1.4.2 试验区的寄主昆虫 试验区内的寄主昆虫为蒲氏钩蝠蛾，幼虫期包含8～9个龄期，历期3～4年，选择3～6龄幼虫作为实验材料。

7.1.4.3 待测样品DNA的提取 采集5条蒲氏钩蝠蛾幼虫，解剖后分成表皮、脂肪体、血淋巴和肠壁等4个组织（图7-2）；采集甘川灯心草（*Juncus leucanthus*）、高原毛茛（*Ranunculus brotherusii*）、杂色钟报春（*Primula alpicola*）三

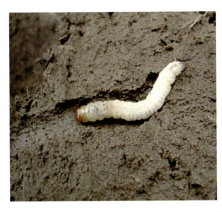
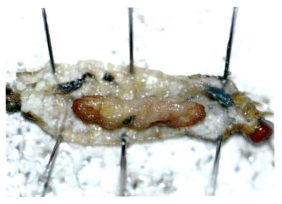

图 7-2 蒲氏钩蝠蛾幼虫的解剖
Figure 7-2 Dissection of *T. pui* larvae

个建群种食料植物（图 7-3），分解成根、茎、叶，然后各组织分别称取约 200 mg，经 75% 乙醇和无菌水清洗以除掉表面带菌所造成的假阳性干扰。样品收集后立即开展 DNA 提取，获得的 DNA 保存于 −20℃ 中。每种样品 5 个重复（图 7-4 和图 7-5）。

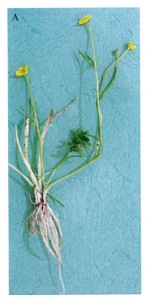
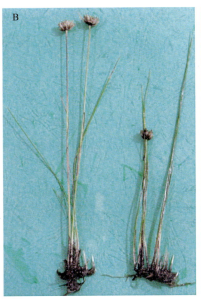
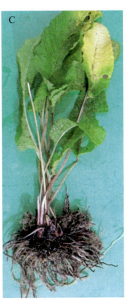

图 7-3 涉及的植物
Figure 7-3 Experimental plants in this study
A，高原毛茛；B，甘川灯心草；C，杂色钟报春
A, *R. brotherusii*; B, *J. leucanthus*; C, *P. aipicola*

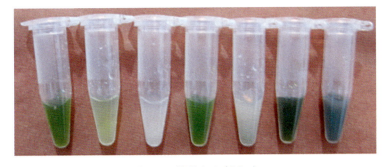

图 7-4 植物组织提取液
Figure 7-4 Extracts of plant tissues

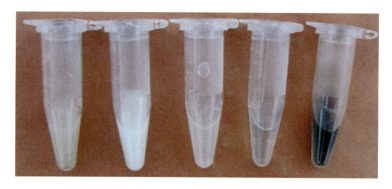

图 7-5　蒲氏钩蝙蛾幼虫不同组织提取液
Figure 7-5　Extracts of the caterpillar tissues

7.1.4.4　qPCR 扩增　利用已建立的冬虫夏草菌特异性引物（IF2：5′-GCAGTGGCATCTCTCAGTCA-3′；IR2：5′-GCATTTCGCTGCGTTCTT-3′）及其相应的 qPCR 方法，以蒲氏钩蝙蛾幼虫的表皮、脂肪体、血淋巴、肠壁和甘川灯心草、高原毛茛、杂色钟报春的根、茎、叶等组织 DNA 为模板，检测其中的 ITS 拷贝数，并换算成冬虫夏草菌生物量。每个重复测定 3 次。

7.1.5　特异性引物的开发

理想的引物是关系到所有 PCR 方法成败和效率的决定性因素，遗传标记分子 ITS 因其高度的特异性和保守性被用作本研究中的生物学定量指标。白僵菌、蝙蝠蛾拟青霉、拟青霉属先锋伴生菌和轮枝属伴生菌是冬虫夏草生境中的优势定殖菌，而 *O. ryogamiensi*、*O. cuboidea*、*O. appendiculata* 和 *O. prolifica* 是 GenBank 中收录有 ITS 序列的冬虫夏草菌近缘种。

基于冬虫夏草菌及其相关真菌 ITS 序列的多重比对，几个变异区成为引物候选点（图 7-6）。在通过软件计算的模拟测试和实验验证后，一对合适的 qPCR 引物被确定，扩增子长度 97 bp，上游（IF2：5′-GCAGTGGCATCTCTCAGTCA-3′）和下游（IR2：5′-GCATTTCGCTGCGTTCTT-3′）。上游引物是确定物种特异性的关键因子，在被研究的 9 个物种 ITS 序列中，IF2 是独一无二的，虽然它与 *O. appendiculata* 有少许的相似性，但迄今未发现 *O. appendiculata* 在青藏高原上有分布，所以也不会对本实验带来影响。

7.1.6　qPCR 检验的特异性与灵敏性

qPCR 体系的特异性首先在理论上通过冬虫夏草菌与 GenBank 数据库中相关物种 ITS 序列的比对获得了初步确认。为了进一步检验体系可靠性和避免假阳性，设计的引物（IF2 和 IR2）被用于扩增等量的冬虫夏草菌和相关真菌 DNA，同条件的 qPCR 扩增后，由所得的扩增曲线（图 7-7）和溶解曲线（图 7-8）可见，白僵菌、蝙蝠蛾拟青霉和拟青霉属先锋伴生菌均无扩增，而轮枝属伴生菌也无有效表达量，只有冬虫夏草菌能获得良好完整的 qPCR 扩增。因此，该 qPCR 体系符合特异性、高效、快速检测冬虫夏草菌的要求，完全可以应用于寄主和环境中该菌的生物量测定。

7.1.7　体系优化与标准曲线制作

qPCR 体系需要有较高的目标 ITS 扩增效率和良好的序列特异性，通过一系列的实验摸索和比较，克服了本实验中的两个关键问题，即高浓度高质量的起始 DNA 标准品和合适的引物。这里，390.5 ng/μL 的高纯 DNA 被用作起始标准品，IF2 和 IR2 作为冬虫夏草的检测引物，10 倍梯度稀释后 5 个 DNA 标品经 qPCR 扩增后呈现良好的特异性和稳定性效果（图 7-9）。一个基于 Ct 值与冬虫夏草菌生物量的标准曲线被成功建立（图 7-10），而且表现出很好的线性相关性（R^2 = 0.999 419）。由于有可能在某些寄主幼虫或环境介质中定殖的冬虫夏草菌极其微量，会超过该曲线的标准梯度，但如此高的 R^2 值表明所得曲线具有广泛的适用范围。

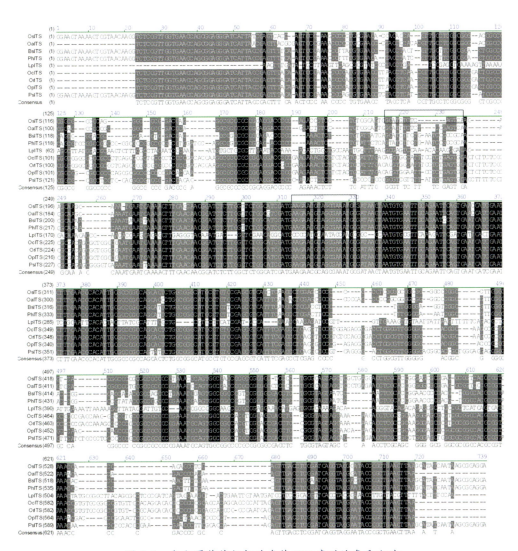

图 7-6 冬虫夏草菌与相关真菌 ITS 序列的多重比对
Figure 7-6　Alignment of ITS sequences from *O. sinensis* and its related speices

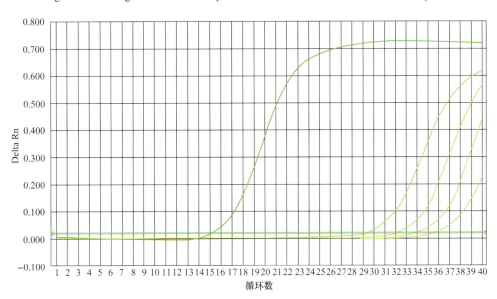

图 7-7　冬虫夏草菌及其相关真菌比较的扩增曲线图
Figure 7-7　Amplification curves for specificity evaluation of the developed qPCR system

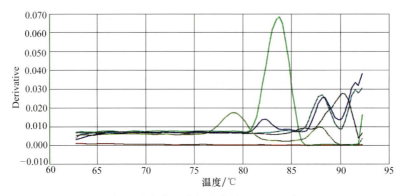

图 7-8 冬虫夏草菌及其相关真菌比较的溶解曲线图
Figure 7-8　Melting curves for specificity evaluation of the developed qPCR system

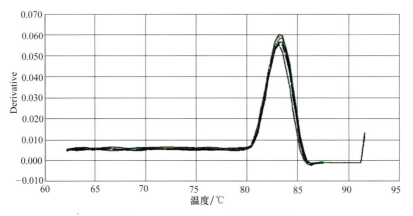

图 7-9　梯度标准品的溶解曲线图
Figure 7-9　Melting curves of the standard samples

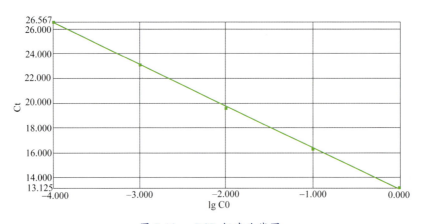

图 7-10　qPCR 标准曲线图
Figure 7-10　Calibration curve in the developed qPCR system

7.1.8　冬虫夏草菌的定量检测

参照已建立的 qPCR 方法，首先即时制定标准曲线，其决定系数 $R^2=0.9995$，依此进行冬虫夏草菌的定量检测，获得蒲氏钩蝠蛾幼虫的表皮、脂肪体、血淋巴和肠壁及三种植物的根、茎、叶等组织中的冬虫夏草菌定殖量（图 7-11，表 7-3）。植物中的菌量远大于幼虫，特别是在高原毛茛的叶中达到最高值，暗示植物可能是冬虫夏草菌的主要宿主。此外，在幼虫的肠道中也发现有大量的冬虫夏草菌定殖，它们可能是通过进食过程进入幼虫体内。

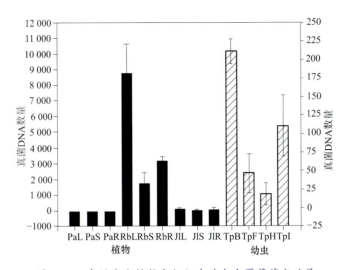

图 7-11 在幼虫和植物各组织中的冬虫夏草菌定殖量

Figure 7-11 Colonization biomass of *O. sinensis* in the different tissues of the caterpillars and the constructive plants

PaL，杂色钟报春叶；PaS，杂色钟报春茎；PaR，杂色钟报春根；RbL，高原毛茛叶；RbS，高原毛茛茎；RbR，高原毛茛根；JlL，甘川灯心草叶；JlS，甘川灯心草茎；JlR，甘川灯心草根；TpB，蒲氏钩蝠蛾幼虫表皮；TpF，蒲氏钩蝠蛾幼虫脂肪体；TpH，蒲氏钩蝠蛾幼虫血淋巴；TpI，蒲氏钩蝠蛾幼虫肠壁

PaL, *P. alpicola* leaf；PaS, *P. alpicola* stem；PaR, *P. alpicola* root；RbL, *R. brotherusii* leaf；RbS, *R. brotherusii* stem；RbR, *R. brotherusii* root；JlL, *J. leucanthus* leaf；JlS, *J. leucanthus* stem；JlR, *J. leucanthus* root；TpB, *T. pui* cuticle；TpF, *T. pui* fat-body；TpH, *T. pui* haemolymph；TpI, *T. pui* intestinal wall

表 7-3 各样品两两间冬虫夏草菌丰度的差异显著性检验

Table 7-3 Difference significance test of *O. sinensis* abundances among various samples insouthern Tibet

P	PaS	PaR	RbL	RbS	RbR	JlL	JlS	JlR	TpB	TpF	TpH	TpI
PaL	0.0001**	0.0255*	0.0140*	0.0377*	0.0021*	0.0225*	0.0481*	0.0208*	0.0021**	0.0940	0.1560	0.0429*
PaS		0.0040**	0.0140*	0.0390*	0.0021**	0.0339*	0.1588	0.0400*	0.0029**	0.4447	0.3279	0.0761
PaR			0.0140*	0.0381*	0.0021*	0.0248*	0.0620	0.0238*	0.0019**	0.1332	0.3392	0.0492*
RbL				0.0031**	0.0313*	0.0144*	0.0141*	0.0143*	0.0146*	0.0141*	0.0140*	0.0143*
RbS					0.0199*	0.0443*	0.0401*	0.0421*	0.0478*	0.0394*	0.0384*	0.0421*
RbR						0.0001**	0.0020**	0.0020**	0.0023**	0.0020**	0.0020**	0.0001**
JlL							0.0249*	0.1369	0.1026	0.0156*	0.0056**	0.2533
JlS								0.0994	0.0008**	0.4535	0.0636	0.1352
JlR									0.0041**	0.0454*	0.0083**	0.8013
TpB										0.0006**	0.0001**	0.0181*
TpF											0.2162	0.0717
TpH												0.0218*
TpI												

*和**分别表示 $P \leqslant 0.05$（显著）和 0.01（极显著）。PaL，杂色钟报春叶；PaS，杂色钟报春茎；PaR，杂色钟报春根；RbL，高原毛茛叶；RbS，高原毛茛茎；RbR，高原毛茛根；JlL，甘川灯心草叶；JlS，甘川灯心草茎；JlR，甘川灯心草根；TpB，蒲氏钩蝠蛾幼虫表皮；TpF，蒲氏钩蝠蛾幼虫脂肪体；TpH，蒲氏钩蝠蛾幼虫血淋巴；TpI，蒲氏钩蝠蛾幼虫肠壁

* and ** = significant at $P \leqslant 0.05$ and 0.01, respectively. PaL, *P. alpicola* leaf；PaS, *P. alpicola* stem；PaR, *P. alpicola* root；RbL, *R. brotherusii* leaf；RbS, *R. brotherusii* stem；RbR, *R. brotherusii* root；JlL, *J. leucanthus* leaf；JlS, *J. leucanthus* stem；JlR, *J. leucanthus* root；TpB, *T. pui* cuticle；TpF, *T. pui* fat-body；TpH, *T. pui* haemolymph；TpI, *T. pui* intestinal wall

综上所述，所建立的qPCR方法可以用于检测寄主昆虫幼虫表皮、脂肪体、血淋巴、肠壁和植物根、茎、叶等各组织中冬虫夏草菌的定殖量，能广泛用于生态环境中冬虫夏草菌的实时定量研究。

在SYBR green荧光染料的作用下，qPCR能够测定目的基因的拷贝数，从而实时定量目标菌的生物量（Wittwer et al., 1997; Martins and Vasconcelos, 2011），自2000年至今，qPCR方法在微生物生态领域已有十分广泛的应用，微生物群落得到了精确的量化，同时也加速了微观机制的研究（Becker et al., 2000; Suzuki et al., 2000; Takai and Horikoshi, 2000; Smith and Osborn, 2009）。应用所建立的冬虫夏草菌实时定量检测技术体系，钩蝠蛾幼虫和植物中的冬虫夏草菌被成功检测，发现该菌在植物中定殖量多于寄主昆虫，而且最高量存在于高原毛茛叶片中。

7.2 冬虫夏草菌对寄主昆虫的定殖

7.2.1 寄主昆虫不同发育阶段材料的收集与处理

7.2.1.1 卵 采集正在交配的成对雌雄成虫，并收集雌虫所产的卵。将卵投入盛有70%乙醇的烧杯中将其杀死固定约10 min，用蒸馏水反复冲洗3次；随机取10粒卵，每10个为一组，共30组；加入生理盐水浸没卵，提取真菌基因组DNA。

7.2.1.2 幼虫 将幼虫投入盛有70%乙醇的烧杯中将其杀死固定约10 min，用蒸馏水反复冲洗3次；用无菌的手术剪将蝠蛾幼虫腹足剪去，取血淋巴保存备用；把虫体放在解剖盘上用昆虫针固定头壳，再把虫体拉直，用昆虫针固定尾部；用无菌的手术剪沿背中线从尾至头剪开，用针扩开体壁固定在解剖盘上，加入生理盐水浸没虫体，将脂肪体、体壁和消化道分离，分别提取真菌基因组DNA。

7.2.1.3 蛹 将蛹投入盛有70%乙醇的烧杯中将其杀死固定约10 min，用蒸馏水反复冲洗3次；把蛹放在解剖盘上用昆虫针固定头壳，再把虫体拉直，用昆虫针固定尾部；用无菌的手术剪在尾部生殖器部位剪开，沿背中线从尾至头剪开。用针扩开体壁固定在解剖盘上，加入生理盐水浸没虫体，用无菌的眼科镊取出内容物（脂肪体与血淋巴混合物），分别提取真菌基因组DNA。

7.2.1.4 成虫 将成虫投入盛有70%乙醇的烧杯中固定约10 min，用蒸馏水反复冲洗3次；把成虫放在解剖盘上用昆虫针固定头壳，再把虫体拉直，用昆虫针固定尾部；用无菌的手术剪剪去前翅、后翅及胸足，从剩余部分提取真菌基因组DNA。

7.2.2 冬虫夏草菌对寄主昆虫定殖的时空特性

7.2.2.1 冬虫夏草菌对寄主昆虫不同发育阶段的定殖 冬虫夏草菌在蒲氏钩蝠蛾不同发育阶段的检出率见表7-4。幼虫检出率最高为54.1%，成虫与卵检出率均为36.7%，蛹检出率为10.0%，表明不同发育阶段的寄主昆虫体内都定殖有冬虫夏草菌，只是比例有所不同。

表7-4 冬虫夏草菌对蒲氏钩蝠蛾不同发育阶段的定殖率
Table 7-4 The detection rate of *O. sinensis* in the developmental stages of *T. pui*

		未检出	检出	总共
卵	频数	19	11	30
	期望频数	15.8	14.2	30.0
	检出率	63.3%	36.7%	100.0%
幼虫	频数	124	146	270
	期望频数	141.8	128.2	270.0
	检出率	45.9%	54.1%	100.0%
蛹	频数	27	3	30
	期望频数	15.8	14.2	30.0
	检出率	90.0%	10.0%	100.0%
成虫	频数	19	11	30
	期望频数	15.8	14.2	30.0
	检出率	63.3%	36.7%	100.0%

交互分析冬虫夏草菌对卵、幼虫、蛹及成虫的定殖率，$\chi^2=24.420$，$df=3$，$P<0.05$，冬虫夏草菌对寄主昆虫卵、幼虫、蛹及成虫的定殖率差异显著（表7-5）。由此可知，冬虫夏草菌定殖于蒲氏钩蝠蛾的不同发育阶段，虽然检出率有所不同，说明二者间很可能形成了一种特殊的共生关系。

表7-5 冬虫夏草菌对蒲氏钩蝠蛾不同发育阶段定殖率的交互分析
Table 7-5 The Chi-Square Tests of the detection rate of *O. sinensis* in the developmental stages of *T. pui*

	值	自由度	双侧渐近概率
皮尔逊卡方值	24.420	3	0.000
似然比值	27.297	3	0.000
有效例数	360		

7.2.2.2 冬虫夏草菌对不同龄期蒲氏钩蝠蛾幼虫的定殖

冬虫夏草菌对3龄以上蒲氏钩蝠蛾不同龄期幼虫的定殖检测结果表明（表7-6），3~4龄幼虫的定殖率为27.8%，5~6龄为56.7%，7龄以上检出率为65.6%。交互分析表明，$\chi^2=28.089$，$df=2$，$P<0.05$（表7-7），冬虫夏草菌对3~4龄、5~6龄、7龄以上幼虫的定殖率存在显著，定殖率随寄主幼虫龄期的增大而增加。

表7-6 冬虫夏草菌对不同龄期蒲氏钩蝠蛾幼虫的定殖率
Table 7-6 The detection rate of *O. sinensis* in the different instar larvae of *T. pui*

		未检出	检出	总共
3~4龄	频数	65	25	90
	期望频数	45.0	45.0	90.0
	检出率	72.2%	27.8%	100.0%
5~6龄	频数	39	51	90
	期望频数	45.0	45.0	90.0
	检出率	43.3%	56.7%	100.0%
7龄以上	频数	31	59	90
	期望频数	45.0	45.0	90.0
	检出率	34.4%	65.6%	100.0%

表7-7 冬虫夏草菌对不同龄期蒲氏钩蝠蛾幼虫定殖率的交互分析
Table 7-7 The Chi-Square Tests of the detection rate of *O. sinensis* in the different instar larvae of *T. pui*

	值	自由度	双侧渐近概率
皮尔逊卡方值	28.089	2	0.000
似然比值	28.877	2	0.000
有效例数	270		

7.2.2.3 冬虫夏草菌在不同月份对蒲氏钩蝠蛾幼虫的定殖率

冬虫夏草菌在6、7、8三个月份中对蒲氏蝠蛾幼虫的定殖率见表7-8。6月检出42头，检出率为46.7%；7月检出55头，达最高检出率，为61.1%；8月检出38头，检出率为42.2%。交互分析表明，$\chi^2=7.022$，$df=2$，$P<0.05$（表7-9），冬虫夏草菌对6~8月不同月份中的蒲氏钩蝠蛾幼虫定殖率差异显著，其中7月份最高。

表7-8 冬虫夏草菌在6~8月对蒲氏钩蝠蛾幼虫的定殖率
Table 7-8 The detection rate of *O. sinensis* in *T. pui* larvae from June to August

		未检出	检出	总共
6月	频数	48	42	90
	期望频数	45.0	45.0	90.0
	检出率	53.3%	46.7%	100.0%
7月	频数	35	55	90
	期望频数	45.0	45.0	90.0
	检出率	38.9%	61.1%	100.0%
8月	频数	52	38	90
	期望频数	45.0	45.0	90.0
	检出率	57.8%	42.2%	100.0%

表7-9 冬虫夏草菌对在6~8月对蒲氏钩蝠蛾幼虫定殖率的交互分析
Table 7-9 The Chi-Square Tests of the detection rate of *O. sinensis* in the larvae of *T. pui* from June to August

	值	自由度	双侧渐近概率
皮尔逊卡方值	7.022	2	0.030
似然比值	7.069	2	0.029
有效例数	270		

7.2.2.4 冬虫夏草菌在蒲氏钩蝠蛾幼虫肠道不同部位的定殖

（1）在5~6龄幼虫肠道不同部位的定殖。冬虫夏草菌在5~6龄幼虫前肠的定殖率为25.6%；中肠与后肠均为16.7%（表7-10）。交互分析表明，$\chi^2=17.583$，$df=4$，$P<0.05$，冬虫夏草菌在5~6龄幼虫肠道不同部位的定殖存在显著差异，前肠显著高于后肠（表7-11）。

表7-10 冬虫夏草菌在5~6龄幼虫肠道不同部位的定殖率
Table 7-10 The detection rate of *O. sinensis* in the gut of 5 th-6 th instar *T. pui* larvae

		未检出	检出	总共
前肠	频数	67	23	90
	期望频数	67.6	22.4	90.0
	检出率	74.4%	25.6%	100.0%
中肠	频数	75	15	90
	期望频数	67.6	22.4	90.0
	检出率	83.3%	16.7%	100.0%
后肠	频数	75	15	90
	期望频数	67.6	22.4	90.0
	检出率	83.3%	16.7%	100.0%

表 7-11 冬虫夏草菌在 5～6 龄幼虫肠道不同部位定殖率的交互分析

Table 7-11　The Chi-Square Tests of detection rate of *O. sinensis* in the gut of 5 th-6 th instar *T. pui* larvae

	值	自由度	双侧渐近概率
皮尔逊卡方值	17.583	4	0.001
似然比值	16.985	4	0.002
有效例数	270		

（2）在 7 龄以上幼虫肠道不同部位的定殖。冬虫夏草菌在 7 龄以上幼虫前肠的检出率为 37.8%，中肠检出率为 28.9%，后肠检出率为 22.2%（表 7-12）。交互分析表明，$\chi^2=10.458$，$df=4$，$P<0.05$，冬虫夏草菌在 7 龄以上幼虫肠道不同部位的定殖率差异显著（表 7-13）。

表 7-12 冬虫夏草菌在 7 龄以上幼虫肠道不同部位的定殖率

Table 7-12　The detection rate of *O. sinensis* in the gut of the 7 th and older instar *T. pui* larvae

		未检出	检出	总共
前肠	频数	56	34	90
	期望频数	61.2	28.8	90.0
	检出率	62.2%	37.8%	100.0%
中肠	频数	64	26	90
	期望频数	61.2	28.8	90.0
	检出率	71.1%	28.9%	100.0%
后肠	频数	70	20	90
	期望频数	61.2	28.8	90.0
	检出率	77.8%	22.2%	100.0%

表 7-13 冬虫夏草菌在 7 龄以上幼虫肠道不同部位定殖率的交互分析

Table 7-13　The Chi-Square Tests of detection rate of *O. sinensis* in the gut of the 7 th and older instar *T. pui* larvae

	值	自由度	双侧渐近概率
皮尔逊卡方值	10.458	4	0.033
似然比值	10.506	4	0.033
有效例数	270		

7.3 寄主幼虫被冬虫夏草菌致病后的生理和形态变化

7.3.1 幼虫血淋巴的免疫反应

经分子检测冬虫夏草菌为阳性的样品中，寄主幼虫血淋巴内产生免疫反应，如吞噬、团囊或结节作用，形成团状结构及针状菌体（图 7-12）。

7.3.2 被致病寄主幼虫血淋巴内的虫菌体

蒲氏钩蝠蛾幼虫被冬虫夏草菌致病后可见一至数个酵母状长椭圆形的虫菌体。血淋巴失去原有的透明性而变浑浊（图 7-13 A）。

虫菌体在蒲氏钩蝠蛾幼虫体内增殖达到一定密度进入分化阶段时，开始陆续出现多核现象。多核过程首先是在虫菌体中央出现一核，其后将分两核，随后出现三核，至多核阶段。由于虫菌

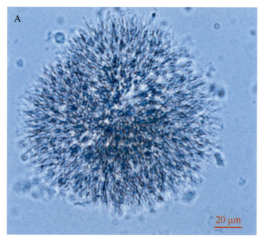
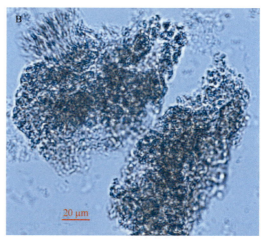

图 7-12　蒲氏钩蝠蛾幼虫血淋巴内产生免疫反应
Figure 7-12　The immunoreactions in the hemolymph of hostlarvae
A～C，团状结构；D～F，针状菌体
A-C, cluster structure; D-F, the acicular mycelium

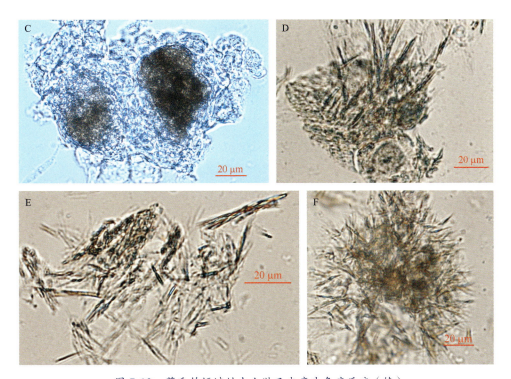

图 7-12　蒲氏钩蝠蛾幼虫血淋巴内产生免疫反应（续）
Figure 7-12　The immunoreactions in the hemolymph of hostlarvae (continued)

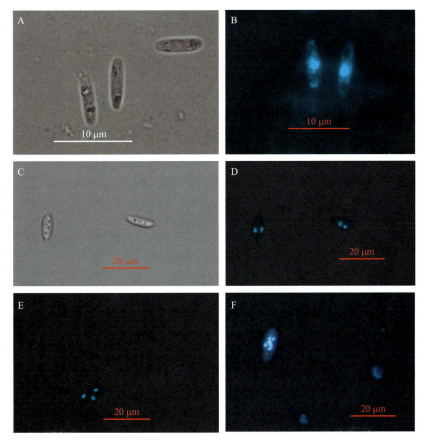

图 7-13　虫菌体内细胞核数量变化
Figure 7-13　The change in the number of cell nuclear of hyphal body
A，B，单核；C，D，双核；E，三核；F，多核
A，B，mononuclear；C，D，binuclear；E，trinuclear；F，multinuclear

体数量密集，陆续进入分化阶段后，部分虫菌体观察不到完整的分核过程（图7-13B～F）。

虫菌体以酵母出芽的方式增殖，即在细胞的一端产生一个小突起，膨大后与母细胞隔离，形成新个体（图7-14）。在增殖期中可观察到母体顶端有2～3个芽体相连成串的现象。增殖结束后，可以见到大量密集、形态相似、长宽相似的虫菌体，互相成团（图7-15）；部分虫菌体变形或断裂，部分虫菌体之间相互联结，局部细胞壁融合消失（图7-16）。

虫菌体发育成菌丝（图7-17A～B），侵入所有器官并充满幼虫体腔。虫体僵化，形成僵虫。挑取僵虫内部组织制片，可以见到菌丝有断裂分隔或顶端膨大现象，其形态特征与子囊孢子萌发所产生的分生孢子，以及分离培养时形成的分生孢子形态较为相似（图7-17C～D）（刘作易，2003）。

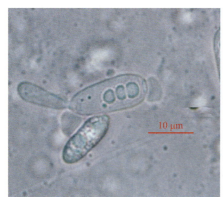

图7-14 出芽增殖

Figure 7-14 The multiplication

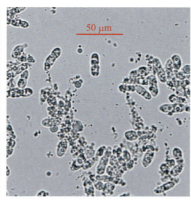

图7-15 虫菌体相互成团及联结

Figure 7-15 The hyphal body become conglobation and connection

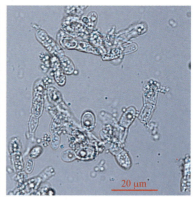

图7-16 虫菌体相互融合

Figure 7-16 The hyphal body becomes fusion

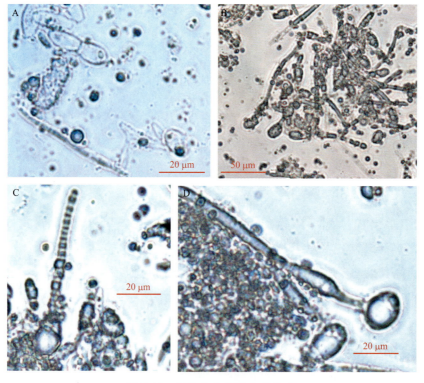

图7-17 僵虫体内菌丝生长状况

Figure 7-17 The development of hyphae in muscardine cadaver

A，菌丝与虫菌；B，菌丝；C，顶端膨；D，菌丝断裂分隔

A, hyphae and hyphal body; B, hyphae; C, ultimate swelling; D, hyphae fracture and compart

7.3.3 被致病寄主幼虫体腔内的变化

解剖罹病后的寄主幼虫发现，内部呈中空状态，体壁较为湿润，之后在咽部出现白色菌丝团，体壁干涩，最后白色菌丝团充满幼虫体腔（图7-18）。

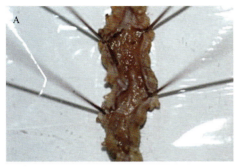
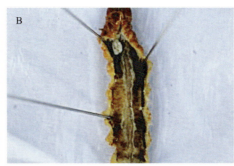
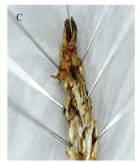

图 7-18 蒲氏钩蝠蛾幼虫罹病后体腔内的变化
Figure 7-18 The change of the body cavity of larvae infected by *O. sinensis*
A，中空且湿润；B，在咽部长出菌丝团；C，菌丝体充满体腔
A, hollow and wet; B, hypha body growing in pharyngeal; C, body cavity filled mycelium

7.3.4 寄主幼虫罹病及死亡后体表的变化

蝠蛾幼虫罹病后体表颜色和硬度均发生变化。幼虫体表颜色从正常状态下的乳白色变成黄褐色，逐渐僵化变硬，之后体表逐渐被菌丝体包被，最后被土壤包裹，并发育为冬虫夏草（图7-19）。

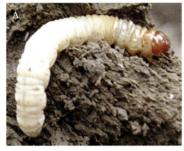
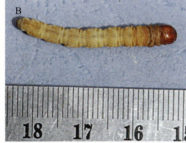
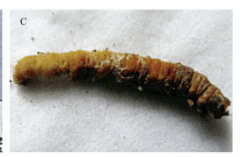
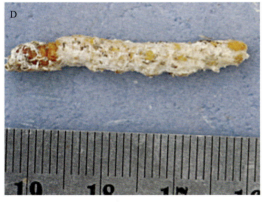
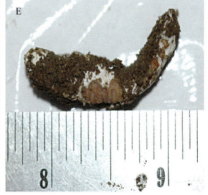
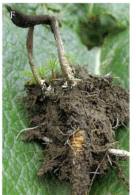

图 7-19 寄主幼虫罹病及死亡后体表的变化
Figure 7-19 The change of the infected and dead larvae
A，幼虫；B，表皮变黄；C，表皮刚出现菌被；D，表皮出现明显菌被；
E，菌被被土壤包裹并产生子座芽；F，土壤中的冬虫夏草
A, larva; B, cuticula becoming yellow; C, hyphae emerging out of cuticula;
D, cuticula covered with hyphae; E, hyphae combined with soil; F, an individual of *O. sinensis* in soil

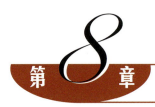

第 8 章　冬虫夏草菌与植物的跨界共生

【摘要】采用荧光原位杂交和 qPCR 技术，获得了冬虫夏草菌与高寒草甸植物跨界共生的形态与分子证据，率先提出了冬虫夏草菌跨界共生的生活史。结果发现，冬虫夏草菌定殖在高寒植物根系内部较多，其中尤以根尖部位为主，而其他部位少，可能形成了菌根或植物内部真菌；比较分析了不同海拔和植物种类对冬虫夏草菌在不同植物组织中的分布状况，建立了冬虫夏草菌基于植物组织垂直迁移的动态流行性模型；同时，植物叶片也是冬虫夏草菌的重要定殖部位，该组织中的相对定殖量在低海拔处较高。据此提出了冬虫夏草菌跨界共生（interkindom host jumping）的生活史规律，冬虫夏草菌不但与寄主昆虫共生，还与高寒草甸植物组织存在跨界共生的现象（动物界和植物界）。冬虫夏草菌与高寒草甸植物共生是一种无性增殖过程，对其在广袤的青藏高原地区的传播、扩散以及形成菌群生长优势具有重要意义；而其致病寄主昆虫形成冬虫夏草、喷发子囊孢子完成有性世代，是复壮青藏高原高寒生境植物中的冬虫夏草菌种群的过程。这一机制既保证了冬虫夏草菌在青藏高原分布的广泛性，也保持了遗传稳定性。

在自然界中，处于同一生境的某些真菌与植物之间会发生多种形式的紧密关系，这些真菌主要包括病原真菌、内生真菌和菌根真菌等，病原真菌会对植物造成明显的损伤，而内生真菌和菌根真菌则对植物基本无害，甚至有益。据目前的研究进展，植物以多种形式参与虫生真菌对寄主昆虫的生物学活动，其中值得重视的有：①参与真菌侵染昆虫的过程，有少量真菌是通过口腔摄食途径进入寄主体内的，一般认为病原微生物主要自中肠侵入血腔（蒲蛰龙和李增智，1996）；②参与菌种的传播、延续和扩散。Ignoffo 等用莱氏野村菌菌液浸泡大豆种子，待萌发后将幼苗叶子饲喂粉纹夜蛾，并导致幼虫感染致病，说明病原菌可以随植物生长发育而蔓延至全株（Ignoffo et al., 1977）。

研究发现，一些昆虫病原真菌（entomopathogenic fungi）如球孢白僵菌（*Beauveria bassiana*）、拟青霉菌属 *Paecilomyces* sp.、曲霉属 *Aspergillus* sp. 等真菌除了可寄生多种昆虫之外，还可入侵多种植物的根、茎、叶等不同部位，表现出典型的植物病原真菌的侵染特性，但对植物组织无害（Wagner and Lewis, 2000；Arnold and Lewis, 2005；Quesada-Moraga et al., 2006；Akello et al., 2007；Posada et al., 2007）。昆虫病原真菌的入侵提高了植物的抗病虫害能力，昆虫在取食被昆虫病原真菌侵染的植物组织后可发病致死（王学霞等，2009）。

冬虫夏草菌与高寒草甸植物之间是否存在类似关系？迄今未见报道。本章采用荧光原位杂交和 PCR 技术，获得了冬虫夏草菌与高寒草甸植物跨界共生的形态与分子证据，对冬虫夏草菌与高寒草甸植物之间的跨界共生关系进行了探讨（钟欣，2010；雷桅，2012），有助于揭示冬虫夏草发生的生物学机制。

8.1　跨界共生的形态学证据

原位杂交技术是一种以核酸分子与核酸分子碱基序列互补结合为基础的一种分子杂交技术。在微生物研究领域，荧光原位杂交（Fluorescence in situ hybridization, FISH）是一种不依赖于分离培养的原位分析技术。目前，荧光原位杂交在鉴别、定量分析（常结合其他技术）、系统分析复杂环境中微生物群落情况中有大量的应用（Giovannoni et al., 1988）。由于 GenBank 上有大量的核糖体基因序列可作为设计探针的依据，大部分微生物的荧光原位杂交分析都将单核苷酸探针的靶位点设计在核糖体 RNA 上。在寡核苷酸探针的一段，往往在人工合成的过程中标记上一个荧光基团或者其他标记物。通过细胞固定、变性、退火杂交等步骤后，探针与微生物细胞内的靶位点结合，可以显示出细胞内的目标位点或指示细菌和古细菌的种类（Amann et al., 1995）。

由于自然界微生物绝大部分难以培养，原位杂交的种系分析方法对自然微生物群落的研究中尤为重要。由于微生物细胞中通常含有大量的核糖体 RNA，荧光探针在与靶位点核糖体 RNA 杂交结合后，可使整个细胞发出强烈的荧光信号。核苷酸探针在荧光原位杂交有直接和间接两种使用方式。在直接杂交实验中，可在核苷酸探针的 5' 或 3' 端标记一个荧光基团，杂交完成后，直接通过荧光显微镜观察杂交对象细胞中的荧光信号。该方法核苷酸探针的靶位点往往位于具有高丰度的核糖体 RNA 上。间接杂交实验则通过二次或多次杂交的方法，将杂交信号逐步放大。如用生物素或其他标记物标记一级探针，在二级杂交时，则以一级探针上标记物作为二级探针的目标，进行二次或多次杂交标记，可将荧光信号指数级倍增（Amann and Fuchs, 2008）。

通过冬虫夏草菌及相关真菌的核糖体片段序列设计冬虫夏草菌荧光标记探针，对高寒草甸植物根系进行 FISH 检测，获得了冬虫夏草菌与高寒草甸植物跨界共生的形态学证据（钟欣，2010）。

8.1.1 荧光原位杂交技术的建立

8.1.1.1 冬虫夏草菌荧光标记探针设计的相关序列分析 应用 CLUSTAL X 软件（Thompson et al., 1997）进行多序列排列比对分析，应用 Mega 4 软件（Tamura et al., 2007），应用 Kimura 2-parameter 模型计算冬虫夏草菌及其 7 种相关菌株的 SSU rDNA 和 LSU rDNA 片段序列不同菌株两两之间的遗传距离，建树方法使用邻接法（neighbor-joining, NJ），自展分析重复次数为 1000 次。将冬虫夏草的 SSU rDNA 片段序列以及 LSU rDNA 片段序列输入 GenBank 获取序列相似度最高的各 8 种真菌的 SSU rDNA 和 LSU rDNA（表 8-1），用于冬虫夏草荧光标记探针比对手动设计。获取的序列中，有的序列只有部分片段是 SSU rDNA 或 LSU rDNA，则根据序列分段信息截取与冬虫夏草片段序列相似度最高的 SSU rDNA 或 LSU rDNA 片段。

表 8-1 冬虫夏草菌探针设计研究中选取的相关真菌 SSU 和 LSU rDNA 区序列

Table 8-1 SSU rDNA and LSU rDNA sequences from different fungi selected for *O. sinensis* species-special probe design

种名	登录号	总长 /bp	GC 含量 /%
SSU rDNA			
Claviceps purpurea	AB490177	1893	49.0
Fusarium sp.	FJ613599	1766	48.4
Myrothecium roridum	FJ231214	2349	49.8
Myrothecium atroviride	AJ302002	2891	49.8
Myrothecium verrucaria	AJ301999	2889	49.8
Paecilomyces viridis	AB023949	1727	48.2
Paecilomyces lilacinus	AB023945	1727	48.3
Tritirachium sp.	AB003951	1779	48.1
LSU rDNA			
Hypocrea jecorina	AF510497	3270	52.4
Fusarium solani	FJ345352	3830	52.0
Beauveria bassiana	EU334679	3800	53.1
Scedosporium apiospermum	FJ345358	4907	53.7
Neurospora crassa	FJ360521	3338	51.3
Magnaporthe grisea	DQ493955	2145	54.0
Verticillium dahlia	AF104926	3343	52.7
Aspergillus niger	AM270052	2971	53.1

8.1.1.2 冬虫夏草菌探针的设计与合成 应用DNAMAN软件将冬虫夏草菌及其相关真菌的ITS区片段序列两两比对，找到冬虫夏草菌的特异性区域，在这些特异性区域手动设计探针。设计时遵循探针设计原则，备选探针序列输入DNAStar软件估计探针熔解温度（T_m），评估错配、自身二聚体、发夹结构等情况，同时将备选探针序列输入GenBank进行BLAST比对分析，初步检验探针的特异性。最终选择特异性及各项参数最理想的探针，将探针序列信息送上海英潍捷基公司合成，并在探针5′端标记上Cy5荧光染料。由于Cy5荧光染料在碱性环境容易降解，因此需用中性TE（10 mmol/L Tris-HCl, pH7.0, 1 mmol/L EDTA）将合成好的探针粉末溶解并稀释至100 μmol/L，置于－20℃避光保存。

此外，以真核生物通用探针EUK516（5′-ACCAGACTTGCCCTCC-3′）作为阳性探针对照，以原核生物通用探针EUB338（5′-GCTGCCTCCCGTAGGAGT-3′）作为阴性对照（Amann and Fuchs, 2008）。EUK516及EUB338探针均以生物细胞质中的核糖体RNA为靶位点。对照探针序列信息送上海英潍捷基公司合成，并在探针5′端标记上FITC荧光染料。合成好的探针用TE（10 mmol/L Tris-HCl, pH8.0, 1 mmol/L EDTA）稀释至100 μmol/L，置于－20℃避光保存。

8.1.1.3 荧光原位杂交步骤 首先将冬虫夏草子囊孢子及未知真菌SJL0906单细胞状态的虫菌体用固定剂在室温下固定1 h。固定时，比较多聚甲醛固定液和卡洛氏固定液（甲醇：乙酸＝3:1）两种固定剂的固定效果。固定完成后用磷酸盐缓冲液（phosphate-buffered saline, PBS）冲洗2遍后，将样品重悬于1 mL的乙醇-PBS（1:1）中。然后将50 μL样品滴在多聚赖氨酸包被的载玻片上（鼎国生物技术有限公司，北京），在室温下自然晾干。用少量10 mg/mL的溶壁酶（广东省微生物研究所，广州）滴在样品上，30℃处理10 min。反应完成后用PBS冲洗2遍，在室温下自然晾干。然后用50%、80%和96%的梯度浓度乙醇处理样品，每个梯度处理3 min。自然晾干后，滴上20 μL杂交缓冲液，杂交缓冲液由5×SSC，1×Denhardt's溶液，100 μg/mL鱼精DNA，10%硫酸葡聚糖，去离子甲酰胺（Sigma Chemical Co., MO, USA）以及5 ng荧光探针组成。在杂交缓冲液上加盖玻片，并用树脂胶封住盖玻片边缘，防止杂交缓冲液蒸发。将制好的玻片置于杂交仪（ThermoBrite, Abbott, USA）进行杂交反应，杂交反应程序为95℃，5 min、42℃、3 h或过夜。杂交反应完成后，将玻片置于42℃预热的1×SSC中浸泡10 min，用PBS缓冲液冲洗后，自然晾干。然后用5 mg/mL的4′,6-diamidino-2-phenylindole（DAPI）在避光环境复染20 min。观察前加入抗淬灭剂Citifluor AF2（Citifluor Ltd., London, UK）保护荧光基团。最后将玻片置于正置荧光显微镜（Nikon Eclipse 80i, Tokyo, Japan）下观察拍照。对应不同的荧光染料，选择DAPI、FITC和Cy5相应激发波长和透过波长的滤镜模块。拍照时在暗室使用安装在显微镜下的单色制冷高灵敏度数码相机（Nikon, DS-Qi1Mc-U2, Tokyo, Japan）成像。用NIS-Elements BR（Nikon, Tokyo, Japan）软件分析图像。

8.1.2 冬虫夏草菌的荧光标记探针序列

冬虫夏草菌的LSU rDNA序列与其他相关真菌菌株的遗传距离均大于0.44（图8-1C）。本研究在LSU rDNA的高变区寻找合适的位点设计冬虫夏草菌的特异性探针。备选的探针序列输入DNAStar评估发夹结构、二聚体等情况。最终选择的探针序列为OsLSU5′-CAGGCACGTCAGCGCTCG-3′。最后将序列输入GenBank进行BLAST检索，初步验证探针的特异性。

ITS区序列变异大，特征性核苷酸序列位点多，似乎也是设计冬虫夏草菌特异性探针的最佳靶位点。然而，由于ITS区是真核生物核糖体基因中的内含子，源于ITS区的RNA并不出现在生物的细胞质中（Baschien et al., 2008），而在转录后很快被剪切并降解。核糖体小亚基因（SSU rDNA）是设计一个群类生物的特异性引物或探针的较为理想的位点，如White

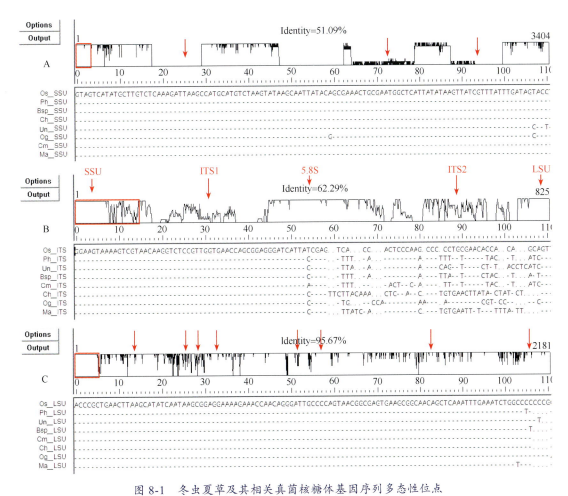

图 8-1 冬虫夏草及其相关真菌核糖体基因序列多态性位点

Figure 8-1 Polymorphism sites of ribosome DNA from *Ophiocordyceps sinensis* and related fungi

A, SSU rDNA 片段序列；B, ITS rDNA 片段序列；C, LSU rDNA 片段序列

A, SSU rDNA；B, ITS rDNA；C, LSU rDNA

等（1990）在 SSU rDNA 的保守区域设计的一系列真核生物通用引物，已被广泛应用于真核生物核糖体基因的研究中。但是，由于冬虫夏草菌的 SSU rDNA 与其他相关物种的遗传距离十分接近（钟欣，2010），很难在 SSU rDNA 片段序列中找到冬虫夏草菌特异性较为理想的位点。此外，冬虫夏草菌的 SSU rDNA 中存在着 Ⅰ 型内含子（group Ⅰ intron）的插入。该内含子序列变异度也较大（图 8-1A）。然而，Ⅰ 型内含子在 rRNA 转录后加工中会自我剪接或在蛋白因子的帮助下剪接（Lambowitz and Belfort, 1993; Nikoh and Fukatsu, 2001），并被降解。因此，Ⅰ 型内含子区域内不适合设计冬虫夏草菌的特异性荧光标记探针。LSU rDNA 片段序列中包含了多个高变区（图 8-1C），这些高变区有较多适合于设计特异性探针的区域。因此，将冬虫夏草菌的特异性探针的靶位点设计在 LSU rDNA 区域。

8.1.3 冬虫夏草菌荧光标记探针的特异性及荧光原位杂交结果

OsLSU 探针的靶位点位于细胞质的核糖体大亚基上，按优化的荧光原位杂交步骤，将 Cy5 标记的冬虫夏草菌的荧光探针 OsLSU 对冬虫夏草子囊孢子及未知真菌 SJL0906 的虫菌体进行染色，结果发现，OsLSU 探针可以有效标记冬虫夏草的子囊孢子，子囊孢子被标记后，整个细胞发出红色的荧光（图 8-2D），但未知真菌 SJL0906 的细胞没有被标记，表明 OsLSU 探针与冬虫夏草菌细胞结合具有特异性。

同时，阴性对照 EUB338 所标记的冬虫夏草子囊孢子及未知真菌 SJL0906 都没有荧光信

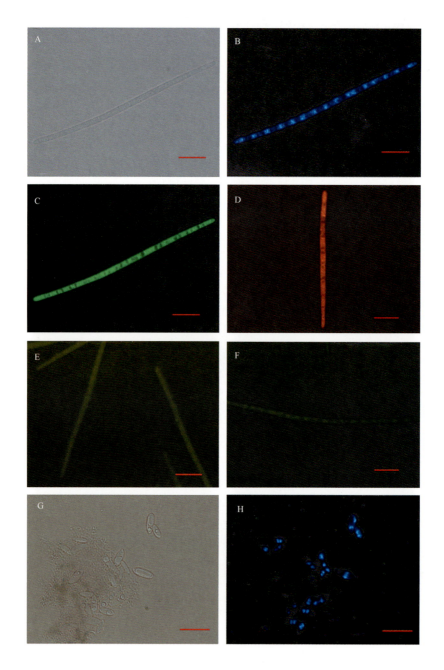

图 8-2 冬虫夏草子囊孢子（A~F）和未知真菌 SJL0906 虫（G~L）菌体的荧光显微图像

Figure 8-2 Microscopic images of ascospores of *Ophiocordyceps sinensis* (A-F) and cells of Unknown SJL0906 (G-L)

A~F，冬虫夏草子囊孢子；G~L 为未知真菌 SJL0906。A/G 为可见光图片，B/H 为 DAPI 染色图片，C/I 为 EUK516 探针染色图片，D/J 为 OsLSU 探针染色图片，E/K 为 EUB338 探针染色图片，F/L 为 RNaseA 处理后用 EUK516 探针染色图片；标尺＝20 μm）

The fungal cells were stained by DAPI（B, H）, FITC labeled negative probe EUB338（E, K）and FITC labeled positive probe EUK516（C, I, F, L）served as controls. After fixation by methanol-acetic acid solution, ascospores of *O. sinensis* and cells of Unknown SJL0906 were stained by DAPI and probe EUK516. Samples stained by EUB338 probe（E, K）or pre-treated with RNase A（F, L）, displayed no signal. *O. sinensis* labeled with specific probe OsLSU displaying strong red fluorescence（D）, while *paecilomyces* sp. had no signal（J）. Photographs showed in the bright-field view（A, G）and epifluorescence microscopic field with DAPI filter cube（B, H）, FITC filter cube（C, I, E, K, F, L）and Cy5 filter cube（D, I）.（bars＝20 μm）

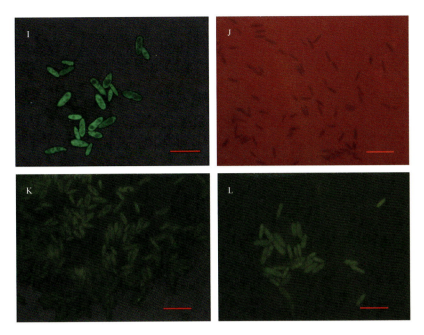

图 8-2　冬虫夏草子囊孢子（A～F）和未知真菌 SJL0906 虫（G～L）菌体的荧光显微图像（续）

Figure 8-2　Microscopic images of ascospores of *Ophiocordyceps sinensis* (A-F) and cells of Unknown SJL0906 (G-L) (continued)

号（图 8-2E、K）；实验样品经 RNaseA 处理后，用 EUK516 标记时也同样无法获得荧光信号（图 8-2F、L），证实冬虫夏草菌荧光标记探针 OsLSU 及阳性对照探针 EUK516 是与子囊孢子的细胞质中的核糖体 RNA 结合并发出荧光信号的。

固定是杂交实验的第一个步骤，也是关键步骤之一。在前人应用 FISH 技术检测真菌细胞时，有的采用多聚甲醛来进行样品的固定（Baschien *et al*., 2008；Teertstra *et al*., 2004）。卡洛氏固定液也是用于样品固定的试剂之一。在冬虫夏草荧光原位杂交条件探讨时，本研究分别探讨了多聚甲醛和卡洛氏固定液两种固定方案固定冬虫夏草子囊孢子样品，比较两种固定剂对冬虫夏草子囊孢子样品的固定效果以及对后续 DAPI 染色和阳性探针 EUK516 染色情况的影响。结果发现，冬虫夏草子囊孢子经多聚甲醛固定后，几乎得不到 DAPI 染色和阳性对照探针 EUK516 染色的荧光信号，而经过卡洛氏固定液固定的子囊孢子获得了强烈的 DAPI 和阳性对照 EUK516 的荧光信号（图 8-2B、H、C、I）。因此，本研究选用卡洛氏固定液对冬虫夏草及其相关真菌进行固定。

此外，荧光原位杂交过程中采用了溶壁酶对真菌细胞壁进行处理，可有效增加真菌细胞的通透性，使探针更容易进入目标细胞内。但使用时溶壁酶等酶试剂时需优化使用剂量和反应时间。当酶制剂用量过大时，可能导致真菌细胞壁的过度溶解以及靶位点 RNA 的降解；当酶制剂用量过小时，往往达不到细胞通透的预期效果。反应完成后，需要通过多步洗涤去除残留的酶制剂。

8.1.4　高寒草甸植物根系中的冬虫夏草菌荧光原位杂交检测

8.1.4.1　高寒植物根系样品荧光原位杂交实验条件优化　对 PCR 阳性的高寒植物根系样品进行荧光原位杂交检测，并以 FITC 标记的真核生物通用探针 EUK516 进行条件优化实验。杂交时采用去除 DNase 和 RNase 的 1.5 mL 离心管作为杂交反应场所，使用水浴锅作为变性和杂交的温度控制器，最后将高寒植物根系样品转移到多聚赖氨酸包被的载玻片上进行观察。杂交实验过程中发现，真菌菌丝只有少量生长旺盛的位点才能获得较多的阳性信号（图 8-3B、F）。正在形成或生长的真菌孢子中部有大量的核糖体，因此较为容易获得阳性信号（图 8-3B）。

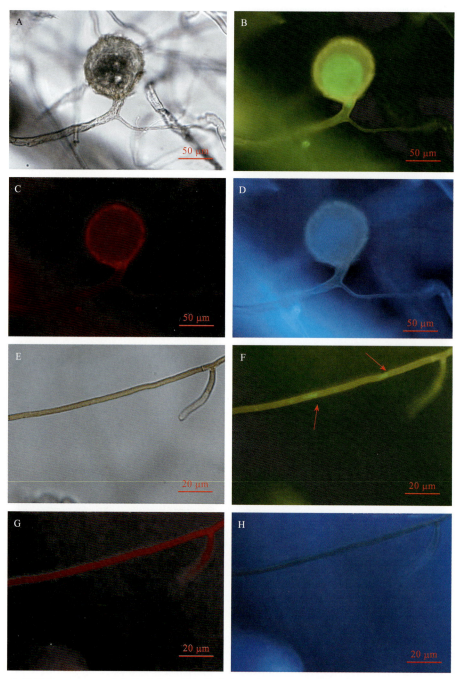

图 8-3 阳性探针 EUK516 对高寒植物根系中真菌孢子（A～D）和菌丝（E～H）荧光原位杂交结果
Figure 8-3 Microscopic images of roots colonization fungi spores (A-D) and hyphae (E-H) were stained by FITC labeled positive probe EUK516
标尺：A～D＝50 μm，E～H＝20 μm
bars：A-D＝50 μm，E-H＝20 μm

结果表明，条件优化后的荧光原位杂交步骤可使 EUK516 探针有效标记上高寒植物根系中真菌的孢子（图 8-3B）及菌丝（图 8-3F），并激发出 FITC 的绿色荧光，而在其他波长的 DAPI 滤镜（图 8-3D、H）和 Cy5 滤镜（图 8-3C、G）下均没有荧光发出。

8.1.4.2 荧光原位杂交检测高寒植物根系中的冬虫夏草菌 同时应用冬虫夏草特异性探针 OsLSU（Cy5 标记）与真核阳性探针 EUK516（FITC 标记）检测游离在植物根系外部真菌菌丝。只有冬虫夏草菌菌丝才能同时被 EUK516 探针和 OsLSU 探针染色（图 8-4）。检测结果显

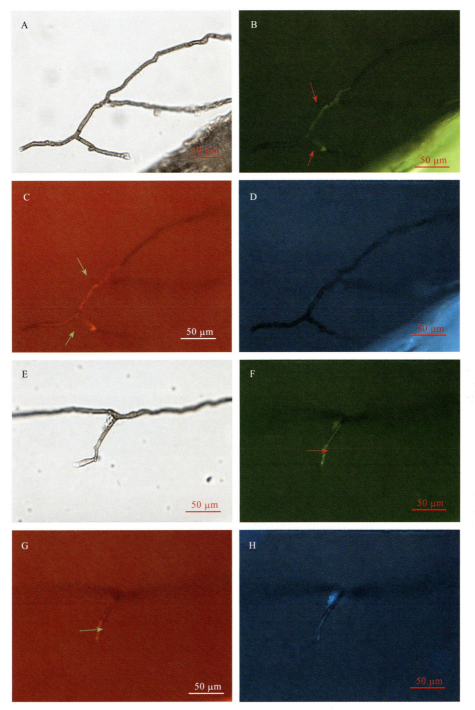

图8-4 冬虫夏草菌探针OsLSU和阳性探针EUK516对
高寒植物根系外部菌丝荧光原位杂交结果（标尺＝50 μm）

Figure 8-4　Microscopic images of roots outside colonization fungi hyphae
were stained by Cy5 labeled OsLSU（C/G）and FITC labeled positive probe EUK516（B/F）（bars＝50 μm）

示，在高寒植物根系外部真菌菌丝中，可检测到同时被真核阳性EUK516探针（图8-4B、F）和冬虫夏草菌特异性OsLSU探针（图8-4C、G）染色的菌丝，且在DAPI滤镜下不发荧光。表明在高寒植物根系外部真菌菌丝中存在着冬虫夏草菌，但同时被染色的菌丝数量较少。检测过程中发现，高寒植物根系组织细胞在FITC和DAPI滤镜下会发出强烈的自发荧光（图8-4B右下角，

图 8-4D 右下角），这一现象在前人的研究中也有发现（Watt et al., 2006），干扰了与高寒植物根系组织位置重叠菌丝的观察；而在 Cy5 滤镜下，高寒植物根系组织细胞的自发荧光较弱，因此，在检测高寒植物根系内部真菌时，只采用可见光和 Cy5 滤镜观察。

检测高寒植物根系内部真菌时，只加入 Cy5 标记的冬虫夏草菌特异性探针 OsLSU。检测结果发现在高寒植物根系的根尖部位有较多的阳性信号（图 8-5A～C），而高寒植物根系的其他部位的阳性信号较少（图 8-5D～F）。表明冬虫夏草菌在高寒植物根系内部的根尖部位较多，而其他部位较少。冬虫夏草菌在高寒植物根系内部的阳性信号以点状形态为主（图 8-5B、E 箭头示），可能以单细胞形式寄生在高寒植物根系内部。上述荧光原位杂交结果证实，冬虫夏草菌寄生于高寒植物根系组织内部较多，而外部较少；主要寄生于植物根尖部位，而其他部位少。

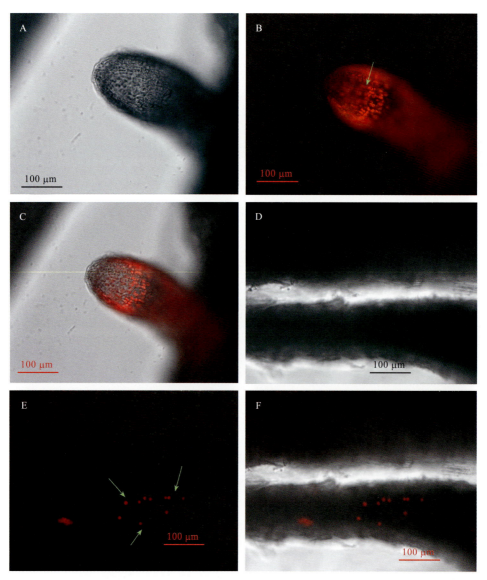

图 8-5　冬虫夏草菌特异性探针 OsLSU（Cy5 标记）对高寒植物根系内部荧光原位杂交结果
Figure 8-5　Microscopic images of roots inside colonization fungi hyphae were stained by Cy5 labeled OsLSU and FITC labeled positive probe EUK516
A，D，可见光图片；B，E，Cy5 图片；C，F，可见光和 Cy5 合成图片；标尺＝100 μm
A, D, in the bright-field view; B, E, in epifluorescence microscopic field with FITC, filter cube; C, F, in the bright-field view and Cy5 filter cube; bars＝100 μm

在高寒植物根系荧光探针杂交染色过程中发现，在 FITC、DAPI 滤镜下，高寒植物根系组织细胞会发出强烈的自发荧光（图 8-4B 右下角，图 8-4D 右下角），干扰了与高寒植物根系组织位置重叠菌丝的观察。本研究采用冷冻切片技术，对高寒植物根系进行横切，可以发现这些自发荧光来自植物细胞的细胞壁（图 8-6）。Cy5 荧光染料的发射波长（667 nm）接近于红外区域（>750 nm）（表 8-2）。据报道，在波段越长的滤镜，土壤颗粒杂质和植物根系组织的自发荧光越少（Watt et al., 2006）。这一现象在本研究的实验中也得到了证实。植物细胞壁以及土壤的颗粒杂质在 Cy5 的最大发射波长 667 nm 条件下自发荧光较弱（图 8-5B、E）。因此，在设计冬虫夏草特异性探针时，选用了 Cy5 荧光标记，以避免植物细胞壁及土壤颗粒自发荧光的干扰。

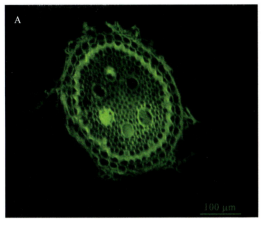 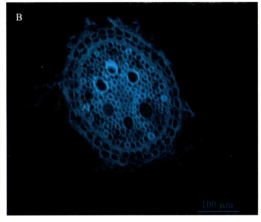

图 8-6　植物细胞壁的自发荧光现象

Figure 8-6　Autofluorescence of plant cell wall photographs showed in epifluorescence microscopic field
A 为 FITC 波长滤镜，B 为 DAPI 波长滤镜，标尺＝100 μm
with FITC filter cube（A），DAPI filter cube（B），bars＝100 μm

表 8-2　荧光染料最大激发波长及最大发射波长参数表

Table 8-2　List of fluorochrome's excitation wavelength and emission wavelength

荧光染料	最大吸收波长/nm	最大发射波长/nm	摩尔消光系数（ε）
DAPI	358	416	—
FITC	492	520	78 000
Cy3	550	570	150 000
Cy5	643	667	250 000

8.2　跨界共生的分子证据

8.2.1　样品采集样点的生境条件调查

在色季拉山海拔 3800～4800 m，每 200 m 设置一个样点，其中海拔 4000～4600 m 是确认的冬虫夏草发生地，而 4000 m 以下和 4600 m 以上未发现过冬虫夏草（或极少）。采样点尽量选择在海拔梯度点附近，误差源包括：民用 GPS 标准误差、简易手持式 GSP 终端的仪器误差、GPS 仪给定误差、卫星信号强度误差、卫星定位系统误差，并结合使用的经验误差，将海拔区域误差范围设定为[－100，100]区间，其生态因子和植被状况记录如表 8-3。

随着海拔的增加，植被状况和植物种类逐渐从大型乔木向小型草本转变，这与不同海拔区域的温度、湿度和光照等环境因子密切相关，而且即使是同一种植物，生长在高海拔和低海拔处也会造成其形态和性状的明显差异，包括植株大小、叶面质地和根系长度等。但是对于色季拉山海拔 4000 m 以上的冬虫夏草小生境而言，与植被的关系更直接。例如，较低海拔处的森林里绿树成荫，其间的温度可能较低、湿度较高；而高海拔处接受太阳辐射强烈，地表裸露于阳光之下，实际温度会更高。并且小生境的气候条件还与地形、坡向、水源、土质和人为干预等因素有关，因此，冬虫夏草及其寄主昆虫表现出狭域分布的特点，而体现在青藏高原冬虫夏草产区则呈现斑块状分布。

表 8-4 记录了在色季拉山 6 个海拔区域和纳木错湖区共 7 个样点采集到的 21 种盖度最高的建群植物种，分属于 13 科。

表 8-3　采样点的生境条件
Table 8-3　Environmental conditions of sampling habitats

采样地区	海拔 /m		植被	土壤条件					
	梯度设置	样点海拔		温度 /℃	盐分 NaCl/（ms/cm）	矿质度 /（ms/cm）	含水量 /%	湿度 /%	pH
色季拉山	3800（3700~3900）	3866±26	乔木（+++）灌丛（+++）草本（+++）	13.1	0.11	0.02	37	79.8	6.6
	4000（3900~4100）	4080±18	乔木（++）灌丛（+++）草本（+++）	13.4	0.09	0.03	41	79.9	6.8
	4200（4100~4300）	4216±15	乔木（+）灌丛（+++）草本（+++）	13.2	0.09	0.02	40	>80.0	6.5
	4400（4300~4500）	4390±22	灌丛（++）草本（+++）	25.6	0.03	0.00	31	80.0	6.8
	4600（4500~4700）	4638±15	灌丛（+）草本（+++）	14.3	0.09	0.01	34	70.0	6.6
	4800（4700~4900）	4830±30	草本（+++）	10.9	0.09	0.02	39	76.0	6.5
纳木错		4858±20	草本（+++）	7.7	0.06	0.00	40	>80.0	6.8

注："+"表示某类植物的相对丰度
Note: "+" indicates the relative abundance of certain a category plants

表 8-4　所采集的植物样品
Table 8-4　Plant species collected from samples

地区	海拔梯度 /m	建群植物种	拉丁名	科
色季拉山	3800（3700~3900）	西藏附地菜	*Trigonotis tibetica*（Tt）	紫草科
		膨囊薹草	*Carex lehmanii*（Cl）	莎草科
		西藏草莓	*Fragaria nubicola*（Fn）	蔷薇科
	4000（3900~4100）	拉萨长果婆婆纳	*Veronica ciliate*（Vc）	玄参科
		三幅柴胡	*Bupleurum triadiatum*（Bt）	伞形科
		发草	*Deschampsia caespitosa*（Dc）	伞形科
	4200（4100~4300）	楔叶委陵菜	*Potentilla cuneata*（Pc）	蔷薇科
		发草	*Deschampsia caespitosa*（Dc）	禾本科
		凤毛菊	*Saussurea* sp.（Ss）	菊科
	4400（4300~4500）	丽江蓝钟花	*Cyananthus lichiangensis*（Cl）	桔梗科
		滇芹	*Sinodielsia yunnanensis*（Sy）	伞形科
		发草	*Deschampsia caespitosa*（Dc）	禾本科
	4600（4500~4700）	卵叶银莲花	*Anemone begoniifolia*（Ab）	毛茛科
		萨嘎薹草	*Carex sagaensis*（Cs）	莎草科
		卵叶风毛菊	*Saussurea grandifolia*（Sg）	菊科
	4800（4700~4900）	西南红景天	*Rrhodiola* sp.（Rs）	景天科
		蕨麻委陵菜	*Potentilla anseriana*（Pa）	蔷薇科
		柔软点地梅	*Androsace mollis*（Am）	报春花科
纳木错	4858±20	发草	*Deschampsia caespitosa*（Dc）	禾本科
		小金莲花	*Trollius pumilus*（Tp）	毛茛科
		矮泽芹	*Chamaesium paradoxum*（Cp）	伞形科

8.2.2 纳木错样地植物中的冬虫夏草菌定殖量

采样点位于山谷坡地，上游有水源，故土壤湿度较大，但超过45°的坡度，且以松散的沙质土为主，土壤保水能力差，自由水含量低。植被主要是高寒草甸，植株高度大多在3 cm左右，属低矮草本植物类型，符合藏北冬虫夏草发生地的特点。pH偏中性，与色季拉山基地周围的冬虫夏草适生地近似，但是同期（9月下旬）温度明显偏低。

将植物分解成根、茎、叶，分别进行适当处理，以尽量排除外界环境干扰和组织间相互影响，提取基因组DNA，采用已成功建立的real-time qPCR适时定量技术检测各组织中的冬虫夏草菌定殖量，结果如图8-7所示。

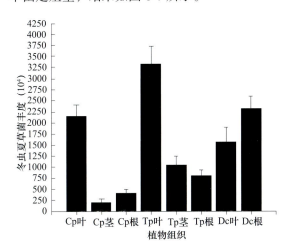

图8-7 三种植物不同组织中冬虫夏草菌的定殖量（10^4）
Figure 8-7 Colonization amount of *O. sinensis* in different tissues of three plants
横坐标对应的植物名称缩写见表8-4
Abbreviation of plant species on abscissa shown in Table 8-4

纳木错样地植物中的冬虫夏草菌定殖量与色季拉山情形基本一致。样地中的植物也含有大量的冬虫夏草菌，且叶组织中的含量很高，这可能跟PCR本身的技术特点有关，因为一般情况下植物根的多酚含量较高，对PCR反应会有一定的抑制作用，但这种误差应该不至于造成图中所显示的巨大差异。更关键的是，野生环境中，土壤里的腐殖酸、病原菌和重金属离子等也会对冬虫夏草菌造成较强的抑制作用。而且叶中带菌的现象，也暗示冬虫夏草菌的传播除了地表径流和雨水冲刷外，还很可能会附在植物种子上随风飘散，从而实现冬虫夏草菌的大面积扩散。

8.2.3 色季拉山不同海拔植物叶片中的冬虫夏草菌定殖分析

8.2.3.1 冬虫夏草菌在不同海拔植物叶组织中的丰度比较

在海拔4000~4600 m的冬虫夏草发生地，叶组织中的冬虫夏草菌含量较高，而且在温湿度较大的4200 m和4400 m处，冬虫夏草菌丰度最大，显著高于其他地区（图8-8）。从植物营养的角度分析，叶片组织结构柔弱，其内的营养物质丰富，有利于真菌的生存和繁衍。而且，叶片中高含量的冬虫夏草菌，也暗示着生其间的花、果实或种子等繁殖器官也极可能包含有大量菌体，这有助于冬虫夏草菌的大面积传播。因此，冬虫夏草菌种在青藏高原上的种群扩散，除了雨水的冲刷和地表径流外，更大部分应该是附生在植物种子和轻盈组织上随风飘散，而且这种方式的迁移距离也会更远。

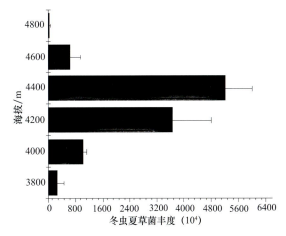

图8-8 不同海拔植物叶片中的冬虫夏草菌定殖量
Figure 8-8 Colonization amount of *O. sinensis* amount in leaves from various altitudes

3800 m和4800 m海拔处是非冬虫夏草发生地，从4000 m开始即成为冬虫夏草产区，且随着海拔的升高冬虫夏草密度逐渐增大（图8-9）。依据图8-9中明显的高斯曲线状分布，4000~4400 m区域里植物叶片中的冬虫夏草菌含量依海拔梯度增高，与当地的冬虫夏草产量呈现显著的正相关拟合，而4600 m区段由于本地植物植株矮小，叶片较小且革质化严重，从而抑制了其上冬虫夏草菌的定殖和生长。以上

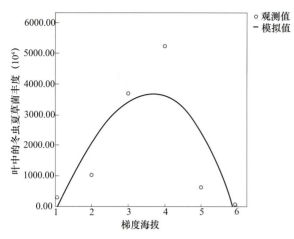

图 8-9　冬虫夏草菌在植物叶片中随海拔垂直分布的曲线

Figure 8-9　Cubic curve of *O.sinensis* distribution in plant leaves

表 8-7　LSD-*t* 差异显著性分析

Table 8-7　Difference significance test by LSD-*t*

海拔 /m	3800	4000	4200	4400	4600	4800
3800	1	0.676	0.093	0.008**	0.842	0.920
4000		1	0.186	0.023*	0.827	0.669
4200			1	0.445	0.131	0.142
4400				1	0.013*	0.028*
4600					1	0.798
4800						1

* 和 ** 分别表示 $P\leq0.05$（显著）和 $P\leq0.01$（极显著）

* and ** indicate significant at $P\leq0.05$ and $P\leq0.01$, respectively

结果表明植物叶片带菌量与冬虫夏草分布密度之间应该存在一定关联，但至于这种关联的方向性，即是植物叶上的菌来源于冬虫夏草，还是冬虫夏草的发生起始于植物，有待于更进一步研究。

8.2.3.2　冬虫夏草菌在叶组织中的动态变化　根据图 8-8 的检测结果，采用统计学和数学方法建立了植物叶组织中的冬虫夏草菌定殖量随海拔梯度动态变化的模型：

$$y_{\text{HAL}}=3112.240x-200.785x^2-41.337x^3-2989.590$$

式中，y_{HAL} 表示植物叶组织中冬虫夏草菌丰度，x 表示海拔梯度，R^2 和 F 值分别为 0.674 和 1.380，从而较好地拟合了冬虫夏草菌在色季拉山调查区域内植物叶片中的实际分布状况，在量化水平上揭示了其垂直迁移的动态过程（图 8-9，表 8-5～表 8-7）。

表 8-5　方差齐性检验
Table 8-5　Homogeneity of variance

Levene 统计量	*df*1	*df*2	显著性
31.732	5	40	0.000

表 8-6　方差分析 e
Table 8-6　ANOVA analysis

	平方和	df	均方	*f*	显著性
组间	1.771E8	5	3.542E7	2.502	0.046
组内	5.662E8	40	1.416E7		
总数	7.433E8	45			

8.2.4　色季拉山不同海拔处植物根系中冬虫夏草菌的定殖分析

8.2.4.1　冬虫夏草菌在不同海拔植物根组织中的丰度比较　海拔 4000～4600 m 的地区是冬虫夏草发生地，该区植物根系中冬虫夏草菌的含量较高（图 8-10）。3800 m 海拔的植物根系中冬虫夏草菌的含量很低，并随海拔升高而增加。而从 4400 m 开始，根系中的目标菌相对含量又持续降低。4800 m 处也是非冬虫夏草发生地，相对于 3800 m 低海拔处却有较高的冬虫夏草菌丰度，这是因为冬虫夏草菌本身是一种耐低温菌，可以适应高寒生境，而且不同于暴露在空气和紫外线辐射中的叶片，土壤还具有一定的保温防护作用，能够较好地维持和保障冬虫夏草菌的生存及繁衍。

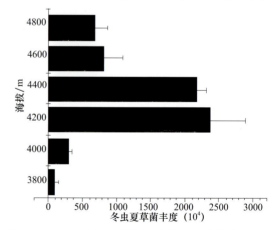

图 8-10　不同海拔处植物根系中冬虫夏草菌的含量

Figure 8-10　Colonization amount of *O. sinensis* in roots from various altitudes

4000～4600 m 海拔段是色季拉山主要的冬虫夏草分布区。寄主幼虫是植食性昆虫，而植物根部携带大量的冬虫夏草菌，极大地增加了寄主幼虫接触、获得该菌的概率，从而为实现冬虫夏草的高产提供了有效前提。反之，高产量的冬虫夏草又会在自然环境中释放大量的孢子、菌丝或其他某种形式的菌体资源，从而间接成为植物中丰富冬虫夏草菌种的来源，并以植物组织为载体持续生存繁衍。此外，青藏高原冬虫夏草发生地植被丰富，植物根系在地下盘根错节，绵延不断，冬虫夏草菌群定殖于根部，可依赖于根系实现在高原上的长年生生不息和大范围传播。

然而，4200～4400 m 区域的植物根系中的冬虫夏草菌丰度显著高于 4600 m 处，该区域温湿度相对较高，比较适宜于真菌生长，但可能不适宜冬虫夏草有性型的发生。在 4600 m 海拔区段，虽然根系中冬虫夏草菌丰度不高，但本地冬虫夏草产量很大，这表明低温、低湿度和较强的紫外辐射或许对冬虫夏草的形成有一定促进作用。

8.2.4.2 冬虫夏草菌在根组织中的动态变化 根据图 8-10 的检测结果，采用统计学和数学方法建立了根组织中的冬虫夏草菌定殖量随海拔梯度动态变化的模型：

$$y_{HAR} = 2036.800x - 273.284x^2 - 1910.182$$

式中，y_{HAR} 表示冬虫夏草菌丰度；x 表示海拔梯度，基本参数 R^2 和 F 值分别为 0.662 和 2.936，表示本模型可用于阐释现实情况中植物根系内冬虫夏草菌的定殖状况与海拔梯度之间的关联性（图 8-11，表 8-8～表 8-10）。

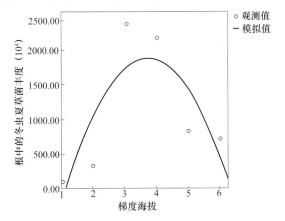

图 8-11　根组织中的冬虫夏草菌定殖量随垂直分布的曲线
Figure 8-11　Quadratic curve of *O. sinensis* distribution in plant roots

表 8-8　方差齐性检验
Table 8-8　Homogeneity of variance

Levene 统计量	df1	df2	显著性
30.702	5	37	0.000

表 8-9　方差分析
Table 8-9　ANOVA analysis

	平方和	df	均方	f	显著性
组间	3.260E7	5	6 520 208.637	5.439	0.001
组内	4.436E7	37	1 198 876.733		
总数	7.696E7	42			

表 8-10　LSD-t 差异显著性分析
Table 8-10　Difference significance test by LSD-t

海拔/m	3800	4000	4200	4400	4600	4800
3800	1	0.694	0.001**	0.003**	0.240	0.367
4000		1	0.001**	0.004**	0.372	0.548
4200			1	0.747	0.005**	0.006**
4400				1	0.024*	0.025*
4600					1	0.833
4800						

* 和 ** 分别表示 $P \leq 0.05$（显著）和 $P \leq 0.01$（极显著）
* and ** indicate significant at $P \leq 0.05$ and $P \leq 0.01$, respectively

8.2.5　冬虫夏草菌在不同海拔植物茎组织中的丰度比较

3800 m 和 4200 m 两个海拔段的植物茎部携带较大量冬虫夏草菌，4000 m 和 4400 m 处次之，而 4600 m 以上地区由于气候极端恶劣，植被普遍铺地生长，植株低矮，茎段部位非常微小，但这些差异在统计学水平上均未达到显著标准（$P >$ 0.05）（图 8-12，表 8-11～表 8-13）。海拔 3800 m 处，虽然该区是非冬虫夏草发生地，且区域里的冬虫夏草菌丰度很低，但是该地区温度较高、湿度较大，非常适合植物生长，植株肉质化程度高，有利于冬虫夏草菌的生长。而海拔 4200 m 地区是良好的冬虫夏草发生地，菌种资源丰富，因此植物体的带菌量较高。

8.2.6　海拔 3800 m 段植物不同组织中冬虫夏草菌丰度的比较分析

3800 m 海拔地段（3700～3900 m）从未发现冬虫夏草，是非冬虫夏草发生地，同时也没有

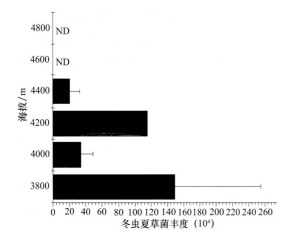

图 8-12　不同海拔处植物茎段中冬虫夏草菌的含量
ND，未检测到

Figure 8-12　Colonization amount of *O. sinensis* in stems from various altitudes
ND, not detectable

表 8-11　方差齐性检验
Table 8-11　Homogeneity of variance

Levene 统计量	df1	df2	显著性
2.792	3	11	0.090

表 8-12　方差分析
Table 8-12　ANOVA analysis

	平方和	df	均方	f	显著性
组间	46 594.548	3	15 531.516	1.324	0.316
组内	129 083.972	11	11 734.907		
总数	175 678.520	14			

表 8-13　LSD-*t* 差异显著性分析
Table 8-13　Difference significance test by LSD-*t*

海拔/m	3800	4000	4200	4400
3800	1	0.161	0.673	0.121
4000		1	0.375	0.881
4200			1	0.304
4400				1

注：$P \leq 0.05$（显著）和 0.01（极显著）

Note: significant at $P \leq 0.05$ and 0.01, respectively

寄主昆虫的分布。从本地区植物不同组织的带菌量综合分析（图 8-13），此低海拔处的叶片中带菌量最高，茎段次之，根系中最少。这应该与当地环境密切相关，3800 m 处温湿度较高，植被茂盛，有丰富的乔木、灌丛和杂草，而采样点正位于森林覆盖地带，阴冷潮湿，附近又有水流穿过，因此土壤含水量高。虽然在某些河滩地区偶尔能发现冬虫夏草，而且个头还较大，但其密度是相当小的。

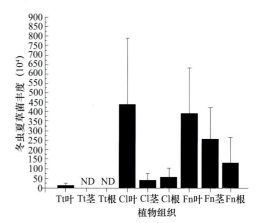

图 8-13　3800 m 海拔段不同植物各组织中冬虫夏草菌的丰度

Figure 8-13　Colonization amount of *O. sinensis* in various tissues of plants at alt. 3800 m

横坐标对应的植物名称缩写见表 8-4，ND，未检测到

Abbreviation of plant species on abscissa shown in Table 8-4, ND, not detectable

从植物组织的带菌情况可见，地上部分的冬虫夏草菌丰度明显高于地下部分，造成这种现象的原因可能与土壤性质有关。低海拔地区植被丰富、湿度较大，因此土壤中含有大量的腐殖酸、重金属、有毒化合物和病原菌等成分，它们会抑制冬虫夏草菌的生长，甚至有可能会杀死本身在高温条件下就不适宜的冬虫夏草菌菌群。

所有植物均是叶片中的冬虫夏草菌定殖量相对最高，其中西藏附地菜整株含量最低，只有叶片中检测到少量菌，而茎和根中未检出目标菌，其原因可能是：①附地菜的茎非常微小，即使里面附生有冬虫夏草菌，很可能其生物量也超出了本研究中 qPCR 定量技术的下限，无法检出；②根组织中含有抑制真菌生长的因素或者影响 PCR 反应的物质，事实上某些附地菜属植物本身就被长期作为传统中草药使用，其中就含有消炎杀菌的化学成分。

8.2.7　海拔 4000 m 段植物不同组织中冬虫夏草菌丰度的比较分析

综合分析该海拔区段植物不同组织中的冬虫夏草菌丰度，叶片含量最高，其次是根系，茎段中最低。色季拉山4000 m海拔段（3900～4100 m）是乔木植被向灌丛的过渡区，也是向冬虫夏草产区的过渡，偶尔能发现少量冬虫夏草，属于冬虫夏草次级发生地，而采样点当地也正是能够采挖到冬虫夏草的地方。同时，调查发现，恰好从此海拔开始分布有钩蝠蛾昆虫，这是冬虫夏草发生的基础条件之一，虽然数量极少。

结合图8-14，两者比较可知，植物整株的带菌量显著增大。特别值得注意的是，此海拔地区植物根系中的冬虫夏草菌相对量开始迅速增加，这说明环境（包括土壤）中的目标菌丰度大幅提高，从而暗示植物根部可能是冬虫夏草菌种的理想寄生场所和富集体。前文已经证实了嫩根组织是寄主幼虫的食料部位，可携带菌体进入幼虫肠道，获得从内部接触体腔的机会。

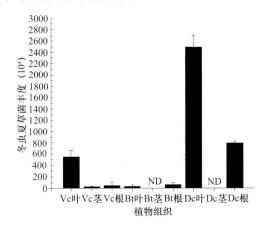

图8-14　4000 m海拔段不同植物各组织中冬虫夏草菌的丰度
Figure 8-14　Colonization amount of *O. sinensis* in various tissues of plants at alt. 4000 m
横坐标对应的植物名称缩写见表8-4；ND，未检测到
Abbreviation of plant species on abscissa shown in Table 8-4; ND, not detectable

至于叶片中的带菌量依然很高，这可能因为该地段正处于冬虫夏草高产区附近，大量的菌体会传播至此，暗示植物叶片或其上所着生的种子和花絮等轻盈组织很可能充当着冬虫夏草种群扩散的载体。

在所采集的三个建群种植物中，发草的带菌量最高，这是一种广泛分布于青藏高原的禾本科草本，在藏南和藏北的冬虫夏草产区都能看到它的踪迹。此处，在冬虫夏草发生的初始地带，我们也发现该植物的叶片和根系都携带有大量冬虫夏草菌，似乎更进一步说明，发草与冬虫夏草的发生和发育过程之间可能存在重要联系。而三幅柴胡中的冬虫夏草菌丰度极低，其原因有待进一步探讨。

8.2.8　海拔4200 m段植物不同组织中冬虫夏草菌丰度的比较分析

从植物带菌量的总量而言，与3700～4100 m海拔区段相比，该区域的冬虫夏草菌丰度增加了2～3倍。事实上，从本海拔开始，该区域成为色季拉山的主要冬虫夏草产区，因此冬虫夏草菌的丰度也开始急速提升。尤其是根系中近2.500×10^7个单位菌体，为寄主钩蝠蛾幼虫的食性侵染途径提供了充足的菌种来源，同时也间接佐证了植物根系在冬虫夏草生长过程中的重要作用，及其带菌丰度与冬虫夏草发生机制之间的必然联系。结合植物提取液培养菌丝实验，人工条件下根组织提取物获得的菌落大于叶组织，而自然环境中定量检测结果则与之相反，这说明是野外土壤中的腐殖酸和重金属等有毒物质可能会抑制冬虫夏草菌落的生长和种群扩散（图8-15）。

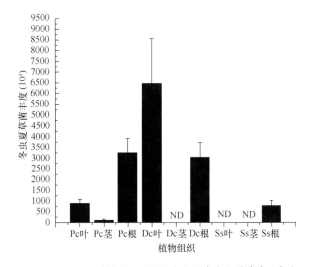

图8-15　4200 m海拔段不同植物各组织中冬虫夏草菌的丰度
Figure 8-15　Colonization amount of *O. sinensis* in various tissues of plants at alt. 4200 m
横坐标对应的植物名称缩写见表8-4；ND，未检测到
Abbreviation of plant species on abscissa shown in Table 8-4; ND, not detectable

叶片作为冬虫夏草菌的主要定殖部位，丰富的带菌量有利于目标菌的生存、增殖和传播，因

此在主产区也能在叶片组织中发现高丰度的冬虫夏草菌，说明植物叶片是该菌种群延续和大面积扩散的有效载体。

同时，在自然界中，植物还会通过其残渣碎片等直接向土壤环境输出菌群，从而扩大冬虫夏草菌的种群扩散和地理分布，而且土壤植物残片上所定殖的冬虫夏草菌也会转移到幼虫表皮，或随着幼虫进食过程进入肠道，从而提高侵染寄主幼虫的潜在概率。

此区域中三种试验植物根系中的冬虫夏草菌相对含量普遍较高。至于风毛菊叶片未检出目标菌的原因，可能与植物本身有关，风毛菊叶片革质化程度很高，坚硬且覆盖有蜡质层，因此不利于真菌的侵入。

8.2.9 海拔 4400 m 段植物不同组织中冬虫夏草菌丰度的比较分析

此海拔区域的情形与 4200 m 段相近（图 8-16），同样是叶片和根系中冬虫夏草菌丰度较高，因为本区也是色季拉山最主要的冬虫夏草产区之一，环境中菌种生物量较高。值得注意的是，植物茎段冬虫夏草含量开始大幅降低，其原因可能是随着生境海拔升高，气候渐冷，紫外线逐渐强烈，所适生的植物类群趋向于低矮草本，茎段短小，革质化程度加强，从而影响了冬虫夏草菌的侵染和定殖。

在所检测植物中，丽江蓝钟花的带菌量最高，特别是叶片和根系，其他两种非常低。已经通过台盼蓝染色法证实了丽江蓝钟花是一种菌根植物（钟欣，2010），因此该植物体内能寄生大量冬虫夏草菌是完全可能的。当然，或许除了本研究已检测的这三种植物，还有其他植物中也定殖了大量目标菌，丰度可能更大。

8.2.10 海拔 4600 m 段植物不同组织中冬虫夏草菌丰度的比较分析

4600 m 的高海拔处，出产大量冬虫夏草，属于冬虫夏草的重要发生地，特别是某些植被较丰富、小环境较适宜的地块，密度非常高，本研究的采样地也是选在一个高产区。此处植物体内所含的冬虫夏草菌总量已经大幅下降，特别是叶片。虽然冬虫夏草菌是嗜低温菌，但长期过低的温度仍会对其代谢机能和细胞结构造成一定的抑制作用。海拔 4600 m 处长年风雪不断，气温通常在 $-50 \sim -10$℃，而且高海拔地区，太阳辐射和紫外线非常强烈，对露天生长的真菌也会产生一定的杀灭作用，因此植物叶片中的冬虫夏草菌含量较低（图 8-17）。

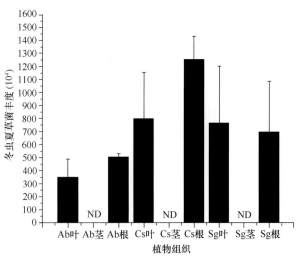

图 8-17 4600 m 海拔段不同植物各组织中冬虫夏草菌的丰度

Figure 8-17 Colonization amount of *O. sinensis* in various tissues of plants at alt. 4600 m

横坐标对应的植物名称缩写见表 8-4；ND，未检测到

Abbreviation of plant species on abscissa shown in Table 8-4; ND, not detectable

然而，根系中菌体含量却超过了地上部分，这是因为土壤具有较好的保温防护功能，当地的即时地温与 4200 m 处十分接近（本次采样是在温暖的 9 月），这有利于冬虫夏草菌的存活和增

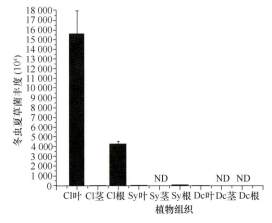

图 8-16 4400 m 海拔段不同植物各组织中冬虫夏草菌的丰度

Figure 8-16 Colonization amount of *O. sinensis* in various tissues of plants at alt. 4400 m

横坐标对应的植物名称缩写见表 8-4；ND，未检测到

Abbreviation of plant species on abscissa shown in Table 8-4; ND, not detectable

殖，同时也保持了土壤中该菌的种群稳定性，因此便大大增加了该菌与钩蝠蛾幼虫接触和感染的机会。

至于茎段中未检出冬虫夏草菌，一方面是本地区海拔较高，气候恶劣，紫外线强烈；另一方面则是建群种植物多是铺地生长，茎段非常短小，部分退化，为DNA的有效提取带来一定的困难和障碍。

三种植物卵叶银莲花、萨嘎薹草和卵叶风毛菊，均表现出相似的特征（图8-17），即茎段无检出、根系含量相对较高，或许正是由于根组织大量定殖冬虫夏草菌，才促进该地区成为产量相对最大的冬虫夏草发生地；反之，根组织也为冬虫夏草菌的种群生存和扩散提供了栖息空间和营养物质基础，有利于扩大其地理分布。

8.2.11 海拔4800 m段植物不同组织中冬虫夏草菌丰度的比较分析

该区域已接近色季拉山的最高海拔处，调查未发现过冬虫夏草，也未发现过寄主钩蝠蛾昆虫，是非冬虫夏草发生地。显然，植物体内冬虫夏草菌的总含量已经很小（图8-18），特别是叶片，而根系的带菌量相对最高，这同样应该与土壤的保温保湿和紫外线防护作用有关。叶片中目标菌的丰度极低，一方面源于环境中冬虫夏草菌菌种很少；另一方面是高海拔地区寒冷缺氧、紫外线强烈，叶面有革质化保护层，能抵御真菌的侵染和寄生，而叶片的冬虫夏草菌低定殖量也在很大程度上使得该菌难以大范围传播，限制了种群扩散和冬虫夏草的产出。事实上，在青藏高原，特别是那曲和玉树地区，海拔5000 m区域仍然是冬虫夏草的优良适生地，因此可以推论根系的带菌量与冬虫夏草种质资源的发生、分布、繁衍和扩散密切相关，特别是在高海拔地区。

三种试验植物中（图8-18），只有西南红景天根部的带菌量较高，其他的均非常低，这跟红景天抗缺氧、抗高原反应的活性成分是否有关，还有待进一步研究。而蕨麻委陵菜的根系中未检出目标菌，应该是植物本身的性质所造成的。总之，在高海拔地区，植物短小，冬虫夏草菌的主要定殖部位已经转移到根部。

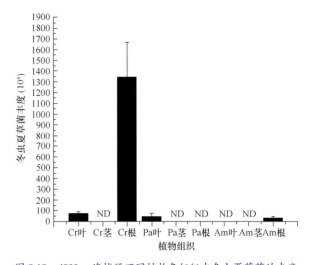

图8-18 4800 m海拔段不同植物各组织中冬虫夏草菌的丰度
Figure 8-18 Colonization amount of *O. sinensis* in various tissues of plants at alt. 4800 m
横坐标对应的植物名称缩写见表8-4；ND，未检测到
Abbreviation of plant species on abscissa shown in Table 8-4; ND, not detectable

8.3 跨界共生的生物学及生态学意义

在菌物研究的过程中，人们注意到某些菌物对寄主种类具有严格的要求。有的菌物只寄生于一类生物甚至专性寄生于一种生物，如麦角菌科的麦角菌（*Claviceps purpurea*）一般只能寄生于禾本科或少数莎草科的植物（Alexopoulos *et al*., 1996）。有的菌物的寄主则范围极广，如球孢白僵菌（*Beauveria bassiana*）可寄生于15目149科的700余种昆虫，以及蜱螨目的6科10余种蜱和螨，是生物防治中最重要的种类之一（蒲蛰龙和李增智，1996）。而有的菌物则必须寄生于不同种属的寄主上，才能完成它们的生活史，如胶锈菌（*Gymnosporangium* spp.）。胶锈菌的性子器和锈子器世代寄生在苹果、梨和其他仁果类植物上，它的冬孢子则必须寄生在松柏科植物上。如果缺乏其中一种植物，胶锈菌都不能完成生活史。古人有言"梨园中植桧一株，则混林皆枯"，因此通过砍伐梨、苹果园附近的桧柏可以防治锈菌病的发生（裘维蕃，1998）。菌物对寄主的适应性是进化的结果，使菌物在不同的生态条件具有适应性生存和繁衍的能力。

冬虫夏草是寄生于钩蝠蛾属（*Thitarodes*）昆虫的病原真菌（entomopathogenic fungi）。但冬虫夏草菌无性阶段的生活史一直缺乏深入研究。根据本研究对高寒植物根系 PCR 及荧光原位杂交检测冬虫夏草菌的结果，认为冬虫夏草菌的无性型不但寄生于钩蝠蛾属昆虫幼虫（动物界），还寄生于高寒植物根系（植物界），存在着跨界（interkindom host jumping）生活史的现象。

在青藏高原终年高寒缺氧的极端恶劣环境下，跨界寄生生活史对保存和延续冬虫夏草菌的种群稳定可能有重要的生物学和生态学意义。每年 7～8 月，冬虫夏草喷发大量子囊孢子繁衍后代完成有性世代（李少松，2009）。进入自然生境中的子囊孢子在自然光照、湿度、温度等条件下可迅速萌发出芽（李黎等，2001；乔正强等，2003），并形成芽管或菌丝及分生孢子结构（李泉森等，1998；刘作易等，2003；李玉玲，2002）。然而，人们在研究过程中发现，将子囊孢子或萌发后的子囊孢子、菌丝通过针刺、涂抹、喂食、浸泡、喷雾等方法，均难以直接将寄主昆虫幼虫致死（杨跃雄等，1989；王忠等，2001）。自然界中寄主昆虫幼虫因冬虫夏草菌致病死亡而形成冬虫夏草的概率并不高（约为10%）（杨大荣等，1988）。青藏高原冬虫夏草适生地区域在每年的 10 月后进入冬季，土壤被冰雪覆盖，并形成冻土层。在恶劣的自然环境下，冬虫夏草菌跨界寄生于高寒植物根系，对于冬虫夏草菌在广袤的青藏高原地区传播、扩散以及形成菌群生长优势具有重要意义。冬虫夏草菌跨界寄生可能是"菌""草""虫"三者协同进化的结果，三者之间通过食物链关系，相互制约，相互依赖，缺一不可。

8.4 冬虫夏草菌跨界共生的生活史

根据本研究对高寒植物根系 PCR 及荧光原位杂交检测冬虫夏草菌的结果，本研究提出冬虫夏草菌无性型存在跨界寄生（interkindom host jumping）生活史，认为冬虫夏草菌不但可以寄生于寄主昆虫幼虫，还可以寄生于高寒植物组织，存在着跨界寄生的现象（动物界和植物界）。

近年来人们在研究另一虫生真菌球孢白僵菌（Beauveria bassiana）时，也观察到了类似的现象。球孢白僵菌除了可以寄生在多种昆虫、蜱、螨外，还可以入侵玉米、棉花、咖啡、可可、香蕉、罂粟、番茄、马铃薯、曼陀罗、一些针叶植物及杂草等多种植物的叶、根、茎等不同部位（Wagner and Lewis, 2000; Arnold and Lewis, 2005; Quesada-Moraga et al., 2006; Akello et al., 2007; Posada et al., 2007），具有广泛的寄主适应性。球孢白僵菌在植物体内有系统侵染的可能，入侵时表现出典型的植物病原真菌的侵染特性，但对植物组织无害。另外几种常见的虫生真菌，如拟青霉菌属（Paecilomyces）、曲霉属（Aspergillus）等的真菌，也观察到有入侵植物组织的现象（Arnold and Lewis, 2005）。植物病害昆虫在取食被虫生真菌侵染的植物组织后，可发病致死，这一新发现的途径和机制对害虫生物防治具有重要意义（王学霞等，2009）。

分子系统学的研究也发现虫生真菌在进化的过程当中通过动态跨界寄生进行演化。Nikoh 和 Fukatsu（2000）通过对 22 种原虫草属（Cordyceps Fr.）真菌的细胞核编码及线粒体编码的核糖体基因序列进行系统发育学分析研究，发现寄生于大团囊属（Elaphomyces）真菌的 4 种真菌在进化的过程中是起源于寄生昆虫如蝉若虫的真菌种类。蝉的若虫与大团囊菌都是生长在布满植物根系的土壤中，其生态位重叠。上述 4 种真菌在进化的过程中，在相同生态位的蝉若虫（动物）和大团囊菌（真菌）之间发生了跨界寄生，最终进化为寄生于大团囊的真菌，这类真菌后来被修订为大团囊虫草属（Elaphocordyceps G.H. Sung & Spatafora）（Sung et al., 2007），归属于肉座菌目（Hypocreales）蛇形虫草科（Ophiocordycipitaceae）。Spatafora 等（2007）在研究麦角菌科（Clavicipitaceae）真菌的分子系统学时，利用多基因分子系统分析法，发现寄生于植物的麦角菌科真菌也是起源于昆虫病原真菌的。原寄生于昆虫的昆虫病原真菌在进化的过程当中，通过动态跨界寄生（adynamic process of interkingdom host jumping）寄生于植物组织中，最终进化形成专性寄生于禾本科（Poaceae）或莎草科（Cyperaceae）植物的麦角菌科（Clavicipitaceae）真菌。这些研究可以见，虫生真菌在进化的过程中，就具有了跨动物界、植物界、真菌界寄生的能力。而冬虫夏草菌、球孢白僵菌等真菌的跨界寄生生活史现象可以说是这一进化过程中间态的缩影。

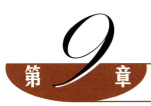

第9章 冬虫夏草个体中的真菌群落

【摘要】采集了僵虫期、子座芽期、子座刚露出土表期、子囊孢子喷发期及子座衰败期等5个发育阶段的冬虫夏草样品，分析了样品中的真菌群落。从发育早期的冬虫夏草上共分离获得13种真菌（冬虫夏草菌除外），ITS片段经PCR扩增、测序及BLASTN分析后发现，F1～F9分别为 *Paecilomyces* sp. SJL0906、*Geomyces* sp. FMCC-3、*Cryptococcus terricola*、*Tolypocladium cylindrosporum*、*Paecilomyces javanicus*、*Pseudogymnoascus roseus*、*Tolypocladium inflatum*、*Ilyonectria rufa* strain CBS 120372、*Aspergillus versicolor*、*Paecilomyces hepiali* strain Ph-4Qinghai（蝙蝠蛾拟青霉）、*Geomyces destructans* ITS片段相似度高，都达到95%以上。DGGE能很好地反应不同时期冬虫夏草的真菌群落结构变化，共识别55条不同的条带，各泳道条带数目为9～34，多样性指数Shannon-Weiner（H'）为1.482～2.477，证实不同发育阶段的冬虫夏草中还生活着许多不同种类的真菌，且不同阶段的优势种差别较大，僵虫期及衰败期的优势种甚至不是冬虫夏草菌。

冬虫夏草及其微环境中存在着多种真菌（蒋毅和姚一建，2003；张永杰等，2010；Zhang et al.，2010）。Zhang等（2010）利用常规的分离培养方法从冬虫夏草的菌膜、子座及菌核中共区分出92种不同的操作分类单元（operational taxonomic unit，OTU），利用分子生物学方法共区分出118种不同的OTU，但冬虫夏草生长发育过程中真菌群落结构的变化情况还不清楚。本章通过分离培养冬虫夏草中的真菌，并利用DGGE技术对不同时期冬虫夏草中的真菌群落结构变化进行了研究（彭青云，2012）。

9.1 真菌的分离鉴定

9.1.1 样品采集与真菌分离培养

在色季拉山采集了5个不同发育时期的冬虫夏草样品，即僵虫期、子座芽期、子座刚露出土表期、子囊孢子喷发期及子座衰败期。其中僵虫期的虫体表面已有大量冬虫夏草菌丝覆盖（图9-1A）；从僵虫头部萌出子座芽，未露出土表（图9-1B），为子座芽期；子座刚露出土表的冬虫夏草子座刚露出土表，未形成子囊壳（图9-1D）；子囊孢子喷发期，此时期子囊壳发育形成，开始喷发子囊孢子（图9-1E）；子座衰败期的冬虫夏草子座进入衰败阶段，子座萎缩（图9-1F），并有附生菌长出（图9-1G）；此外，尚有未能长出土表的非正常冬虫夏草子座（图9-1C）。

收集冬虫夏草虫体表面的菌膜，称取0.045 g，加450 μL的无菌水制成10^{-1}浓度的溶液，进行系列稀释后选择10^{-2}、10^{-3}和10^{-4}共3个稀释度的液体涂布PDA平板（含100 mg/L链霉素和50 mg/L四环素）。每一稀释度涂布3个平板（每皿涂200 μL）。

用无菌水冲洗冬虫夏草表面，并用酒精棉球擦拭，再用75%乙醇（30 s）及0.1%升汞（3 min）对冬虫夏草进行表面消毒，最后再用无菌水冲洗，并在酒精灯旁晾干。将冬虫夏草分为子座及菌核两部分。每部分切成1～2 mm厚的薄片，置于离心管中加少量无菌水进行研磨，取部分匀浆涂布3个PDA平板（含100 mg/L链霉素和50 mg/L四环素），其余的匀浆留作DNA提取用。

将所有接种的平板置15～18℃黑暗培养。将子座和菌核处理中所有平板上长出的真菌菌落，以及菌膜处理中最合适稀释度的平板上长出的所有真菌菌落及时转接到PDA试管斜面。

9.1.2 菌株鉴定

9.1.2.1 PCR结果　在僵虫到子座芽发育阶段的冬虫夏草样品中，分离获得13种真菌（除冬虫夏草菌外）。利用真菌特异引物ITS1-F及ITS4对真菌基因组DNA的ITS片段经PCR扩增，1.5%琼脂糖凝胶电泳检测发现，大部分真菌的扩增片段在500～750 bp（图9-2），而F12的扩增

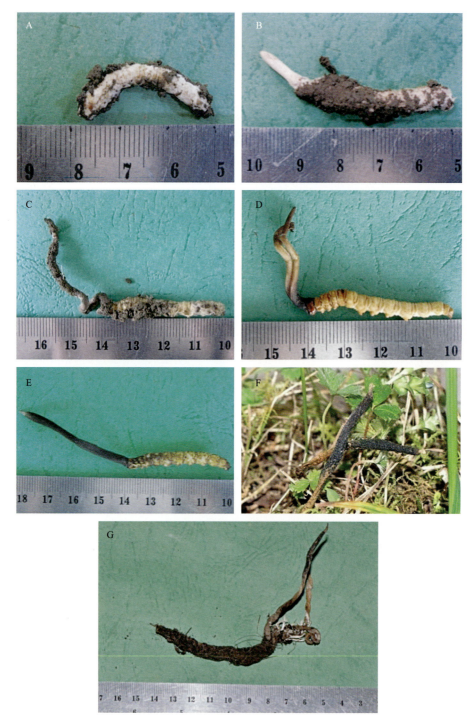

图 9-1 不同发育阶段的冬虫夏草

Figure 9-1 Different development stage of *O. sinensis*

A, 僵虫；B~E, 子座生长；F~G, 凋败的冬虫夏草

A, Mummified larvae; B-E, Development of *O. sinensis* stroma; F-G, *O. sinensis* withered

片段接近 1000 bp。

9.1.2.2 菌株的 ITS 序列 真菌基因组 DNA ITS 片段的 PCR 扩增产物由华大基因公司进行序列测定，并进行拼接。将序列在 GenBank 中运行 BLASTN 程序，进行序列的同源性搜索，找出 GenBank 中与之匹配度最高的序列。如果序列与 GenBank 已有序列的最大相似性≥97%，则认为该序列代表的真菌为已知的 OTU，如果

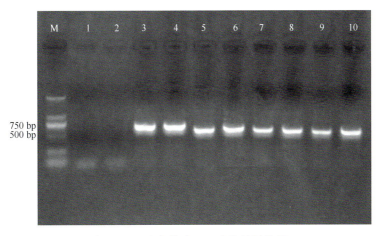

图 9-2 不同真菌的 ITS 片段扩增结果

Figure 9-2　PCR amplified ITS region of different fungi

M，DL 2000 DNA Marker；1，2，空白对照；3，分离菌 F1；4，分离菌 F22；5，分离菌 F3；
6，分离菌 F4；7，分离菌 F5；8，分离菌 F6；9，分离菌 F7；10，分离菌 F8

M，DL 2000 DNA Marker；1，2，Negative control；3，fugus F1；4，fugus F2；5，fugus F3；
6，fugus F4；7，fugus F5；8，fugus F6；9，fugus F7；10，fugus F8

相似性<97%，则认为是未知 OTU（张永杰等，2010）。

检索结果见表 9-1，F1、F5 及 F11 与拟青霉属（Paecilomyces）真菌相似度高，F2 及 F12 与地丝霉属（Geomyces）真菌相似度高，F3 与隐球菌属（Cryptococcus）真菌相似度高，F4 及 F7 与弯颈霉属（Tolypocladium）真菌相似度高，F6 与玫红假裸囊菌（Pseudogymnoascus roseus）相似度高，F10 与 Zhang 等（2010）通过 SSCP 获得的克隆序列相似度高，F13 与 Coniochaeta gigantospora 相似度最高，仅有 90%，推测该菌为新的真菌物种。

表 9-1　13 株分离菌株 BLASTN 分析的结果

Table 9-1　Results of BLASTN analyses of 13 fungal isolated from *O. sinensis*

菌株编号	片段长度 /bp	BLASTN 结果	
		分类单元（登录号）	相似性 /%
F1	705	*Paecilomyces* sp. SJL0906（HM135164.1）	99
F2	595	*Geomyces* sp. FMCC-3（DQ499473.1）	100
F3	663	*Cryptococcus terricola*（FN298664.1）	100
F4	579	*Tolypocladium cylindrosporum*（AB208110.1）	99
F5	605	*P. Javanicus*（AB263744.1）	95
F6	581	*Pseudogymnoascus roseus*（FJ590607.1）	99
F7	573	*T. inflatum*（AB255606.1）	100
F8	574	*Ilyonectria rufa* strain CBS 120372（JF735278.1）	99
F9	582	*Aspergillus versicolor*	100
F10	626	Uncultured fungus clone 166T-89（HQ446066.1）	100
F11	629	*P. hepiali* strain Ph-4Qinghai（EF555097.3）	99
F12	976	*G. destructans*（HM584979.1）	99
F13	599	*Coniochaeta gigantospora*（JN684909.1）	90

9.2 不同时期冬虫夏草中的真菌群落结构

9.2.1 群落组成

对不同时期冬虫夏草 ITS 片段 PCR 扩增产物进行变性梯度凝胶电泳（DGGE）分析，所得 DGGE 图谱如图 9-3 所示。DGGE 图谱反映了不同时期冬虫夏草真菌群落的变化情况，其中条带的多少和条带的亮度百分比分别表征了真菌种类的多少和每种真菌的相对含量。

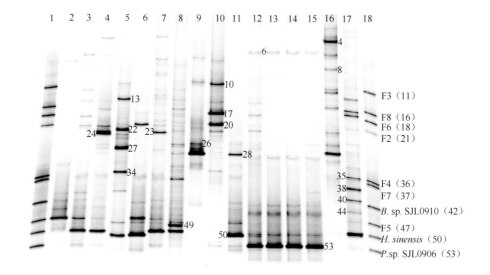

图 9-3 不同时期冬虫夏草真菌 DGGE 电泳图谱

Figure 9-3　The DGGE profiles of *O. sinensis* samples

1 和 18，Marker，各真菌的顺序（由上至下）：F3（11）、F8（16）、F6（18）、F2（21）、F4（36）、F7（37）、白僵菌属真菌 SJL0910（42）、F5（47）、冬虫夏草菌（50）、拟青霉属真菌 SJL0906（53）；2，冰湖样地 1 号冬虫夏草菌核；3，冰湖样地 2 号冬虫夏草子座；4，冰湖样地 2 号冬虫夏草菌核；5，试验地 1 号冬虫夏草子座；6，试验地 1 号冬虫夏草菌核；7，道班后山 2 号冬虫夏草菌核；8，道班后山 2 号冬虫夏草子座；9，试验地 2 号冬虫夏草菌核；10，试验地 2 号冬虫夏草子座；11，试验地 3 号冬虫夏草菌核；12，试验地 3-1 号冬虫夏草子座；13，试验地 3-2 号冬虫夏草子座 1；14，试验地 3-3 号冬虫夏草子座；15，试验地 3-4 号冬虫夏草子座；16，道班后山 1 号冬虫夏草菌核；17，道班后山 1 号冬虫夏草子座

1 and 18, Marker, fungus: F3（11）、F8（16）、F6（18）、F2（21）、F4（36）、F7（37）、SJL0910（42）、F5（47）、*O. sinensis*（50）、SJL0906（53）; 2, Sclerotium of No. 1 *O. sinensis* from sample site Binghu; 3, Stroma of No. 2 *O. sinensis* from sample site Binghu; 4, Sclerotium of No. 2 *O. sinensis* from sample site Binghu; 5, Stroma of No. 1 *O. sinensis* from sample site test area 1; 6, Sclerotium of No. 1 *O. sinensis* from sample site test area 1; 7, Sclerotium of No. 2 *O. sinensis* from sample site Daobanhoushan; 8, Stroma of No. 2 *O. sinensis* from sample site Daobanhoushan; 9, Sclerotium of No. 2 *O. sinensis* from sample site test area; 10, Stroma of No. 2 *O. sinensis* from sample site test area; 11, Sclerotium of No. 3 *O. sinensis* from sample site test area; 12, Stroma of No. 3-1 *O. sinensis* from sample site test area; 13, Stroma of No. 3-2 *O. sinensis* from sample site test area; 14, Stroma of No. 3-3 *O. sinensis* from sample site test area; 15, Stroma of No. 3-4 *O. sinensis* from sample site test area; 16, Sclerotium of No. 1 *O. sinensis* from sample site Daobanhoushan; 17, Stroma of No. 1 *O. sinensis* from sample site Daobanhoushan

DGGE 图谱中各泳道条带利用 Quantity One 软件进行自动匹配后，共识别 55 条迁移率不同的条带，代表不同时期冬虫夏草共有 55 种不同的真菌种类。不同的样品经过 DGGE 可以分离出多条数目不等的电泳条带，表 9-2 显示了各泳道条带的数目及真菌群落多样性指数 Shannon-Weiner（H'）。条带数目为 9~34，其中 8 号泳道条带最多，说明该时期的样品真菌种类最多，而 14 号泳道最少。各泳道的多样性指数 Shannon-Weiner（H'）为 1.482~2.477，这表明不同冬虫夏草样品均含有较丰富的真菌多样性，8 号泳道的多样性指数最高，而 14 号泳道多样性指数最低。

表 9-2　各泳道条带数及 Shannon-Weiner 指数（H'）
Table 9-2　Numbers of DGGE bands and Shannon-Weiner index（H'）of O. sinensis

泳道编号	条带数目	多样性指数（H'）
1	10	2.236
2	14	1.623
3	17	2.051
4	24	2.217
5	16	2.054
6	12	1.616
7	24	2.148
8	34	2.477
9	14	2.072
10	23	2.132
11	19	1.700
12	21	1.872
13	10	1.512
14	9	1.482
15	15	1.516
16	17	2.331
17	17	2.228
18	10	2.275

每个泳道的条带相对丰度见表 9-3。由图 9-3 及表 9-3 可以发现，各泳道间的条带相对亮度百分比相差较大，不同样品间优势菌群种类及相对含量差别较大，这说明真菌群落结构随着冬虫夏草生长发育发生明显的改变，在不同发育时期都有其特有的真菌群落组成。而且，同一颗冬虫夏草的子座与菌核部分的优势菌群差别也较大。

每个泳道都有冬虫夏草菌对应的条带（50号条带），但各泳道条带的相对丰度不相同，表明在冬虫夏草形成过程中，冬虫夏草菌的相对含量有一个消长的过程。在 3～8 号泳道、11号泳道及17号泳道相对丰度较高，介于 21.63%～47.81%，而在其他泳道的相对含量较低，都低于10%，其中 9、10 及 16 号泳道的相对含量不足 2%，表明在冬虫夏草发育早期（僵虫期），冬虫夏草菌并不是最主要的优势菌种，随着冬虫夏草不断发育，冬虫夏草菌形成优势，逐渐成为优势种，随着寄主幼虫的营养不断被耗尽，在冬虫夏草发育末期其他真菌不断生长形成优势，而冬虫夏草菌相对含量不断减少，尤其是菌核部分。47号条带存在于75%的泳道，是2号泳道的最主要条带，在 3 号和 6 号泳道相对含量也较高，说明真菌 F5 是发育早期冬虫夏草的优势菌种。除了 6、9、10 号泳道外，其他泳道都有拟青霉属真菌 SJL0906 对应的条带（53 号条带），其中 12～15 号泳道的丰度最高，相对含量都超过 50%，表明拟青霉属真菌 SJL0906 是发育末期冬虫夏草子座的优势种。

利用 Quantity One 软件 UPGMA 方法根据各泳道条带的对应位置及亮度峰值的百分含量对 DGGE 图谱进行聚类分析，建立的聚类分析图（图 9-4）可对 DGGE 图谱中各泳道之间的相关性进行分析，并将不同时期的冬虫夏草样品进行分类，其距离的长短代表了各样品之间聚类关系的远近。表 9-4 表示了各泳道之间的相似度。从表 9-4 及图 9-4 可看出，16 个样品可大致分为三类：第一类，9、10 及 16 号泳道；第二类，12～15 号泳道；第三类，剩下的样品为一类。各泳道之间的相似性较低，表明不同时期冬虫夏草的真菌种类差别较大。

9.2.2　主成分分析

以 DGGE 条带亮度峰值的百分含量为物种信息构建物种矩阵，进行主成分分析，样点（泳道）的主成分分布图如图 9-5 所示，1～16 样点分别对应 2～17 号泳道（图 9-3）。PCA 分析同聚类分析的结果相一致。主成分因子 1（PC1）和主成分因子 2（PC2）共解释了 42.9% 的样点真菌群落变化情况。PC1 明显地将样点 11～14（对应泳道 12～15）与其他样点分开。同时，PC2 将 8、9 及 15 号样点与图 9-5 左边其他的样点分开。表明发育末期冬虫夏草样品中的真菌群落结构与其他时期冬虫夏草样品相差较大。

9.2.3　DGGE 电泳优势条带测序及分析

将 DGGE 图谱（图 9-3）上 21 个优势条带进行切胶回收，重新 PCR 扩增并进行克隆测序，在 GenBank 中运行 BLASTN 程序，进行序列的同源性搜索，结果如表 9-5 所示。有 5 个条带的序列与 GenBank 中已报道序列的相似度小于 97%，它们可能代表新的真菌物种。

表 9-3　冬虫夏草样品 DGGE 条带相对含量

Table 9-3　Relative intensity of DGGE bands in *O. sinensis* samples

条带编号	\multicolumn{18}{c}{DGGE 条带相对丰度 /%}
	1#	2#	3#	4#	5#	6#	7#	8#	9#	10#	11#	12#	13#	14#	15#	16#	17#	18#
1	0	0	0	0	0	0	0	0	0	0	0	0	0	0	0	2.279	0	0
2	0	5.077	0	0	0	0	0	0	0	0	0	0	0	0	0	0	0.525	0
3	0	0	0	0	0	0	2.667	0	0	0	0	0	0	0	0	1.098	0.385	0
4	0	0	0	5.326	0	0	0	0	0	0	0	0	0	0	0	17.666	0	0
5	0	0	0	0	0	0	0	0	0	0	0	0	0	0	0	0.239	0	0
6	0	0	5.107	1.363	0	0	0	0	0	0	0	5.839	7.018	7.426	4.845	9.495	0	0
7	0	0	0	0	0	0	2.437	0	5.424	4.405	0	0	0	0	0	0	0	0
8	0	0	0.897	0.939	0	0	1.055	2.151	0	0	0	0	0	0	0.452	7.034	0	0
9	0	0	0	0	0	0	4.189	0	0	0.662	0	0.368	0.720	0.831	0.310	0.412	0	0
10	0	0	0	0	2.505	0	0	0	17.336	19.379	0	0	0	0	0	1.612	0.668	0
11	11.561	0.705	3.224	0.453	0	0	1.137	1.755	0	0	0.745	0	0	0	0	5.722	0	11.615
12	0	0	0	0	0	0	1.228	0	0	0.181	0	0	0	0	0	0	0	0
13	0	0	0	0	12.682	0	0.725	2.027	0	0.662	0	0	0	0	0	0.617	6.648	0
14	0	0	2.434	0.913	0	0	0.894	0	0	3.025	0	2.018	0	0	0	0	0	0
15	0	0	0	0	0	0	0	0.556	0	0	0	0.307	0	0	0	8.471	0	0
16	12.872	0.913	0	4.67	0	0	0	3.935	0	5.695	0	0	0	0	0	0	5.348	12.872
17	0	0	0	0	0	0.92	1.097	0.404	0	23.252	0	6.258	0	0	0	0.394	7.14	0
18	10.890	1.120	6.142	0.417	0.440	0	1.474	0.645	2.717	0.189	0	0	0	0	0.339	0	0	10.890
19	0	0	0	1.751	0	0	0	0	1.818	0	0	0.958	0	0	0	0	0	0
20	0	0	0.373	0	0	0	0	1.021	0	25.675	0.271	0	0	0	0	0	2.353	8.011
21	8.011	0	2.922	5.493	0.377	21.867	2.275	0.289	0	0	0	4.811	0	0	0.561	5.275	0	0
22	0	0	0.535	12.643	0	0	19.554	2.710	3.503	6.385	0.213	0	0	0	0	0	0	0
23	0	0	0	3.822	0	0	0	0.208	1.367	0.862	0	0.321	0	0	0	0	0	0
24	0	0	0	8.185	1.451	0	0	0	0	0	0	0	0	0	0	0	0	0
25	0	0	0.286	0	1.069	0.596	0	0	0.734	0.177	2.645	0.279	0	0	1.543	6.555	1.162	0
26	0	0	0	1.192	0	0	0.389	2.727	6.524	0	0	0	0	0	0	0	0	0

续表

条带编号	DGGE 条带相对丰度 /%																	
	1#	2#	3#	4#	5#	6#	7#	8#	9#	10#	11#	12#	13#	14#	15#	16#	17#	18#
27	0	0	0	1.640	22.133	0	0	0.484	1.049	0.648	0	1.327	0	0	0	0	0	0
28	0	0	0	0.916	0	0	2.007	4.191	33.55	0.683	23.332	0	0	0	0	26.003	0.366	0
29	0	0	0	0	0.118	0	0	0.509	0	0.258	0.276	3.925	5.745	6.421	4.521	4.087	0	0
30	0	0	0	0	0.954	0	0	0	0	0	0	0.346	0	0	0	0	0	0
31	0	5.555	0	0	0	0	0	0	12.786	0	1.142	0.703	0	0	0	0	1.681	0
32	0	0	0	0	0	0	0	3.113	5.57	3.276	0	0	0	0	0	0	0	0
33	0	0	0	0	0	0	0	0.565	0	0	0	0	0	0	0	0	0	0
34	0	0	0	0	16.186	0	0	0.214	0	0	0	0	0	0	0	0	0	0
35	0	0.943	0	0	0	0	1.064	0	0	0	0	0	0	0	0	0.688	9.291	0
36	3.532	0.522	4.875	6.045	0	5.450	0	0	0	0	4.715	0	0	0	0	0.514	0	7.839
37	4.433	0	0	0	0	0	1.037	13.476	0	0.449	0	0	0	0	0	0	0	9.499
38	0	0	0	0.823	0	0.320	0	0.46	0	0.339	0.432	0	0	0	0	0	14.877	0
39	0	2.311	3.785	0.699	2.886	0.749	0	0.691	0	0	0	0	0	0	2.055	0	0	0
40	0	0	0	0.335	0	0	0	0.413	0	0	0.310	0	0	0	0	0	9.763	0
41	0	6.063	1.993	0.303	0	0	1.523	0.762	0	0	2.541	0	0	0	0	0	0	0
42	11.966	0	0	0	0	2.813	0	0.200	7.241	0	0	1.609	3.209	3.547	1.660	0	0	10.898
43	0	10.805	2.359	2.200	0	0	1.934	1.472	0	0	1.540	0	0	0	0	0	0	0
44	0	0	0	0	0	0.320	1.256	0	0	0	0.138	13.154	15.513	13.590	12.484	0	0	0
45	0	0	0	0	0	0	0.272	1.26	0	0	0.207	0	0	0	0	0	0	0
46	0	0	0	0	0	0	0	0.296	0	0	0	0.215	0.181	0	0.184	0	0	0
47	10.278	55.737	14.323	3.99	0	17.630	3.753	1.143	0	0	8.400	0.765	1.137	0.900	0.744	0	1.886	9.889
48	0	0	1.056	0	4.384	2.181	1.256	0	0	0.542	0	0	0	0	0	0	0	0
49	0	0.570	0	0.808	0	0.349	0	18.496	0	0	0.349	0	0	0	0	0	0	0
50	12.437	8.652	42.56	44.543	21.626	43.305	41.702	30.276	0.379	0.173	47.805	1.612	8.032	7.599	7.355	1.838	31.187	11.560
51	0	0	0	0	0	0	0	0	0	0	0	0.759	0	0	0	0	0	0
52	0	0	0	0	0	0	0.251	0.408	0	0.745	0	0	0	0	0	0	0	0
53	14.019	1.026	7.129	3.177	0.192	0	6.079	1.465	0	2.337	2.581	50.800	54.369	56.054	59.423	0	1.921	12.535
54	0	0	0	0	0.354	3.821	0	1.127	0	0	2.359	0	0	0	0	0	0	0
55	0	0	0	0	0	0	0	0.55	0	0	0	3.628	4.077	3.630	3.523	0	0	0

表 9-4　各泳道之间的相似度
Table 9-4　The similarity of each lane

泳道	1	2	3	4	5	6	7	8	9	10	11	12	13	14	15	16	17	18
1	100	21.0	37.8	30.5	16.0	42.2	25.8	29.0	4.5	6.2	26.8	23.7	27.4	27.2	26.4	5.7	24.3	91.7
2		100	33.6	19.3	7.1	29.1	20.7	14.4	8.5	4.9	25.1	4.2	10.3	9.5	10.9	3.9	10.7	20.9
3			100	65.6	33.7	67.3	60.9	46.0	1.5	6.2	64.3	18.1	21.8	21.2	22.0	10.3	42.9	35.4
4				100	33.4	59.8	62.5	54.4	6.5	12.9	63.3	9.8	13.2	12.6	14.6	10.5	50.1	28.7
5					100	32.0	30.4	29.6	7.5	5.9	30.6	5.5	5.1	4.7	5.9	9.6	32.0	15.5
6						100	50.8	40.3	3.4	1.6	60.9	5.0	11.3	10.9	9.5	3.4	42.2	36.7
7							100	51.0	7.6	17.8	57.9	10.9	15.5	14.9	14.9	10.2	45.7	24.4
8								100	14.0	13.5	53.1	7.9	10.2	9.5	11.7	13.5	44.2	29.8
9									100	24.4	23.0	8.2	2.9	3.1	3.4	40.2	4.4	4.1
10										100	3.8	11.4	4.2	4.3	4.5	4.1	15.4	5.8
11											100	6.3	11.8	11.1	11.9	21.9	44.8	25.3
12												100	84.6	84.5	83.7	9.7	15.1	21.7
13													100	97.5	90.8	7.5	15.2	25.0
14														100	92.1	7.7	14.7	24.9
15															100	7.3	15.5	24.1
16																100	6.2	5.3
17																	100	23.1
18																		100

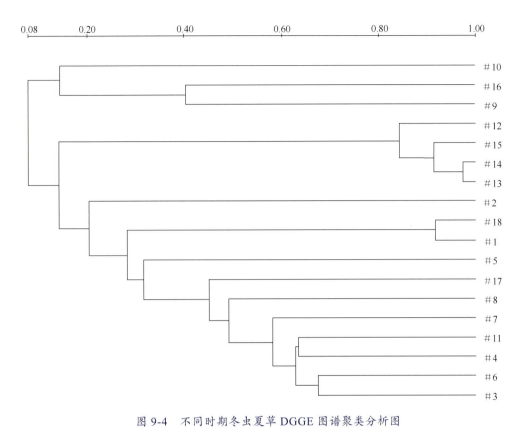

图 9-4　不同时期冬虫夏草 DGGE 图谱聚类分析图

Figure 9-4　UPGMA clustering of the DGGE profiles of *O. sinensis* samples

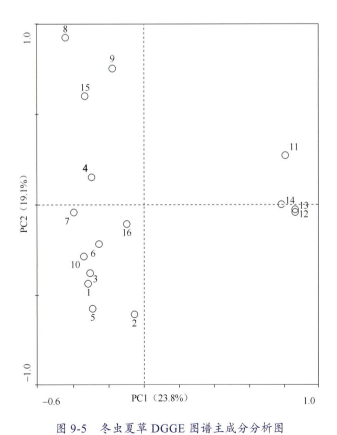

图 9-5　冬虫夏草 DGGE 图谱主成分分析图

Figure 9-5　Distributed plot of DGGE fingerprints from *O. sinensis* analyzed by PCA

表 9-5　切胶回收条带序列 BLASTN 分析结果

Table 9-5　BLASTN analysis of recovered DNA sequences from single band in DGGE fingerprints from *O. sinensis*

条带编号	片段长度 /bp	BLASTN 结果	
		分类单元（登录号）	相似性 /%
4	262	Uncultured *Mortierella*（FN565295）	100
6	274	Uncultured *Mortierella*（FJ475756）	100
8	281	Uncultured *Cryptococcus*（HQ211959）	99
10	290	Uncultured *Mortierella*（FN565294）	100
13	307	Uncultured *Helotiales*（FJ827195）	100
17	268	*Gibberella avenacea*（FJ590607）	99
20	309	*Coniothyrium* sp.（AM901685）	98
22	253	*Cylindro carpondidymum*（GU067762）	99
23	268	Uncultured fungus（EF434144）	98
24	283	Uncultured fungus（JN905295）	100
26	275	Uncultured fungus（HM136628）	100
27	277	Uncultured fungus（JN906493）	98
28	289	*Pochonia suchlasporia*（FJ439582）	97
34	258	Uncultured fungus（GU721703）	99
35	256	Uncultured ascomycete（EU490095）	94
38	285	Uncultured *Helotiales*（FJ827188）	92
40	317	Uncultured ectomycorrhizal fungus（FJ389456）	97
44	283	Uncultured ectomycorrhizal fungus（EU880223）	98
49	296	Uncultured Helotiaceae（GU998263）	84
50	276	*Ophiocordyceps sinensis*（JN049854）	99
53	316	*Paecilomyces* sp. 97014（AB044644）	99
		Paecilomyces sp. SJL0906（HM135164）	100

9.2.4　系统发育分析

为了进一步了解 DGGE 图谱中优势条带所代表的真菌系统发育地位，对所获得的序列及 GenBank 数据库中同源性较高的序列构建了系统发育树，结果如图 9-6 所示。由图 9-6 及表 9-5 可知，优势条带所代表的真菌主要聚为子囊菌、担子菌、结合菌及外生菌根真菌四簇。4 号、6 号及 10 号条带所代表真菌所在的 *Mortierella*（被孢霉属），8 号及 24 号条带所代表真菌所在的 *Cryptococcus*（隐球菌属），38 号及 49 号条带所代表真菌所在的 *Helotiales*（柔膜菌目）相关真菌在冬虫夏草研究中已有报道（张永杰等，2010，Zhang et al., 2010），同时 28 号所代表的真菌序列与张永杰等（2010）报道的真菌序列 HM439557 相似度为 100%，而这两个序列均与 *Pochonia suchlasporia* 相似度最高。Zhang 等（2010）报道

的 HQ446066 及俞和韦等（2008）在贡嘎蝠蛾幼虫肠道发现的真菌序列 EU030405 与 23 号代表的真菌序列相似度高，但都还没有确定种类归属的类群。本研究证实 *Paecilomyces* sp. SJL0906 在不同发育时期的冬虫夏草中存在，且在末期相对含量较高，本研究中的其他真菌是首次在冬虫夏草中发现。

9.3　讨论

9.3.1　真菌分离鉴定

采集了僵虫期、子座芽期、子座刚露出土表期、子囊孢子喷发期及子座衰败期等五个时期的冬虫夏草样品。其中道班后山 1 号样品的冬虫夏草子座形成后，未能正常长出土表，可能是因为土壤中湿度太低，影响了菌丝的正常发育。

Geomyces 真菌是嗜冷菌，虽然种类不多，目

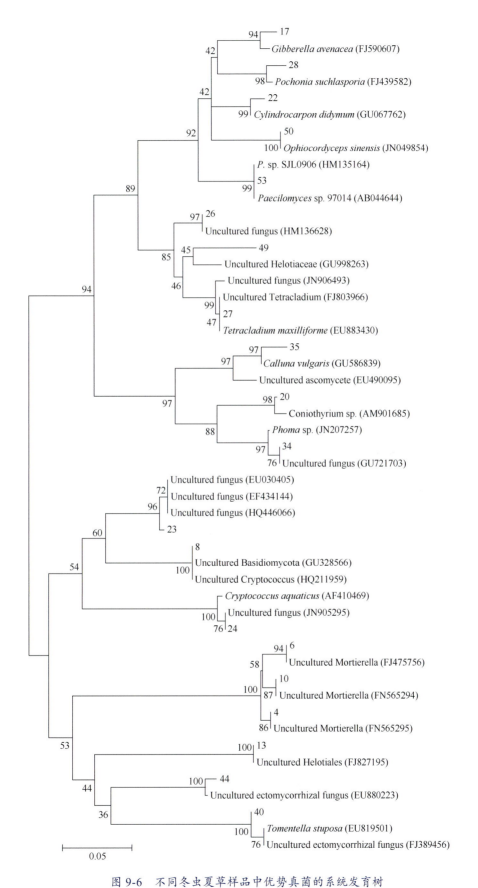

图 9-6　不同冬虫夏草样品中优势真菌的系统发育树

Figure 9-6　Phylogenetic tree of the dominant fungi in the different *O. sinensis* samples

前得到大多学者认可的约有6个种或变种，但分布范围广，在北极到南极寒冷地区的土壤中都有分布（Sigler and Carmichael, 1976; van Elsas, 1980; Sigler et al., 2000; Rice and Currah, 2006; Kochkina et al., 2007）。本研究分离获得两种 Geomyces 真菌，其中F12的ITS序列与 G. destructans 相似度高。近年来，G. destructans 导致北美越冬的蝙蝠患上白鼻综合征大量死亡，但欧洲的蝙蝠患上白鼻综合征后并未死亡（Blehert et al., 2009; Gargas et al., 2009; Frick et al., 2010; Martínková et al., 2010）。何苏琴等（2010）及张永杰等（2010）分别从冬虫夏草子座和菌膜分离获得 Geomyces pannorum，另外，俞和韦等（2008）从贡嘎蝠蛾幼虫肠道分离获得 Geomyces sp.，说明 Geomyces 真菌在冬虫夏草的生长环境中普遍存在。

分离培养的F6与玫红假裸囊菌（Pseudogymnoascus roseus）ITS序列相似度达99%。研究人员曾从不同产地冬虫夏草的子座、菌膜和菌核分离到该菌，而且是菌核和菌膜的优势菌种（Jiang and Yao, 2005; 张永杰等, 2010; 何苏琴等, 2011）。本研究分离的F1早前从成熟期的冬虫夏草分离获得的拟青霉属真菌SJL0906相似度高，且菌落形态一致，表明拟青霉属真菌SJL0906不仅在成熟期的冬虫夏草中存在，而且在发育早期的冬虫夏草中也存在。此外，本研究还分离获得前人曾报道过的蝙蝠蛾拟青霉 P. hepiali（戴如琴等, 2008）。F13的ITS序列与GenBank中已有序列的相似度较低（90%），表明该菌很可能是一种新的真菌物种。本研究再次证实了冬虫夏草个体中存在多种真菌，但这些内寄生菌、伴生菌或共生菌（梁宗琦等, 2010）与冬虫夏草菌的相互关系及其在冬虫夏草形成过程中所起的具体作用尚不清楚，对此进行深入研究有助于了解冬虫夏草的发生机制。

已有大量研究报道，冬虫夏草定殖真菌次生代谢产物具有良好的抗菌及抗肿瘤活性（Guo et al., 2007, 2009a, 2009b; Zhang et al., 2007, 2009, 2011; Chen et al., 2009; Ma et al., 2010），分离自冬虫夏草的中国弯颈霉（Tolypocladium sinense）可以产生与冬虫夏草相同或相似的化学成分（李兆兰, 1988; 方焕谋等, 1998），且分离自冬虫夏草的蝙蝠蛾拟青霉 P. hepiali 及蝙蝠蛾被孢霉 Mortierella hepiali 的发酵菌丝体已开发成产品（金成等, 2005; 杨光等, 1998），所以，冬虫夏草所拥有的独特药效可能是定殖真菌与冬虫夏草菌产生的次生代谢的共同作用，这些定殖真菌或许是活性代谢产物研究的宝藏。

9.3.2　不同时期冬虫夏草中的真菌群落结构

各时期的冬虫夏草中优势真菌有差异，除僵虫期及衰败期的冬虫夏草外，冬虫夏草菌是其他各时期冬虫夏草中的优势菌种之一。而真菌F5是僵虫期的优势菌种，拟青霉属真菌SJL0906在冬虫夏草的各发育时期都有存在，且是衰败期的优势菌种，说明在冬虫夏草菌充满寄主幼虫体腔、长出子座芽之前，幼虫的体内还存在其他真菌，而随着冬虫夏草不断生长，逐渐成为优势真菌，其他真菌相应减少，而在衰败期，虫体营养被耗尽，其他真菌开始迅速生长，形成优势菌。目前，尚不清楚具体哪个时期的冬虫夏草药效更好，但人们通常在冬虫夏草在未喷发子囊孢子前具有较好的药用价值，其具体机制尚待进一步研究。

DGGE图谱中23号条带所代表真菌的ITS序列与分离获得的F10序列相似度高，与已经报道的真菌序列HQ446066（Zhang et al., 2010）及EU030405（俞和韦等, 2008）一致，说明真菌F10可能在冬虫夏草形成过程中发挥重要作用。

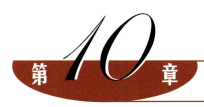

第10章 寄主昆虫幼虫肠道中的真菌群落

【摘要】采用DGGE方法分析了不同来源的寄主昆虫幼虫肠道中的真菌群落结构。共识别38条不同的条带，代表有38种不同的真菌种类。各泳道条带数目介于4~18，多样性指数Shannon-Weiner（H'）为0.912~2.231，刚蜕皮的幼虫肠道真菌种类最少，而即将蜕皮的幼虫肠道中的真菌种类数较多；检测到有冬虫夏草菌存在的幼虫肠道与冬虫夏草个体的虫体肠道真菌群落结构相近；从冬虫夏草分离的真菌F2属于地丝霉属（*Geomyces*），存在于50%的幼虫肠道中，是优势种之一；真菌F10在部分幼虫肠道中也是一种优势菌，可能与冬虫夏草形成有关联；真菌群落对寄主昆虫生长发育的影响及与冬虫夏草形成的关系，是有待进一步研究的课题。

寄主昆虫肠道中存在着大量的微生物，它们对寄主昆虫正常生长发育有着重要意义。它们不仅在维生素合成、脂肪和碳水化合物的吸收与利用中起着重要作用，而且对抵御外来菌的侵入与定殖，以及在促进免疫系统的功能中也起着重要作用。

寄主昆虫幼虫肠道内的优势菌群是否参与冬虫夏草的形成，以及幼虫肠道内菌群种类数量的多少与幼虫的抗病力和成活率是否有关，这些问题对于冬虫夏草的研究非常有意义。国内已有研究人员利用常规分离方法与分子生物学方法对寄主幼虫肠道微生物进行了研究（卓凤萍等，2004；刘莉等，2008a，2008b；俞和韦等，2008；马少丽等，2009；张宗豪等，2009），但主要集中在细菌群落方面，真菌群落的研究相对较少。本章采用DGGE方法，分析了不同来源的寄主昆虫幼虫肠道中的真菌群落结构（彭青云，2012），以期为进一步了解肠道真菌群落在冬虫夏草发生中的作用提供参考。

10.1 试验用寄主幼虫及肠道真菌DNA的提取

表10-1记录了试验用寄主幼虫样品（含一个冬虫夏草样品）的基本信息。采用常规方法解剖昆虫，分离并摘取幼虫肠道，取肠道内含物并提取肠道真菌DNA。

肠道真菌DNA的提取，根据E.Z.N.A.® Fungal DNA Mini Kit的说明书操作步骤进行，利用ITS1-F（5'-CTTGGTCATTTAGAGGAAGTAA-3'）/ITS4（5'-TCCTCCGCTTATTGATATGC-3'）及GC（5'-CGCCCGCCGCGCGCGGCGGGCGGGGCGGGGGCACGGGGGG-3'）ITS1-F（GC夹子添加到引物ITS1-F 5'端）/ITS2（5'-GCTGCGTTCTTCATCGATGC-3'）引物对扩增幼虫肠道基因组DNA的ITS片段，并对扩增产物进行DGGE分析，使用Quantity One 4.6.2软件对DGGE图谱进行处理，对各泳道进行聚类分析、相似性及多样性分析。

表10-1 试验用寄主幼虫样品采集信息
Table 10-1 Information of the host insect larvae tested

编号	采集地	虫龄	生理状态
SATP1	阳光棚（SA）	5	
SBTP1	试验基地B点（SB）	5	脂肪体中有寄生虫
SCOS1	试验基地C点（SC）	—	冬虫夏草个体，子座刚露出土表
SCTP1	试验基地C点（SC）	5	
SDTP1	冰湖（SD）	6	即将蜕皮
SDTP2	冰湖（SD）	5	
SETP1	双层大棚（SE）	4	
SFTP1	265大棚（SF）	5	
SGTP1	单层大棚（SG）	5	
SHTP1	纳木错（SH）	6	表皮有黑斑
SITP1	113道班后山（SI）	5	
SITP2	113道班后山（SI）	5	
SJTP1	阳坡草甸（SJ）	6	有寄生虫
SKTP1	养虫室饲养（SK）	7	刚蜕皮
SKTP2	养虫室饲养（SK）	6	即将蜕皮
SKTP3	养虫室饲养（SK）	4	

10.2 肠道真菌群落结构

10.2.1 DGGE 图谱

利用真菌特异引物对 ITS1-F/ITS4 及 GC ITS1-F/ITS2 从寄主幼虫肠道基因组 DNA 中获得的 ITS 片段 PCR 扩增产物，通过 DGGE 能得到很好的分离（图 10-1）。DGGE 图谱反映了不同样地、不同生理状态的寄主幼虫肠道真菌群落结构差异。

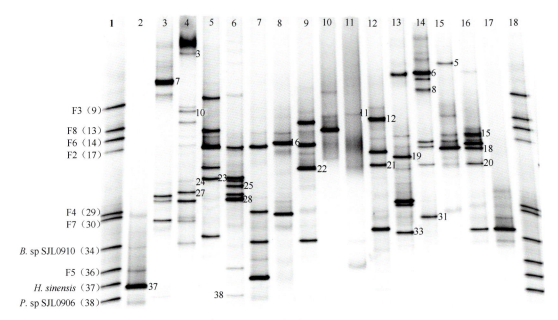

图 10-1　寄主幼虫肠道真菌 DGGE 电泳图谱

Figure 10-1　The DGGE profiles of the fungus community in the host larval gut of *O. sinensis*

注：1, 18, Marker；2, SCOS1；3, SBTP1；4, SATP1；5, SITP1；6, SITP2；7, SCTP1；8, SFTP1；9, SETP1；10, SGTP1；11, SKTP1；12, SDTP1；13, SDTP2；14, SJTP1；15, SHTP1；16, SKTP2；17, SKTP3

Note：1, 18, Marker；2, SCOS1；3, SBTP1；4, SATP1；5, SITP1；6, SITP2；7, SCTP1；8, SFTP1；9, SETP1；10, SGTP1；11, SKTP1；12, SDTP1；13, SDTP2；14, SJTP1；15, SHTP1；16, SKTP2；17, SKTP3

10.2.2 各泳道条带分布情况

寄主幼虫肠道真菌 DGGE 图谱各泳道条带由 Quantity One 4.6.2 软件进行自动匹配后，共识别 38 条不同的条带，代表 38 种不同的真菌种类，所有泳道中没有一条带是共有的。表 10-2 显示了各泳道条带的数目及真菌群落多样性指数 Shannon-Weiner（H'），条带数目为 4～18，各泳道 H' 为 0.912～2.231。6 号泳道条带最多，11 号泳道条带最少，说明 SKTP1 幼虫肠道真菌种类最少，而且没有优势条带，该幼虫刚经历过一次蜕皮。

每个泳道的条带相对丰度见表 10-3。由图 10-1 及表 10-3，可以看出各泳道间的优势条带种类及条带相对亮度百分比相差较大，表明不同的寄主幼虫肠道样品优势菌群种类及相对含量差别较大。除

表 10-2　各泳道条带数及多样性指数（H'）

Table 10-2　The band numbers and Shannon-Weiner（H'）of each lane

泳道编号	条带数目	多样性指数（H'）
1	10	2.233
2	5	0.912
3	11	1.731
4	13	1.803
5	17	2.038
6	18	2.231
7	9	1.615
8	6	1.334
9	11	1.872
10	7	1.215
11	4	1.102
12	8	1.561
13	17	1.968

续表

泳道编号	条带数目	多样性指数（H'）
14	12	2.054
15	7	1.603
16	12	1.896
17	7	1.108
18	10	2.200

11号泳道外，其他泳道都有1条以上优势条带。冬虫夏草菌是SCOS1（冬虫夏草个体）虫体部分肠道的优势菌群，相对含量为73.732%。7号、27号及31号条带是3号泳道的优势条带；1号、27号及28号条带是4号泳道的优势条带；9号、14号、17号、21号、23号及33号条带是5号泳道的优势条带；17号、23号、25号及28号条带是6号泳道的优势条带；17号、29号、34号及37号条带是7号泳道的优势条带；17及30号条带是8号泳道的优势条带；13号、17号、21号及34号条带是9号泳道的优势条带；14号及18号条带是10号泳道的优势条带；13号、18号、21号及33号条带是12号泳道的优势条带；6号、19号、28号及33号条带是13号泳道的优势条带；6号、8号及31号条带是14号泳道的优势条带；5号、12号及18号条带是15号泳道的优势条带；15号、17号、18号、21号及33号条带是16号泳道的优势条带；33号及34号条带是17号泳道的优势条带。

表10-4表示了各泳道之间的相似度。利用UPGMA方法根据各泳道条带的位置及亮度峰值的百分含量建立的聚类分析图（图10-2）表征了DGGE图谱中各泳道之间聚类关系的远近。12号泳道和16号泳道聚为一支，相似度为60.4%，说明两泳道对应的SDTP1幼虫和SKTP2幼虫肠道真菌群落结构较为相似，这两头幼虫都即将蜕皮。2号泳道与7号泳道聚为一支，相似度达55.8%，表明两泳道对应的幼虫肠道真菌群落结构较为相似，其中冬虫夏草菌是SCOS1虫体部分肠道及SCTP1幼虫肠道的优势菌群，而SCTP1幼虫肠道还有29号、34号及37号3优势条带。其他泳道之间的相似度较低，表明这些幼虫肠道样品有特异的真菌群落结构。

10.2.3　DGGE电泳优势条带测序及系统发育分析

为了进一步了解DGGE图谱中优势条带代表真菌的信息，将DGGE图谱（图10-1）上24个不同优势条带（除Marker对应的9号、13号、14号、17号、29号、30号及34号条带外）进行切胶回收，重新PCR扩增并进行克隆测序，在GenBank中运行BLASTN程序，进行序列的同源性搜索，结果如表10-5所示。然后对获得的序列进行比对与系统发育分析，结果见图10-3。有4个条带的序列与GenBank中已报道序列的相似度小于97%（表10-5），它们可能代表新的真菌物种。优势条带所代表的真菌主要聚为子囊菌及担子菌两簇（图10-3）。其中18条带对应的序列属于子囊菌，其他6条带的序列属于担子菌。19号条带代表的真菌序列与Zhang等（2010）报道的HQ446066及俞和韦等（2008）在贡嘎蝠蛾幼虫肠道发现的真菌序列EU030405相似度高。

10.3　讨论

已有研究证明，冬虫夏草寄主昆虫不同龄期幼虫的肠道微生物群落结构存在差异。利用常规分离与分子生物学方法研究发现，从幼虫肠道中可以分离获得不同数量的细菌、真菌及放线菌（卓凤萍等，2004；刘莉等，2008a，2008b；俞和韦等，2008；马少丽等，2009；张宗豪等，2009），其中，葡萄球菌属（*Staphylococcus*）、肉食杆菌属（*Carnobacterium*）、肠杆菌属（*Enterobacter*）及芽孢杆菌属（*Bacillus*）等是细菌群落的优势种，而被孢霉属（*Mortierella*）和丝孢酵母属（*Trichosporon*）是真菌群落的优势种。

本章研究表明，冬虫夏草寄主幼虫的肠道中存在多种真菌，发现的种类多于前人的研究报道（俞和韦等，2008），但并未发现被孢霉属及丝孢酵母属真菌，这可能与所分析样品的来源地及研究方法差异有关。本研究发现的19号条带对应的序列在寄主幼虫肠道（俞和韦等，2008）及冬虫夏草（Zhang et al., 2010）中都有相似度较高的序列，而且与本研究分离的真菌F10相似度高，提示真菌F10可能与冬虫夏草形成有关联。17号条带对应的真菌F2为*Geomyces* sp.，在50%的样品中存在，而且是幼虫肠道的优势种之一，

表 10-3 寄主幼虫肠道真菌 DGGE 条带相对含量

Table 10-3 Relative intensity of DGGE bands in the gut of the host larvae of *O. sinensis* samples

条带编号	\multicolumn{18}{c}{DGGE 条带相对丰度 /%}																	
	1#	2#	3#	4#	5#	6#	7#	8#	9#	10#	11#	12#	13#	14#	15#	16#	17#	18#
1	0	0	0	45.455	0	0	0	0	0	0	0	0	0	5.206	0	0	0	0
2	0	0	4.512	0	0	0	0	0	0	0	0	0	0	0.253	0	0	0	0
3	0	0	0	3.165	0	0	0	0	0	0	0	0	0	0.932	0	0	0	0
4	0	0	1.280	0	0	0.461	0	0	0	0	0	0	0	4.565	0	0	0	0
5	0	0	4.216	0	0	0	0	0	0	0	0	0	0	0	19.920	0	0	0
6	0	0	0	0	0	0	0	0	0	0	0	0	22.099	28.220	0	2.729	0	0
7	0	0	46.987	0	0.349	0	0	0	0	0	0	0	0	6.179	0	0	0	0
8	0	0	9.920	0	0.397	3.409	0	0	0	5.592	0	0	0	13.277	0	0	0	0
9	13.153	0	0	1.018	15.038	0	0	0	0	0	0	0	0	0	0	0	0	12.436
10	0	0	0	4.972	0.142	0	0	0	0	0	0	1.488	0	0	0	0	0	0
11	0	0	0	0	0.435	0	0	0	0.899	0	0	0	0	0	0	0	0	0
12	0	0	0	5.634	0	0	0	0	0	3.412	14.277	0	0	0	10.219	0.283	0	0
13	13.259	0	0	0	0	0	0	0	20.924	0.959	0	24.903	0	0	0	0.289	0	12.833
14	11.412	0	0	0.494	12.244	0.297	0.567	3.153	2.963	55.406	0	1.126	0	0	0	1.030	0	10.774
15	0	0	0	0	0.912	0.375	0	0	0	0.708	0	0	3.316	0	8.908	14.684	0	0
16	0	0	0	1.337	0	1.009	0	0	0	0	0	0	0	0	0	2.252	0	0
17	5.280	0	0	0	24.069	18.987	24.407	36.453	20.512	0	0	0	0	8.379	6.168	15.574	0	6.578
18	0	0	0	0	0	0	0	8.266	0	27.481	0	25.015	1.472	5.785	43.991	14.367	0	0
19	0	0	0	0	0.367	0.282	0	0	1.693	6.442	0	0	25.642	0	2.651	0	0	0
20	0	0	0	0	2.833	1.151	0	0	5.684	0	0	0	0	0	0	0	0	0

续表

条带编号	1#	2#	3#	4#	5#	6#	7#	8#	9#	10#	11#	12#	13#	14#	15#	16#	17#	18#
									DGGE 条带相对丰度 /%									
21	0	0	0	0	12.849	0	0	0	26.854	0	21.889	18.230	0.618	7.671	8.142	22.824	0	0
22	0	5.561	0	0	0	0.226	0	0	0	0	0	0	2.684	0	0	0	0	0
23	0	0	0	0	16.350	16.355	0	0	0	0	0	0	0	0	0	0	0	0
24	0	0	0.561	1.146	0	5.472	0	0	0	0	0	0	0	0	0	0	0	0
25	0	0	0	0	0	11.836	0	0	1.240	0	0	0	0.635	0	0	0	0	0
26	0	0	0	0	0	0	0	0	0	0	0	0	0.143	0	0	0	0	0
27	0	0	11.737	11.455	0	8.803	0	0	0	0	0	0	0.696	0	0	0	8.061	0
28	0	0	4.697	16.204	1.135	21.286	0.525	1.475	0	0	0	0	14.204	0.284	0	0	1.617	0
29	4.637	0	0	0	0.366	0	16.679	0	3.214	0	0	0.249	5.596	0	0	0	2.940	1.918
30	4.319	0	0	0.837	0.132	0	0	41.142	0	0	0	0	0.212	0	0	0	0	4.052
31	0	0	12.772	2.812	0	2.247	1.749	9.512	0	0	0	1.922	1.865	19.248	0	1.370	6.626	0
32	0	0	2.558	0	0	0	0	0	0.717	0	0	0	0.398	0	0	0	0	0
33	0	0	0	0	12.047	0	0	0	0	0	0	27.067	19.759	0	0	23.643	68.056	0
34	12.053	2.482	0	5.471	0	0.863	16.148	0	15.300	0	6.280	0	0	0	0	0.956	11.876	11.407
35	0	0	0	0	0.335	0	0	0	0	0	0	0	0.411	0	0	0	0.824	0
36	11.470	7.911	0	0	0	4.108	2.806	0	0	0	57.553	0	0.251	0	0	0	0	12.269
37	12.108	73.732	0	0	0	0	34.976	0	0	0	0	0	0	0	0	0	0	13.635
38	12.309	10.314	0.759	0	0	2.833	2.142	0	0	0	0	0	0	0	0	0	0	14.097

表 10-4 各泳道之间的相似度
Table 10-4 The similarity of each lane

泳道	1	2	3	4	5	6	7	8	9	10	11	12	13	14	15	16	17	18
1	100	28.5	0.3	3.5	26.5	12.7	43.9	16.1	35.1	18.8	21	16.5	4.1	5.4	2.9	8.4	4.8	94.2
2		100	0.9	2.9	0.2	9.1	55.8	4.0	1.3	0	9.1	0	0.7	0	0	1.2	2.4	31.3
3			100	19.6	2.5	18.0	3.3	4.0	0.9	5.1	0	2.4	7.1	26.4	4.1	1.8	13.3	0.4
4				100	2.9	20.7	5.8	2.8	4.4	3.6	11.8	5.0	14.9	10.1	5.5	4.7	17.7	3.7
5					100	39.2	21.2	30.5	40.0	18.6	12.9	26.7	16.4	15.8	11.8	42.3	19.6	28.8
6						100	25.4	29.2	22.8	4.3	7.3	1.0	15.6	11.9	4.9	17.4	5.9	14.4
7							100	29.5	40.2	0.7	8.2	0.3	7.7	9.6	5.5	20.2	10.8	44.0
8								100	28.2	13.1	0	6.6	3.7	17.0	14.5	27.1	1.2	17.4
9									100	6.9	17.9	39.4	6.5	15.7	12.9	43.3	8.4	37.8
10										100	3.5	18.7	6.5	11.4	30.9	19.1	0	17.6
11											100	14.0	1.2	10.3	20.8	14.5	6.8	22.2
12												100	24.6	15.1	37.2	60.4	41.8	17.0
13													100	27.6	8.8	28.4	35.4	2.8
14														100	18.2	24.4	4.3	5.6
15															100	35.3	0	3.0
16																100	38.5	9.9
17																	100	5.1
18																		100

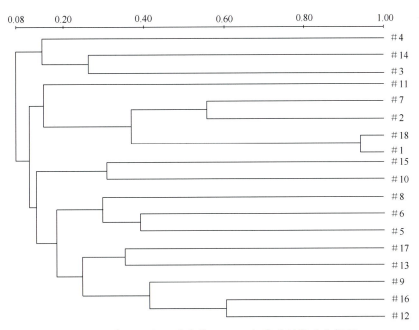

图 10-2　寄主幼虫肠道真菌 DGGE 电泳图谱聚类分析图

Figure 10-2　UPGMA clustering of the DGGE profiles of the fungus community in the host larval gut of *O. sinensis*

表 10-5　切胶回收条带序列 BLASTN 分析结果

Table 10-5　Results of BLASTN analysis of recovered DNA sequences from single band in DGGE fingerprints from the host larval gut of *O. sinensis*

条带编号	片段长度 /bp	BLASTN 结果	
		分类单元（登录号）	相似性 /%
3	277	Uncultured fungus（EU437425）	100
5	270	Uncultured *Tremellomycetes*（FM178255）	99
6	263	*Ceratocystis fimbriata*（DQ318204）	99
7	294	Uncultured fungus（JN904219）	87
8	255	Erythrobasidium clade sp.（EF060907）	99
10	233	*Dioszegia fristingensis*（EU517066）	98
11	290	Uncultured fungus（JN906366）	98
12	273	Uncultured fungus（JN906884）	100
15	270	Uncultured fungus（AM260899）	93
16	298	*Simplicillium lamellicola*（AB214656）	99
18	276	Uncultured fungus（JN906292）	97
19	268	Uncultured fungus（EF434144）	99
20	279	Uncultured Ascomycota（FJ554342）	100
21	264	Uncultured *Mycosphaerellaceae*（FJ553155）	99
22	274	Uncultured *Tetracladium*（GU327472）	99
23	289	Uncultured fungus（JN904364）	98
24	258	Uncultured fungus（FJ761035）	99
25	303	Uncultured fungus（JF497146）	99
27	257	Uncultured fungus（GQ511117）	100
28	265	Uncultured fungus（GQ518362）	96
31	261	Uncultured fungus（HQ388473）	99
33	263	Uncultured fungus（GQ516978）	95
37	275	*Ophiocordyceps sinensis*（JN049854）	99
38	316	*Paecilomyces* sp. 97014（AB044644）	100
		P. sp. SJL0906（HM135164）	99

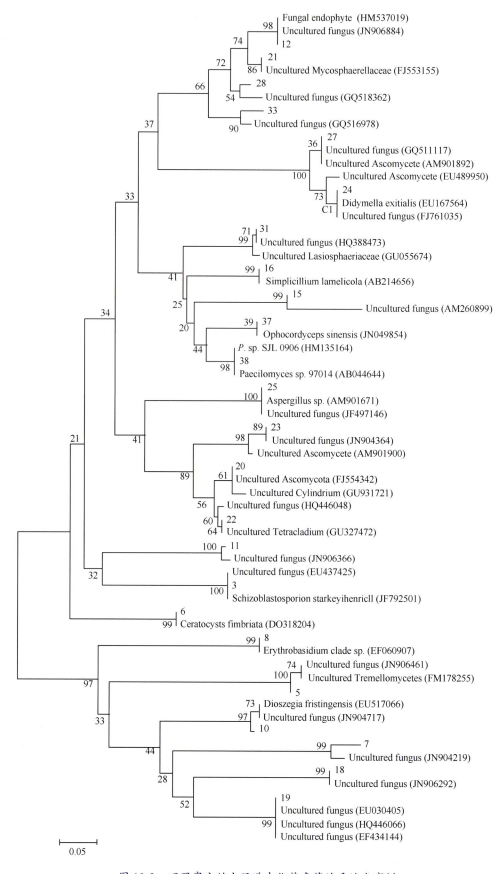

图 10-3 不同寄主幼虫肠道中优势真菌的系统发育树

Figure 10-3 Phylogenetic tree of the dominant species of the fungus community in the host larval gut of *O. sinensis*

这与俞和韦等（2008）在贡嘎蝠蛾幼虫肠道中的发现一致，说明地丝霉属真菌在冬虫夏草的生长环境中分布较广。此外，还发现 SCTP1 幼虫肠道中存在较高丰度的冬虫夏草菌，而且其真菌群落结构与冬虫夏草 SCOS1 虫体肠道真菌群落结构相似度高，表明冬虫夏草菌存在于寄主幼虫的肠道中，这与上一章的研究结果相吻合。

幼虫前肠和后肠具有与表皮相似的几丁质表皮，蜕皮过程会导致幼虫前肠和后肠失去内表皮，这是导致刚蜕皮幼虫群落结构发生变化的主要原因。

在肠道细菌群落中，肉食杆菌对寄主幼虫具有促生长的作用（刘莉等，2008a，2008b），使用抗生素破坏肠道菌群后，幼虫不能正常生长发育，甚至导致幼虫死亡。寄主幼虫肠道内的各类菌群，尤其是真菌如何影响幼虫生长及冬虫夏草的发生，尚不清楚，是有待进一步研究的课题。

第 11 章 冬虫夏草菌与寄主幼虫互作的转录组学特征

【摘要】以加查钩蝠蛾（*Thitarodes jiachaensis*）为寄主昆虫，通过分离培养冬虫夏草菌和饲养寄主幼虫，并获得被冬虫夏草菌致病的寄主幼虫样品，重现了冬虫夏草菌致病寄主幼虫的自然过程。首次获得了冬虫夏草菌在致病寄主幼虫前后的转录组信息，与已公布的冬虫夏草基因组比对率达 85.06%，同时获得了寄主幼虫罹病前后的转录组信息，拼接共获得冬虫夏草菌 12 903 个单独基因、健康寄主昆虫 53 076 个单独基因、罹病寄主幼虫含有菌与虫的 71 990 个单独基因；通过比对校正分析获得了校正 q-value＜0.05 的冬虫夏草菌在致病寄主昆虫前后的差异表达基因达到 1640 个，而寄主幼虫被致病前后差异表达基因则为 1165 个；通过 GO 及 KEGG 富集分析发现，冬虫夏草菌差异表达基因主要与生物过程和分子功能基因相关，而寄主幼虫在被致病前后的差异基因主要与糖代谢、三羧酸循环及氧化磷酸化过程基因相关，与冬虫夏草形成及有性生殖触发相关基因有待进一步发掘和证实。

近年来，昆虫病原真菌（entomopathogenic fungi）致病寄主昆虫前后转录组变化及寄主反应转录组变化已有一些研究。例如，白僵菌（*Beauveria* sp.）致病咖啡浆果蛀虫（Mantilla et al.，2012）和白粉虱前后转录组变化，揭示了部分虫生真菌致病昆虫的分子机制（Xia et al.，2013），两种绿僵菌（*Metarhizium* sp.）侵染蝗虫、蟑螂前后转录组变化揭示其对特异寄主寄生的分子机制差异（Gao et al.，2011）。目前，冬虫夏草菌与寄主昆虫幼虫相互作用的转录组研究未见报道。

本章探讨了冬虫夏草菌与寄主幼虫互作前后的转录组变化情况。通过饲养获得健康寄主幼虫，经分离培养获得冬虫夏草菌，将冬虫夏草菌与健康寄主幼虫共培养，获得血淋巴中含有单细胞酵母状的冬虫夏草菌虫菌体的罹病寄主幼虫，分别提取纯培养的冬虫夏草菌、健康寄主幼虫以及罹病寄主幼虫的总 RNA，应用 RNA-Seq 技术获得三者的转录组信息；将获得的冬虫夏草菌转录组信息与冬虫夏草菌基因组信息进行比对，并将冬虫夏草菌与寄主幼虫互作前后的转录组信息进行差异分析及功能注释；同时，将寄主幼虫在罹病前后的转录组信息进行差异分析及功能注释，以期深入了解冬虫夏草菌致病寄主昆虫的分子机制（钟欣，2013）。

11.1 冬虫夏草菌与寄主幼虫转录组测序

11.1.1 研究材料

冬虫夏草菌分离自青海省玉树藏族自治州治多县加吉博洛镇改查村海拔 4600 m 的"中山大学高寒草甸冬虫夏草孕育工程示范基地"周边冬虫夏草适生地高寒草甸区。采集的新鲜冬虫夏草及 8 月喷发的冬虫夏草子囊孢子，切取冬虫夏草长宽高为 2～5 mm 的冬虫夏草组织块，置于加富 PDA 培养基；子囊孢子用无菌水冲洗后置于加富 PDA 培养基，10℃培养（沈南英等，1983）。经 3～5 次分离纯化并扩大培养，并进行菌落形态观察、光学显微观察以及扫描电镜观察。参考张永杰等（2010）进行菌落形态分类鉴定，同时进行核糖体基因测序分子鉴定。菌种经鉴定后保藏于中山大学食品与健康工程研究院。

寄主昆虫采集自青海省玉树藏族自治州治多县加吉博洛镇改查村海拔 4600 m 的"中山大学高寒草甸冬虫夏草孕育工程示范基地"周边冬虫夏草适生地高寒草甸区，经鉴定为加查钩蝠蛾（*Thitarodes jiachaensis*）。将采集的虫卵放置于保温（10～18℃）保湿（70%～85%）的环境中孵化，孵化的幼虫放入洁净的无土培养基中饲养，饲养 275 d 后部分幼虫培养基接入冬虫夏草菌共培养，部分继续保持洁净饲养。

冬虫夏草菌与寄主幼虫互作 15 d 后，随机抽取出现病症的幼虫，用注射器将其血淋巴抽取滴于干净的载玻片上，用盖玻片压片。玻片在正置光学显微镜（Nikon Eclipse 80i, Tokyo, Japan）下观察，并用配套的彩色数码成像系统（DS-Fi1-U2）拍照。

11.1.2 冬虫夏草菌及寄主幼虫 RNA 提取结果及质量检测

冬虫夏草菌丝体样品取自 3 个独立的相同培养基的培养瓶内，来自独立培养瓶的菌丝体混合后提取 RNA，提取的 RNA 共获得 28 μL，共 6.3 μg，浓度为 225 ng/μL，$OD_{260/280}$ 为 1.900，$OD_{260/230}$ 为 0.719，28S : 18S 为 1.5，RIN 值为 7.2（表 11-1）。从 RNA 电泳图中（图 11-1）28 S 与 18 S 条带清晰，且亮度较为接近，与真菌 RNA 特征相符。

健康及罹病寄主幼虫提取的 RNA 情况见表 11-1，分别取 3 条健康寄主幼虫及 3 条罹病寄主幼虫提取总 RNA，幼虫龄期均为 4 龄，每条幼

表 11-1　RNA 提取质量检测
Table 11-1　RNA quality control

编号	样品名	体积/μL	$OD_{260/280}$	$OD_{260/230}$	浓度/(ng/μL)	总量/μg	28S : 18S	RIN
CF_Os	冬虫夏草菌菌丝体	28	1.900	0.719	225.00	6.30	1.5	7.2
CL_Tj	健康寄主幼虫	9	1.948	1.205	349.00	3.14	0.0	8.2
IL_Tj	罹病寄主幼虫	8	1.904	0.726	400.00	3.20	0.1	9.0

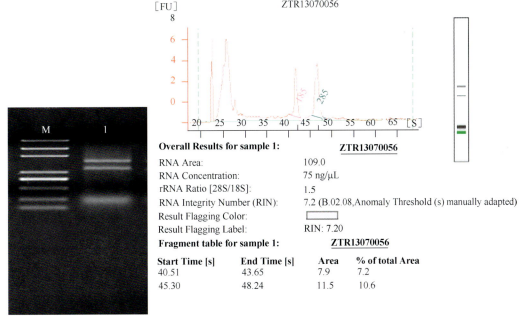

图 11-1　冬虫夏草菌 RNA 提取与检测
Figure 11-1　Total RNA isolated from *O.sinensis* mycelia
注：M，Marker Trans 2K Plus；1，*O. sinensis* RNA（CF_Os）
Note: M，Marker Trans 2K Plus；1，*O. sinensis* RNA（CF_Os）

虫独立提取一总 RNA，将每条幼虫提出的 RNA 进行电泳和质量检测（表 11-1，图 11-2），可见昆虫 28 S 与 18 S 条带清晰，且 28 S 亮度明显高于 18 S，与昆虫 RNA 特征相符（图 11-1）。

将电泳检测过的 3 份健康寄主幼虫及 3 份罹病寄主幼虫 RNA 分别初步测定浓度后，再分别按 RNA 质量等量混合（3 份合为 1 份），再经高效液相色谱安捷伦 2100 检测质量（图 11-3、图 11-4）。

11.1.3 测序数据质量检查

11.1.3.1 测序错误率分布检查　测序错误率会随着测序序列（sequenced reads）长度的增加

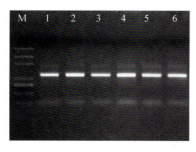

图 11-2　健康寄主 4 龄幼虫及罹病寄主 4 龄幼虫总 RNA 电泳图

Figure 11-2　Total RNA isolated from health and infected forth-instar host larva by *O. sinensis*

注：M，Marker Trans 2K Plus；1～3，健康寄主幼虫总 RNA；4～6，罹病寄主幼虫总 RNA

Note：M，Marker Trans 2K Plus；1-3, RNA isolated from the health forth-instar host larva（CL_Tj）; 4-6, RNA isolated from the forth-instar host larva infected by *O. sinensis*（IL_Tj）

而升高，这是由测序过程中化学试剂的消耗导致的，并且此现象为 illumina 高通量测序平台的共有特征（Jiang et al., 2011）。

前 6 个碱基的位置也会发生较高的测序错误率，而这个长度也正好等于在 RNA-seq 建库过程中反转录所需要的随机引物的长度。所以推测这部分碱基的测序错误率较高的原因是：随机引物与 RNA 模板的不完全结合（Jiang et al., 2011）。一般情况下，单个碱基位置的测序错误率应该低于 1%。从检测的结果看，冬虫夏草菌 RNA 的测序错误率低于 0.15%（图 11-5A），健康及罹病寄主的 RNA 测序错误率低于 0.07%（图 11-5B、C）。

11.1.3.2　A/T/G/C 含量分布检查　GC 含量分布检查用于检测有无 AT、GC 分离现象。对于

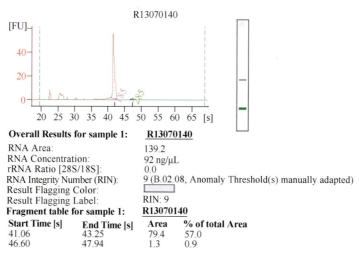

图 11-3　健康寄主 4 龄幼虫混合 RNA 高效液相色谱图

Figure 11-3　Mixed RNA isolated from health forthinstar host larva

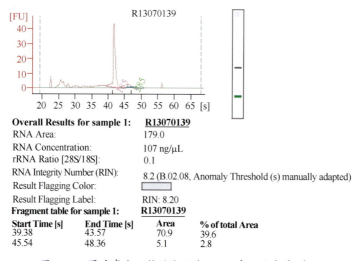

图 11-4　罹病寄主 4 龄幼虫混合 RNA 高效液相色谱图

Figure 11-4　Mixed RNA isolated from forth-instar host larva

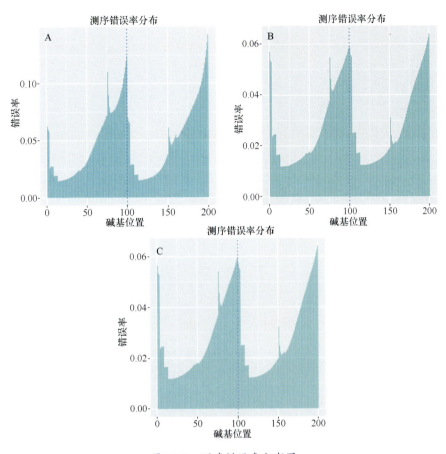

图 11-5 测序错误率分布图

Figure 11-5 Error rate distribution along reads

A, CF_Os; B, CL_Tj; C, IL_Tj; x 轴为 reads 的碱基位置；前 100 bp 为双端测序序列的第一端测序 reads 的错误率分布情况，后 100 bp 为另一端测序 reads 的错误率分布情况；y 轴为单碱基错误率

A, CF_Os; B, CL_Tj; C, IL_Tj; x-line: Position along reads (100 bp left is 5′ end error rate; 100 bp right is 3′ end error rate); y-line: Error rate

RNA-seq 来说，鉴于序列的随机性打断和 G/C、A/T 含量分别相等的原则，理论上每个测序循环上的 GC 及 AT 含量应分别相等 [若为链特异性建库，可能会出现 AT 分离和（或）GC 分离]，且在整个测序过程基本稳定不变，呈水平线。但在现有的高通量测序技术中，反转录成 cDNA 时所用的 6 bp 的随机引物会引起前几个位置的核苷酸组成存在一定的偏好性，这种波动属于正常情况。测序结果中各样品的 ATGC 含量均在合理的波动范围（图 11-6）。

11.1.3.3 测序数据过滤 测序得到的原始测序序列（sequenced reads）或者 raw reads，里面含有带接头的、低质量的 reads。为了保证信息分析质量，必须对 raw reads 过滤，得到 clean reads，后续分析都基于 clean reads。数据处理的步骤如下：①去除带接头（adapter）的 reads；②去除 N（N 表示无法确定碱基信息）的比例大于 10% 的 reads；③去除低质量 reads（质量值 sQ≤5 的碱基数占整个 read 的 50% 以上的 reads）。RNA-seq 的接头为 NEBNext® UltraTM RNA Library Prep Kit。

RNA 5' Adapter（5′端接头）：

AATGATACGGCGACCACCGAGATCTACACTCTTTCCCTACACGACGCTCTTCCGATCT

RNA 3' Adapter（3′端接头，带下画线的 6 bp 的碱基为 Index）：

GATCGGAAGAGCACACGTCTGAACTCCAGTCAC<u>ATCACG</u>ATCTCGTATGCCGTCTTCTGCTTG

冬虫夏草菌丝体的 RNA 测序原始数据中含有 0.23% 的接头序列，5.90% 的低质量数据，含有重复 N 序列占 0.08%，剩余 93.79% 的数据为有效数据（图 11-7A）；健康寄主幼虫的 RNA 测序原始数据中含有 0.13% 的接头序列，2.50% 的低质量数据，

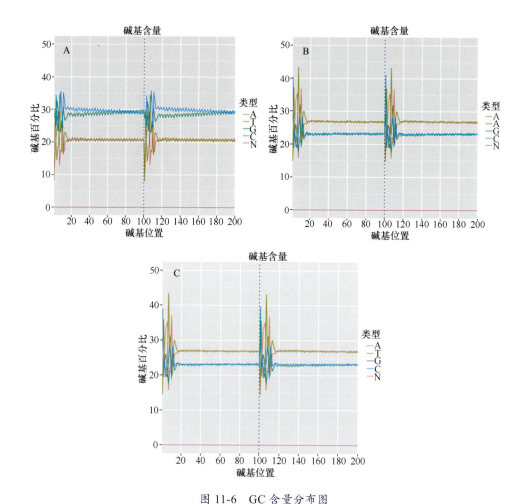

图 11-6　GC 含量分布图

Figure 11-6　Bases content along reads

A，CF_Os；B，CL_Tj；C，IL_Tj；x 轴为 reads 的碱基位置，前 100 bp 为双端测序序列的第一端测序 reads 的 GC 分布情况，后 100 bp 为另一端测序 reads 的 GC 分布情况；y 轴为单碱基所占的比例；不同颜色代表不同的碱基类型

A，CF_Os；B，CL_Tj；C，IL_Tj；x-line：position along reads. 100 bp left is 5′ end percent of bases, 100 bp right is 3′ end percent of bases；y-line：percent of bases；Colors present different bases

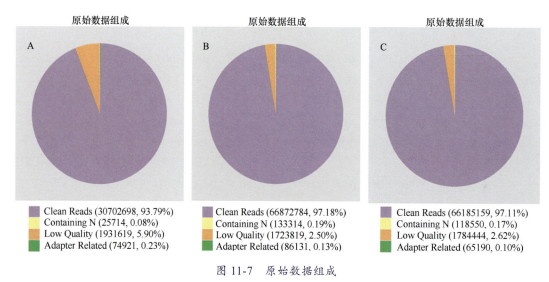

图 11-7　原始数据组成

Figure 11-7　Classification of raw reads

含有重复 N 序列占 0.19%，剩余 97.18% 的数据为有效数据（图 11-7B）；罹病寄主幼虫的 RNA 测序原始数据中含有 0.10% 的接头序列，2.62% 的低质量数据，含有重复 N 序列占 0.17%，剩余 97.11% 的数据为有效数据（图 11-7C）。

11.1.3.4 测序数据质量情况汇总 测序每个样品分为左端和右端，样品测序产出数据总体质量评估情况详见表 11-2。

11.1.4 转录组拼接

用 Trinity 将测序序列拼接成一个转录组，以此作为后续分析的参考序列。取每条基因中最长的转录本作为 Unigene。对转录本及 Unigene 的长度进行统计，三个样品的拼接长度频数分布情况见表 11-3，其长度分布情况见表 11-4、图 11-8 和图 11-9。

表 11-2 数据产出质量情况一览表
Table 11-2 Output data quality control

样品	原始读数	有效读数	有效碱基	错误率 /%	Q20/%	Q30/%	GC/%
CF_Os_1	32 734 952	30 702 698	3.07G	0.05	96.16	87.46	58.61
CF_Os_2	32 734 952	30 702 698	3.07G	0.05	95.65	86.27	58.53
CL_Tj_1	68 816 048	66 872 784	6.69G	0.03	98.26	93.80	46.42
CL_Tj_2	68 816 048	66 872 784	6.69G	0.03	97.83	93.17	46.40
IL_Tj_1	68 153 343	66 185 159	6.62G	0.03	98.24	93.77	46.29
IL_Tj_2	68 153 343	66 185 159	6.62G	0.03	97.83	93.14	46.28

表 11-3 拼接长度频数分布情况一览表
Table 11-3 Transcripts and unigenes length frequentness

项目	样品	200~500 bp	0.5~1 kb	1~2 kb	>2 kb	总计
转录本数量	CF_Os	5 635	3 871	6 090	15 224	30 820
	CL_Tj	43 601	17 024	13 563	12 080	86 268
	IL_Tj	58 278	24 434	23 015	31 439	137 166
基因数量	CF_Os	4 379	2 269	2 538	3 717	12 903
	CL_Tj	32 734	9 326	6 254	4 762	53 076
	IL_Tj	41 548	12 078	90 63	9 301	71 990

表 11-4 拼接长度分布情况一览表
Table 11-4 Transcripts and unigenes length distribution

项目	样品	最小长度 /bp	平均长度 /bp	中位长度 /bp	最大长度 /bp	N50	N90	总核苷酸量
转录本	CF_Os	201	2 498	1 968	16 647	3 881	1 427	76 974 421
	CL_Tj	201	1 030	493	32 282	1 990	368	88 868 318
	IL_Tj	201	1 388	658	38 554	2 800	534	190 413 076
基因	CF_Os	201	1 577	944	16 647	2 814	703	20 342 384
	CL_Tj	201	777	377	32 282	1 470	281	41 237 361
	IL_Tj	201	932	404	38 554	1 979	314	67 077 609

注：N50 和 N90 分别代表不小于总长 50% 和 90% 的转录本数
Note: N50 and N90 mean the transcripts which length are not less than 50% and 90% of total length, respectively

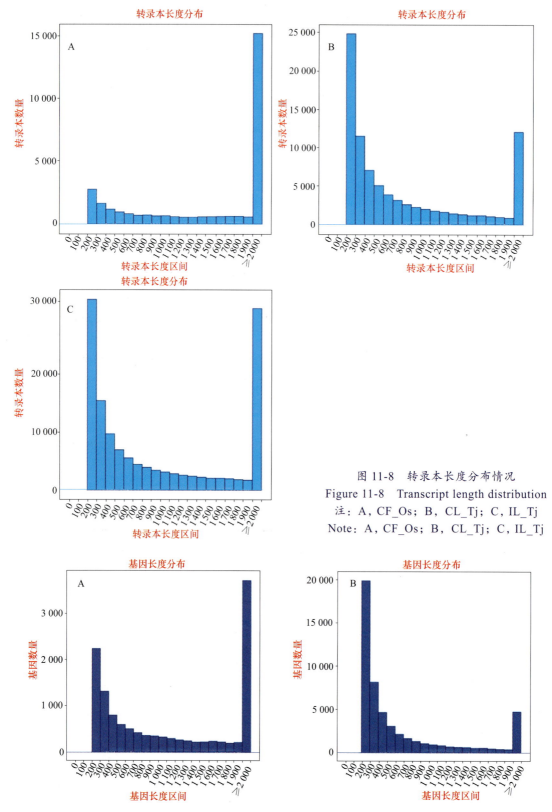

图 11-8　转录本长度分布情况
Figure 11-8　Transcript length distribution
注：A，CF_Os；B，CL_Tj；C，IL_Tj
Note：A，CF_Os；B，CL_Tj；C，IL_Tj

图 11-9　单独基因长度分布情况
Figure 11-9　Unigene length distribution
注：A，CF_Os；B，CL_Tj；C，IL_Tj
Note：A，CF_Os；B，CL_Tj；C，IL_Tj

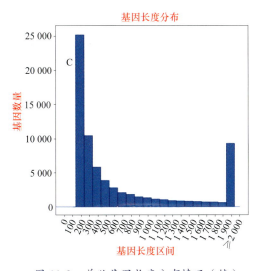

图 11-9　单独基因长度分布情况（续）

Figure 11-9　Unigene length distribution (continued)

11.1.5　基因注释情况

将获得的单独基因进行基因功能注释，所用到的数据库包括 Nr（NCBI non-redundant protein sequences）蛋白序列数据库，Nt（NCBI nucleotide sequences）核酸序列数据库，Pfam（protein family）蛋白结构域注释的分类系统数据库，KOG（eukaryotic ortholog groups）/COG（clusters of orthologous groups of proteins）基于基因直系同源关系数据库，Swiss-Prot（a manually annotated and reviewed protein sequence database）蛋白序列数据库，KEGG（Kyoto encyclopedia of genes and genomes）基因产物和化合物在细胞中的代谢途径以及这些基因产物的功能数据库，KO（KEGG ortholog）新测序物种的基因组或转录组的功能注释数据库。GO（gene ontology）国际标准化的基因功能描述的分类系统数据库，三个样品在各个数据的注释情况见表 11-5。

表 11-5　基因总体注释情况

Table 11-5　Unigene annotation in different data set

样品	项目	NR	NT	KO	Swiss Prot	PFAM	GO	KOG	所有数据库	至少一数据库	总基因数
CF_Os	基因数量	7 592	3 122	2 412	4 824	5 873	5 951	3 654	1 541	8 312	12 903
	百分比 /%	58.83	24.19	18.69	37.38	45.51	46.12	28.31	11.94	64.41	100
CL_Tj	基因数量	17 027	2 061	5 183	11 195	13 081	13 290	8 014	1 150	19 670	53 076
	百分比 /%	32.08	3.88	9.76	21.09	24.64	25.03	15.09	2.16	37.06	100
IL_Tj	基因数量	23 872	5 029	7 327	15 588	18 818	20 028	11 457	2 706	27 344	71 990
	百分比 /%	33.16	6.98	10.17	21.65	26.13	27.82	15.91	3.75	37.98	100

11.1.5.1　GO 分类　对基因进行 GO 注释之后，将注释成功的基因按照 GO 三个大类（生物过程 BP，Biological Process，细胞组分 CC，Cellular Component，分子功能 MF，Molecular Function）的下一层级进行分类，三个样品的 GO 基因注释情况见图 11-10。

11.1.5.2　KOG 分类　KOG 分为 26 个 group，将 KOG 注释成功的基因按 KOG 的 group 进行分类，三个样品的基因 KOG 分类结果见图 11-11。

11.1.5.3　KEGG 分类　对基因做 KOG 注释后，可根据它们参与的 KEGG 代谢通路进行分类，三个样品的 KEGG 分类见图 11-12～图 11-14。

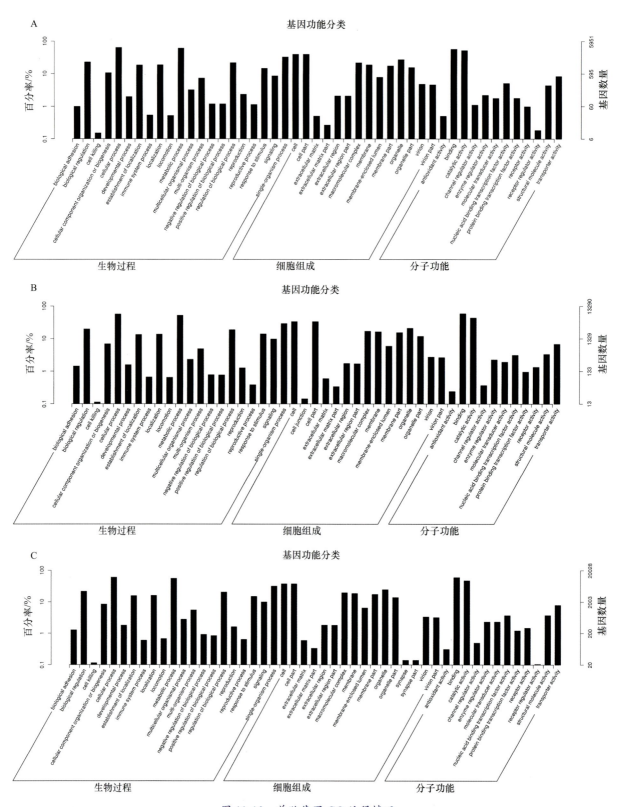

图 11-10 单独基因 GO 注释情况
Figure 11-10　Unigene GO annotation gene function classification
注：A，CF_Os；B，CL_Tj；C，IL_Tj
Note：A，CF_Os；B，CL_Tj；C，IL_Tj

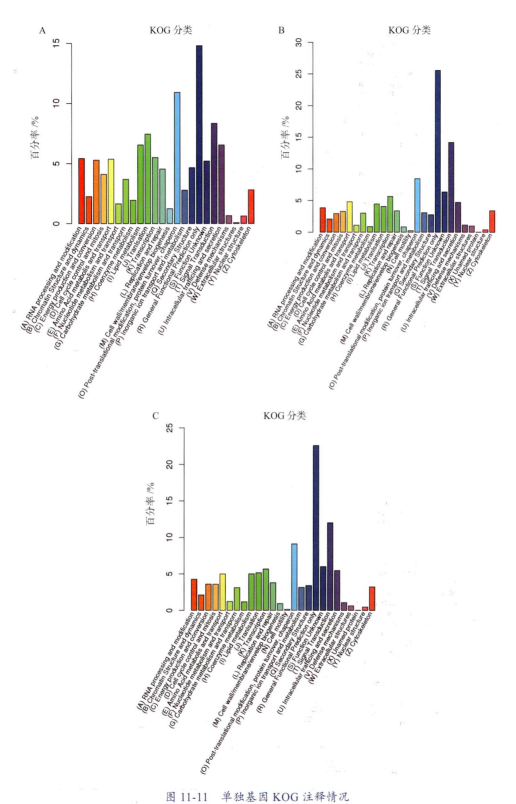

图 11-11 单独基因 KOG 注释情况

Figure 11-11 Unigene KOG annotation gene function classification

注：A, CF_Os；B, CL_Tj；C, IL_Tj

Note：A, CF_Os；B, CL_Tj；C, IL_Tj

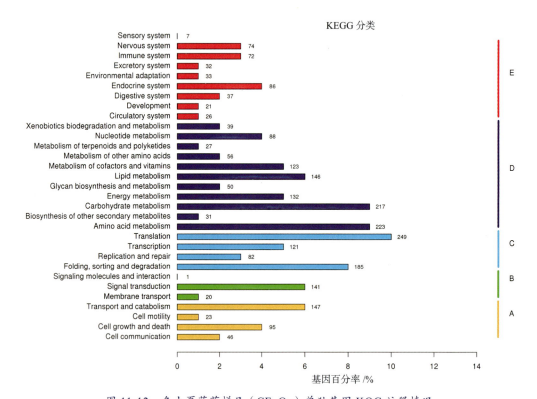

图 11-12　冬虫夏草菌样品（CF_Os）单独基因 KOG 注释情况

Figure 11-12　Unigene KOG annotation gene function classification of CF_Os

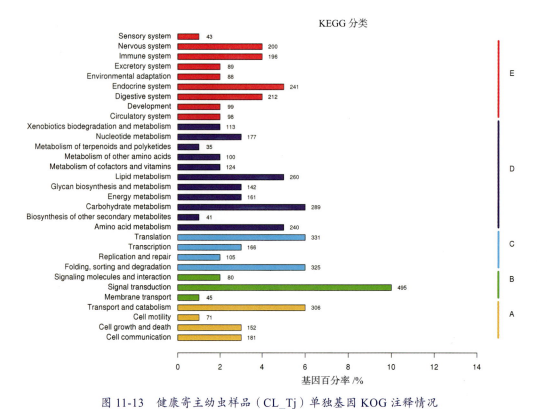

图 11-13　健康寄主幼虫样品（CL_Tj）单独基因 KOG 注释情况

Figure 11-13　Unigene KOG annotation gene function classification of CL_Tj

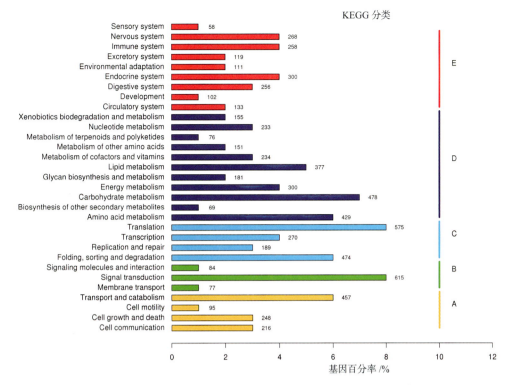

图 11-14 罹病寄主幼虫样品（IL_Tj）单独基因 KOG 注释情况
Figure 11-14 Unigene KOG annotation gene function classification of IL_Tj

11.2 冬虫夏草菌与寄主幼虫互作前后有参转录组结果

11.2.1 Reads 与参考基因组比对情况统计

比对结果统计详细内容见表 11-6。冬虫夏草菌丝体的总转录组共有 61 405 396 bp 可以比对到公布的基因组上，占总转录组数据的 85.06%（一般情况下，如果不存在污染并且参考基因组选择合适的情况下，这部分数据的百分比大于 70%），而被冬虫夏草菌致病幼虫的转录组有 132 370 318 bp 可以比对到公布的冬虫夏草菌基因组上，占罹病寄主幼虫和其体内的冬虫夏草菌总转录组数据的 12.84%。多重比对到基因组的序列分别只有 0.66% 和 0.11%，均比较低值，这部分数据的百分比一般会小于 10%；单独比对到基因组的序列分别为 84.4% 和 12.73%。两组数据比对到正链和反链的比值相当，分别为 42.05%/42.35% 和 6.34%/6.39%。整段比对到外显子的数据分别占两组转录组数据的 72.48% 和 11.13%；而分别比对到两段外显子的数据分别只占 11.92% 和 1.6%，Splice reads 的百分比取决于测序片段的长度。

表 11-6 Reads 与参考基因组比对情况一览表
Table 11-6 Statistics of reads and unigenes from CF_Os and IL_Tj transcriptome

样品名称	CF_Os	IL_Tj
总读数	61 405 396	132 370 318
成功比对	52 232 564（85.06%）	16 999 201（12.84%）
多重比对	407 088（0.66%）	148 864（0.11%）
唯一比对	51 825 476（84.4%）	16 850 337（12.73%）
Read-1	26 005 828（42.35%）	8 454 019（6.39%）
Read-2	25 819 648（42.05%）	8 396 318（6.34%）
Reads map to '＋'	25 819 131（42.05%）	8 426 653（6.37%）
Reads map to '－'	26 006 345（42.35%）	8 423 684（6.36%）
Non-splice reads	44 507 858（72.48%）	14 729 458（11.13%）
Splice reads	7 317 618（11.92%）	2 120 879（1.6%）

11.2.2 Reads 在参考基因组不同区域的分布情况

对 total mapped reads 比对到基因组上各个部分的情况进行统计（表 11-6），定位区域分为 exon（外显子）、intron（内含子）和 intergenic（基因间隔区域）。正常情况下，外显子区域的测序序列定位的百分比含量应该最高，定位到内含子区域的测序序列可能是由于非成熟的 mRNA 的污染或者基因组注释不完全导致的，而定位到基因间隔区域的测序序列可能是因为基因组注释不完全以及背景噪声。

在比对后的数据中可以看到，冬虫夏草菌丝体样品69%的转录组数据比对定位在外显子，30.9%在基因间隔区域，0.1%在内含子；罹病寄主幼虫的冬虫夏草菌丝体也类似，71.3%的数据比对定位到了外显子，28.5%在基因间隔区，只有0.1%在内含子（图11-15）。

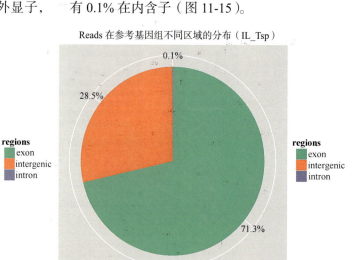

图 11-15　Reads 在参考基因组不同区域的分布情况

Figure 11-15　Percent of reads mapped to genome regions

11.2.3　表达水平的饱和曲线检查

定量饱和曲线检查反映了基因表达水平定量对数据量的要求。表达量越高的基因，就越容易被准确定量；反之，表达量低的基因，需要较大的测序数据量才能被准确定量。

表达水平的饱和曲线的具体算法描述如下：分别对10%、20%、30%、…、90%的总体测序数据单独进行基因定量分析，并把所有数据条件下得到的基因的表达水平作为最终的数值。用每个百分比条件下求出的单个基因的RPKM数值和最终对应基因的表达水平数值进行比较，如果差异小于15%，则认为这个基因在这个条件下定量是准确的。

两组样品表达水平的饱和曲线见图11-16，RPKM值大于15时，均能获得较好的定量数据。

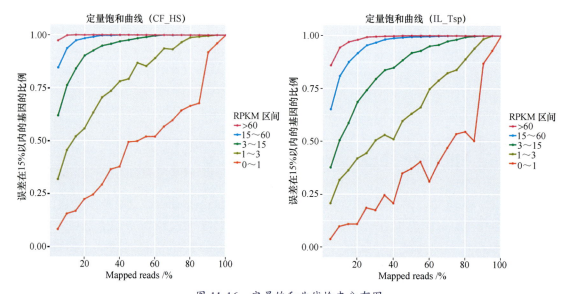

图 11-16　定量饱和曲线检查分布图

Figure 11-16　Saturation curve of CF_HS and IL_Tsp

11.2.4 均一性分布检查

理想条件下，对于 RNA-seq 技术来说，测序序列（reads）之间为独立抽样并且 reads 在所有表达的转录本上的分布应该呈现均一化分布。然而很多研究表明，很多偏好型的因素都会影响这种均一化的分布（Dohm et al., 2008）。例如，在 RNA-seq 建库过程中，片段破碎和 RNA 反转录的顺序不一样会导致 RNA-seq 最终的数据呈现严重的 3′ 偏好性。其他因素还包括转录区域的 GC 含量不同、随机引物等，并且生物体内从 5′ 或者 3′ 的降解过程同样会导致不均一性分布。从图 11-17 可以看出，两组数据均较为均一。

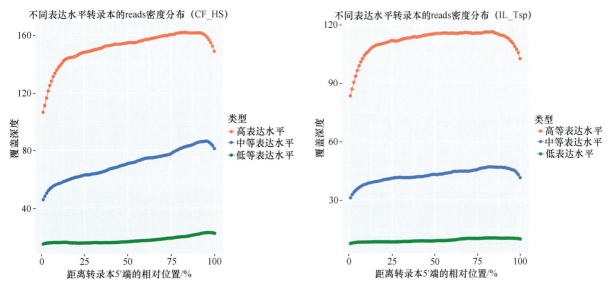

图 11-17　冬虫夏草菌致病寄主幼虫前后不同表达水平的转录本的均一化分布图
Figure 11-17　Mean coverage distribution of CF_HS and IL_Tsp

11.2.5 基因表达水平对比

通过所有基因的 RPKM 的分布图，以及盒形图对不同实验条件下的基因表达水平进行比较（图 11-18）。对于同一实验条件下的重复样品，最终的 RPKM 为所有重复数据的平均值。

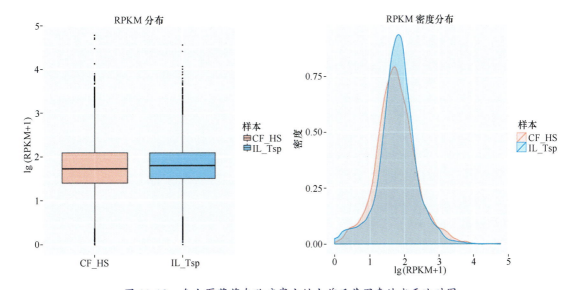

图 11-18　冬虫夏草菌在致病寄主幼虫前后基因表达水平比对图
Figure 11-18　RPKM distribution (left) and PRKM density distribution (right) of CF_HS and IL_Tsp

11.2.6 冬虫夏草菌致病寄主幼虫前后差异基因分析结果

拼接共获得冬虫夏草菌 12 903 个单独基因、罹病寄主幼虫含有菌与虫的 71 990 个单独基因，通过比对校正分析获得了校正 q-value＜0.05 的冬虫夏草菌在致病前后差异表达基因 1640 个（表 11-7）。

用火山图可以推断差异基因的整体分布情况（图 11-19）。

表 11-7　冬虫夏草菌致病寄主幼虫前后差异基因列表
Figure 11-7　Different express gene list of *O. sinensis* before and after infected *T. jiachaensis* larvae

Gene_id	readcount_IL_Tsp	readcount_CF_HS	$\log_2$(fold change)	p-value	q-value
OCS_00005	409.366 548 925 985	916.542 695 790 403	−1.162 8	3.554 6e-38	$2.059\ 3\times 10^{-37}$
OCS_00021	182.808 105 281 211	395.611 627 976 959	−1.113 8	3.250 9e-16	$9.700\ 5\times 10^{-16}$
OCS_00030	1503.450 289 341 2	101.759 148 360 376	3.885	0	0
OCS_00042	6.505 626 522 463 01	42.562 436 108 848 4	−2.709 8	1.765 2e-07	$2.812\ 5\times 10^{-7}$
…	…	…	…	…	…

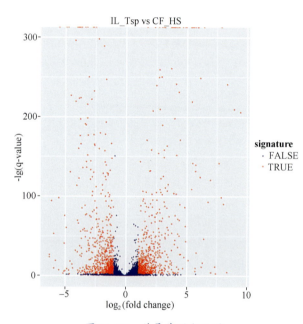

图 11-19　差异基因火山图
Figure 11-19　Different express gene Volcano Plot
有显著性差异表达的基因用红色点表示；
横坐标代表基因在不同样本中表达倍数变化；
纵坐标代表基因表达量变化差异的统计学显著性
True different express gene in red, false different express gene in blue; x-line means different express gene fold change; y-line indicates q-value

共有 6668 个基因在冬虫夏草菌致病寄主幼虫前的无性型菌丝样品（CF_HS）及致病后（IL_Tsp）的样品中均有表达，其中有 1620 个基因为差异表达基因 [$\log_2$(fold change)＞1，同时 q-value＜0.005]。只在致病后样品（IL_Tsp）中可以检测到，但在无性型菌丝样品（CF_HS）中未检测到的基因数共为 100 个，然而这些基因大部分在致病后样品（IL_Tsp）中的表达量也极低，只有 7 个基因属于差异表达基因。只在无性型菌丝样品（CF_HS）中检测到，同时在致病后样品（IL_Tsp）中未检测到的基因数为 41 个，其中有 13 个基因属于差异表达基因。相对于致病前的无性型菌丝样品（CF_HS），在致病后样品（IL_Tsp）的 1640 个差异表达基因中，有 818 个（49.88%）基因为上调表达基因，822 个（50.12%）基因为下调表达基因。

在 818 个上调表达差异基因中，差异表达倍数 [$\log_2$(fold change)] 范围为 1.00～9.427。这些基因中有 460 个（56.23%）被 Swiss-Prot 数据库注释。统计学分析表明，在致病后样品（IL_Tsp）中有 29 个基因相对于致病前样品（CH_HS）的上调表达差异最为显著（q-value = 0）。其中包括 6 个转运或透性蛋白（OCS_02479, OCS_05112, OCS_05101, OCS_02716, OCS_02717, OCS_01342），3 个糖苷键水解酶类（OCS_02998, OCS_00030, OCS_05475），2 个热激蛋白（OCS_03527, OCS_04498），2 个氧化还原酶（OCS_01200, OCS_04375），1 个未知功能蛋白 FAM115E（OCS_03629）和 15 个未被注释的蛋白。

在 822 个下调表达差异基因中，差异表达倍数 [$\log_2$(fold change)] 范围为−6.316～−1.00。这些基因中有 470 个（57.18%）被 Swiss-Prot 数据库注释。统计学分析表明，在致病后样品（IL_Tsp）中有 17 个基因相对于致病前样品（CH_HS）的下调表达差异最为显著（q-value=0）。其中包括1个S-抗原蛋白（OCS_03223），1个过敏源蛋白（OCS_03114），1个葡萄糖阻遏蛋白（OCS_05833），1个1-磷脂酰肌醇4,5-二磷酸二酯酶（OCS_01220），1个D-氨基肽酶，1个未知功能蛋白MEGF6（OCS_05874）和11个未被注释的蛋白。

11.2.7 差异基因聚类分析

聚类分析用于判断差异基因在不同实验条件下的表达模式；通过将表达模式相同或相近的基因聚集成类，从而识别未知基因的功能或已知基因的未知功能；因为这些同类的基因可能具有相似的功能，或是共同参与同一代谢过程或细胞通路。以不同实验条件下的差异基因的RPKM值为表达水平，做层次聚类（hierarchical clustering）分析，不同颜色的区域代表不同的聚类分组信息，同组内的基因表达模式相近，可能具有相似的功能或参与相同的生物学过程。

除了差异基因表达量RPKM层次聚类分析，分别用H-cluster、K-means和SOM等三种方法对差异基因的相对表达水平值$\log_2$（ratio）进行聚类（图11-20）。不同的聚类算法分别将差异基因分为若干cluster，同一cluster中的基因在不同的处理条件下具有相似的表达水平变化趋势。

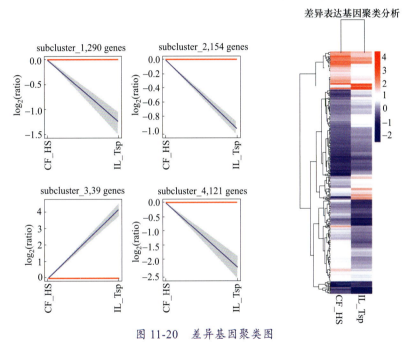

图 11-20　差异基因聚类图

Figure 11-20　Different express gene cluster

左：$\log_2$（ratio）折线图，x轴表示实验条件，y轴表示相对表达量；右：以$\log_{10}$（RPKM+1）值进行聚类的整体rpkm层次聚类图，红色表示高表达基因，蓝色表示低表达基因。颜色从红到蓝表示$\log_{10}$（RPKM+1）从大到小

Left：$\log_2$（ratio）line chart, different experiment groups in x-line, $\log_2$（ratio）in y-line；right：total rpkm cluster by $\log_{10}$（RPKM+1）, high express genes in red, ow express genes in blue. Colors from red to blue mean the value of $\log_{10}$（RPKM+1）from high to low

11.2.8 差异基因 GO 富集分析

Gene Ontology（简称GO，http://www.geneontology.org/）是基因功能国际标准分类体系。根据实验目的筛选差异基因后，研究差异基因在Gene Ontology中的分布状况将阐明实验中样本差异在基因功能上的体现。GO富集分析方法为GOseq（Young et al., 2010），此方法基于Wallenius non-central hyper-geometric distribution。相对于普通的超几何分布（hyper-geometric distribution），此分布的特点是从某个类别中抽取个体的概率与从某个类别之外抽取一个个体的概率是不同的，这种概率的不同是通过对基因长度的偏好性进行估计得到的，从而能更为准确地计算出GOterm被差异基因富集的概率（图11-21）。冬虫夏草菌致病寄主幼虫前后的差异基因主要分布于生物过程和分子功能两大类别（图11-22）。

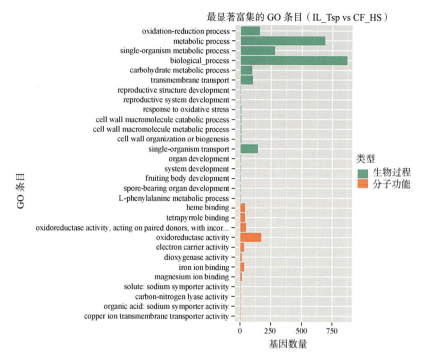

图 11-21　冬虫夏草菌致病寄主幼虫前后差异表达基因 GO 富集柱状图

Figure 11-21　The most enriched GO terms of different express genes before and after *O. sinensis* infected *T. jiachaensis* larvae

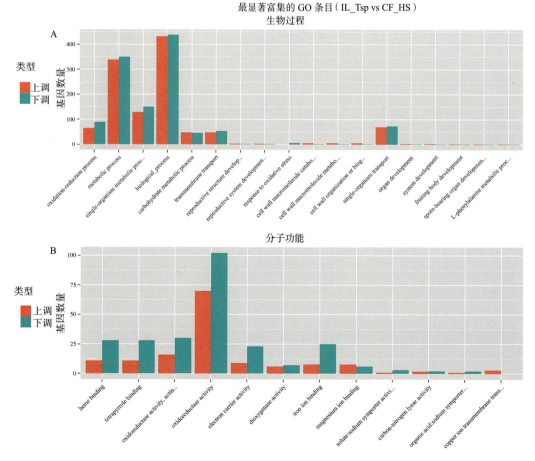

图 11-22　冬虫夏草菌致病寄主幼虫前后生物过程（A）和分子功能（B）差异基因 GO 不同类别上下调分类

Figure 11-22　The most enriched GO terms in biological process（A）and molecular function（B）of different express genes before and after *O. sinensis* infected *T. jiachaensis* larvae

11.2.9 差异基因 KEGG 富集

将冬虫夏草菌致病寄主幼虫前后的差异基因进行 KEGG 通路分析，图 11-23 散点图是 KEGG 富集分析结果的图形化展示方式。在此图中，KEGG 富集程度通过 rich factor、q-value 和富集到此通路上的基因个数来衡量。其中 rich factor 指差异表达的基因中位于该 pathway 条目的基因数目与所有有注释基因中位于该 pathway 条目的基因总数的比值。rich factor 越大，表示富集的程度越大。q-value 是做过多重假设检验校正之后的 P-value，q-value 的取值范围为 [0, 1]，越接近于零，表示富集越显著。我们挑选了富集最显著的 20 条 pathway 条目在该图中进行展示，若富集的 pathway 条目不足 20 条，则全部展示。

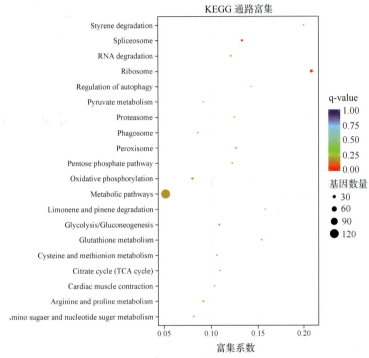

图 11-23　冬虫夏草菌致病寄主幼虫前后差异基因 KEGG 富集散点图

Figure 11-23　Different express genes statistics of KEGG pathway enrichment scatter diagram before and after *O. sinensis* infected *T. jiachaensis* larvae

纵轴表示 pathway 名称，横轴表示富集系数，点的大小表示此 pathway 中差异表达基因个数多少，而点的颜色对应于不同的 q-value 范围

KEGG pathway name in *y*-line，rich factor in *x*-line，point size means the number of genes enrich，colors from red to purple indicate q-value

11.2.10　富集 KEGG 通路图

将差异基因富集出的通路图展示出来，该通路图中，包含上调基因的 KO 节点标红色，包含下调基因的 KO 节点标绿色，包含上下调的标黄色。鼠标悬停于标记的 KO 节点，弹出差异基因细节框，标色同上，括号中数字为 $\log_2$（fold change）。以上步骤可脱机实现，如连接互联网，点击各个节点，可以连接到 KEGG 官方数据库中各个 KO 的具体信息页。

图 11-24 所示是细胞骨架肌动蛋白下游相关基因 *PFN*、*F-Actin*、*Arp2/3* 等基因的上调，提示从菌丝态的纯培养到单细胞酵母状的虫菌体状态，细胞骨架肌动蛋白的组成增加，更多的细胞骨架用于虫菌体的大量扩增。

图 11-25 所示是内质网内蛋白质加工相关基因通路示意图，有趣的是在该通路中，热激蛋白 Hsp40、Hsp70 和 Hsp90 都有下调表达。HSP 是分子伴侣的一种，在蛋白质翻译后修饰过程中，起到促进需要折叠的多肽链折叠为天然空间构象的蛋白质。

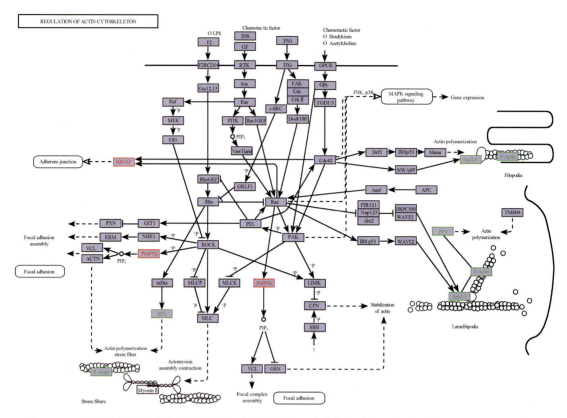

图 11-24 冬虫夏草菌在致病寄主幼虫前后细胞骨架肌动蛋白相关基因表达差异 KEGG 通路示意图
Figure 11-24　Different express genes in regulation of actin cytoskeleton KEGG pathway before and after *O. sinensis* infected *T. jiachaensis* larvae

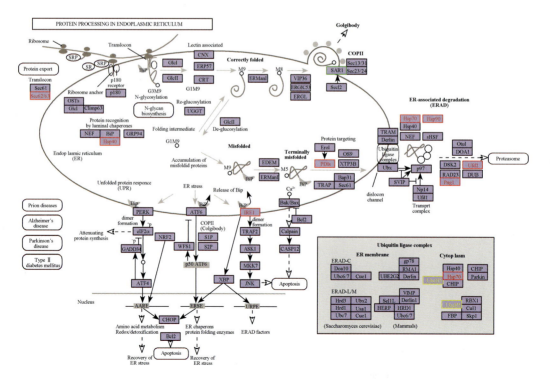

图 11-25 冬虫夏草菌在致病寄主幼虫前后差异表达基因内质网内蛋白质加工 KEGG 通路示意图
Figure 11-25　Different express genes in protein processing in endoplasmic reticulum KEGG pathway before and after *O. sinensis* infected *T. jiachaensis* larvae

图 11-26 所示是剪接体加工相关基因通路示意图，在该通路中有 9 个基因显著上调表达，包括 *Prp43*、*Prp16*、*Prp8*、*Sm*、*Sf3b*、*Snu66*、*Hsp73*、*Brr2* 和 *AQR* 基因；同时，*U2A'*、*Lsm*、*Cyph* 和 *Snu13* 基因是下调表达。剪接体的主要组成是蛋白质和小分子的核 RNA（snRNA）。复合物的沉降系数为 50 S~60 S，它是在剪接过程的各个阶段随着 snRNA 的加入而形成的。也就是说在完整的 pre-mRNA 上形成的一个剪接中间体。剪接体的装配同核糖体的装配相似。依靠 RNA-RNA、RNA-蛋白质、蛋白质-蛋白质等三方面的相互作用。可能比核糖体更复杂，要涉及 snRNA 的碱基配对、相互识别等。剪接体相关基因在冬虫夏草菌致病寄主幼虫前后的较多的上调表达，提示在单细胞酵母状虫菌体中基因表达比菌丝体态的纯培养有较大的增量增加，可能与大量增殖有关。

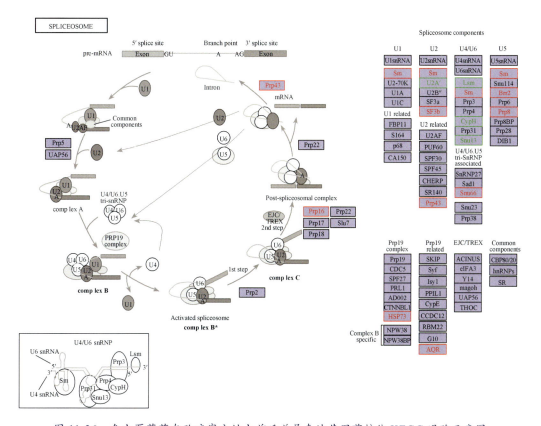

图 11-26　冬虫夏草菌在致病寄主幼虫前后差异表达基因剪接体 KEGG 通路示意图

Figure 11-26　Different express genes in spliceosome KEGG pathway before and after *O. sinensis* infected *T. jiachaensis* larvae

有趣的是，负责转录的核糖体相关蛋白基因却大范围下调表达（图 11-27）。核糖体相关蛋白下调的基因有 *Lp1*、*Lp2*、*L3e*、*L8e*、*L11e*、*L17e*、*L19e*、*L27ae*、*L28e*、*L31e*、*L32e*、*L34e*、*L36e*、*L37ae*、*L38e*、*L40e*、*S3ae*、*S5e*、*S7e*、*S9e*、*S13e*、*S15ae*、*S16e*、*S18e*、*S19e*、*S23e*、*S25e*、*S26e*、*S27ae*、*S29e*、*S30e* 等 31 个基因。

11.2.11　讨论　虫生真菌致病寄主昆虫的过程通常包括致病结构的形成，进入宿主体内和通过毒害作用致死宿主昆虫（Clarkson and Charnley，1996）。与其他虫生真菌类似，冬虫夏草菌在致病寄主昆虫幼虫的过程同样经历了附着、识别、穿透寄主昆虫表皮、在血腔中扩繁，以及最终致死寄主昆虫几个复杂的阶段。在入侵寄主幼虫血腔后，冬虫夏草菌在寄主幼虫的血淋巴中形成酵母状出芽生殖的芽生孢子（blastospores）与绿僵菌类似（Xia et al.，2013）。在冬虫夏草菌致病寄主幼虫阶段可以认为是冬虫夏草形成过程的开端。与培养菌丝相比较，虫生真菌的许多水解酶系、真菌毒素和最终致死寄主昆虫的基因在致病寄主后开始差异表达（Toledo et al. 2010；Samuels and Paterson，1995）。比较培养菌丝及致

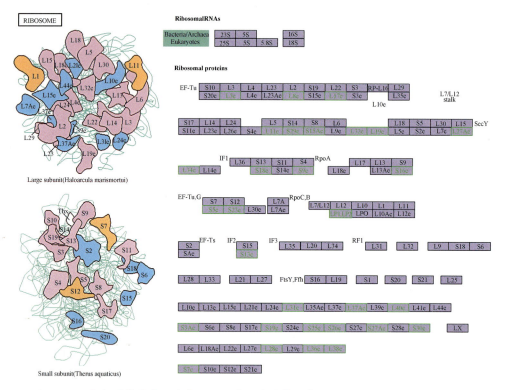

图 11-27　冬虫夏草菌在致病寄主幼虫前后差异表达基因核糖体 KEGG 通路示意图

Figure 11-27　Different express genes in ribosome protein processing in endoplasmic reticulum KEGG pathway before and after *O. sinensis* infected *T. jiachaensis* larvae

病后的虫菌体基因表达谱情况可以帮助研究者找到对致病过程有重要作用的影响因子。

前人已有对冬虫夏草子实体进行转录组分析（SRA experiment SRX220584），采用了 Roche/454 GS-FLX 测序技术进行分析，鉴别出了 4 个配型基因和 121 个可能参与子实体形成过程的基因（Xiang et al., 2014）。由于缺乏公开的冬虫夏草基因组数据，该研究采用无参考基因组分析方法，同时转录组分析也仅限于子实体一个阶段的研究。本研究采用了 Illumina HiSeq 2000 测序技术对培养的冬虫夏草无性菌丝在致病寄主幼虫前及致病寄主幼虫后两个阶段样品进行了比较分析，共获得了 7.46 GB 的可用数据，并这些数据比对到已公开的冬虫夏草基因组中进行有参考基因组分析。在获得的差异表达基因数据中，有 43.29% 的差异表达基因在注释数据库中没有很好的注释，这一结果暗示冬虫夏草目前已有的基因组及转录组数据仍然十分缺乏，冬虫夏草转录组中未被注释的基因鉴别工作有待今后进一步深入研究。

在本研究的转录组数据中，Asp-hemolysin（OCS_02539）和 sterigmatocystin 8-*O*-methyltransferase（OCS_01563）两个真菌毒素基因在冬虫夏草入侵寄主幼虫后表达出现了显著上调（q-value 分别为 1.89×10^{-99}，1.86×10^{-97}）。Asp-hemolysin 是一种从烟曲霉（*Aspergillus fumigates*）中分离出来的真菌毒素（Yokota et al., 1977），是一种通过破坏红细胞细胞膜引起血细胞自溶的溶血毒素（Fukuchi et al., 1998；Berne et al. 2009）。有趣的是，Asp-hemolysin 溶血毒素的活性可以被 Fe^{2+}、Cu^{2+} 等二价金属离子所抑制（Sakaguchi et al., 1975；Yokota et al., 1977）。在本研究的转录组数据中，质膜铁离子透性酶（OCS_02717）、铜转运蛋白 CTR4（OCS_05112）和钙转运 ATP 酶 3（OCS_05101）几个与二价金属离子转运相关的酶，均在冬虫夏草菌致病寄主后出现了极其显著的上调表达（q-value=0）。据此推测富集较高浓度的二价金属离子可能是冬虫夏草菌逃避真菌溶血毒素伤害自身虫菌体细胞的机制之一。此外，前人的研究结果提示，溶血毒素可能在真菌形成子实体过程起了重要作用（Berne et al., 2009；Vidic et al., 2005）。Asp-hemolysin 在冬虫夏草子实体形成过程中的作用也有待进一步研究。

在本研究获得的差异表达基因列表中，有49个上调表达基因（占上调表达总基因数的8.26%）和31个下调表达基因（占上调表达总基因数的6.59%）注释为转运蛋白及透性酶相关的基因。膜转运蛋白及透性酶是一种促使特别分子进出细胞膜的蛋白，转运的物质包括营养物、离子、肽和蛋白等（Sadée et al., 1995）。冬虫夏草菌致病寄主幼虫后有5个与转运相关的基因极其显著上调（q-value=0），分别为铁转运多铜氧化酶FET3（OCS_02716）、细胞质膜铁透性酶FTR1（OCS_02717）、铜转运蛋白CTR4（OCS_05112）、钙转运ATPase 3（OCS_05101）、肌醇转运蛋白1（OCS_01342）以及未知功能的透性酶C29B12.14c（OCS_02479）。FET3和FTR1已被证实介导高亲和性铁吸收，FTR1还在铁运输过程起了直接的作用（Stearman et al., 1996），FET3和FTR1基因的表达已经可以满足铁的高效运输（Askwith et al., 1997）。铁离子和铜离子在广泛的细胞酶作用中起了非常关键的作用（Labbé et al., 1999），同时铜离子也是能量产生、肽激素成熟、氧化胁迫保护及铁稳态等关键细胞过程所需酶的必须营养物（Zhou and Thiele, 2001）。此外，另外一个铜转运蛋白CTR2（OCS_06732）也在冬虫夏草菌致病寄主幼虫后出现了显著上调表达（q-value=8.63×10^{-94}），这些现象提示离子转运功能相关的酶系在冬虫夏草的有性阶段可能更加活跃。

S-抗原蛋白（OCS_03223）和过敏源蛋白（OCS_03114）在冬虫夏草菌致病进入寄主血腔后出现了显著下调表达（q-value=0）。抗原蛋白和过敏源蛋白会一起宿主免疫系统产生抗体，并为受体介导的适应性免疫反应提供作用目标靶点（Alberts et al., 2002）。抗原蛋白和过敏源蛋白的显著下调表达有利于冬虫夏草菌在寄主血腔中逃避其免疫反应攻击，进而才能存活于血淋巴中。今后的研究可以深入研究S-抗原蛋白（OCS_03 223）和过敏源蛋白（OCS_03114）的下调表达是如何帮助冬虫夏草菌逃避寄主免疫攻击的。

配型基因控制着子囊真菌的子实体形成和有性繁殖过程（Turgeon and Yoder, 2000；Turgeon, 1998）。冬虫夏草的配型基因目前发现共有4个，包括MAT1-1和MAT1-2两种独特型。其中MAT1-1又包括MAT1-1-1（OCS_06642）、MAT1-1-2（OCS_06643）、MAT1-1-3（OCS_06644）三个基因，而MAT1-2只有一个基因（OCS_00196）（Xiang et al., 2014；Bushley et al., 2013；Zhang et al., 2011）。在本研究的冬虫夏草菌致病寄主前的无性型菌丝样品及致病寄主后的虫菌体样品中均未检测到配型基因的表达。这一结果提示配型基因并不参与冬虫夏草的无性菌丝阶段及酵母状虫菌体阶段的繁殖生长。

除此之外，还有一些基因具有极高的RPKM值但在7个数据库中均未获得有效注释，如OCS_00323（RPKM=29421/1686 in IL_Tsp/CF_HS）、OCS_00322（RPKM=10552/170 IL_Tsp/CF_HS）、OCS_03555（RPKM=9535/466 IL_Tsp/CF_HS）。尽管OCS_00323在GO数据库中被注释为与发病机制相关，但仍缺乏对该基因功能的详细信息。这些基因在冬虫夏草菌致病寄主昆虫的过程可能起了非常重要的作用，今后的研究可以通过一些外源表达系统来揭示和鉴别这些关键蛋白。总之，冬虫夏草菌在致病寄主昆虫前后两个阶段的转录组比较获得的大量信息，可以作为重要的筛选数据库为今后的未知基因功能研究提供参考。

11.3 寄主幼虫罹病前后无参转录组

11.3.1 无参转录本池的构建

将被冬虫夏草菌致病的寄主转录组中属于真菌的信息去除，然后与健康寄主幼虫转录组数据作为转录组池一起拼接，构建寄主基因参考信息，然后分别将健康寄主转录组reads和被致病寄主reads比对到转录组池参考信息中。

11.3.2 转录本与参考序列比对

将Trinity拼接得到的转录组作为参考序列（ref），将每个样品的有效读段往参考序列上做比对。采用了RSEM软件（Li et al., 2011），RSEM中使用到的bowtie参数mismatch 2（bowtie默认参数）。比对统计结果显示，健康寄主幼虫共有116 744 550 bp比对到转录本池，占总转录本的87.29%；罹病寄主幼虫共有98 165 790 bp比对到转录本池，占总转录本的84.21%（表11-8）。

表 11-8　Reads 与参考序列比对结果
Table 11-8　Statistics of total reads and totalmappedreads from CL_Tj and IL_Tj transcriptome

样品名称	总读数	比对成功的读数
CL_Tj	133 745 568	116 744 550（87.29%）
IL_Tj	116 568 408	98 165 790（84.21%）

11.3.3　基因 RPKM 密度分布情况

RPKM 密度分布能整体检查样品的基因表达模式（图 11-28）。

11.3.4　表达水平的饱和曲线检查

定量饱和曲线检查反映了基因表达水平定量对数据量的要求。表达量越高的基因，就越容易被准确定量；反之，表达量低的基因，需要较大的测序数据量才能被准确定量。当曲线达到饱和，说明测序数据量已满足定量要求。结果见图 11-29。

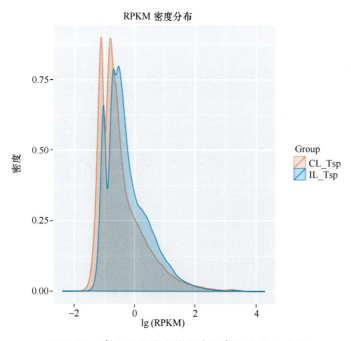

图 11-28　寄主幼虫罹病前后基因表达水平比对图
Figure 11-28　PRKM ensity distribution of *T. jiachaensis* genes before and after infected by *O. sinensis*

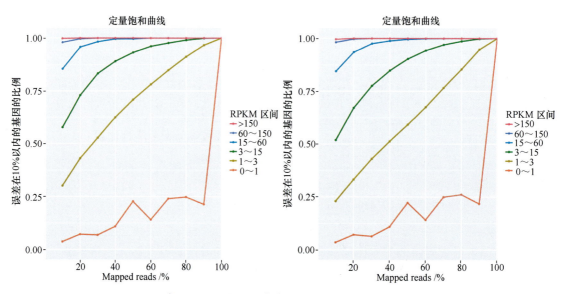

图 11-29　寄主幼虫被冬虫夏草菌致病前后定量饱和曲线检查分布图
Figure 11-29　Saturation curve of *T. jiachaensis* genes before and after infected by *O. sinensis*

表达水平的饱和曲线的具体算法描述如下：将 100% mapped reads 的基因表达水平作为最终的数值，分别对 10%、20%、30%、…、90% 的 mapped reads 单独进行基因定量分析。用每个百分比条件下求出的单个基因的 RPKM 数值和最终对应基因的表达水平数值进行比较，如果差异小于 15%，则认为这个基因在这个条件下定量是准确的。

11.3.5 均一化分布

根据转录组建库实验的特点，转录本其产生的测序序列（reads）实际覆盖度的分布特点见图 11-30：①总体的覆盖深度和均一化程度较高；②距离转录本的 5' 端或 3' 端越近，平均测序深度越低。

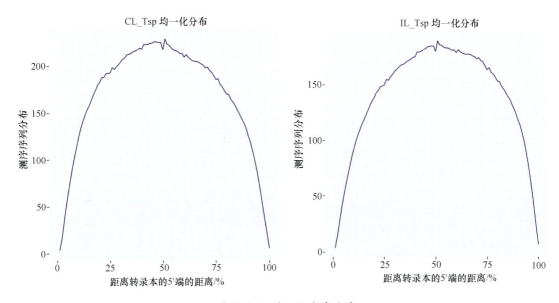

图 11-30　均一化分布曲线

Figure 11-30　Uniform distribution of *T. jiachaensis* genes before and after infected by *O. sinensis*

11.3.6　寄主幼虫罹病前后差异基因表达分析

拼接共获得健康寄主幼虫 53 076 个单独基因、罹病寄主幼虫含有菌与虫的 71 990 个单独基因，通过比对校正分析获得了校正 q-value ＜0.05（Storey et al., 2003）的冬虫夏草菌在致病前后差异表达基因 1165 个（表 11-9 和图 11-31）。

表 11-9　寄主幼虫罹病前后差异基因列表

Table 11-9　Different express gene list of *T. jiachaensis* genes before and after infected by *O. sinensis*

基因 ID	IL_Tj	CL_Tj	$\log_2$（fold change）	p-value	q-value
comp100036_c0	18.815 367 924 968 3	1.800 844 859 301 32	3.385 2	$2.209\,2 \times 10^{-7}$	$8.675\,4 \times 10^{-6}$
comp100076_c0	213.194 599 204 131	646.189 341 405 152	−1.599 8	$8.648\,6 \times 10^{-12}$	$5.358\,3 \times 10^{-10}$
comp100135_c0	101.463 359 368 621	43.575 706 529 672 8	1.219 4	$5.262\,7 \times 10^{-18}$	$4.861\,1 \times 10^{-16}$
comp100167_c0	14.771 513 504 760 2	1.374 328 971 572 06	3.426	$4.193\,2 \times 10^{-6}$	0.000 133 37
comp100172_c0	49.640 220 486 554 5	14.311 977 566 026 3	1.794 3	$3.295\,5 \times 10^{-12}$	$2.093\,2 \times 10^{-10}$
…	…	…	…	…	…

相较于健康的寄主幼虫，罹病寄主幼虫共有 1581 个显著的差异表达基因，其中 928 个基因表达上调，653 个基因表达下调。根据基因差异表达分析，表达上调最显著的基因为编码围食膜蛋白 peritrophin type-A domain protein 2 的基因（comp11839_c0），其 $\log_2$（fold change）为 11.10，其

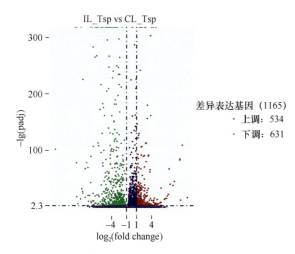

图 11-31 寄主幼虫罹病前后差异基因火山图

Figure 11-31 Different express gene Volcano Plot before and after infected by *O. sinensis*

蓝色圆点表示无显著性差异的基因，红色点表示上调基因，绿色点表示下调基因；x 轴表示基因表达变化倍数，y 轴为 q 值

False different express gene in blue, true up express gene in red, true down express gene in green; different express gene fold change in *x*-line, q-value in *y*-line

次则为表皮蛋白相关基因 pro-resilin（comp107673_c2），其 $\log_2$（fold change）为 9.75，均为与昆虫抵御致病的物理屏障密切相关的基因；表达下调最显著的基因为谷胱甘肽硫转移酶基因（comp66732_c0），其 $\log_2$（fold change）e 为 −15.25，其次为芳基贮存蛋白相关基因（comp52430_c0），$\log_2$（fold change）为 −11.31，均为与昆虫解毒代谢、正常生理活动密切相关的基因。

与表皮蛋白合成相关的差异表达基因中，有 12 个上调基因和 25 个下调基因：上调基因的 $\log_2$（fold change）范围为 1.30～9.75，其平均值为 2.98；下调基因的 $\log_2$（fold change）范围为 −9.04～−1.41，其平均值为 −4.52。与围食膜蛋白合成相关的差异表达基因中，有 6 个上调基因和 9 个下调基因：上调基因的 $\log_2$（fold change）范围为 2.31～11.10，其平均值为 5.54；下调基因的 $\log_2$（fold change）范围为 −9.99～−1.16，其平均值为 −4.54。

基因表达产物为抗菌肽的包括防御素与防御素类似蛋白（基因表达分别提高 7.66 倍和 4.15 倍，注：此处倍数均指 $\log_2$（fold change）值、gloverin（表达提高 3.64 倍）、cobatoxin 类似蛋白（表达提高 3.61 倍）以及 attacin（表达下降 3.81 倍）。编码溶菌酶的相关基因中包含 5 个上调基因 [$\log_2$（fold change）范围为 1.33～4.68，平均为 2.75]，3 个下调基因 [$\log_2$（fold change）范围为 −4.11～−1.12，平均为 −3.11]。

与模式识别受体相关的仅 2 个基因，β-1, 3- 葡聚糖识别蛋白（β-1, 3-glucan recognition protein，βGRP）及清道夫受体 A 和 C- 型凝集素类似物的表达有所提高 [$\log_2$（fold change）分别为 1.13 和 1.25]，而肽聚糖识别蛋白（peptidoglycan recognition protein，PGRP）B 和 D、C- 型凝集素 8，清道夫受体富含半胱氨酸蛋白及载脂蛋白Ⅲ的表达均下降 [$\log_2$（fold change）分别为 −11.00，−2.82，−5.07，−3.58，−1.66]。

与蛋白质水解级联反应相关的物质中，2 个酚氧化酶原编码基因分别下调 5.79 与 5.58 倍；丝氨酸蛋白酶基因中有 5 个表达上调 [$\log_2$（fold change）范围为 1.02～4.91，平均为 2.38]，14 个表达下调 [$\log_2$（fold change）范围为 −4.98～−1.25，平均为 −2.48]；丝氨酸蛋白酶抑制剂相关基因中，有 3 个基因表达上调，分别为 serpin-27、serpin 100A 和 serpin10 前体，其 $\log_2$（fold change）分别为 4.55、1.07、1.01，而下调表达基因有 6 个，$\log_2$（fold change）范围为 −3.81～2.42。

与寄主幼虫正常生理活动密切相关却显著下调表达的基因包括谷胱甘肽硫转移酶和贮存蛋白编码基因，其中 7 个谷胱甘肽硫转移酶基因表达全部下调 [$\log_2$（fold change）范围为 −15.25～−1.37，平均为 −4.41]，5 个贮存蛋白相关基因的表达也均下调 [$\log_2$（fold change）范围为 −11.31～−5.82，平均为 −8.27]。

11.3.7　差异基因表达水平聚类分析

差异基因聚类分析用于判断不同实验条件下差异基因表达量的聚类模式。每个比较组合都会得到一个差异基因集，将所有比较组合的差异基因集的并集在每个实验组/样品中的 RPKM 值，用于层次聚类分析（图 11-32 和图 11-33）。

11.3.8　GO 富集分析

寄主幼虫罹病前后差异基因的 GO 富集分类见图 11-34。寄主幼虫在罹病前后的差异基因在生物过程、细胞组分及分子功能均有分布。横坐

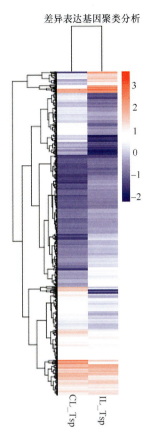

图 11-32　寄主幼虫罹病前后整体 RPKM 层次聚类图
Figure 11-32　Different express gene K-means cluster of *T.jiachaensis* genes before and after infected by *O. sinensis*

以 lg（RPKM+1）值进行聚类，左侧线图表示 $\log_2$（ratios），红色表示高表达基因，蓝色表示低表达基因，颜色从红到蓝表示 lg（RPKM+1）从大到小；x 轴表示不同样品，y 轴表示 $\log_2$（ratios）

cluster by lg（RPKM+1），left linesshow $\log_2$（ratios），high express genes in red, low express genes in blue, colors from red to blue means the express genes from high to low; different experiment samples in *x*-line, $\log_2$（ratios）in *y*-line

标为 GO 三个大类的下一层级的 GO term，纵坐标为注释到该 term 下（包括该 term 的子 term）的差异基因个数，以及其个数占被注释上的差异基因总数的比例。三种不同分类表示 GO term 的三种基本分类（从左往右依次为生物学过程、细胞成分、分子功能）。

11.3.9　差异基因 KEGG 富集分析

在生物体内，不同基因相互协调行使其生物学功能，通过 Pathway 显著性富集能确定差异表达基因参与的最主要生化代谢途径和信号转导途径。寄主幼虫在罹病前后的差异表达基因的富集均较为显著，其中代谢途径（metabolic pathways）和生物合成次生代谢（biosynthesis of secondary metabolites）的基因较为富集（图 11-35）。

11.3.10　富集 KEGG 通路图

寄主幼虫罹病前后的差异表达基因主要富集了 KEGG 的糖解与糖代谢合成（图 11-36）、三羧酸循环（图 11-37）和氧化磷酸化（图 11-38）通路图。绿色表示寄主幼虫罹病后相对罹病前下调表达，红色表示上调表达。

在糖解与糖代谢合成通路过程中，三个基因：1.1.1.27、2.7.1.1 和 4.1.132 基因上调表达，而 5.1.3.3、3.1.3.11、4.1.2.13、5.3.1.1、1.2.1.12、2.7.2.3、4.2.1.11、2.7.1.40、1.2.4.1、1.2.1.3、1.1.1.1 等 11 个基因为下调表达。提示寄主幼虫在罹病后糖代谢活动明显减弱，可能是真菌致病后的罹病毒害症状（图 11-36）。

三羧酸循环中也只有 4.1.1.32 和 1.2.4.2 两个基因下调，同时 7 个基因：1.2.4.1、1.1.1.37、2.3.3.8、1.1.1.41、1.1.1.42、1.3.5.1、2.3.1.61 下调表达。提示罹病后的寄主幼虫的糖类、脂类、氨基酸代谢均有所减弱（图 11-37）。

同样，在氧化磷酸化代谢通路中也是存在基因表达量下调的现象，上调的基因包括 NADH 脱氢酶，复合酶 Ⅲ、Ⅳ、Ⅴ 的组件，F 型 ATP 酶，V 型 ATP 酶以及环氧酶等基因的下调表达（图 11-38）。提示寄主幼虫在罹病后发生氧化还原反应大量减少。

11.3.11　讨论

目前尚无寄主幼虫与冬虫夏草菌之间相互作用的直接研究。本章依据寄主幼虫被致病前后的转录组测序数据，对与免疫相关的基因表达差异进行分析，有助于进一步了解寄主幼虫被冬虫夏草菌致病过程中双方相互作用的机制。

昆虫对微生物的防御机制已有大量研究，主要依赖于物理屏障如表皮、肠道中的围食膜，识别外源物质的模式识别受体，先天免疫机制中的体液免疫和细胞免疫等。体液免疫包括昆虫所分

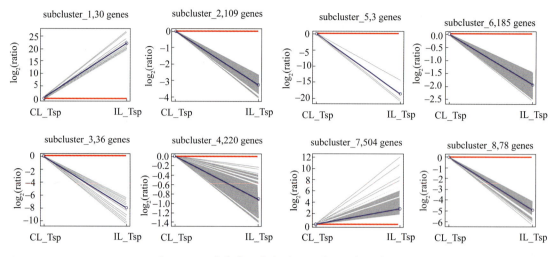

图 11-33　差异基因聚类图 $\log_2$（ratio）折线图

Figure 11-33　Different express gene cluster of $\log_2$ (ratio) line chart of *T. jiachaensis* genes before and after infected by *O. sinensis*

x 轴表示罹病前后的寄主幼虫样品，y 轴表示相对表达量 $\log_2$（ratio）

different experiment groupsin x-line，$\log_2$ (ratio) in y-line

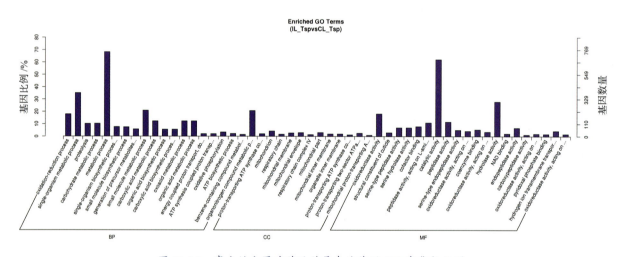

图 11-34　寄主幼虫罹病前后差异表达基因 GO 富集柱状图

Figure 11-34　The most enriched GO terms of different express genes before and after *T. jiachaensis* infected by *O. sinensis*

BP，生物学过程；CC，细胞成分；MF，分子功能

BP, biological process; CC, cell component; MF, molecular function

泌的多种抗菌肽与溶菌酶物质以及可诱导一系列免疫效应的蛋白质水解级联反应；细胞免疫则主要为血淋巴细胞所完成的吞噬、结节及包囊反应等（Elvin *et al.*，1996；Kanost *et al.*，2004；Leclerc and Reichhart，2004；Hou *et al.*，2011）。

在被冬虫夏草菌致病形成虫菌体的寄主幼虫中，作为昆虫防御第一道防线的表皮蛋白和围食膜相关的基因表达发生较大的变化，预示着冬虫夏草菌致病对寄主幼虫的表皮与肠道均产生了破坏作用，可能通过表皮和肠道两种方式侵入寄主虫体内。虫生真菌通常利用菌丝或附着胞等致病结构的机械力，以及一系列表皮降解酶类由昆虫表皮侵入体内（Gillespie *et al.*，2000；St. Leger and Wang，2010）。然而冬虫夏草基因组测序发现，冬虫夏草相比于其他虫生真菌而言，编码细胞色素 P450 酶系、表皮降解蛋白酶类及几丁质酶等与破坏寄主幼虫表皮相关酶类的基因规模较小，推测冬虫夏草可能更倾向于通过口器或气门进如寄主幼虫体内（Hu *et al.*，2013）。根据本研究团队的前期研究，在寄主适生地内植物根系中普遍检测到

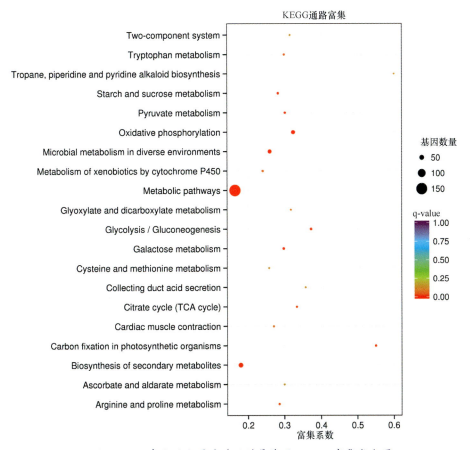

图 11-35　寄主幼虫罹病前后差异基因 KEGG 富集散点图

Figure 11-35　Different express genes statistics of KEGG pathway enrichment scatter diagram before and after *T. jiachaensis* infected by *O. sinensis*

y 轴表示 pathway 名称，x 轴表示富集系数，点的大小表示此 pathway 中差异表达基因个数多少，而点的颜色对应于不同的 q-value 范围

KEGG pathway name in y-line, rich factor in x-line, point size indicates the number of genes enrich, point color from indicates q-value range

冬虫夏草菌的存在，而这些植物根系也正是寄主幼虫的食物来源，因此推测寄主幼虫通过取食植物根系摄取冬虫夏草菌进入肠道，并在一定条件下被致病（钟欣，2010；Zhong et al.，2014）。围食膜是昆虫中肠细胞分泌的非细胞性半透膜，主要由几丁质和蛋白质组成，对于维持中肠结构、消化功能和防止外源生物入侵具有重要作用（Elvin et al.，1996；Tellam et al.，1999）。寄主幼虫被致病后围食膜相关蛋白编码基因的差异表达，表明寄主幼虫试图稳定和重构围食膜结构，也侧面印证了口腔和肠道可能是冬虫夏草菌致病的重要途径。

物理屏障损伤和外源物质侵入均会刺激昆虫合成抗微生物肽类或蛋白，包括抗菌肽和溶菌酶。寄主幼虫被冬虫夏草菌致病后，多种抗菌肽类物质的表达有所提升，包括 defensin、defensin-like protein 3、gloverin 和 cobatoxin-like protein。这些抗菌肽物质由脂肪体分泌并释放至血淋巴中，均具有抗细菌与真菌活性，对于昆虫保护自身、消灭入侵的细菌或真菌具有重要作用（Aerts et al.，2008；Axen et al.，1997；Dimarcq et al.，1994；Selisko et al.，1998；Volkoff et al.，2003）。但仍有一种抗菌肽 attacin 表达下调，该物质目前仅发现其抗细菌活性（Hultmark et al.，1983）。可见，寄主幼虫被冬虫夏草菌致病在血淋巴内形成虫菌体后，幼虫血淋巴内具有抗真菌活性的抗菌肽物质在免疫反应中担任重要的角色。此外溶菌酶也是一类广泛存在的抗菌物质（Bachali et al.，2002）。有研究报道，松毛虫（*Dendrolimus pini*）、蜡螟（*Galleria mellonella*）和红头丽蝇（*Calliphora vicina*）等昆虫在接触病原真菌后体

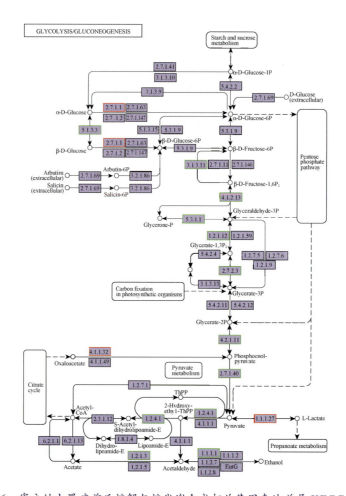

图 11-36　寄主幼虫罹病前后糖解与糖代谢合成相关基因表达差异 KEGG 通路图

Figure 11-36　Different express genes in regulation of glycolysis / gluconeogenesis KEGG pathway before and after *T. jiachaensis* infected by *O. sinensis*

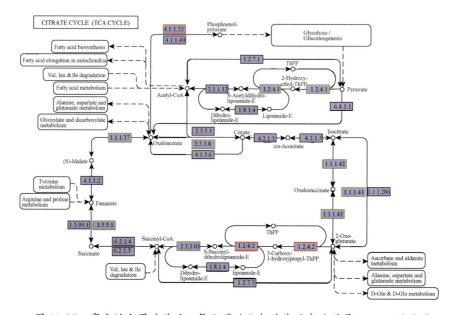

图 11-37　寄主幼虫罹病前后三氧化磷酸化相关基因表达差异 KEGG 通路图

Figure 11-37　Different express genes in regulation of citrate cycle (TCA cycle) KEGG pathway before and after *T. jiachaensis* infected by *O. sinensis*

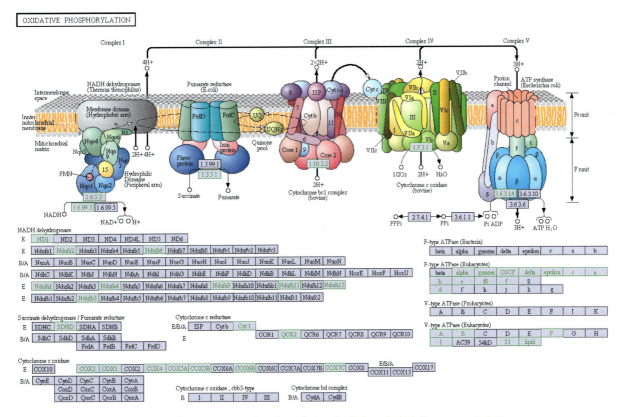

图 11-38 寄主幼虫罹病前后氧化磷酸化相关基因表达差异 KEGG 通路图

Figure 11-38 Different express genes in regulation of oxidative phosphorylation KEGG pathway before and after *T. jiachaensis* infected by *O. sinensis*

内的溶菌酶活性提高，与本章中溶菌酶基因表达总体上调结果相一致（Bogus et al., 2007）。

除了抗菌蛋白和肽类物质之外，体液免疫的一个重要方面即为一系列蛋白质水解级联反应，参与其中的相关酶类主要包括酚氧化酶系、丝氨酸蛋白酶及丝氨酸蛋白酶抑制剂。蛋白质水解级联反应的启动依赖于对外源物质的识别。这种识别依靠昆虫体内的模式识别受体对外源物上的病原相关分子模式的识别与结合（Kanost et al., 2004; Leclerc and Reichhart, 2004; Royet, 2004; Yu et al., 2002）。差异表达基因涉及的模式识别受体包括 β-1,3-葡聚糖识别蛋白、C-型凝集素、肽聚糖识别蛋白、载脂蛋白Ⅲ和清道夫受体等，其中只有 β-1,3-葡聚糖识别蛋白和注释为清道夫受体 A 和 C-型凝集素类似物的表达略有提升，而其他的模式识别受体包括肽聚糖识别蛋白 B 和 D、C-型凝集素 8，清道夫受体富含半胱氨酸蛋白及载脂蛋白Ⅲ的表达均下降。β-1,3-葡聚糖识别蛋白与真菌细胞壁上的 β-1,3-葡聚糖具有高亲和性，是昆虫识别真菌入侵的重要防御机制（Fabrick et al., 2003; Cerenius and Söderhäll, 2004）。寄主幼虫被冬虫夏草菌致病后 β-1,3-葡聚糖识别蛋白表达有所提升，这与文献中报道的家蚕（*Bombyx mori*）和骚扰阿蚊（*Armigeres subalbatus*）在被酵母、细菌甚至动物寄生后的结果一致（Ochiai and Ashida, 2000; Wang et al., 2005）。孙梓暄等（2011，2012）从蒲氏寄主 *T. pui* 中克隆鉴定获得了 β-1,3-葡聚糖识别蛋白和载脂蛋白Ⅲ基因，发现其在虫体遭受白僵菌 *Beauveria bassiana* 致病时发挥模式识别受体的作用。载脂蛋白Ⅲ可以结合细菌脂多糖、脂磷壁酸以及真菌的 β-1,3-葡聚糖，在鳞翅目昆虫行使脂类物质运输和模式识别受体的功能（Gotz et al., 1997; Halwani et al., 2000; Whitten et al., 2004; Son and Kim, 2011）。与 β-1,3-葡聚糖识别蛋白表达上调的结果相反，载脂蛋白Ⅲ的表达却下降，这可能与寄主幼虫识别冬虫夏草菌虫菌体的模式有关，有待进一步深入研究。其他模式识别受体如肽聚糖识别蛋白B和D、C-型凝集素8、清道夫受体等的表达均下调，可能与不同模式识别受体识别所需的病原相关分子模式有关，如肽聚糖识别蛋白和清道夫受体通常参与细菌识别过程（Yoshida et al., 1996; Ramet et al., 2001）。模式识别受体表达总体上的下调可能也与虫菌体这种冬虫夏草菌致病方式的特性有关。Pendland等（1993）在研究白僵菌致病过程中发现，当芽生孢子或分生孢子已经被包囊化、被降解时，其虫菌体甚至尚未被识别。通过去除虫菌体表面的相关分子，真菌的虫菌体可以逃脱寄主的识别从而避免进一步的体液与细胞免疫，达到成功致病的目的（Pendland et al., 1993; Gillespie et al., 2000）。冬虫夏草致病寄主幼虫后在幼虫血淋巴内形成虫菌体，可能是长期进化而形成的一种更为有效的致病方式。

顺应模式识别受体表达总体下调的趋势，酚氧化酶系、丝氨酸蛋白酶及丝氨酸蛋白酶抑制剂等与体液免疫相关的酶类的表达总体也呈下调趋势。昆虫体内的酚氧化酶通常情况下以酚氧化酶原形式存在，一旦昆虫受到外界微生物的致病或伤害，酚氧化酶原在丝氨酸蛋白酶级联反应的作用下，裂解成酚氧化酶并将酪氨酸、多巴和多巴胺等物质氧化形成黑色素保护寄主，同时形成醌类物质杀灭外源生物。丝氨酸蛋白酶抑制剂通过调控丝氨酸蛋白酶活性，控制丝氨酸蛋白酶级联免疫反应的程度与范围（Leclerc and Reichhart, 2004; Kanost et al., 1999, 2004; Bogus et al., 2007）。根据基因表达差异分析，寄主幼虫被冬虫夏草菌致病形成虫菌体后，2个酚氧化酶原编码基因、14个丝氨酸蛋白酶编码基因以及6个丝氨酸蛋白酶抑制剂编码基因的表达均下调。这种表达变化的原因是冬虫夏草菌虫菌体未被识别，还是冬虫夏草菌抑制了寄主幼虫的免疫反应，又或者是寄主幼虫在不同致病阶段的免疫策略差异，仍需要进一步深入研究。

由于转录组数据信息量大、数据繁多，本章只对获得的转录组数据进行了常规的富集、分类分析，但未有效地对数据进行深入的挖掘。有许多有趣的现象还未在转录组数据分析中得到深层次的解释，如冬虫夏草菌在进入寄主之前为菌丝状生长，进入之后则变成酵母状单细胞出芽生殖的现象；冬虫夏草菌逃避寄主血淋巴免疫攻击的机制；寄主幼虫对冬虫夏草菌入侵后的反应机制；以及与冬虫夏草有性繁殖启动相关基因的变化等，有待后续深入分析并通过重现罹病过程来验证。

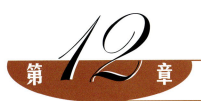

第12章 冬虫夏草的寄生真菌

【摘要】 从冬虫夏草上分离获得了一株菌物寄生真菌 GIMCC 3.570，通过其形态特征及 *SSU*、*ITS*、*LSU*、*TEF1-α*、*RPB1* 和 *ATP6* 六个基因序列比对的特征，该菌物属于 *Polycephalomyces*；对 GIMCC 3.570 的五个基因（*SSU*、*LSU*、*TEF1*、*RPB1* 和 *RPB2*）应用最大简约法、最大似然法和贝叶斯法进行系统发育进化树分别分析，结果进一步支持该菌物属于 *Polycephalomyces*。为证实寄生真菌对冬虫夏草的有性阶段生长发育的影响，选取了60株刚出芽的冬虫夏草分为两组，其中30株进行人工感染 *Polycephalomyces* GIMCC 3.570 菌，剩余30株作为对照组，结果发现该重寄生真菌显著缩短了冬虫夏草子座的生命期，同时显著减少了冬虫夏草喷发子囊孢子的数量（$P < 0.01$）。

前文研究结果和已有报道均已证实，冬虫夏草个体中存在多种真菌（Jiang and Yao，2002；Zhang et al.，2010）。有的分离培养的真菌是为了获得具有冬虫夏草的无性型菌丝，并通过无性菌丝发酵获得具有药用价值的产品（Buenz，2005），有的则为了探索冬虫夏草在自然形成过程中真菌群落结构，以期从这些真菌中发现新的具有应用价值的品种（Zhang et al.，2010）。但关于冬虫夏草的寄生病害真菌的研究较少。在自然界中的微生物之间存在着敌对的现象，基于这一现象有的真菌被用于某些真菌病害的生物防治，如白粉病、霜霉病和锈病等的防治（Andrews et al.，1992；Umesha et al.，1998；Kiss，2003；De Cal et al.，2008；Jackson et al.，2012）。冬虫夏草的重寄生真菌可能会影响冬虫夏草的发育和种群数量，本章从冬虫夏草中分离获得了一株重寄生真菌，对该菌的形态学及分子系统分类进行了研究，评价了该菌对冬虫夏草子座存活时间及喷发孢子数量的影响。

12.1 样品采集及显微结构

冬虫夏草的采挖一般在子座出土初期，冬虫夏草子座的凋败过程少人关注，因此未见相关研究报道。凋败的冬虫夏草子座及寄生真菌样品如图12-1所示，分离获得的菌株保存在广东微生物

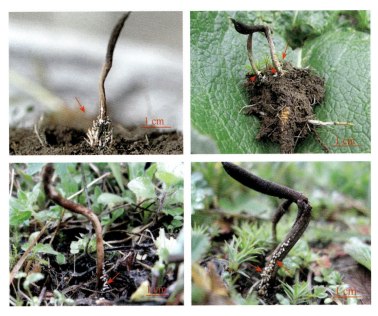

图 12-1 凋败中的冬虫夏草子座及寄生真菌 GIMCC 3.570

Figure 12-1 Hyperparasite fungus GIMCC 3.570 growing in the withering stroma of *O. sinensis*

研究所菌种保存中心，编号 GIMCC 3.570。

在 15～20℃且保持湿润条件下，该寄生真菌能发育为较为完整的典型形态（图 12-2）。寄生真菌 GIMCC 3.570 生长初期表面为白色，顶端渐细（图 12-2，左箭头示），后期顶端膨大，形成黄色球状顶端（图 12-2，右箭头示）。

黄色球状体经冷冻切片后在显微镜下观察，可分为柄部和头部两个部分（图 12-3A，B）。其中柄部由成束的菌丝组成（图 12-3C），有类似纤维化的形态，在子实体中起支撑作用；柄部顶端的菌丝有产孢功能，产生大量孢子，并分泌黏液，形成黄色膨大的头部（图 12-3D）。

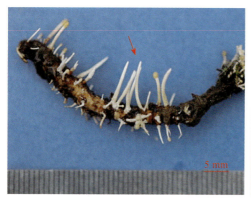 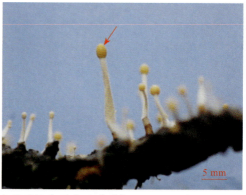

图 12-2　寄生真菌 GIMCC 3.570 分生孢子梗束形态照片（标尺＝5 mm）

Figure 12-2　Images of hyperparasite fungus GIMCC 3.570 stroma（bar＝5 mm）

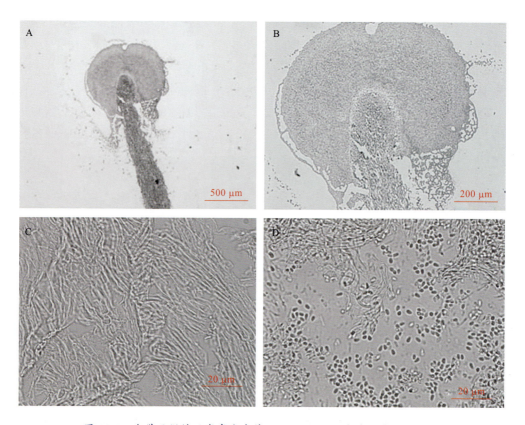

图 12-3　光学显微镜观察寄生真菌 GIMCC 3.570 冷冻切片显微结构

Figure 12-3　Frozen section images of hyperparasite fungus GIMCC 3.570 fruit bodyusing optical microscope

A，B，头部柄部切片形态；C，为柄部菌丝形态；D，顶端膨大部位形态；标尺：A＝500 μm，B＝200 μm，C/D＝20 μm

A，B，panorama of stroma；C，petiole mycelia；D，the top of stroma；bars：A＝500 μm，B＝200 μm，C/D＝20 μm

12.2 寄生真菌的分离培养与形态特征

梯度温度培养发现，该寄生真菌 GIMCC 3.570 的最适合生长温度为 20℃左右（图 12-4），当该菌生长受到低温或高温抑制时，可产生橙红色次生代谢产物（图 12-4C、E、F）。

寄生真菌 GIMCC 3.570 在 4℃条件下几乎不生长（图 12-4A）；10℃时肉眼可见菌落（图 12-4B），其菌落直径为 2 mm；15℃时有缓慢生长（图 12-4C），菌落直径为 11 mm；20℃时生长最快（图 14-4D），菌落直径达 28 mm；25℃时生长开始受到抑制（图 12-4E），菌落直径比 20℃时少 6 mm；30℃时生长缓慢（图 12-4F），菌落直径为 10 mm。

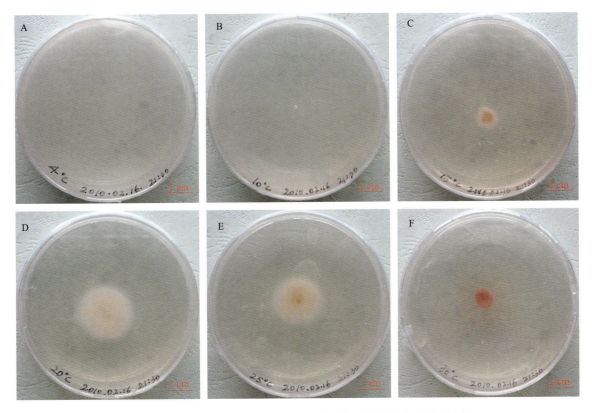

图 12-4　寄生真菌 GIMCC 3.570 梯度温度培养菌落生长速度比较

Figure 12-4　Compare diameter of hyperparasite fungus GIMCC 3.570 colonies cultured in gradient temperature

A～F 分别为 4℃、10℃、15℃、20℃、25℃和 30℃下培养，标尺＝1 cm

The culture temperature of A-F, was 4℃, 10℃, 15℃, 20℃, 25℃ and 30℃, respectively; bar＝1 cm

在 20℃条件下寄生真菌 GIMCC 3.570 可在培养皿中形成白色圆形菌落，菌落表面有点状突起（图 12-5A），背面浅黄色至橙黄色（图 12-5B）。菌落后期可形成环形类似蘑菇圈的产孢结构（图 12-5A）。用灭菌的接种针在未知真菌 GIMCC 3.570 产孢结构顶端黄色膨大部分蘸取少量孢子，在试管中划线培养，可形成连续的菌落（图 12-6A），并可在试管中形成产孢结构（图 12-6B，箭头示）。在较低温（10～15℃）条件下，寄生真菌 GIMCC 3.570 的菌落可形成水滴状形态（图 12-6C），菌落周边也有少量放射状菌丝。菌落没有扩大前可形成产孢结构（图 12-6D，箭头示）。

在光学显微镜下观察，未知真菌 GIMCC 3.570 的孢子长 2～3 μm，宽约 1 μm，成橄榄状（图 12-7A）。在 15～20℃湿润的条件下，孢子 2 d 内萌发出菌丝（图 12-7C），菌丝不断伸长逐渐形成菌落（图 12-7D）。菌丝可形成产孢瓶梗（图 12-7E），可连续产生链生的分生孢子（图 12-7F，箭头示链生分生孢子）。其分生孢子与产孢结构顶端产生的孢子大小相似，但在形态上略有不同。分生孢子两端较尖（图 12-7A），而产孢结构

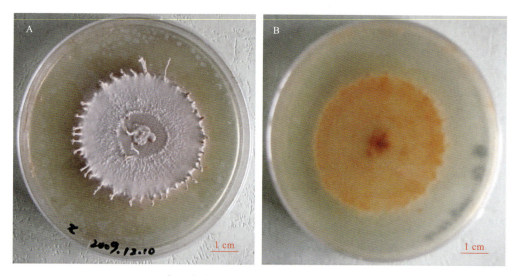

图 12-5　寄生真菌 GIMCC 3.570 菌落形态（标尺＝1 cm）
Figure 12-5　Colony shapes of hyperparasite fungus GIMCC 3.570（bar＝1 cm）

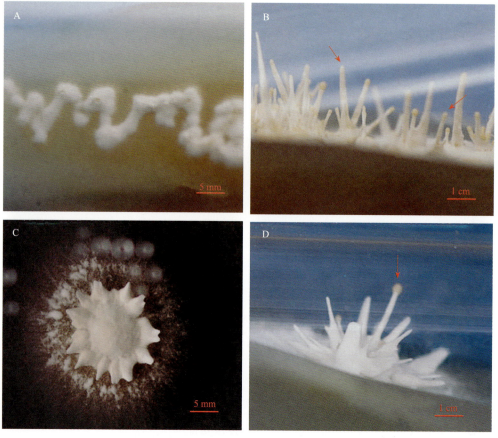

图 12-6　未知真菌 GIMCC 3.570 菌落形态
Figure 12-6　Colony shapes of hyperparasite fungus GIMCC 3.570

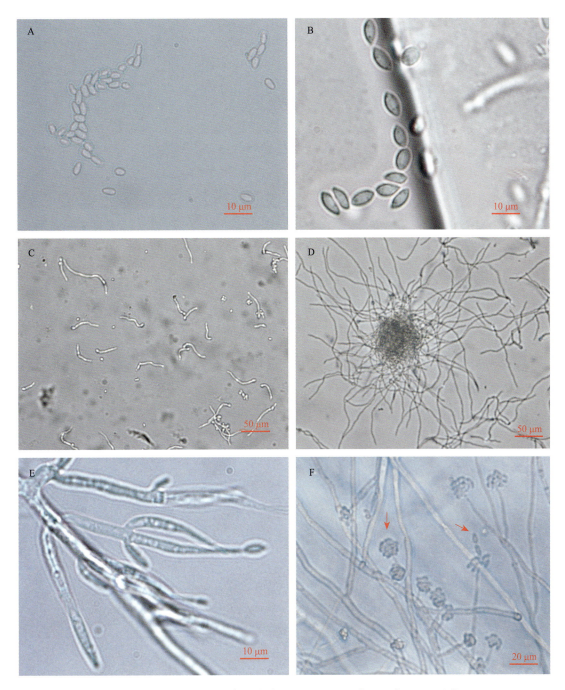

图 12-7 光学显微镜的寄生真菌 GIMCC 3.570 菌丝及孢子显微结构
Figure 12-7 Microscopeimages of hyperparasite fungus GIMCC 3.570 mycelia and sporesusing optical microscope

顶端产生的孢子的两端较为钝圆（图 12-7B）。

在扫描电子显微镜下观察，菌丝及孢子的形态更为清晰。其菌丝呈聚集状（图 12-8A），菌丝形成瓶梗，瓶梗颈部变小，向顶端渐变大（图 12-8B，箭头示）。瓶梗向顶端产生的链生的分生孢子（图 12-8C，箭头示），分生孢子呈橄榄状，两端尖细（图 12-8D，箭头示）。在寄生真菌 GIMCC 3.570 菌丝，可见许多指环状结构（图 12-8E），指环状突起结构放大后结构清晰（图 12-8F 箭头示）。

根据形态特征比对发现，该寄生真菌为多头菌属一种 *Polycephalomyces* sp.（链孢霉目，水霉科），与相近种中华多头菌（*Polycephalomyces sinensis*）（Wang et al., 2012）的形态特征比较见表 12-1。

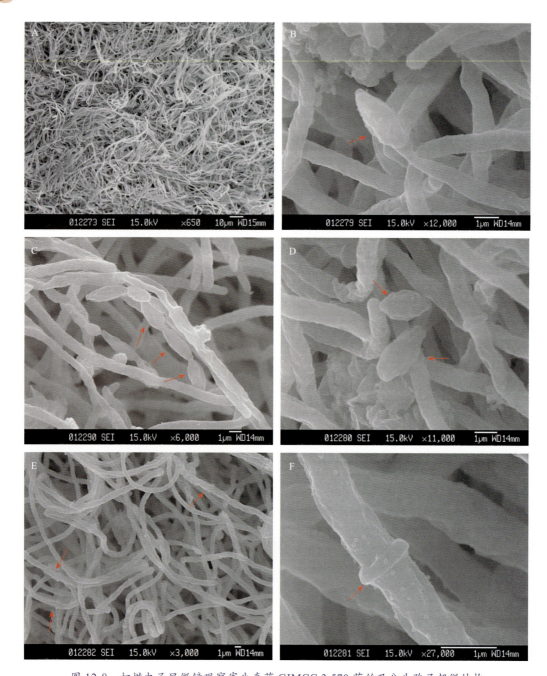

图 12-8 扫描电子显微镜观察寄生真菌 GIMCC 3.570 菌丝及分生孢子超微结构

Figure 12-8 Ultrastructure of hyperparasite fungus GIMCC 3.570 mycelia and spores using scanning electron microscope

表 12-1 多头菌属一种 GIMCC 3.570 和中华多头菌的形态特征比较

Table 12-1 Morphological features of *Polycephalomyces* sp. GIMCC 3.570 and *Polycephalomyces sinensis*

特征	*Polycephalomyces* sp.GIMCC 3.570	中华多头菌（*Polycephalomyces sinensis*）
菌落	25℃培养 15 d 直径 2.2 cm，首先白色，然后中心变成粉红色	25℃培养 10 d 直径 2 cm，首先白色，然后中心变成粉红色
菌丝	宽 1.0～4.9 μm	宽 1.2～4.5 μm
分生孢子梗束	首先白色，通常在顶端形成一个不透明、黏液状的黄色分生孢子团	首先白色，通常在顶端形成一个不透明、黏液状的黄色分生孢子团

特征	*Polycephalomyces* sp.GIMCC 3.570	中华多头菌（*Polycephalomyces sinensis*）
瓶梗束	顶侧生、单生、披针形、颈部狭窄	顶侧生、单生、披针形、颈部狭窄
α-分生孢子	单细胞状、卵形、透明质，在分生孢子梗束顶端产生成团状，（2.1～2.9）μm×（1.3～1.8）μm	单细胞状、卵形、透明质，在分生孢子梗束顶端产生成团状，（1.7～2.6）μm×（1.3～2.0）μm
β-分生孢子	纺锤形，由瓶梗束单个产生，出现在菌落的菌丝表面，常成链状，（2.8～4.0）μm×（1.5～2.1）μm	纺锤形，由瓶梗束单个产生，出现在菌落的菌丝表面，常成链状，（3.3～4.5）μm×（1.3～2.0）μm

12.3 寄生真菌 GIMCC 3.570 的 nrDNA 序列与系统发育

获得了寄生真菌 *Polycephalomyces* sp. GIMCC 3.570 菌株的核糖体 DNA（nrDNA，包括 SSU、ITS1、5.8S、ITS2 和 LSU）和 *TEF1*、*RPB1* 和 *ATP6* 基因序列，GenBank 登录号分别为 JX006097（SSU nrDNA）、JX006098（LSU nrDNA）、JX006099（ITS nrDNA）、JX006100（TEF）、JX006101（RPB1）、JX006102（ATP6）（表 12-2）。

6 个基因数据保存于美国生物技术信息网国家中心（http://www.ncbi.nlm.nih.gov）并进行系统发生分析，相关真菌种类及基因见表 12-3。分析结果证实了该寄生真菌属于多头菌属，与 *P. sinensis* 和 *P. formosus* 等种类高度相似。

根据 Wang 等（2012）的研究，对于由 Sung 等（2007a）建立的进化树，多头菌属是一个新进化枝。最大简约化（图 12-9）、最大似然法（图 12-10）和贝叶斯分析（图 12-11）都证实，*Polycephalomyces* sp. GIMCC 3.570 与 *Cordyceps ramosopulvinata*、*Polycephalomyces formosus* 和 *P. sinensis* 一起都属于多头菌属进化枝（MP-BP＝100%，ML-BP＝100%，PP＝1.00）。

表 12-2 寄生真菌 *Polycephalomyces* sp.GIMCC 3.570 的 DNA 序列登录号、基因序列长度和使用的引物

Table 12-2　DNA sequence accession numbers, length of DNA sequences of *Polycephalomyces* sp.GIMCC 3.570 and oligonucleotide primer sequences used in this study

基因名称	登录号（长度）	引物名	引物序列（5′→3′）	作者
SSU nrDNA	JX006097（1740 bp）	NS1	GTAGTCATATGCTTGTCT	White *et al*., 1990
		NS4	CTTCCGTCAATTCCTTTAAG	White *et al*., 1990
		SR9R	YAGAGGTGAAATTCT	Vilgalys, 2013
		SR6	TGTTACGACTTTTACTT	Vilgalys, 2013
LSU nrDNA	JX006098（3409 bp）	LR0R	ACCCGCTGAACTTAAGC	Vilgalys, 2013
		LR6	CGCCAGTTCTGCTTACC	Vilgalys, 2013
		LR17R	TAACCTATTCTCAAACTT	Vilgalys, 2013
		LR9	AGAGCACTGGGCAGAAA	Vilgalys, 2013
		LR8	CACCTTGGAGACCTGCT	Vilgalys, 2013
		LR12	GACTTAGAGGCGTTCAG	Vilgalys, 2013
ITS nrDNA	JX006099（683 bp）	ITS5	GGAAGTAAAAGTCGTAACAAGG	White *et al*., 1990
		ITS4	TCCTCCGCTTATTGATATGC	White *et al*., 1990
TEF1-α	JX006100（1034 bp）	EF1-983F	GCYCCYGGHCAYCGTGAYTT AT	Rehner, 2001
		EF1-2218R	ATGACACCRACRGCRACRGTYTG	Rehner, 2001
RPB1	JX006101（748 bp）	CRPB1	CCWGGYTTYATCAAGAARGT	Castlebury *et al*., 2004
		CRPB1A	CAYCCWGGYTTYATCAAGAA	Castlebury *et al*., 2004
ATP6	JX006102（693 bp）	ATP6-C1A	AGAWCAATTYGAARTRAGAG	Castlebury *et al*., 2004
		ATP6-C2A	ACAAAYACTTGWGCTTGKATWAAIGC	Castlebury *et al*., 2004

表 12-3　五个基因系统发生分析的相关真菌种类
Table 12-3　Taxa used in five gene phylogenetic analyses

种类	凭证	GenBank 登录号				
		SSU	LSU	TEF1	RPB1	RPB2
Aphysiostroma stercorarium	ATCC 62321	AF543769	AF543792	AF543782	AY489633	EF469103
Aschersonia placenta	BCC 7869	EF469121	EF469074	EF469056	EF469085	EF469104
Balansia henningsiana	GAM 16112	AY545723	AY545727	AY489610	AY489643	DQ522413
Balansia pilulaeformis	AEG 94-2	AF543764	AF543788	DQ522319	DQ522365	DQ522414
Beauveria caledonica	ARSEF 2567	AF339570	AF339520	EF469057	EF469086	
Bionectria ochroleuca	GJS 71-328	DQ862027	DQ862044	DQ862029		DQ862013
Claviceps fusiformis	ATCC 26019	DQ522539	U17402	DQ522320	DQ522366	
Claviceps paspali	ATCC 13892	U32401	U47826	DQ522321	DQ522367	DQ522416
Claviceps purpurea	SA cp11	EF469122	EF469075	EF469058	EF469087	EF469105
Cordyceps cardinalis	OSC 93610	AY184974	AY184963	EF469059	EF469088	EF469106
Cordyceps gunnii	OSC 76404	AF339572	AF339522	AY489616	AY489650	DQ522426
Cordyceps militaris	OSC 93623	AY184977	AY184966	DQ522332	DQ522377	AY545732
Cordyceps ramosopulvinata	SU-65	AB027326	DQ118742	DQ118753	DQ127244	
Cordyceps scarabaeicola	ARSEF 5689	AF339574	AF339524	DQ522335	DQ522380	DQ522431
Cordyceps tuberculata	OSC 111002	DQ522553	DQ518767	DQ522338	DQ522384	DQ522435
Cosmospora coccinea	CBS 114050	AY489702	AY489734	AY489629	AY489667	DQ522438
Elaphocordyceps capitata	OSC 71233	AY489689	AY489721	AY489615	AY489649	DQ522421
Elaphocordyceps fracta	OSC 110990	DQ522545	DQ518759	DQ522328	DQ522373	DQ522425
Elaphocordyceps japonica	OSC 110991	DQ522547	DQ518761	DQ522330	DQ522375	DQ522428
Elaphocordyceps ophioglossoides	OSC 106405	AY489691	AY489723	AY489618	AY489652	DQ522429
Elaphocordyceps subsessilis	OSC 111001	EF469124	EF469077	EF469061	EF469090	EF469108
Engyodontium aranearum	CBS 309.85	AF339576	AF339526	DQ522341	DQ522387	DQ522439
Epichloé typhina	ATCC 56429	U32405	U17396	AF543777	AY489653	DQ522440
Glomerella cingulata	CBS 114054	AF543762	AF543786	AF543773	AY489659	DQ522441
Haptocillium balanoides	CBS 250.82	AF339588	AF339539	DQ522342	DQ522388	DQ522442
Haptocillium sinense	CBS 567.95	AF339594	AF339545	DQ522343	DQ522389	DQ522443
Haptocillium zeosporum	CBS 335.80	AF339589	AF339540	EF469062	EF469091	EF469109
Hydropisphaera erubescens	ATCC 36093	AY545722	AY545726	DQ522344	DQ522390	AY545731
Hydropisphaera peziza	CBS 102038	AY489698	AY489730	AY489625	AY489661	DQ522444
Hypocrea lutea	ATCC 208838	AF543768	AF543791	AF543781	AY489662	DQ522446
Hypocrella schizostachyi	BCC 14123	DQ522557	DQ518771	DQ522346	DQ522392	DQ522447
Hypomyces polyporinus	ATCC 76479	AF543771	AF543793	AF543784	AY489663	
Isaria farinosa	OSC 111006	EF469127	EF469080	EF469065	EF469094	
Lecanicillium psalliotae	CBS 101270	EF469128	EF469081	EF469066	EF469095	EF469113
Leuconectria clusiae	ATCC 22228	AY489700	AY489732	AY489627	AY489664	EF469114
Metacordyceps chlamydosporia	CBS 101244	DQ522544	DQ518758	DQ522327	DQ522372	DQ522424
Metacordyceps taii	ARSEF 5714	AF543763	AF543787	AF543775	DQ522383	DQ522434
Metarhizium album	ARSEF 2082	DQ522560	DQ518775	DQ522352	DQ522398	DQ522452
Metarhizium anisopliae 或 *Metarhizium majus*（for AF339530 and AF339579）	ARSEF 3145	AF339579	AF339530	AF543774	DQ522399	DQ522453

续表

种类	凭证	GenBank 登录号				
		SSU	LSU	TEF1	RPB1	RPB2
Metarhizium flavoviride 或 Metarhizium flavoviride var. minus（for AF339531 and AF339580）	ARSEF 2037	AF339580	AF339531	DQ522353	DQ522400	DQ522454
Myriogenospora atramentosa	AEG 96-32	AY489701	AY489733	AY489628	AY489665	DQ522455
Nectria cinnabarina	CBS 114055	U32412	U00748	AF543785	AY489666	DQ522456
Ophiocordyceps cf. acicularis	OSC 128580	DQ522543	DQ518757	DQ522326	DQ522371	DQ522423
Ophiocordyceps irangiensis	OSC 128577	DQ522546	DQ518760	DQ522329	DQ522374	DQ522427
Ophiocordyceps nutans	OSC 110994	DQ522549	DQ518763	DQ522333	DQ522378	
Ophiocordyceps sinensis	SJL0809	HM135169	HM135168	KF218961	KF218960	
Ophiocordyceps sphecocephala	OSC 110998	DQ522551	DQ518765	DQ522336	DQ522381	DQ522432
Ophionectria trichospora	CBS 109876	AF543766	AF543790	AF543779	AY489669	DQ522457
Pochonia gonioides	CBS 891.72	AF339599	AF339550	DQ522354	DQ522401	DQ522458
Polycephalomyces formosus	ARSEF1424		AY259544	DQ118754	DQ127245	
Polycephalomyces sinensis	CN 80-2	HQ832887	HQ832886	HQ832890	HQ832888	HQ832889
Polycephalomyces sp.	GIMCC 3.570	JX006097	JX006098	JX006100	JX006101	
Pseudonectria rousseliana	CBS 114049	AF543767	U17416	AF543780	AY489670	DQ522459
Roumegueriella rufula	CBS 346.85	DQ522561	DQ518776	DQ522355	DQ522403	DQ522461
Shimizuomyces paradoxus	EFCC 6279	EF469131	EF469084	EF469071	EF469100	EF469117
SimPlicillium lamellicola	CBS 116.25	AF339601	AF339552	DQ522356	DQ522404	DQ522462
Simplicillium lanosoniveum	CBS 101267	AF339603	AF339554	DQ522357	DQ522405	DQ522463
Sphaerostilbella berkeleyana	CBS 102308	AF543770	U00756	AF543783	AY489671	DQ522465
Torrubiella ratticaudata	ARSEF 1915	DQ522562	DQ518777	DQ522360	DQ522408	DQ522467
Torrubiella wallacei	CBS 101237	AY184978	AY184967	EF469073	EF469102	EF469119
Verticillium dahliae	ATCC 16535	AY489737	AY489705	AY489632	AY489673	DQ522468
Verticillium epiphytum	CBS 384.81	AF339596	AF339547	DQ522361	DQ522409	DQ522469
Verticillium incurvum	CBS 460.88	AF339600	AF339551	DQ522362	DQ522410	DQ522470
Viridispora diparietispora	CBS 102797	AY489703	AY489735	AY489630	AY489668	DQ522471

12.4 寄生真菌对冬虫夏草子座喷发子囊孢子时长和子囊孢子产量的影响

本研究从冬虫夏草适生地收集了60条刚形成子座的冬虫夏草，子座长度均小于2 cm，每个冬虫夏草样品被放入一个独立的灭菌小土盆中，并分为了侵染组（30条）和对照组（30条），两组冬虫夏草同时放入相同的生长环境并做隔离，温度为10~15℃，湿度为70%~95%。Polycephalomyces sp. GIMCC 3.570菌种来自于PDA培养基培养的菌落，经形态学和分子生物学验证后，收集孢子梗束顶部的分生孢子，并用无菌水稀释至每微升约10个孢子。将制备的分生孢子悬浮液直接接触侵染组的冬虫夏草，每株冬虫夏草100 μL分生孢子悬浮液。对照组的冬虫夏草始终保持与Polycephalomyces sp. GIMCC 3.570隔离。

当冬虫夏草子座成熟时，用小塑料袋套在子座上收集子囊孢子，当在袋子上发现子囊孢子时记为子座喷发子囊孢子的第一天；每两天统计一次子囊孢子的数量。统计时用5~10 mL的无菌过滤水冲洗收集袋，冲洗干净后吹打均匀，取10 μL悬浮液置于显微镜下计数，重复5次，取平均值。冬虫夏草子座喷发子囊孢子的天数从收集袋发现子囊孢子的日期记为第一天，收集袋内找不

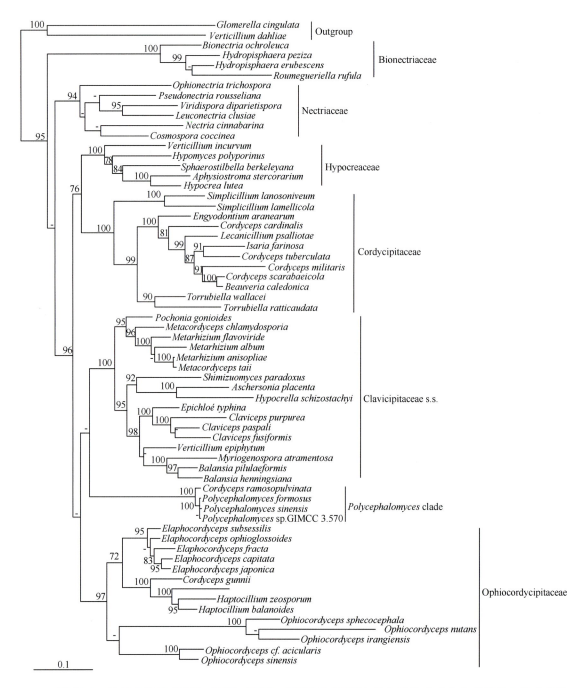

图 12-9 依据 5 基因（*SSU*、*LSU*、*TEF1*、*RPB1* 和 *RPB2*）最大简约法建立肉座菌目系统发育树
（引导比例大于或等于 70 时标注在分支上）

Figure 12-9　Phylogenetic tree from Maximum parsimony（MP）analyses of five genes
（*SSU*, *LSU*, *TEF1*, *RPB1* and *RPB2*）showing the relationships within Hypocreales. Bootstrap proportions of MP analyses（MP-BP）are shown above internodes（equal to or above 70%）

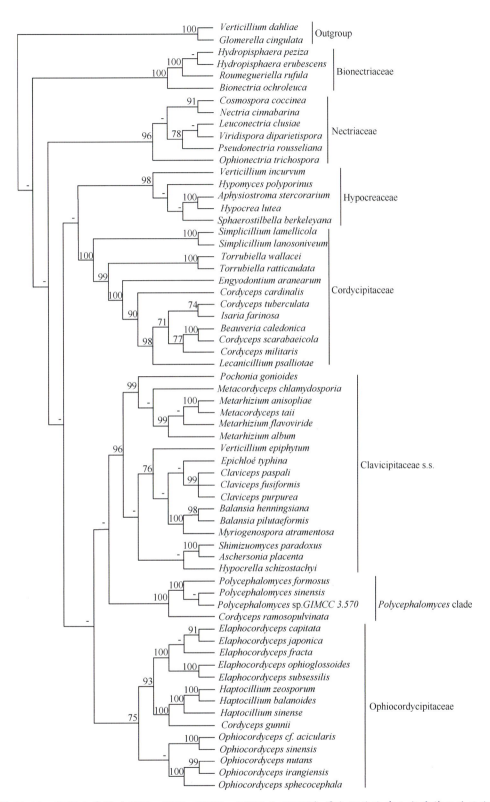

图 12-10　依据 5 基因（*SSU*、*LSU*、*TEF1*、*RPB1* 和 *RPB2*）最大似然法建立肉座菌目系统发育树
（引导比例大于或等于 70% 时标注在分支上）

Figure 12-10　Phylogenetic tree from Maximum likelihood (ML) analyses of five genes
(*SSU*, *LSU*, *TEF1*, *RPB1* and *RPB2*) showing the relationships within Hypocreales. Bootstrap proportions of ML analyses (ML-BP) are shown above internodes (equal to or above 70%)

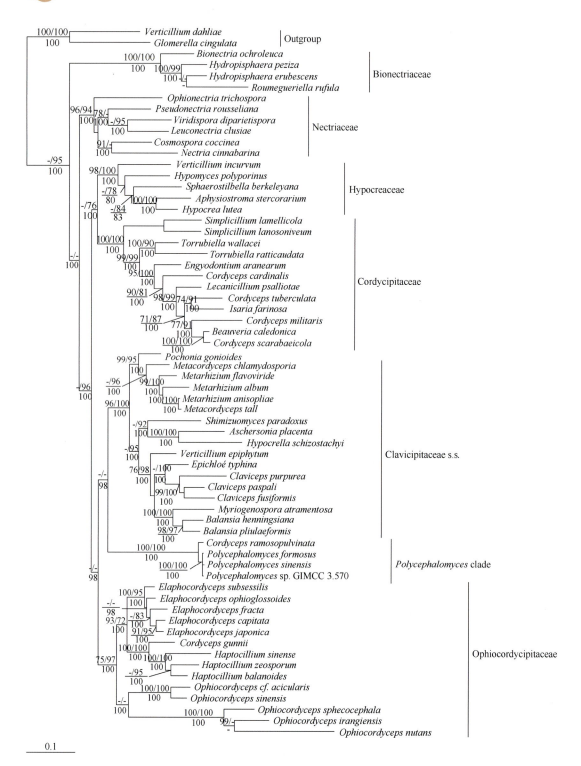

图 12-11 依据 5 基因（SSU、LSU、TEF1、RPB 和 RPB2）贝叶斯法建立肉座菌目系统发育树
Figure 12-11 Phylogenetic tree from Bayesian analyses of five genes（SSU, LSU, TEF1, RPB1 and RPB2）showing the relationships within Hypocreales
最大简约法引导比例大于或等于 70% 时标注在分支左上方，最大简约法引导比例大于或等于 95% 时标注在分支右上方，贝叶斯法引导比例大于或等于 95% 时标注在分支下方
Bootstrap proportions（equal to or above 70%）of Maximum Parsimony analyses（MP-BP）, Maximum Liklihood analyses（ML-BP）and posterior probabilities（PP）equal to or above 95% are shown above internodes before backslashes, after backslashes, and below internodes, respectively

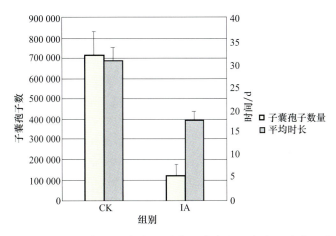

图 12-12 侵染组（$n=30$）和对照组（$n=30$）冬虫夏草子座喷发子囊孢子的总平均时长和子囊孢子平均数

Figure 12-12　Total number of *O. sinensis* ascospores produced on each day of the stroma life cycle. CK, Control group（$n=30$）, without *Polycephalomyces* sp. GIMCC 3.570; IA, Group（$n=30$）infected artificially by *Polycephalomyces* sp. GIMCC 3.570

到子囊孢子为最后一天。数据统计采用 t 检验，当 $P<0.05$ 认为是差异显著，$P<0.01$ 时认为是差异及其显著。

Polycephalomyces sp. GIMCC 3.570 的分生孢子将人工侵染冬虫夏草子座，最终可以在冬虫夏草子座上找到该菌的分生孢子梗束，这一结果符合柯赫氏法则（Koch's postulate）（Falkow, 1988; Fredericks, 1996）。两组冬虫夏草喷发子囊孢子的时长和数量见图 12-12，侵染组冬虫夏草子座喷发的子囊孢子平均总量（122.33 ± 62.36）$\times10^3$ 个，显著少于对照组（712.79 ± 119.08）$\times10^3$ 个（$P<0.01$）。侵染组子座喷发子囊孢子的时长为（17.46 ± 2.08）d，同样显著少于对照组（30.53 ± 2.96）d（$P<0.01$）。这一结果表明，*Polycephalomyces* sp. GIMCC 3.570 会减少冬虫夏草子座喷发子囊孢子的时长，因此减少了冬虫夏草产生子囊孢子的数量。

12.5　讨论

关于冬虫夏草寄主昆虫天敌的研究已有许多报道（Zeng and Chen, 2001; Zeng and Yin, 2003; 蒋帅帅等, 2009; Sun et al., 2011），但关于冬虫夏草菌的天敌研究仍罕见报道。本章首次报道证实了 *Polycephalomyces* sp. GIMCC 3.570 菌是青藏高原冬虫夏草的一种病原真菌，它可以缩短冬虫夏草子座喷发子囊孢子的时间和减少子囊孢子的数量。真菌的病原真菌或成重寄生真菌是肉座菌目广泛分布的真菌种类，如木霉属 *Trichoderma*（Benhamou and Chet, 1993）, *Simplicillium*（Liu and Cai, 2012）和 *Tyrannicordyceps*（Kepler et al., 2012）等，*Polycephalomyces* 的真菌与它们相似，寄生在与它们亲缘关系较近的其他真菌上。

6 个基因序列（*SSU*、*ITS*、*LSU*、*TEF1*、*RPB1* 和 *ATP6*）的 BLAST 检索结果，以及 5 个基因序列的分子系统发育分析都证实 *Cordyceps ramosopulvinata*、*Polycephalomycetes formosus* 和 *P. sinensis* 可以归为 *Polycephalomycetes* 分支，隶属于 Ophiocordycipitaceae（Wang et al., 2012）。形态学和分子系统发育学同样也证实了 *Polycephalomyces* sp. GIMCC 3.570 菌同归属于 *Polycephalomycetes* 分支。研究发现，*Polycephalomyces* sp. GIMCC 3.570 在形态学上与中华多头孢（*Polycephalomyces sinensis*）（Wang et al., 2012）非常相似，包括菌落形态、菌丝、梗束、瓶梗束和分生孢子（表 12-1）。中华多头孢过去命名为中华拟青霉（*Paecilomyces sinensis*），该菌株 CN 80-2 在 1980 年分离自四川产区的冬虫夏草的虫体菌核。核糖体转录间隔区间序列也显示 *Polycephalomyces* sp. GIMCC 3.570 与中华多头孢（*Polycephalomyces sinensis*）只有 5 个碱基（0.73%）的差异。这

一现象提示 *Polycephalomyces* sp. GIMCC 3.570 可能是与中华多头孢关系密切的一个地理种群。尽管在一些十分相近的真菌种类之间核糖体转录间隔区间序列（ITS）仍存在局限性（Kiss，2012），但与核糖体基因其他区域的序列相比，转录间隔区序列可以为真菌种类的区分提供更多信息（Henry et al.，2000；Iwen et al.，2002；Nilsson et al.，2008）。核糖体转录间隔区序列被认为是真菌通用序列标签的最佳选择（Seena，2010；Schoch et al.，2012a，2012b）。一个物种的不同个体或同一个个体的不同拷贝的 ITS 序列差异通常<1%（Blouin，2002）。分子系统进化树、形态学观察，以及6个基因（*SSU*、*ITS*、*LSU*、*TEF1*、*RPB1* 和 *ATP6*）的 BLAST 比对结果都提示 *Polycephalomyces* sp. GIMCC 3.570 可能是中华多头孢（*Polycephalomyces sinensis*）的一个地理种群。两株菌之间的差异可能是其生存环境的差异造成，中华多头孢来自四川，而 GIMCC 3.570 来自西藏。之前的报道中，未见中华多头孢在冬虫夏草虫体菌体和子实体生长的报道，也未见该菌引起冬虫夏草发病的报道。

冬虫夏草的子囊孢子的数量和质量对冬虫夏草的产量有重要影响。*Polycephalomyces* sp. GIMCC 3.570 能降低冬虫夏草的健康度，减少其喷发子囊孢子的数量和时长。一旦该重寄生真菌 *Polycephalomyces* sp. GIMCC 3.570 在冬虫夏草的产区形成优势菌群，冬虫夏草的产量可能面临着急剧的下降。温度梯度培养结果显示，*Polycephalomyces* sp. GIMCC 3.570 在低于15℃时的生长受到明显的抑制。冬虫夏草及其寄主幼虫生长在高山高寒草甸的土壤中，其温度范围在−5~15℃（Wang et al.，2006；Xu，2007）。这一温度范围限制了重寄生真菌的生长，从而保存了冬虫夏草菌的种群优势。然而，近几十年来，全球气候变暖（Liu and Chen，2000）导致了冬虫夏草的适生地范围向更高的区域收缩（Stone，2008）。在西藏东南部的部分冬虫夏草产区的表面土壤温度在夏季可能超过20℃，冬虫夏草与病原重寄生真菌 *Polycephalomyces* sp. GIMCC 3.570 的生态平衡关系可能由于温度的上升而被破坏，自然环境中的冬虫夏草也可能像在实验室中侵染组那样，喷发子囊孢子的时长缩短、数量减少。因此，进一步深入研究冬虫夏草的病原菌 *Polycephalomyces* sp. GIMCC 3.570 的生物学和生态学，研发检测该菌株的特异性引物或探针跟踪检测并阻止病害的发生，将有助于维护冬虫夏草资源的可持续发展。

第三部分 冬虫夏草适生地生态环境研究

冬虫夏草的发生涉及昆虫、植物和真菌等不同生物类群，任何环境因子的变化都可能通过影响冬虫夏草发生的不同环节而最终影响冬虫夏草的发生。因此，对冬虫夏草发生环境的研究，是一项长期而艰巨的任务，需要以系统论思想为指导，以由简到繁为原则，采用多学科交叉的方法，逐步揭示生态环境因子影响冬虫夏草发生的机制，是冬虫夏草资源可持续发展研究的需要。

在总结高寒草甸生态系统中影响冬虫夏草发生的各种环境因子的基础上，对冬虫夏草适生地植物群落、土壤特性、土壤真菌群落及主要虫生真菌、地表节肢动物群落多样性与稳定性、寄主昆虫不同发育阶段的节肢类天敌种类进行了系统研究。指出了现有研究中存在的问题；比较分析了西藏色季拉山不同海拔的冬虫夏草发生地和非发生地高寒草甸植物群落组成及特征差异，过度茂盛的地上部分可能不利于冬虫夏草的发生；阐明了冬虫夏草适生地和非适生地高寒草甸的土壤特性，发现土壤温度和湿度升高促进了植物地上部分的生长，而植物地上部生物量的增加可能会抑制冬虫夏草的形成，较高的土壤温度和湿度可能不利于冬虫夏草的形成，全球变暖将可能对冬虫夏草资源的可持续发展产生负面影响；采用qPCR方法和DGGE技术，对冬虫夏草适生地土壤中的主要虫生真菌（冬虫夏草菌、拟青霉、白僵菌）以及真菌群落组成进行了研究；使用陷阱法对西藏色季拉山冬虫夏草适生地草甸6个生境的地面节肢动物群落进行了系统调查，并总结了寄主昆虫不同发育阶段的节肢类天敌种类。这些结果可望为冬虫夏草资源的可持续发展研究提供新的思路。

第13章 影响冬虫夏草发生的环境因子

【摘要】青藏高原特殊的生存环境决定了冬虫夏草的珍稀,外力的干扰和任何环境因子的变化都可能影响冬虫夏草的发生。寄主昆虫幼虫是冬虫夏草发生的营养和物质基础;高海拔分布决定了冬虫夏草发生所需的特殊气候和土壤条件;草甸植物为寄主昆虫幼虫提供了丰富的食物资源;各种不同类型的天敌通过致病、捕食或寄生等作用对寄主昆虫种群产生调节作用;过载放牧严重影响草甸植被的生长发育,并对冬虫夏草适生地草甸环境产生破坏作用;掠夺式采挖,既破坏了环境,也打断了冬虫夏草菌完成正常世代发育的链条。

冬虫夏草生存环境所具备的高寒、缺氧和低气压等主要气候特征决定了该生态系统的低效和脆弱,也决定了冬虫夏草的稀有与珍贵。在长期的适应进化过程中,冬虫夏草菌(Sung et al.,2007)及其寄主钩蝠蛾属(Thitarodes)昆虫(Nielsen et al.,2000;邹志文等,2010)(鳞翅目,蝙蝠蛾科)与高寒草甸生态系统中的生物和非生物因子相互作用、相互依存并维持着脆弱的平衡关系,外力的干扰和任何环境因子的变化都可能会影响这种平衡关系,从而影响冬虫夏草的发生与资源可持续发展。本章对高寒草甸生态系统中影响冬虫夏草发生的各种因子进行了总结和分析,并指出了现有研究中存在的问题,以期为进一步开展冬虫夏草资源可持续利用研究并拓展研究思路提供参考(张古忍等,2011)。

13.1 寄主昆虫

冬虫夏草菌是专一性极强的虫生真菌,其寄主仅限于钩蝠蛾属昆虫的幼虫。因此,钩蝠蛾属昆虫幼虫是冬虫夏草发生的营养和物质基础。

青藏高原复杂的地形地貌和气候条件为钩蝠蛾昆虫造就了丰富多样的栖息环境,在客观上为钩蝠蛾种群分化提供了条件;同时,钩蝠蛾自身较弱的扩散能力也限制了种群间的基因交流(杨大荣等,1996)。因此,钩蝠蛾种群在长期的进化过程中因各自适应其栖息地特殊的生境条件而分化,促进了新种的形成,导致绝大多数钩蝠蛾种类所占据的生态位空间狭小,分布范围十分狭窄。以西藏色季拉山为例,分布在海拔4100 m以上的有2种钩蝠蛾,二者在分布海拔上虽有重叠,但有各自特定的分布区。

因此推测,分布在青藏高原的钩蝠蛾种类应该会远多于已知的40种(邹志文,2009;邹志文等,2010),只是因大多数种类分布在人迹罕至的高山上尚未被发现。对钩蝠蛾属昆虫种质资源进行广泛调查,充分了解不同冬虫夏草产区钩蝠蛾的种类与分布、生境条件及其生物学、生态学特性,明确钩蝠蛾属种类的系统进化及其形成机制,无疑是冬虫夏草发生机制研究的重要内容。

13.2 海拔分布

青藏高原平均海拔在4000 m以上,高海拔分布是冬虫夏草及其寄主钩蝠蛾的最主要特点。尽管现有研究证明分布在青藏高原不同产区的冬虫夏草菌为同一个物种,但由于不同分布区甚至同一分布区不同生境的生态条件差异所导致的钩蝠蛾种类发生了变化,不同产区冬虫夏草的海拔分布有所差异(表13-1),即西藏那曲地区和青海玉树地区这两个核心分布区的冬虫夏草分布海拔要高于边缘分布区的四川、云南和甘肃。同时从表13-1还可发现,冬虫夏草的海拔分布下限正在上移、分布范围正在收缩。冬虫夏草海拔分布下限的升高,取决于其他环境因子如温度、土壤湿度等的变化,而这些因子又不同程度地受到自然环境条件变化和人为干扰等的影响。

表 13-1　不同产地冬虫夏草的海拔分布

Table 13-1　Elevation of *O. sinensis* distributed in different areas

产地	分布范围 /m	最适范围 /m	分布下限 /m	分布上限 /m	文献来源
西藏那曲	4100~5000	4300~4800	4100	5000	陈仕江等，2000；陈仕江等，2001
青海玉树（20 世纪 60 年代）	3500~5100	4000~4600	3500	5100	刁治民，1996
青海玉树（20 世纪 90 年代）	4100~5000	4300~4800	4100	5000	刘兆红和李玉玲，2006
云南西北（20 世纪 60 年代）	3600~5000	4000~4600	3600	5000	沈发荣等，1988
云南西北（20 世纪 80 年代）	4000~5000	4000~4600	4000	5000	沈发荣等，1988
四川理县	3500~4700	4400~4600	3500	4700	吴庆贵等，2007
四川康定	3650~4250				肖生荣等，1983
四川康定	3200~4700				黄天福等，1996
甘肃甘南	3350~4250	3800~4100	3350	4250	顾龙云和安旺盛，1987；马启龙等，1995

13.3　气候条件

大气干洁、太阳辐射强、气温低、日较差大、年变化小、降水少、地域差异大是青藏高原气候的总体特征（戴加洗，1990）。

13.3.1　温度

寒冷是冬虫夏草产区气候的主要特点之一。1月平均气温最低，低于0℃，极端最低气温大部分低于−20℃，海拔4507 m的那曲曾有−41.2℃低温的记录。7月的月平均温度最高，但没有超过10℃（图13-1）。尽管不同产区在同一月份的平均温度有所差异，但周年月平均温度的变化趋势基本一致。在图13-1所示的4个地区，10月的平均温度均接近0℃，从11月开始至次年的3月均保持在0℃左右或以下，4月的月平均温度与10月接近，位于0℃左右。因此，从大气温度变化来说，可以将冬虫夏草产区的周年气候变化分为冬半年和夏半年，且前者天数多于后者。

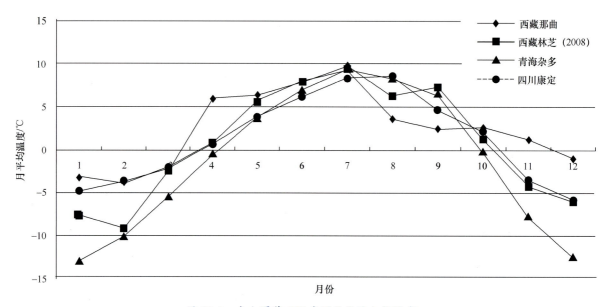

图 13-1　冬虫夏草不同产区月平均大气温度

Figure 13-1　Mean monthly air temperatures of different areas where *O. sinensis* distributed

昆虫的生长发育遵循有效积温法则（邹钟琳，1980），即昆虫在生长发育过程中，须从外界摄取一定的热量才能完成其某一阶段的发育，而且昆虫各个发育阶段所需要的总热量是一个常数。在有效温度范围内，发育速率（所需天数的倒数）与温度成正比，即温度越高，发育速率越快，而发育所需天数就越少，反之发育所需天数就越多。由于冬虫夏草分布区冬半年时间长，夏半年月平均温度低，能满足钩蝠蛾幼虫发育的有效温度天数少，这就是钩蝠蛾幼虫需要多年才能完成发育的最主要原因。海拔越高，月均气温越低，发育时间越长。例如，玉树无钩蝠蛾［*Ahamus yushuensis*（Chu *et* Wang）］完成一个世代需3年左右（王忠等，1995）、那曲的比如钩蝠蛾（*T. biruensis* Fu）需要6年（尹定华等，2004）、贡嘎钩蝠蛾（*T. gonggaensis* Fu *et* Huang）需要3年（尹定华等，1995）、蒲氏钩蝠蛾（*T. pui* Zhang *et al.*）也需要3～4年（李峻锋等，2011）。

温度同样影响冬虫夏草的生长，大气平均温度2.6℃开始生长，最适温度是7～12℃（雷豪清，1995）。

13.3.2　湿度

水是冬虫夏草及其寄主钩蝠蛾幼虫的主要组成成分，其含水量均超过80%。80%～95%是冬虫夏草生长发育的最适大气相对湿度，子座生长快而肥大；相反，低于70%则不利于冬虫夏草的生长，子座生长极慢或干枯，不能正常完成有性阶段发育（陈仕江等，2001；徐海峰，2007；尹定华等，1994，2004；李少松，2009）。此外，湿度对钩蝠蛾的世代发育特别是幼虫的生长发育也具有重要影响。

降水量严重影响冬虫夏草的生长发育和产量。据报道（陈仕江等，2001），那曲地区东部的索县、比如县、巴青县和嘉黎县是冬虫夏草主产区县，其降水量（250～500 mm）明显高于非主产区的聂荣县和那曲县（年降雨量200 mm左右）和西部非产区各县。而早春降雪量的多少直接影响当年冬虫夏草的产量，降雪多则当年的冬虫夏草产量高，反之产量低。

钩蝠蛾幼虫的生长发育同样需要适宜的湿度条件，6～9月是草甸植物生长发育的最佳时期，气温适宜，光照充足，雨水充沛，钩蝠蛾幼虫食料丰富，是冬虫夏草及其寄主快速生长发育的时期（徐海峰，2007）。

湿度对钩蝠蛾成虫及其天敌具有重要影响。适合成虫求偶、交配和产卵的大气湿度为75%～85%（杨大荣等，1996），降雨可直接影响成虫的活动（求偶、交配），从而使成虫的有效产卵量大幅度下降，下一代的种群数量受到影响（严林，2001）。同时，高湿度的土壤有利于钩蝠蛾病原微生物孢子萌发、侵染、致病和生长，导致钩蝠蛾幼虫死亡率升高（严林，2001）。刚孵化的幼虫活动能力差，孵化期的降雨对其有直接致死作用。

13.3.3　光照

青藏高原光照丰富，位于高原中东部的那曲至玉树地区和藏东南地区冬虫夏草产区的年日照时数和年日照百分率分别为2500 h和60%左右（戴加洗，1990）。李黎等（1993）详细研究了光照对冬虫夏草子座生长发育和子囊孢子产生的影响。①缺少光照能抑制冬虫夏草子座和子囊的正常生长发育。避光条件下，冬虫夏草子座露土后，平均以0.4 mm/d的速度生长，36 d后速度降低到0.06 mm/d，一般经70 d后便停止生长，同时也不产生子囊和子囊孢子。②光照强度和光照时间影响冬虫夏草子座外部形态及生长发育。光照强、时间长，子座的生长就受到抑制，但子座粗壮；反之，光照弱、时间短，子座徒长，变得细长。③强紫外辐射能抑制子座徒长，提高子囊孢子的萌发率。经海拔4000 m高山紫外线较强的阳光照射下生长的冬虫夏草子座平均高度为40.1 mm，用玻璃罩过滤部分紫外线的冬虫夏草子座的平均高度为42.5 mm。④经紫外线照射后的子囊孢子萌发率高于其他处理方法。

光照对钩蝠蛾的影响主要表现在两个方面，一是光照能提高大气和土壤温度，使土壤中钩蝠蛾幼虫的活力增强，提高虫体的新陈代谢水平，促进钩蝠蛾不同虫态的生长发育；二是光照和环境温度的升高促进了植物的光合作用和生长发育，能为钩蝠蛾幼虫提供更丰富的食物资源。

13.4 土壤因子

土壤由固、液、气三态物质所组成，具有特定的温湿度条件、通气状况、物理结构、化学特性和有机物，形成一个特殊的生态环境。钩蝠蛾幼虫生活在高寒草甸土壤中，土壤不仅为其提供了栖息场所和食物资源，同时也为冬虫夏草的发生和繁衍提供了物质基础。因此，土壤对冬虫夏草发生的影响主要表现在三个方面：①直接影响钩蝠蛾幼虫的活动、生长发育和种群数量；②通过作为钩蝠蛾幼虫食物资源的草甸植物间接影响钩蝠蛾幼虫的生长发育和种群数量；③通过影响冬虫夏草菌致病钩蝠蛾幼虫的环境条件而直接影响冬虫夏草的发生包括内菌核的形成，子座的分化、生长，子囊壳的形成、成熟和子囊孢子的弹射等。

13.4.1 土壤种类及结构

最适合钩蝠蛾幼虫栖息的高原草甸土呈黑褐色，微团聚体间的联结比较疏松，空隙型好，形状不规则，属微粒状结构体。含水分达30%～50%，腐殖质层厚10～30 cm，有机质含量一般达8%～22%；土表层草本根系较密，坚实而富有弹性，具有保护土层不受侵蚀的作用。钩蝠蛾分布主要地区常年低温潮湿，成土母质多系冰碛物，土壤有机质含量随剖面深度增加而减少，土壤弱酸型，pH5.0～6.5。陈仕江等（2000，2001）和徐海峰（2007）分别对西藏那曲和青海玉树两个冬虫夏草主产区的高寒草甸土壤结构进行了详细研究。

13.4.2 土壤温度

负趋光性的钩蝠蛾初孵幼虫离开卵壳后很快进入土壤，并构建适合自己居住的隧道，随着龄期和虫体体积的增加，隧道逐渐扩大并往下延伸。因此，土壤温度的变化与钩蝠蛾幼虫的生活状态和生长发育密切相关。8～15℃的土壤温度是钩蝠蛾幼虫的最适温度，温度低于-1℃时幼虫生活力减弱直至停止活动呈冻僵状态（陈鲁泰等，1973），低于-15℃时开始死亡；当温度高于最适温度时幼虫生长发育不良，30℃以上时，短时内出现兴奋并死亡（杨大荣等，1996）。西藏那曲地区比如县恰则乡吾龙沟（陈仕江等，2001）和青海杂多县萨呼腾镇试验点地温的变化（徐海峰，2007）说明了与钩蝠蛾生长发育的关系：①5～9月的浅表土壤温度较高，为钩蝠蛾幼虫的最适发育温度，有利于钩蝠蛾幼虫在土壤中的活动和取食；②随土层下降温度缓慢降低，但变化幅度减小，趋于稳定，这有利于钩蝠蛾幼虫越冬。

13.4.3 土壤湿度

土壤含水量30%～40%是钩蝠蛾幼虫生活的适宜范围。低于30%时幼虫和蛹向隧道深处转移，卵孵化率降低和成虫羽化不良；低于10%一周后，各虫态开始死亡；高于50%时幼虫和蛹移到浅层地表；若含水量达饱和状态时，幼虫和蛹将头伸出土表，几天后，开始腐烂死亡。成虫喜在土表含水40%～42%的生境中生活和产卵（杨大荣等，1996）。

土壤湿度在不同土层中的变化趋势与温度相似，即随土壤深度的增加而降低。例如，在6～9月的西藏那曲比如县恰则乡吾龙沟冬虫夏草适生地高寒草甸土壤5 cm、10 cm、20 cm处含水量分别为33.51%～43.10%、33.00%～42.21%、29.83%～32.15%。土壤最高含水量出现在7月5 cm处，最低含水量在7月20 cm处（陈仕江等，2001）。

13.5 食物因子

生活在土壤中的钩蝠蛾幼虫以植物的嫩根为食。已记录的钩蝠蛾属幼虫寄主植物有19科100种，其中16科95种属双子叶植物纲，分别为蓼科17种、豆科14种、杜鹃花科12种、毛茛科11种、杨柳科4种、蔷薇科5种、龙胆科6种、报春花科4种、菊科12种、伞形科2种、虎耳草科1种、姜科1种、石竹科1种、无患子科2种、茄科1种、唇形科2种；3科5种属单子叶植物纲，分别为禾本科1种、莎草科1种、百合科3种（朱弘复等，2004）。钩蝠蛾幼虫前肠内含物食物组成分析表明，食物结构与草甸植物群落的物种优势度和丰盛度密切相关，即优势种和丰盛度高的植物根出现在前肠中的概率高于一般种类或丰盛度低的种类（陈海，2009）。这可能是由于狭窄隧道环境的限制，钩蝠蛾幼虫自主选择不同植物的根作为食物的难度较大。

13.6 天敌因子

天敌对冬虫夏草发生的影响主要表现在对其寄主的影响上。主要包括病原微生物、天敌昆虫、蛛形动物、鸟类和鼠类等（朱弘复等，2004；邹志文，2009）。

13.6.1 病原微生物

真菌和细菌类的病原微生物常会导致生活在土壤中的钩蝠蛾幼虫发病死亡，降低钩蝠蛾幼虫的种群密度。常见的真菌病以粉拟青霉［*Paecilomyces farinosus*（Dicks et Fr.）］和球孢白僵菌［*Beauveria bassiana*（Bals.）Vuill.］等为主（朱弘复等，2004），被感染的钩蝠蛾幼虫发病死亡后虫体僵硬，从节间膜有菌丝长出，并很快覆盖虫体和产孢。被细菌感染的幼虫发病后虫体呈暗褐色并逐渐加深成为暗黑，死虫不僵硬，体液透明，有难闻气味。

13.6.2 天敌昆虫

天敌昆虫包括寄生性和捕食性昆虫两大类。寄生性天敌昆虫主要包括寄生蜂和寄生蝇等，捕食性天敌昆虫以蚂蚁和步甲类的成、幼虫为主。

茧蜂科种类寄生钩蝠蛾幼虫，为多寄生种类，1头幼虫可产生50~60头茧蜂成虫，寄生率较高，对钩蝠蛾幼虫种群影响较大（蒋帅帅等，2009）。主要种类有悬茧蜂一种 *Mateorus* sp.（蒋帅帅等，2009），蝠蛾茧蜂（*Mateorus hepiali* Wang）（朱弘复等，2004；王金言，1984；陈学新等，2004）和德钦悬茧蜂（*Mateorus deqinensis* Dong et Yang）（朱弘复等，2004）等。

姬蜂科种类寄生钩蝠蛾幼虫，但成虫在钩蝠蛾蛹期羽化，为单寄生种类。主要种类有喜马拉雅聚瘤姬蜂［*Gregopimpla himalayensis*（Cameron）］和黑斑瘦姬蜂［*Dicamptus nigropictus*（Matsumura）］（朱弘复等，2004）。

寄生蝇种类寄生钩蝠蛾幼虫，为多寄生种类。主要种类有古毒蛾追寄蝇（*Exorista larvarum* L.）和多刺孔寄蝇（*Spoggosis echinura* Robineeu-Desvoidy）等（朱弘复等，2004）。

13.6.3 蛛形动物

蛛形动物包括蛛形纲蜘蛛目和盲蛛目的部分种类，这类动物活动于土壤表面，在钩蝠蛾成虫求偶、交配和产卵期间对钩蝠蛾成虫构成危害。此外，有些蜱螨目的种类能捕食钩蝠蛾卵或寄生于成虫体表。

13.6.4 鸟类

钩蝠蛾成虫羽化、脱离蛹壳离开土壤而上升到草甸植物上，并在傍晚开始求偶交配，这无疑给鸟类的捕食提供了机会。野外调查过程中，经常会遇到各种鸟类活跃在钩蝠蛾成虫分布的区域内。鸟类对成虫的捕食作用直接减少了当年的钩蝠蛾产卵量，并降低了后续钩蝠蛾幼虫的种群密度。主要种类有棕头鸦雀（*Paradoxornis webbianus* G.）、画眉（*Gorrulax canorus* L.）、黑卷尾（*Dicrurus macrocercus* Viellot）等（朱弘复等，2004）。

13.6.5 鼠类

鼠类对冬虫夏草发生的影响主要表现在对草甸的破坏并挖食钩蝠蛾幼虫及蛹。对草甸的破坏直接导致冬虫夏草适生地高寒草甸荒漠化或有毒杂草过度生长等，使钩蝠蛾和冬虫夏草在此类生境绝迹。主要种类有草原旱獭（*Marmota bobac* Muller）、高山田鼠（*Alticola roylei* Gray）、草原兔尾鼠（*Lanurus lagurus* Pallas）和鼹形田鼠［*Ellobius talPinus*（Pallas）］（严林，2001）和鼠兔（*Ochtona daurica* Pallas）等（周立志等，2002）。

13.7 过载放牧

冬虫夏草适生地高寒草甸的生产力极为低下，过度放牧直接影响草甸植物的生长发育而降低地上、地下部分生物量的增长，导致草甸退化、生态功能下降，从而改变冬虫夏草适生地的环境条件，影响冬虫夏草的发生。此外，草地上过多的牛羊践踏可能危及钩蝠蛾的每一个发育阶段，如产在地上的卵、正在入土的初孵幼虫、幼虫生活的隧道、将羽化的蛹、正在交配或产卵的成虫等，导致钩蝠蛾每个发育阶段的死亡率升高，并影响冬虫夏草子座的出土、子囊的成熟和子囊孢子的喷发等冬虫夏草有性世代的不同发育阶段。

13.8 掠夺式采挖

掠夺式采挖对冬虫夏草发生的影响主要表现在三个方面。一是每年大量采集人员涌入冬虫夏草产区，粗暴的采挖方式严重破坏了高寒草甸的生态环境，使脆弱的生态环境难以恢复，加速了草原的沙漠化及水土流失，影响了草甸的生态平衡和钩蝠蛾昆虫的栖息地，造成了冬虫夏草资源的逐年减少和质量下降（朱斗锡和何荣华，2007；卓嘎等，2008）。二是严重影响了冬虫夏草及其寄主钩蝠蛾昆虫的生长繁殖规律（徐海峰，2007），菌源减少导致菌物感染寄主的机会降低，更加剧了冬虫夏草数量的下降（胡清秀等，2005）。作为药材的冬虫夏草，要求僵虫肥大子座短、质地坚实。但冬虫夏草的有性世代通过子囊孢子来完成，当子囊孢子发育成熟时，地下的僵虫已经腐烂，失去了药用价值。这是客观存在的矛盾，问题是采集人员上山后不知道也不会顾及这一矛盾，他们需要的是眼前利益，连虫体已经空瘪的冬虫夏草一概采之（杨大荣，2008）。三是采挖活动对钩蝠蛾幼虫种群和个体的影响，采挖过程中附带挖出的钩蝠蛾幼虫常常成为鸟类和蚂蚁的食物。

13.9 存在的问题与展望

冬虫夏草分布的青藏高原高寒草甸海拔高、环境恶劣、人迹难至等客观因素给冬虫夏草的系统研究带来了巨大困难，制约了研究工作的深入、全面开展。我国自1958年开始冬虫夏草研究以来，虽有许多报道，但缺乏系统的研究。

（1）缺乏系统而详细的历史资料可供比对，给现阶段的生态环境与资源可持续发展趋势评估带来了困难。现有的记录见诸于已经发表的文献，多为零星的记录，几乎没有对不同冬虫夏草产区甚至同一产区不同生境的生态环境系统观测资料可供借鉴，甚至连不同产区的冬虫夏草年产量也只是一个估计值，并没有准确的统计数据。

（2）对影响冬虫夏草发生的环境因子，多限于对当地环境及气象信息的描述，基本上没有某种因子或多个因子对冬虫夏草发生影响效应的定性或定量评价，更没有全球气候变暖可能对冬虫夏草资源的潜在影响研究。

（3）各种环境因子对冬虫夏草发生的影响及其作用机制是冬虫夏草资源可持续发展研究中亟待解决的难题之一，只有明确了各种因子对冬虫夏草及其寄主产生的可能影响，才能有的放矢地制定应对策略。

（4）已有文献中关于冬虫夏草影响因子的数据多通过野外调查的方法获得，这无疑非常有效，但只是代表了系统数据中的少数，并不能完全反映客观情况。因此，通过试验设计并采用新技术、新方法获得系统详尽的数据是冬虫夏草发生影响因子研究中需要关注的问题。

第 14 章 冬虫夏草适生地植物群落

【摘要】对西藏色季拉山不同海拔的冬虫夏草发生地和非发生地高寒草甸植物群落组成及特征进行了调查。结果发现，草甸植物群落由 99 种植物组成，分属于 26 科，不同样地的种类组成有所不同，存在明显的海拔分布差异；莎草科、蓼科和菊科植物是冬虫夏草发生地普遍存在的植物，可能与冬虫夏草发生有一定的关系；冬虫夏草发生地的植物丰富度和植物多样性越大，可能有利于寄主昆虫获得丰富多样的食物资源，同时也能承载较大的寄主虫口密度；过度茂盛的地上部分可能不利于冬虫夏草的发生，但需要进一步调查证实。

植物是冬虫夏草适生地高寒草甸的重要组成部分，也是冬虫夏草寄主幼虫的食物资源。植物群落的稳定是维护高寒草甸环境稳定的前提，也是冬虫夏草资源可持续发展的根本保证。关于冬虫夏草适生地植被组成虽有报道（李泉森；1990；陈仕江等，2001；徐海峰，2007），但比较零散，也未见与冬虫夏草发生的相关分析。本章对冬虫夏草发生地与非发生地高寒草甸植物群落的组成与差异进行了调查，并分析了其与冬虫夏草发生的相关性（胡志坚，2010；Han et al., 2014）。

14.1 样地设置与植被调查

14.1.1 样地设置

样地设置在西藏色季拉山。色季拉山位于北纬 29°35′～29°57′，东经 94°25′～94°45′，山脉自西北至东南走向，其东西约长 32 km，南北约长 41 km。

研究区野外调查工作分别在 2008 年 7 月至 2008 年 9 月和 2009 年 5 月至 2009 年 8 月进行。调查样地设置以川藏公路为主线，在海拔 3700～4600 m 设立了共 11 个样地（样地 A～K）（图 14-1）。根据色季拉山冬虫夏草分布特点，在同一海拔可能有些地方适合冬虫夏草生长而另外一些地方就不适合其生长繁殖，所以在同一海拔梯度分别对有冬虫夏草样区和无冬虫夏草样区做了调查，以便通过有冬虫夏草样地和无冬虫夏草样地的生态环境差异，了解冬虫夏草适生微环境。然后在每块样地内随机设置调查样方（1 m×1 m），记录各植物种的平均高度、多度和分盖度。利用海拔表和 GPS 测定每一调查样地的海拔和经纬度。各样地的海拔、方位和冬虫夏草存在情况见表 14-1。本书后面的附录 1 列出了主要植物种类在生境中的自然状态。

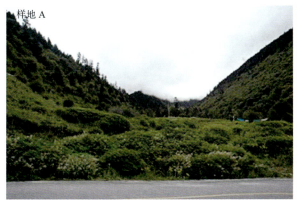
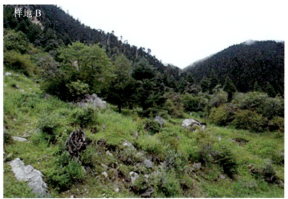

图 14-1　样地 A～K 的全貌

Figure 14-1　Scenes of the sample site from A to K

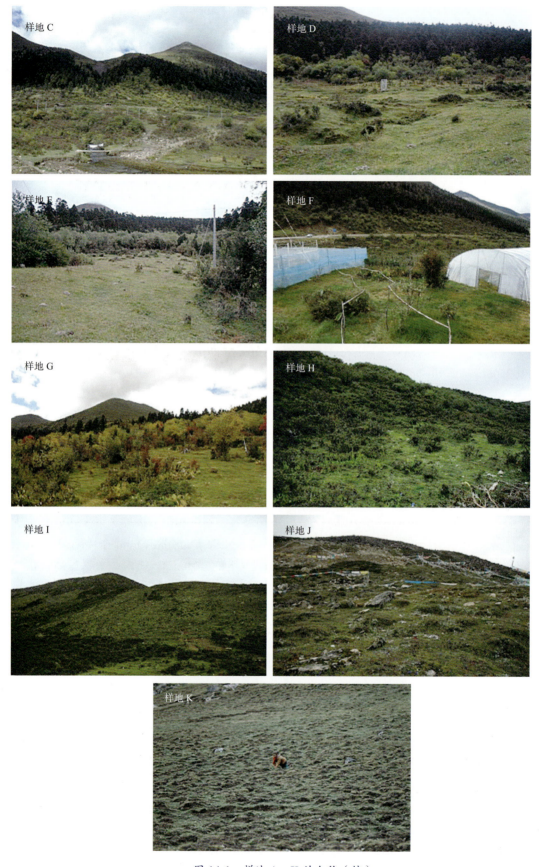

图 14-1 样地 A~K 的全貌（续）
Figure 14-1 Scenes of the sample site from A to K（continued）

表 14-1　样地的基本情况
Table14-1　Basic information of sample site

样地	虫草生长情况	经纬度	海拔 /m	海拔梯度 /m
A	无	29°33′524″N 94°33′5624″E	3700	<4000
B	无	29°33′7214″N 94°34′6054″E	3803	
C	无	29°35′5744″N 94°35′9774″E	4144	4000~4200
D	有	29°35′5744″N 94°36′0514″E	4157	
E	无	29°36′3054″N 94°36′3654″E	4179	
F	有	29°36′1164″N 94°36′3584″E	4165	
G	有	29°36′254″N 94°36′5034″E	4170	
H	无	29°37′9134″N 94°37′4054″E	4356	4200~4700
I	有	29°38′0444″N 94°37′5384″E	4362	
J	无	29°36′6834″N 94°39′1994″E	4558	
K	有	38°638′6514″N 35°74′94″E	4620	

14.1.2　植被调查

采集以前必须先做一次现场观察，确定采集路线，避免走回头路，以取得更大的成效。夏季晴天的中午和中午前后，植物的蒸腾作用非常旺盛，采回的植物的枝、叶、花等会很快地枯萎，因此这时候不宜采集标本。雨天或者天气过于潮湿的时候，采来的植物含水分较多，不易干燥，也不宜采集。

采集标本，应该选择开花的植物，最好连果实一起采集。草本的或矮小的植物必须用小土铲连根掘起，抖掉根上的土粒，得到完整的植株。切勿直接用手去拔，以免把根拔断。如果是较大的植物，可以将整枝折断后带回。高大的植物，只能采集最能代表特征的部分，如剪下带有叶和花的枝条，带有果实的更佳，或者采集茎、叶和地下部分即地下茎和根。

采集时应该选择最典型的，也就是发育中等的植株。不宜采集过于瘦弱或受病虫危害的植株做标本。幼嫩的植物大都不适用。同样的植物至少要采集两三株，以便鉴定植物种类和在标本损坏时备用。

每采集一种植物都要编上号码，并且把植物的号码、产地（草地或森林等）、地形特点和位置（阳坡和阴坡等）、分布情况（密集成片或稀疏散生）、土壤性质、采集日期等记在记录本上，同时要把写上号码的标签系在标本上，与标本一起放进标本夹内。不应该在一份纸内夹很多标本，否则容易弄乱或折断。

14.1.3　群落性状指标

（1）高度（height）。草本植物的高度分为：自然高度，按植物生长状况量取的高度；伸直高度，用于将植物拉直后量取的高度。调查时一般只量取自然高度。

（2）盖度（coverage）。或称覆盖度，指草地植物地上部覆盖地面的程度。通常将按植物茎叶对地面的投影面积计算的盖度，称"投影盖度"。盖度又分总盖度（全部群落的盖度）、层盖度（各层植物的总盖度）、分盖度［每种或每类（如禾本科，豆科等）植物的盖度］。

本研究采用目测法：凭肉眼估计覆盖度，可借助带小方格的样方框（如 1 m² 样方框上用线绳分隔成 100 个或 25 个小方格），估计覆盖度时想象地把地面空隙或植物覆盖地面面积集中在一些网格内，估计出盖度的百分数。

（3）多度（abundance）。多度指群落组成中各种植物个体数量的多少。常用目测估计并互相对比，列出一些等级。通用的德鲁捷（Drude）的 6 级制多度，简称"德氏多度"。un，样地上的植物只一株；sul，植物的数量较少，极稀疏；sp，植物的数量少，分散；cop1，植物的数量较多；cop2，植物的数量多；cop3，植物的数量很多。另外，还附加两个符号，soc，植株互相密接、郁闭、形成背景化；gr，地上部聚集成丛，soc 和 gr 是与前面 6 个等级中某些级连用的，如 cop1soc、cop3gr 等。

（4）频度（frequency）。指各个植物种在调查地段上水平分布的特征，也就是在群落中水平分布的均匀程度。测定频度常用的方法是在调查地段上设置若干频度样地。每设一次即将所遇到的各种植物登记在频度样地登记表上，逐渐编成完全的植物名录表，在此表上，凡在样地内出现者，即在该种之名称一行内记上"|"号，未出现者记上"－"号，最后统计其频度。

（5）群落（community）的命名。植物的优势度：为进行植物群落的命名，首先要判断优势植物和亚优势植物。按照前面提到的方法在对群落进行了定性、定量分析后，可以得出各种植物优势度的概念。

优势种（dominant）：是指群落中占优势的种类，它包括群落每层中在数量、体积上最大、对生境影响最大的种类。

伴生种（companion）：是指植物群落中存在度和优势度大致相等的生长而特定群落间并无联系的确限度为二级的种类。

（6）寄主幼虫密度（population density of host larvae，PD）。每个样地测定样方大小为 1 m² 的蝠蛾幼虫虫口密度，并记录三个重复。

（7）样地植被产（plant yield）的测定。分别测量 100 cm² 面积范围的植物地上部生物量（above-ground biomass，AB）和地下部生物量（below-ground biomass，BB），每个样地取三个重复。

14.2 植被群落组成

14.2.1 样地 A 植物群落组成

样地 A 由 24 个物种组成，隶属于 15 科 22 属（表 14-2），优势种为草玉梅（*Anemone rivularis*），平均盖度为 57.4%，伴生种为异叶千里光（*Senecio diversifolius*）、中甸灯台报春（*Primula chungensis*）、接骨草（*Sambucus chinensis*），以上 4 种植物的总盖度为 91.6%。其他常见种还有发草（*Deschampsia caespitosa*）、尼泊尔酸模（*Rumex nepalensis*）、青绿薹草（*Carex breviculmis*）、大花卷耳（*Cerastium fontanum*）等。

表 14-2 样地 A 植物群落组成

Table 14-2 Plant species observed in the sample site A

植物种	拉丁名	科	植物种	拉丁名	科
中甸灯台报春	*Primula chungensis*	报春花科	发草	*Deschampsia caespitosa*	禾本科
灯笼草	*Clinopodium polycephalum*	唇形科	三芒雀麦	*Bromus plurinodis*	禾本科
异色荆芥	*Nepeta discolor*	唇形科	紫羊茅	*Festuca rubra*	禾本科
夏枯草	*Prunella vulgaris*	唇形科	藿香蓟	*Ageratum conyzoides*	菊科
多花地杨梅	*Luzula multiflora*	灯心草科	异叶千里光	*Senecio diversifolius*	菊科

续表

植物种	拉丁名	科	植物种	拉丁名	科
细茎蓼	*Polygonum filicaule*	蓼科	大萼委陵菜	*Potentilla conferta*	蔷薇科
腺梗小头蓼	*Polygonum microcephalum*	蓼科	接骨草	*Sambucus chinensis*	忍冬科
尼泊尔酸模	*Rheum nepalensis*	蓼科	大花卷耳	*Cerastium fontanum*	石竹科
锡金柳叶菜	*Epilobium sikkimense*	柳叶菜科	膨囊薹草	*Carex lehmanii*	莎草科
铺散毛茛	*Ranunculus diffusu*	毛茛科	青绿薹草	*Carex breviculmis*	莎草科
草玉梅	*Anemone rivularis*	毛茛科	草甸马先蒿	*Pedicularis roylei*	玄参科
西藏草莓	*Fragaria nubicola*	蔷薇科	西南鸢尾	*Iris bulleyana*	鸢尾科

14.2.2 样地 B 植物群落组成

样地 B 由 24 个物种组成，隶属于 17 科 22 属（表 14-3），优势种为粘毛蒿（*Artemisia mattfeldu*），总盖度为 58.8%，伴生种为草玉梅（*Anemone rivularis*）、大花嵩草（*Kobresia macrantha*），以上三种植物的总盖度为 96.6%。常见种有西藏草莓（*Fragaria nubicola*）、车前草（*Plantago depressa*）、灯心草（*Juncus effusus*）、接骨草（*Sambucus chinensis*）、察隅婆婆纳（*Veronica chayuensis*）、膨囊薹草（*Carex lehmanii*）、草甸马先蒿（*Pedicularis roylei*）、多花地杨梅（*Luzula multiflora*）等。

表 14-3　样地 B 植物群落组成
Table 14-3　Plant species observed in the sample site B

植物种	拉丁名	科	植物种	拉丁名	科
大叶假百合	*Notholirion macrophyllum*	百合科	红花拉拉藤	*Galium baldensiforme*	茜草科
车前草	*Plantago depressa*	车前草科	西藏草莓	*Fragaria nubicola*	蔷薇科
薄荷	*Mentha haplocalyx*	唇形科	西南委陵菜	*Potentilla fulgens*	蔷薇科
灯笼草	*Clinopodium polycephalum*	唇形科	接骨草	*Sambucus chinensis*	忍冬科
多花地杨梅	*Luzula multiflora*	灯心草科	大花卷耳	*Cerastium fontanum*	石竹科
灯心草	*Juncus effusus*	灯心草科	大花嵩草	*Kobresia macrantha*	莎草科
三芒雀麦	*Bromus plurinodis*	禾本科	膨囊薹草	*Carex lehmanii*	莎草科
粘毛蒿	*Artemisia mattfeldu*	菊科	草甸马先蒿	*Pedicularis roylei*	玄参科
草玉梅	*Anemone rivularis*	毛茛科	曲茎马先蒿	*Pedicularis flexuosa*	玄参科
细茎蓼	*Polygonum filicaule*	蓼科	察隅婆婆纳	*Veronica chayuensis*	玄参科
锡金柳叶菜	*Epilobium sikkimense*	柳叶菜科	宽叶假鹤虱	*Hackelia brachytuba*	紫草科
藏獐芽菜	*Kingdon-Wardia racemose*	龙胆科	卵萼假鹤虱	*Eritrichium uncinatum*	紫草科

14.2.3 样地 C 植物群落组成

样地 C 由 40 个物种组成，隶属于 18 科 34 属（表 14-4），优势种是发草（*Deschampsia caespitosa*）和珠芽蓼（*Polygonum viviparum*），总盖度为 41.4%，伴生种为西藏厚棱芹（*Pachypleurum xizangense*）、大花嵩草（*Kobresia macrantha*）、大萼委陵菜（*Potentilla conferta*）、东俄洛紫菀（*Aster tongolensis*）、长根老鹳草（*Geranium donianum*）、细茎蓼（*Polygonum filicaule*）。以上植物种的总盖度达 77.4%。其他常见种还有车前草（*Plantago depressa*）、舌叶垂头菊（*Cremanthodium linguiatum*）、西藏蒲公英（*Taraxacum tibetanmn*）、聂拉木厚棱芹（*Pachypleurum nyalamense*）、昌都马先蒿（*Pedicularis sherriffii*）等。

表 14-4　样地 C 植物群落组成

Table 14-4　Plant species observed in the sample site C

植物种	拉丁名	科	植物种	拉丁名	科
杂色钟报春	Primula alpicola	报春花科	花葶驴蹄草	Caltha scaposa	毛茛科
车前草	Plantago depressa	车前草科	高原毛茛	Ranunculus tanguticus	毛茛科
西藏糙苏	Phlomis tibetica	唇形科	高山唐松草	Thalictrum alpinum	毛茛科
高山米口袋	Gueldenstaedtia himalaica	豆科	草玉梅	Anemone rivularis	毛茛科
发草	Deschampsia caespitosa	禾本科	西藏草莓	Fragaria nubicola	蔷薇科
三脉梅花草	Parnassia trinervis	虎耳草科	大萼委陵菜	Potentilla conferta	蔷薇科
丽江蓝钟花	Cyananthus lichiangensis	桔梗科	楔叶委陵菜	Potentilla cuneata	蔷薇科
裂叶蓝钟花	Cyananthus lobatus	桔梗科	银光委陵菜	Potentilla argyrophylla	蔷薇科
舌叶垂头菊	Cremanthodium linguiatum	菊科	三幅柴胡	Bupleurum triadiatum	伞形科
双齿风毛菊	Saussurea lavrenkoana	菊科	滇芹	Sinodielsia yunnanensis	伞形科
厚喙菊	Dubyaea hispida	菊科	葛缕子	Carum carvi	伞形科
西藏蒲公英	Taraxacum tibetanmn	菊科	聂拉木厚棱芹	Pachypleurum nyalamense	伞形科
东俄洛紫菀	Aster tongolensis	菊科	西藏厚棱芹	Pachypleurum xizangense	伞形科
细茎蓼	Polygonum filicaule	蓼科	大花卷耳	Cerastium fontanum	石竹科
珠芽蓼	Polygonum viviparum	蓼科	膨囊薹草	Carex lehmanii	莎草科
锡金柳叶菜	Epilobium sikkimense	柳叶菜科	大花嵩草	Kobresia macrantha	莎草科
林芝龙胆	Gentiana nyingchiensis	龙胆科	昌都马先蒿	Pedicularis sherriffii	玄参科
藏獐芽菜	Kingdon-Wardia racemose	龙胆科	聚花马先蒿	Pedicularis confertiflora	玄参科
长根老鹳草	Geranium donianum	牻牛儿苗科	察隅婆婆纳	Veronica chayuensis	玄参科
小金莲花	Trollius pumilus	毛茛科	川藏短腺小米草	Euphrasia regelii	玄参科

14.2.4　样地 D 植物群落组成

样地D由31个物种组成，隶属于16科28属（表14-5），优势种为东俄洛紫菀（Aster tongolensis）和珠芽蓼（Polygonum viviparum），盖度和为40.6%，伴生种有发草（Deschampsia caespitosa）和大萼委陵菜（Potentilla conferta）、长根老鹳草（Geranium donianum）、聂拉木厚棱芹（Pachypleurum nyalamense）、大花嵩草（Kobresia macrantha），以上7种植物的总盖度为87.4%。其他常见种还有丽江蓝钟花（Cyananthus lichiangensis）、舌叶垂头菊（Cremanthodium linguiatum）、双齿风毛菊（Saussurea lavrenkoana）、西藏厚棱芹（Pachypleurum xizangense）、三幅柴胡（Bupleurum triadiatum）等。

表 14-5　样地 D 植物群落组成

Table 14-5　Plant species observed in the sample site D

植物种	拉丁名	科	植物种	拉丁名	科
杂色钟报春	Primula alpicola	报春花科	双齿风毛菊	Saussurea lavrenkoana	菊科
西藏糙苏	Phlomis tibetica	唇形科	厚喙菊	Dubyaea hispida	菊科
发草	Deschampsia caespitosa	禾本科	西藏蒲公英	Taraxacum tibetanmn	菊科
三脉梅花草	Parnassia trinervis	虎耳草科	林芝橐吾	Ligularia nyingchiensis	菊科
丽江蓝钟花	Cyananthus lichiangensis	桔梗科	东俄洛紫菀	Aster tongolensis	菊科
舌叶垂头菊	Cremanthodium linguiatum	菊科	细茎蓼	Polygonum filicaule	蓼科

续表

植物种	拉丁名	科	植物种	拉丁名	科
珠芽蓼	Polygonum viviparum	蓼科	三幅柴胡	Bupleurum triadiatum	伞形科
锡金柳叶菜	Epilobium sikkimense	柳叶菜科	聂拉木厚棱芹	Pachypleurum nyalamense	伞形科
林芝龙胆	Gentiana nyingchiensis	龙胆科	西藏厚棱芹	Pachypleurum xizangense	伞形科
藏獐芽菜	Kingdon-Wardia racemose	龙胆科	大花卷耳	Cerastium fontanum	石竹科
长根老鹳草	Geranium donianum	牻牛儿苗科	大花嵩草	Kobresia macrantha	莎草科
高原毛茛	Ranunculus tanguticus	毛茛科	膨囊薹草	Carex lehmanii	莎草科
高山唐松草	Thalictrum alpinum	毛茛科	昌都马先蒿	Pedicularis sherriffii	玄参科
西藏草莓	Fragaria nubicola	蔷薇科	察隅婆婆纳	Veronica chayuensis	玄参科
大萼委陵菜	Potentilla conferta	蔷薇科	川藏短腺小米草	Euphrasia regelii	玄参科
楔叶委陵菜	Potentilla cuneata	蔷薇科			

14.2.5 样地 E 植物群落组成

样地 E 由 32 个物种组成，隶属于 17 科 29 属（表 14-6），优势种为珠芽蓼（*Polygonum viviparum*），盖度为 35.6%，伴生种为发草（*Deschampsia caespitosa*）、大萼委陵菜（*Potentilla conferta*）、西藏厚棱芹（*Pachypleurum xizangense*），以上 4 种植物的总盖度达 74.1%。其他常见种还有东俄洛紫菀（*Aster tongolensis*）、长根老鹳草（*Geranium donianum*）、楔叶委陵菜（*Potentilla cuneata*）、矮地榆（*Sanguisorba filiformis*）、膨囊薹草（*Carex lehmanii*）等。

表 14-6 样地 E 植物群落组成
Table 14-6 Plant species observed in the sample site E

植物种	拉丁名	科	植物种	拉丁名	科
杂色钟报春	Primula alpicola	报春花科	花葶驴蹄草	Caltha scaposa	毛茛科
西藏糙苏	Phlomis tibetica	唇形科	高原毛茛	Ranunculus tanguticus	毛茛科
甘川灯心草	Juncus leucanthus	灯心草科	高山唐松草	Thalictrum alpinum	毛茛科
发草	Deschampsia caespitosa	禾本科	矮地榆	Sanguisorba filiformis	蔷薇科
高山梯牧草	Phleum alpinum	禾本科	大萼委陵菜	Potentilla conferta	蔷薇科
三脉梅花草	Parnassia trinervis	虎耳草科	楔叶委陵菜	Potentilla cuneata	蔷薇科
大萼蓝钟花	Cyananthus macrocalyx	桔梗科	银光委陵菜	Potentilla argyrophylla	蔷薇科
厚喙菊	Dubyaea hispida	菊科	矮泽芹	Chamaesium paradoxum	伞形科
西藏蒲公英	Taraxacum tibetanmn	菊科	三幅柴胡	Bupleurum triadiatum	伞形科
东俄洛紫菀	Aster tongolensis	菊科	滇芹	Sinodielsia yunnanensis	伞形科
细茎蓼	Polygonum filicaule	蓼科	西藏厚棱芹	Pachypleurum xizangense	伞形科
珠芽蓼	Polygonum viviparum	蓼科	大花卷耳	Cerastium fontanum	石竹科
锡金柳叶菜	Epilobium sikkimense	柳叶菜科	膨囊薹草	Carex lehmanii	莎草科
林芝龙胆	Gentiana nyingchiensis	龙胆科	昌都马先蒿	Pedicularis sherriffii	玄参科
藏獐芽菜	Kingdon-Wardia racemose	龙胆科	察隅婆婆纳	Veronica chayuensis	玄参科
长根老鹳草	Geranium donianum	牻牛儿苗科	川藏短腺小米草	Euphrasia regelii	玄参科

14.2.6 样地 F 植物群落组成

样地F由39个物种组成，隶属于19科34属（表14-7），优势种为西藏草莓（*Fragaria nubicola*），盖度为27.6%，伴生种为多花老鹳草（*Geranium polyanthes*）、长根老鹳草（*Geranium donianum*）、大萼委陵菜（*Potentilla conferta*）、珠芽蓼（*Polygonum viviparum*），以上5种植物的总盖度达79.9%。其他常见种还有杂色钟报春（*Primula alpicola*）、发草（*Deschampsia caespitosa*）、大萼蓝钟花（*Cyananthus macrocalyx*）、舌叶垂头菊（*Cremanthodium linguiatum*）、锡金柳叶菜（*Epilobium sikkimense*）、西藏白苞芹（*Nothosmyrnium xizangense*）、滇芹（*Sinodielsia yunnanensis*）、察隅婆婆纳（*Veronica chayuensis*）等。

表 14-7 样地 F 植物群落组成
Table 14-7 Plant species observed in the sample site F

植物种	拉丁名	科	植物种	拉丁名	科
杂色钟报春	*Primula alpicola*	报春花科	藏獐芽菜	*Kingdon-Wardia racemose*	龙胆科
车前草	*Plantago depressa*	车前草科	长根老鹳草	*Geranium donianum*	牻牛儿苗科
薄荷	*Mentha haplocalyx*	唇形科	多花老鹳草	*Geranium polyanthes*	牻牛儿苗科
异色荆芥	*Nepeta discolor*	唇形科	钩柱唐松草	*Thalictrum uncatum*	毛茛科
多花地杨梅	*Luzula multiflora*	灯心草科	草玉梅	*Anemone rivularis*	毛茛科
甘川灯心草	*Juncus leucanthus*	灯心草科	西藏银莲花	*Anemone tibetica*	毛茛科
发草	*Deschampsia caespitosa*	禾本科	红花拉拉藤	*Galium baldensiforme*	茜草科
大萼蓝钟花	*Cyananthus macrocalyx*	桔梗科	西藏草莓	*Fragaria nubicola*	蔷薇科
舌叶垂头菊	*Cremanthodium linguiatum*	菊科	显脉山梅草	*Sibbaldia phanerophlebia*	蔷薇科
羽裂风毛菊	*Saussurea pinnatidentata*	菊科	大萼委陵菜	*Potentilla conferta*	蔷薇科
厚喙菊	*Dubyaea hispida*	菊科	楔叶委陵菜	*Potentilla cuneata*	蔷薇科
西藏蒲公英	*Taraxacum tibetanmn*	菊科	西藏白苞芹	*Nothosmyrnium xizangense*	伞形科
林芝囊吾	*Ligularia nyingchiensis*	菊科	三幅柴胡	*Bupleurum triadiatum*	伞形科
毛叶囊吾	*Ligularia chimiliensis*	菊科	滇芹	*Sinodielsia yunnanensis*	伞形科
东俄洛紫菀	*Aster tongolensis*	菊科	紫茎前胡	*Peucedanum violaceum*	伞形科
细茎蓼	*Polygonum filicaule*	蓼科	大花卷耳	*Cerastium fontanum*	石竹科
珠芽蓼	*Polygonum viviparum*	蓼科	葶苈	*Draba nemorosa*	十字花科
尼泊尔酸模	*Rumex nepalensis*	蓼科	膨囊薹草	*Carex lehmanii*	莎草科
锡金柳叶菜	*Epilobium sikkimense*	柳叶菜科	昌都马先蒿	*Pedicularis sherriffii*	玄参科
林芝龙胆	*Gentiana nyingchiensis*	龙胆科	察隅婆婆纳	*Veronica chayuensis*	玄参科

14.2.7 样地 G 植物群落组成

样地G由21个物种组成，隶属于16科20属（表14-8），优势种为珠芽蓼（*Polygonum viviparum*），盖度为35.4%，伴生种为大花嵩草（*Kobresia macrantha*）、膨囊薹草（*Carex lehmanii*），以上三种植物的总盖度为66%。其他常见种为车前草（*Plantago depressa*）、发草（*Deschampsia caespitosa*）、长根老鹳草（*Geranium donianum*）、矮地榆（*Sanguisorba filiformis*）、大萼委陵菜（*Potentilla conferta*）、察隅婆婆纳（*Veronica chayuensis*）等。

表 14-8　样地 G 植物群落组成

Table 14-8　Plant species observed in the sample site G

植物种	拉丁名	科	植物种	拉丁名	科
杂色钟报春	*Primula alpicola*	报春花科	高原毛茛	*Ranunculus tanguticus*	毛茛科
车前草	*Plantago depressa*	车前草科	西藏草莓	*Fragaria nubicola*	蔷薇科
夏枯草	*Prunella vulgaris*	唇形科	矮地榆	*Sanguisorba filiformis*	蔷薇科
多花地杨梅	*Luzula multiflora*	灯心草科	大萼委陵菜	*Potentilla conferta*	蔷薇科
发草	*Deschampsia caespitosa*	禾本科	楔叶委陵菜	*Potentilla cuneata*	蔷薇科
三脉梅花草	*Parnassia trinervis*	虎耳草科	滇芹	*Sinodielsia yunnanensis*	伞形科
东俄洛紫菀	*Aster tongolensis*	菊科	大花嵩草	*Kobresia macrantha*	莎草科
珠芽蓼	*Polygonum viviparum*	蓼科	膨囊薹草	*Carex lehmanii*	莎草科
锡金柳叶菜	*Epilobium sikkimense*	柳叶菜科	昌都马先蒿	*Pedicularis sherriffii*	玄参科
藏獐芽菜	*Kingdon-Wardia racemose*	龙胆科	察隅婆婆纳	*Veronica chayuensis*	玄参科
长根老鹳草	*Geranium donianum*	牻牛儿苗科			

14.2.8　样地 H 植物群落组成

样地 H 由 23 个物种组成，隶属于 12 科 17 属（表 14-9），优势种为珠芽蓼（*Polygonum viviparum*）和大萼委陵菜（*Potentilla conferta*），总盖度为 52.8%，伴生种为高山嵩草（*Kobresia pygmaea*）和发草（*Deschampsia caespitosa*），以上 4 种植物总盖度达 79.0%。其他常见种为丽江蓝钟花（*Cyananthus lichiangensis*）、双齿风毛菊（*Saussurea lavrenkoana*）、卵叶风毛菊（*Saussurea ovatifolia*）、察瓦龙龙胆（*Gentiana tsarongensis*）、珠峰龙胆（*Gentiana stellata*）、长根老鹳草（*Geranium donianum*）、菱叶委陵菜（*Potentilla coriandrifolia*）、银光委陵菜（*Potentilla argyrophylla*）、聂拉木厚棱芹（*Pachypleurum nyalamense*）等。

表 14-9　样地 H 植物群落组成

Table 14-9　Plant species observed in the sample site H

植物种	拉丁名	科	植物种	拉丁名	科
西藏糙苏	*Phlomis tibetica*	唇形科	高山唐松草	*Thalictrum alpinum*	毛茛科
发草	*Deschampsia caespitosa*	禾本科	大萼委陵菜	*Potentilla conferta*	蔷薇科
丽江蓝钟花	*Cyananthus lichiangensis*	桔梗科	菱叶委陵菜	*Potentilla coriandrifolia*	蔷薇科
卵叶风毛菊	*Saussurea ovatifolia*	菊科	银光委陵菜	*Potentilla argyrophylla*	蔷薇科
双齿风毛菊	*Saussurea lavrenkoana*	菊科	三幅柴胡	*Bupleurum triadiatum*	伞形科
羽裂风毛菊	*Saussurea pinnatidentata*	菊科	滇芹	*Sinodielsia yunnanensis*	伞形科
单头尼泊尔香青	*Anaphalis nepalensis*	菊科	聂拉木厚棱芹	*Pachypleurum nyalamense*	伞形科
东俄洛紫菀	*Aster tongolensis*	菊科	美丽马先蒿	*Pedicularis bella*	玄参科
珠芽蓼	*Polygonum viviparum*	蓼科	川藏短腺小米草	*Euphrasia regelii*	玄参科
察瓦龙龙胆	*Gentiana tsarongensis*	龙胆科	大花嵩草	*Kobresia macrantha*	莎草科
珠峰龙胆	*Gentiana stellata*	龙胆科	高山嵩草	*Kobresia pygmaea*	莎草科
长根老鹳草	*Geranium donianum*	牻牛儿苗科			

14.2.9 样地 I 植物群落组成

样地I由23个物种组成，隶属于14科18属（表14-10），优势种为珠芽蓼（*Polygonum viviparum*）、大花嵩草（*Kobresia macrantha*），总盖度为28.8%，伴生种为丽江蓝钟花（*Cyananthus lichiangensis*）、裂叶蓝钟花（*Cyananthus lobatus*）、双齿风毛菊（*Saussurea lavrenkoana*）、东俄洛紫菀（*Aster tongolensis*）、萎叶委陵菜（*Potentilla coriandrifolia*）、聂拉木厚棱芹（*Pachypleurum nyalamense*），以上植物的总盖度达70.2%。其他常见植物种有白心球花报春（*Primula atrodentata*）、发草（*Deschampsia caespitosa*）、甘川灯心草（*Juncus leucanthus*）、尼泊尔香青（*Anaphalis nepalensis*）、高山唐松草（*Thalictrum alpinum*）等。

表 14-10 样地 I 植物群落组成
Table 14-10 Plant species observed in the sample site I

植物种	拉丁名	科	植物种	拉丁名	科
白心球花报春	Primula atrodentata	报春花科	长根老鹳草	Geranium donianum	牻牛儿苗科
甘川灯心草	Juncus leucanthus	灯心草科	高山唐松草	Thalictrum alpinum	毛茛科
发草	Deschampsia caespitosa	禾本科	大萼委陵菜	Potentilla conferta	蔷薇科
三脉梅花草	Parnassia trinervis	虎耳草科	聚花马先蒿	Pedicularis confertiflora	玄参科
丽江蓝钟花	Cyananthus lichiangensis	桔梗科	萎叶委陵菜	Potentilla coriandrifolia	蔷薇科
裂叶蓝钟花	Cyananthus lobatus	桔梗科	银光委陵菜	Potentilla argyrophylla	蔷薇科
卵叶风毛菊	Saussurea ovatifolia	菊科	三幅柴胡	Bupleurum triadiatum	伞形科
双齿风毛菊	Saussurea lavrenkoana	菊科	滇芹	Sinodielsia yunnanensis	伞形科
尼泊尔香青	Anaphalis nepalensis	菊科	聂拉木厚棱芹	Pachypleurum nyalamense	伞形科
东俄洛紫菀	Aster tongolensis	菊科	大花嵩草	Kobresia macrantha	莎草科
珠芽蓼	Polygonum viviparum	蓼科	美丽马先蒿	Pedicularis bella	玄参科
珠峰龙胆	Gentiana stellata	龙胆科			

14.2.10 样地 J 植物群落组成

样地J由22个物种组成，隶属于14科18属（表14-11），优势种为狭叶圆穗蓼（*Polygonum macrophyllum*）和萎叶委陵菜（*Potentilla anserina*），总盖度为50%，伴生种为微药野青茅（*Deyeuxia nivicola*）、丽江蓝钟花（*Cyananthus lichiangensis*）、紫红苞风毛菊（*Saussurea iodostegia*）、单头尼泊尔香青（*Anaphalis monocephala*）、高山嵩草（*Kobresia pygmaea*），以上植物的总盖度达77%。其他常见种还有双齿风毛菊（*Saussurea lavrenkoana*）、珠峰火绒草（*Leontopodium himalayanum*）、丽江紫菀（*Aster likiangensis*）、察瓦龙龙胆（*Gentiana tsarongensis*）、珠峰龙胆（*Gentiana stellata*）、高山唐松草（*Thalictrum alpinum*）等。

表 14-11 样地 J 植物群落组成
Table 14-11 Plant species observed in the sample site J

植物种	拉丁名	科	植物种	拉丁名	科
白心球花报春	Primula atrodentata	报春花科	丽江蓝钟花	Cyananthus lichiangensis	桔梗科
圆叶点地梅	Androsace graceae	报春花科	双齿风毛菊	Saussurea lavrenkoana	菊科
西藏糙苏	Phlomis tibetica	唇形科	紫红苞风毛菊	Saussurea iodostegia	菊科
微药野青茅	Deyeuxia nivicola	禾本科	珠峰火绒草	Leontopodium himalayanum	菊科

续表

植物种	拉丁名	科	植物种	拉丁名	科
三脉梅花草	*Parnassia trinervis*	虎耳草科	高山唐松草	*Thalictrum alpinum*	毛茛科
西南红景天	*Rhodiola tibetica*	景天科	蕨麻委陵菜	*Potentilla anserina*	蔷薇科
单头尼泊尔香青	*Anaphalis monocephala*	菊科	菱叶委陵菜	*Potentilla anserina*	蔷薇科
丽江紫菀	*Aster likiangensis*	菊科	聂拉木厚棱芹	*Pachypleurum nyalamense*	伞形科
狭叶圆穗蓼	*Polygonum macrophyllum*	蓼科	聚花马先蒿	*Pedicularis confertiflora*	玄参科
察瓦龙龙胆	*Gentiana tsarongensis*	龙胆科	美丽马先蒿	*Pedicularis bella*	玄参科
珠峰龙胆	*Gentiana stellata*	龙胆科	高山嵩草	*Kobresia pygmaea*	莎草科

14.2.11 样地 K 植物群落组成

样地 K 由 7 个物种组成，隶属于 6 科 6 属（表 14-12），优势种为柔软点地梅（*Androsace mollis*）和纤细委陵菜（*Potentilla gracillima*），盖度为 55%，伴生种为狭叶圆穗蓼（*Polygonum macrophyllum*）和萨嘎薹草（*Carex sagaensis*），本样地植物种类较少，植物分布稀疏。

表 14-12 样地 K 植物群落组成

Table 14-12 Plant species observed in the sample site K

植物种	拉丁名	科
柔软点地梅	*Androsace mollis*	报春花科
卵叶风毛菊	*Saussurea ovatifolia*	菊科
狭叶圆穗蓼	*Polygonum macrophyllum*	蓼科
卵叶银莲花	*Anemone begoniifolia*	毛茛科
蕨麻委陵菜	*Potentilla anserina*	蔷薇科
纤细委陵菜	*Potentilla gracillima*	蔷薇科
萨嘎薹草	*Carex sagaensis*	莎草科

14.3 植物群落特征

14.3.1 Shannon-Wiener 多样性指数

海拔最高的样地 K 的 Shannon-Wiener 多样性指数最低与海拔较低的样地 B 的 Shannon-Wiener 多样性指数相近，无显著差异（$P>0.05$）（图 14-2）。海拔适中的样地 F 的 Shannon-Wiener 多样性指数最高，与其他所有样地的 Shannon-Wiener 多样性指数呈显著差异（$P<0.05$）。位于最低海拔的样地 A 的 Shannon-Wiener 多样性指数仅次于样地 F 和样地 I，且样地 A 与样地 H、样地 D、样地 J、样地 E 的 Shannon-Wiener 多样性指数相近，无显著差异（$P>0.05$）。

有冬虫夏草生长的样地 F 的 Shannon-Wiener 多样性指数最高，与其他所有样地呈显著差异（$P<0.05$）。有冬虫夏草生长的样地 I 的 Shannon-Wiener 多样性指数次之，有冬虫夏草生长的样地 K 的 Shannon-Wiener 多样性指数最小，无冬虫夏草生长的样地的 Shannon-

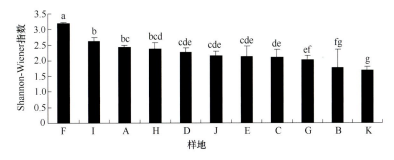

图 14-2 各样地植物群落的 Shannon-Wiener 多样性指数

Figure 14-2 Shannon-Wiener diversity index of the plant community in the sample site A to K

不同小写字母表示各样地间方差分析差异显著（$P<0.05$）

Different lowercase letters mean significant difference between eachother（$P<0.05$）

Wiener 多样性指数有的比有冬虫夏草生长的样地的 Shannon-Wiener 多样性指数高，有的却要低些。

14.3.2 Simpsons 多样性指数

海拔最高的样地 K 的 Simpsons 多样性指数较低，仅仅高于样地 B（图 14-3），与样地 B 的 Simpsons 多样性指数呈显著差异（$P<0.05$）。海拔适中的样地 F 的 Simpsons 多样性指数在所有样地中最高。海拔最低的样地 A 的 Simpsons 多样性指数较高，仅次于样地 F 和样地 I，样地 B 的 Simpsons 多样性指数最低，并与其他所有样地的 Simpsons 多样性指数呈显著差异（$P<0.05$）。

有冬虫夏草生长的样地 F 与无冬虫夏草生长的样地 A 中的 Simpsons 多样性指数相近，无显著差异（$P>0.05$）（图 14-3）。有冬虫夏草生长的样地 D 和样地 G 与无冬虫夏草生长的样地 C、样地 J 中的 Simpsons 多样性指数相近，无显著性差异（$P>0.05$）。

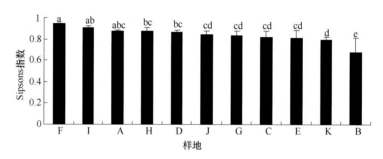

图 14-3 各样地植物群落的 Simpsons 多样性指数

Figure 14-3 Simpsons diversity index of the plant community in the sample site A to K

不同小写字母表示各样地间方差分析差异显著（$P<0.05$）

Different lowercase letters mean significant difference between eachother（$P<0.05$）

14.3.3 Pielou 均匀度指数

海拔最高的样地 K 的植物 Pielou 均匀度指数最高，和海拔最低的样地 A 的植物 Pielou 均匀度指数相近，无显著差异（$P>0.05$）（图 14-4）。海拔仅比样地 A 高的样地 B 的植物均匀度指数最小。可见，各样地的植物 Pielou 均匀度指数与海拔并无密切关系。

有冬虫夏草生长的样地 K、样地 F 和样地 I 中的植物 Pielou 均匀度指数大小分别名列前三，而排在第四位的却是海拔最低的无冬虫夏草生长的样地 A。有冬虫夏草生长的样地 E 和无冬虫夏草生长的样地 B 中的植物 Pielou 均匀度指数大小分别排在最后两位，且无显著差异（$P>0.05$）。故有冬虫夏草生长的样地和无冬虫夏草样地之间的 Pielou 均匀度指数无明显规律。

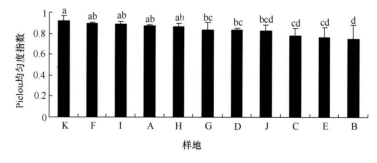

图 14-4 各样地植物群落的 Pielou 均匀度指数

Figure 14-4 Pielou evenness index of the plant community in the sample site A to K

不同小写字母表示各样地间方差分析差异显著（$P<0.05$）

Different lowercase letters mean significant difference between eachother（$P<0.05$）

14.3.4 物种丰富度

海拔最低的样地 A 的植物种丰富度与海拔较高的样地 D、样地 H、样地 C、样地 J 的植物种丰富度相近，无显著性差异（$P>0.05$）（图 14-5）。海拔最高的样地 K 植物种丰富度最低，与其他所有样地的植物种丰富度呈显著差异（$P<0.05$）。但海拔高度适中的样地 F 植物种丰富度最高，与其他所有样地呈显著差异（$P<0.05$）。

有冬虫夏草生长的样地 F 的物种丰富度最高（图 14-5），和其他所有样地呈显著差异（$P<0.05$）；有冬虫夏草生长的样地 K 的物种丰富度最低，仅为 6.4，也和其他所有样地物种丰富度呈显著差异（$P<0.05$）。这说明有冬虫夏草生长的样地和无冬虫夏草的样地的植物种丰富度有高有低，参差不齐，无明显规律。

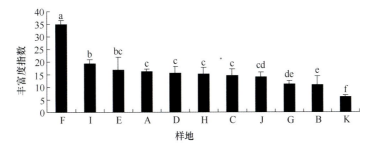

图 14-5　各样地植物群落的物种丰富度指数

Figure 14-5　Species richness of the plant community in the sample site A to K

不同小写字母表示各样地间方差分析差异显著（$P<0.05$）

Different lowercase letters mean significant difference between eachother（$P<0.05$）

14.3.5 植物地下部生物量

草本植物地下部生物量为 714.27～3323.26 g/m^2（图 14-6），样地 C 地下部生物量最大，样地 F 地下部生物量最小，样地 C、样地 I、样地 E 与样地 F、样地 H、样地 J 的地下部生物量呈显著性差异（$P<0.05$）。

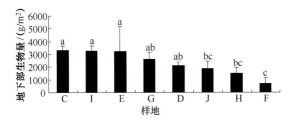

图 14-6　各样地植物群落地下部生物量

Figure 14-6　Root yield of the plant community in sample sites

不同小写字母表示各样地间方差分析差异显著（$P<0.05$）

Different lowercase letters mean significant difference between eachother（$P<0.05$）

14.3.6 植物地上部生物量

草本植物地上部生物量为 545.87～3459.40 g/m^2（图 14-7），样地 A、样地 B、样地 C 和样地 J 均为无冬虫夏草形成的样地，这四个样地的草本植物地上部生物量依次排在前四位。样地 D、样地 G、样地 I 和样地 F 均为有冬虫夏草生长的样地，而这些样地的草本植物地上部生物量比较相近，无显著差异（$P>0.05$），并低于无冬虫夏草生长的样地上的草本植物地上部生物量。

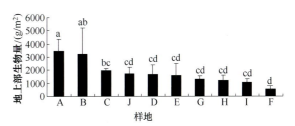

图 14-7　各样地植物群落地上部生物量

Figure 14-7　Shoot yield of the plant community in sample sites

不同小写字母表示各样地间方差分析差异显著（$P<0.05$）

Different lowercase letters mean significant difference between eachother（$P<0.05$）

14.3.7 寄主幼虫密度

色季拉山蝠蛾幼虫密度为 0～71.33 头/m^2（图 14-8）。样地 F 中的虫口密度最高，71.33 头/m^2，与其他各样地均呈显著性差异（$P<0.05$），其他所有样地之间均无显著性差异（$P>0.05$）。该样地位于中山大学青藏高原特色资源科学工作站试验地内，释放了寄主昆虫虫卵，应该是该样地寄主幼虫虫口密度增高的主要原因。

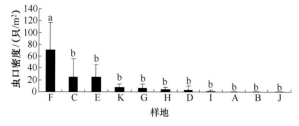

图 14-8　各样地寄主幼虫密度

Figure 14-8　The population density of host larvae in the sample site A to K

不同小写字母表示各样地间方差分析差异显著（$P<0.05$）

Different lowercase letters mean significant difference between eachother（$P<0.05$）

14.3.8　群落相似性分析

由表 14-13 可知，各样地植被 Jaccard 相似性系数波动范围为 0～0.73。海拔相近的样地的群落相似性较大，随着海拔差距的增大，样地间的相似性明显减小，以至于位于海拔 4000 m 以下的样地 A 和样地 B 与位于较高海拔的样地 J 和最高海拔的样地 K 间的群落相似性为 0，位于海拔 4000～4200 m 的样地 C、样地 E、样地 F 和样地 G 与位于最高海拔的样地 K 的相似性为 0。

表 14-13　各样地植物群落间 Jaccard 相似系数矩阵

Table 14-13　Jaccard similarity index of the plant community in the sample site A to K

	A	B	C	D	E	F	G	H	I	J	K
A	—	0.30	0.14	0.12	0.12	0.16	0.18	0.04	0.04	0	0
B	—	—	0.19	0.17	0.12	0.21	0.22	0.02	0.02	0	0
C	—	—	—	0.73	0.60	0.40	0.42	0.31	0.13	0.13	0
D	—	—	—	—	0.62	0.39	0.44	0.32	0.29	0.13	0
E	—	—	—	—	—	0.38	0.43	0.28	0.28	0.06	0
F	—	—	—	—	—	—	0.36	0.15	0.15	0.00	0
G	—	—	—	—	—	—	—	0.19	0.22	0.02	0
H	—	—	—	—	—	—	—	—	0.48	0.32	0.03
I	—	—	—	—	—	—	—	—	—	0.29	0.03
J	—	—	—	—	—	—	—	—	—	—	0.04
K	—	—	—	—	—	—	—	—	—	—	—

14.3.9　寄主幼虫密度与植物群落指数间的相关性

寄主幼虫密度与植物群落物种丰富度呈极显著正相关（$P<0.01$）（表 14-14），与 Shannon-Wiener 多样性指数呈显著正相关（$P<0.05$），这表明蝠蛾幼虫虫口密度受植物种丰富度和 Shannon-Wiener 多样性指数影响较大，蝠蛾幼虫虫口密度会随着植物种丰富度和植物多样性指数的增大而增大。

表 14-14　寄主幼虫密度和植物群落指标间的皮尔森相关系数

Table 14-14　Pearson's correlation coefficients between host larvae density and plant community

	PD	S	D	H	E	BB	AB
PD	1	—	—	—	—	—	—
S	0.806**	1	—	—	—	—	—
D	0.407	0.699*	1	—	—	—	—
H	0.626*	0.947**	0.860**	1	—	—	—
E	0.129	0.242	0.651*	0.429	1	—	—
BB	−0.424	−0.569	−0.601	−0.605	−0.610	1	—
AB	−0.516	−0.548	−0.627	−0.558	−0.442	0.574	1

注：PD，寄主幼虫密度；E，Pielou 均匀度指数；S，植物种丰富度；D，Simpsons 多样性指数；H，Shannon-Wiener 多样性指数；BB，植被地下部生物量；AB，植被地上部生物量；* 显著相关（$P<0.05$），** 极显著相关（$P<0.01$）

Note: PD, Host larvae density; E, Pielou evenness index; S, Species richness; D, Simpsons diversity index; H, Shannon-Wiener diversity index; BB, Below-ground biomass; AB, Above-ground biomass; * means significant correlation at 0.05 level, ** means significant correlation at 0.01 level

14.4 讨论

14.4.1 冬虫夏草适生地草甸植物群落的组成

为了了解冬虫夏草生境中冬虫夏草的形成与植被的关系，本研究设置了有冬虫夏草分布和无冬虫夏草分布的样地。对比分析后发现，有冬虫夏草的样地（样地D、样地F、样地G、样地I和样地K）之间共有的科为报春花科、菊科、毛茛科、莎草科、蓼科和蔷薇科；共有的属则为蓼属、委陵菜属；但在种的层面上没有共有的植物。

由于样地D、样地F、样地G、样地I和样地K都有冬虫夏草分布，在一定程度上可以认为这五个样地属冬虫夏草适生地。冬虫夏草适生地共有草本植物66种，隶属于20科45属，分别为报春花科的白心球花报春、杂色报春花、柔软点地梅，车前科的车前草，唇形科的薄荷、西藏糙苏、异色荆芥、夏枯草，灯心草科的甘川灯心草、多花地杨梅，禾本科的发草，虎耳草科的三脉梅花草，桔梗科的大萼蓝钟花、丽江蓝钟花、裂叶蓝钟花，菊科的卵叶风毛菊、双齿风毛菊、羽裂风毛菊、厚喙菊、西藏蒲公英、林芝囊吾、毛叶囊吾、尼泊尔香青、东俄洛紫菀，蓼科的细茎蓼、狭叶圆穗蓼、珠芽蓼、尼泊尔酸模，柳叶菜科的锡金柳叶菜，龙胆科的林芝龙胆、珠峰龙胆、藏獐芽菜，牻牛儿苗科的多花老鹳草、长根老鹳草，毛茛科的高原毛茛、高山唐松草、钩柱唐松草、草玉梅、卵叶银莲花、西藏银莲花，茜草科的红花拉拉藤，蔷薇科的西藏草莓、矮地榆、显脉山梅草、大萼委陵菜、蕨麻委陵菜、纤细委陵菜、银光委陵菜、楔叶委陵菜，伞形科的西藏白苞芹、三幅柴胡、滇芹、聂拉木厚棱芹、西藏厚棱芹、紫茎前胡，石竹科的大花卷耳，十字花科的葶苈，莎草科的大花嵩草、膨囊薹草、萨嘎薹草，玄参科的昌都马先蒿、聚花马先蒿、美丽马先蒿、察隅婆婆纳、川藏短腺小米草。

李泉森（1990）在康定冬虫夏草产区的研究发现，植物种组成为高山嵩草、拳参、野青茅、鸦跖花、海韭菜、尖齿报春、高山龙胆、圆穗蓼、点地梅、川滇薹草、细叶早熟禾、禾叶风毛菊、小大黄等，隶属于8科（莎草科、蓼科、禾本科、毛茛科、水麦冬科、报春花科、龙胆科、菊科）12属（嵩草属、野青茅属、鸭跖草属、水麦冬属、报春花属、龙胆属、蓼属、点地梅属、薹草属、早熟禾属、风毛菊属、大黄属）。通过比较分析，色季拉山冬虫夏草产区与康定冬虫夏草产区的共同科为报春花科、莎草科、蓼科、菊科、禾本科、毛茛科和龙胆科；共同属为嵩草属、蓼属、报春花属、龙胆属、点地梅属、薹草属和风毛菊属；也未发现共同种。

与那曲地区冬虫夏草产区的植被组成相比，那曲草甸植被组成为矮生嵩草、薹草、早熟禾、珠芽蓼、风毛菊、圆穗蓼、冷地早熟禾、青藏龙胆、狼毒、垫状点地梅、黑褐薹草、高山唐松草、角蒿、垫状蚤缀、矮火绒草、委陵菜、火绒草、鬼箭锦鸡儿、高山嵩草、草地早熟禾、垂穗披碱草、斑唇马先蒿、藏荨麻、叉枝蓼、龙胆、唐山拉虎耳草等，属于14科（莎草科、禾本科、菊科、蓼科、龙胆科、瑞香科、报春花科、毛茛科、石竹科、蔷薇科、玄参科、荨麻科、豆科、虎耳草科）19属（薹草属、虎耳草属、龙胆属、锦鸡儿属、蓼属、早熟禾属、荨麻属、马先蒿属、披碱草属、早熟禾属、嵩草属、火绒草属、委陵菜属、蚤缀属、蒿属、唐松草属、点地梅属、狼毒属、风毛菊属）（陈仕江等，2001）。比较后发现，色季拉山冬虫夏草产区和那曲冬虫夏草产区的共同科有莎草科、禾本科、菊科、蓼科、龙胆科、报春花科、毛茛科、石竹科、蔷薇科、玄参科和虎耳草科；共同的属有薹草属、龙胆属、蓼属、马先蒿属、嵩草属、委陵菜属、点地梅属、风毛菊属和唐松草属；高山唐松草是两个地区共有的植物种。

青海省杂多县冬虫夏草产区高寒草甸所包含的植物种类为矮生嵩草、多垂穗披碱草、裂委陵菜、珠芽蓼、高山嵩草、禾叶风毛菊、一岁薹草、波伐早熟禾、麻花艽、高山唐松草、肉果草、头花蓼、火绒草、乳白香青、异花针茅、胎生早熟禾、大花龙胆、碎米蕨叶马先蒿、西藏早熟禾、线叶嵩草、短管兔耳草、细柄茅、黄花棘豆、川西小黄菊、蒲公英等，隶属于8科（莎草科、蓼科、禾本科、菊科、蔷薇科、龙胆科、玄参科、豆科）19属（嵩草属、蓼属、薹草属、风毛菊属、委陵菜属、龙胆属、唐松草属、肉果草属、火绒草属、香青属、披碱草属、针茅属、早熟禾属、蒲公英属、马先蒿属、兔耳草属、细柄茅属、匹菊属、棘豆属）（徐海峰，2007）。通过本研究与徐海峰的研究的比较分析发现，色季拉山冬虫夏草产区与青海省杂多县冬虫夏草产区的共同植物科为莎草科、蓼科、禾本科、菊科、蔷薇科、龙胆科和玄参科；共有属为蒿草属、蓼属、薹草属、风毛菊属、委陵菜属、龙胆属、唐松草属、香青属、马先蒿属和蒲公英属；珠芽蓼和高山唐松草是共有的植物种类。

综上所述，在冬虫夏草分布的区域，莎草科、蓼科和菊科的植物分布的相对较多。虽然共同的植物不多，但还是发现莎草科、蓼科和菊科，尤其蓼属可能与冬虫夏草的形成关系密切，但植物种与冬虫夏草并没有十分密切的关系。

14.4.2　植物多样性与冬虫夏草形成的关系

吴庆贵（2007）的研究表明，冬虫夏草的数量分布与植物群落物种丰富度和多样性指数没有显著相关性，但物种丰富度与冬虫夏草数量分布联系较为紧密。在本研究中，色季拉山冬虫夏草分布生境与非分布生境的植物多样性和物种丰富度指数无明显规律，这与吴庆贵（2007）的研究结果一致。但蝠蛾幼虫虫口密度与Shannon-Wiener多样性指数呈显著正相关（$P<0.05$）（表14-14），与物种丰富度呈极显著正相关（$P<0.01$）。这可能是因为植物多样性越高、物种丰富度越大，越有利于蝠蛾幼虫取食，对蝠蛾幼虫虫口密度承载能力越强。

14.4.3　植被生物量对冬虫夏草形成的影响

海拔最低的样地A和样地B的植物地上部生物量最高（图14-7），可能是因为海拔低的样地A和样地B几乎没有牦牛采食，导致这两个样地的植物地上部生物量较大。同时，有冬虫夏草分布样地的植物地上部生物量要低于无冬虫夏草样地的植物地上部生物量。因此推测，植物地上部生物量越大，可能不利于冬虫夏草的形成，原因是过度茂盛的植物生境不利于冬虫夏草的发生。但这一现象还需进一步调查验证。

第15章 冬虫夏草适生地土壤特性

【摘要】 系统分析了色季拉山冬虫夏草适生地和非适生地高寒草甸的土壤特性。结果表明，中间海拔的冬虫夏草发生地样地F土壤含有最高浓度的速效氮（SN）、全磷（TP）、全氮（TN）和最大容重（BD）与最低土壤温度（ST），最低海拔的非冬虫夏草发生地样地A的速效钾（AK）、总磷（TP）和pH最低，土壤特征与海拔没有表现出明显关系。土壤温度（ST）与植物种丰富度（S）和Shannon-Wiener多样性指数（H'）显著负相关（$P<0.05$），与Simpsons多样性指数呈极显著负相关（$P<0.01$），这表明土壤温度升高降低了植物物种丰富度和多样性。但土壤温度与植物地上部生物量表现出极显著正相关关系（$P<0.01$），土壤湿度也与植物地上部生物量呈显著正相关（$P<0.05$），说明土壤温度和湿度升高促进了植物地上部分的生长，而植物地上生物量的增加可能会抑制冬虫夏草的形成，所以较高的土壤温度和湿度可能不利于冬虫夏草的形成。因此，全球变暖将可能对冬虫夏草资源的可持续发展产生负面影响。土壤总磷（TP）含量与寄主幼虫种群密度极显著正相关（$P<0.01$），具体原因有待进一步研究。

土壤是冬虫夏草发生的载体，为其寄主幼虫提供栖息地和赖以生存的食物资源（植物根系），是影响冬虫夏草发生和资源可持续利用的关键因素之一。前人虽有研究报道（陈仕江等，2001；刘兆红和李玉玲，2006；王宏生等；2006），但缺乏系统研究。本章对西藏色季拉山冬虫夏草适生地和非适生地高寒草甸土壤特征进行了系统调查，并分析了土壤特征与冬虫夏草发生之间的可能关系（胡志坚，2010；Han et al., 2014）。

15.1 样地设置与样品采集、测定

样地设置与基本信息、编号同本书第14章14.1，土壤采样方法参照《土壤化验分析样品的采集与制备》（莫巍，2007）。

土壤中有效养分的含量随着季节的改变而有很大的变化，其变化的因素主要包括：温度、水分、施肥等。因此，采集土样时要注意时间因素，同一时间内采集的土样分析结果才能相互比较。

采集时，先除去地表杂质，再用铁锹切成"V"形小坑，取0~20 cm深、10 cm宽、1~2 cm厚的土片，约400 g作为土样。如此在每个样地重复取样五次，将五次所采集的土壤放在保鲜膜上，用手捏碎混匀，用四分法（将从各点采集的土样充分混合均匀，摊平，划分十字把土分为四份，取对角两份，缩分至1 kg左右。

土样放入样品袋前，内外附上标签，要一式两份，土袋内外各一份。

采用HCl-H_2SO_4法（鲍士旦，1999）测定土壤速效磷（available phosphorus，AP）；采用碱解蒸馏法（中国科学院南京土壤研究所，1978）测定土壤水解氮（soluble nitrogen，SN）；采用NH_4OAc溶液浸提、火焰光度法（鲍士旦，1999）测定土壤速效钾（available potassium，AK）；采用$HClO_4$-H_2SO_4消解、钼锑抗比色法（鲍士旦，1999）测得土壤全磷含量；采用$H2SO4$消煮－碱解蒸馏法（中国科学院南京土壤研究所，1978）测定土壤全氮含量；土壤全钾（total potassium，TK）测定采用鲍士旦（1999）的方法；采用热稀释$K_2Cr_2O_7$法（鲍士旦，1999）测得土壤有机质含量；用200 cm³土壤环刀（soil sample ring kits）取土（每样地重复3次），测定土壤容重（soil Bulk Density，BD）；pH和土壤湿度（soil moisture，SM）采用便携式土壤pH仪（takemura electric works LTD）现场测定，土壤温度（soil temperature，ST）和土壤含水量（soil water content，WC）采用POGO便携式土壤传感器现场测定。

15.2 土壤特征

15.2.1 速效磷

色季拉山高寒草甸土壤速效磷浓度为 11.13~39.91 mg/kg（图 15-1），其中样地 G 土壤速效磷浓度最高，为 39.91 mg/kg，显著高于除样地 E、B 外的其他样地，样地 J 浓度最低，为 11.13 mg/kg。

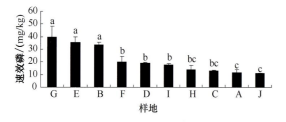

图 15-1　A~J 样地土壤速效磷浓度
Figure 15-1　The content of available phosphorus in the soil of sample site A to J
不同小写字母表示各样地间方差分析差异显著（$P<0.05$）
Different lowercase letters mean significant difference between each other（$P<0.05$）

15.2.2 碱解氮

色季拉山高寒草甸土壤碱解氮浓度为 95.67~613.26 mg/kg（图 15-2），其中样地 F 土壤速效氮浓度最大，为 613.26 mg/kg，样地 B 土壤速效氮浓度最小为 95.67 mg/kg，海拔最低的两个样地即样地 A 和样地 B 的碱解氮浓度最低，同时也是没有发现土壤速效氮浓度与冬虫夏草发生的联系规律。

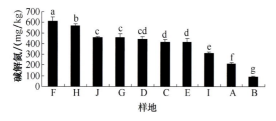

图 15-2　A~J 样地土壤碱解氮浓度
Figure 15-2　The content of soluble nitrogen in the soil of sample site A to J
不同小写字母表示各样地间方差分析差异显著（$P<0.05$）
Different lowercase letters mean significant difference between each other（$P<0.05$）

15.2.3 速效钾

色季拉山高寒草甸土壤速效钾浓度为 81.20~218.23 mg/kg（图 15-3），其中样地 B 的土壤速效钾浓度最高，为 218.23 mg/kg，样地 A 的土壤速效钾浓度最低，为 81.20 mg/kg，且样地 A 土壤速效钾浓度与其他所有样地中的土壤速效钾浓度呈显著差异（$P<0.05$）。冬虫夏草发生地与非发生地的样地之间没有明显的规律可循。

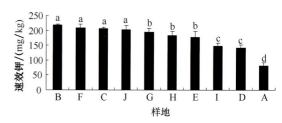

图 15-3　A~J 样地土壤速效钾浓度
Figure 15-3　The content of available potassium in the soil of sample site A to J
不同小写字母表示各样地间方差分析差异显著（$P<0.05$）
Different lowercase letters mean significant difference between each other（$P<0.05$）

15.2.4 全磷

色季拉山高寒草甸土壤全磷含量为 0.10~0.64 g/kg（图 15-4），样地 F 土壤全磷含量最高，为 0.64 g/kg，样地 A 土壤全磷含量最低，为 0.10 g/kg。有冬虫夏草生长的样地土壤全磷含量几乎都显著高于非冬虫夏草发生地样地土壤的磷含量，说明全磷含量可能对冬虫夏草发生有一定的影响。

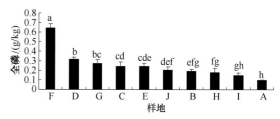

图 15-4　A~J 样地全磷含量
Figure 15-4　The content of total phosphorus in the soil of sample site A to J
不同小写字母表示各样地间方差分析差异显著（$P<0.05$）
Different lowercase letters mean significant difference between each other（$P<0.05$）

15.2.5 全氮

色季拉山高寒草甸土壤全氮含量为 1.32~

4.79 g/kg（图15-5），其中样地F土壤全氮含量最高，为4.79 g/kg，显著高于其他所有样地土壤的全氮含量（$P<0.05$）；样地B土壤全氮含量最低，为1.32 g/kg，显著低于其他所有样地土壤的全氮含量（$P<0.05$）。有冬虫夏草发生的4个样地D、F、G、I的土壤全氮相互间差异显著（$P<0.05$），说明土壤全氮含量不一定与冬虫夏草发生具有关联性。

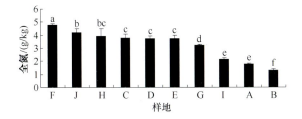

图15-5　A~J样地全氮含量

Figure 15-5　The content of total nitrogen in the soil of sample site A to J

不同小写字母表示各样地间方差分析差异显著（$P<0.05$）

Different lowercase letters mean significant difference between each other（$P<0.05$）

15.2.6　全钾

色季拉山高寒草甸土壤全钾含量为22.82~27.13 g/kg（图15-6），其中样地D土壤全钾含量最高，为27.13 g/kg，与样地C和样地E土壤全钾含量呈显著差异（$P<0.05$）。样地E土壤全钾含量最低，为22.82 g/kg，该样地除了与样地D的土壤全钾含量呈显著差异外，还和样地I的土壤全钾含量呈显著差异（$P<0.05$）。其余各样地土壤全钾含量均无显著差异，如冬虫夏草发生地样地F、G、I均与非冬虫夏草发生地样地A、B、H、J无显著差异（$P>0.05$），说明土壤全钾含量对冬虫夏草的发生没有显著影响。

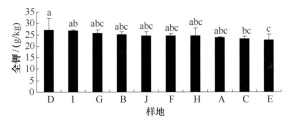

图15-6　A~J样地全钾含量

Figure 15-6　The content of total potassium in the soil of sample site A to J

不同小写字母表示各样地间方差分析差异显著（$P<0.05$）

Different lowercase letters mean significant difference between each other（$P<0.05$）

15.2.7　有机质

色季拉山高寒草甸土壤有机质含量为40.10~120.05 g/kg（图15-7），为土壤重量的4%~12%。样地J土壤有机质含量最高，为120.05 g/kg，显著高于其他所有样地的土壤有机质含量（$P<0.05$）。样地B土壤有机质含量最低，为40.10 g/kg，与其他所有样地的土壤有机质含量呈显著差异（$P<0.05$）。从有机质含量分布情况来看，与冬虫夏草发生没有必然联系。

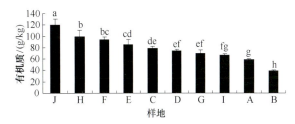

图15-7　A~J样地有机质含量

Figure 15-7　The content of organic matter in the soil of sample site A to J

不同小写字母表示各样地间方差分析差异显著（$P<0.05$）

Different lowercase letters mean significant difference between each other（$P<0.05$）

15.2.8　pH

色季拉山高寒草甸土壤pH为6.17~6.75（图15-8），表明高寒草甸土壤环境为弱酸性。其中样地A土壤pH最低，为6.17，显著低于其他所有样地土壤的pH（$P<0.05$）。样地C土壤pH最高，为6.75，与冬虫夏草发生地样地D、G和K的土壤pH无显著差异。

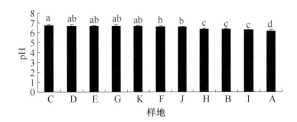

图15-8　A~K样地pH

Figure 15-8　Soil pH of sample site A to K

不同小写字母表示各样地间方差分析差异显著（$P<0.05$）

Different lowercase letters mean significant difference between each other（$P<0.05$）

15.2.9 湿度

色季拉山高寒草甸土壤湿度为60%～100%（图15-9），其中非冬虫夏草发生地样地A的土壤湿度最高，为100%，其他非冬虫夏草发生地样地B、C、E的土壤湿度均显著高于冬虫夏草发生地样地D、F、G、I、K（$P<0.05$）。由图15-9可知，冬虫夏草发生地样地的土壤湿度范围为60%～80%，这表明了冬虫夏草发生的最适土壤湿度范围。

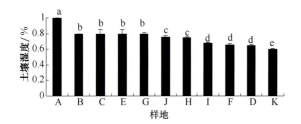

图 15-9　A～K样地土壤湿度

Figure 15-9　Soil moisture of sample site A to K

不同小写字母表示各样地间方差分析差异显著（$P<0.05$）

Different lowercase letters mean significant difference between each other（$P<0.05$）

15.2.10 温度

取样期间的色季拉山高寒草甸土壤温度为14.4～18.27℃（图15-10），非冬虫夏草发生地样地B的土壤温度最高，为18.27℃，与其他所有样地的土壤温度呈显著差异（$P<0.05$）。冬虫夏草发生地样地F土壤温度最低，为14.4℃，除与样地G土壤温度无显著差异外，与其他样地均有显著差异（$P<0.05$），可能是该样地灌丛覆盖度较高的原因。海拔最高并有冬虫夏草生长的样地K的土壤温度较高，仅次于样地B的土壤温度，可能与坡向和调查时间有关。

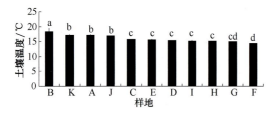

图 15-10　A～K样地土壤温度

Figure 15-10　Soil temperature of sample site A to K

不同小写字母表示各样地间方差分析差异显著（$P<0.05$）

Different lowercase letters mean significant difference between each other（$P<0.05$）

15.2.11 含水量

色季拉山土壤含水量为38%～41%（图15-11），冬虫夏草发生地样地G土壤含水量最高，显著高于样地B、F、J（$P<0.05$），与其他样地之间均无显著差异。总体来说，各样地土壤含水量差异并不是太明显，可能是由于色季拉山降水量较大的原因。

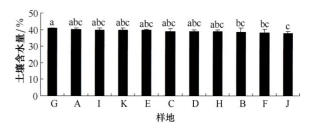

图 15-11　A～K样地土壤含水量

Figure 15-11　Soil water content of sample site A to K

不同小写字母表示各样地间方差分析差异显著（$P<0.05$）

Different lowercase letters mean significant difference between each other（$P<0.05$）

15.2.12 容重

色季拉山高寒草甸土壤容重为0.90～1.33 g/cm³（图15-12），样地F土壤容重最高。样地B土壤容重最低，显著低于其他所有样地的土壤容重（$P<0.05$）。没有发现样地土壤容重与冬虫夏草发生的关联性（$P<0.05$）。

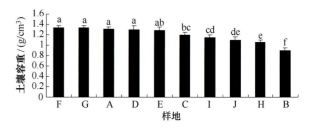

图 15-12　A～J样地土壤容重

Figure 15-12　Soil bulk density of sample site A to J

不同小写字母表示各样地间方差分析差异显著（$P<0.05$）

Different lowercase letters mean significant difference between each other（$P<0.05$）

15.3 土壤特征与植物群落和寄主幼虫密度的相关性分析

中间海拔的冬虫夏草发生地样地F土壤含有最高浓度的速效氮（SN）、全磷（TP）、全氮（TN）和最大容重（BD）与最低土壤温度（ST），最低海拔的非冬虫夏草发生地样地 A 的速效钾（AK）、总磷（TP）和 pH 最低，土壤特征与海拔没有表现出明显关系。根据相关性分析结果（表 15-1），土壤温度（ST）与植物种丰富度（S）和 Shannon-Wiener 多样性指数（H'）显著负相关（$P<0.05$），与 Simpsons 多样性指数呈极显著负相关（$P<0.01$），这表明土壤温度升高降低了植物物种丰富度和多样性。但土壤温度与植物地上部生物量表现出极显著正相关关系（$P<0.01$），土壤湿度也与植物地上部生物量显著正相关（$P<0.05$），说明土壤温度和湿度升高促进了植物地上部分的生长。此外，土壤速效氮（SN）含量与植物生物量（包括地上部分和地下部分）极显著负相关（$P<0.01$），土壤总氮（TN）与植物生物量（包括地上部分和地下部分）显著负相关（$P<0.05$），海拔高度与植物地上部分生物量显著负相关，说明高海拔不利于植物地上部分的生长。除土壤总磷（TP）含量与寄主幼虫种群密度极显著正相关（$P<0.01$）外，其他土壤特征与寄主幼虫种群密度没有显著相关关系。

表 15-1　各样地生态因子的皮尔森相关系数
Table 15-1　Pearson's correlation coefficients for ecological factors within the sampling areas

	PD	S	D	H	E	AB	BB
AP	0.047	−0.215	−0.493	−0.402	−0.483	−0.03	0.287
SN	0.544	0.502	0.646*	0.517	0.435	−0.849**	−0.894**
AK	0.364	0.047	−0.378	−0.192	−0.417	−0.359	−0.306
TP	0.888**	0.794**	0.385	0.613	0.249	−0.591	−0.653*
TN	0.588	0.462	0.487	0.396	0.193	−0.734*	−0.711*
TK	−0.319	−0.033	0.171	0.109	0.356	−0.238	−0.141
OM	0.277	0.293	0.473	0.324	0.272	−0.597	−0.574
pH	0.353	−0.093	−0.097	−0.251	−0.195	0.476	−0.122
SM	−0.253	−0.120	−0.155	−0.082	−0.380	0.762*	0.484
ST	−0.535	−0.620*	−0.759**	−0.664*	−0.282	0.896**	0.305
WC	−0.386	−0.468	−0.139	−0.375	0.065	0.141	0.656*
海拔	−0.013	−0.139	0.210	−0.081	0.414	−0.754*	−0.161
BD	0.434	0.416	0.620*	0.451	0.385	−0.316	0

注：E，Pielou 均匀度指数；S，植物种丰富度；D，Simpsons 多样性指数；H'，Shannon-Wiener 多样性指数；PD，蝠蛾幼虫虫口密度；AP，土壤速效磷浓度；SN，土壤碱解氮浓度；AK，土壤速效钾浓度；TP，土壤全磷含量；TN，土壤全氮含量；TK，土壤全钾含量；OM，土壤有机质含量；pH，土壤 pH；SM，土壤湿度；ST，土壤温度；WC，土壤含水量；BB，植物地下部生物量；AB，植物地上部生物量；BD，土壤容重；* 显著相关（$P<0.05$），** 极显著相关（$P<0.01$）

Note: E, Pielou evenness index; S, Species richness; D, Simpsons diversity index; H', Shannon-Wiener diversity index; PD, Population density of host insect larvae; AP, Available Phosphorus; SN, Soluble Nitrogen; AK, Available Potassium; TP, Total Phosphorus; TN, Total Nitrogen; TK, Total Potassium; OM, Organic matter; pH, Soil pH; SM, Soil moisture; ST, Soil temperature; WC, Soil water content; BB, Below-ground biomass; AB, Above-ground biomass; BD, Soil bulk density; * means significant correlation at the 0.05 level; ** means highly significant correlation at the 0.01 level

已有研究表明，青海省玉树藏族自治州冬虫夏草产区土壤含水量为 40%～60%（刘兆红和李玉玲，2006），青海省海南藏族自治州贵德县冬虫夏草产区平均土壤含水量为 40.35%（王宏生等，2006），西藏那曲冬虫夏草产区的土壤含水量约为 30%（陈仕江等，2001）。本章研究结果表明，冬虫夏草发生地的土壤含水量为 38.3%～41.0%，略低于青海省玉树藏族自治州的冬虫夏草发生地，但与青海省海南藏族自治州贵德县和西藏那曲的冬虫夏草发生地相近。同时，土壤含水量（WC）与植物地下部生物量（BB）呈显著正相关（$P<0.05$），这表明较湿润的环境有利于植物地下部的生长；土壤湿度（SM）与植物地上部生物量（AB）呈显著正相关（$P<0.05$），本书第 14 章的研究结果表明，较高的植物地上部生物量可能会抑制冬虫夏草的形成，所以较高的土壤温度和湿度会促进植物地上部的生长，但可能不利于冬虫夏草的形成。因此推测，随着全球变暖，大气温度升高，将会对冬虫夏草资源的可持续发展产生负面影响。

至于土壤全磷含量与寄主幼虫种群密度极显著正相关的原因，本章的研究结果难以解释，还有待进一步研究。

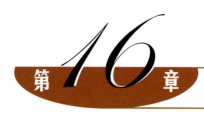

第16章 土壤真菌群落与主要虫生真菌

【摘要】采用qPCR方法和DGGE技术，对冬虫夏草适生地土壤中的主要虫生真菌（冬虫夏草菌、拟青霉、白僵菌），以及真菌群落组成进行了研究。通过物理破碎、化学裂解和柱吸附纯化，建立了适合提取高寒草甸土壤总DNA的方法；从土壤总DNA中共检测出代表61种真菌的条带，群落多样性指数Shannon-Weiner（H'）（2.029～3.053）高；冬虫夏草周围的土壤中（深度0~16 cm，水平距离4~20 cm）均有冬虫夏草菌分布，且丰度随着土壤深度及水平距离的递增而减少，深度超过16 cm的土壤中未检出；蝙蝠蛾拟青霉及拟青霉SJL0906菌株在土壤样品中的检出率分别为25%和37.5%；43.8%的土壤样品检测出白僵菌，每克干土中白僵菌基因组DNA含量为1.60×10^4～7.08×10^5 fg，白僵菌丰度高的样地寄主幼虫白僵菌病害发病率较高。

土壤既为寄主幼虫提供了栖息地，也为冬虫夏草发生提供了场所，同时还是寄主昆虫病原微生物生长和繁殖的天然培养基，而且土壤微生物资源丰富多样。王宏生（2008）对冬虫夏草适生地土壤中微生物量的季节动态变化进行了研究，但未涉及具体的真菌种类。

DGGE技术是研究土壤（Anderson and Cairney, 2004）、活性污泥（Liu et al., 2002；Fang et al., 2002）、生物膜（Zhang and Fang, 2001）、堆肥（Zhang et al., 2011）等环境样品中的微生物群落多样性及种群动态变化的有力工具。从理论上讲，DGGE图谱上的一个条带就代表一种微生物。因而，DGGE图谱直观反映了微生物群落结构的多样性，方便判断环境中优势菌，同时有利于了解群落结构的动态变化。

本章利用建立的qPCR方法以及DGGE技术，对冬虫夏草适生地草甸土壤中寄主昆虫的病原真菌（冬虫夏草菌、拟青霉和白僵菌）及土壤真菌群落结构进行研究，以了解土壤真菌对寄主昆虫和冬虫夏草发生的影响（彭青云，2012；Peng, 2013）。

16.1 土壤总DNA提取

16.1.1 样品采集信息

采集"中山大学青藏高原特色资源科学工作站"（4156 m，29°36′N，94°36′E）周边的SA、SB、SC、SE、SF、SG样地及色季拉山SD样地、阳坡SJ、道班后山SI、纳木错SH样地的根际土壤（0~20 cm），用密封袋密封后混匀，带回实验室。用全球定位系统（global positioning system, GPS，麦哲伦600）记录各地经纬度及海拔（表16-1）。

表16-1　各采样点地理信息
Table 16-1　The geographic information of sample sites

编号	采集地	经纬度	海拔/m
SA	阳光棚	29°36′N, 94°36′E	4156
SB	基地园内B点	29°36′N, 94°36′E	4156
SC	基地园内C点	29°36′N, 94°36′E	4156
SD	冰湖	29°38′N, 94°35′E	4642
SE	双层棚	29°36′N, 94°36′E	4156
SF	265大棚	29°36′N, 94°36′E	4156
SG	单层棚	29°36′N, 94°36′E	4156
SH	纳木错	30°36′N, 91°06′E	4858
SI	道班后山	29°36′N, 94°36′E	4203
SJ	阳坡	29°36′N, 94°36′E	4190

16.1.2 土壤总 DNA 的提取

采用 Zhou 等（1996）的方法，通过物理破碎、化学裂解和柱吸附纯化，提取了采集于 SA～SJ 10 个样地共 32 个根际土壤样品的基因组 DNA，经超微量分光光度计检测，纯化后的土壤总 DNA 的 A_{260}/A_{280} 值在 1.66～1.88，A_{260}/A_{230} 值在 1.58～1.82，个别样品的 A_{260}/A_{230} 值很低（表 16-2），可能是由于在洗脱时异硫氰酸胍未完全去除，而异硫氰酸胍在 230 nm 处吸收较强，所以在空甩时要甩干，避免异硫氰酸胍残留。结果表明，DNA 产量为 13.85～53.45 μg/g 干土。DNA 经浓度 0.8% 的琼脂糖凝胶电泳检测，结果显示，DNA 条带大约 23.1 kb（图 16-1），弥散现象轻微，表明所提取的基因组 DNA 完整，提取过程没有造成 DNA 严重降解。

表 16-2　纯化后的土壤总 DNA 产量及纯度
Table 16-2　Yield and purity of purified soil DNA

土壤样品	DNA 产量/(μg/g 干土)($n=3$)	A_{260}/A_{280}	A_{260}/A_{230}	土壤样品	DNA 产量/(μg/g 干土)($n=3$)	A_{260}/A_{280}	A_{260}/A_{230}
SA01	19.39±0.46	1.78±0.05	1.67±0.04	SE03	24.10±0.82	1.88±0.06	0.05±0.00
SA02	13.85±0.11	1.79±0.03	1.78±0.04	SF01	29.03±2.70	1.70±0.03	1.66±0.02
SA03	17.35±0.40	1.77±0.05	1.74±0.03	SF02	27.71±1.15	1.68±0.04	1.60±0.03
SB01	41.37±0.86	1.76±0.03	1.74±0.05	SF03	35.99±4.76	1.84±0.07	1.64±0.03
SB02	34.61±1.37	1.76±0.05	1.66±0.06	SG01	43.03±3.89	1.73±0.02	1.72±0.04
SB03	35.81±2.29	1.81±0.07	1.70±0.05	SG02	38.23±1.93	1.79±0.02	0.08±0.00
SC01	41.07±1.49	1.81±0.03	1.80±0.03	SG03	37.11±0.97	1.78±0.04	1.75±0.04
SC02	38.09±1.97	1.77±0.07	1.62±0.05	SH01	53.45±5.08	1.81±0.03	1.60±0.02
SD01	30.24±1.01	1.81±0.05	1.79±0.04	SH02	53.14±4.82	1.80±0.06	1.72±0.05
SD02	29.90±0.94	1.86±0.05	1.80±0.05	SH03	50.14±2.17	1.84±0.03	1.70±0.04
SD03	38.07±1.76	1.82±0.06	1.72±0.04	SI01	24.74±2.69	1.76±0.05	1.69±0.01
SD04	40.71±2.06	1.82±0.03	1.82±0.06	SI02	26.58±1.80	1.84±0.04	1.81±0.08
SD05	30.60±1.87	1.81±0.06	1.73±0.05	SI03	30.12±3.91	1.86±0.07	1.82±0.07
SD06	43.98±2.26	1.82±0.04	1.76±0.05	SJ01	23.51±0.99	1.77±0.03	1.61±0.02
SE01	25.70±3.01	1.78±0.05	1.60±0.03	SJ02	18.38±1.48	1.66±0.04	1.67±0.03
SE02	23.92±1.12	1.84±0.04	1.58±0.02	SJ03	19.16±2.17	1.82±0.04	1.76±0.03

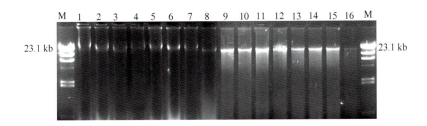

图 16-1　土壤粗提 DNA 及纯化后 DNA 琼脂糖凝胶电泳检测结果
Figure 16-1 Agarose gel electrophoresis of crude and purified DNA extracted from soils
M，分子标记；1～8，土壤 DNA 粗提液；9～16，纯化后土壤 DNA；1 和 9，样品 SB01；2 和 10，样品 SB02；3 和 11，样品 SB03；4 和 12，样品 SC01；5 和 13，样品 SC02；6 和 14，样品 SA01；7 和 15，样品 SA03；8 和 16，样品 SA02

M, molecular marker, λ-HindⅢ digest DNA Marker; lanes 1-8, crude soil DNA; lanes 9-16, purified soil DNA; lanes 1 and 9, SB01; lanes 2 and 10, SB02; lanes 3 and 11, SB03; lanes 4 and 12, SC01; lanes 5 and 13, SC02; lanes 6 and 14, SA01; lanes 7 and 15, SA03; lanes 8 and 16, SA02

16.2 土壤真菌群落结构

16.2.1 土壤真菌 DGGE 图谱

土壤总DNA ITS片段PCR扩增产物能通过DGGE得到很好的分离（图16-2），DGGE图谱反映了土壤中真菌群落结构，其中条带的多少和条带的亮度百分比分别表征了真菌种类的多少和每种真菌的相对丰度。

16.2.2 各泳道条带分布情况

各泳道条带利用Quantity One软件进行自动匹配后，共识别61条不同的条带，表示土壤样品中共有61种不同的真菌种类。表16-3显示了各泳道条带的数目及多样性指数，条带数目为20～35，多样性指数Shannon-Weiner（H'）为2.029～3.053，表明冬虫夏草适生地根际土壤中真菌种类丰富。

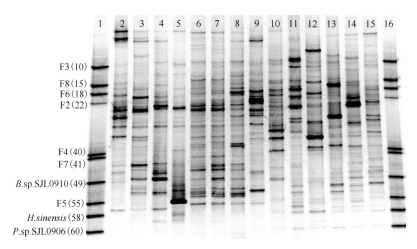

图 16-2 土壤真菌 DGGE 电泳图谱

Figure 16-2 The DGGE profiles of soil samples

注：1～16, 分子标记；2, SA01; 3, SG01; 4, SB02; 5, external mycelial cortex of SDOS1; 6, SH01; 7, SH02; 8, SJ02; 9, SE02; 10, SF02; 11, SD04; 12, SI01; 13, SI02; 14, SC01; 15, SC02

Note: 1-16, Marker; 2, SA01; 3, SG01; 4, SB02; 5, external mycelial cortex of SDOS1; 6, SH01; 7, SH02; 8, SJ02; 9, SE02; 10, SF02; 11, SD04; 12, SI01; 13, SI02; 14, SC01; 15, SC02

表 16-3 各泳道条带数及多样性指数（H'）

Table 16-3 The band numbers and Shannon-Weiner（H'）of each lane

泳道编号	条带数目	多样性指数	泳道编号	条带数目	多样性指数
1	10	2.236	9	25	2.491
2	20	2.489	10	24	2.578
3	26	2.544	11	29	2.612
4	30	2.410	12	24	2.206
5	24	2.029	13	28	2.290
6	35	3.053	14	29	2.387
7	32	2.969	15	30	2.950
8	32	2.876	16	10	2.255

各条带相对含量见表16-4。SD04、SI01、SI02、SC01及SC02样品中可检出冬虫夏草菌，这与下文20.3的检测结果一致；SA01、SB02、SF02、SD04、SI01、SI02、SC01及SC02样品均可检测到白僵菌属真菌SJL0910，这与下文20.5的检测结果相符，但20.5检测到白僵菌的样品SE02、SG01及SJ02对应泳道中没有白僵菌对应条带；SE02、SF02、SD04、SI01、SI02、SC01及SC02样品中

表 16-4　土壤样品 DGGE 条带相对含量
Table 16-4　DGGE bands relative intensity of soil samples

条带编号	DGGE 条带相对丰度 /%															
	1#	2#	3#	4#	5#	6#	7#	8#	9#	10#	11#	12#	13#	14#	15#	16#
1	0	0	0	0	0	0	0	0	0	0.462	0.291	0	0.345	0.329	0	0
2	0	11.890	1.701	0.669	2.279	5.319	3.841	1.333	0	1.132	0	0	0.563	1.698	9.736	0
3	0	18.344	0.814	0	0	0.872	0.618	0	2.258	0	1.806	0	0	0.466		0
4	0	0	3.224	2.106	0.237	0	0.385	2.493	8.528	0	0	0	0	0	0	0
5	0	0	0	0	0	1.050	0.298	0	0.942	0	0	0.345	0	0	1.549	0
6	0	0	0	0.310	0	0.725	0.764	0.457	0	0	1.008	19.564	0	0	0	0
7	0	0	2.734	0	0	0	0.445	0	0	0	0	0	0	0.306	1.864	0
8	0	0	0	0	0	0	0	0	0	0	0	0.358	2.821	3.996	0	0
9	0	0	0.216	1.370	0	4.013	1.635	6.959	0	1.725	17.542	0	0	0	0	0
10	12.612	1.008	0	0	3.578	0	0	0	2.273	1.316	0	1.342	1.846	0.723	1.218	12.582
11	0	0	0.183	0	0	0.300	0.792	0	0	0	4.1	1.534	0.61	0	3.61	0
12	0	0	0	0	1.228	0.639	0.606	1.259	1.503	1.469	0	0.578	0	1.395	0	0
13	0	1.038	0	1.384	0	1.253	0	3.228	0	0	0	0.747	0	0.298	0	0
14	0	0	0	0	0	5.228	3.731	0.470	2.044	0	3.358	0	1.011	0	0	0
15	12.488	1.670	0	1.613	0	0.503	0.629	1.861	0	7.243	0	6.322	0	1.241	1.548	12.901
16	0	1.045	2.106	0	1.230	1.481	0	3.030	0	0	2.748	0	26.516	1.725	1.158	0
17	0	0	0	0.236	0	0	0.737	0	0	6.395	14.161	0	0	0	0	0
18	10.620	0	0.224	0	0	3.127	1.567	26.884	9.035	0	0	0	0.595	0	3.471	10.840
19	0	5.378	0	2.338	0.768	0	0	0	1.071	4.355	0	7.803	0	0	0	0
20	0	0	13.579	0	0	0	0	0	0	0	10.585	0	0.715	2.478	1.503	0
21	0	0	0	0.792	0	0.457	1.367	0.855	25.580	0.414	0	1.636	0	7.953	0.431	0
22	3.647	1.288	0.641	0	0	0	0	3.980	0	1.335	0	0	0	0	0.555	4.259
23	0	3.213	2.721	24.054	1.768	7.615	6.127	0	0	0	0	0.475	2.215	39.231	12.545	0
24	0	0	0	0	21.462	0	14.040	3.464	0	3.469	19.810	1.546	0.382	0	0	0
25	0	12.536	23.240	0	0	13.149	0	0	9.120	0.753	0	0	0.515	0	0.88	0
26	0	1.281	0	0	0	0.526	1.423	4.697	4.645	4.092	0	0.700	27.727	1.925	6.865	0
27	0	16.134	0	0.223	0.489	0	0	0	0	0	2.764	0	0	0	0	0
28	0	0	0	0	0	0	0	0.507	0	0.766	0	0	0	9.556	0	0
29	0	0.85	1.149	0.882	0.744	1.092	1.284	0	0	0	2.194	6.691	0	12.194	0	0
30	0	6.096	3.649	4.970	2.518	5.204	4.043	1.474	5.799	3.646	0.438	0.339	4.328	0	3.131	0
31	0	0	0	0	0	0	0	0.645	0	19.743	0	0	0	0	0	0
32	0	0	0	0.444	0.458	1.053	0.725	0	1.050	0	3.342	0	0	0.842	6.996	0
33	0	0	0	0	0	0	0	2.213	0	0	0	0	0.615	2.280	2.359	0
34	0	9.135	3.102	0.261	0	4.890	2.445	0	0	18.180	0.960	32.236	0.834	0	0	0
35	0	0	1.298	0	0	1.761	0	1.670	0	0	0	0	0	0	0	0
36	0	0	0	0.342	0	0.978	0	3.380	0.322	0	0	0	0	0	0	0
37	0	0	0	0	0	0	0	5.349	0	0	0	0	0	0	0	0
38	0	0.794	1.069	0.347	0	1.341	1.401	0	0	0	0.422	10.768	9.842	6.275	2.206	0

续表

条带编号	DGGE 条带相对丰度 /%															
	1#	2#	3#	4#	5#	6#	7#	8#	9#	10#	11#	12#	13#	14#	15#	16#
39	0	0	0	0.591	2.177	0.687	0	0.295	0	12.025	0.183	0	0.309	0	0	0
40	5.757	0	0.803	0.283	0	0	5.576	0.900	1.154	0	0.348	0	0	0	0	6.722
41	5.614	0	0	0.634	0	2.565	0	0	0	0	0	0.508	0.45	0.518	1.767	6.316
42	0	0	0	0	0	0	0	0	0.278	0.355	0	0	0	0.372	3.433	0
43	0	0	0.873	0	0	0	0	0	0	0	0	0	0	0	0	0
44	0	1.373	0	4.018	2.156	0.341	0	2.337	0.156	0	0	0	0	1.639	0	0
45	0	0	17.191	0.386	0	0.788	7.798	0.362	0	1.727	1.622	0	0	0	1.783	0
46	0	0	1.881	0.838	0	8.502	7.135	2.942	0	0.941	0	0	0.413	1.449	1.377	0
47	0	2.972	0	5.602	0.288	0	0	0	4.610	0	0.498	0	1.071	0	0.535	0
48	0	0	9.273	0	0.948	2.786	13.677	3.121	0.259	0	0	0	0	0	0	0
49	11.818	0.915	0	25.254	0.145	0	0	0	6.289	0.264	0.337	0.734	3.826	1.017	11.723	
50	0	0	0	0	2.744	0.270	0	0	0.224	0	0	7.614	0	13.550	0	
51	0	0	2.782	1.629	3.459	1.257	2.751	4.522	14.782	0	1.658	0	0	2.568	0	0
52	0	0	3.968	11.710	0.576	6.327	3.384	5.517	0	0	0	0	0	0	0	0
53	0	0	0	0	0	3.887	2.047	2.049	0	0	2.214	0	4.362	1.060	0	0
54	0	0	0.459	0.414	0	0	0	0	0.322	1.633	0	0	0	0	0	0
55	11.068	0	0	0	43.522	10.402	6.689	3.067	2.089	0	0.347	0.410	0.492	1.157	1.032	10.799
56	0	0	1.118	4.935	0.384	0.971	0.279	0	0	0	2.198	0.753	0.797	0.547	0.432	0
57	0	3.041	0	0	0	0.403	0	0.348	0	0	0	0	0	0	0	0
58	13.606	0	0	0	5.517	0	0	0	0	0	1.866	3.947	0.762	0.666	2.548	12.558
59	0	0	0	1.364	1.327	0	0	0	0	0	0	0.401	0	0	0	0
60	12.771	0	0	0	0	0	0	0	0.285	0.533	1.303	0.659	1.514	0.842	1.346	11.300
61	0	0	0	0	0	0	0	0	0	1.973	0	0	0	0	0	0

可检测到拟青霉属真菌 SJL0906，这与下文 20.4 的结果相符，但 SG01 及 SJ02 两个样品对应泳道中没有拟青霉属真菌 SJL0906 对应条带，这与 20.4 的结果不一致。主要原因可能是由于荧光定量 PCR 方法及巢式降落 PCR 方法的灵敏度高，而 DGGE 主要检测丰度达到微生物总量 1% 的物种（Muyzer et al., 1993）。

真菌 F5 检出率为 71.4%，而且在 5 号泳道的相对丰度达到 43.52%，说明它是冬虫夏草 SDOS1 菌膜中的优势菌，从冬虫夏草分离的真菌 F3、F6、F2、F7 在部分泳道中有分布。

利用 Quantity One 软件 UPGMA 方法根据各泳道条带的对应位置及亮度峰值的百分含量对 DGGE 图谱（图 16-2）进行聚类分析，建立的聚类分析图（图 16-3）可对 DGGE 图谱中各泳道之间的相关性进行分析，并将不同的土壤样品进行分类，其距离的长短代表了各样品之间聚类关系的远近。表 16-5 表示了各泳道之间的相似度，6 号泳道与 7 号泳道相似度高，达到 53.7%，聚为一支。两个泳道对应的土壤样品采集自同一个样地。

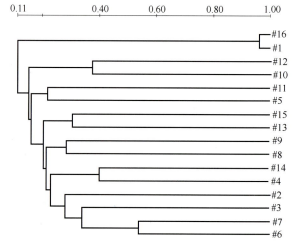

图 16-3　土壤总 DNA 真菌 DGGE 电泳图谱聚类分析图
Figure 16-3　UPGMA clustering of the DGGE profiles of soil samples

表 16-5　各泳道之间的相似度
Table 16-5　The similarity of each lane

泳道	1	2	3	4	5	6	7	8	9	10	11	12	13	14	15	16
1	100	4.20	1.60	2.10	21.30	19.70	26.20	23.00	10.50	13.60	3.40	8.00	4.20	4.60	14.50	96.20
2		100	28.20	19.40	8.80	37.10	19.20	12.00	21.70	25.30	8.80	24.40	13.10	14.10	24.40	4.00
3			100	29.30	10.40	37.00	30.70	19.30	22.60	11.90	22.80	8.10	13.80	15.10	18.50	1.50
4				100	13.40	31.60	23.80	21.80	16.80	11.80	9.70	10.50	10.70	39.90	25.30	2.00
5					100	24.80	27.30	19.20	12.50	12.30	21.80	12.10	12.40	14.50	11.50	20.90
6						100	53.70	32.50	24.00	19.90	21.40	16.20	16.60	26.50	33.30	19.20
7							100	29.20	21.60	22.90	34.00	14.30	15.00	24.70	26.10	26.10
8								100	28.40	21.20	18.30	8.10	16.30	19.50	20.60	23.30
9									100	14.20	8.90	6.50	15.10	14.60	19.20	10.10
10										100	15.90	37.40	13.90	9.80	16.50	13.20
11											100	12.20	14.10	12.00	15.20	3.30
12												100	18.20	22.30	12.60	7.70
13													100	22.10	30.70	4.10
14														100	33.70	4.40
15															100	14.10
16																100

16.3　土壤中的冬虫夏草菌

16.3.1　冬虫夏草菌在土壤中的空间分布样品采集

为了研究冬虫夏草菌在土壤中的空间分布情况，按表 16-6 采集冬虫夏草周围土壤样品，并提取样品中的总 DNA。

表 16-6　土壤样品
Table 16-6　Soil samples

深度 /cm	直径 /cm			
	4～8	8～12	12～16	16～20
0～4	S 01	S 02	S 03	S 04
4～8	S 05	S 06	S 07	S 08
8～12	S 09	S 10	S 11	S 12
12～16	S 13	S 14	S 15	S 16
16～20	S 17	S 18	S 19	S 20

16.3.2　不同样地土壤中冬虫夏草菌含量

利用 qPCR 方法对采自不同样地的 SA01～SA03、SB01～SB03、SC01～SC02、SD01～SD06、SE01～SE03、SF01～SF03、SG01～SG03、SH01～SH03、SI01～SI03、SJ01～SJ03 共 32 个土壤样品进行冬虫夏草菌含量检测。采自 SA、SB、SE、SF、SG、SH、SJ 等地共 21 个样品均未检出冬虫夏草菌，SC 样地 2 个土壤样品均检出冬虫夏草菌，SI 样地有 66.7% 的土壤样品检出冬虫夏草菌，SD 有 50% 的土壤样品检出冬虫夏草菌（表 16-7）。

表 16-7　各土壤样品中冬虫夏草菌检测结果
Table 16-7　qPCR quantification of *O. sinensis* in soil samples

样地	样品	Cp 值（$n=3$）	目标 DNA 含量 /（10^3 fg/g 干土）
SA	SA01	ND	ND
	SA02	ND	ND
	SA03	ND	ND
SB	SB01	ND	ND
	SB02	ND	ND
	SB03	ND	ND
SC	SC01	33.63±0.47	10.7±3.51
	SC02	32.00±0.52	31.00±9.60

续表

样地	样品	Cp值（$n=3$）	目标DNA含量/ （10^3 fg/g 干土）
SD	SD01	ND	ND
	SD02	ND	ND
	SD03	29.38±0.37	135.08±34.12
	SD04	31.18±0.77	43.95±24.93
	SD05	ND	ND
	SD06	30.07±0.10	78.73±5.63
SE	SE01	ND	ND
	SE02	ND	ND
	SE03	ND	ND
SF	SF01	ND	ND
	SF02	ND	ND
	SF03	ND	ND
SG	SG01	ND	ND
	SG02	ND	ND
	SG03	ND	ND
SH	SH01	ND	ND
	SH02	ND	ND
	SH03	ND	ND
SI	SI01	33.70±0.47	8.44±2.61
	SI02	32.58±0.81	18.07±8.88
	SI03	ND	ND
SJ	SJ01	ND	ND
	SJ02	ND	ND
	SJ03	ND	ND

注：ND，未检出

Note: ND, not detected

16.3.3 冬虫夏草菌在土壤中的空间分布

共有12个（60%）土壤样品检测出冬虫夏草菌，冬虫夏草菌基因组DNA的平均含量为$4.07×10^4$ fg（各样品中含量为$6.27×10^3$～$1.12×10^5$ fg）。在深度16～20 cm的4个土壤样品中均未检出冬虫夏草菌（图16-4）。

利用PASW Statistics 18（SPSS，Chicago，IL，USA）对土壤中冬虫夏草菌含量与土壤深度及水平距离进行相关性分析，表16-8表明，冬虫夏草菌含量随着土壤深度递增而减少（$P<0.01$）。由表16-9～表16-11可知，在同一层土壤中，冬虫夏草菌含量随着水平距离递增而减少（$P<0.05$）。

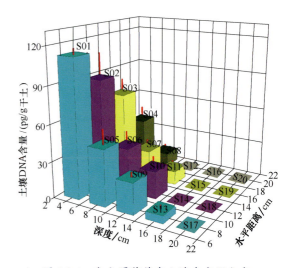

图16-4 冬虫夏草菌在土壤中空间分布

Figure 16-4　The amount of *O. sinensis* genomic DNA in different spatial horizons obtained *via* qPCR assay

表16-8　冬虫夏草菌含量与土壤深度之间相关性

Table 16-8　Pearson's correlation coefficients between the amount of *O. sinensis* genomic DNA and soil depth

		深度	含量
深度	Pearson 相关性	1	−0.808**
	显著性（双尾）		0.000
	自由度（n）	20	20
含量	Pearson 相关性	−0.808**	1
	显著性（双尾）	0.000	
	自由度（n）	20	20

** 表示在0.01水平（双尾）上极显著相关

** means significant correlation at 0.01 level（2-tailed）

表16-9　在深度4 cm的土层中冬虫夏草菌含量与水平距离之间的相关性

Table 16-9　Pearson's correlation coefficients between the amount of *O. sinensis* genomic DNA and the horizontal distance at the soil depth of 4 cm

		水平距离	含量
水平距离	Pearson 相关性	1	−0.995**
	显著性（双尾）		0.005
	自由度（n）	4	4
含量	Pearson 相关性	−0.995**	1
	显著性（双尾）	0.005	
	自由度（n）	4	4

** 表示在0.01水平（双尾）上极显著相关

** means significant correlation at 0.01 level（2-tailed）

16.4 土壤中的拟青霉

16.4.1 检测拟青霉的 PCR 引物

利用巢式降落 PCR 检测土壤中蝙蝠蛾拟青霉（*Paecilomyces hepiali*）和前文述及的拟青霉菌株 SJL0906 的引物（表 16-12）。

表 16-10 在深度 8 cm 的土层中冬虫夏草菌含量与水平距离之间的相关性

Table 16-10 Pearson's correlation coefficients between the amount of *O. sinensis* genomic DNA and the horizontal distance at the soil depth of 8 cm

		水平距离	含量
水平距离	Pearson 相关性	1	−0.999**
	显著性（双尾）		0.001
	自由度（*n*）	4	4
含量	Pearson 相关性	−0.999**	1
	显著性（双尾）	0.001	
	自由度（*n*）	4	4

** 表示在 0.01 水平（双尾）上极显著相关
** means significant correlation at 0.01 level（2-tailed）

表 16-12 PCR 扩增反应的引物序列

Table 16-12 Primers for polymerase chain reaction

引物名称	引物序列	参考文献
ITS1-F	5′-CTTGGTCATTT AGAGGAAGTAA-3′	Gardes and Bruns，1993
ITS4	5′-TCCTCCGCTTATTGATATGC-3′	White *et al.*, 1990
Pahe1	5′-ACTCGCCCCAGCGTCC-3′	张剑霜，2011
Pahe2	5′-CCGGCGGTATACGGCC-3′	张剑霜，2011
Psp_X1	5′-GACCCCCCAAACTCTCTC-3′	张剑霜，2011
Psp_X2	5′-GGTTCTTCGCGTGGG-3′	张剑霜，2011

表 16-11 在深度 12 cm 的土层中冬虫夏草菌含量与水平距离之间的相关性

Table 16-11 Pearson's correlation coefficients between the amount of *O. sinensis* genomic DNA and the horizontal distance at the soil depth of 12 cm

		水平距离	含量
水平距离	Pearson 相关性	1	−0.982*
	显著性（双尾）		0.018
	自由度（*n*）	4	4
含量	Pearson 相关性	−0.982*	1
	显著性（双尾）	0.018	
	自由度（*n*）	4	4

* 表示在 0.01 水平（双尾）上极显著相关
* means significant correlation at 0.01 level（2-tailed）

16.4.2 土壤 DNA 中真菌 ITS 片段 PCR 扩增

利用真菌特异引物对 ITS1-F/ITS4 可从 32 个冬虫夏草适生地植物根际土壤总 DNA 中扩增获得 500~750 bp 的 DNA 片段（图 16-5），表明土壤 DNA 提取液不会抑制 PCR 扩增。

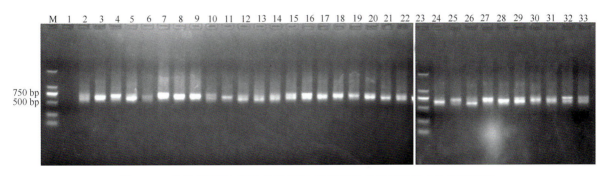

图 16-5 土壤总 DNA ITS 片段 PCR 扩增产物琼脂糖凝胶电泳检测结果

Figure 16-5 Agarose gel electrophoresis of ITS region PCR product amplified from different soils

注：M, DNA Marker DL2000; 1，Negative control; 2, SA01; 3, SA02; 4, SA03; 5, SC01; 6, SC02; 7, SB01; 8, SB02; 9, SB03; 10, SD01; 11, SD02; 12, SD03; 13, SD04; 14, SD05; 15, SD06; 16, SE01; 17, SE02; 18, SE03; 19, SF01; 20, SF02; 21, SF03; 22, SG01; 23, SG02; 24, SG03; 25, SH01; 26, SH02; 27, SH03; 28, SI01; 29, SI02; 30, SI03; 31, SJ01; 32, SJ02; 33, SJ03

Note：M, DNA Marker DL2000; 1，Negative control; 2, SA01; 3, SA02; 4, SA03; 5, SC01; 6, SC02; 7, SB01; 8, SB02; 9, SB03; 10, SD01; 11, SD02; 12, SD03; 13, SD04; 14, SD05; 15, SD06; 16, SE01; 17, SE02; 18, SE03; 19, SF01; 20, SF02; 21, SF03; 22, SG01; 23, SG02; 24, SG03; 25, SH01; 26, SH02; 27, SH03; 28, SI01; 29, SI02; 30, SI03; 31, SJ01; 32, SJ02; 33, SJ03

16.4.3 蝙蝠蛾拟青霉的 PCR 检测

利用蝙蝠蛾拟青霉特异引物对 Pahe1/Pahe2（张剑霜，2011），通过降落 PCR 对真菌特异引物对 ITS1-F/ITS4 PCR 产物进行第二次 PCR 扩增，结果如图 16-6 所示。4 号泳道、6 号泳道、7 号泳道、9 号泳道、13 号泳道、15 号泳道、19 号泳道及 29 号泳道有 340 bp 的阳性条带，说明 SA02、SB02、SC01、SC02、SD03、SD05、SE03 及 SI01 等 8 个土壤样品可检测到蝙蝠蛾拟青霉，检出率为 25%。

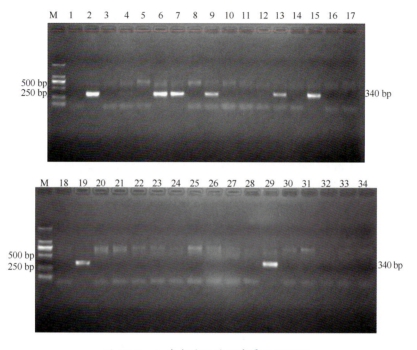

图 16-6　土壤中蝙蝠蛾拟青霉检测结果

Figure 16-6　Detection of *Paecilomyces hepiali* in soils using primer set Pahe1/Pahe2

注：M, DNA Marker DL2000; 1, Negative control; 2, Positive control; 3, SA01; 4, SA02; 5, SA03; 6, SC01; 7, SC02; 8, SB01; 9, SB02; 10, SB03; 11, SD01; 12, SD02; 13, SD03; 14, SD04; 15, SD05; 16, SD06; 17, SE01; 18, SE02; 19, SE03; 20, SF01; 21, SF02; 22, SF03; 23, SG01; 24, SG02; 25, SG03; 26, SH01; 27, SH02; 28, SH03; 29, SI01; 30, SI02; 31, SI03; 32, SJ01; 33, SJ02; 34, SJ03

Note: M, DNA Marker DL2000; 1, Negative control; 2, Positive control; 3, SA01; 4, SA02; 5, SA03; 6, SC01; 7, SC02; 8, SB01; 9, SB02; 10, SB03; 11, SD01; 12, SD02; 13, SD03; 14, SD04; 15, SD05; 16, SD06; 17, SE01; 18, SE02; 19, SE03; 20, SF01; 21, SF02; 22, SF03; 23, SG01; 24, SG02; 25, SG03; 26, SH01; 27, SH02; 28, SH03; 29, SI01; 30, SI02; 31, SI03; 32, SJ01; 33, SJ02; 34, SJ03

16.4.4 土壤中拟青霉 SJL0906 菌株的 PCR 检测

利用真菌特异引物对 ITS1-F/ITS4 及拟青霉属真菌 SJL0906 特异引物对 Psp_X1/Psp_X2，通过巢式降落 PCR 方法检测土壤中是否存在拟青霉属真菌 SJL0906。3 号泳道、5 号泳道、8 号泳道、9 号泳道、12 号泳道、13 号泳道、18 号泳道、21 号泳道、23 号泳道、25 号泳道、30 号泳道及 33 号泳道有 444 bp 的阳性条带（图 16-7），说明 SA02、SB01、SC01、SC02、SD03、SD04、SE02、SF02、SG01、SI01、SI02 及 SJ02 等 12 个（37.5%）土壤样品中存在拟青霉属真菌 SJL0906。

16.4.5 讨论

文献报道，利用 PCR 的方法从冬虫夏草（子座及虫体两部分）及高寒植物根系中检测到蝙蝠蛾拟青霉（朱佳石等，2007；杨金玲等，2008；姚艺桑等，2008，2011；张剑霜，2011）。本章利用巢式降落 PCR 的方法从 25% 的冬虫夏草适生地植物根际土壤中检测到蝙蝠蛾拟青霉。但冬虫夏草上的蝙蝠蛾拟青霉来源于哪里，以及它与冬虫夏草生长发育有何联系尚不清楚。朱佳石等

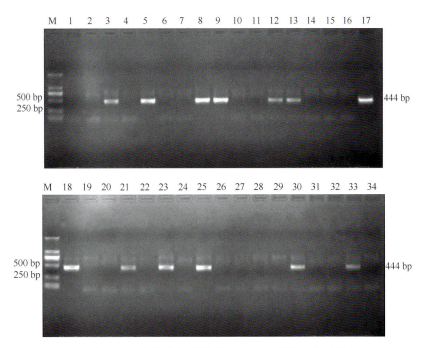

图 16-7　土壤中拟青霉属 SJL0906 菌株的检测结果

Figure 16-7　Detection of *Paecilomyces* sp. SJL0906 in soils using primer set Psp_X1/Psp_X2

注：M, DNA Marker DL2000; 1, Negative control; 17, Positive control; 2, SA01; 3, SA02; 4, SA03; 5, SB01; 6, SB02; 7, SB03; 8, SC01; 9, SC02; 10, SD01; 11, SD02; 12, SD03; 13, SD04; 14, SD05; 15, SD06; 16, SE01; 18, SE02; 19, SE03; 20, SF01; 21, SF02; 22, SF03; 23, SG01; 24, SG02; 25, SI01; 26, SH01; 27, SH02; 28, SH03; 29, SG03; 30, SI02; 31, SI03; 32, SJ01; 33, SJ02; 34, SJ03

Note：M, DNA Marker DL2000; 1, Negative control; 17, Positive control; 2, SA01; 3, SA02; 4, SA03; 5, SB01; 6, SB02; 7, SB03; 8, SC01; 9, SC02; 10, SD01; 11, SD02; 12, SD03; 13, SD04; 14, SD05; 15, SD06; 16, SE01; 18, SE02; 19, SE03; 20, SF01; 21, SF02; 22, SF03; 23, SG01; 24, SG02; 25, SI01; 26, SH01; 27, SH02; 28, SH03; 29, SG03; 30, SI02; 31, SI03; 32, SJ01; 33, SJ02; 34, SJ03

（2007）及姚艺桑等（2008）认为，蝙蝠蛾拟青霉可能在冬虫夏草成熟过程中提供一种有利于冬虫夏草子座发育的酶，但具体是何种酶及其机制还不清楚。

钟欣（2010）首次从成熟期冬虫夏草上分离获得拟青霉属真菌 SJL0906，表明该菌与冬虫夏草的形成有一定的联系。本章从冬虫夏草适生地土壤中检测到拟青霉属真菌 SJL0906 的存在，同时张剑霜（2011）研究发现高寒植物根系也可检测到该菌，它在冬虫夏草发生的关系有待进一步深入研究。

16.5　土壤中的白僵菌丰度

16.5.1　样品采集与白僵菌检测的 qPCR 引物

样品采集同表 16-1。从 GenBank 获取与白僵菌属真菌 SJL0910（HM135176）ITS 序列相近，以及与白僵菌属真菌亲缘关系较近的真菌的 ITS 序列（表 16-13）。应用 DNAMAN 软件对各真菌 ITS 片段序列进行比对，找到白僵菌属真菌 SJL0910 特异区域。同时，应用软件 Primer Premier 5.0 在这些特异性区域设计引物，设计引物时，尽量遵循引物设计基本原则。引物参数设置如下：目的片段大小为 80～150 bp，引物长度为 18～22 bp，其他参数为软件默认参数。利用 Primer-BLAST 验证引物特异性。

表 16-13　白僵菌属真菌 SJL0910 引物设计研究中选取的相关真菌 ITS 区序列

Table 16-13　Internal transcribed spacer（ITS）regions sequences from different fungi selected for *Beauveria* sp. SJL0910 species-special primers design

种名	登录号
Cordyceps scarabaeicola strain ARS 5689	AY245639
C. sp. 97005	AB044636
C. sp. TMS-2011 voucher MS3p_50-38	HQ630968

续表

种名	登录号
Isaria farinosa strain STH2	JF429897
Paecilomyces reniformis strain ARSEF429	DQ069284
Ophiocordyceps sinensis	HM135167
Paecilomyces hepiali	HM135170
P. sp. SJL0906	HM135164
C. militaris	HM135161
C. hawkesii	HM119589
O. gracilis	HM142942
Metarhizium anisopliae	HM135173

16.5.2　白僵菌的 qPCR 检测方法

16.5.2.1 引物及其特异性　利用软件 DNAMAN 及 Primer Premier 5.0 设计白僵菌属真菌 SJL0910 特异引物，并对选取的 10 对引物进行特异性评估。最后选择的引物序列为 BsF2（5′-CCCAAACTCTTGTATTATCAGC-3′）和 BsR2（5′-CACATTACTTATCGCATTTCG-3′），其中引物 BsF2 碱基数为 22 bp，GC 含量为 40.9%，T_m 为 54.1℃；引物 BsR2 的碱基数为 21 bp，GC 含量为 38.1%，T_m 值为 54.1 ℃。二者均无发夹结构（hairpin）、二聚体（dimer）、错配（false priming）等现象。引物序列输入 GenBank 进行 BLAST 分析，检验引物的特异性，特异性好，目的片段大小为 130 bp。

针对白僵菌属真菌 SJL0910 ITS 片段设计的引物对 BsF2/BsR2 能从白僵菌属真菌 SJL0910 基因组 DNA 中扩增获得 130 bp 的目的片段，没有引物二聚体及其他非特异性条带（图 16-8）。另外，通过溶解曲线分析发现，有单一的溶解峰（T_m 为 81.2℃）没有其他非特异溶解峰（图 16-9）。通过克隆测序获得 130 bp 的目标序列，使用 GenBank 的 BLASTN 程序对目标序列进行检索发现，目的序列与白僵菌属真菌 SJL0910（HM135176）ITS 序列相对应片段完全匹配。而蝙蝠蛾拟青霉、拟青霉真菌 SJL0906、蛹虫草、亚香棒虫草、黑棒虫草、绿僵菌及冬虫夏草等 7 种其他种属的真菌基因组 DNA 及阴性对照都无荧光信号，说明该引物对特异性好，可用于环境样品中白僵菌属真菌 SJL0910 定量分析。

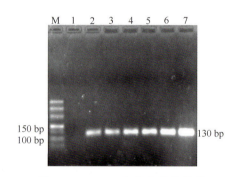

图 16-8　qPCR 产物电泳结果图
Figure 16-8　Agarose gel electrophoresis of qPCR product

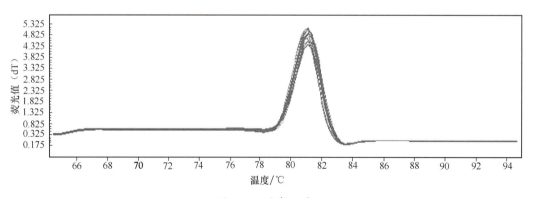

图 16-9　溶解曲线
Figure 16-9　Melting curve

16.5.2.2 标准曲线　利用 10 倍梯度稀释的白僵菌属真菌 SJL0910 DNA（$1.5\times10^2 \sim 1.5\times10^7$ fg/μL）为模板，每个梯度三个重复，制作标准曲线，扩增曲线见图 16-10。

以 Cp 值与起始白僵菌属真菌 SJL0910 基因组 DNA 含量的对数建立标准曲线（图 16-11）。

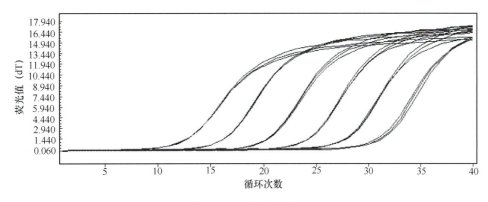

图 16-10 扩增曲线

Figure 16-10 Amplification curve

白僵菌属真菌 SJL0910 基因组 DNA 含量稀释倍数对扩增效果的影响，浓度从左至右依次为 1.5×10^7 fg，1.5×10^6 fg，…，1.5×10^2 fg

Ten-fold serial dilutions of the genomic DNA of *Beauveria* sp. SJL0910, from 1.5×10^7 fg (left)，1.5×10^6 fg，…，1.5×10^2 fg (right)

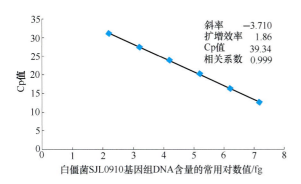

图 16-11 白僵菌属真菌 SJL0910 扩增标准曲线

Figure 16-11 Standard curve obtained by plotting the Cp values versus the lg of the initial quantity of *Beauveria* sp. SJL0910 genomic DNA

线性方程为 $y=-3.710x+39.34$（y 为 Cp 值，x 为 lg 白僵菌属真菌 SJL0910 基因组 DNA 起始含量），相关系数 $r^2=0.999$，跨越 1.5×10^2 fg，1.5×10^3 fg，…，1.5×10^7 fg 6 个浓度梯度，扩增效率（E）为 1.86，说明该方法线性范围好、扩增效率较高、灵敏度高，可以用于环境中白僵菌属真菌 SJL0910 定量检测。

16.5.3 土壤中白僵菌丰度

利用 qPCR 方法对采自不同样地的 SA01～SA03、SB01～SB03、SC01～SC02、SD01～SD06、SE01～SE03、SF01～SF03、SG01～SG03、SH01～SH03、SI01～SI03、SJ01～SJ03 共 32 个土壤样品进行白僵菌属真菌 SJL0910 含量检测（表16-14）。共有 14 个样品检测出白僵菌属真菌 SJL0910，每克干土中白僵菌属真菌 SJL0910 基因组 DNA 含量为 15.95×10^3～707.7×10^3 fg。采自 SB、SC、SE 等地共 8 个样品均检出白僵菌属真菌 SJL0910，而 SH 的三个样品均未检测白僵菌属真菌 SJL0910。SA、SF、SG、SI 及 SJ 等 4 个样地的检出率为 33.3%，SD 检出率为 16.67%。

表 16-14 土壤中白僵菌丰度检测结果

Table 16-14 qPCR quantification of *Beauveria* sp. SJL0910 in soil samples

样地	样本编号	Cp 值（$n=3$）	目标 DNA 丰度/（10^3 fg/g 干土）	样地	样本编号	Cp 值（$n=3$）	目标 DNA 丰度/（10^3 fg/g 干土）
SA	SA01	32.61±0.19	37.34±4.40	SC	SC02	32.68±0.43	39.58±10.57
	SA02	ND	ND	SD	SD01	ND	ND
	SA03	ND	ND		SD02	ND	ND
SB	SB01	31.26±0.38	104.16±22.96		SD03	ND	ND
	SB02	32.41±0.81	49.84±20.99		SD04	32.76±0.44	30.96±8.75
	SB03	31.68±0.68	84.33±34.24		SD05	ND	ND
SC	SC01	33.83±1.03	22.41±11.74		SD06	ND	ND

续表

样地	样本编号	Cp值（$n=3$）	目标DNA丰度/（10^3 fg/g 干土）	样地	样本编号	Cp值（$n=3$）	目标DNA丰度/（10^3 fg/g 干土）
SE	SE01	28.83±0.08	431.74±69.40	SH	SH01	ND	ND
	SE02	32.06±0.67	64.16±24.50		SH02	ND	ND
	SE03	27.67±0.02	707.70±9.17		SH03	ND	ND
SF	SF01	ND	ND	SI	SI01	ND	ND
	SF02	32.11±0.49	42.84±13.78		SI02	ND	ND
	SF03	ND	ND		SI03	33.39±1.45	24.29±17.10
SG	SG01	32.22±0.68	51.56±20.78	SJ	SJ01	ND	ND
	SG02	ND	ND		SJ02	34.15±0.95	15.95±9.64
	SG03	ND	ND		SJ03	ND	ND

注：ND，未检出

Note: ND, not detected

16.5.4 讨论

白僵菌是世界上研究和应用最多的虫生真菌之一，致病力强，属于广谱虫生真菌，是冬虫夏草寄主钩蝠蛾属昆虫主要的病原真菌之一（蒲蛰龙和李增智，1996；曾纬和银福军，2003；钟欣，2010）。本章通过荧光定量PCR技术对土壤中白僵菌检测发现，43.8%的土壤样品检测出白僵菌，其中SB、SC、SE等样地中白僵菌丰度较高，在土壤样品采集过程中，发现上述三个样地均有被白僵菌致死的寄主幼虫。说明白僵菌在土壤中传播极易引起寄主幼虫死亡，是寄主幼虫的重要天敌之一。

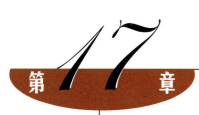

冬虫夏草适生地草甸地表节肢动物群落的多样性

【摘要】 使用陷阱法对西藏色季拉山冬虫夏草适生地草甸6个生境的地表节肢动物群落进行了调查，采集时间持续2年，收集34个批次标本。共收集到57 741头节肢动物标本，分属于14目62科114种。通过比较不同生境中的物种组成和分布特征，结果显示，坡向对其影响程度较高，而植被基本无影响。不同坡向中优势物种不同，阳坡、阴坡和台地的优势类群分别为鞘翅目拟步甲科、膜翅目蚁科和弹尾目鳞䖴科。不同生境的α多样性之间比较的结果表明，在物种数量、多样性和均匀度几个指标上，由高到低依次均为阴坡、阳坡和台地。台地的放牧历史使得其中的腐食性鳞䖴科大量发生，进而造成群落的单一性；阴坡郁闭的植被状况能给不同物种提供更多的异质性空间，使得其中的物种数目较多、群落多样性较高也较均匀。通过最优分割法可将全部物种的时间动态划分为3个时期：发展期、全盛期与衰退期。划分的结果和群落的消长状况与土壤温度的变动相符，温度最高的台地生境中的节肢动物最早进入全盛期，而温度上升滞后的阴坡生境中的节肢动物要经历较长的发展期。

在青藏高原的高寒地区开展节肢动物群落研究要追溯到20世纪80年代。20世纪80年代早期，已有高寒草甸昆虫群落的时间和空间结构研究（金翠霞和吴亚，1982a），以及草场和昆虫的互相作用的研究（金翠霞和吴亚，1982b），至90年代中期，又有关于该地区昆虫区系的报道，较近期一项研究关注喜马拉雅东西部食叶节肢动物的跨海拔分布及群落状况（Ghosh-Harihar, 2013）。尽管有文献记录可循的研究开展的较早，但研究的深度和数量都不尽如人意。特别是在全球变化的大背景下，各类生物的多样性都受到影响，在此情况下，需要对青藏高原节肢动物进行更深入的调查。

公认的群落多样性的基本类型为α多样性和β多样性。前者反映的是群落内部物种和种-相对多度的统一指标，仅有数量而无方向性，主要是为了表明群落自身的物种和多度的特征，可称为群落的内多样性；后者则可反映物种及种-多度沿群落内或群落之间、不同生境间变化的范围或者速率，表明的是群落内外环境异质性的大小及其对物种和种多度的影响（赵志模和郭依泉，1990）。Whittaker（1972）认为，物种多样性还可分为3种类型，除上述两种外，γ多样性可将一定地理范围内的系列生境中的α多样性和β多样性结合起来考察表示。

为明确冬虫夏草寄主昆虫的自然天敌，本章对冬虫夏草适生地高寒草甸的地表节肢动物群落的α多样性进行了研究。通过陷阱法全面收集不同生境中的地表节肢动物，使用物种累积曲线考察了抽样的充分性及预测群落的丰富度，在不同的分类阶元上使用描述性统计和多度分布格局考察群落组成和分布特征，使用不同的α多样性指数呈现了群落的多样性、均匀度和优势度，将群落中的全部类群划分了不同的优势程度和功能群类型，采用有序样本的最优分割方法切割了群落各发展阶段（喻浩，2013）。

17.1 样地设置与标本采集、分析

17.1.1 样地、陷阱设计及采集时间

高寒地区的主要地形特点为山地。已有大量的研究表明（蔡海等，2012），山地的植被群落分布、气候特征，不仅有垂直地带性的差异，也存在着坡向上的差异。例如，迎风坡与背风坡、阳坡（南向坡）与阴坡（北向坡）的差异导致不同坡向的环境的分异，从而使得植物群落（如物种的组成与丰富度，植被的生长类型及生物量）存在较大差异，进一步影响到生境中的其他生物的群落状况。依据此因素，为了更为全面地调查及比较冬虫夏草适生地的节肢动物群落，本研究在

选取了两块分别位于阴坡和阳坡的典型冬虫夏草适生地作为调查样地（以下简称为阳坡及阴坡），另外选取了一块位于中山大学科研工作站内的样地（该样地位于阴阳坡之间的宽阔平地，平坦无坡度，以下简称台地）同时调查。三块样地的基本情况见表17-1。

表 17-1　西藏色季拉山地区 3 种坡向生境的特征
Table 17-1　Characteristics of 3 types of habitats investigated in Mt.Sejila

样地	坡度 /(°)	管理	冬虫夏草	经纬度	海拔 /m
阳坡	20～30	放牧	无	29° 35.609′ N 94° 35.981′ E	4164
阴坡	20～30	无	无	29° 35.486′ N 94° 35.970′ E	4172
台地	0	割草、放牧	有	29° 36.085′ N 94° 36.345′ E	4160

三块样地的温、湿度数据均使用购自美国 Eco Tech 公司的温度/湿度采集器，型号为适用于野外土壤和空气温湿度的记录的 H08-032-08，温度范围 -20～50℃；将之埋入地面 25 cm 深的土壤，设置每 30 min 自动记录 1 次温度和湿度数据。每隔 30 d 左右，利用 BoxCar Pro 软件读取数据。

使用陷阱法（Pitfall traps）或称巴氏罐诱法针对地表节肢动物种群进行采样，可得到样方内种群的活动密度（active-density）。虽然大量研究报道，陷阱法无法估计种群的绝对密度，大量的非多样性因素也会影响陷阱的采样效率（Topping and Sunderland, 1992; Jung et al., 2008），但在长期监测和多地点对比研究中表明，陷阱法在跨季节规模的长时间搜捕研究中所获得的采样数据具有更大的优势，从而得到了广泛应用。

采用由 2 个一次性塑料杯相嵌埋入土壤作为陷阱。塑料杯使用一般市面有售的 300 mL 杯，口径 7.2 cm，深度 10.5 cm。陷阱溶剂主要为 4% 的甲醛溶液加少量的甘油和洗衣粉水，具体配方为每 1000 mL 4% 的甲醛溶液加 5 mL 甘油和几滴洗衣粉溶液。杯口与地面平齐，每个陷阱上都有铁丝支撑的塑料碗作棚，棚的作用主要是减少陷阱溶液的蒸发，防止降雨和大的杂物落入。陷阱装置如图 17-1 所示。

在阳坡、阴坡、台地三块样地内分别选取 8 个样点，8 样点选择的原则为 4 个样点内的植被主要为草甸，另外 4 个样点内的植被主要为灌丛。每个样点间距不少于 20 m，相同植被类型的样点间距 30 m。每个样点内放置 4 口陷阱，4 口

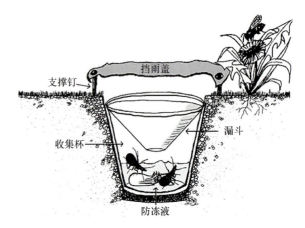

图 17-1　陷阱装置示意图（仿 Sally，2004）
Figure 17-1　Diagram of pitfalltrap

陷阱的累积数据进行后续分析。

采集的时间为 2009 年 6 月至 2009 年 11 月，2010 年 4 月至 2010 年 11 月（无雪季节），覆盖大部分植被的生长季，每 10 d 收集一次陷阱中的标本并更换陷阱溶液，标本先于 75% 的乙醇中进行固定，1 d 后换成 80% 的干净乙醇保藏待检。共计收集 34 个批次。2010 年 6～8 月每次标本收集的同时使用便携式土壤 pH 仪及 POGO 便携式土壤传感器现场测定每个样点的土壤的温度、湿度及 pH，使用采挖及称重的方式测量样点植物地下及地上生物量。

17.1.2　标本的鉴定及描述

节肢动物标本鉴定由中山大学昆虫分类学研究室及中国科学院动物研究所协助完成，鉴定的分类阶元级别为科，并区别开形态种（morphospecies）。记录每个样点每次收集的每个

形态种的数量。

每个形态种取得特征照片1~2幅，显微成像照片使用安装在Olympus（SZX16）解剖镜及Nikon（BX51）显微镜上的Qimaging CCD或Nikon D10单镜反光数码相机对标本的整体不同角度（背面、侧面），并使用Helicon Focus3.10软件对拍摄的照片进行叠图，随后通过Photoshop CS3软件对最后得到的照片进行量度、对比度等数据的调整。各种类的彩色图谱见本书后面附录2。

17.1.3 优势种、常见种、少见种和稀有种及功能群的划分

根据测得数据的实际情况并参照以往文献中常见的划分方法，分别划分如下：优势种指群落中物种个体数量大于或等于样地个体总数10%的种类（或类群）；常见种指群落中物种个体数量大于或等于样地个体总数1%而小于10%的种类（或类群）；少见种指群落中物种个体数量大于或等于样地个体总数0.1%而小于1%的种类（或类群）；稀有种指群落中物种个体数量小于样地个体总数0.1%的种类（或类群）。

Root（1967）最早提出功能集团的概念，认为同一功能集团是以相似方式利用相同等级的生境资源的一个类群。以Root的概念为依据，为了能在较高水平上揭示节肢动物群落的组成结构及各集团之间的关系，同时兼顾考虑到个体数量稀少、鉴定较困难的物种在群落中的作用，把群落中物种划分为多个在取食行为、利用资源和生境选择几方面有相同偏好的集团是客观可靠的。由于功能集团并不要求物种具有一定的亲缘关系，因此，可以根据不同研究的需要而采取不同标准的划分方法。本研究根据节肢动物类群中物种的食性将研究样地中的节肢动物类群简单地划分为植食性集团、寄生性集团、捕食性集团以及中性集团（包括对植物为害轻微的腐食性节肢动物，如双翅目的蝇蚋、少数鞘翅目等），划分基本根据其所在类群（科）的代表食性确定。

17.1.4 数据分析

17.1.4.1 分析方法 采集的累积数据被用来计算不同坡向和植被类型中物种数量、物种丰富度、群落多样性指数，然后再对累积结果进行统计分析。

由于在野外采集方法和工作量上存在差异，在数据分析时，需要对数据进行标准化处理：以每个研究样点（4个陷阱）每10 d采集的标本为单位，分别计算每个样点的节肢动物的种类和数量。

对所有数据先进行正态分布检测和方差齐性检验，对同时符合正态分布和方差齐性检验的数据进行双因素方差分析（使用嵌套式重复因子测量的方差分析，以坡向作为外因子，植被类型作为内因子）来检测不同样点类型中各个指标的差异性，对不符合正态分布和方差齐性检验的数据进行自然对数（ln）转换，转换后仍不符合的利用非参数统计的Mann-whitney U检验来检测各个指标的差异性。

数据的统计分析使用数理统计软件Statistica 10.0（StafoftInc. USA）完成。

17.1.4.2 物种累积曲线的构建方法 由于受到诸多客观因素的影响，大多数生物多样性和群落研究无法做到全面系统的调查，只能使用抽样调查。后续的数据处理前，如果不预先检验抽样量的充分性，就不能确定调查结果是否能够真实反映物种存在及分布组成的状况，其科学性就令人置疑。

物种累积曲线（species-accumulation curve）用于描述随着抽样量的加大物种增加的状况，在生物多样性和群落调查中，被广泛用于抽样量充分性的判断以及物种丰富度估计，是理解调查样地物种组成和预测物种丰富度的有效工具（Longino and Colwell，1997）。而种积丰度估值用以定量解释抽样的充分性。本研究采用常用的2种种积丰度估值ACE（abundance-base coverage estimator）与ICE（incidence-based coverage estimator）。

物种累积曲线的绘制及ACE与ICE值的计算使用EstimateS820软件完成。

17.1.4.3 相对多度模型的构建方法 物种相对多度模型是指群落的多度组成比例关系，通过考察物种从常见到稀有的多度关系来揭示群落的组织结构，可反映不同物种（或类群）对群落总多度的贡献，阐明的是群落中各个物种个体数量的分布规律（赵志模与郭依泉，1990）。

在种-多度曲线图中，一般横坐标为种数的自然分组，以对数倍程（个体数量取以2为底的对数）对个体数量进行统计，倍程1、2、3、4等分别对应个体数为1、2~3、4~7、8~15等。纵坐标是每个倍程中的物种数。

17.1.4.4 α多样性的测度 群落内多样性即α多样性的测度可分成四类：物种丰富度指数（species richness index）、物种相对多度模型、物种多样性指数（或生态多样性指数）及物种均匀度指数（赵志模与郭依泉，1990）。

（1）物种丰富度指数（S）：即物种的数目，是最古老、最简单的物种多样性测度方法。当研究样地时空上可确定或控制的情况下，该测度方法能够提供非常有价值的信息，否则没有任何意义，原因在于一般物种的丰富度与样方的大小呈一定的关系，但二者又无法有确定的函数相关，此问题的解决一般会采用两种方法：①使用单位面积的物种数目和数量，即物种的密度来测度丰富程度；②采用一定数量的个体或生物量中的物种数目，即数量丰度，此方法多用于水域群落多样性研究。本研究中，由于调查样点的面积（4个陷阱的采集范围）基本统一，所以可以每个样点采集的物种数目（S）作为物种丰富度指数的基本测度单位。

本研究同时采用Margalef物种丰富度指数（D_{mg}），计算公式为

$$D_{mg}=(S-1)/\ln N$$

式中，S为群落中物种数；N为群落中个体总数。

（2）物种多样性指数：由于物种多度分布格局的部分局限性（无法完全拟合，理论参数受样本大小的影响），物种多样性指数的适用范围更广。常见的多样性指数包括作为概率度量的Simpson多样性指数、种间相遇机率PIE、多样性的奇测法与作为信息度量的Shannon-Wiener指数（H'）、Brillouin指数（HB）、等级多样性（hierarchical diversity）等。各个指数都存在不同的优缺点，本研究在两种度量方法中主要采用使用更普遍的Simpson指数和Shannon-Wiener指数。

Simpson指数又称为优势度指数，通常用D表示，计算公式为

$$D=1-\sum(P_i)^2$$

该指数的意义为随机取样的两个个体属于不同种的概率，该指数越高，群落中优势种的发展越强力。

Shannon-Wiener多样性指数（H'），计算公式为

$$H'=-\sum P_i\log_2 P_i$$

式中，$P_i=n_i/N$，为样品中属于第i种占群落中个体总数N的比例。

（3）物种均匀度指数：均匀度是群落多样性研究中十分重要的概念，可以定义为群落中不同物种的多度（生物量、盖度或其他指标）分布的均匀程度。目前的多种均匀度指数的测度方法，如Pielou指数、Sheldon指数、Heip指数、Atatalo指数、Molinari指数和Hurlbert指数各有优缺点。本研究采用应用较广的Pielou均匀度指数（J），计算公式为

$$J=H'/H'_{max}$$

式中，$H'_{max}=\ln S$，S为群落中的物种数。

α多样性指数的计算使用past软件及excel的Biodiv插件配合计算完成。

17.1.4.5 有序样本的最优分割 追踪群落动态若简单的根据采集批次（时间顺序）不易探寻其背后的变化规律，更好的做法是把群落作为一个总体，以物种的数目及各物种个体数量作为指标，按时间序列进行分析分类，将群落的动态划分为几个能相互区别的阶段。而实现上述区分的最好方法即是最优分割法，它的最大优点是不破坏时间序列的顺序，并能从多种分割中找出一种方式，使得它区分的各段，在其段内变差最小，而段间变差最大，这也是最优分割法的基本原则。

本研究使用最优分割法并配合各生境的土壤温度数据分别分析采集到的全部标本和各生境的物种动态。最优分割过程使用DPSv7.05数据处理系统完成。

17.2 地表节肢动物群落的结构

17.2.1 物种丰富度及抽样充分性的估计

通过物种累积曲线从采样批次的角度来考察抽样的充分性。如图17-2所示，采样至第34批次时，阴坡样地、阳坡样地和台地样地的两种植被所收集的地表节肢动物的物种累积曲线都上升平缓，趋近于一水平的渐近线，说明

所有样点的抽样都较为充分，没有欠丰状况，可进行后续的数据分析。前10个批次所收集到的物种急剧上升，约采集到了70个物种，从第10批次至20批次的采样中收集到的物种明显减少，约收集到10个物种，最终，3种样地的草甸区所收集的物种稳定在90种左右，而3种样地的灌丛区收集的物种略少，稳定在80种左右。

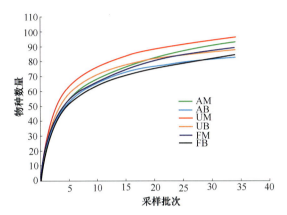

图17-2　6种生境地表节肢动物群落物种积累曲线（以采样次数为横坐标）

Figure 17-2　Species-accumulation curves of ground-dwelling arthropod communities in six habitats

AM，阳坡草甸；AB，阳坡灌丛；UM，阴坡草甸；UB，阴坡灌丛；FM，台地草甸；FB，台地灌丛

AM, adret meadow; AB, adret bush; UM, ubac meadow; UB, ubac bush; FM, flat ground meadow; FB, flat ground bush

通过物种累积曲线从收集到的个体数量的角度，分别考察3种样地、2种植被类型共计6种生境的抽样充分性。如图17-3所示，从阳坡草甸的采集的个体数量为6000~7000，前2000个个体属于70个种，当个体数累积到4000及6000时，又分别增加了10个物种，最终物种数量稳定在略超过90种；从阳坡灌丛的采集的个体数量接近6000，前2000个个体属于70个种，当个体数累积到4000及6000时，又分别增加7~8个物种，最终物种数量稳定在略超过80种；从阴坡草甸的采集的个体数量约接近8000，最早采集得到的2000个体属于70种，当个体数累积到4000及6000时，物种增加的趋势略有减缓，但仍然比较明显，分别增加了约15个种，最终物种数量稳定在接近100种；从阴坡灌丛的采集的个体数量超过6000，最早采集得到的2000个体属于70种，当个体数累积到4000及6000时，物种增加的趋势逐渐减缓，分别增加了约10个种，最终物种数量稳定在接近90种；从台地的两种植被采集到的个体数量明显比阳坡及阴坡样地采集的个体数量多，但物种增加的趋势要缓慢很多，台地草甸的个体采集量接近15 000，前2000个个体只包含约50个物种，往后每增加2000个个体约分别能增加10个物种，最终物种数量约稳定在接近90；台地灌丛的个体采集量接近12 000，前2000个个体也包含约50个物种，往后每增加2000个个体约分别能增加10个物种，最终物种数量约稳定在接近80。

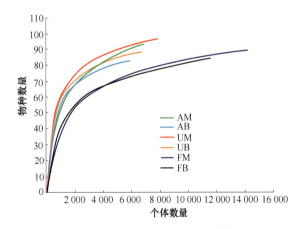

图17-3　6种生境地表节肢动物群落物种积累曲线（以个体数量为横坐标）

Figure 17-3　Species-accumulation curves of ground-dwelling arthropodcommunities in six habitats

图中缩写同图17-2，下同

The abbreviation is the same as Figure17-2, the same as following tables and figures

对6种生境计算2种种积丰度估值ACE（abundance-base coverage estimator）与ICE（incidence-based coverage estimator），并计算实际采集样本的种类数与全部物种（种积丰度估值）的比例（表17-2），比例均超过80%，说明样点中超过80%的物种已被收集到，抽样的效果较好。而阳坡灌丛、阴坡草甸、阴坡灌丛这3种组合的生境，抽样率都超过了90%，采集几乎覆盖了生境中的全部物种。

表 17-2　6 种生境地表节肢动物的物种实际采集量及丰度估值及两者比值

Table 17-2　Species richness, *ACE*, *ICE*, ratio of *S* to *ACE* and ratio of *S* to *ICE* of ground-dwelling arthropod communities in six habitats

	物种数目（S）	种积丰度估值（*ACE*）	S/*ACE*/%	种积丰度估值（*ICE*）	S/*ICE*/%
阳坡草甸 AM	93	105.30	88.32	109.88	84.64
阳坡灌丛 AB	83	86.26	96.22	89.24	93.01
阴坡草甸 UM	96	98.17	97.79	105.92	90.63
阴坡灌丛 UB	89	91.32	97.46	94.22	94.46
台地草甸 FM	89	96.65	92.08	99.77	89.21
台地灌丛 FB	83	92.52	89.71	97.64	85.01

17.2.2　地表节肢动物群落的种类组成

共采集地表节肢动物 54 771 个个体，全部个体用于分类和统计分析，分属于 14 目 62 科 114 种。其中个体数量最丰富的为弹尾目，达到全部个体数目的 28.32%，其次为鞘翅目（23.44）和双翅目（10.80%）。分别考察并比较 6 种生境的群落组成及分布特征，6 种生境所具有的目完全相同，都具有 14 个目，科的数量和物种的数量在也颇为相近。

从各目科的分布特征看，6 种不同生境的地表节肢动物类群均以双翅目的科数最多（13~15 科），占各自总科数的 24.14%~28%，其次是鞘翅目（9~11 科）、蜘蛛目（7~9 科），分别占 15.52%~18.87% 和 12.07%~15.69%。6 种不同生境的其他各目科的数量及比例也较为接近，可见不同生境的地表节肢动物的科的分布特征极为相似。

从各目物种分布特征看，6 种不同生境的地表节肢动物种类较多（比例达到 10% 以上）的类群均为鞘翅目（16~22 种）、双翅目（16~21 种）、蜘蛛目（11~15 种）和膜翅目（9~13 种），这 4 目累积物种数量占各自全部物种数量的 70% 以上。6 种不同生境的其他各目种的数量及比例也较为接近，可见不同生境的地表节肢动物的物种的分布特征也极为相似。

从各目物种的个体分布特征上来看，首先考察不同生境中的优势类群（个体数量比例超过或接近 10%）。阳坡草甸类群以鞘翅目最多，占类群总个体数的 35.70%，其次为双翅目（14.62%）、蜘蛛目（9.10%）和弹尾目（9.78%），这 4 个目的累积个体数量占类群总数的 69.20%。阳坡灌丛类群也以鞘翅目最多，占类群总个体数的 35.90%，其次为蜘蛛目（12.42%）、双翅目（11.38%）和膜翅目（9.68%），这 4 个目的累积个体数量占类群总数的 69.63%。阴坡草甸的优势类群依次鞘翅目（28.40%）、膜翅目（16.84%）、双翅目（16.80%）和弹尾目（10.06%），这 4 个目的累积个体数量占类群总数的 72.11%。阴坡灌丛的优势类群依次鞘翅目（32.78%）、膜翅目（16.44%）、双翅目（13.79%）和弹尾目（10.42%），这 4 个目的累积个体数量占类群总数的 73.43%。台地草甸类群以弹尾目的个体最多，达到（46.89%），其次为鞘翅目（14.14%）、盲蛛目（9.69%），这 3 个目的累积个体数量占类群总数的 70.72%。台地灌丛类群的弹尾目个体也最多，达到（51.74%），其次为鞘翅目（13.65%）、盲蛛目（7.32%），这 3 个目的累积个体数量占类群总数的 72.71%。虽然不同生境的优势类群的累积百分率相似，但是位于台地的两种生境都以弹尾目和盲蛛目为主，而且优势类群的分布非常不均匀，弹尾目占有极大优势。而位于阳坡与阴坡的生境个体数量分布较为相似，但阴坡的类群分布较均匀，位于同一坡向内的两种植被中的个体数量分布差异也不明显。

生态系统中，同一科的种类往往占有相似的生态位或处于相同的营养级，所以在研究中重点以科为分类阶元划分优势度及考察群落结构及分布特征。

在所有个体中，弹尾目的鳞䖴科个体数量最丰富，达到个体总数的 28.3%，为该地区地表节肢动物群落中的优势类群；膜翅目的蚁科

（7.9%）、鞘翅目的拟步甲科（7.7%）、盲蛛目类群（7.9%）等20个科（类群）的个体数量达到总数的1.1%~7.9%，为该地区的常见类群。蜘蛛目的暗蛛科、双翅目的蚤蝇科、鞘翅目的叩甲科等18个科（类群）的个体数量相对较少，达到总数的0.1%~0.9%，为该地区地表节肢动物的少见类群。鞘翅目的粪金龟科、双翅目的殊蠓科、毛翅目的石蛾科等22个科的个体数量均少于个体总数的0.1%，为该地区稀有类群。

图17-4仅列出不同生境中个体数量最丰富的5个科，阳坡的两种植被中均以拟步甲科为第一优势类群，阴坡的两种植被均以蚁科为第一优势类群，这两种坡向的最丰富的5个科累积数量约都占各自全部个体数量的一半，优势程度并不明显。台地的两种植被中鳞蛃科的个体均接近各自生境中全部个体数量的50%，表现出极大的优势度。同时，盲蛛科、步甲科、隐翅虫科在不同生境中都较为常见。

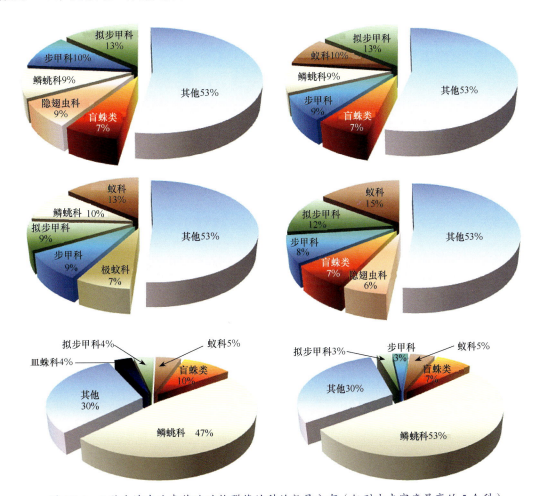

图17-4　6种生境中地表节肢动物群落的科的数量分布（仅列出丰富度最高的5个科）

Figure 17-4　Quality distribution of families in 6 six habitats types（Only the most abundant of 5 families were presented）

17.2.3　节肢动物群落的相对多度格局

从地表节肢动物科-多度分布图（图17-5）上来看，6个生境的分布格局都呈对数正态分布，但不明显。阳坡草甸的变化格局比较平缓，而且各倍程也比较连续，说明该生境中各科的数量分布比较均匀连续。阳坡灌丛的变化格局和阴坡草甸相似，均为稀疏科的数量较少而且分布均匀，二者都有较多的中间科，但阳坡灌丛的优势科相对较多，而阴坡草甸的优势科数量逐渐减少。阴坡灌丛的变化格局呈现比较大的波动，稀疏科的数量较少但随着倍程逐渐增加后突然下降，有较多的中间科，优势科的数量相对前几者也较多。台地的两种植被的变化格局非常相似，在低倍程的稀疏科上都较为平缓，中间科出现大幅增高的倍程都在8~9，中间科的数量也较为相近，在

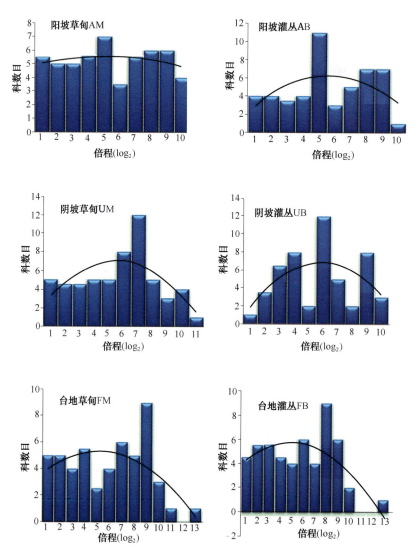

图 17-5　6 种生境内地表节肢动物科-多度分布图（个体数量的倍程为以 2 为底的对数）
Figure 17-5　The number of family per abundance class(Octaves，$\log_2$ classes of the catches) ground-dwelling arthropod communities in six habitats

11、12 倍程处存在断点，说明这两地的优势类群非常单一。

从地表节肢动物种-多度分布图（图 17-6）上来看，阳坡草甸、台地草甸和台地灌丛的分布格局呈明显的对数级数分布；阳坡灌丛、阴坡草甸和阴坡灌丛都接近对数正态分布。阳坡草甸有一个优势明显的物种和较多的只有 1 个个体的物种，个体数量居中的物种数量的变化较为平缓均匀。阳坡灌丛的全部倍程的变化较为平缓，只是在倍程 6 处的中间个体的物种数量较少。阴坡的两种植被的分布格局都呈非常典型的对数正态分布，只是灌丛类群的波动较大，与其科-多度分布格局比较相似。台地的两种植被的分布格局非常相似，但灌丛区比草甸区的倍程多了一处断点，灌丛的优势类群更为单一。

17.2.4　冬虫夏草适生地各生境的地表节肢动物多样性差异

地表节肢动物的物种数量在 3 种不同的坡向生境中的差异具有统计学意义（$F=7.698$，$df=2$，$P=0.011$），由高到低依次为阴坡、阳坡、台地；草甸的物种数目显著多于灌丛（$F=18.898$，$df=1$，$P=0.002$）；两种因素并无交互作用（表 17-3）。LSD 验后比较的结果（图 17-7A）显示，阴坡的物种数

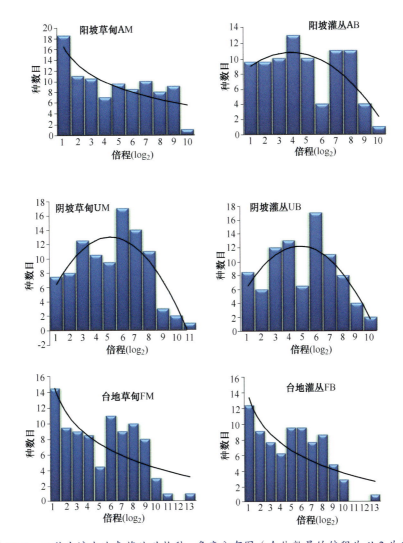

图 17-6　6种生境内地表节肢动物种-多度分布图（个体数量的倍程为以2为底对数）

Figure 17-6　The number of species per abundance class(Octaves, log$_2$ classes of the catches) ground-dwelling arthropod communities in six habitats

目显著高于阳坡与台地（$P<0.05$），而后两者的差异并不显著；在阴坡内部，两种植被中的物种数目并无差异，而分别在阳坡和台地内，草甸的物种数目都显著多于灌丛（$P<0.05$）。

表 17-3　6种生境地表节肢动物物种数、个体数量、多样性、优势度、均匀度、种类丰富度

Table 17-3　Number of species and individuals, Shannon-Wiener function (H'), Simpson index (D), Equitability (J), and Richness (D_{mg}) of ground-dwelling arthropod communities in six habitats

	阳坡草甸	阳坡灌丛	阴坡草甸	阴坡灌丛	台地草地	台地灌丛
丰富度（S）	69.75±3.50	66.5±3.42	75.25±4.27	72.5±2.65	67.75±2.50	63.75±3.10
个体数量（I）	1708±562.05	1456.25±125.06	1967.25±174.07	1690±215.33	3952.5±894.73	2915.25±749.77
优势度（D）	0.06±0.02	0.06±0.01	0.06±0.01	0.06±0.02	0.17±0.07	0.20±0.07
多样性（H'）	3.32±0.11	3.36±0.06	3.45±0.17	3.36±0.17	2.69±0.27	2.61±0.31
丰富度（D_{mg}）	9.30±0.25	9.00±0.53	9.79±0.48	9.63±0.26	8.08±0.38	7.90±0.37
均匀度（J）	0.78±0.02	0.8±0.02	0.8±0.03	0.78±0.03	0.64±0.06	0.63±0.08

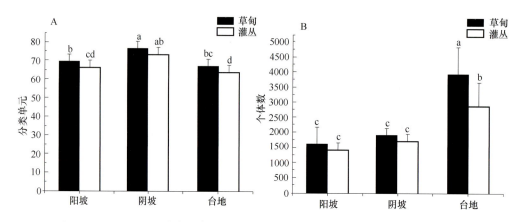

图 17-7 6种不同生境中地表节肢动物多样性[物种数目（A）及个体数目（B）]

Figure 17-7　Biodiversity of ground-dwelling arthropod communities in six habitats [Number of species (A) and individuals (B)]

地表节肢动物的个体数量均值在 3 种不同的坡向生境由高到低分别为台地、阴坡、阳坡，且差异极显著（$F=20.8669$, $df=2$, $P<0.001$）；在草甸中的数量小于灌丛（$F=8.069$, $df=1$, $P=0.019$）；两种因素并无交互作用。LSD 验后比较的结果（图 17-7B）显示，台地的个体数量显著高于阳坡与阴坡（$P<0.05$），而后两者的差异并不显著；阳坡与阴坡内部的两种植被之间不存在差异，而台地中的灌丛区个体数量显著多于草甸区（$P<0.05$）。

地表节肢动物的 Shannon 多样性指数在 3 种不同的坡向生境由高到低分别为阴坡、阳坡、台地，且差异显著（$F=45.397$, $df=2$, $P=0.0002$）；草甸中的多样性略高于灌丛，但差异不显著（$F=0.189$, $df=1$, $P=0.674$）；两种因素并无交互作用。LSD 验后比较的结果（图 17-8A）显示，台地的多样性显著低于阳坡与阴坡（$P<0.05$），而后两者的差异并不显著；3 种坡向内部的两种植被之间均没有显著差异。

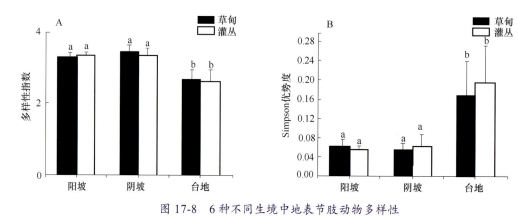

图 17-8 6种不同生境中地表节肢动物多样性

Figure 17-8　Biodiversity of ground-dwelling arthropod communities in six habitats

A, Shannon 多样性; B, Simpson 优势度

A, Shannon index; B, Simpson index

地表节肢动物的优势度指数在 3 种不同的坡向生境由高到低分别为台地、阴坡、阳坡，且差异显著（$F=51.816$, $df=2$, $P=0.000\,012$）；灌丛中的优势度略高于草甸，但差异不显著（$F=0.196$, $df=1$, $P=0.668$）；两种因素并无交互作用。

LSD 验后比较的结果（图 17-8B）显示，台地的优势度显著高于阳坡与阴坡（$P<0.05$），而后两者的差异并不显著；3 种坡向内部的两种植被之间均没有显著差异。

地表节肢动物的均匀度指数在 3 种不同的坡

向生境由高到低分别为阴坡、阳坡、台地，且差异显著（$F=45.698$，$df=2$，$P=0.000\ 019$）；草甸中的均匀度略高于灌丛，但差异不显著（$F=0.002$，$df=1$，$P=0.9680$）；两种因素并无交互作用。LSD 验后比较的结果（图 17-9A）显示，台地的均匀度显著低于阳坡与阴坡（$P<0.05$），而后两者的差异并不显著；3 种坡向内部的两种植被之间均匀度没有显著差异。

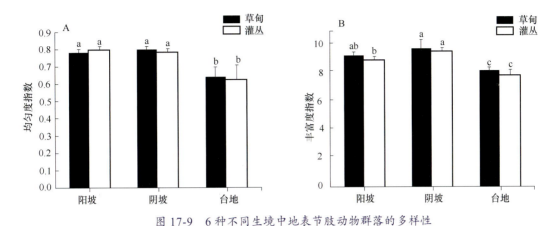

图 17-9　6 种不同生境中地表节肢动物群落的多样性
Figure 17-9　Biodiversity of ground-dwelling arthropod communities in six habitats
A, 均匀度；B, Margalef 丰富度
A, Equitability index; B, Margalef index

地表节肢动物的 Margalef 丰富度在 3 种不同的坡向生境由高到低分别为阴坡、阳坡、台地，且差异显著（$F=36.32$，$df=2$，$P=0.000\ 049$）；草甸中的 Margalef 丰富度略高于灌丛，但差异不显著（$F=1.98$，$df=1$，$P=0.9262$）；两种因素并无交互作用。LSD 验后比较的结果（图 17-9B）显示，台地的 Margalef 丰富度低于阳坡与阴坡（$P<0.05$），而后两者的差异并不显著；3 种坡向内部的两种植被之间均匀度没有显著差异。

17.2.5　节肢动物功能群的组成及多样性比较

节肢动物功能群的划分结果见表 17-4。

表 17-4　对 62 科节肢动物的功能群划分
Table 17-4　The classification result of the guilds of the ground-dwelling arthropod community

功能群	科	拉丁名	科	拉丁名
捕食性	步甲科	Carabidae	狼蛛科	Lycosidae
	拟步甲科	Tenebrionidae	漏斗蛛科	Agelenidae
	隐翅虫科	Staphylinidae	皿蛛科	Linyphiidae
	虎甲科	Cicindelidae	拟平腹蛛科	Gnapphosidae
	花萤科	Cantharidae	逍遥蛛科	Philodromidae
	食蚜蝇科	Syrphidae	蟹蛛科	Thomisoide
	鹬虻科	Rhagionidae	园蛛科	Araneidae
	叉突襀科	Ampinemuridae	花皮蛛科	Scytodidae
	蠼螋科	Forficulidae	蚁科	Formicidae
	卷叶蛛科	Dictynidae	甲螨科	Oribatida
	暗蛛科	Amaurobiidae	盲蛛科	Opiliones
	管巢蛛科	Clubionidae	蜈蚣科	Scolopendridae

续表

功能群	科	拉丁名	科	拉丁名
植食性	金龟科	Scarabaeidae	蝙蝠蛾科	Hepialidae
	叩甲科	Elateridae	夜蛾科	Noctuidae
	苷甲科	Scydmaenidae	尺蛾科	Geometridae
	象甲科	Curculionidae	蛱蝶科	Nymphalidae
	叶甲科	Chrysomelidae	叶蝉科	Cicadellidae
	大蚊科	Tipulidae	跳蝽科	Saldidae
	实蝇科	Tephritidae	长蝽科	Lygaeidae
	蜜蜂科	Apidae	盲蝽科	Miridae
	熊蜂科	Bombidae	石蛾科	Phryganeidae
	叶蜂科	Tenthredinidae		
中性	粪金龟科	Geotrupidae	麻蝇科	Sarcophagidae
	粪蝇科	Scathophagidae	毛蚊科	Bibionidae
	缟蝇科	Lauxaniidae	小粪蝇科	Sphaeroceridae
	极蚊科	Axymyiidae	轩蝇科	Chloropidae
	丽蝇科	Calliphoridae	扁蝽科	Aradidae
	殊蠓科	Anisopodidae	鳞蚖科	Tomoceridae
	锹甲科	Lucanidae		
寄生性	寄蝇科	Tachinidae	茧蜂科	Braconidae
	蚤蝇科	Phoridae	土蜂科	Scoliidae
	姬蜂科	Ichneumonidae	硬蜱科	Ixodidae

地表节肢动物功能群的组成和数量情况在不同生境之间差异并不明显。其中，捕食性、寄生性、植食性3类集团的个体数量在6种不同生境中无显著差异；中性集团在阳坡灌丛的个体数量显著少于台地草甸和台地灌丛，但和其他3种生境无显著差异（表17-5）。

表 17-5 6种生境地表节肢动物功能群个体密度比较
Table 17-5 Results of Kruskal-Wallis analysis tests and Fisher's LSD (Tukey) mean comparisons comparing the abundances of various ground-dwelling arthropod guilds among six habitats

功能群	U	P	t检验
捕食性	6.435	0.2661	—
寄生性	7.200	0.2061	—
植食性	10.552	0.61	—
中性	16.627	0.0053	FM, FB > AB

地表节肢动物的不同功能群的个体密度在6种生境中存在差异：阳坡和阴坡中的两种植被的地表节肢动物功能群组成相似，个体数量的比例由高到低的顺序均为捕食性集团（predator）、植食性集团（phytophagous group）、中性集团（neutral group）和寄生性集团（parasites）；台地的两种植被中的地表节肢动物功能群组成相似，中性集团比例最高、捕食性集团次之、中性集团再次、寄生性集团比例最低（图17-10）。

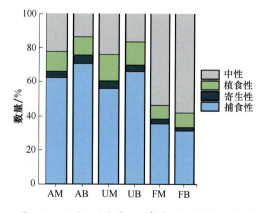

图 17-10 6种不同生境的地表节肢动物功能群个体数量比例
Figure 17-10 Ground-dwelling arthropods guild composition of six habitats

17.3　地表节肢动物群落年际动态

使用最优分割法，对自2010年4月20日至2010年12月10日共计23个批次采集到的节肢动物群落的全部数量变化进行最优分割，得出群落的各段内的总变差（表17-6）。

表17-6　全部生境的地表节肢动物群落最优分割结果
Table 17-6　Result of optimization cut to apart change of ground-dwelling arthropod communities in all habitats

分割段数	总变差	批次	批次	批次	批次	批次	批次	批次	批次
2	128.7963	1～13	14～23						
3	98.1069	1～5	6～13	14～23					
4	82.5822	1～5	6～9	10～13	14～23				
5	71.8103	1～4	4～7	8～9	10～13	14～23			
6	61.7624	1～4	4～7	8	9～11	12～13	14～23		
7	52.4478	1～4	4～7	8	9～10	11	12～13	14～23	
8	44.3332	1～4	5	6～7	8	9～10	11	12～13	14～23
…	…	…	…	…	…	…	…	…	…

由表17-6可见，地表节肢动物的段内总变差在第3段后开始平缓下降，因此可将群落的动态变化按时间分为3段。第一阶段的1～5批次为4月20日至6月2日，该阶段反映了此时期该地区大部分地点仍处于冻土期，地表节肢动物数量较少，但是随着时间推移，土壤温度上升，节肢动物数量也随之增多且增速较快，可将此阶段称为发展期（developmental stage）；第二阶段的6～13批次为6月12日至8月23日，该阶段该地区已进入夏季，为全年温度最高的时期，基本处于无雪期，土壤温度基本稳定在50～60℉，该阶段地表节肢动物丰富度达到并稳定在全年的最高峰，可将此阶段称为全盛期（heyday stage）；第三阶段的14～23批次为9月10日至12月10日，此阶段该地区温度下降，且降雪频率增加，冰雪覆盖于土壤表面并使土壤温度急速下降进入冻土期，该阶段的地表节肢动物也表现出明显的数量下滑，可将此阶段称为衰退期（decline stage）（图17-11）。

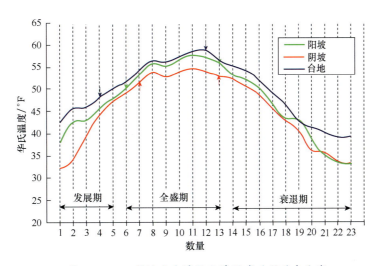

图17-11　三种坡向生境的土壤温度时间动态曲线
Figure 17-11　Time-soil temperature curve in different slope aspect
带颜色的单箭头指示相应生境的地表节肢动物最优分割点，黑色的双箭头表示全部生境的地表节肢动物分割结果
Arrows with color indicate point of optimal segmentation. Double arrows indicate the optimal segmentation of the arthropods in all habitats

分别对阴坡、阳坡和台地3种坡向的生境中的节肢动物群落进行最优分割，结果分别如表17-7、表17-8、表17-9所示。3种生境最优分割的结果基本相似，都可以划分为3段，分别为发展期，全盛期和衰退期，但是台地的发展期只有4个批次，第5个批次即进入了全盛期，为3种坡向的生境中最早进入全盛期；第二个进入全盛期的生境为阳坡，发展期包含1~6批次；最后进入全盛期的为阴坡，发展期为1~7批次；但是3种坡向的生境进入全盛期的温度条件比较接近，都在50 ℉左右。3种坡向的衰退期开始的时间比较相近，阳坡和阴坡的群落同时在第14批次（9月10日）进入衰退期，台地在第13批次进入衰退期。

表 17-7 阳坡地表节肢动物群落最优分割结果
Table 17-7 Result of optimization cut to apart change of ground-dwelling arthropod community in Adret

分割段数	总变差	批次	批次	批次	批次
2	114.1925	1~14	14~23		
3	90.8094	1~6	7~13	14~23	
4	77.8463	1~6	7~11	12~14	14~23
...	...	...	...	...	...

表 17-8 阴坡生境的地表节肢动物群落最优分割结果
Table 17-8 Result of optimization cut to apart change of ground-dwelling arthropod community in Ubac

分割段数	总变差	批次	批次	批次	批次
2	111.9247	1~13	14~23		
3	89.2915	1~7	8~13	14~23	
4	75.5443	1~5	6~9	10~13	14~23
...	...	...	...	...	...

表 17-9 台地生境的地表节肢动物群落最优分割结果
Table 17-9 Result of optimization cut to apart change of ground-dwelling arthropod community in Flat ground

分割段数	总变差	批次	批次	批次	批次
2	108.5716	1~13	14~23		
3	90.1828	1~4	4~12	13~23	
4	71.5748	1~4	4~8	9~13	14~23
...	...	...	...	...	...

17.4 讨论

17.4.1 物种丰富度及抽样充分性的估计

抽样充分性的估计是生物多样性调查中的基本工作，同时物种累积曲线还能提供预估物种丰富度的功能，在后续的数据分析工作开展之前就能对不同生境的多样性进行预判和比较。从本研究的两种物种累积曲线直观反映，可以初步了解各生境的地表节肢动物的分布状况：①每种坡向内部的两种植被累积曲线形状相似，暗示着在同坡向的内部，植被的分异效果微弱，不会因植被的差异引起地表节肢动物群落的较大差异；同坡向在采样的末期，草甸曲线都稍高于灌丛，暗示着草甸区能收集到更多的物种。②台地比其他两种坡向得到更多的个体，却属于更少的物种，暗示着台地群落的严重的不均匀性，可能有少部分物种在此生境中占有极大优势。具体的定量考察有待后续研究。

物种累积曲线的绘制除去本研究中使用的从

时序角度（采集批次）和从采集量角度（个体数量）考察，还有从采集规模，即一般使用的从采样面积角度考察。例如，增加样地面积同时增加样点和陷阱的数量。一般来说，采集的时间越长，采集的范围越广，越能体现抽样的充分性。本研究的结果显示，抽样的效果极好，但相较于诸多其他类似的研究，如西双版纳地区蜘蛛群落的调查（郑国，2008）及卧龙山地区地表甲虫多样性的研究（于晓东，2006），本研究取得的物种数量相对较少。抽样的充分性及物种数量较少的客观事实产生相悖，原因可能有如下几点：① 高寒地区的物种的相对单一性，即物种的多样性有随着海拔升高和温度降低有下降趋势，这也与诸多研究的结果吻合（Nicolai，1989；Gaston and Chown，1999；Addo-Bediako et al.，2000；Sanders et al.，2007；Yang et al.，2013）；② 本研究的调查批次达到34次，跨越2个年度，在采样频率和时间跨度上都超过许多同类研究（Longino and Colwell，1997；Jung et al.，2008；Hsieh and Linsenmair，2012），同时样地面积及样点数目却都少于同类研究，小范围内的长时间采集，造成了对调查地点充分抽样，但是同时限制了物种数量。扩大抽样规模，使用种-面积累计曲线考察也许能得到不同的结果，即使用更多的异质性的样地，调查的结果可能更能反映高寒地区的节肢动物多样性，但是考虑到本研究针对的是冬虫夏草适生地，这样的抽样的结果是完全可以接受的。

17.4.2 不同生境节肢动物分布特征及多度格局

以目为最高阶元，往下分析各分类单元的分布特征，不同生境的目、科、种的组成比较相似，但数量分布有较大差异，具体体现在台地生境和其他两种坡向的差异。

在目前的研究中，分别以科和物种为分类阶元对于多样性格局的分析有很大差异，说明不同分类阶元的多样性变化格局对环境变化的反应有差异，这可能是由于功能群的习性等诸多因素所致。而在生物多样性的快速评估中，使用属或者科这种中级分类阶元作为研究对象是较合适的（McNeely，1990；于晓东等，2002，2003，2004；Jung et al.，2008）。基于科级水平，个体数量百分比超过5%视为优势类群为划分标准，不同生境的优势科明显不同，阳坡的优势科为步甲和拟步甲这些地表活动的游猎类群，阴坡的优势科为地下穴居的蚁科类群，而台地的优势科为在地下腐食性的鳞蜉科，造成这种状况的原因在于阴坡的土壤温度较之阳坡低，蚁科等类群能通过地下生存的方式克服低温的不利条件，而台地曾经有过放牧的历史，放牧行为可能导致了台地植被的单一性，同时产生的大量牛粪给鳞蜉科提供了有利的资源，使得该生境中鳞蜉科大量发展。

物种-多度分布格局反映了物种的数量分布特征，而从本研究的结果显示，6种不同生境在科级及物种水平上基本都接近对数正态分布模型，符合一般的昆虫群落的模式。台地的种-多度分布拟合为生态位优先占领假说的原因在于，如前所述的鳞蜉科的大量发展造成的群落的严重不均一。若从群落演替的角度来考察多度格局，因为阴坡基本处于无管理的状态，比起其他两种坡向的，更容易到达演替的后期，在科级水平及种级水平，阴坡也比其他两种坡向的物种数量分布更加均匀，优势类群的数量比例较低；而台地因为同时有放牧和砍伐的存在，属于演替的初期生境，所以该生境的物种数量分布最不均匀。本研究的这一结果与大量研究结果相类：Koivula等（2002）在芬兰阔叶林对步甲群落的研究发现，演替早期的物种多度大于演替后期，而物种多度曲线随着演替的梯度逐渐平缓，物种的数量分布更均匀，Niemelä（2001）对步甲的研究也同样证实这一点，而加拿大阔叶林中大型节肢动物的多度也有相同趋势（Niemelä et al.，1992）。

17.4.3 不同生境物种多样性的比较

首先考察个体数量和物种数量这两个指标：阴坡物种数量最多，台地个体数量最多；尽管在每一种坡向内部两种植被的差异不显著，草甸在两个指标上都多于灌丛。尽管各生境都基本没有人为干扰，但显然，没有任何放牧和砍伐的阴坡最接近其自然状态。如前所述，阴坡也最容易到达演替的后期，处于此阶段的生境的植被拥有更多的异质性，能为不同的物种提供栖息环境，而台地的个体数量仍然是由鳞蜉科拔高，但总体来说，三者的物种数量基本无差异。而草甸物种数量和个体数量多于灌丛的原因可能在于采集方法，陷阱采样法虽然又名巴氏罐诱法，但是陷阱配方中并未有引诱剂，采集样本的方式完全由目标的随机行走掉落造成。这种采集方式显然限制了灌丛区域的采集效率，原因在于灌丛给大量的昆虫提供了立体的行走路线，使得昆虫有了绕开陷阱的可能。

多样性、优势度和均匀性这三者在以往的研究中通常会同时使用。多样性较高的生境往往有更低的优势度，群落分布也更均匀（Jung et al., 2008; Hsieh and Linsenmair, 2012），本研究的结果也支持了这一点：台地的多样性最低，优势类群的优势度最高，群落最不均匀，但其他种坡向基本无差异。台地的特殊性仍然由于大量弹尾目的存在造成。关于多样性的研究大部分会选取干扰程度不同的几种生境加以比较，并且结果基本上都能支持中度干扰假说（itermediate disturbance hypothesis, IDH）（郑国，2008）。但由于本研究开展地点在高寒地区的特殊性，几种生境都基本处于无干扰状态，如果将放牧行为也视为一种干扰，那么如前所述，阴坡应该最接近自然状态的生境，但同时却表现出最高的多样性（虽然略高于阳坡却无显著差异），该结果与 IDH 并不完全相符，可能的原因之一高寒地区群落的抵抗干扰的能力远远低于温带及热带地区，就算是放牧这种程度非常低的管理会引起多样性的降低，但这种推测同样是非常脆弱的，因为有放牧历史却并未在物种数量、个体数量和多样性上显著低于阴坡。另一种可能的原因，放牧这种干扰的程度太低，比起其他的很多研究中定义的中度干扰（itermediate disturbance hypothesis, IDH），放牧并未达到中度水平，结果也不能支持更多的物种。以上两种推测实际上基于的理由是相悖的，虽然第二种更可靠，但仍然没有实质上的证据，相关的后续研究例如对干扰程度的定义，对干扰程度的测度甚至不同干扰程度的新的样地的考察都非常值得开展。

17.4.4 地表节肢动物的功能群的组成及多样性比较

功能群习性的差异往往导致了不同类群对环境变化反应的差异。例如，捕食性类群往往栖息在地表枯落物内，对温湿度的要求比较严格，数量分布格局与地表植被和土壤性质特点密切相关（Magurran, 1988; Koivula et al., 2002）。而植食性、腐食性、菌食性、寄生性等类群等则对其他微环境的选择明显有差异，如腐食性类群与生境类小型哺乳动物的数量密切相关，腐食性类群的主要食物来源为粪便，本研究的结果也与这一点相符。腐食性的弹尾目偏好有放牧的台地生境，从而使得该生境中腐食性个体数量比例增加；菌食性与植食性类群与生境中的植被数量及真菌的种类和数量相关，由于几种生境的彼此距离相距较近，植物和真菌状况比较相近，所以其中的植食及菌食类群的数量差异也不大。

另外，陷阱采样方法也导致不同功能类群的捕获效率的差异，显然地面陷阱更易收集到游猎型的捕食者（如步甲、拟步甲、盲蛛等），而非大部分具有飞翔功能的植食昆虫（如大蚊、实蝇等）和寄生昆虫（如姬蜂、茧蜂等），如若使用某些研究中采用的树干陷阱（可做适当改进使其能收集活动空间具有一定高度的类群），可能采集的结果会有所不同。同时，大部分的研究功能类群的划分标准不一。例如，关注蜘蛛类群的可根据蜘蛛的捕食行为将其划分为游猎型、结网型与穴居型（Hsieh and Linsenmair, 2012），关注害虫群落的可根据其危害方式的差异分为更细小的类群，如蛀干型、蛀根型等。由于本研究的初衷在于关注可能影响冬虫夏草寄主昆虫的节肢动物类群，使用树干陷阱与这一设想相悖。而通过简单的食性划分类群更有利于后续对天敌的研究，但是如果从了解高寒地区的节肢动物状况这一角度出发，则应采取更多样化的采集手段及对功能群的更细致的划分。

17.4.5 地表节肢动物群落的变化动态

群落的年周期变化，即季节性变动，在各不同类型的动物群落中都比较明显。在色季拉山所处的高寒地区，周年日照、温度条件为影响群落变化的主要因素。就昆虫群落而言，因各种类群的迁移、扩散、滞育、休眠、世代更替、多型现象等而形成一年的季节性变动。

研究昆虫群落的季节变化规律有两种方法：第一种重点跟踪群落中单种种群特别是优势类群的季节消长，能直观地了解群落中主要种群的消长情况；第二种把群落作为一个总体，以物种的数目以及各物种个体数量作为指标，按时间序列进行分析分类，将群落的动态划分为几个能相互区别的阶段。显然，第二种方法虽然较之前一种方法直观性不甚明显，但是却更能反映群落物种间及物种内复杂的关系及物候、环境因子对群落的影响。大部分的群落动态研究采取第一种方法直接的将时序作为考察对象的自变量，或稍加改进，使用传统意义上的四季分割法或者特定地区气候季节，如西双版纳的雨季、干热季、雾凉季（郑国，2008）。但是本研究所处的西藏地区，物候特点复杂，不能简单地以传统意义上的气候因子区分季节，故最优分割法能较好地解释群落的动态。

通过比较不同生境的分割结果与相对应的土壤温度曲线，可以认为地表节肢动物群落的动态与温度的变化密切相关。最能直接接受光照的台地温度最高，其中节肢动物也最早结束发展期，全盛期最长，温度稍低的阳坡次之，温度最低的阴坡最晚进入全盛期。但根本上，三地的动态状况比较相似，可能与三地的彼此距离比较相近有关。诸多群落动态研究考虑到的因素更为复杂，如橘园昆虫群落研究中随着全年气温、日照、降水因素影响而引起的柑橘植株的生长变化，导致了其中的害虫群落的季节变动（赵志模等，1987），稻田节肢动物群落变动需考虑水稻收割等人为因素的影响。但本研究由于研究地点的特殊性和物候条件的复杂性，许多气候因子的考察有相当的难度，故在本次研究中不予分析，但后续的研究工作还是非常值得开展。

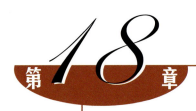

第18章 冬虫夏草适生地草甸地表节肢动物群落的相似性

【摘要】选择3类不同层次的类群，对冬虫夏草适生地草甸不同生境地表节肢动物群落的相似性进行了分析。相似度指数、排序和聚类分析表明，优势种能很好地代表各自的生境，可作为指示物种。拟步甲科sp.1偏好开放、温度较高的阳坡生境；鳞蛛科sp.1倾向选择温度较高、湿度较低、生物量较少的台地，蚁科sp.1主要分布于温度最低、湿度最大的阴坡。除了优势物种有所不同，不同生境在次要类群的组成上也存在差异。通过排序、相似度指数的计算和聚类，比较了10科22种寄主昆虫天敌（包括18种捕食性天敌和4种寄生性天敌）在6种不同生境中的相似性，各生境的主要天敌有所差别。盲蛛、蚁科和拟步甲分别是台地、阴坡和阳坡冬虫夏草寄主昆虫的主要天敌。有些天敌在多种生境中均大量分布，如隐翅虫和狼蛛在阳坡和台地的数量都较多，推测与其较强的活动能力有关。了解天敌在时间和空间上的分布变化规律，可为制订天敌综合治理策略提供依据。

群落的相似性（community similarity）和群落多样性显然是两个不同的概念。前者是群落之间或群落属性之间两两比较而存在的，它是群落组成上（包括物种种类、个体数量，以及其他可以作为统计量的属性特征）相似程度的定量指标，在一定程度上反映了群落的演替变化和相互关系；而后者则是表现群落自身功能或组织水平而独立存在的定量指标，它在一定程度上反映了群落的复杂性和稳定性（赵志模和郭依泉，1990）。

使用不同的数量算法，挑选不同的用于分析的原始数据往往会导致不同的结果。数量分类主要包括两类处理大批量数据的多元分析方法，即聚类和排序。而挑选用于分析的原始数据的原则，则会根据研究的侧重点不同而有所变化。关注自然生境中的物种多样性一般通过计算全部原始数据而获得（于晓东，2006；郑国，2008）；关注生境的指示种一般选取优势类群的数据作为分析对象（Jung et al., 2008）；关注害虫防治、植物保护的研究一般选取主要害虫的相关天敌的数据（Sterck et al., 1992；Schowalter and Lightfoot, 1999）；此外还有根据功能群、关注的分类类群的划分挑选的数据（Gaston and Chown, 1999；Kaspari and Weiser, 2000；Gathmann and Tscharntke, 2002；Yu et al., 2007）。

通过选择3类不同层次的类群进行分析，本章旨在揭示冬虫夏草适生地草甸不同生境地表节肢动物群落的相似性，明确寄主昆虫天敌群落的动态，为制订天敌综合治理策略提供依据（喻浩，2013）。分析全部物种在不同生境中的相似性用以呈现高寒地区地表节肢动物的分布状态；分析优势类群在不同生境中的相似性用以探索生境指示种；分析冬虫夏草寄主昆虫天敌在不同生境中的相似性。

18.1 数据与分析方法

18.1.1 数据

选取本书第17章采集到的全部标本，即65科114种的数量用于分析全部物种在不同生境中的相似性。选取每种生境采集到的个体数量比例超过10%的物种用于分析优势类群在不同生境中的相似性，阳坡为拟步甲科sp.1，阴坡为蚁科sp.1，台地为鳞蛛科sp.3。通过观察，明确有22种个体为寄主昆虫的天敌，属于10科，这些物种的数据用来分析天敌在不同生境中的相似性。同时，追踪8个天敌科个体数量较多的天敌动态，比较天敌类群在两个采集年份在全盛期的捕获效率。

18.1.2 β多样性测度

β多样性的重要意义：①它可以指示生境被物种分隔的程度；②可以用来比较不同地段的生境多样性；③与α多样性一起构成了总体多样性或一定地段的生物异质性（马克平，1994）。

根据调查资料是二元属性数据还是数量数据，β多样性的测定方法不同。

（1）二元属性数据的β多样性测定。二元属性数据又称0、1数据或有无数据，在群落调查中只考虑某个物种的存在与否，而不考虑其个体数目的多少（赵志模和郭依泉，1990）。目前已经发展了6种主要β多样性测定方法，其优、缺点比较可参考有关文献（赵志模和郭依泉，1990；马克平，1995）。

本研究中采用比较常用的 Whittaker 指数（β_w），计算公式为

$$\beta_w = S/m\alpha - 1$$

式中，S 为研究中所记录的物种总数；$m\alpha$ 为各样方的平均物种数。

（2）数量数据的β多样性测定。二元属性数据β多样性测度方法计算简便、易于使用，然而它不考虑每一物种的个体数量或相对多度，势必过高估计稀有种的作用，而导致不合理的结论。Bray-Curtis 指数（C_N）同时考虑物种的个体数量或相对多度，是最常用的β多样性测度方法，计算公式为

$$C_N = 2jN/(aN+bN)$$

式中，aN 为样地 A 的物种数目；bN 为样地 B 的物种数目；jN 为样地 A 和 B 共有种中个体数目较小者之和，即 $jN = \sum \min(jNa+jNb)$。

（3）相似性系数测定。相似性系数测度群落或生境间的β多样性，在众多的相似性指数中，可以不考虑群落间的环境梯度，应用较多的是 Jaccard 指数（C_J）和 Sorenson 指数（C_S），计算公式分别为

Jaccard 指数：$C_J = j/(a+b-j)$

Sorenson 指数：$C_S = 2j/(a+b)$

式中，j 为两群落（或样地）中共有的种数；a 与 b 分别为群落 A、B 含有的全部种数。

此外，Bray-Curtis 距离和欧氏距离（Euclidean distance）等也可以作为相似性指数测度方法。

Bray-Curtis 距离：

$$\text{Bray-Curtis distance} = \sum_{i=1}^{r}|X_{ij}-X_{ik}| \Big/ \sum_{i=1}^{r}(X_{ij}+X_{ik})$$

欧氏距离：

$$\text{Euclidean distance} = \sqrt{\sum_{i=1}^{r}(X_{ij}-X_{ik})^2}$$

目前，比较成熟的分类和排序技术中大多基于以上相似性测度方法进行运算。

数据的统计分析使用数理统计软件 Statistica 10.0（StafoftInc. USA）完成。

18.1.3　群落的排序

排序（ordination）用于分析群落之间的连续分布的关系，常用于近代群落生态学的研究中。通过排序可以按照属性将实体排列起来，实现的原理在于可以属性（样地或者生境的环境变量和物种变量）为坐标轴，在一维或者多维的空间中，按照实体点（如样地、林分等）的相似关系排列实体。排序轴可以反映一定的生态梯度，解释和揭示群落物种与生态因子的关系，也叫梯度分析。

群落排序按坐标轴的属性可分为直接排序和间接排序，前者以环境因素的改变为轴，同时使用环境因子组成数据和群落组成数据完成排序，排序图能反映出各群落物种（类群）较偏好的生态因子，后者以群落组成本身的改变为轴，能较直观地给出各物种（类群）偏好的生境。同时，多种排序方法都基于一定模型，最常用的分为基于线性模型的线性排序和基于非线性模型的非线性排序。一般来说，非线性的排序结果优于线性排序结果。基本的几种排序方法的分类见表 18-1。

表 18-1　基本排序方法和排序模型
Table 18-1　The types of the statistical models

	线性排序	非线性排序
间接排序	主成分分析（PCA）	对应分析法（CA）
直接排序	冗余分析（RDA）	典范对应分析（CCA）

主成分分析法的一个缺点在于其基于线性模型，大多数学者在使用主成分分析时都进行数据转换或标准化处理，使数据结构发生一定变化，在一定程度上符合 PCA 的线性模型，从而使 PCA 成为一种非常有效的排序方法。主坐标分析（principal coordinate analysis，PCoA）是 PCA 的改进形式，与后者不同，它可以基于多种距离系数计算点距离，而 PCA 只使用欧氏距离。

对应分析（CA）也叫相互平均法（reciprocal averaging，RA）。相对于 PCA，CA/RA 基于非线性模型，更符合群落或物种（类群）-环境间及种-种间的关系，可以较客观的提供分析结果，不需要选择端点和权重，它们的分析结果一般优于 PCA，在样地数据参数较大的情况下尤为

如此。因此，CA/RA 得到广泛的发展，并衍生发展出 DCA（detrended correspondence analysis）、CCA（canonical correspondence analysis）、DCA（detrended canonical correspondence analysis）和 CCoA（canonical correlation analysis）等。

本研究中，只考虑结果更为优化的非线性排序。选择 DCA 对全部样点和目标类群进行间接排序，同时使用 CCA 对环境因子变量和目标类群进行直接排序。DCA 使用统计软件 PAST 完成，CCA 使用专业排序软件 Canoco for Windows 4.5。

18.1.4 群落的差异性及相似系数

ANOSIM（analysis of similarities）用以定量比较不同实体间的相似性及差异显著性。在本研究中使用 ANOSIM 计算不同生境两两之间的 R 统计量（相异性的度量）及显著性水平 P 值。ANOSIM 过程使用统计软件 PRIMER 完成。

18.1.5 群落的聚类

使用数学方法，基于实体（如样地或者样点）或属性的相似或相异关系归并为组，使组间分异尽量大于组内分异完成分类的数量分类过程称为聚类。Pielou（1984）建议，聚类分析的结果是对排序结果的最好补充，两者结合使用对数据分析结果解释能达到最好的效果。聚类同样分类两种，使用属性数据（群落的物种组成状况）对实体进行分类和使用实体对属性进行分类，本研究以群落内地表节肢动物的组成和数量为属性，对研究样点进行分类。

本研究采用最常用的等级聚类法。等级聚类法根据不同的聚合策略可用不同算法分为多种聚类方法。具体的各方法的组织相关结构如图 18-1 所示。

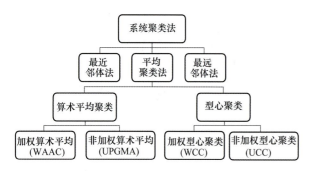

图 18-1　不同等级的系统聚类法的组织相关结构图
Figure 18-1　Organizational chart of hierarchical clustering method

用以上各方法得到的结果基本相似，文中呈现的是基于 Bray-Curtis 相似性系数的非加权组平均法（unweighted pair-group method with arithmetic means，UPGMA）的分析结果。

本研究同时使用多维尺度分析的方法配合聚类对排序结果进行补充分析。多维尺度分析通过适当的降维方法，将这种相似（不相似）程度在低维度空间中用点与点之间的距离表示出来，进而可反映多个研究对象间的相似（不相似）程度。Multidimensional Scaling（MDS）和 Nonmetric MDS（NMDS）过程都是专门用于多维尺度分析的过程。把地表节肢动物物种数据采用 Bray-Curtis 距离构建相似性系数矩阵，确定缩放维度数（$k=2$），将最小生成树整合到二维欧氏空间中，并形成不同生境的群落（点）的多维尺度散点图。

聚类分析及非度量多维尺度分析（NMDS）使用统计软件 PAST 完成。

18.2　全部物种在不同生境中的相似性

18.2.1 群落排序

以节肢动物群落组成和数量分布为属性，对全部地表节肢动物科（数字）和样地（符号）排序（DCA）的结果（图 18-2）显示，6 种生境排序图从左到右依次为台地灌丛、台地草甸、阴坡草甸、阴坡灌丛、阳坡草甸、阳坡灌丛。每种坡向内部的两种植被重叠程度高，其中的节肢动物状况非常相似。台地与另外两种坡向在地表节肢动物群落上差异较大，排序图上没有任何重叠，阴坡与阳坡两者之间重叠程度很高，有较高的相似性。从地表节肢动物科的组成排序看，部分类群对生境的选择明显：鳞蛃科（1）、盲蛛目（3）、皿蛛科（9）主要分布在台地，蚁科（2）主要分布于阴坡，拟步甲科（4）、步甲科（5）的大部分种类主要分布在阳坡。

对全部地表节肢动物物种（数字）和样地（符号）排序（DCA）的结果（图 18-3）与科排序的结果相似。部分类群对生境的选择明显，台地的主要物种为鳞蛃科 sp.2（2）、鳞蛃科 sp.3（3）、盲蛛科 sp.1（5）、花萤科 sp.1（11）、蠼螋科 sp.1（22）；阴坡的主要物种为蚁科 sp.1（4）；阳坡的主要物种为甲螨 sp.1（23）、硬蜱科 sp.1（24）、叶蝉科 sp.1（25）。

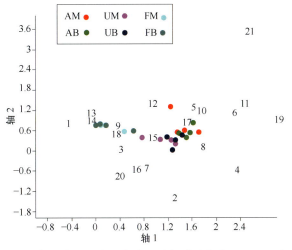

图 18-2 以节肢动物组成和数量分布为属性，对地表节肢动物科（数字，仅呈现个体数量比例超过 1% 的 21 个科，即常见科）和样地（带颜色的符号标记）的排序

Figure 18-2　DCA biplot for ground-dwelling arthropod family（the 21 most abundant families representing more than 1% of all individuals showed only）and sample（symbols with color）scores based on the composition and abundance of ground-dwelling arthropods assemblages of six habitats

轴 1 和轴 2 分别解释 32% 和 5% 的变异；1，鳞跳科；2，蚁科；3，盲蛛科；4，拟步甲科；5，步甲科；6，隐翅虫科；7，极蚊科；8，狼蛛科；9，皿蛛科；10，叶蝉科；11，甲螨科；12，小粪蝇科；13，花萤科；14，蠼螋科；15，金龟科；16，象甲科；17，硬蜱科；18，盲蝽科；19，蜈蚣科；20，长蝽科；21，轩蝇科

The variation explained by axis 1 was 32% and explained by axis 2 was 5%；1，Tomoceridae；2，Formicidae；3，Opiliones；4，Tenebrionidae；5，Carabidae；6，Staphylinidae；7，Axymyiidae；8，Lycosidae；9，Linyphiidae；10，Cicadellidae；11，Oribatidae；12，Sphaeroceridae；13，Cantharidae；14，Forficulidae；15，Scarabaeidae；16，Curculionidae；17，Ixodidae；18，Miridae；19，Scolopendridae；20，Lygaeidae；21，Chloropidae

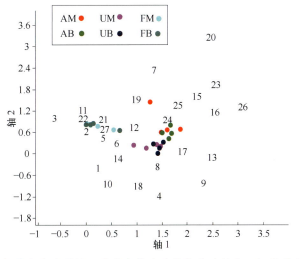

图 18-3 以节肢动物组成和数量分布为属性，对地表节肢动物物种（数字，仅呈现个体数量比例超过 1% 的 27 个物种，即常见种）和样地（带颜色的符号标记）的排序

Figure 18-3　DCA biplot for ground-dwelling arthropod species（the 27 most abundant species representing more than 1% of all individuals showed only）and sample（symbols with color）scores based on the composition and abundance of ground-dwelling arthropods assemblages of six habitats

轴 1 和轴 2 分别解释 35% 和 6% 的变异；1~3，鳞跳科 sp.1~sp.3；4，蚁科 sp.1；5~6，盲蛛科 sp.1~sp.2；7~9，步甲科 sp.1~sp.3；10，长蝽科 sp.1；11，花萤科 sp.1；12，金龟科 sp.1；13，拟步甲科 sp.1；14，象甲科 sp.1；15~16，隐翅虫科 sp.1~sp.2；17，狼蛛科 sp.1；18，极蚊科 sp.1；19，小粪蝇科 sp.1；20，轩蝇科 sp.1；21，盲蝽科 sp.1；22，蠼螋科 sp.1；23，甲螨科 sp.1；24，硬蜱科 sp.1；25，叶蝉科 sp.1；26，蜈蚣科 sp.1；27，皿蛛科 sp.3

The variation explained by axis 1 was 35% and explained by axis 2 was 6%；1-3，Tomoceridae sp.1-sp.3；4，Formicidae sp.1；5-6，Opiliones sp.1-sp.2；7-9，Carabidae sp.1-sp.3；10，Lygaeidae sp.1；11，Cantharidae sp.1；12，Scarabaeidae sp.1；13，Tenebrionidae sp.1；14，Curculionidae sp.2；15-16，Staphylinidae sp.1-sp.2；17，Lycosidae sp.1；18，Axymyiidae sp.1；19，Sphaeroceridae sp.1；20，Chloropidae sp.1；21，Miridae sp.1；22，Forficulidae sp.1；23，Oribatida sp.1；24，Ixodidae sp.1；25，Cicadellidae sp.1；26，Scolopendridae sp.1；27，Linyphiidae sp.3

总体上，无论是从物种还是科级水平，偏向台地生境的物种与其样点对应的排序图上，加入环境变量后的CCA排序图显示（图18-4），不同的生态因子和群落组成将不同生境区分开，不同的生境作为哑变量，除了阴坡内的两种植被点在排序图上相距稍远，其他两种坡向内两种植被都紧靠，说明了同坡向内的两种植被较大的相似程度。鳞蚙科等类群选择了温度较高的台地，蚁科选择湿度较大的阴坡，阴坡和阳坡之间聚集了大量类群，而阴坡和阳坡之间有两支环境变量的矢量——植物的地下生物量与地上生物量，这些大量类群都偏好植物生物量较多的阴坡和阳坡。

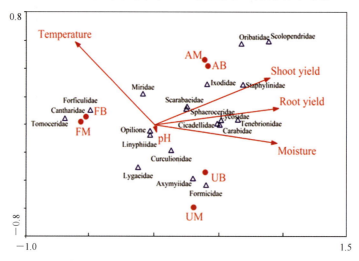

图 18-4　地表节肢动物21个科与6种生境关系的CCA二维排序图

Figure 18-4　Ordination diagram of the first two axes of canonical correspondence analysis for 21 ground-dwelling arthropods families and six habitats

Temperature, 温度；Moisture, 湿度；pH, 酸碱度；Shoot yield, 苗产量；Root yield, 根产量；Tomoceridae, 鳞蚙科；Formicidae, 蚁科；Opiliones, 盲蛛科；Tenebrionidae, 拟步甲科；Carabidae, 步甲科；Staphylinidae, 隐翅虫科；Axymyiidae, 极蚊科；Lycosidae, 狼蛛科；Linyphiidae, 皿蛛科；Cicadellidae, 叶蝉科；Oribatidae, 甲螨科；Sphaeroceridae, 小粪蝇科；Cantharidae, 花萤科；Forficulidae, 蠼螋科；Scarabaeidae, 金龟科；Curculionidae, 象甲科；Ixodidae, 硬蜱科；Miridae, 盲蝽科；Scolopendridae, 蜈蚣科；Lygaeidae, 长蝽科；Chloropidae, 轩蝇科

18.2.2　相似度指数

从6种不同生境两两的相异性指数（表18-2）和差异显著性水平（表18-3）来看，3种坡向内两种植被区的节肢动物组成都基本相似（RAM VS. AB=0.02；RUM VS. UB=−0.17；RFM VS. FB=−0.03）。在跨坡向的生境的比较中，差异最大的来自台地草甸与另外两个坡向的类群（RFM VS. UM=1；RFM VS. UB=1；RFM VS. AB=1；RFM VS. AM=0.98≈1）；其次来自台地灌丛与另外两坡向的类群（RFB VS. UB=1；RFB VS. UM=0.94≈1；RFB VS. AB=0.98≈1；RFB VS. AM=0.88≈0.9）；差异最小的来自阳坡草甸和阴坡草甸，两者的差异尽管还未达到显著性水平（PAM VS. UM＞0.05），但两者的相异性指数已接近0.5（RAM VS. UM=0.45），其实已可明显区分。

18.2.3　样点聚类

以24个样点为对象聚类的分析结果（图18-5）也表明，3种坡向可明确地区分开，形成3个聚类大支，阴坡与阳坡有较高的相似性，而台地与前两者的相似度较低，形成单独的一支。每个大支内2种植被的分异不明显，基本交错排列。但台地和阴坡、阳坡各有一个样点脱离各自的聚类大支，可作为奇异点，可能是由于长期采样过程中的偶然因素造成。

基于地表节肢动物物种组成为属性的多维尺度分析看，首先，6种生境可以比较清楚的区分为自然生境（阴坡和阳坡）和人为干扰较多的台地两大类群；在2个自然生境的坡向中，阴坡和阳坡虽然比较接近，但是仍然没有重叠，可以比较清楚的区分。3种坡向的生境中各有一个样点离各自的样点集中区较远，视为奇异点。每种坡向内部的样点交错镶嵌排列，不能很好地区别开2种植被类型（图18-6）。

表 18-2　6 种不同生境的全部地表节肢动物群落相似性分析矩阵（相异性系数）
Table 18-2　Global ANOSIM of for difference among 6 habitats（R：degree of dissimilarity）

	阳坡草甸	阳坡灌丛	阴坡草甸	阴坡灌丛	台地草甸	台地灌丛
阳坡草甸	0	0.020 83	0.447 9	0.5	0.979 2	0.885 4
阳坡灌丛		0	0.75	0.802 1	1	0.979 2
阴坡草甸			0	−0.166 7	1	0.937 5
阴坡灌丛				0	1	1
台地草甸					0	−0.031 25
台地灌丛						0

表 18-3　6 种不同生境的全部地表节肢动物群落相似性矩阵（差异显著性）
Table 18-3　Global ANOSIM of for difference among 6 habitats（P：significant level）

	阳坡草甸	阳坡灌丛	阴坡草甸	阴坡灌丛	台地草甸	台地灌丛
阳坡草甸	0	0.4018	0.0546	0.0276*	0.0314*	0.0295*
阳坡灌丛		0	0.0301*	0.0290*	0.0292*	0.025*
阴坡草甸			0	0.9121	0.0271*	0.0269*
阴坡灌丛				0	0.0287*	0.0277*
台地草甸					0	0.5779
台地灌丛						0

* 表示差异显著（$P<0.05$）

* indicates significant different（$P<0.05$）

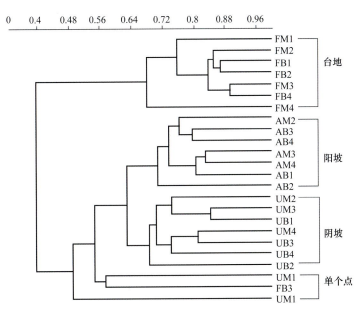

图 18-5　基于相似性系数，采用组间联法，以群落中全部物种组成和数量为属性对 6 个生境 24 个样点的聚类分析图
Figure 18-5　Dendrogram based on the composition and abundance of all species in 6 habitats. Branching pattern was produced by average linkage, based on Bray-Curtis percentage similarity
编号代表样点重复
The sample labels represented plot replications

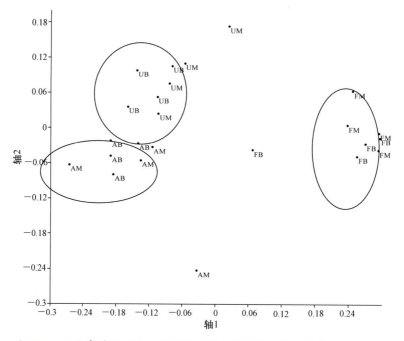

图 18-6 以地表节肢动物的种类和数量为属性的 6 种生境多维尺度分析

Figure 18-6 MDS plots of ground-dwelling arthropods collected in 24 plots of six habitats

18.3 优势类群在不同生境中的相似性比较

18.3.1 群落排序

以节肢动物群落组成和数量分布为属性,对优势类群种及科和生境排序(CCA)的结果显示,从地表节肢动物的组成排序看,3 个优势种对生境的选择明显。鳞蚖科 sp.1 倾向选择温度较高、湿度较低、生物量较少的台地,蚁科 sp.1 主要分布于温度最低、湿度最大的阴坡,拟步甲科在阳坡和阴坡都有分布(图 18-7)。

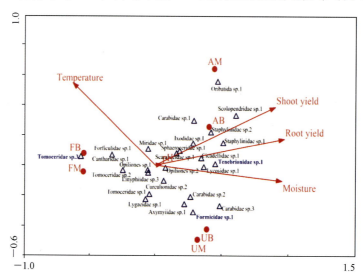

图 18-7 地表节肢动物 21 个物种与 6 种生境关系的 CCA 二维排序图

Figure 18-7 Ordination diagram of the first two axes of canonical correspondence analysis for 21 ground-dwelling arthropods families and six habitats

Temperature, 温度; Moisture, 湿度; pH, 酸碱度; Shoot yield, 苗产量; Root yield, 根产量; Tomoceridae, 鳞蚖科; Formicidae, 蚁科; Opiliones, 盲蛛科; Tenebrionidae, 拟步甲科; Carabidae, 步甲科; Staphylinidae, 隐翅虫科; Axymyiidae, 极蚊科; Lycosidae, 狼蛛科; Linyphiidae, 皿蛛科; Cicadellidae, 叶蝉科; Oribatidae, 甲螨科; Sphaeroceridae, 小粪蝇科; Cantharidae, 花萤科; Forficulidae, 蠼螋科; Scarabaeidae, 金龟科; Curculionidae, 象甲科; Ixodidae, 硬蜱科; Miridae, 盲蝽科; Scolopendridae, 蜈蚣科; Lygaeidae, 长蝽科; Chloropidae, 轩蝇科

18.3.2 相似度指数

仅以3个优势种的原始数据考察6种不同生境两两的相异性指数（表18-4）和差异显著性水平（表18-5），结果与全部物种参与计算所得相似。3种坡向内两种植被相似（RAM VS. AB=0.25；RUM VS.UB=－0.05；RFM VS. FB=－0.11）。在跨坡向的生境的比较中，差异最大的来自台地草甸与另外两个坡向的类群（RFM VS. UM=1；RFM VS. UB=1；RFM VS. AB=1；RFM VS. AM=0.94≈1）；其次来自台地灌丛与另外两坡向的类群（RFB VS. UB=0.91≈1；RFB VS. UM=0.94≈1；RFB VS. AB=0.93≈1；RFB VS. AM=0.82）；差异最小的来自阳坡草甸和阴坡草甸，两者的差异尽管还未达到显著性水平（PAM VS. UM＞0.05），但两者的相异性指数已接近0.5（RAM VS.UM=0.40），其实已可明显区分。

表 18-4　6种不同生境的全部地表节肢动物群落相似性分析矩阵（相异性系数）
Table 18-4　Global ANOSIM of for difference among 6 habitats（R: degree of dissimilarity）

	阳坡草甸	阳坡灌丛	阴坡草甸	阴坡灌丛	台地草甸	台地灌丛
阳坡草甸	0	0.25	0.406 3	0.406 3	0.937 5	0.822 9
阳坡灌丛		0	0.739 6	0.416 7	1	0.927 1
阴坡草甸			0	－0.052 08	1	0.937 5
阴坡灌丛				0	1	0.916 7
台地草甸					0	－0.114 6
台地灌丛						0

表 18-5　6种不同生境的全部地表节肢动物群落相似性矩阵（差异显著性）
Table 18-5　Global ANOSIM of for difference among 6 habitats（P: significant level）

	阳坡草甸	阳坡灌丛	阴坡草甸	阴坡灌丛	台地草甸	台地灌丛
阳坡草甸	0	0.058	0.057 4	0.028 7*	0.028 7*	0.027 2*
阳坡灌丛		0	0.028 6*	0.056 7	0.026 4*	0.030 2*
阴坡草甸			0	0.606 2	0.028 6*	0.034 3*
阴坡灌丛				0	0.027 5*	0.027 2*
台地草甸					0	0.972 8
台地灌丛						0

* 表示差异显著（$P<0.05$）;

* indicates significant different（$P<0.05$）

18.3.3 样点聚类

以3个优势物种的组成对所有样点进行聚类（图18-8），3种坡向可明确地区分开，形成3个聚类大支，阴坡与阳坡有较高的相似性，而台地与前两者的相似度较低，首先形成单独的一支。阳坡和台地各有一个样点脱离各自的聚类大支，可能是由于长期采样造成的误差所致。而阳坡的大支内混杂有1个阴坡的样点，阴坡大支内亦混杂有1个阳坡的样点，说明这二者的分异并不明显，部分样点区的优势类群与对立坡向的部分样点区相似。每个大支内2种植被的分异也不明显，基本交错排列，但阳坡内部草甸和灌丛可明确区别。

基于地表节肢动物种组成为属性的多维尺度分析看，首先，6种生境可以比较清楚将台地生境与其他两种坡向的生境区分开；阴坡和阳坡虽然比较接近，且有重叠，但重叠部分较少，仍然可以比较清楚的区分。全部样点中只有2个脱离聚类大支，视为奇异点。每种坡向内部的样点交错镶嵌排列，不能很好地区别开2种植被类型（图18-9）。

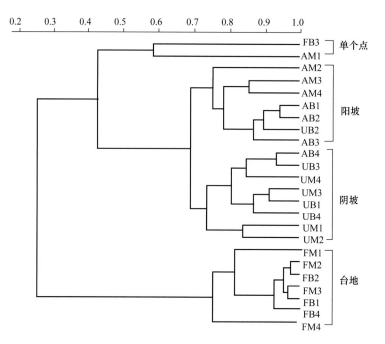

图 18-8 基于 3 个优势物种的组成和数量为属性对 24 个样点的聚类分析图
Figure 18-8 Dendrogram based on the composition and abundance of all species in 6 habitats. Branching pattern was produced by average linkage, based on Bray-Curtis percentage similarity

编号代表样点重复
The sample labels represented plot replications

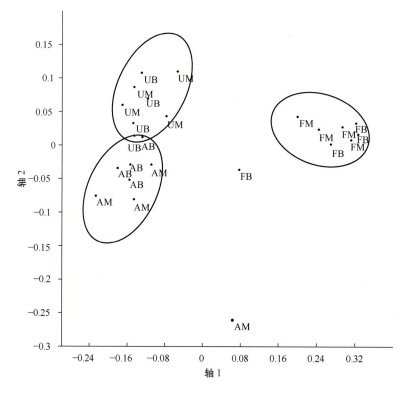

图 18-9 以 3 个优势物种的数量为属性的 6 种生境多维尺度分析
Figure 18-9 MDS plots of ground-dwelling arthropods collected in 24 plots of six habitats

18.4 天敌类群在不同生境中的相似性比较

18.4.1 群落排序

以节肢动物群落组成和数量分布为属性,对天敌类群10科的22个物种(在图中以数字表示)和样地(符号)排序(DCA)的结果与全部物种的排序结果相似(图18-10)。

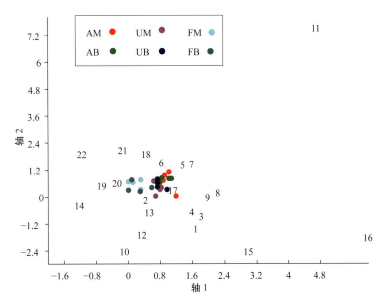

图 18-10　以地表节肢动物组成和数量分布为属性,对天敌类群(数字)和样地(带颜色的符号标记)的排序

Figure 18-10　DCA biplot for natural enemy communities (Figure) and sample (symbols with color) scores based on the composition and abundance of ground-dwelling arthropod assemblages of six habitats

轴1和轴2分别解释12%和5%的变异;1~6,步甲科sp.1~sp.6;7,拟步甲科sp.1;8~9,隐翅虫科sp.1~sp.2;10,姬蜂科sp.3;11,姬蜂sp7;12,茧蜂科sp.1;13,蚁科sp.1;14,蠼螋科sp.1;15~16,管巢蛛科sp.1~sp.2;17,狼蛛科sp.1;18,硬蜱科sp.1;19~22,盲蛛目sp.1~sp.4

The variation explained by axis 1 was 12% and explained by axis 2 was 5%;1~6,Carabidae sp.1~sp.6;7,Tenebrionidae sp.1;8~9,Staphylinidae sp.1~sp.2;10,Ichneumqnidae sp.1;11,Ichneumqnidae sp.7;12,Braconidae sp.1;13,Formicidae sp.1;14,Forficulidae sp.1;15~16,Clubionidae sp.1~sp.2;17,Lycosidae sp.1;18,Ixodidae sp.1;19~22,Opiliones sp.1~sp.4

6种生境排序图从左到右分异不明显,这种不明显主要表现在同一坡向的两种植被的高重叠。台地与阴坡及阳坡在地表节肢动物群落上差异较大,排序图上没有任何重叠,阴坡与阳坡两者之间重叠程度很高,有较高的相似性。不同生境的天敌类群也不一样:台地的主要天敌类群盲蛛目(19、20、21、22)和蠼螋科(14);阴坡主要天敌类群为少量的布甲种类(1、3、4);阳坡主要天敌类群为拟步甲科(7)和若干步甲科的种类(5、6)。另外,有些天敌类群在多个生境中有所分布,蚁科(13)与阴坡和台地的距离相近,在两种生境中都有分布;隐翅虫科(8、9)和狼蛛科(17)都与阴坡和阳坡的距离相近,在两种生境中都有分布;硬蜱科与台地与阳坡的距离相近,在两种生境中都有分布。管巢蛛科的两个种类(15、16)、姬蜂科的两个种类(10、11)和茧蜂科(12)的个体数目较少,离排序的中心较远,在群落中的地位不明显。

加入环境变量后的CCA排序图显示(图18-11),不同的生境中分布的主要天敌有区别:阳坡的两种坡向在排序图上相距较远,两者之间弥散了大量物种,且大部分排布在阳坡灌丛的周边,主要为步甲、隐翅虫、狼蛛等类群;台地的两种植被相距较近,有较好的相似性,其中分布的主要天敌为盲蛛目的种类,且这些种类对生境的忠诚度最高;阴坡的两种植被的相似度最高,其中主要分布有蚁科的物种。

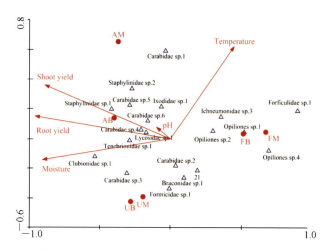

图 18-11　寄主昆虫天敌 22 个物种与 6 种生境关系的 CCA 二维排序图

Figure 18-11　Ordination diagram of the first two axes of canonical correspondence analysis for 22 naturalenemy species and six habitats

Temperature, 温度；Moisture, 湿度；pH, 酸碱度；Shoot yield, 苗产量；Root yield, 根产量；Tomoceridae, 鳞跳科；Formicidae, 蚁科；Opiliones, 盲蛛科；Tenebrionidae, 拟步甲科；Carabidae, 步甲科；Staphylinidae, 隐翅虫科；Axymyiidae, 极蚊科；Lycosidae, 狼蛛科；Linyphiidae, 皿蛛科；Cicadellidae, 叶蝉科；Oribatidae, 甲螨科；Sphaeroceridae, 小粪蝇科；Cantharidae, 花萤科；Forficulidae, 蠼螋科；Scarabaeidae, 金龟科；Curculionidae, 象甲科；Ixodidae, 硬蜱科；Miridae, 盲蝽科；Scolopendridae, 蜈蚣科；Lygaeidae, 长蝽科；Chloropidae, 轩蝇科

表 18-6　6 种不同生境的钩蝠蛾天敌相似性分析矩阵（相异性系数）

Table 18-6　Result of pair-wise ANOSIM tests comparing natural enemy species for difference between 6 habitats（R: degree of dissimilarity）

	阳坡草甸	阳坡灌丛	阴坡草甸	阴坡灌丛	台地草甸	台地灌丛
阳坡草甸	0	−0.041 67	0.375	0.302 1	0.541 7	0.635 4
阳坡灌丛		0	0.708 3	0.322 9	0.739 6	0.927 1
阴坡草甸			0	−0.177 1	0.593 8	0.833 3
阴坡灌丛				0	0.687 5	0.895 8
台地草甸					0	−0.072 92
台地灌丛						0

表 18-7　6 种不同生境的全部地表节肢动物群落相似性矩阵（差异显著性）

Table 18-7　Result of pair-wise ANOSIM tests comparing natural enemy species for difference between 6 habitats（P: significant level）

	阳坡草甸	阳坡灌丛	阴坡草甸	阴坡灌丛	台地草甸	台地灌丛
阳坡草甸	0	0.5146	0.0546	0.0546	0.0314*	0.0295*
阳坡灌丛		0	0.0301	0.0589	0.0292*	0.0250*
阴坡草甸			0	0.9097	0.0271*	0.0269*
阴坡灌丛				0	0.0287*	0.0277*
台地草甸					0	0.7388
台地灌丛						0

* 表示差异显著（$P<0.05$）；

* indicates significant different（$P<0.05$）

18.4.2 相似度指数

以天敌物种的组成和数量为属性,6种不同生境两两的相异性指数和差异显著性水平见表18-6及表18-7,3种坡向内两种植被区的节肢动物组成都基本相似(RAM VS. AB＝－0.04;RUM VS. UB＝－0.17;RFM VS. FB＝－0.07)。

在跨坡向的生境的比较中,差异最大的来自台地灌丛与另外两种坡向的类群(RFB VS. AM＝0.93;RFB VS. UB＝0.90;RFB VS. UM＝0.83;RFB VS. AM＝0.64),其次来自台地草甸与另外两种坡向的类群(RFM VS. AB＝0.73;RFM VS. UB＝0.68;RFMVS. UM＝0.59;RFM VS. AM＝0.54),这下地点的差异都达到显著水平($P<0.05$);阳坡的两种植被及阴坡的两种植被四者两两之间没有显著差异,说明在天敌类群的组成上阳坡和阴坡非常相似。总体来说,6种不同生境在天敌群落上的差异要小于全部物种以及优势类群的差异。

18.4.3 样点聚类

以24个样点为对象聚类的分析结果表明,首先台地草甸和阳坡草甸各自出现一个样点脱离聚类大支,形成奇异点(图18-12)。

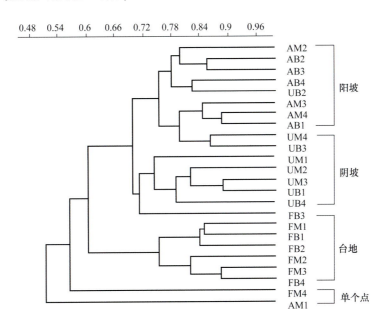

图18-12 以群落中钩蝠蛾天敌物种组成和数量
为属性对24个样点的聚类分析图

Figure 18-12 Dendrogram based on the composition and abundance of natural enemy species in 24 habitats. Branching pattern was produced by average linkage, based on Bray-Curtis percentage similarity

台地的6个样点形成一个聚类大支,其中灌丛和草甸的分异不明显,交错排列;其他的16个样点的聚类结果显示阳坡和阴坡的样点勉强可分开,但各自坡向内部各有少量样点和对立坡向的若干样点的相似性较大,其相似程度甚至超过本坡向的聚类中心,说明天敌群落的分布区不局限在某一种生境内,某些天敌群落的广泛分布可能造成了不同生境的相似性。

基于地表节肢动物中的钩蝠蛾天敌类群组成为属性的多维尺度分析看(图18-13),首先,6种生境可以比较清楚的将台地独立出去,台地的样点比较纯粹,并未混杂其他坡向的样点;在2个野外生境的坡向中,阴坡和阳坡比较接近,并且开始有部分重叠,阳坡的生境内混杂了3个阴坡的样点,阴坡也混杂有阳坡的2个样点。每种坡向内部的样点交错镶嵌排列,不能很好地区别开2种植被类型。

18.4.4 不同生境地表天敌群落动态

去除个体数量较少的姬蜂科、茧蜂科和管巢

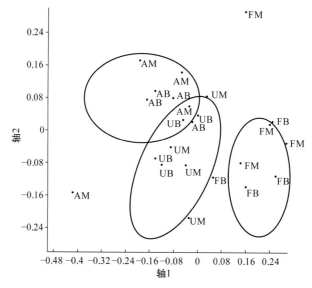

图 18-13 以寄主昆虫天敌的种类和数量为属性的 6 种生境多维尺度分析

Figure 18-13　MDS plots of ground-dwelling arthropods collected in 24 plots of six habitats

蛛科，考察其他 8 类天敌的时间动态。同时，由于每种坡向内部的两种植被的相似性极高，两种植被中的物种数据进行了合并。结果如图 18-14 及图 18-15 所示。

拟步甲科的种群数量在 3 种坡向的生境中随着时间变化波动较为平缓，在发展期上升较为缓慢，在全盛期 3 个坡向都表现出比较丰盛的状况，特别是阴坡的数量极大增长，呈现出一个较

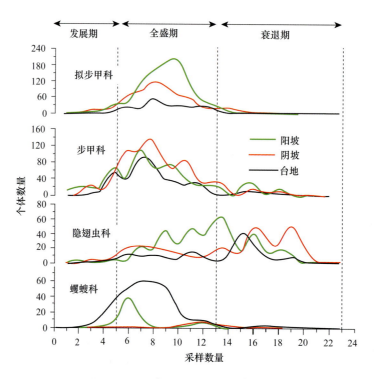

图 18-14　捕食性天敌 4 类典型物种的动态

Figure 18-14　Dynamic of 4 representative natural enemies

垂直虚线代表最优分割的切割点

Vertical dottedline indicate cut point of optimal segmentation

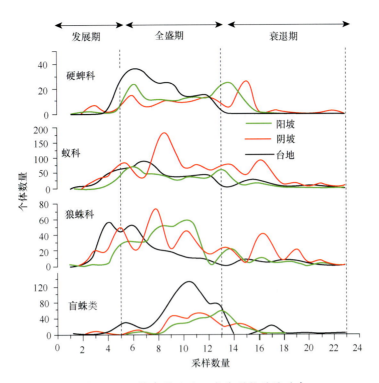

图 18-15　捕食性天敌 4 类典型物种的动态
Figure 18-15　Dynamic of 4 representative natural enemies
垂直虚线代表最优分割的切割点
Vertical dottedline indicate cut point of optimal segmentation

高的波峰，进入衰退期后，各生境的拟步甲数量平缓下降。步甲科在不同生境中都呈现出波动剧烈的状况，且 3 种坡向的波动曲线相近，基本的趋势是种群数量在全盛期达到最大。隐翅虫科的个体数量变动趋势与上述两者有明显差异，不仅波动的幅度剧烈，且 3 种生境的波峰都出现在衰退期。蠼螋科的类群表现出明显的生境偏好，阴坡中的曲线贴近坐标横轴，而台地的蠼螋数量较多，且波动趋势较为平缓，在全盛期最大。

硬蜱在 3 种坡向的生境中表现出相似的趋势，与其他物种的变动曲线不同的是，硬蜱科出现了两个高峰，第一个出现在全盛期的早期，另一个出现在衰退期，出现较早的高峰形成波峰。阳坡和台地的蚁科随时间变动的增减不明显，曲线较平缓且贴近坐标横轴，但是在阴坡中蚁科在全盛期表现出明显增幅。3 种生境中的狼蛛变动曲线在 3 种生境中各自呈现不同趋势：台地的狼蛛在发展期迅速增长达到极大后随着时间的变化逐渐减少；阳坡狼蛛初期增长平缓，在全盛期后期达到极大，随后迅速减少，平缓下降；阴坡的狼蛛整个采集期都变动剧烈且频繁，基本上每两个批次表现出一个小的波峰。

盲蛛在 3 种生境中趋势相似，阳坡和阴坡的变动曲线几乎重叠，台地的盲蛛在全盛期达到极大，最高峰大大高于阳坡和阴坡。

18.5　讨论

18.5.1　相似性分析

从全部物种、优势类群及天敌物种 3 个层次的排序、相似度指数、聚类和多维尺度的结果上看，每种坡向内部的两种植被不能很好地区别开来，原因可能在于：①在水平分布格局上，草甸区和灌丛区为镶嵌排列，两种植被之间并没有严格的边缘；②在垂直分布格局上，低矮的灌丛并不能和周围的草甸形成很大的高度落差，这两点使得草甸和灌丛区的节肢动物的交流极其便利，从而使得两种植被不能很好地区分开来。

从全部物种和优势类群 2 个层次类群考察坡向的相似性，台地都能很好地和其他两种坡向的区分开来，而阳坡和阴坡除了在全部物种层次上能区别开，另外两个层次上都极其相近。区分和相类的直接原因应为地理距离，台地与另外两种坡向的距离远远大于阴坡和阳坡之间的距离，另外，应该也有植物种类引起的不同物种对生境的不同偏好。从全部物种层次能区分3种坡向，仅适用3个优势物种的数据参与计算，从排序、聚类、多维尺度和相似度指数的结果显示，3个优势种区分的结果与全部物种区分的结果极大相似，说明3个优势物种对生境有很好的代表性。如此高的忠诚度使得它们有成为生境指示种的可能，例如，蚁科明显偏好阴坡这种温度较低的生境，可能的原因在于其能够利用土栖的方式克服低温，另外阳坡和台地的放牧可能使得这两种坡向中杂草得到抑制，从而造成了开放性的生境，而阳坡的代表物种拟步甲、隐翅虫和台地的代表物种盲蛛、蠼螋都属于偏好开放性生境的类群。

在天敌类群层次，台地仍能较好的独立，阳坡和阴坡有较大的重叠，特别是隐翅虫和狼蛛在两种生境中的个体数量都较多，这很可能是由于它们较强的活动性造成的。有很多天敌物种在排序图中离排序的中心较远，数量较小，如姬蜂科、管巢蛛科，但并不能以此判定它们在生境中的数量较少，对钩蝠蛾的危害较少，在一次野外调查中，姬蜂科sp.7在寄主昆虫蛹中的寄生率达到50%，而另一次调查发现管巢蛛科sp.2的巢穴中发现大量的钩蝠蛾成虫的残骸，而这两个种在排序图中离排序的中心最远。原因可能在于陷阱采样法不能很好地收集到飞翔性的姬蜂类群和穴居于树干内的管巢蛛类。同时根据排序和聚类的结果，可以对天敌的防治提供一些理论参考，如不同的生境可选择不同的防治对象，如在台地重点防治盲蛛和蠼螋、在阴坡重点防治蚁科、在阳坡重点防治拟步甲。

18.5.2　天敌类群的时序动态

所参与分析的8类天敌并不全表现出标准的增减趋势，甚至同一物种在不同生境中的变动也不尽相同。明确了解不同天敌的发生规律，有利于在不同时间开展相应的防治策略。

拟步甲、步甲、蠼螋和盲蛛类群的变动较为相似，变动趋势较为简单，在发展期（4~6月）较平缓上升，在全盛期（7~8月）达到极大，在衰退期（9~12月）平缓下降，这4类天敌的高峰时段集中在钩蝠蛾成虫羽化、交配、产卵及卵成长为1龄幼虫的时期，此时期的钩蝠蛾暂时不具备掘土栖息及躲避天敌的能力，故极易被上述几种游猎型的天敌捕杀，从而直接减少当年的钩蝠蛾的产卵量及初孵幼虫的数量，并降低后续钩蝠蛾幼虫的种群数量，所以在该时段对上述4种天敌的防治尤为重要。

隐翅虫、蚁科、硬蜱及狼蛛类群的变动较为不典型。隐翅虫的最高峰出现在大部分节肢动物的衰退期，在此时期仍然不能放松对其的防治。蚁科仅在阴坡的全盛期有一个较大的高峰，若要防治则要重点关注该时段该坡向的动态。硬蜱的波峰出现的较早，波峰过后，种群数量逐渐下降至衰退期又有一小的高峰，原因可能在于陷阱早期捕获的硬蜱较多而影响了后续的种群数量，至大部分其他类群衰退，硬蜱才有小幅度的回升。狼蛛的曲线变动复杂，3种坡向的生境中狼蛛都呈现各自不同的趋势：阳坡的狼蛛呈比较典型的发展期缓慢上升、全盛期最高峰、衰退期逐渐下降的状态；阴坡的狼蛛波动剧烈，可能的原因在于阴坡地上植被的植株高度较高，给这种活动敏捷的类群提供了栖息场所和诸多的行走策略，使每个采样点与周边生境的交流受阻，每个采样点不能获得持续充分的狼蛛的来源，每一个采样点在某批次采集到一定数量的狼蛛后，需要隔几个批次才能采集到较多的个体；台地的狼蛛高峰期出现在较早的发展期（4~6月），此后狼蛛数量持续下降，狼蛛的携卵行为可能是导致此现象出现的原因，台地的温度比同时期的其他坡向较高，狼蛛在进入融雪期后即开始产卵，大量携带幼蛛的雌性狼蛛掉入陷阱，导致了早期的狼蛛数量的提升，进而影响了全年的种群数量。

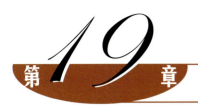

第19章 寄主昆虫的节肢类天敌

【摘要】对寄主昆虫不同发育阶段的节肢类天敌种类进行了总结。悬茧蜂(*Meteorus* sp.)是幼虫期的主要寄生性天敌种类之一,自然寄生率平均约为 3.5%;2 种姬蜂为跨幼虫和蛹阶段寄生,幼虫期寄生,蛹期羽化;成虫期天敌较多,常见的如鸟类、步甲、螳螂、蜘蛛等,蝉也能寄生于成虫体表;记录的卵期天敌不多,发现有一种蝉能吸食蒲氏钩蝠蛾的卵;陷阱法可以有效防治地表活动节肢类天敌对寄主昆虫的为害。

冬虫夏草寄主昆虫生活在青藏高原高寒草甸土壤或地面,每个发育阶段都面临很多自然天敌的威胁(朱弘复等,2004;张古忍等,2011)。近年来,笔者团队在研究西藏、青海冬虫夏草的过程中,对寄主昆虫的天敌有了更多的认识(邹志文,2009;蒋帅帅等,2009,2010;蒋帅帅,2010;Yu *et al*.,2012;喻浩,2013),本章对寄主昆虫不同发育阶段的节肢类天敌种类进行了总结。

19.1 幼虫期寄生性天敌悬茧蜂

在西藏色季拉山发现一种寄生于蒲氏钩蝠蛾(*T. pui*)幼虫期的悬茧蜂(*Meteorus* sp.),自然寄生率平均约为 3.5%,对蒲氏钩蝠蛾幼虫种群影响较大。

19.1.1 悬茧蜂的世代发育

该悬茧蜂在西藏色季拉山一年发生一代,世代发育包括卵、幼虫、蛹和成虫 4 个发育阶段,其中幼虫期比较长,且在寄主幼虫体内越冬。卵期未观察到,主要是因为雌性成虫将卵产入生活在土壤中的幼虫体内,比较隐蔽,加之卵期较短,观察的难度较大。

幼虫:乳白色,一端有丝状粘连,在蝠蛾幼虫体内取食生长并越冬,体长最长可达 0.5 cm。8月初即可在蒲氏钩蝠蛾幼虫体内发现茧蜂的幼虫(图 19-1A),在为期一年的调查中,分别于 1 月 15 日和 3 月 2 日采集到茧蜂幼虫(图 19-1B),二者体长接近 0.4 cm,3 月的幼虫略大于 1 月的幼虫(图 19-1C),且较粗壮。

蛹:5 月中旬,茧蜂幼虫在寄主幼虫体内发育至老熟幼虫后钻出蝠蛾幼虫体外(图 19-1D、E),并结茧,茧周围布满茧丝(图 19-2A),初始为淡黄色(图 19-2B),大约经过 5 d 后茧的颜色逐渐变为黄棕色(图 19-2C)。整个蛹期约为 45 d。

成虫:7 月初始见羽化,中旬为发生盛期,具趋光性。羽化时,茧蜂从茧的尖端咬一规则圆盖(图 19-2D)后慢慢爬出。雌雄虫体长差异不大,雌虫有腹部末端有明显产卵器,而雄虫无(图 19-3A、B)。羽化孔切口整齐,似帽状。羽化多集中在上午 10~12 点及下午 4~6 点,羽化率 95% 以上。羽化 2 d 后雄虫开始追逐雌虫进行交配(图 19-3C),交配时,雄虫不断用触角轻叩雌虫,确定后爬到雌虫背部,腹部向上弯曲并把生殖器官伸向雌虫生殖器官进行交配。交配时长可达 8 min,且无论雌虫和雄虫,均可多次交配。从一头被寄生的寄主幼虫体内钻出的幼虫,最多可羽化出 62 头,最少也有 31 头,且雌虫远多于雄虫,雌雄性比接近 30:1。饲喂食物对成虫的寿命有较大影响,饲喂清水的成虫寿命为(10.25±0.27)d,而喂以 5% 蜂蜜水的成虫寿命为(17.68±0.46)d(表 19-1),平均寿命增加了 7 d 左右,这也是成虫具有访花习性(图 19-3D)的主要原因。用浓度为 10% 的乙醇洗涤雄性触角,干扰其触角感器,发现雄性茧蜂不再活跃的追逐雌性茧蜂,而是用前足不停的梳理触角。一段时间后又开始活跃的追逐雌性茧蜂。估计为乙醇挥发,其触角感器恢复灵敏。

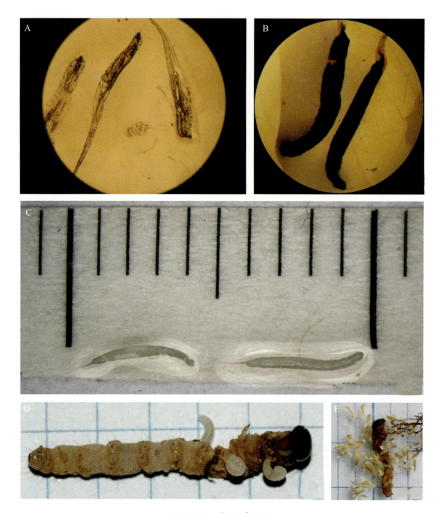

图 19-1　悬茧蜂幼虫

Figure 19-1　Larvae of *Meteorus* sp.

A，8月初的悬茧蜂幼虫；B，倒置显微镜下的1月和3月份的悬茧蜂幼虫；C，解剖镜下的1月和3月份的悬茧蜂的幼虫；D，悬茧蜂幼虫钻出寄主；E，悬茧蜂幼虫开始结茧化蛹

A,larvae of *Meteorus* sp.in early August; B,larvae of *Meteorus* sp. in January and March under inverted microscope; C,larvae of *Meteorus* sp. in January and March under dissecting microscope; D,larvae of *Meteorus* sp. coming out of host; E, larvae of *Meteorus* sp. cocooning

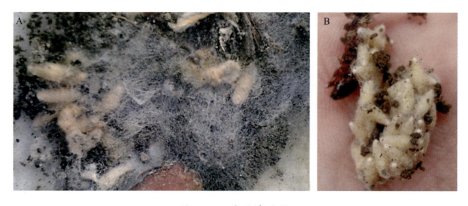

图 19-2　悬茧蜂的茧

Figure 19-2　Cocoons of *Meteorus* sp.

A，茧周围布满茧丝；B，初始的茧；C，土中挖出的茧；D，成虫羽化后的茧壳

A,cocoons surrounded by silk; B,fresh cocoons; C,cocoons in soil; D,cocoon shell after emergence

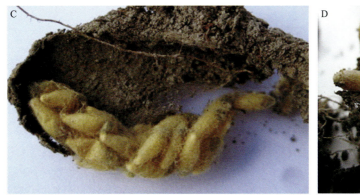
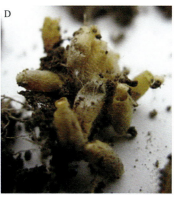

图 19-2 悬茧蜂的茧（续）
Figure 19-2　Cocoons of *Meteorus* sp.（Cotinued）

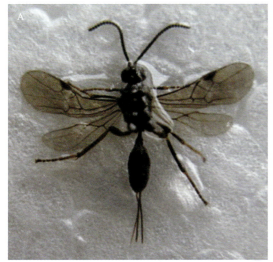
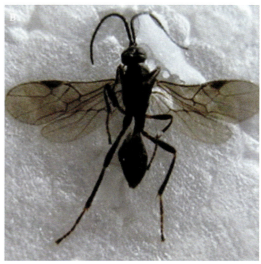
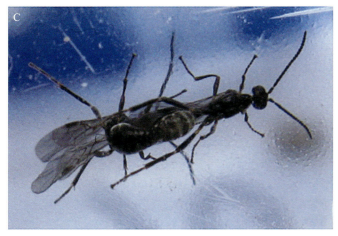
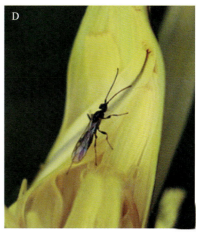

图 19-3　悬茧蜂成虫
Figure 19-3　Adults of *Meteorus* sp.
A，雌性；B，雄性；C，悬茧蜂交配；D，悬茧蜂成虫访花
A, female; B, male; C, mating adults; D, adult resting on flower

表 19-1　食物对悬茧蜂成虫寿命的影响

Table 19-1　Effects of food on the longevity of *Meteorus* sp. adults

寿命 /d	饲喂清水 / 头	饲喂糖水 / 头
6	14	—
8	4	—
9	6	—
10	20	—
11	15	—
12	8	—
13	4	—
14	12	—
15	—	8
17	—	9
18	—	2
19	—	1
20	—	5
21	—	1
23	—	2
平均值	10.25±0.27	17.68±0.46

19.1.2　悬茧蜂对蒲氏钩蝠蛾幼虫的寄生率

从 2009 年 5 月 31 日至 6 月 30 日，一个月内进行了 17 次调查（表 19-2），共采集到寄主幼虫 763 头，其中被茧蜂寄生的幼虫有 27 头，平均寄生率为 3.54%。但从表 19-2 所获得的数据，不难发现从 5 月 31 日至 6 月 15 日前半个月所采集到的被寄生寄主幼虫数明显要高于后半个月的数量，这可能是悬茧蜂在后半个月大多已离开寄主结茧，而新一代成虫尚未出现，没有更多被寄生的幼虫发现。因此，本调查所获得的悬茧蜂对蒲氏钩蝠蛾幼虫的寄生率结果可能偏低，通过周年调查所获得的结果可能会更准确。

19.1.3　悬茧蜂成虫的形态特征

体长：雌虫 4.1～4.5 mm，雄虫 4.3～4.4 mm。

体色：基本为黑色（图 19-4A），腹部背板略带黄褐色；头黑色；触角黑褐色；上颚须黄褐色，各节端部褐色；上唇须浅黄色；足为黑色，各节相连处为黄褐色；产卵管鞘黑褐色；翅被毛

表 19-2　悬茧蜂对蒲氏钩蝠蛾幼虫的寄生率统计表（2009 年）

Table 19-2　Parasitism rate of *Meteorus* sp. on *Thitarodes pui* larvae

调查日期（月-日）	采集幼虫数 / 头	被寄生幼虫数 / 头	寄生率 /%
5-31	30	6	20.00
6-2	72	1	1.39
6-3	43	4	9.30
6-7	37	1	2.70
6-9	86	2	2.33
6-11	42	4	9.52
6-12	64	3	4.69
6-14	55	0	0.00
6-15	77	4	5.19
6-18	4	0	0.00
6-20	14	0	0.00
6-21	48	0	0.00
6-22	35	0	0.00
6-23	39	0	0.00
6-26	31	1	3.23
6-27	44	0	0.00
6-30	42	1	2.38
总计	763	27	3.54（平均值）

透明，翅痣暗褐色，翅脉浅褐色。通体多被毛。

头：背观头宽为头长的1.5~1.6倍；雌性触角21节，雄性触角23节，鞭节亚念珠状；柄节显著膨大，第一鞭节为第二鞭节的1.4倍，第一、二及端前节长分别为各自宽的2.8倍、1.6倍和0.8倍；头顶具细微刻点；后头脊完整；OOL：OD：POL=12：5：11；复眼大，上颊在复眼后圆弧状收窄，背观复眼为上颊的1.7倍；额凹，有平行横纹；颜宽为高的1.5倍；颚眼距为上颚基宽的0.7~0.8倍。

胸：长为高的1.4倍；前胸背板侧面有粗糙的皱纹及刻点；中胸侧板大部分光滑，基节前沟具皱纹；后胸侧板具粗皱褶；中胸盾片具刻点，光滑，具毛；盾纵沟完整，后方汇合成一具粗糙皱纹的凹陷；小盾片前凹深，与盾纵沟汇合处有明显脊，小盾片上具刻点；并胸腹节具不规则粗糙皱纹。

翅：前、后翅均狭长（图19-4C、E），前翅长4.0 mm；前翅r脉发自翅痣近中部；前翅翅痣长为宽的2.7~3.5倍；SR1脉末端平直伸达翅缘；

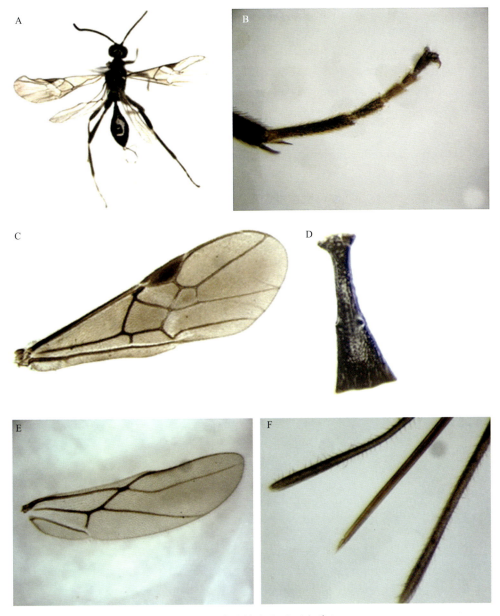

图19-4 悬茧蜂成虫的形态特征
Figure 19-4 Morphological characters of *Meteorus* sp.
A，雌性个体；B，后足跗节；C，前翅；D，腹部第一背板，背面观；E，后翅；F，产卵管及管鞘
A, female; B, tarsus of hind leg; C, forewing; D, first tergum of abdomen, dorsal view; E, hindwing; F, ovipositor

r∶3-R=6∶12.5；2-SR∶3-SR=13∶12，m-cu 脉后叉式，1-CU1∶2-CU1=5∶22；后翅 M+CU∶1-M=19∶5。

足：后足腿节、胫节和基跗节长分别为宽的 4.4～4.8 倍、12.0～13.0 倍和 10.3～11.2 倍；具胫节距（图 19-4B）。

腹：侧扁，第一背板细长（图 19-4D），其长为宽的 2.2 倍，端宽为基宽的 2.8 倍，具刻点和皱纹，腹方大部分愈合，且近端部有直立毛；其后各背板有光泽，且腹面各板相交处有稀疏的毛；产卵管鞘黑褐色，具毛，产卵管细长，为第一背板的 2.8 倍，端部尖锐，有一亚端缺刻（图 19-4F）。

19.1.4 悬茧蜂分类地位的分子验证

19.1.4.1 三个基因片段的克隆 克隆获得了该悬茧蜂 28S-rDNA、COⅠ、EF1α 三个基因片段序列分别如下：

28S-rDNA：

```
  1 aacccaaaag atcgaatgaa gagattcatc gttaacgcat tcagtatatg tatgagttat
 61 gatacgagtt atccttgtga ttatatttgt acgtacttat acattttatt gctggatgtt
121 gtcggcgtgc acttctctcc tagtaggacg tcgcgacccg ttgggtgtcg ttctatggcc
181 cagatggtag tctttgattt tttttgaatt gaagaccact ggtgacctga tcggctgccc
241 ggcgatattc gcacggtaat gagtcgcatt tttatatgcg tcaagcccgt cgcaagcgcg
301 gttagttttc tggtagtgcg gactcaatgc cgtcactgga gctaaccagc tgttggttgt
361 acggtgttct ttgactggct caaatattaa ttaccgtcg gcgacgctac tgctttgggt
421 actttcagga cccgtcttga aacacggcac aaa
```

COⅠ：

```
  1 ttaaacttcc agggtgacca aaaaatcaaa ataaatgctg atacaaaatt gggtctcccc
 61 ccccggctgg atcaaaaaaa gaagtattca aattacgatc agttaatagt attgtaatag
121 cccctgccaa tacaggcaat gataataata ataaaatagc tgtaattatt acagaccaac
181 taaataaaga aatattatca aattttaacc ctaacaaaca tatatttaaa attgtagtaa
241 taaaattac agcccctata attgaagaaa ttccagccaa atgtaatgaa aaaatagcta
301 tgtcaactga cataccacta tgactgacat ttaaagataa aggaggatac acagtccaac
361 ctgtcccagc cccaatatta attagaccac tcattaataa taaaaataaa gaaggaatta
421 ataatcaaaa tcttatatta tttatacgag ggaatgctat atcaggagcc cctaacatta
481 aaggaattaa ccaattacca aaccctccaa ttataattgg tattactata aaaaaaatta
541 tcacaaaagc atgagaagta actatcctat tataaatttg atcatttatt aataatctac
601 ccactgagga taactccatt cgaataacta ttctcattga taaccccaac ataccagatc
661 atataccaaa tataaaataa agaaacccaa tatctttatg attttgttga c
```

EF1α：

```
  1 taacatgttg tctccgtgcc atcctgaaat gggaacgaag gcaacagccg ctggattgta
 61 accgatcttc ttgatgtatg aagatacttc tttcttgatt tcttcgaaac gcgactcgga
121 gtatggggt tcagtataat ccatcttgtt cacaccaacg atcaattgtt tgacaccaag
181 agtgaaggca agaagtgcgt gctcacgagt ttgtccgttc ttggaaatac cagcctcaaa
241 ttccagta ccagcagcaa caataagcac agcacaatcg gcttgtgatg taccagtaat
301 catgttcttg atgaaatctc tatgtccggg tgcatcaata attgtaacat agtacttggc
361 agtctcgaat ttccacaatg caatatcaat ggtaatacca cgttcacgtt cagccttaag
421 tttgtcaagt acccacgcat acttgaagga acctttgccc atct
```

19.1.4.2 核苷酸序列比对及系统进化树构建 将获得的序列通过 GenBank 的 BLAST 程序进行检测是否为目标 DNA 序列，并查找近缘种已知的基因序列（表 19-3）。确定为目标序列之后，在序列比对网站 http://multalin.toulouse.inra.fr/multalin/ 进行核苷酸序列差异性比对分析。选用 MEGA 3.0 软件，在 Alignment Explore/Clustal 菜单创建一个新的比对程序，将已经确定了的各序列按顺序输入之后用 Clustal W 对序列进行比对。选用邻近法（NJ）法建树，选择木村参数模型（Kimura-2-parameter），采用 complete deletion 位点进行分析，构建系统树。

表 19-3 近缘种 3 个基因序列在 GenBank 中的序列号
Table 19-3 Taxon and accession numbers of 3 genes in GenBank

种名	亚科	属名	3 个基因在 GenBank 中的序列号		
			28S	EF1α	COI
Aphidius ervi	Aphidiinae	*Aphidius*	Z83582	—	—
Bracon phylacteophagus	Braconinae	*Bracon*	AF173222	—	—
Dinocampus coccinellae	Euphorinae	*Dinocapus*	AJ302807	—	—
Dolopsidea indagator	Rhyssalinae	*Dolopsidea*	AF029136	—	—
Ichneutes bicolor	Ichneutinae	*Ichneutes*	AF029132	—	—
Meteorus rogerblancoi	Euphorinae	*Meteorus*	AJ302820	—	—
Meteorus versicolor	Euphorinae	*Meteorus*	AY291566	—	—
Meteorus corax	Euphorinae	*Meteorus*	AY935488	—	—
Mirax lithocolletidis	Miracinae	*Mirax*	AF029131	—	—
Perilitus ruficephalus	Euphorinae	*Perilitus*	AY291567	—	—
Venturia canescens	Campopleginae	*Venturia*	AJ245958	—	—
Zele deceptor	Zeleinae	*Zele*	AY291568	—	—
Aleiodes dissector	Rogadinae	*Aleiodes*	—	—	EF115472
Aphidius colemani	Aphidiinae	*Aphidius*	—	—	FM210125
Binodoxys communis	Aphidiinae	*Binodoxys*	—	—	FJ798201
Binodoxys sp.	Aphidiinae	*Binodoxys*	—	—	FJ798202
Callibracon limbatus	Braconinae	*Callibracon*	—	EU106987	EU106969
Dolichogenidea sp.	Microgastrinae	*Dolichogenidea*	—	—	EU398049
Lysiphlebus testaceipes	Aphidiinae	*Lysiphlebus*	—	—	FM210176
Maxfischeria sp.	Maxfischeriinae	*Maxfischeria*	—	—	FJ361243
Microctonus aethiopoides	Euphorinae	*Microctonus*	—	—	EU078336
Microgaster canadensis	Microgastrinae	*Microgaster*	—	DQ538654	AF102708
Praon unicum	Aphidiinae	*Praon*	—	—	EU574904
Psyttalia phaeostigma	Opiinae	*Psyttalia*	—	—	EU761045
Schoenlandella sp.	Cardiochilinae	*Schoenlandella*	—	—	EU106980
Calligrapha alnicola	Doryphorini	*Calligrapha*	—	AM160851	—
Galerucella lineola	Atysites	*Gelerucella*	—	EF421478	—
Heteropteron fasciipennis	Cardiochilinae	*Heteropteron*	—	EU106995	—
Mexalictus arizonensis	Halictini	*Mexalictus*	—	AF140322	—
Palophagoides vargasorum	Megalopodinae	*Palophagoides*	—	FJ867884	—
Panorpa japonica	Panorpidae	*Panorpa*	—	AF423865	—
Phanerotoma sp.	Cheloninae	*Phanerotoma*	—	DQ538676	—
Pseudeustetha hirsuta	Antiphites	*Pseudeustetha*	—	EF421491	—
Schoenlandella variegata	Cardiochilinae	*Schoenlandella*	—	EU107010	—
Thrinchostoma lemuriae	Thrinchostomini	*Thrinchostoma*	—	EU203254	—

28S-rDNA 核苷酸序列比对结果：

```
M. lithocolletidis  CC TGTGAAACCC AAAAGATCGA ATGGGGAGAT TCATCGTCAG CGTATTCAGT ATTAATGCAA GCTATGATGT G------A-TTA TATGATCCT- T-GTGGTCAC
I. bicolor          CC TGTGAAACCC AAAAGATCGA ATGGGGAGAT TCATCGTCAA CGTATTTGGT ATTAATGCAA GTTATGATGT G---AATTA TTTGCTCT- TCGGGAACAA
A. ervi             CC TGAGAAACCC AAAAGATCGA ATGGGAAGAT TCATCGTCAA TATGTTTAAT ATTAATATAT GTTTAAATTT TTTAATTTTA TATTATTAAA
B. phylacteophagus  CC TGAGAAACCC AAAAGATCGA ATGGAGAGAT TCATCGTCAG CTCATTTTGT ATATATGCGA GTTGTGATAT G------G GTTACTACT ----CGTAGTA
D. indagator        CC TGAGAAACCC AAAAGATCGA ATGGGGAGAT TCATCGTCAG CGCATTTGGT ATATATGTAA GTTATGATAT G------G GTTACTT-T- ---CG-AGTA
P. ruficephalus                     GAAACC AAAAGATCGA ATGGGGAGAT TCATCGTCAG CACATTTAGT ATATGATGCG                                   -----A ATTA-TCCT- ----TGTGATA
M. versicolor       CC TGAGAAACCC AAAAGATCGA ATGGGGAGAT TCATCGTCAA CGCATTTGGT GTTATGATAC G------A GTTA-TCCT- ----TGTGATA
Z. deceptor                         GAAACC AAAAGATCGA ATGGGGAGAT TCATCGTCAA CGCATTTGGT GTTGCGATAC G------A ATTA-TCCT- ----TGTGATA
Meteorus sp.                        AACCC AAAAGATCGA ATGGGGAGAT TCATCGTTAA CGCATTTCAGT ATATGTGCGA GTTATGATAC G------A GTTA-TCCT- ----TGTGATT
M. corax            CC TGAGAAACCC AGAAGATCGA ATGGGGAGAT TCATCGTTAA CACGTTTGGT ATATGTGCGA GTTACGATAC G------ CT----- ----TGTGATA
M. rogerblancoi                                                                                                                       ----TGTGATA
V. canescens        CC TGAGAAACCC AAAAGTTCGA ATGGAGAGAT TCATCGTCAG CGATCCTGGC AATTGTACGG TTCGCGATGT C------A GGGA---CCT- ----CG--GTC
D. coccinellae                                                                                                                                  ATT
Consensus           cc tg.gaaaccc aaaagatcga atggggagat tcatcgtca. cg.atttt.gt at.t.tgc.a gttatgata. g ....a .tta.tccT ...tgt.ata

M. lithocolletidis  TTGCTTGTAT TATTT-ACGG CTGAATTGCG AGTAGAACGT TGCGACCCGT TCGGCGTGCA CTTCTCCTCT TAAATGTTTA TCTATGCCC AATTGG-TAG
I. bicolor          ATATTGTAT TATTTTATTG CTAAATATCG AGTAGAACGT CGTGACCCGT TCGGCGTGCA CTTCTCCCCT TGGGTGTTGA TCTACGCCC AGTTGA-CAG
A. ervi             ATATATATAT TATTTTATTG TTTTACATTG AGTAGGACAT CGGCACCCGT TCGGCGTGCA CTTCTTCCCT TAGATGTTGG TTTACGACCA AATTGGGTAG
B. phylacteophagus  ATTCTTGTAT -ATTTAGTTG CAAAGTGTTG AGTAGGACGT CGGCACCCGT TCGGCGTGCA CTTCTCCCCT TGAATGTTGG TCTACGCCC AGGTGG-GAG
D. indagator        ATTCTTATAT -ATTTAATTG CTAGAGTGTTG AGTAGGACGT CGGCACCCGT TCGGCGTGCA CTTCTCCCCT TGGGTGTTGG TCTACGCCC GAGTGG-GAG
P. ruficephalus     GTACTTGTAT -ATTTTTTTG CTGGGTGTTG AGTAGGACGT CGGCACCCGT TCGGCGTGCA CTTCTCCCCT TGGGTGTCGT TCTACGCCC GGATGG-TAG
M. versicolor       GTACTTGTAT -ATTTTATTG CTAGATGTTG AGTAGGACGT CGGCACCCGT TCGGCGTGCA CTTCTGTCCT TGGGTGTCGT TCTACGCCC GGATGG-TAG
Z. deceptor         GTGCTTGTTC -ATTTTATTG CTGGATGTTG AGTAGGACGT CGGCACCCGT TCGGCGTGCA CTTCTCTCCT TGGGTGTCGT TCTATGCCC GGATGG-TAG
Meteorus sp.        GTACTTATAC -ATTTTATTG CTGAATGTTG AGTAGGACGT CGGCACCCGT TCGGCGTGCA CTTCTCCCCT TGGGTGTCGA TCTATGCCC AGATGG-TAG
M. corax            GTGCCCGTTC -ATTTTATTG CTGAATGTTG AGTAGGACGT CGGCACCCGT TCGGCGTGCA CTTCTCCCCT TGGGTGTCGA TCTATGCCC GGGTGG-GAG
M. rogerblancoi     GTACATGTAT -ATTTTATTG CCGGGTGTCC AGTAGGACGT CGGCACCCGT TCGGCGTGCA CTTCTCTCCT TGGGTGTCGG TCTACGACCA GGATGG-TAG
V. canescens        GCGTCCGTAT GATTTTTTTG CTGAATGTTG AGTAGGACGT CGGCACCCGT TCGTCGTGCA CTTCTCCCCT TGAGTGTCGT TCTACGCCC GGATGG-TAG
D. coccinellae      GTTCTTGTTC -ATTTTATTG CTGAATGTTG AGTAGGACGT CGGCACCCGT TCGGCGTGCA CTTCTCCCCT TGGGTGTCGT TCTACGCCC GGGTGG-GAG
Consensus           gT.cttgTat .ATTTtaTTG CtgaaTgTtG AGTAGgACGT CGGCACCCGT TCGGCGTGCA CTTCTCccCT AGTAGgACGT TgggTgTcG. TcTAcGgCCC gg.TGG tAG
```

M. lithocolletidis	CCTTTAGAGT	TGCGC-CTTC	GGGTGTTTAC	ACTGAAGACC	AT-TGGTGTT	TCCTTGGTGAA	CTGTTCAACG	GTATTC--TAC	GGTATTAATT	CGCAAATTTT
I. bicolor	TCTTTGATAA	CGCTTTAATC	GGCGATTATT	ATTAAAAATC	AC-TGGTGTA	TCCTGATCAT	CTGCCCGGCG	GTATTCGTAC	GATATTGAGC	CCCAAAATAT
A. ervi	ACTTTATATA	TTAATTTAT-	---TTTAATA	TTTAAAGACC	AAATTGTGTT	TTCTAACCAA	GTATCTGACG	GTAATCGTAT	GGTATTAAGT	CGCATAATAA
B. phylacteophagus	CTTTTAATGA	ATTTC-----	-----ATTC	ATTGAAACC	CT-TGGTGTT	TTCTAACTGG	CA-TTCGTCG	GTATTCGTAT	GGTATTGAGC	CGCAT---TAT
D. indagator	CCTTTGATAC	TTTAA-----	-----AAAT	ATTAAAGACC	CT-CGGTGTT	TCCTGACCAA	CTGCCCGGCG	GTATTCGTAC	GGTATTAAGC	CGCAT--T-T
P. ruficephalus	ACTTTCAT-T	TTTTA-----	-----TTAA	ATTAAAGACC	AC-CGGTGA-	--CCTGATCGG	CTGCTCGGCG	GTATTCGCAC	GGTATTGAGC	CGCAA-TTTA
M. versicolor	TCTTTGAT-T	TTTC------	-----TAA	ATTAAAGACC	AC-TGGTGA-	--CCTGATCGG	CTGCCCGGCG	GTATTCGCAC	GGTAATGAGC	CGCAT-TTTA
Z. deceptor	TCTTTGAT-T	TTTC------	-----TAA	ATTAAAGACC	AC-CGGTGA-	--CCTGATCGG	CTGCCCGGCG	GTATTCGCAC	GGTAATGAGC	CGCAT-TTTA
Meteorus sp.	TCTTTGAT-T	TTTT------	-----TTGA	ATTGAAGACC	AC-TGGTGA-	--CCTGATCGG	CTGCCCGGCG	GTATTCGCAC	ATATTCGACC	CGCATATTTT
M. corax	TCTTTAAT-T	TTT-------	-----ATA	ATTGAAGACC	AC-CGGTGA-	--CCTGATCGG	CTGCCCGGCG	GTATTCGCAC	GGTAATGAGT	CGCATAATTTT
M. rogerblancoi	TCTTTAAT-T	TTT-------	-----TAA	ATTGAAGACC	AC-TGGTGA-	--CCTGATCGG	CTGCCCGGCG	GTATTCGCAT	GGTAATGAGT	CGCAT---TTA
V. canescens	CCGTCATGT	GTTACGCTTC	ACGGCGTCAT	GTGGCAGACC	CC-CGGTTG-	--TCCGACCAG	CTGCCCGGCG	GTACTCGCAC	GGTATTGAGT	CGCAA--TTTG
D. coccinellae	ACTTTCATTT	TTT-------	-----TAA	AT--AAGACC	AC-TGGTGA-	--CCTGATCGG	CTGCTCGGCG	GTATTCGCAC	GGTATTGAGT	CGAA---TA
Consensus	.CTTT.at.t	ttt.......	.......taa	aTt.aAgACC	ac tGGTG..	..cCTgAtcgg	CTgccCGgCG	GTAtTCgcAc	GGTAtTgAGc	CGCAt.tTt.

M. lithocolletidis	TT----ATTT	GGCGTTAG--A	CTGTTGCAA	GTCAAGATTA	ATTT--TAGC	AGTGC--GGA	CTTGTGCCGT	C--GCTAAAA	TTGT-CTGGC	TGTTAGTTGA
I. bicolor	TATATAATTT	GGCGTAA--A	CCCGTCACAA	GCCCAGATAA	TTTA--CGGT	AGTTATGAC	CTAGTGCCAT	C--GCTGTAA	TTAT-CTAGC	TGTTGGTTGT
A. ervi	TATAT-TTTT	GGCGTTCTCTA	CCCGTCGCAA	GCGAGGCCTT	TTTT--ATTA	GTTTACAGAC	TTTGTGCTGT	CTAATAAAAA	TTGTGCCAGC	TGTTGCCTGT
B. phylacteophagus	-----ATAT	GCGTCTAT-A	TCCATCGCAA	GCGAGGTTAG	T-TA--CTGA	TAGTACGAC	CTAGTGCCGT	C--GTTGGTG	CTAA-TCAGC	TGTTGGTGT
D. indagator	-----ATTT	GGCGTTCAC-A	CCCGTCGCAA	GCGGGCCAG	T-TT--CTGA	TAGTGCGAC	CTAGTGCCGT	C--GTTGGGC	CTGG-CCAAC	TGTTGGCTGT
P. ruficephalus	-----ATTT	GGCGTC-AA-A	CCCGTTGCAA	GCGCGGCTAG	TATC--CTGG	TAGTGCGAT	TTAATGCCGT	C--ACTGGGG	CTGG-CCAGC	TGTTGGTTGT
M. versicolor	----TTTT	GGCGTC-AA-G	CCCGTCACAA	GGCGGGTTAG	TATT--CTGG	TAGTGCGAC	TCAATGCCGT	C--ACTGGGG	CTGA-CCAGC	TGTTGGTTGT
Z. deceptor	----TTTT	GGCGTC-AA-G	CCCGTCGCAA	GGCGGGTTAG	TATT--CTGG	TAGTGCGAC	TCAATGCCGT	C--ACTGGGG	CTGA-CCAGC	TGTTGGTTGT
Meteorus sp.	-----ATAT	GGCGTC-AA-G	CCCGTCGCAA	GGCGGGTTAG	TTTT--CTGG	TAGTGCGAC	TCAATGCCGT	C--ACTGGAG	CTAA-CCAGC	TGTTGGTTGT
M. corax	-----AYAT	GGCGTC-AG-G	CCCGTCGCAA	GGCGGGTTAG	TATT--CTGG	TAGTGCGAC	TCAATGCCGT	C--GCTGGAG	CTAA-CCAGC	TGTTGGCCGT
M. rogerblancoi	-----ATAT	GGCGTC-AA-G	CCCGTCACAA	GGCGGGATTAG	TTAT--CTGG	TAGTGCGAC	TCAATGCCGT	C--GCTAGTG	CTAA-TCAGC	TGTTGGTTGT
V. canescens	-----AACT	GGCGTC-CG-G	CCCGCCGCAA	GGCGGGCCAG	TGTTTCCCGG	ATGTACGAC	TTAGCGCCGT	C--ACCGGGC	CTGG-CCAGC	TGTTGGCCGG
D. coccinellae	-----ATTT	GGCGTC-AA-G	CCCGTTACAA	GCGGGCCAG	TATC--CTGG	TAGTGCGAT	TTAATGCCGT	C--ACTGGCG	CTAA-TCAGC	TGTTGGTTGT
Consensus	..... attT	GCGTc.a. g	CCCGTcgCAA	GCgcgG.tag	T.Tt ctGg	tagTgcgGAc	ttagTGCCGT	C actgg.g cTg.	ccAGC	TGTTGgttGt

M. lithocolletidis	---CAATGTT	CTTTAACTGG	CTTATAT---	-------AC	T-------GGTC	AGCAATGCTA	-CTGCTTT--G	GGTACTTA--C	AGGA
I. bicolor	T-GCGGTGTT	CTTTAACTGG	CTCAAAT---	------AA	ATTATCGGTC	GGCGACGCTA	-CTGCTTT--C	GGTACTTT--C	AGGA
A. ervi	TTACGGTGTT	CTAGAACTGA	CTTATTTTAT	TATAAATAAA	AATACCTGTC	GGCGATGCTA	-TTGCTTT--G	GGTACTTT--C	AGG
B. phylacteophagus	A--TGGAATT	CTAAGACTGG	CTCTTAAAT-	-------AA	AATACCGGTC	AGCGGATGCTA	-CTGCTTT--G	GGTACTTT--C	AGGA
D. indagator	TG-CGGTGTT	CTGGAACTGG	CTAAAAATT-	-------AA	TTAACCGGTC	GGCGACGCTA	ACTGCTTTTG	GGTACTTTTC	AGGA

除本研究悬茧蜂标记为 Meteorus sp. 外，其余各物种均为缩写（表19-3）。不同颜色表示核苷酸序列的保守程度不同，红色为最保守，蓝色次之，黑色更次之。

EF1α 核苷酸序列比对结果：

```
Meteorus sp.       CGC-TGGATT GTAACCGATC TTCTTGATGT ATG----AAGA TACTTCTTTC TTGATTTCTT CGAAACGCGA CTCGGAGTAT GGGGGTTCAG TATAATCCAT
P. vargasorum      TGCGTGGGTA CTCGACAAAC TTAAGGCTGA ACGTGAACGT GGTATCACCA TTGATATTGC TTCGAAACTG TTCGAAACTT CCAAATACTA TGTTACCATC
T. lemuriae        TGCTTGGGTA TTGGACAAAT TGAAAGCTGA ACGTGAGCGT GGTATTACCA TTGATATTGC TTCGAAACTT GTTGTGGAAA TCGAAACTT CTAAATACTA TGTGACCATT
G. lineola         ATGGGTA    CTCGACAAAC TTAAGGCTGA ACGTGAACGT GGTATCACCA TCGATATTGC TTCGAAACTG TTTATGGAAA TTCGAAACAC TGTAACAATT
P. hirsuta         CCGGGTA    CTCGACAAAC TTAAGGCCGA ACGTGAACGT GGTATTACCA TCGATATTGC TGATATTGC TTCGAAACTG TTTATGGAAA TTCGAAACTG TGTAACATTA TGTAACATTAT
P. japonica                                                      CGTGAACGT GGTATCACTA CCTGTGAAAA TTCGAAACTG CCTGTGAAA CTTATATACTA CGTCACCATT
M. arizonensis     TGCATGGGTA TTGGACAAAC TGAAGGCTGA ACGTGAACGT GGTATTACCA TTGATATTGC TGATATCG TTCGAAACCG CCAAATACTA CGTAACCATC
C. alnicola        CGCGTGGGTA CTTGACAAAC TTAAGGCTGA ACGTGAACGT GGTATCACCA TCGATATCGC TCGTGGAAA TTCGAAACCG CGAAATACTA CGTAACCATT
P. sp.             TGCATGGGTA CTTGACAAAT TGAAGGCAGA GCGTGAACGT GGTATTACTA TCGACATTGC TCTGTGGAAA TTCGAAACCT CCAAATACTA CGTAACCATC
C. limbatus                   TCAGGCCGA GCGTGAACGT GGTGAAACGT GGTATTACCA TTGACATTGC CCTTGAAAA CCTTTGGAAA TTCGAAACCT CCAAGTACTA CGTAACCATC
M. canadensis      CGCGTGGGTA CTCGACAAAT TGAAGGCCGA ACGTGAACGT GGTATCACCA TCGATATTGC TTGTGGAAA TTCGAAACTG CCAAGTACTA CGTAACCATC
S. variegata       T          TGAAGGCCGA ACGTGAACGT GGTATCACCA TCGATATTGC TCGATATCGC TTGTGGAAA TTCGAAACTG CCAAGTACTA CGTAACCATC
H. fasciipennis    T          TGAAGGCTGA ACGTGAACGT GGTATTACTA TTGACATTGC TTGACATTGC ATTGTGGAAA TTCGAAACTG CTAAATACTA CGTAACCATT
Consensus          .gc.tgggta .t.aagGctGa acGtgaacGt ggtaTcacca TtGAtaTtgc . ttgtgGaaA tTcGaAactg c.aagTaCta tgTaAcCatt

Meteorus sp.       CTTGTTCACA CCA---ACGA TCAATTGTTT GACACCAAGA GTGAAGG---  ---CAAGAA GTGCGTGCT- -----CACGA GTTTGTCCGT TCTTGGAAAT
P. vargasorum      ATTGATGCCC CTGGACACAG AGATTTCATC AAGAACATGA TCAACTGGTAC AICTCAAGCC GATTGTGCTG TACTTATCGT TGCTGCTGGT ACTGGTGAAT
T. lemuriae        ATTGATGCTC CTGGACACAG GGATTTCATC AAGAACATGA TTAACTGGTAC AICTCAAGCT GATTGTGCTG CGCTGCCGGT TATTAATTGT ACTGGTGAAT
G. lineola         ATTGATGCCC CTGGACACAG AGATTTCATC AAAAACATGA TTACTGGTAC CTCACAAGCT GATTGTGCAG TACTTATTGT AGCTGCTGGT ACTGAGAAT
P. hirsuta         ATTGATGCTC CTGGACACAG AGATTTCATC AAGAACATGA TTACTGGTAC CTCCAAGCC GATTGTGCAG TACTTATTGT CGCTGCTGGT ACTGGTGAAT
P. japonica        ATTGATGCTC CCGGACACAG AGATTTCATC AAGAACATGA TTACTGGTAC CTCTGGAAAC ATCTCAAGCT GATTGTGCTG GATTGTGCTG TACTTATCGT AGCTGCTGGT ACTGGTGAAT
```

第19章 寄主昆虫的节肢类天敌

M. arizonensis	ATTGATGCCC	CTGGACATAG	AGATTTTATT	AAGAACATGA	TTACTGGTAC	ATCTCAAGCC	GATTGTGCGG	TATTAATTGT	TGCTGCCGGT	ACTGGTGAAT
C. alnicola	ATCGATGCCC	CCGGACACAG	AGATTTCATC	AAGAACATGA	TCACTGGTAC	TTCGCAAGCT	GATTGCGCTG	TGCTCATCGT	TGCTGCTGGT	ACTGGTGAGT
P. sp.	ATTGATGCAC	CTGGACACAG	AGATTTTATC	AAAAACATGA	TTACGGAAC	CTCTCAGGCT	GATTGTGCTG	TGTTAATCGT	AGCTGCTGGA	ACTGGTGAAT
C. limbatus	ATTGATGCCC	CAGGACACAG	GGATTTCATC	AAGAACATGA	TCACTGGTAC	ATCCCAGGCT	GATTGCGCTG	TCTTGATTGT	TGCCGCCGGT	ACTGGTGAAT
M. canadensis	ATTGATGCTC	CTGGTCACAG	AGATTTTCATC	AAGAACATGA	TCACTGGTAC	ATCCCAGGCT	GATTGTGCTG	TGTTGATCGT	TGCCGCCGGT	ACTGGTGAAT
S. variegata	ATCGATGCCC	CAGGTCACAG	AGATTTCATC	AAGAACATGA	TCACTGGTAC	ATCCCAAGCC	GATTGTGCTG	TATTGATCGT	GGCCGCCGGT	ACTGGTGAAT
H. fasciipennis	ATTGATGCAC	CTGGACACAG	AGATTTCATC	AAGAACATGA	TTACTGGAAC	ATCTCAAGCC	GATTGTGCTG	TATTAATTGT	AGCTGCTGGT	ACTGGTGAAT
Consensus	aTtGaTgccc	CtggacACag	agAtTTcaTc	aAgAaCatGa	ttactGgtac	atc.CAaGct	GattGtGCtg	t.tt.atcGt	.gctGccgGT	aCTgGtgAAT
Meteorus sp.	ACCAGCCTCA	AATTCACCAG	TACCCAGCAGC	AGCACAGCA-	-CAATCGGCT	T--GTGATGT	ACCAGTAATC	AT----GTT-	--CTTGATGAA	
P. vargasorum	TCGAAGCTGG	TATCTCAAAG	AACGGACAAA	CCCGTGAACA	CGCTCTCCTT	GCCTTCACCC	TTGGAGTAAA	ACAACTTATC	GTCGGTGTCA	ACAAAATGGA
T. lemuriae	TTGAAGCTGG	TATTTTCTAAG	AATGACAAAA	CCCGTGAGCA	TGCTCTGCTC	GCTTTCACTC	TGGGTGTGAA	ACAATTAATC	GTTGGTGTTA	ACAAGATGGA
G. lineola	TCGAAGCCGG	TATTTCCAAAG	AACGGTCAAA	CACGTGAACA	CGCTCTTCTT	GCATTCACTC	TTGGAGTAAA	ACAACTTATC	GTTGGTGTCA	ACAAAATGGA
P. hirsuta	TTGAAGCTGG	TATTTTCAAAG	AATGGCAGA	CACGTGAACA	GCCTCTCTT	GCCTTCACCC	TTGGTGTAAA	ACAACTTATT	GTTGGTGTCA	ACAAAATGGA
P. japonica	TCGAAGCCGG	TATTTTCAAAG	AACGGACAAA	CTCGTGAACA	TGCTCTCCTT	GCCTCCACTC	TGGGTGTCAA	ACAATGATC	GTTGGTGTCA	ACAAGATGGA
M. arizonensis	TTGAAGCTGG	TATTTTCAAAG	AATGACAAAA	CCCGTGAGCA	TGCTCTCCTT	GCTTCCACTC	TGGGTGTAAA	ACAATTGATT	GTTGGTGTGA	ATAAAATGGA
C. alnicola	TCGAAGCTGG	TATCTCCAAAG	AACGGACAAA	CCCGTGAACA	CGCTCTCCAC	GCGTTCACTC	TTGGAGTGAA	ACAACTTATC	GTCGGAGTTA	ACAAAATGGA
P. sp.	TTGAAGCTGG	TATTTCAAAG	AACGGACAAA	CTCGTGAACA	CGCTTTGCTT	GCCTTCACTC	TTGGTGTTAA	GCAGCTTATC	GTTGGTGTGA	ATAAGATGGA
C. limbatus	TCGAGGCAGG	TATCTGAAG	AACGGACAGA	CCCGTGAGCA	CGCTCTCCTC	GCCTCACCC	TCGGTGTCAA	ACAGCTTATC	GTTGGCGTTA	ACAAGATGGA
M. canadensis	TCGAAGCCGG	TATCTCCAAAG	AACGGACAGA	AACGGACAGA	CCCGTGAGCA	CGCTCTTCTT	GCTTTCACTC	TGGGTGTCAA	GCAATTGATC	GTAGGAGTCA	ACAAGATGGA
S. variegata	TCGAAGCTGG	TATCTCCAAAG	AACGGACAAA	CTCGTGAACA	CGCTCTCTT	GCTTTCACCC	TGGTGTCAA	GCAACTCATC	GTTGGTGTCA	ACAAAATGGA
H. fasciipennis	TTGAAGCTGG	TATTTCAAAG	AACGGACAAA	CTCGTGAACA	CGCTCTCACTC	GCTTTCACTC	TTGGTGTTAA	GCAACTTATT	GTTGGTGTTA	ACAAAATGGA
Consensus	tcgAagCtgg	tATttc.aAG	aAcggaCAaa	c.CgtgAacA	cGCtCt.Ctt	gC.tTCaccc	TtgGtGt.aa	aCaacT.Atc	gTtggtGt.a	acaagATggA
Meteorus sp.	ATCT--CTATG	TCCGGGTGCA	TCAATAATTG	TAACATAGTA	CTTGGCAGTC	TCGAATTTCC	ACAATGCAAT	ATCAATGGTA	A-TACCACGT	TCACGTT-CA
P. vargasorum	CTCTACTGAA	CCACCATACA	GTGAATCCCG	TTTCGAAGAA	ATCAAGAAGG	AAGTATCCTC	TTACATCAAG	AAGATCGGTT	ACAACCCAGC	CGCCGTTGCT
T. lemuriae	TTCTACTGAT	CCACCATACT	CCGAAGCCG	ATTCGAAGAG	ATCAAGAAGG	AAGTATCATC	TTACATTAAG	AAAATCGGTT	ACAACCCAGC	CGCTGTTGCA
G. lineola	CTCTACTGAA	CCACCATACA	GTGAATCACG	TTTTGAAGAA	ATCAAGAAGG	AAGTTTCCTC	ATACATTAAG	AAGATTGGTT	ACAACCCTGC	TGCCGTTGCA
P. hirsuta	CTCTACTGAA	CCCCATACA	GTGAAGCACG	TTTCGAGGAA	ATCAAGAAGG	AAGTATCATC	TTACATACATC	TACATAAAG	ACAATTCCTC	ACAATTCCTC	TGCTGTTGCC
P. japonica	TTCAACGGAA	CCACCATACA	GCGAGTCTCG	TTTCGAGGAA	ATCAAGAAGG	AAGTATCCTC	TTACATTAAG	AAGATTGGTT	ACAATCCAGC	TGCCGTTGCT
M. arizonensis	TTCTACTGAA	CCACCATACT	CCGAACCCG	ATTTGAAGAA	ATTAAGAAGG	AAGTATCATC	CTACATTAAG	AAAATCGGTT	ACAATCCGGC	TGCTGTTGCA
C. alnicola	CTCCACTGAA	CCACCATACA	CCGAACCCG	TTTCGAGGAA	ATTGAAGAA	AAGTATCATC	GTACACAGTC	GTACATCGTC	AAGATTGGTT	ACAACCCAGC	TGGAGTAGCT
P. sp.	CTCTACTGAG	CCACCATACT	GTGAAACTG	CTGAAACTG	CTGAAACTG	ATTTGAGGAA	ATAAAAAAGG	AAGTATCGTC	ATACATTGTT	AAAATTGGTT	ACAACCCAGC	TGCCGTTGCA
C. limbatus	CTCTACTGAG	CCACCATACT	CCGAGTCTCG	TTTCGAAGAA	ATCAAGAAGG	AAGTATCTCTC	CTACACAATC	AAAATTGGTT	ACAATCCAGC	ACAATCCAGC	TGCTGTTGCA
M. canadensis	CTCCACGAG	CCACCATACT	CCGAGTCCCG	TTTCGAAGAA	ATCAAGAAGG	AAGTATCTTC	TTACATCTTC	AGATCGGTT	ACAATCCAGC	CGCTGTTGCT
S. variegata	CTCCACTGAA	CCACCATACT	CCGAGGCCG	TTTCGAGGAA	ATCAAGAAGG	AAGTATCATC	TTACATCATC	AGATCGGTT	ACAACCCAGC	TGCTGTTGCC

```
H. fasciipennis  TTCAACTGAG  CCACCATACT  CTGAAGCTCG  TTTCGAAGAA  ATCAAGAAGG  AAGTATCTTC  ATACATCAAG  AAGATCGGTT  AGTATCCAGC  ACAATCCAGC  GGCTGTTGCC
Consensus        cTC. aCtgag  cCaccaTaCt  ccgAa.c.cG  tttcgaaGaA  aTcaagAagg  aaGtaTc.tC  .tAcatcAAg  AagAtcGGTt  AcaAcCcaGc  tgctGTTgC.

Meteorus sp.     GCCTTAAGTT  TGTCAAGTAC  CCACGCA---  TACTTGAAGG  AACCTT-TGC  CCATCTA
P. vargasorum    TTCGTACCAA  TCTCTGGTTG  GCACGGAGAC  AACATGTTGG  AGCCATCCAG  CAAAATGCCC
T. lemuriae      TTTGTGCCAA  TCTCTGGTTG  GCACGGAGAC  AACATGTTGS  AAGTCTCTTC  TAAGATGCCT
G. lineola       TTCGTACCAA  TTTCAGGATG  GCACGGAGAT  AACATGTTAG  AACAATCTGA  CAAAATGCCT
P. hirsuta       TTTGTACCAA  TTTCAGGATG  GCACGGTGAT  AACATGTTGG  AACAATCTGA  CAAAATGCCA
P. japonica      TTCGTCCCA   TTTCCGGATG  GCACGGAGAC  AACATGTTGG  AAGTTCCAC   AAAGATGAGT
M. arizonensis   TTCGTACCGA  TTTCTGGTTG  GCATGGAGAG  AACATGTTGG  AAATCTCTTC  TAAGATGCCT
C. alnicola      TCGTGCCAA   TTTCTGGATG  GCACGGAGAT  AACATGTTGG  AAGCATC
P. sp.           TCGTACCAA   TTTCT
C. limbatus      TCGTACCAA   TCTCT
M. canadensis    TCGTACCCA   TCTCT
S. variegata     TCGTTCCTA   TCTCA
H. fasciipennis  TCGTTCCCA   TTTCC
Consensus        ttCgTacc.a  T.TCt.g..   ..ca.g...   ..ac.tg...  g a....t..  .........
```

除本研究茧蜂标记为 *Meteorus sp.* 外，其余种类均为缩写（表 19-3）。不同颜色表示核苷酸序列的保守程度不同，红色为最保守，蓝色次之，黑色更次之。

COⅠ核苷酸序列比对结果：

```
B. communis      ATATAAAATT  GGATCCCCAC  CACCACCAAA  ATCAAAAAAA  GTAGTATTTA  AATTAATAAT  ATAGTAATTG  CACCCGCCAA  TACAGGTAAT
B. sp.           ATATAAAATT  GGATCCCCAC  CACCACCAAA  ATCAAAAAAA  GTAGTATTTA  AATTAATAAT  ATAGTAATTG  CACCCGCCAA  TACAGGTAAT
Meteorus sp.     ATACAAAATT  GGGTCTCCCC  CCCCGGCTGG  ATCAAAAAAA  GAAGTATTCA  AATTACGATC  AGTTAATAGT  CCCCTGCCAA  TACAGGCAAT
M. canadensis    ATAAATATC   --TTTATTTT  CTTGATCAGT  TTTTAYYACT  GCAATTTTAT  TATTAYTATC  TTTACCTGTT  CAATTACTAT  ATTATTAACT
M. aethiopoides  TTTATATTTT  ATGTTTGGAA  TATGAGCAGG  AATTTTAGGC  TTATCATTGA  GAATAATTAT  TTAGCAGGGG  TGGTAGTTT   AATTGGAAT
A. dissector     TTTATATTTT  TTAATTTGGA  TGTGGTCTGG  TATAATTTGG  TATAATTAGG  GATTAATTAT  TCGTTTAGAA  TGGAAGAGT   ATTGGGAAT
L. testaceipes   TTTATATTTT  ATTTTTGGTA  TATGATCTGG  TATGTTAGGT  TATAATTAGGA TATGATAT    TCGTATAGAA  CAGGTAGATT  TATTGGAAGT
D. sp.           ATTATATTTT  ATATTTGGTC  TATGGTCTGG  TATGGTTAGGA AATGTTAGGA  GTTTAATTAT  TCGTTTAGAA  CTGGAAGATT  CTGGTAGTTT
P. phaeostigma   TTTATATTTT  TTATTTGGGA  TCTGGTCTGG  TATAGTTAGGA TATAGGG     TTATAATGA   TCGGTTCAATAA CTGGTATAC  CTGGTAGTTT
P. nuicum                    GGTA       TATGAGCAGG  TATAGTGGA   CTATCAATAA  GTTTATTAA   TCGGATTAA   TAGGAACTC   CTGGAAGATT ATAATAAAT
M. sp.                       GG         TATTTAGGA   ATATCAATAA  GATTAATAAT  TCGAATGGAA  TTAAGGGTC   TTAAGGATT   ATTGGTAGT
```

第19章 寄主昆虫的节肢类天敌

			TATTTT	ATTTTTGGTA	TATGATCAGG	TATGTTAGGT	TTATCTATAA	GTTTATTAAT	TCGTATGGAA	CTTAGAATTA	CAGGGACATT	TATTGGTAAT
A. colemani								
C. limbatus								
S. sp.								
Consensus	..t....a..tt	..t.......	..tg..c.gg	..t..ta...	..ta..a.t.a	..tta.t...	t.....ga.	ttag.a.t.	c....a...t	..t.gg.a.t
B. communis	GATAATAATA	ATAAAATAGC	TGTAATTAAT	ACTGATCAAA	CTAATAATGA	AATCTGATCT	ATAGATAC-T	CTATAAGAAC	GTATATTTAA	---AATAGTT
B. sp.	GATAATAATA	ATAAAATAGC	TGTAATTAAT	ACTGATCAAA	CTAATAATGA	AATCTGATCT	ATAGATAC-T	CTATAAGAAC	GTATATTTAA	---AATAGTT
Meteorus sp.	GATAATAATA	ATAAAATAGC	TGTAATTATT	ACAGACCAAC	TAAATAAAGA	AATATTATCA	AATTTTAA-C	CCTAACAAAC	ATATATTTAA	---AATTGTA
M. canadensis	GATCGTAATA	TTAATACTAG	ATTTTTTGAT	CCTGCTGGTG	GAGGTGAT--	--CCTATTCT	TTATTTTGAT	TTATTTTGGT	TTTTTGGTCA	--TCCAGAG
M. aethiopoides	GATCAAATTT	ATAATAGGGT	TGTTACTAGA	CATGCTTTTG	TAA-TGATTT	TTTTTATAGT	ATAATTGGAG	GATTTGGTAA	TTGATTAATT	
A. dissector	GATCAAATTT	ATAATGGTAT	AGTTACTTTA	CATGCATTTG	TAA-TAATTT	TTTTTATGGT	ATAATTGGTG	GATTTGGAAA	TTGATTAATT	
L. testaceipes	GATCAAATTT	ATAATAGAAT	TGTTACTGCA	CATGCATTTA	TTA-TAATTT	TTTTTATAGT	ATAATTGGAG	GTTTTGGTAA	TTGATTAATT	
D. sp.	GATCAAATTT	ATAATAGAAT	AGTAACTTCT	CATGCATTTA	TAA-TAATTT	TTTTTATAGT	ATAATTGGTG	GGTTTGGAAA	TTATTTAATT	
P. phaeostigma	GATCAAATTT	ATAATAGAAT	AGTTACTGCA	CATGCATTTG	TTA-TAATTT	TTTTTATAGT	ATAATTGGTG	GATTTGGTAA	TTGATTAATT	
P. nuicum	GATCAAATTT	ATAATAGTAT	TGTAACTTCT	CATGCTTTTG	TAA-TAATTT	TTTTTATAGT	ATAATTGGTA	ATAATTGGTG	GATTTGGTAA	TTATTTAATT
M. sp.	GATCAAATTT	ATAATAGAAT	TGTAACTTCT	CATGCTTTTG	TTA-TAATTT	TTTTTATAGT	AATAACAGTA	ATAATTGGAG	GATTTGGGAA	TTGATTAATT
A. colemani	GATCAAATTT	ATAATAGTAT	TGTTACTGCT	CATGCTTTTG	TTA-TAATTT	TTTTTATAGT	TATACCAATT	ATAATTGGAG	GATTTGGTAA	TTGATTAATT
C. limbatus										
S. sp.										
Consensus	gatca.a.t.	ataata..a.	.gt.a.t..t	c.tgct..tg	t.a.taat..	..t.tat..t	.at.c..a..t	.taattgga.	g.tttggtaa	...a.ta.tt
B. communis	CTAATAAAAT	TAATTGCGCC	TATAATTGAT	GAAATACCTG	CTAAA---TG	CAAAGAAAAA	ATAGCTAAAT	CAACAGAAAT	ACCACTATGA	CCTAA--ATT
B. sp.	CTAATAAAAT	TAATTGCGCC	TATAATTGAT	GAAATACCTG	CTAAA---TG	CAAAGAAAAA	ATAGCTAAAT	CAACAGAAAT	ACCACTATGA	CCTAA--ATT
Meteorus sp.	GTAATAAAAT	TTACAGCCCC	TATAATTGAA	GAAATTCCAG	CCAAA---TG	TAATGAAAAA	ATAGCTATGT	CAACTGACAT	ACCACTATGA	CTGAC--ATT
M. canadensis	GTTTATATTT	TAATTTTACC	TGGATTTGGA	ATTATTTCTC	ATATAATTTT	TAATGAAAGT	GGAAAAAAG	AAACTTTTGG	AATATTGGGT	ATAATTTATG
M. aethiopoides	CCTTTAATAT	TAGGAGCTCC	TGATATAGCT	TTCCCTCGTA	TAAATAATAT	AAGATTTTGA	TTACTTCCAC	CTTCTTTATT	TTTATTAATA	ATTAGGAGAT
A. dissector	CCTTTAATGT	TAGGATCTCC	TGATATAGCT	TTCCCTCGAA	TAAATAATAT	AAGATTTTGA	GAGATTTTGA	CTTCTTTATT	ATTATTATTA	ATTAGTGAAA
L. testaceipes	CCTTTAATAT	TAGGAGCCCC	TGATATAGCT	TTCCCTCGAA	TAAATAATAT	AAGATTTTGA	TTATTAATTC	CATCAATAAT	TTTATTATTA	GTAAGAGGAA
D. sp.	CCATTAATAT	TAGGAGCTCC	TGATATAGCT	TTCCCTCGAA	TAAATAATAT	AAGATTTTGA	TTATTAATTC	CTTCTTTATT	TTTATTATTA	TTAAGAGGTT
P. phaeostigma	CCATTAATAT	TAGGGGCTCC	TGATATAGCT	TTCCCTCGTA	TAAATAATAT	AAGATTTTGG	TTATTAATTC	ATTACTAAA	TTTATTATTA	TTAAGAAGTT
P. nuicum	CCTTTAATAT	TAAGAGCTCC	TGATATAGCT	TTCCCTCGAA	TAAATAATAT	AAGATTTTGA	TTATTAATTC	CATCTATAA	AATATATTTA	TTTAGAAATA
M. sp.	CCTTTAATAT	TAAGAGCTCC	AGATATAATG	TTCCTCGAT	TAAATAATAT	AAGATTTTGA	TTATTAATTC	CTTCATTAAT	TTTATTATTT	TTTAGATTT
A. colemani	CCTTTAATGT	TAGGGTCTCC	TGATATGGCT	TTCCCTCGAA	TAAATAATAT	AAGATTTTGA	TTATTAATTC	CTTCATTAAT	TTTATTAATT	GTTAGAAGT
C. limbatus					CGAA	TAAATAATAT	AAGATTTTGA	TTATTAATTC	ATTATTATTA	TTAAGAAGTA
S. sp.					CGTA	TAAATAATAT	AAGATTTTGA	TTATTAATTC	ATTATTAATT	TTAAGATCTT

Consensus	c..ttaatat	ta....c.cc	tg..at.g..	.t...tcgaa	taAataatat	aAgatttga	tAttaAttc	cttCttaat	attAtTatta	.TaAga..tt
B. communis	CAATGATAA—	TGGAGGATAC	ACAGTTCACC	CAGTACCAAC	ACCTACATTT	ATTAATCCCC	TAACTAATAA	TAAAATTAAA	GAAGGAATTA	ATAAT———C
B. sp.	CAATGATAA—	TGGAGGATAC	ACAGTTCACC	CAGTACCAAC	ACCTACATTT	ATTAATCCCC	TAACTAATAA	TAAAATTAAA	GAAGGAATTA	ATAAT———C
Meteorus sp.	TAAAGATAA—	AGGAGGATAC	ACAGTCCAAC	CTGTCCCAGC	CCCAATATTA	ATTAGACCAC	TCATTAATAA	TAAAAATAAA	GAAGGAATTA	ATAAT———C
M. canadensis	CTATATTAAC	TATTGGATTT	TTAGTTTTA	TGTTTGAGC	TCATCATATA	TCCTTTTATCT	GAATAGATGT	TGATACACGG	GCTTATTTTA	CTTCAGCTAC
M. aethiopoides	TTATAAATAT	TGGGACAGGG	ACTGGTTGGA	CAGTATACCC	ACCTTTATCC	TTTACAATTG	GTCATAGTAA	AATATCTGTT	GATATAAGAA	TTTT———TC
A. dissector	TTATTAATGT	AGGTGTTGGG	ACAGGGTGAA	CAATATATCA	ACCTTTATCC	TCCTTTATCT	GGCATAGGGG	TATATCAGTT	GATATTCAA	TTTT———TC
L. testaceipes	TAATAAATTC	TGGTGTTGGA	ACAGGATGAA	CTGTTTATCA	ACCTTTATCA	TCATTTATCT	TTAACTTTAG	TGTGGCAGTA	GATTTGCTA	TTTT———TC
D. sp.	TTATTAATAC	AGTTGTTGGT	ACAGGTTGGT	TGGGGTGGGT	CCCTTTATCT	TCCTTTATCT	TTAATTATTG	GACATAGGGG	CATATCGTT	TTTT———TC
P. phaeostigma	TTTTAAATGT	TGGGGTGGGT	AGGGCAGGT	ACAGGGTGAA	CATTTCTGTT	CCCTTTATCT	TTAATTATTG	GTCATAGGGG	GTTCATCAGTA	TTTT———TC
P. nuicum	TTACAAATTT	AGGGGCAGGT	ACAGGGTGAA	CTGTTTTATCA	AATTTCTGTA	TCCTTTATCC	TTAACTTTAG	GACATAGAGG	AATTTCTGTA	TTTT———TC
M. sp.	TTATTGATAG	TGGGGCTGGG	ACTGGTTGGT	CAGTTTATTA	AATTTCTGTA	TCCTTTATCC	TTAAATTTGG	GACATAGGGG	TGTTGCGTA	GATATATTAA
A. colemani	TAATAAATTC	AGTTGTTGAA	ACAGGATGAA	CAGTTATCA	ACCTTTATCT	TCCTTTATCC	TTAAATTTGG	GACATAGGGG	TGTTGCGTA	AATTTCAGTT
C. limbatus	TTTTAAATAT	TGGGGTAGGG	ACTGGGTGAA	CTAATATCTG	GACATAGGGG	TCCTTTATCC	TCCTTTATCC	CTAAATTTGG	GACATAGGGG	GATTTAGCTA
S. sp.	TTATTAATAC	AGAGTAGGG	ACAGGTAGGG	CAGTATATAA	CCTTTATCTC	TCCTTTATCT	CCTTTATCT	TTATTAATAA	GTCATGGTGG	GATTTAAGAA	TTTT———TC
Consensus	ttataaata.	tgg.Gtagg.	acaGg.tgaa	cagTttatC	tCctttatct	ttaa.t.tag	g.catagtgg	tatttcagt.	Gattta..tA	tTttt...tC
B. communis	AAAATCTTAT	ATTATTCATC	CGAGGAAAAG	CTATATCAGG	AGCTC——CTA	ATATTAAAAG	AATCAACCAA	TTACCAAACC	CACCAATTAT	AATTGGTATA
B. sp.	AAAATCTTAT	ATTATTCATC	CGAGGAAAAG	CTATATCAGG	AGCTC——CTA	ATATTAAAAG	AATCAATCAA	TTACCAAACC	CACCAATTAT	AATTGGTATA
Meteorus sp.	AAAATCTTAT	ATTATTTATA	CGAGGGAATG	CTATATCAGG	AGCCC——CTA	ACATTAAAAG	AATTAACCAA	TTACCAAACC	CTCCAATTAT	AATTGGTATT
M. canadensis	AATAATTATT	GCTGTTCCTA	CCGGAATTAA	AATTTTAGA	TGAATGGCTA	CATTAGTGG	GGTTAA——A	TTAATAAANN	NTAATTTAAT	AGTTATATGA
M. aethiopoides	TTTACATTTA	GCAGGGATTT	C——————TT	CTATTATGG	AGCAA——TTA	ATTTTATTTC	TACTAT——A	TTAATAAATAC	GTTTAATAGG	TTTAATAATA
A. dissector	TTTACATTTA	GCAGGGGTT	C——————TT	CTATTATGG	GGCTA——TTA	ATTTTATTAC	TACAGT——T	TTAATATATAC	ATTTATT?AT	AATTAAAATA
L. testaceipes	TTTACATTTA	GCTGGTATTT	C——————AT	CTATATAGG	AGCAA——TTA	ATTTTATTAG	TACAAT——T	TTAATATATAC	GACCTATAA	TATTAAATA
D. sp.	TTTACATTTA	GCTGGTTCTT	C——————TT	CTGGTTCTT	TGCTG——TTA	ATTTTATTAG	AACTAT——T	TAATATATAC	GAACAATT	ATTTATATA
P. phaeostigma	TTTACATTTA	GCTGGTATTT	C——————TT	CAATTATAGG	GGCAG——TTA	ATTTTATTAG	ACAAT——T	TAATATATAC	GATTAAATGG	ACTTAAAATT
P. nuicum	TTTACATTTA	GCTGGAATTT	C——————TT	CAATTTAGG	TGCTA——TTA	ATTTTATTAG	ACAAT——T	TAATATATAC	GATTAAATGG	AATAACAATA
M. sp.	ATTACATTTA	GCAGGGGTT	C——————TT	CAATTTAGG	TGCTA——TTA	ATTTTATTAG	AACAAT——T	TTAATATAA	AAAGTATTTA	TGTTAAAATA
A. colemani	TTGCATGTA	GCTGAAATTT	C——————AT	CAATATAGG	AGCTA——TCA	ATTTTATTAG	TACTAT——T	TTAAATATAC	GATGTTTTA	AATAAAGTTA
C. limbatus	TTTACATTTA	GCTGAATTT	C——————AT	CAATTATAGG	TTCTA——TTA	ATTTTATTAC	GACTAT——T	TTAATATATAC	ATTTATTTAA	AATTATATA
S. sp.	TTTACATTTA	GCAGGAGCTT	C——————AT	CTATTATAGG	AGCTG——TAA	ATTTTATTAC	AACAAT——T	ATTAATATAC	GAGTAAATTA	TATAACATTA
Consensus	tttacaTtta	gctggt.tTt	C.......at	caaTtataAgg	.gct...tTA	attTTAttag	.ac.At...t	tTaaatAtac	.a..aattat	aaTta.aata

第19章 寄主昆虫的节肢类天敌

B. communis	ACCATAAAAA AAATTATTAC AAAAGCATGA GCTG----TAA CAATACTATT TCATTACCAA TTAATCTACC AGGAATTCTT AATTCTATAC
B. sp.	ACCATAAAAA AAATTATTAC AAAAGCATGA GCTG----TAA CAATACTATT TCATTACCAA TTAATCTACC AGGAATTCTT AATTCTATAC
Meteorus sp.	ACTATAAAAA AAATTATCAC AAAAGCATGA GAAG----TAA CTATCCTATT TCATTTATTA ATAATCTACC CACTGAGGAT AACTCCATTC
M. canadensis	ACAATAGGAT TTATTTTTTT AITTACTTTA GGAGGATTAA CTGGGGTTGT TCTTCAGTTG AITGTAATTT GTATGATACT TATTATGTTG
M. aethiopoides	AATAATATTT CTTTATTTGT ATGATCTGTG TTAA----TTA CTGCTGTATT TCATTACCAG ----TATT GGCTGGTGCT ATTACAATAT
A. dissector	GATCAAATTA TGTTATTTGT GTGGTCTGTT ATAA----TTA CTGCTGTTTT TCTTTACCTG ----TTTT GGCAGGGGCT ATTACTATAT
L. testaceipes	GATCAAATTT CTTTATTAGT TTGATCAGTA TTAA----TTA CTGCTGTATT TCTTTACCTG ----TTTT AGCAGGTGCT ATTACCATAT
D. sp.	GATCAAATAT CTTTATTTC ATGATCAGTA TTTA----TTA CTGCAATTTT TCTTTACCAG ----TTTT AGCTGGAGCT ATTACAATAT
P. phaeostigma	GATCAATTAA GTTGTTAAT TTGATCAGTA TTAA----TTA ATTATTATTT TCTTTACCAG ----TTTT GGCTGGGCA ATTACAATAT
P. nuicum	GATAAATTAT CTTTATTTAT TTGATCAGTA TTTA----TTA ATTATTGTTA TCTTTACCAG ----TATT GGCAGGAGCT ATTACTATAT
M. sp.	GATCAAATTT GTTTATTAAT TTGATCCGTG TTAA----TTA CTGTTATTTT TCTTTACCAG ----TTTT AGCTGGGGA ATTACTATAT
A. colemani	GATAAATTGA CTTTATTAAT TTGATCTATT TTTA----TTA CAGTAGTTT CAACTATTT ----TATT AGCTGGGTGCT ATTACTATAT
C. limbatus	GATAAAATTT CATTATTAC TTGATCAGTT TTAA----TTA CAGCATTTT GTTATTATTA TCTTTACCAG ----TATT AGCAGGAGCA ATTACTATAT
S. sp.	gataaAat.t cttTatTtat ttgatCagt. ttaa...TtA Ctgc..TttT aTtAttatta TCtTtaccag ......Tatt agcaGg.gct aTTactaTat
Consensus	

Species	Sequence (cont.)
B. communis	GAATAATTAA TCTTTATTGAT AGACCAACTA TACCAGATCA TATACCAAAT ATAAAATATA AATACCAAT ATCTTTTATGA TTT-GTTGAC C
B. sp.	GAATAATTAA TCTTTATTGAT AGACCAACTA TACCAGATCA TATACCAAAT ATAAAATATA AATACCAAT ATCTTTTATGA TTT-GTTGAC C
Meteorus sp.	GAATAACTAT TCTCATTGAT AACCCCAACA TACCAGATCA TATACCAAAT ATAAATAAA GAAACCCAAT ATCTTTTATGA TTTGTGAC
M. canadensis	TTGCTCATTT TCATTAIGIT TTATCTATAG GTGCAGTNTT TGCAATTTTA GGCAGGAGGG TTTATTGATT TTTTGGTTTAA TAAT
M. aethiopoides	TATTAAGAGA TCGTAATTTA AATACAACAT TTTTTGATCC GGCAGGAGGG GGGAGACCTA TTTTATATCA ACATTTATTT TTTGGTTTTG
A. dissector	TATTAACAGA TCGTAATTTA AATACAACTT TTTTTGATTT TCAGGAGGG GGAGACCCTA TTTATTTCA ACATTTATTT TGATTTTTTG
L. testaceipes	TATTAACTGA TCGTAATTTA AATACAAGAT TTTTTGATTT TGCTGGAGGA GGAGATCCTA TTTGTACCA ACATTTATTT TGATTTTTG G
D. sp.	TATTAACTGA TCGAAATTTA AATACAACTT TTTTTGATTT TCTGGGGGA GGAGACCCTA TTTATATCA ACATTTATTT
P. phaeostigma	TATTAACTGA TCGAAATATA AATACACAT TTTTTGATTT TTCTGGTGGA GGGACCCAA TTTATATCA ACATTTATTT TG
P. nuicum	TATTAACAGA TCGAAATTTA AATACTACCT TTTTTGATTT TGCAGGAGGA GGAGATCCTA TTTATATCA ACATTTATTT TGATTTTTTG
M. sp.	TATTAACTGA TCGAAATTTA AATACTACTT TTTTTGATTT TGCAGGT
A. colemani	TATTAACTGA TCGAAATTTA AATACAACTT TTTTTGATTT TCTGGGGGA GGAGATCCGG TTTTATTCA ACATTTATTT TGATTTTTG
C. limbatus	TATTAACTGA TCGAAATTTA AATACTACTT TTTTCGATCC TTCTGGTGGA GGGGATCCAA TTTTATATCA ACATTTATTT TGATTTTTG
S. sp.	tattaactga TCg.aaTtta aataCtActt tttttGattt T.cagg.gga gggagatcc.a ttttat.tca acaTTtAItt t....tt.... .....
Consensus	

除本研究甚茧蜂标记为 *Meteorus sp.* 外，其余均为缩写（表19-3）。不同颜色表示核苷酸序列的保守程度不同，红色为最保守，蓝色次之，黑色再次之。

28S-rDNA 进化树如图 19-5 所示。

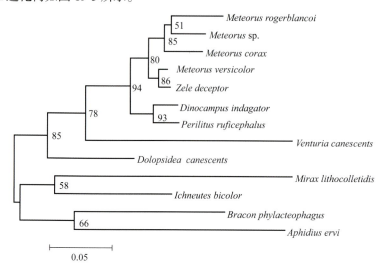

图 19-5　28S-rDNA 进化树序列分析

Figure 19-5　Phylogenetic tree of 28S-rDNA sequence analysis

截距的大小代表遗传距离的远近

Scale bar represents the genetic distance

登录 GenBank，将所获得的悬茧蜂 28S-rDNA 序列与表 7-3 所列的 28S-rDNA 序列进行比对。除 *Venturia canescens* 属于姬蜂科（Ichneumonidae）外，其余均属于茧蜂科（Braconidae）各亚科。由图 19-5 可见，*Meteorus* sp. 与悬茧蜂属 *Meteorus rogerblancoi* 亲缘关系最接近，它们首先聚类在一起，同源性达到 91%；其次亲缘关系较近也为悬茧蜂属的 *Meteorus corax*，而与属于其余各亚科的茧蜂种类有较大的遗传距离，未能聚类在一起。

因此，通过 28S-rDNA 进化树分析，可以认为，新发现的蒲氏钩蝠蛾幼虫的寄生茧蜂确实属于悬茧蜂属（*Meteorus*）。

EF1α 进化树如图 19-6 所示。

查找 GenBank 中登陆的 EF1α 序列，没有发

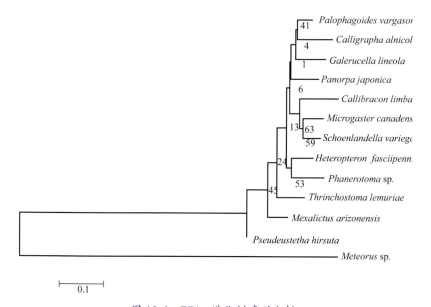

图 19-6　EF1α 进化树序列分析

Figure 19-6　Phylogenetic tree of EF1α sequence analysis

截距的大小代表遗传距离的远近

Scale bar represents the genetic distance

现属于茧蜂科种类的EF1α序列（表19-3），因此比对分析的种类均不属于茧蜂科，对判断该悬茧蜂的亲缘关系没有太大的意义。但由图19-6可以看出 Meteorus sp. 与膜翅目其他科种类的亲缘关系较远，单独聚为一类。可见该悬茧蜂与其他科种类有较大的遗传距离，亲缘关系较远。

COⅠ进化树如图19-7所示。

通过GeneBank检索，也没有发现属于悬茧

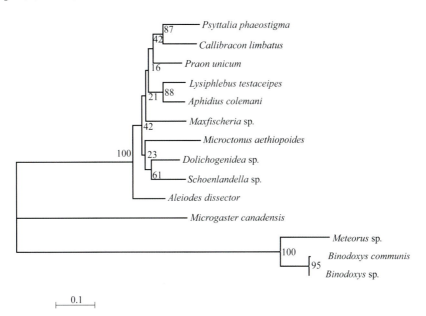

图 19-7　COⅠ进化树序列分析
Figure 19-7　Phylogenetic tree of CO Ⅰ sequence analysis
截距的大小代表遗传距离的远近
Scale bar represents the genetic distance

蜂属种类的COⅠ序列，因此也难以从本系统树判断该悬茧蜂的分类地位。但由图19-7还是可以发现，Meteorus sp. 与蚜茧蜂科的 Binodoxys communis Gahan 和 Binodoxys sp. 亲缘关系比较近，其同源相似度为83%；但与茧蜂科其他亚科种类的亲缘关系较远。

19.1.5　悬茧蜂成虫的触角感器

19.1.5.1　触角的一般形态　雌性触角21节，呈亚念珠状，柄节、梗节和鞭节差异明显（图19-8A、B）。柄节长169.0～193.8 μm，直径125.4～129.6 μm。梗节较短，63.8～69.4 μm，直径90.0～97.5 μm；鞭节长72.0～200 μm，直径88.9～92.3 μm；雄性触角23节，与雌虫相似。雌雄鞭节前6节均比较长，第7节开始变短。雌虫端节长于端前节，而雄虫则短于端前节。触角上密布感觉毛，鞭节能看见明显的板形感器条纹。

19.1.5.2　触角感器的种类

（1）毛形感器（sensilla trichoidea，ST）。呈毛状，是触角上分布最广、数量最多的感受器。根据其外形特征可分为Ⅰ、Ⅱ和Ⅲ型。顶端均尖细，除Ⅲ型外其余两种均着生于鞭节隆起的窝中。毛型感器是昆虫感受性信息素的主要器官（吴才宏，1993），也具有感受机械刺激和嗅觉功能（杜芝兰，1989）。

Ⅰ型感器（STⅠ）：纤毛状，具纵纹，与触角呈45°～60°角倾斜向触角末端方向，基部到顶部是逐渐变细的。长47.2～54.4 μm，基部直径1.7～1.9 μm（图19-8G）。

Ⅱ型感器（STⅡ）：数量仅次于Ⅰ型，与Ⅰ型错综分布于各鞭节，具纵纹，与Ⅰ型相比明显短且细，长32.1～38.4 μm，直径1.1～1.3 μm（图19-8G）；有的基部明显弯曲，近平行伸向触角端部方向，长13.8～16.9 μm（图19-8C）。推测为该感器还未完全发育。

Ⅲ型感器（STⅢ）：仅着生于柄节和梗节中，具纵纹，与其他两种感器的区别在于着生凹窝周围没有隆起。长31.8～36.7 μm，直径

1.3～1.5 μm（图 19-8D）。

（2）板形感器（sensilla placoid，PS）。触角鞭节上着生大量的板形感器，每个感器着生于纵长条形穴中，略高于触角表面，两端圆滑，四周有脊环绕。长 43.9～58.3 μm，宽 2.8～4.5 μm。鞭节一周均匀分布 25～40 个板形感器（图 19-8G）。板形感器具有嗅觉感器的功能，是化学气体分子的通道（尹新明等，2003）。

（3）鳞状感器（sensilla squamous，SS）。感器呈鳞片状，由底部至端逐渐变细，分布于除柄节、梗节和它们相连的鞭节外的其他 2 个鞭节连接处（图 19-8E、F）。这种感器功能还不明确（胡霞等，2006）。

（4）Bohm 氏鬃毛（Bohm bristles，BB）。垂直着生于梗节凹窝中，灰白色，光滑无孔。其长度 2.1～6.9 μm，直径 1.1～1.4 μm（图 19-8D）。此感器是一种感受重力的机械感器，当遇到机械刺激时，能够缓冲重力的作用力，从而控制触角位置下降的速度。

（5）嗅孔（smell pore，SP）。由表皮内陷形成，直径 1.1～1.3 μm，只在鞭节上存在，每节仅有几个（图 19-8F），具有嗅觉功能，对性信息素敏感（陆剑锋等，2006）。

19.1.6 讨论

该悬茧蜂成虫羽化始于 7 月初，高峰在 7 月中上旬。调查发现几乎所有成虫都是选择 5～6 龄蒲氏钩蝠蛾幼虫进行寄生，且羽化成虫的雌性个体远多于雄性。有利于寄生蜂对寄主的选择和寄生，与有关报道一致（赵修复，1976；Heinz，1996；Jeffery，1996；Heinz and Parrella，1990）。寄主大小和质量影响寄生蜂的性比，寄主大，资源丰富，易于产生雌蜂；寄主小，易于产生雄蜂。这种高雌性的性比，也有利于寄生蜂种群的繁衍，在寄主比较隐蔽的情况下，增加雌性的比例可以增加发现寄主以保证种群延续的机会。调查过程中未发现过寄生（super-parasitism）或多寄生（multi-parasitism）现象，这可能与大多数寄生蜂使用化学标记有关（Nufio and Papaj，2001；Lenteren，1981），雌蜂利用寄主标记警告同种或其他种类的雌蜂，减少种内和种间竞争，避免因过寄生或多寄生而产生的卵资源浪费。因时间的关系，未能在调查中观察到悬茧蜂的卵，因此目前尚无法证明该悬茧蜂是属于单寄生的多胚生殖还是属于聚寄生生殖，有待于进一步调查。

从该悬茧蜂对蒲氏钩蝠蛾幼虫的寄生率可以推测，该悬茧蜂是蒲氏钩蝠蛾幼虫主要的寄生性天敌昆虫之一，其平均寄生率为 3.54%，且具有较高的自然羽化率，对蒲氏钩蝠蛾幼虫种群的影响可能较大，但其对种群的影响效果的定量评价及二者间的相互作用关系有待进一步研究。

在已报道的蝠蛾幼虫寄生悬茧蜂天敌中，仅有蝠蛾悬茧蜂（*M. hepiali*）的种类特征描述（王金言，1984），其与本研究中的悬茧蜂种类有明显的区别：①本种触角 21 节，蝠蛾悬茧蜂 25 节；②本种前翅 r 脉发自翅痣近中部，蝠蛾悬茧蜂 r 脉发自翅痣中部偏后；③本种前翅第 2 亚缘室无柄，蝠蛾悬茧蜂有柄；④本种后翅 1-M 脉略短，蝠蛾悬茧蜂 1-M 脉略长；⑤本种产卵管鞘黑褐色，蝠蛾悬茧蜂黑色；⑥本种腹部第 1 背板无纵脊，蝠蛾悬茧蜂腹部第 1 背板基部至气门有 2 条纵脊。

通过 28S-rDNA 进化树可以很明显看出，与悬茧蜂属不同种类间的亲缘关系最近，通过形态特征进行的鉴定是正确的，但该悬茧蜂是否为新种或是已记录的种类，需要在对悬茧蜂所有种类进行系统研究的基础上进一步确定。由于 28S-rDNA 在茧蜂科各亚科系统发育方面的研究较多（时敏等，2007，2008），因此序列比对比较方便。而 CO I 和 EF1α 基因虽然进化速度较快，常用于种及种以下阶元的发育系统分析（Brian，2001；魏久锋等，2009），但在茧蜂科中的研究比较少见，目前情况下利用其进行分子验证的价值不大，但可以说明本文研究的这种悬茧蜂与所比对的种类存在较大的遗传距离。

该悬茧蜂的触角感器与其他寄生蜂（陈新芳等，2004；李欣和白素芬，2004；周志军和王世贵，2005；李晶津等，2008）有相似之处，但其感器种类较少，茧蜂科常见的刺形感器、锥形乳头状感器等均未观察到。寄生蜂触角是接受外界化学信号物质的主要器官，依赖触角感器寻找生

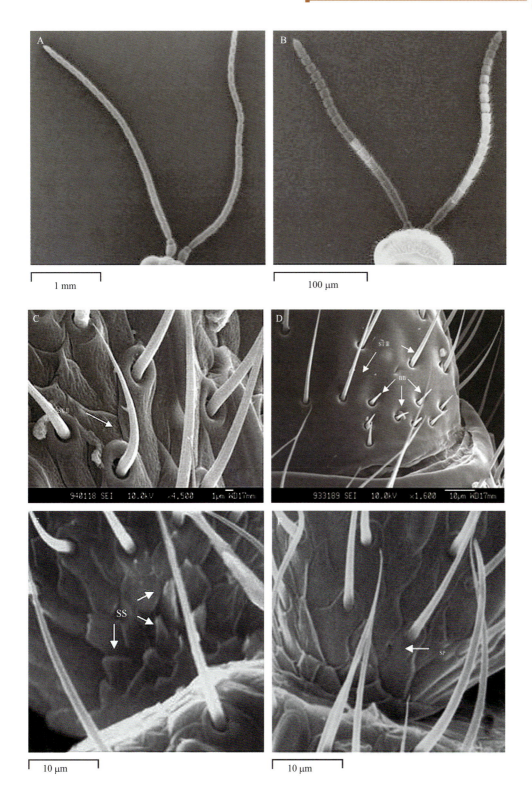

图 19-8 *Meteorus* sp. 的触角感器

Figure 19-8 Antennal sensilla of *Meteorus* sp.

A，雄性触角；B，雌性触角；C，毛形感器Ⅱ（×4500）；D，毛形感器Ⅲ & Bohm 氏鬃毛（×1300）；E，鳞形感器（×3000）；F，嗅孔（×3000）；G，毛形感器Ⅰ，Ⅱ & 板形感器（×850）

A，male antennae；B，female antennae；C，sensilla trichoidea，ST Ⅱ（×4500）；D，sensilla trichoidea，ST Ⅲ &Bohm bristles（×1300）；E，sensilla aquamous（×3000）；F，smell pore（×3000）；G，sensilla trichoidea，ST Ⅰ，ST Ⅱ & Sensilla placoid（×850）

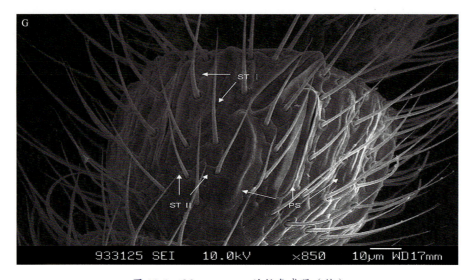

图 19-8 *Meteorus* sp. 的触角感器（续）
Figure 19-8 Antennal sensilla of *Meteorus* sp.（Continued）

境和寄主。该悬茧蜂的毛形感器数量最多，分布于触角鞭节的各个部位。板形感器和鳞形感器的数量其次，板形感器环绕在各鞭节四周，与报道的几乎所有的寄生蜂都分布着大量的板形感器（Barlin and Vinson，1981）相符合。鳞形感器则着生于各鞭节相连末端。Bohm 氏鬃毛着生于梗节，与嗅孔数量较少。在上述发现的 5 种感器中，有毛形、板形和嗅孔等 3 种感器具有嗅觉功能，而其寄主蒲氏钩蝠蛾幼虫又是生活在 10~30 cm 的土壤中，可见触角感器在寻找蒲氏钩蝠蛾幼虫方面起到很重要的作用。但有关各类感器的功能及其在寻找寄主蝠蛾幼虫中的作用还有待进一步研究证明。

19.2 蛹期寄生性天敌姬蜂

目前发现 2 种寄生于蒲氏钩蝠蛾蛹期的姬蜂（图 19-9），但未能鉴定到种。

图 19-9 中的图片 D~F 记录的姬蜂体黑色，下唇须、下颚须、翅基片黄褐色；前足、中足、后足除腿节以外的部分均为浅黄褐色；触角柄节、各足腿节及腹部背板有蓝绿色金属光泽；翅痣及翅脉黑色。雌性体长约 10.7 mm，前翅长约 7.7 mm；雄性体长约 13.2 mm，前翅长约 11 mm。触角鞭节约 36 节。颜面及唇基白色；各足腿节黑色。腹部细长，前 5 节背板的长均大于自身的端宽。采集于西藏林芝色季拉山，寄生于蒲氏钩蝠蛾（*T. pui*）幼虫和蛹期，单寄生，随寄主化蛹而化蛹并羽化。

颜面宽约为长的 1.6 倍，具稠密且非常细的刻点，中央稍隆起，亚侧缘具弱浅的斜纵沟痕（由触角窝的下外缘伸至唇基沟，下端止于唇基凹）。具不明显的唇基沟，唇基宽约为长的 2 倍，中部微隆起，具细刻点，端缘具稀疏细毛。上颚基部粗壮，具稠密的细刻点，上端齿稍长于下端齿。颊区具细革质粒状表面，颚眼距稍窄于上颚基部宽。上颊下部具细刻点，前下部向内收敛；上部具稠密刻点。头顶在单眼区后部较宽，具清晰的细刻点；单眼区稍隆起，区内亦具刻点；侧单眼外侧稍凹，侧单眼间距约为单复眼间距的 0.5 倍。额深凹，侧面具刻点。触角丝状，鞭节 36 节，第 1~5 鞭节长度之比依次约为 3.1：2.1：1.6：1.2：11.1。后头脊完整。

前胸背板光滑，具刻点，前沟缘脊明显可见。中胸盾片具较清晰的细刻点；中部稍凹，盾纵沟非常清晰，延伸至中胸盾片中部之后。小盾片明显隆起，具清晰刻点。后小盾片长方形隆起，刻点不明显（相对小盾片）。中胸侧板光滑，密布刻点；中胸侧板凹呈一短横沟，坑状，与中胸侧板缝相连。后胸侧板具稠密刻点。后胸侧板下缘脊完整，亚基隆起。并胸腹节光滑，无明显的脊。翅带褐色透明，小脉位于基脉内侧，两者间距离约为小脉长的 0.4 倍；小翅室五边形，

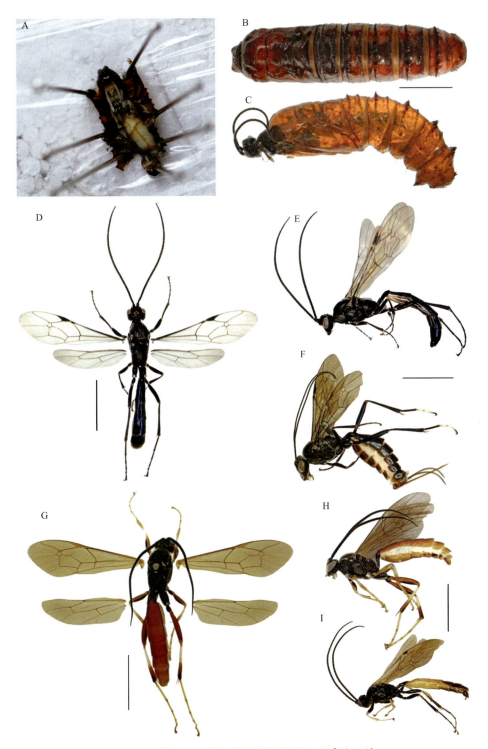

图 19-9　蒲氏钩蝠蛾蛹期的两种寄生姬蜂

Figure 19-9　Two species of ichneumonid wasps in the pupa of *T. pui*

A，寄生在蒲氏钩蝠蛾蛹体内的姬蜂蛹；B，含有姬蜂成虫的蒲氏钩蝠蛾蛹；C，姬蜂成虫从蒲氏钩蝠蛾蛹体内羽化；D～F，姬蜂的一种，其中 D 为雄性背面观，E 为雄性侧面观，F 为雌性侧面观；G～I，另一种姬蜂，其中 G 为雄性背面观，H 为雄性侧面观，I 为雌性侧面观；比例尺＝5 mm

A, pupa of an ichneumonid wasp in the pupa of *T. pui*; B, pupa of *T. pui* containing ichneumonid wasp adult; C, emerging of adult ichneumonid from the pupa of *T. pui*; D-F, A species of Ichneumonidae, D dorsal view of male habitus, E lateral view of male, F lateral view of female; G-I. Another species of Ichneumonidae, G dorsal view of male, H lateral view of male, I lateral view of female; Scale bar＝5 mm

两肘间横脉几乎等长；第2回脉在它的下角处与其相接；外小脉在中央稍下方曲折。足正常，爪小。

腹部后部（从第3节开始）侧扁。第1节背板细长、光滑；长约为宽端宽的2.2倍；气门圆形，约位于第1节背板的后部；背板在气门处强烈弯曲，向基部稍呈锥形收敛；背中脊、背侧脊及腹侧脊均不明显。第2节背板拉长，长约为端宽的0.9倍。其余背板均光滑，无刻点，几乎发亮；第3节背板端部为腹部的最宽处，向基部逐渐收敛；第3~5节背板两侧几乎平行；从第3节开始背板的长均小于宽；第7节背板向后明显收敛。产卵器鞘约为前翅长的0.5倍，约为腹部长的0.6倍。产卵器端部矛状。

图19-9中的图片G~I记录的姬蜂头胸部黑色，腹部以亮黄色为主体色。下唇须、下颚须、翅基片黄褐色；前足、中足除腿节以外的部分均为亮黄色，腿节黑色；后足除腿节以外的部分均为黄褐色，腿节黑色；腹部第5~7节背板及腹板均有浅褐色斑纹；翅痣及翅脉黑色。雌性体长约12.6 mm，前翅长约8.6 mm；雄性体长约13.8 mm，前翅长约10.6 mm。触角鞭节约31节。颜面及唇基白色；各步足黄色；中胸背板小盾片及后小盾片白色；腹部背板均为黄色，无其他明显斑纹。采集于西藏林芝色季拉山，寄生于蒲氏钩蝠蛾（*T. pui*）蛹期，单寄生，随寄主化蛹而化蛹并羽化。

颜面宽约长的1.5倍，具稠密且非常细的刻点，中央均匀隆起，亚侧面（在触角窝下方）具纵凹，纵凹之间几乎呈长方形。唇基不明显，唇基宽约为长的2倍，光滑，倒梯形。上颚基部粗壮，具稠密的细刻点，上端齿稍短于下端齿。颊区具细革质粒状表面，颚眼距稍窄于上颚基部宽。上颊下部具细刻点，前下部向内收敛；上部具稠密刻点，向后部稍加宽。头顶在单眼区后部较宽，具清晰的细刻点；单眼区稍隆起，区内亦具刻点；侧单眼外侧稍凹，侧单眼间距约为单复眼间距的0.5倍。额深凹，侧面具刻点。整个颜面及颊区都被有长而稀疏的毛。触角丝状，鞭节31节，第1~5鞭节长度之比依次约为：1.1 : 1.1 : 1.1 : 1.2 : 1。后头脊完整。

前胸背板光滑，具刻点，前沟缘脊明显可见。中胸盾片具较清晰的细刻点；中部稍凹，盾纵沟非常清晰，延伸至中胸盾片中部之前。小盾片明显隆起，具清晰刻点。后小盾片三角形隆起，刻点不明显（相对小盾片）。中胸侧板光滑，密布刻点；中胸侧板凹，坑状，与中胸侧板缝相连。后胸侧板具稀疏刻点。后胸侧板下缘脊及基间脊完整，清晰可见。并胸腹节光滑，但侧纵脊清晰可见。翅带褐色透明，小脉位于基脉外侧，两者间距离约为小脉长的0.3倍；小翅室五边形，两肘间横脉几乎等长；第2回脉在它的下角处与其相接；外小脉在中央稍下方曲折。足正常，爪小。

腹部侧扁。第1节背板细长、光滑；长约为宽端宽的3.9倍；气门圆形，约位于第1节背板的中部两侧；背板在气门处稍稍弯曲，向基部稍呈锥形收敛；背中脊、背侧脊及腹侧脊均不明显。第2节背板，长约等于端宽的。其余背板均光滑，无刻点，几乎发亮；第5节背板端部为腹部的最宽处，向基部逐渐收敛；第3~5节背板两侧几乎平行；第7节背板向后明显收敛。产卵器鞘约为前翅长的0.5倍，约为腹部长的0.6倍。产卵器端部矛状。

19.3　成虫期捕食性天敌

成虫期天敌较多，常见的如鸟类、步甲、蠼螋（图19-10）等，蜱也能寄生于成虫体表（图19-11），最多一次发现一头成虫身上同时附着6头蜱。

蜘蛛是成虫期常见的捕食性天敌，在两种管巢蛛巢内均发现了蒲氏钩蝠蛾成虫的残骸（Yu et al., 2012）。

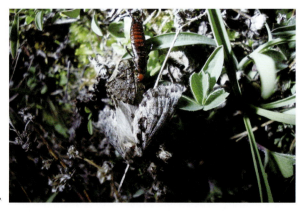

图 19-10　蠼螋捕食蒲氏钩蝠蛾成虫
Figure 19-10　An earwig preying *T. pui* adult

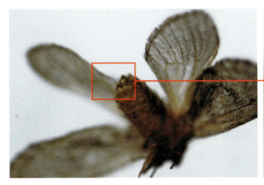 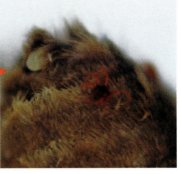

图 19-11 寄生在蒲氏钩蝠蛾成虫体表的蜱
Figure 19-11 A tick parasite on the adult body of *T. pui*

19.3.1 林芝管巢蛛（*Clubiona linzhiensis* Hu，2001）

物种记录历史：*Clubiona linzhiensis* Hu，2001：286，f. 165.1–3（中国，西藏，色季拉山，1 头雌性正模及 5 头雌性副模）；*Clubiona linzhiensis* Yu *et al.*,2012：51,f. 17–39,47（中国，西藏，色季拉山，17 ♀♀ 81♂♂）。

林芝管巢蛛（图 19-12～图 19-15）与心形管巢蛛（*C. cordata* Zhang & Zhu，2009）非常相似。两者雄性触肢器的基血囊都呈椭球状膨大，外侧胫节突及腹侧胫节突，插入器也非常相似。两者的雌性外雌器都具有一心形的前庭。但通过以下特征可将两者区别开来：①本种具一个小椭圆形的盾片突；②本种引导器端部尖锐，而心形管巢蛛的引导器端部钝圆；③本种的纳精囊小而呈长管状，而心形管巢蛛的纳精囊大而呈扇形。

雄蛛体长 5.53 mm，背甲长 2.44 mm，宽 1.85 mm；腹部长 2.90 mm，宽 1.72 mm。头胸部卵圆形，螯肢区较窄，最宽处位于中窝前部，侧面逐渐平滑；背甲棕色，有一呈 Ψ 形的斑纹，该斑纹从后眼列开始延伸至中窝处。中窝黑色，螯肢深黄棕色，前齿堤 3 齿，后齿堤 2 齿。下唇及颚叶黄褐色，胸板深黄色，被毛。前眼列微后曲，后眼列前曲。前中眼昼眼，其他眼为夜眼；带黑色眼环。各眼直径及间距：前中眼 0.10 mm，前侧眼 0.13 mm，后中眼 0.12 mm，后侧眼 0.13 mm，前中眼间距 0.10 mm，前中侧眼间距 0.06 mm，后中侧眼间距 0.25 mm，后中侧眼间距 0.17 mm，中眼区长 0.36 mm，中眼区前宽 0.33 mm，中眼区后宽 0.48 mm。足黄色，无明显斑纹。足式：Ⅳ，Ⅱ，Ⅰ，Ⅲ；足测量：Ⅰ 6.54 mm（1.78，2.60，1.35，0.81），Ⅱ 7.35 mm（2.11，2.76，1.66，0.82），Ⅲ 5.62 mm（1.67，1.93，1.45，0.57），Ⅳ 7.45 mm（2.14,2.46,2.17,0.68）。腹部长卵圆形，黄色，背面前端有一撮明显软毛，并在中间有一间断黑色条斑，延伸到达腹部中端；腹部尾端有成对排列的紫色斑点形成若干虎纹状条带；腹面灰白色。触肢器胫节短小，具两个突起，腹侧胫节突端部钝圆，半膜质；外侧胫节突尖锐，坚硬，三角形；附舟长大于宽，输精管曲折；插入器基部起源于一膨大的结节，往端部逐渐变细；引导器膜质；盾片突半透明，小而成卵圆状。

雌蛛体长 7.80 mm。头胸部长 2.64 mm，宽 1.90 mm；腹部长 5.01 mm，宽 2.87 mm。仅在体型上稍大于雄性，其他基本特征与雄性相似。眼均具有黑色眼环；眼直径及间距：前中眼 0.11 mm，前侧眼 0.4 mm，后中眼 0.11 mm，后侧眼 0.12 mm，前中眼间距 0.12 mm，前中侧眼间距 0.09 mm，后中侧眼间距 0.25 mm，后中侧眼间距 0.14 mm，中眼区长 0.38 mm，中眼区前宽 0.51 mm，中眼区后宽 0.33 mm。足式：Ⅳ，Ⅱ，Ⅰ，Ⅲ；足测量：Ⅰ5.16 mm（1.57，2.08，0.84，0.67），Ⅱ 5.44 mm（1.72，2.14，1.01，0.57），Ⅲ 4.85 mm（1.52，1.66，1.16，0.51），Ⅳ 6.85 mm（1.97，2.45，1.83，0.64）。外雌器外雌板宽大于长，边缘不明显；前庭心形；交媾孔小，位于前庭后部；纳精囊长管状，小于肾状的生殖囊泡，精管短小。

标本采集于西藏林芝色季拉山海拔 2900～4200 m 的松林，与模式标本的产地相符（图 19-16）。

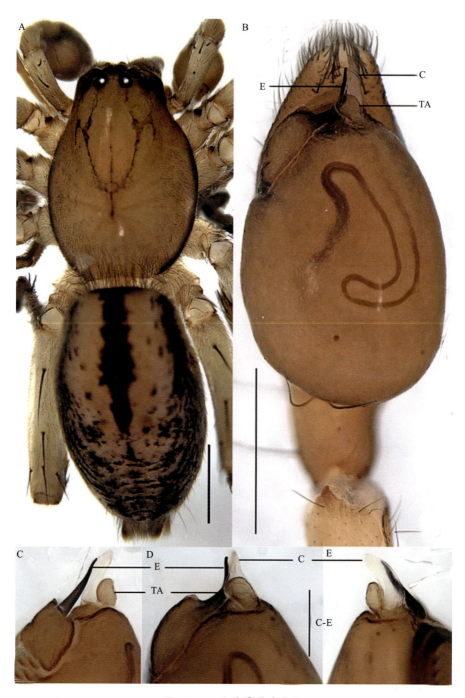

图 19-12　林芝管巢蛛雄性

Figure 19-12　*Clubiona linzhiensis* Hu, 2001, male

A, 胸型整体背面观; B, 左侧触肢器, 腹面; C, 插入器区, 内侧面; D, 插入器区, 腹面; E, 插入器区, 外侧面。比例尺＝1 mm (A), 0.5 mm (B), 0.1 mm (C～E)

A, male habitus, dorsal view; B, left male palp, ventral view; C, embolus area, prolateral view; D, ditto, ventral view; E, ditto, retrolateral view. Scale bar＝1 mm (A), 0.5 mm (B), 0.1 mm (C-E)

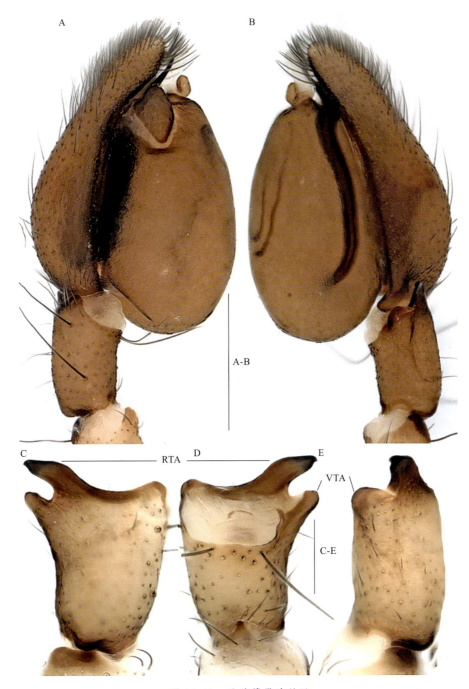

图 19-13　林芝管巢蛛雄性

Figure 19-13　*Clubiona linzhiensis* Hu, 2001, male

A，左侧触肢器，内侧面；B，左侧触肢器，外侧面；C，胫节突，背面观；D，胫节突，腹面观；E，胫节突，外侧面观。比例尺＝0.5 mm（A～B），0.1 mm（C～E）

A, left palp, prolateral; B, ditto, retrolateral view; C, left plapal tibia, dorsal view; D, ditto, ventral view; E, ditto, retrolateral view. Scale bars＝0.5 mm（A-B），0.1 mm（C-E）

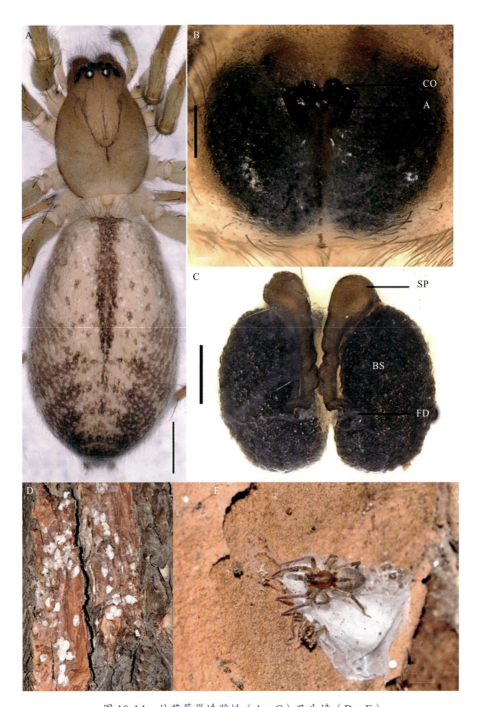

图 19-14 林芝管巢蛛雌性（A～C）及生境（D～E）

Figure 19-14　*Clubiona linzhiensis* Hu, 2001, female（A-C）and living specimens with their sacs（D-E）

A，雌性整体背面；B，外雌器，腹面观；C，外雌器，背面观；D，位于树皮后的丝囊；E，编织丝囊的蜘蛛。比例尺＝0.5 mm（A～B），0.1 mm（C～E）

A, female habitus, dorsal biew; B, epigyne, ventral view; C, vulva, dorsal view; D, sacs in bark; E, spider with its sac. Scale bars＝0.5 mm（A-B），0.1 mm（C-E）

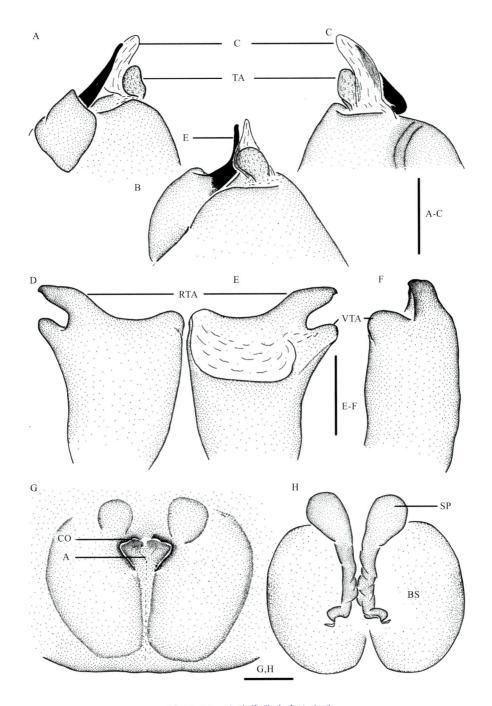

图 19-15　林芝管巢蛛手绘线图

Figure 19-15　*Clubiona linzhiensis* Hu, 2001, male and female

A，插入器区，外侧面观；B，插入器区，腹面观；C，插入器区，内侧面观；D，胫节突，背面观；E，胫节突，腹面观；F，胫节突，外侧面观；G，外雌器，腹面观；H，外雌器，背面观。比例尺＝0.1 mm（A～F），0.2 mm（G～H）

A, embolus area, prolateral view; B, ditto, ventral view; C, ditto, retrolateral view; D, left palpal tibia, dorsal view; E, ditto, ventral view; F, ditto, retrolateral view; G, epigyne, ventral view; H, vulva, dorsal view. Scale bars＝0.1 mm (A-F), 0.2 mm (G-H)

这种蜘蛛在树皮里编织丝囊，且通常隐藏在其中，是典型的丝囊蛛类群的生存方式。仅分布于其模式标本的产地西藏色季拉山（图19-16）。

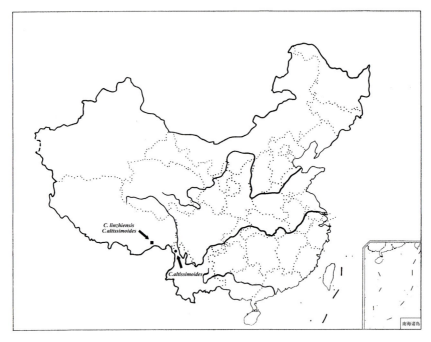

图 19-16　两种管巢蛛的分布地点
Figure 19-16　Localities of Clubionidae species treated in this chapter
■林芝管巢蛛及类高原管巢蛛（中国西藏色季拉山）；●类高原管巢蛛（中国云南高黎贡山）
■ *Clubiona linzhiensis* and *C. altissimoides* distributed in Mt. Sejila of Tibet；
● *C. altissimoides* distributed in Mt. Gaoligong of Yunnan

19.3.2　类高原管巢蛛（*Clubiona altissimoides* Liu *et al.*, 2007）

物种记录历史：*Clubiona linzhiensis* Hu, 2001: 286, f. 165.1–3（中国, 西藏, 色季拉山, 1头雌性正模及5头雌性副模）；*Clubiona altissimoides* Liu *et al.*, 2007: 65（中国, 云南, 高黎贡山, 1头雌性正模; 3头雄性及5头雌性副模）；*Clubiona dactyla* Zhang & Zhu, 2009: 727（中国, 西藏, 色季拉山, 1头雌性正模）新异名；*Clubiona altissimoides* Yu *et al.*, 2012: 56, f. 40–46, 47,（中国, 西藏, 色季拉山, 1♀1♂）。

类高原管巢蛛（图19-17～图19-19）雄蛛体长6.21 mm, 背甲长2.80 mm, 宽2.01 mm; 腹部长3.49 mm, 宽1.81 mm。头胸部卵圆形, 螯肢区较窄, 最宽处位于中窝前部, 侧面逐渐平滑; 背甲浅黄色, 无斑纹。中窝黑色, 螯肢深黄棕色, 前齿堤3齿, 后齿堤2齿。下唇及颚叶黄褐色, 胸板深黄色, 被毛。前眼列微后曲, 后眼列前曲。前中眼昼眼, 其他眼为夜眼; 带黑色眼环。各眼直径及间距：前中眼0.13 mm, 前侧眼0.15 mm, 后中眼0.25 mm, 后侧眼0.12 mm, 前中眼间距0.13 mm, 前中侧眼间距0.07 mm, 后中眼间距0.30 mm, 后中侧眼间距0.21 mm, 中眼区长0.38 mm, 中眼区前宽0.53 mm, 中眼区后宽0.38 mm。足黄色, 无明显斑纹。足式：Ⅳ, Ⅱ, Ⅰ, Ⅲ; 足测量：Ⅰ 7.79 mm（2.18, 2.91, 1.62, 1.08）, Ⅱ 8.26 mm（2.31, 3.17, 1.75, 1.03）, Ⅲ 7.31 mm（1.95, 2.82, 1.82, 0.72）, Ⅳ 9.53 mm（2.50, 3.33, 2.80, 0.90）。腹部长卵圆形, 黄色, 背面前端有一撮明显软毛, 并在中间有一间断黑色条斑, 延伸到达腹部中端; 腹部尾端有6～7条V形的斑纹, 连接形成军章状; 腹面灰白色。触肢器胫节短小, 具两个突起, 腹侧胫节突短小, 端部钝圆呈拇指状, 半膜质; 外侧胫节突尖锐, 坚硬, 三角形; 附舟长大于宽, 输精管曲折; 插入器基部起源于盾片外侧, 鸟喙状; 引导器膜质, 较长且有一尖锐末端。

雌蛛体长7.25 mm, 头胸部长2.90 mm, 宽

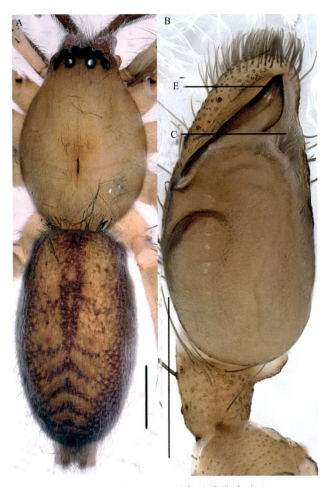

图 19-17　类高原管巢蛛雄性

Figure 19-17　*Clubiona altissimoides* Liu et al., 2007, male

A，雄性整体背面观；B，左侧触肢器，腹面。比例尺＝1 mm（A），0.5 mm（B）

A, male, dorsal view ; B, Left male palp, ventral view. Scale bars＝1 mm（A），0.5 mm（B）

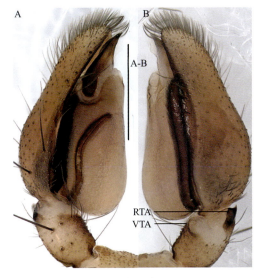

图 19-18　类高原管巢蛛雄性

Figure 19-18　*Clubiona altissimoides* Liu et al., 2007, male

A，左侧触肢器，内侧面；B，左侧触肢器，外侧面。比例尺＝0.5 mm（A～B）

A, Left palp, prolateral view ; B, Ditto, retrolateral view. Scale bar＝0.5 mm（A-B）

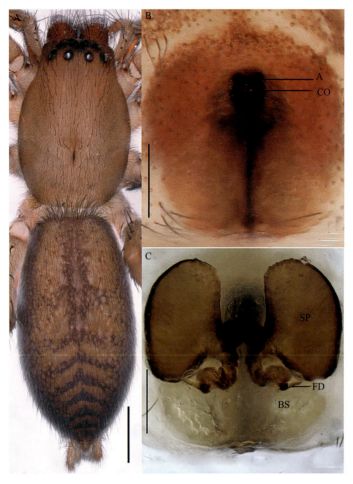

图 19-19　类高原管巢蛛雌性

Figure 19-19　*Clubiona altissimoides* Liu et al., 2007, female

A，雌性整体背面；B，外雌器，腹面观；C，外雌器，背面观。比例尺＝1 mm（A），0.2 mm（B～C）

A, female, dorsal view；B, Epigyne, ventral view；C, Vulva, dorsal view. Scale bars＝1 mm（A），0.2 mm（B-C）

2.01 mm；腹部长 3.90 mm，宽 3.23 mm。仅在颜色上稍深于雄性，其他基本特征与雄性相似。眼均具有黑色眼环；眼直径及间距：前中眼 0.13 mm，前侧眼 0.12 mm，后中眼 0.12 mm，后侧眼 0.12 mm，前中眼间距 0.12 mm，前中侧眼间距 0.19 mm，后中眼间距 0.34 mm，后中侧眼间距 0.29 mm，中眼区长 0.41 mm，中眼区前宽 0.46 mm，中眼区后宽 0.60 mm。足式：Ⅳ，Ⅱ，Ⅰ，Ⅲ；足测量：Ⅰ 6.28 mm（1.77，2.50，1.21，0.80），Ⅱ 8.18 mm（2.82，2.65，1.90，0.81），Ⅲ 5.15 mm（1.56，1.83，1.22，0.54），Ⅳ 8.24 mm（2.22，2.80，2.49，0.73）。外雌器外雌板长稍大于宽，边缘明显；前庭心形但很小；交媾孔小，位于前庭中部；纳精囊扇形，小生殖囊泡球状，板膜质，精管短小，末端尖针状。

标本采集于色季拉山海拔 2900～4200 m 离溪水较近的松林，分布于其模式标本的产地西藏色季拉山及云南高黎贡山（图 19-16）。

19.3.3　关于两个管巢蛛分类单元的修订

胡金林（2001）基于在林芝色季拉山采集到的 6 头雌性管巢蛛标本报道了一新种，并以其模式产地将其命名为林芝管巢蛛。在本次研究中采集 17 头雄性标本及 81 头雌性标本，部分为陷阱所得，部分为人工采集，在采集的过程中，有 5 对雌雄个体正处于交配状态，这一现象直接支持了雌雄标本的配对，为林芝管巢蛛的雄性新发现，填补了该种只有单性报道的空白。

C. altissimoides Liu et al., 2007 和 *C. dactyla* Zhang & Zhu, 2009 曾被认为是两个独立的种。

2007 年报道的 *C. altissimoides* 的模式产地为云南，而 2009 年张峰等基于在西藏林芝采集的唯一一头雄性个体报道了 *C. dactyla*。这两者在形态上极其相似，但这种相似性一直没有得到重视。本次研究在 *C. dactyla* 的模式产地同时获得了雌雄两性的标本。基于雄性触肢器的特征，我们首先将该种定为 *C. dactyla*，但随后我们发现雌性外雌器与 Liu 在 2007 年给出的 *C. altissimoides* 的特征图非常接近。另外，*C. dactyla* 采自青藏高原而 *C. altissimoides* 采自云贵高原，两个高原的海拔高度都高于 3000 m 且互相邻接。故我们认为 *C. altissimoides* 和 *C. dactyla* 其实是同一物种，因为 *C. altissimoides* 报道在先，在此，将 *C. dactyla* 修订为 *C. altissimoides* 的同种异名。

19.4 卵期天敌

目前记录的卵期天敌不多，发现有一种蜱（图 19-20）能吸食蒲氏钩蝠蛾的卵，日取食量可达 10 粒以上。

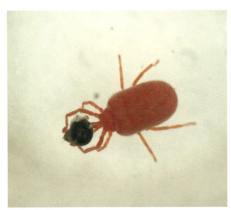 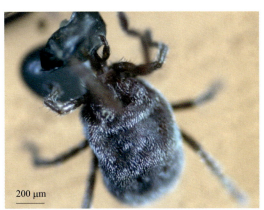

图 19-20　正在吸食蒲氏钩蝠蛾卵的一种蜱
Figure 19-20　A tick sucking *T. pui* egg

19.5 不同生境地表天敌种群动态

根据第 18 章冬虫夏草适生地草甸地表节肢动物群落的数据，去除个体数量较少的姬蜂科、茧蜂科和管巢蛛科，考察其他 8 类天敌种群的时间动态。同时，由于每种坡向内部的两种植被的相似性极高，两种植被中的物种数据进行了合并，结果如图 19-21 及图 19-22 所示。

拟步甲科的种群数量在 3 种坡向的生境中随着时间变化波动较为平缓，在发展期上升较为缓慢，在全盛期 3 个坡向都表现出比较丰盛的状况，特别是阴坡的数量极大增长，呈现出一个较高的波峰，进入衰退期后，各生境的拟步甲数量平缓下降。步甲科在不同生境中都呈现出波动剧烈的状况，且 3 种坡向的波动曲线相近，基本的趋势是在种群数量在全盛期达到最大。隐翅虫科的个体数量变动趋势与上述两者有明显差异，不仅波动的幅度剧烈，且 3 种生境的波峰都出现在衰退期。蠼螋科的类群表现出明显的生境偏好，阴坡中的曲线贴近坐标横轴，而台地的蠼螋数量较多，且波动趋势较为平缓，在全盛期最大。

硬蜱在 3 种坡向的生境中表现出相似的趋势，与其他物种的变动曲线不同的是，硬蜱科出现了两个高峰，第一个出现在全盛期的早期，另一个出现在衰退期，出现较早的高峰形成波峰。阳坡和台地的蚁科随时间变动的增减不明显，曲线较平缓且贴近坐标横轴，但是在阴坡中蚁科在全盛期表现出明显增幅。3 种生境中的狼蛛变动曲线在 3 种生境中各自呈现不同趋势：台地的狼蛛在发展期迅速增长达到极大后随着时间的变化逐渐减少；阳坡狼蛛初期增长平缓，在全盛期后期达到极大，随后迅速减少，平缓下降；阴坡的狼蛛整个采集期都变动剧烈且频繁，基本上每两个批次表现出一个小的波峰。盲蛛在 3 种生境中趋势相似，阳坡和阴坡的变动曲线几乎重叠，台地的盲蛛在全盛期达到极大，最高峰大大高于阳坡和阴坡。

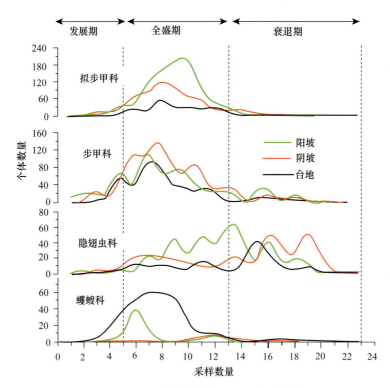

图 19-21　4 个典型捕食性天敌物种动态

Figure 19-21　Dynamic of 4 representative naturalenemies of ground-dwelling arthropod communities

垂直虚线代表最优分割的切割点

Vertical dottedline indicate cut point of optimal segmentation

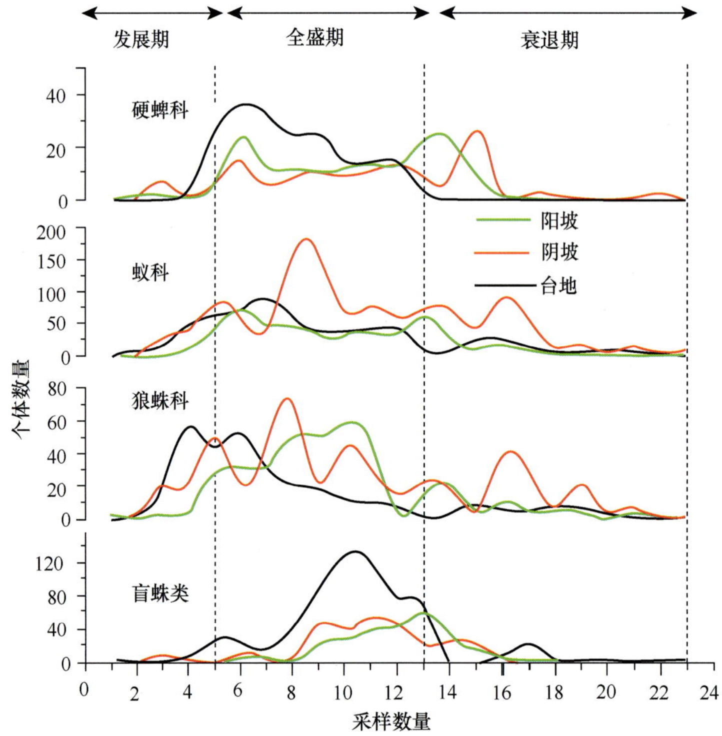

图 19-22　4 个典型食性天敌种群动态

Figure 19-22　Dynamic of 4 representative naturalenemies of ground-dwelling arthropod communities

垂直虚线代表最优分割的切割点

Vertical dottedline indicate cut point of optimal segmentation

19.6 陷阱法防治地表节肢类天敌效果评价

通过非参数的两相依样本的均数比较（符号检验 Sign Test 与威尔克森符号秩检验 Wilcoxon Matched Pairs Test），比较9个主要天敌类群在2009年及2010年地表节肢动物全盛阶段（7月2日至8月23日，6个批次）的采集量。结果显示，隐翅虫与盲蛛在2010年的采集量要显著低于2009年，其他的7个类群两年的采集量差异不显著，但只有茧蜂科在2010年的个体数量上升，其他类群在2010年的采集量较2009年均有较大幅度的下降（表19-4）。

排除自然状态下群落各物种个体数量大量减少的情况，比较陷阱在两年全盛期对天敌的收集量，在9类天敌中，虽然只有2科类群显著减少，但有6科天敌的捕获量大幅度下降，个体数量下降接近或超过40%，说明陷阱的收集效果明显。

茧蜂数量的微小增加再次证明了地面陷阱在收集飞翔类对象上的弱势。其他6科天敌的下降幅度并未达到显著水平，其原因可能是统计方法使用造成，非参数的符号检验 t 与威尔克森符号秩检验相对保守。如果在条件允许的情况下，如样本的正态分布及方差呈齐性，使用参数的独立样本的 t 检验，个体数量下降30%的幅度很可能造成差异的显著。

因此，使用陷阱法防治地表活动的节肢类天敌是一种可行的手段。

表 19-4　两年全盛期采集量的比较
Table 19-4　Comparison of sampling in the heyday of ground-dwelling arthropod communities（2009 vs 2010）

	总数（I）		均值 ± 标准差		符号检验结果		威尔克森检验结果	
	2009	2010	2009	2010	Z	P-value	Z	P-value
步甲	1448	993	181±110.22	124.12±41.64	0.7559	0.4496	1.6903	0.0909
拟步甲	2310	1334	288.75±174.37	166.75±68.06	1.7677	0.0771	2.3804*	0.0172*
隐翅虫	995	383	124.37±64.65	47.87±15.32	2.4748*	0.0133*	2.5205*	0.0117*
茧蜂	66	88	8.25±7.04	11±5.29	1.5118	0.1305	1.3522	0.1762
蚁科	1786	1172	223.25±169.93	146.5±52.98	−0.3535	0.7236	0.8401	0.4008
狼蛛	576	524	72±55.14	65.5±19.47	0.3535	0.7236	0.4900	0.6240
硬蜱科	290	273	36.25±35.47	34.12±14.3	0.3535	0.7236	0.5601	0.5754
蠼螋科	413	186	51.62±32.5	23.25±11.31	1.7677	0.0771	2.2404*	0.0250*
盲蛛类	3822	924	477.75±450.24	115.5±32.12	2.4748*	0.0133*	2.5205*	0.0117*

* 表示差异显著（$P<0.05$）；
* indicates significant different（$P<0.05$）

第四部分 冬虫夏草资源可持续发展研究

冬虫夏草资源面临不可持续发展问题已是不争的事实，如何稳定提高青藏高原的冬虫夏草产量，促使冬虫夏草资源可持续发展是目前该研究领域的当务之急。

以蝠蛾雄性生殖器抱器瓣的结构特征为主要依据，结合从 GenBank 下载的相关种类 CytB 基因片段构建的系统进化树，厘清了冬虫夏草的寄主昆虫种质资源，推测钩蝠蛾属种类是冬虫夏草的寄主昆虫；建立了主昆虫种质原位繁育技术体系并进行了示范，可以收获大量虫卵，为冬虫夏草自然孕育提供虫种；在明确冬虫夏草子座发育生物学的基础上，建立了冬虫夏草原位孕育技术体系，并分别在西藏色季拉山和青海玉树治多县的冬虫夏草孕育工程示范基地进行了孕育示范，可显著提高冬虫夏草的产量。

总结分析了冬虫夏草资源可持续发展面临的问题，结合已有研究结果，提出了实现冬虫夏草资源可持续发展的唯一途径，即应用现代农业科学方法，恢复冬虫夏草适生地生态系统的多样性和良性循环，实施冬虫夏草寄主昆虫种子繁育工程，通过有效措施提高高寒草甸土壤中的寄主昆虫种群数量，从而保持冬虫夏草的原位孕育，实现冬虫夏草资源的可持续发展。

第20章 冬虫夏草寄生昆虫

【摘要】 以蝠蛾雄性生殖器抱器瓣的结构特征为主要依据，结合从 GenBank 下载的相关种类 *CytB* 基因片段构建的系统进化树，对中国现行蝠蛾属昆虫分类系统进行了修订，在建立两个新属（拟蝠蛾属，新属 *Parahepialus* gen. nov；无钩蝠蛾属，新属 *Ahamus* gen. nov）的基础上，将现行蝠蛾属种类分别归入拟蝠蛾属（*Parahepialus*）、无钩蝠蛾属（*Ahamus*）、蝠蛾属（*Hepialus*）及钩蝠蛾属（*Thitarodes*）等4个属中；同时描述了分布在西藏的3个钩蝠蛾属新种。根据不同蝠蛾种类的生物学特性以及冬虫夏草菌的发育特性，并结合野外调查结果，推测钩蝠蛾属昆虫种类可能是冬虫夏草的唯一寄主昆虫，其他三个属的种类是否为寄主昆虫则存疑，有待进一步研究与验证。

中国现有 *Hepialus* 昆虫主要分布于我国青藏高原（朱弘复等，2004）。朱弘复和王林瑶在1985年将幼虫为蛀食根性的19种蝙蝠蛾分别列入5属，其中 *Hepialus* 共记录了13种（朱弘复等，1985）。之后陆续有国内学者发表 *Hepialus* 昆虫新种，2004年，朱弘复等重新整理了中国境内 *Hepialus* 昆虫，详细描述了该属的55个物种。但在这次整理中，遗漏了杨大荣等（1995a，1995b）发表的5个新种，即循化蝠蛾（*H. xunhuaensis*）、白带蝠蛾（*H. cingulatus*）、碌曲蝠蛾（*H. luquensis*）（杨大荣等，1995a），以及巴青蝠蛾（*H. baqingensis*）和当雄蝠蛾（*H. damxungensis*）（杨大荣等，1995b），同时还有 Staudinger 在1896年发表的异色蝠蛾（*H. varians*）也未收入其中。2007年，张古忍等在西藏色季拉山发现了又一蝠蛾新种，命名为蒲氏蝠蛾（*H. pui*），至此中国境内发现的 *Hepialus* 属昆虫累计达到62种。据推测，未发现的种类可能会更多。

1968年，Viette 以 *Hepialus armoricanus* Oberthür，1909为模式种，以雄性生殖器抱器瓣底部明显的突起为依据，在蝙蝠蛾科下建立了钩蝠蛾属（*Thitarodes*），并将 *Hepialus* 中的三个种：*Hepialus danieli*、*Hepialus eberti* 和 *Hepialus dierli* 归入了该属。朱弘复等（1985，2004）对中国蝠蛾分类时沿用了旧的分类检索，没有引入 *Thitarodes*，因而国内学者一直将发现的冬虫夏草寄主新种归入蝠蛾属（*Hepialus*）。Robinson 等（1995）记录了 *Thitarodes* 中的9个种和4个未定名种。Ueda（1996）发表了日本境内新种日本钩蝠蛾（*T. nipponensis*），同时指出朱弘复等建立中国蝠蛾分类检索时没有把雄性生殖器的形态差别作为重要的属征，他认为如果按 Viette 的标准则可以建立更多的属。而在朱弘复等（1985）描述的 *Hepialus* 种类里，按照 Viette 对 *Thitarodes* 的定义，至少有4种，即 *H. kangdingensis*、*H. bolifurcus*、*H. kangdingroides* 和 *H. zhangmoensis* 可归入该属。2000年，Nielsen 等将中国学者发表的 *Hepialus* 和 *Phassus* 分别移至 *Thitarodes* 和 *Endoclita*，文中共收录了51种世界分布的 *Thitarodes* 昆虫，并将原属二岔蝠蛾属（*Forkalus*）的西藏二岔蝠蛾（*F. xizangensis* Chu et Wang，1985）也归入其中，同时公布了两个同物异名：*T. altissima*（Daniel，1940）（与 *T. armoricanus* 同物异名）和 *T. ebba*（Bryk，1950）[与 *T. malaise*（Bryk，1946）同物异名]，而杨大荣等（1996）提及的东隅蝠蛾 *dongyuensis* 被指出无法找到新种发表的文献。Ueda（2000）在尼泊尔也发现了5个钩蝠蛾属（*Thitarodes*）新种，分别为 *T. maculatum*、*T. kishidai*、*T. kingdonwardi*、*T. harutai* 和 *T. limbui*。

本章以蝠蛾雄性生殖器抱器瓣的结构特征为主要依据，结合从 GenBank 下载的相关种类 *CytB* 基因片段构建的系统进化树，对中国现行蝠蛾属昆虫分类系统进行了修订，在建立两个新属的基础上，将现行蝠蛾属种类分别归入拟蝠蛾属，新属 *Parahepialus* gen. nov；无钩蝠蛾属，新属 *Ahamus* gen. nov；蝠蛾属（*Hepialus*）及钩蝠蛾属（*Thitarodes*）等4个属中（邹志文，2009；邹志文等，2010）。

20.1 寄主昆虫分属检索表

根据 Viette 建立 *Thitarodes* 属的标准，参照 Ueda 对 *Thitarodes* 种类的整理和描述，以及 Nielsen 等提出的蝠蛾分类系统，以雄性生殖器抱器瓣结构为依据，将中国现行的蝠蛾属（*Hepialus*）昆虫分为拟蝠蛾属，新属 *Parahepialus* gen. nov；无钩蝠蛾属，新属 *Ahamus* gen. nov；蝠蛾属（*Hepialus*）及钩蝠蛾属（*Thitarodes*）等 4 属。雄性生殖器各部位如图 20-1 所示，分属检索表如下。

1. 抱器瓣并列于雄性生殖器中央··· 拟蝠蛾属（*Parahepialus*）
   抱器瓣分列于雄性生殖器两侧····················· 2
2. 抱器瓣底部无钩·············· 无钩蝠蛾属（*Ahamus*）
   抱器瓣底部有钩··················· 3
3. 背兜上有两个大型尖锐突起········ 蝠蛾属（*Hepialus*）
   背兜上有一个突起或缺失········ 钩蝠蛾属（*Thitarodes*）

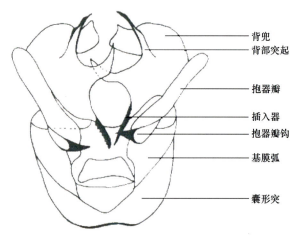

图 20-1 雄性生殖器各部位示意图——黑龙江蝠蛾（仿朱弘复等，2004）

Figure 20-1 *Hepialus humuli* (Schematic diagram of the various parts of the male genitalia, *H. humuli*)

20.2 属征及其种类组成

20.2.1 拟蝠蛾属，新属 *Parahepialus* Zou et Zhang, gen. nov

属征：前足有胫突，中后足各跗节间有纤毛组成的白环，背兜顶部有两个对称的 S 形骨化片，抱器瓣在生殖器中央并行排列，下部有扭曲较强的齿形钩，阳茎基环处有骨化片。

命名：para-（近，旁，并行，侧）+ Hepialus（蝠蛾属）。

模式种：暗色拟蝠蛾 *Parahepialus nebulosus*（Alpheraky，1889）（*Thitarodes*）comb. n.，西藏安多，当雄。

翅长 15～18 mm，体长 12～15 mm。头部赭褐色，披有白色毛；复眼黑色；触角赭褐色，丝状，26～28 节。前足有胫突，中后足各跗节间有纤毛组成的白环；前翅棕褐色，前缘至 Sc 脉间有深色斜纹，中室下方在 M1 脉处有深色斜纹，臀角内侧有一灰白色圆星，外缘毛赭色与褐色相间；后翅棕褐色，缘毛黄褐色。腹部黄褐色。

雄性生殖器（图 20-2）背兜顶部有两个对称的 S 形骨化片。抱器瓣在生殖器中央并行排列，呈肘状，中部弯曲，下部有扭曲较强的齿形钩。基腹弧镰钩形，向内方弯曲。阳茎基环处有半月形骨化片。囊形突月牙形，末端钝圆。

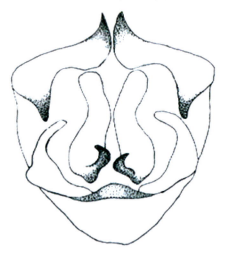

图 20-2 暗色拟蝠蛾（*P. nebulosus*）雄性生殖器（仿朱弘复等，2004）

Figure 20-2 Male genitalia of *P. nebulosus*

种类组成：

暗色拟蝠蛾 *Parahepialus nebulosus*（Alpheraky）（*Hepialus*）comb. n. 西藏安多，当雄。

20.2.2 无钩蝠蛾属，新属 *Ahamus* Zou et Zhang, gen. nov

属征：雄性外生殖器背兜上宽下窄，表面光滑而向里翻卷，端部有突出的形状各异的骨化区或缺失，上有一鸟嘴状钩形突，中部有骨化较强的齿或无，下部较尖，多齿；抱器瓣肘状，中下部有突起，骨化弱，无钩。

命名：A-（没有，缺乏）+hamus（钩）

模式种：剑川无钩蝠蛾 Ahamus jianchuanensis (Yang, 1994) (*Thitarodes*) comb. n., 云南剑川县老君山。

雄翅 12~13 mm, 体长 12~14 mm；雌翅长 18~21 mm, 体长 14~17 mm。头部黄褐色，喙退化，下唇须短；复眼褐色；触角丝状，污黄色，29节。胸部黄褐色，胸足灰褐，前足有胫突；雄性前翅锈红色，雌蛾褐色，前翅前缘下方至中室三角区内有深色斑纹，臀角内侧有细白色纹；前翅 CuP 短，与 A 有 2 条短脉相连，与 CuA2 有 1 条短脉相连。

雄性外生殖器（图 20-3）背兜上宽下窄，表面光滑而向里翻卷，端部有近三角形的骨化区，上有一鸟嘴状钩形突，中部有骨化较强的多个齿，末端尖细呈尖齿状，多齿。抱器瓣长条状，上部细，顶端指状，中下部膨大变粗，骨化弱，无钩。囊形突宽，下缘中部凹陷明显。

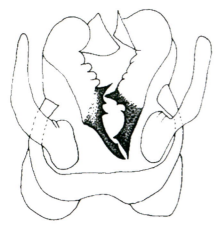

图 20-3　剑川无钩蝠蛾（*A. jianchuanensis*）雄性外生殖器（仿杨大荣，1994）

Figure 20-3　Male genitalia of *A. jianchuanensis*

种类组成：

剑川无钩蝠蛾 *Ahamus jianchuanensis* (Yang, 1994) (*Thitarodes*) comb. n. 云南剑川县老君山。

云南无钩蝠蛾 *A. yunnanensis* (Yang, Li et Shen, 1992) (*Thitarodes*) comb. n. 云南剑川。

玉树无钩蝠蛾 *A. yushuensis* (Chu et Wang, 1985) (*Thitarodes*) comb. n. 青海玉树。

杂多无钩蝠蛾 *A. zadoiensis* (Chu et Wang, 2004) (*Hepialus*) comb. n. 青海。

云龙无钩蝠蛾 *A. yunlongensis* (Chu et Wang, 1985) (*Thitarodes*) comb. n. 云南云龙志奔山。

玉龙无钩蝠蛾 *A. yulongensis* (Liang, 1988) (*Thitarodes*) comb. n. 云南丽江玉龙雪山。

刚察无钩蝠蛾 *A. gangcaensis* (Chu et Wang, 2004) (*Hepialus*) comb. n. 青海。

玛曲无钩蝠蛾 *A. maquensis* (Chu et Wang, 2004) (*Hepialus*) comb. n. 甘肃。

察隅无钩蝠蛾 *A. zhayuensis* (Chu et Wang, 1985) (*Hepialus*) comb. n. 西藏察隅。

阿尔泰无钩蝠蛾 *A. altaicola* (Wang, 1990) (*Thitarodes*) comb. n. 新疆阿尔泰山。

门源无钩蝠蛾 *A. menyuanensis* (Chu et Wang, 1985) (*Thitarodes*) comb. n. 青海门源。

四川无钩蝠蛾 *A. sichuanensis* (Chu et Wang, 1985) (*Thitarodes*) comb. n. 四川。

丽江无钩蝠蛾 *A. lijiangensis* (Chu et Wang, 1985) (*Thitarodes*) comb. n. 云南丽江。

异翅无钩蝠蛾 *A. anomopterus* (Yang, 1994) (*Thitarodes*) comb. n. 云南剑川县老君山。

石纹无钩蝠蛾 *A. carna* (Yang, 1993) (*Hepialus*) comb. n. 四川、欧洲。

德格无钩蝠蛾 *A. alticola* (Oberthür, 1881) (*Hepialus*) comb. n. 四川德格马尼干戈。

碌曲无钩蝠蛾 *A. luquensis* (Yang et Yang, 1995) (*Thitarodes*) comb. n. 甘肃碌曲。

三角纹无钩蝠蛾 *A. macilentus* (Eversmann, 1851) (*Hepialus*) comb. n. 黑、蒙、冀、西伯利亚。

20.2.3　蝠蛾属（*Hepialus* Fabricius, 1775）

Hepialus Fabricius, 1775. *Syst. Ent.*, 589. Type-species: *Phalaena humuli* L, 1758; by subsequent designation by Latreille, 1810.

Hepialus Nielsen *et al.*, 2000. *J. Nat. Hist.*, 823-878.

属征：前足有胫突，雌性后足胫节端部扁宽有长毛丛，雄性后足腿节扁弯，外侧有长毛丛。雄性生殖器背兜宽大，上方近长方形，中部内侧有两个长齿形突，下端尖，骨化强，外侧有许多小齿；抱器瓣末端有骨化较强的尖齿，齿尖水平相向伸出。

模式种：黑龙江蝠蛾 *Hepialus humuli* (Linnaeus,1758)(*Hepialus*),黑龙江、欧洲至西伯利亚。

雄翅长 13 mm，体长 12 mm；雌翅长 19 mm，体长 13 mm。头部褐色，复眼黄褐色，下唇须短，喙退化呈乳突状；触角棕褐色，丝状稍扁，24 节。胸部褐色，肩板毛有白梢；前翅粉褐至灰褐色，前缘内侧有灰褐色斑，中室内侧有一近三角形深褐色区，下方有以浅色 V 形纹；后翅灰褐至棕褐色。胸足黄褐色，前足有胫突，雌性后足胫节端部稍扁宽并有长毛丛，雄性后足腿节外侧有长毛丛。腹部灰褐色。

雄性生殖器（图 20-1）背兜宽大，上方近长方形，中部内侧有两个长齿形突；下端尖，骨化强，外侧有许多小齿。抱器瓣长条形，顶端钝圆，末端有骨化较强的尖齿，齿尖水平相向伸出。基腹弧宽，阳茎基环长方形，囊形突扁宽，端部中间稍内陷。

种类组成：

黑龙江蝠蛾 *Hepialus humuli*（Linnaeus，1851）(*Hepialus*)黑龙江、欧洲至西伯利亚。

20.2.4 钩蝠蛾属（*Thitarodes* Viette，1968）

Thitarodes Viette, 1968. *Khumbu Himal*, 128-133. Type-species: *Hepialus armonicanus* Oberthür, 1909.

Thitarodes Nielsen et al., 2000. *J. Nat. Hist.*, 823-878.

属征：前腿胫节上有突起；雄性后腿胫节宽大，有或无毛覆盖。雄性生殖器肛片缺失；一对背部后区域突起存在或缺失；突起大，从背兜中分出，以膜相连；插入器发达或不伸长；抱器瓣简单但形状多样，基部有一尖锐突起。Mesosome 腹侧壁骨化好；阳茎基环长方形，阳茎不骨化。

模式种：虫草钩蝠蛾 *Thitarodes armonicanus*（Oberthür）(*Thitarodes*) 甘、青、川、滇、藏、新。

触角简单，丝状，端节尖锐。额较膨胀或不膨胀，唇基无鳞片，有两对感觉窝；上唇纤细，瘤状；上颚可见但发育不完全；下颚须短，一至两节；下唇有一至两节下唇须。腿无距，中垫发达，前腿胫节上有突起，雄性后腿胫节宽大，有或无毛覆盖。前翅长 13～24 mm，翅脉直，末端稍弯曲 CuP 弱，随后缘弯曲，抵达 A 中部或超出中部，A1 基部弱，A2 非常弱。后翅 R/Rs 柄短，R 从 Rs 在中室 1/3 处分出，M+CuA 柄短。

雄性生殖器（图 20-4）：存在第八腹节，一对背部突起中等发达；肛片缺失；一对背部后区域突起存在或缺失；突起大，从背兜中分出，以膜相连；插入器发达或不伸长；基腹弧与背兜等深；抱器瓣简单但形状多样，基部有一尖锐突起。Mesosome 腹侧壁骨化好；阳茎基环长方形，阳茎不骨化。

种类组成：

虫草钩蝠蛾 *Thitarodes armonicanus*（Oberthür）(*Thitarodes*) 甘、青、川、滇、藏、新。

金沙钩蝠蛾 *T. jinshaensis*（Yang，1993）

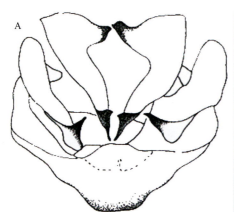
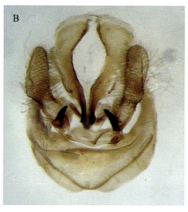

图 20-4 钩蝠蛾属雄性生殖器

Figure 20-4 Male genitalia of the genus *Thitarodes*

A，虫草钩蝠蛾（*T. armonicanus*）雄性生殖器（仿朱弘复等，2004）；B，蒲氏钩蝠蛾（*T. pui*）雄性器（Zou et al., 2011）

A, male genitalia of *T. armonicanus*; B, male genitalia of *T. pui*

（*Thitarodes*）云南。

白纹钩蝠蛾 *T. albipictus*（Yang，1993）（*Thitarodes*）云南。

亚东钩蝠蛾 *T. yadongensis*（Chu *et* Wang，2004）（*Hepialus*）comb. n. 西藏亚东。

樟木钩蝠蛾 *T. zhangmoensis*（Chu *et* Wang，1985）（*Thitarodes*）西藏樟木。

斜脉钩蝠蛾 *T. oblifurcus*（Chu *et* Wang，1985）（*Thitarodes*）青海玉树。

康姬钩蝠蛾 *T. kangdingroides*（Chu *et* Wang，1985）（*Thitarodes*）四川康定。

德钦钩蝠蛾 *T. deqingensis*（Liang，1988）（*Thitarodes*）云南德钦甲午雪山。

白马钩蝠蛾 *T. baimaensis*（Liang，1988）（*Thitarodes*）云南德钦白马雪山。

梅里钩蝠蛾 *T. meiliensis*（Liang，1988）（*Thitarodes*）云南德钦梅里雪山。

草地钩蝠蛾 *T. pratensis*（Yang，Li *et* Shen，1992）（*Thitarodes*）云南德钦白马雪山。

贡嘎钩蝠蛾 *T. gonggaensis*（Fu *et* Huang，1991）（*Thitarodes*）四川康定。

人支钩蝠蛾 *T. renzhiensis*（Yang，1991）（*Thitarodes*）云南德钦人支雪山。

芒康钩蝠蛾 *T. markamensis*（Yang，Li *et* Shen，1992）（*Thitarodes*）西藏芒康县尼玛沙雪山。

锈色钩蝠蛾 *T. ferrugineus*（Yang，Li *et* Shen，1993）（*Thitarodes*）云南德钦白马雪山。

甲郎钩蝠蛾 *T. jialangensis*（Yang，1994）（*Thitarodes*）西藏左贡县甲郎乡。

察里钩蝠蛾 *T. zaliensis*（Yang，1994）（*Thitarodes*）西藏芒康县察里雪山。

中支钩蝠蛾 *T. zhongzhiensis*（Liang，1995）（*Thitarodes*）云南省德钦县人支雪山。

叶日钩蝠蛾 *T. yeriensis*（Liang，1995）（*Thitarodes*）云南德钦叶日、梅朵通。

美丽钩蝠蛾 *T. callinivalis*（Liang，1995）（*Thitarodes*）云南德钦美丽雪山。

理塘钩蝠蛾 *T. litangensis*（Liang，1995）（*Thitarodes*）四川里塘。

循化钩蝠蛾 *T. xunhuaensis*（Yang *et* Yang，1995）（*Thitarodes*）青海循化。

白带钩蝠蛾 *T. cingulatus*（Yang *et* Zhang，1995）（*Thitarodes*）甘肃文县全寨乡。

巴青钩蝠蛾 *T. baqingensis*（Yang *et* Jiang，1995）（*Thitarodes*）西藏巴青。

当雄钩蝠蛾 *T. damxungensis*（Yang，1995）（*Thitarodes*）西藏当雄。

双带钩蝠蛾 *T. bibelteus*（Shen *et* Zhou，1997）（*Hepialus*）comb. n. 云南德钦白马雪山。

宽兜钩蝠蛾 *T. latitegumenus*（Shen *et* Zhou，1997）（*Hepialus*）comb. n. 云南德钦白马雪山。

比如钩蝠蛾 *T. biruens*（Fu，2002）（*Hepialus*）comb. n. 西藏比如县。

白线钩蝠蛾 *T. nubifer*（Lederer，1853）（*Hepialus*）comb. n. 四川、中亚地区。

海南钩蝠蛾 *T. hainanensis*（Chu *et* Wang，2004）（*Hepialus*）comb. n. 海南。

曲线钩蝠蛾 *T. fusconebulosa*（De Geer，1778）（*Hepialus*）comb. n. 四川、俄罗斯、欧洲。

纳木钩蝠蛾 *T. namensis*（Chu *et* Wang，2004）（*Hepialus*）comb. n. 西藏。

日喀则钩蝠蛾 *T. xigazeensis*（Chu *et* Wang，2004）（*Hepialus*）comb. n. 西藏。

赭褐钩蝠蛾 *T. gallicus*（Lederer，1852）（*Hepialus*）comb. n. 四川。

永胜钩蝠蛾 *T. yongshengensis*（Chu *et* Wang，2004）（*Hepialus*）comb. n. 云南。

德氏钩蝠蛾 *T. davidi*（Poujade，1886）（*Hepialus*）comb. n. 四川丹巴保兴。

定结钩蝠蛾 *T. dinggyeensis*（Chu *et* Wang，2004）（*Hepialus*）comb. n. 西藏。

南木林钩蝠蛾 *T. nanmlinensis*（Chu *et* Wang，2004）（*Hepialus*）comb. n. 西藏。

蒲氏钩蝠蛾 *T. pui*（Zhang，2007）（*Hepialus*）comb. n. 西藏林芝。

西藏钩蝠蛾 *T. xizangensis*（Chu *et* Wang，1985）（*Thitarodes*）西藏。

康定钩蝠蛾 *T. kangdingensis*（Chu *et* Wang，1985）（*Thitarodes*）四川康定。

20.2.5 修订的合理性

比较我国已经记录的蝠蛾属种类，发现该属在生殖器形态上存在明显不同的类型，包含了不同属的分类特征。我们在引入国外学者建立的钩蝠蛾属（*Thitarodes*）基础上，根据生殖器形态特征建立两个新属，将现行蝠蛾属种类分别归入拟蝠蛾属，新属 *Parahepialus* gen. nov；无钩蝠蛾属，新属 *Ahamus* gen. nov；蝠蛾属（*Hepialus*）及钩蝠蛾属（*Thitarodes*）等4个属中。利用 Genbank 上登陆的26种蝠蛾的 *CytB* 基因片段，通过 mega 软件（version 3.1）构建的系统树，如图20-5所示。所列出的蝠蛾属昆虫种类大致可分为两大类，玉龙无钩蝠蛾、门源无钩蝠蛾、碌曲无钩蝠蛾、剑川无钩蝠蛾、云南无钩蝠蛾、异翅无钩蝠蛾等抱器瓣无钩者分属一支，其他支都是抱器瓣有钩种类，证明了将雄性抱器瓣特征作为分属依据是合理的。

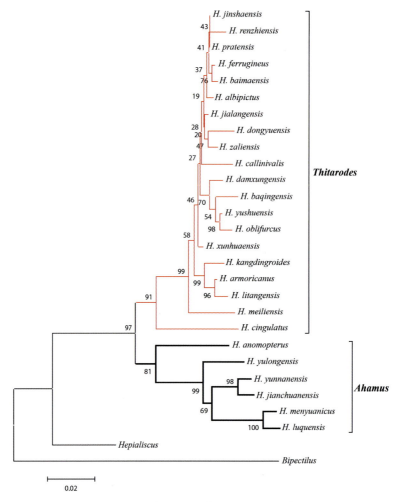

图 20-5　根据26种蝠蛾的 *CytB* 基因片段 NJ 构建的系统进化树

Figure 20-5　Phylogenetic tree based on the *CytB* gene fragment of 26 Chinese hepialid insects from GenBank

条纹蝠蛾、异色蝠蛾因未见雄性生殖器图，暂无法将其归入重新整理的4个属中。康定蝠蛾雄性生殖器抱器瓣底部钩形突分叉为两个（图20-6），三角纹蝠蛾底部无钩，但有一骨化较强的内翻骨片（图20-7），这两种昆虫抱器瓣底部结构特殊，依据生殖器及其他形态特征暂将这两个种分别归入钩蝠蛾属和无钩蝠蛾属，其分类地位还有待进一步研究确立。

在构建的系统树中，无钩的玉树蝠蛾出现在有钩的一支，可能是由于原研究者在种类鉴定上的失误导致。有学者指出，在青海玉树，同时存在有钩和无钩种类（杨大荣，2008），后经笔者等采集确认，玉树确实存在有钩和无钩的种类，无钩种类分布在靠近山坡较低不产冬

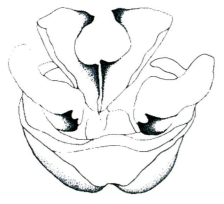

图 20-6 康定钩蝠蛾（*Thitarodes kangdingensis*）雄性生殖器（仿朱弘复等，2004）
Figure 20-6 Male genitalia of *T. kangdingensis*

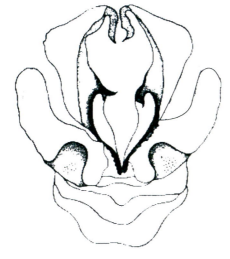

图 20-7 三角纹无钩蝠蛾（*Ahamus macilentus*）雄性生殖器（仿朱弘复等，2004）
Figure 20-7 Male genitalia of *A. macilentus*

虫夏草的地方，应为玉树无钩蝠蛾；而有钩种类的分布与冬虫夏草分布重叠，经采集鉴定为下文描述的加查钩蝠蛾（*Thitarodes jiachaensis* Zou Liu *et* Zhang, 2011）。此外，笔者还比较了剑川无钩蝠蛾在人工饲养和自然条件下的生活史，两种条件对其世代发育时间没有显著影响，均为1年，而根据冬虫夏草与寄主昆虫相互交错的世代发育，生活史为1年的物种没有形成冬虫夏草的机会。因此，推测无钩蝠蛾属不是冬虫夏草寄主昆虫。系统树中的东隅蝠蛾在国内的文献中曾有提及（杨大荣等，1996；程舟等，2007），然而 Nielsen 等（2000）指出，无法找到其新种发表的文献，因此该物种暂无法确立其分类地位。

20.3 钩蝠蛾属 3 新种

20.3.1 蒲氏钩蝠蛾 [*Thitarodes pui* (Zhang, Gu et Liu, 2007)]（张古忍等，2007）

体长 11～15 mm，前翅长 15～20 mm，后翅长 10～13 mm。

头被黄褐色长毛。触角褐色，丝状，鞭节由 27 小节组成。下唇须短，喙退化。复眼黑色。雌性（图 20-8A）个体粗壮，灰黑色；胸部背板具由灰褐色长毛组成的毛丛，腹面具金黄色长毛，略短于背板的毛；前翅具 3 列纵向弧形排列的黑色斑点，斑点形状不规则，第 2 列第 2 个马蹄形。雄性（图 20-8B）个体小于雌性，黄褐色；头胸部背板毛丛浓密，金黄色，杂有灰色长毛；前翅黄褐色，具黑色和金色相间的斑纹。

前翅 R 脉干出自翅的基部，与亚前缘脉分支；R_1 脉从 R 脉干基端的 1/3 处分出；R_2 与 R_3 脉的分支接近翅的后缘，其基部的分支在 R 脉干中部稍后方，其后紧接着是 R_4 与 R_5 的分支，R_4 脉靠近在 R_5 脉之前分出。R_5 脉与 M_1 脉之间有一较细且透明的横脉，该横脉出自 R_4 与 R_5 分支处或其后方，将中室完全封闭。Cu_2 脉短，与 A 脉之间有 2 个横脉，在第二横脉后，仍有一小段 Cu_2 脉（图 20-9E）。后翅 Rs 与 M_1 脉间有一横脉，中室封闭；$A + Cu_2$ 脉中部弯曲，此脉达翅的后缘（图 20-9F）。

雄性外生殖器（图 20-8F，图 20-9A、B）：背兜比抱器瓣长，上宽下窄，围成梨形，下部骨化强，靴形（侧面观），靴跟为巨齿，靴面有一大齿，靴端多齿（图 20-8E）；钩形突的齿向内。抱器瓣顶端圆钝，中部较宽，绒毛多伸向内侧，抱器瓣下部内弯，抱器钩突尖锐，骨化强（图 20-8A、B）。阳茎基环凹形，与背兜下约呈 70°角，凹口向上。

雌性外生殖器（图 20-8H，图 20-9C）：第 9 腹板中部隆起，其两侧凹陷，隆起部呈平堆状，骨化强，上具毛。肛瓣半弧形，具密集纤毛；后表皮突钩状，前表皮突不明显。

词源：为纪念已故中国科学院院士、著名昆虫学家蒲蛰龙教授，本新种以蒲蛰龙教授的姓命名。

本种与亚东蝠蛾（*H. yadongensis* Chu *et* Wang）

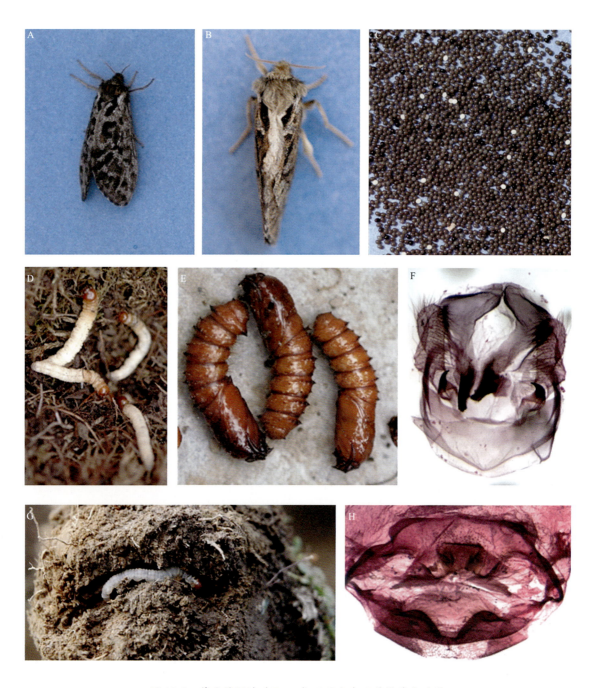

图 20-8 蒲氏钩蝠蛾（*T. pui*）不同虫态及雌雄外生殖器
Figure 20-8 Different developmental stages and the male and female genitalia
A，雌性；B，雄性；C，卵；D，幼虫；E，蛹；F，雄性外生殖器永久装片；G，土壤隧道中的幼虫；H，雌性外生殖器永久装片
A, female; B, male; C, eggs; D, larvae; E, pupae; F, male genitalia fixed in permanent slide; G, larva in soil; H, female genitalia fixed in permanent slide

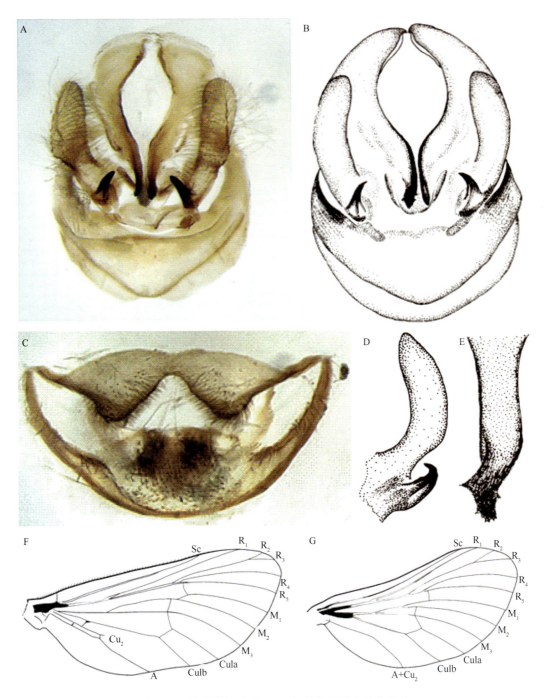

图 20-9 蒲氏钩蝠蛾（*T. pui*）雌雄性外生殖与翅脉

Figure 20-9　Genitalia of male and female and wing venation

A，雄性外生殖器；B，雄性外生殖器；C，雌性外生殖器；D，左侧抱器；E，左侧背兜端部；
F，前翅翅脉；G，后翅翅脉

A, male genitalia, caudalview; B, male genitalia, caudalview; C, female genitalia; D, left clasper;
E, lower part of left tegument; F, forewing venation; G, hindwing venation

相似，但差别明显：①前翅 C_{u2} 脉短，与 A 脉之间有 2 个横脉；后者 C_{u2} 脉长，与 A 脉之间只有 1 个横脉。②后翅 C_{u2} 与 A 脉合并为 1 条脉；后者为完整的两条脉。③雄性外生殖器背兜内侧光滑，下部靴形具突起；后者背兜内侧锯齿状，下端尖而光滑。④雄性外生殖器阳茎基环凹形，后者环筒形。

蒲氏钩蝠蛾采集于西藏林芝地区色季拉山海拔 4100～5000 m 的高寒灌丛和高寒草甸，以 29°37′897″N，94°37′522″E 为分布中心，其不同发育阶段分别如图 20-8C、图 20-8D、图 20-8E 和图 20-8F 所示。色季拉山位于林芝县东部，属念青唐古拉山脉，是尼洋河流域与帕隆藏布江的分水岭。色季拉山雨量丰沛，年降水量 650 mm 以上。每年自 9 月底至 10 月初开始降雪，直至第二年 5 月份，因此，土壤湿润且冻土期长。

20.3.2 色季拉钩蝠蛾（*Thitarodes sejilaensis* Zou Liu *et* Zhang，2011）（Zou *et al*.，2011）

雄性体长 11～13 mm；前翅 13～15 mm；后翅 13～15 mm。

雄性体长 12～14 mm；前翅 11～13 mm；后翅 9～11 mm。

头被黑色或黑褐色毛，触角黑褐色，丝状，鞭节纤细，26 节，端节钩状；下唇须短或退化；复眼黑色。胸部背板具金黄色毛丛，腹面密布金黄色短毛。雄性体黑褐色，小于雌性，前翅黄褐色，一般长于雌性，翅面有不规则黑色和白色斑块。雌成虫体黑褐色，腹部长且肥，未产卵前长于前翅；前翅灰褐色，有白色鳞片，有两列横向的黑色斑点，斑点边缘黄褐色鳞片；后翅密布纤细长毛。雌性静息时，时常后翅紧贴腹部，前翅伸展（图 20-10A、B）。

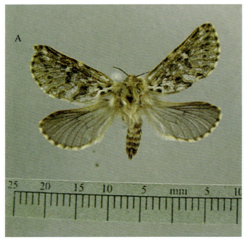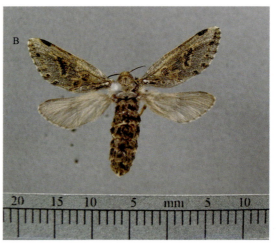

图 20-10　色季拉钩蝠蛾成虫
Figure 20-10　Adults of *T. sejilaensis*
A，雄性，正模；B，雌性，配模
A，male，holotype；B，female，paratype

翅脉（图 20-11）较直；横脉 h 自亚前缘脉 Sc 基部分出，Sc 不分叉；R 脉干出自翅的基部，与 Sc 几乎平行；R_1 脉从中室的 1/5 处分出；R_{2+3} 与 R_{4+5} 同柄；R_2 与 R_3 分支接近翅的后缘；R_{2+3} 柄长，为 R_{4+5} 柄的 6 倍以上。R_5 脉与 M_1 脉之间有一较细且透明的横脉，其后半段模糊，该横脉出自 R_4 与 R_5 分支处或其前方，将中室完全封闭；M 脉发育良好，分为 3 脉（$M_{1\sim3}$）。CuP 脉短，与 A 脉之间有 2 个横脉，不伸出第 2 条横脉；A 脉达翅缘。后翅与前翅翅脉相似，R_5 与 M_1 脉间有一横脉，中室封闭；CuP 脉中部弯曲，此脉达翅的后缘；A 脉贴近翅缘，较短。

前足胫节上有突起，雄性后足胫节稍膨大，足上有浓密的黑色细毛覆盖（图 20-12A～D）。

（1）雄性生殖器。存在于第 8 腹节，肛片缺失；背兜镰刀状，钩形突尖细，中部膨大，下半部较中部窄，内壁围成近圆形，下半部内壁骨化强烈，黑色，具大量小齿，中有一颗大齿，末端尖锐，多齿。插入器发达或不伸长；

第20章 冬虫夏草寄生昆虫

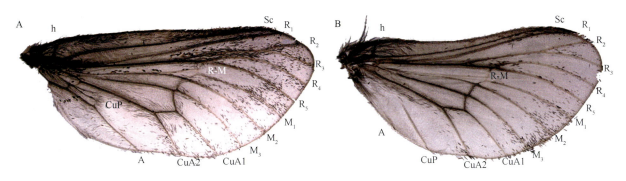

图 20-11 色季拉钩蝠蛾翅脉
Figure 20-11　Wing vein of *T. sejilaensis*
A，前翅；B，后翅；
A, forewing; B, hindwing

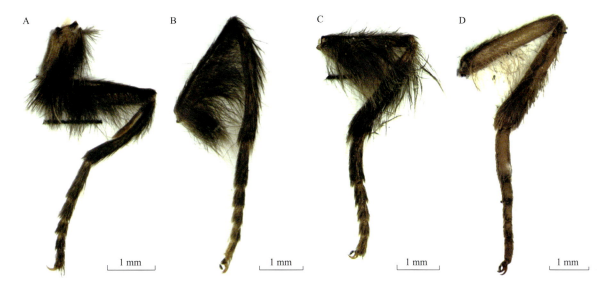

图 20-12　色季拉钩蝠蛾（*T. sejilaensis*）胸足
Figure 20-12　Legs of *T. sejilaensis*
A，雄性前足；B，雄性中足；C，雄性后足；D，雌性后足
A, male foreleg; B, male midleg; C, male hindleg; D, female hindleg

抱器瓣约与背兜等长，多毛，顶端钝圆，中部有轻微肘状弯曲，基部内弯，有一明显尖锐突起，顶尖向上，骨化强烈且尖锐；基腹弧与背兜等深，指状；Mesosome 腹侧壁骨化好；囊状突扁平，半弧形，末端中间不内陷；阳茎基环长方形，中间有一折沟，阳茎不骨化（图 20-13A）。

（2）雌性生殖器。第 9 腹板中部隆起，侧后缘向后伸出，其两侧凹陷，密布刚毛，隆起部呈平堆状，骨化强。第 9 腹板没有一对侧突，中部骨化较好，中等膨大。肛板在膈膜侧面。肛瓣半弧形，具密集纤毛；后表皮突钩状，前表皮突不明显。骨突缺失，交配囊缺失，受精囊发育良好（图 20-13B）。

正模，♂，En-382055，西藏林芝地区色季拉山，海拔 4600 m，29°36′N，94°35′E（龚鹰等，2008）。副模，30♂♂，15♀♀，西藏林芝地区色季拉山（龚鹰等，2008）。

（3）分布：西藏林芝地区色季拉山。

（4）命名：该新种以标本分布地色季拉山命名。

本种雄性抱器瓣基部有一明显突起，应属于 *Thitarodes*，它的雄性生殖器及钩成虫外形与蒲氏钩蝠蛾相似，但其抱器瓣突起较小，且背兜纤细，较蒲氏钩蝠蛾为窄，其背兜是迄今为止报道种类中最为细窄的，其雌雄成虫体黑褐色，较蒲氏钩蝠蛾深；雌性腹部长，未产卵

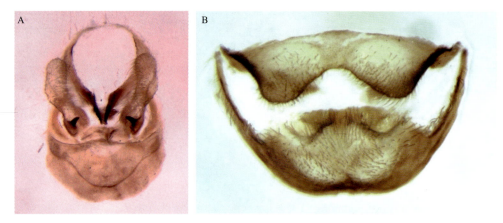

图 20-13　色季拉钩蝠蛾（*T. sejilaensis*）生殖器

Figure 20-13　Genitalias of *T. sejilaensis*

A，雄性生殖器；B，雌性生殖器

A, male genitalia; B, female genitalia

时超出前翅，后翅密布细长毛，静息时，前翅时常平展，这些都是其他蝠蛾不具备的特征；体型较大，多数种类为小。

色季拉蝠蛾各发育阶段形态见图 20-14A～E。

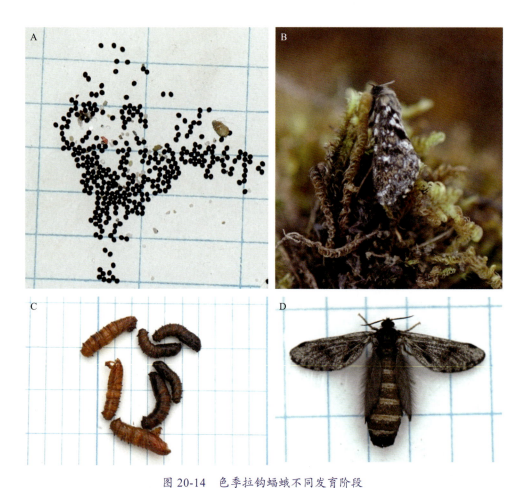

图 20-14　色季拉钩蝠蛾不同发育阶段

Figure 20-14　Different developmental stages of *T. sejilaensis*

A，卵；B，雄成虫；C，蛹；D，静息的雌成虫；E，幼虫及由幼虫形成的冬虫夏草

A, eggs; B, male adult; C, pupa; D, resting female adult; E, larvae and *O. sinensis* developedfrom larvae

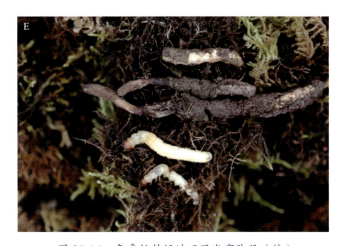

图 20-14　色季拉钩蝠蛾不同发育阶段（续）
Figure 20-14　Different developmental stages of *T. sejilaensis*（Cotinued）

20.3.3　加查钩蝠蛾（*Thitarodes jiachaensis* Zou Liu et Zhang，2011）（Zou *et al.*，2011）

雄性：体长15～18 mm，前翅长17～19 mm，后翅长15～17 mm。

雌性：体长14～18 mm，前翅长21～23 mm，后翅长15～17 mm。

头被灰褐色毛，触角黄褐色，丝状，鞭节纤细，23节，端节钩状；下唇须短或退化；复眼黑色；前翅臀区有一肾形黑斑（图20-15A、B）。胸足中垫发达，前足胫节上有突起，雄性后足胫节宽大，有细长毛覆盖（图20-16A～D）。

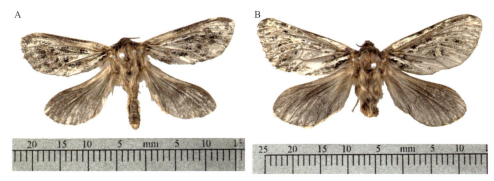

图 20-15　加查钩蝠蛾成虫
Figure 20-15　Adults of *H. jiachaensis*
A，雄性；B，雌性
A, male; B, female

翅脉较直；Sc不分叉；R脉干出自翅的基部，与Sc脉分支；R_1脉从中室的1/5处分出；R_{2+3}与R_{4+5}同柄；R_2与R_3分支接近翅的后缘；R_{2+3}柄长，为R_{4+5}柄的8倍以上。R_5脉与M_1脉之间有一较细且透明的横脉，该横脉出自R_4与R_5分支后方，将中室完全封闭。CuP脉短，与A脉之间有2横脉，且超出第2条横脉；A脉达翅缘。后翅与前翅翅脉相似，R_5与M_1脉间有一横脉，中室封闭；CuP脉中部弯曲，此脉达翅的后缘；A脉贴近翅缘，较短（图20-17A、B）。

（1）雄性生殖器。存在第8腹节；肛片缺失；背兜较宽大，背部较为光滑，突起缺失；插入器发达，向外翻出，无明显突起，外缘骨化强烈，呈黑色，密布多齿；基腹弧指状，与背兜等深，下端膨大；抱器瓣肘状，内面密布细长刚毛，基部末端外侧骨化强，黑色，上有一尖锐突起，突起水平伸出，骨化强烈。Mesosome腹侧壁骨化明显；阳茎基环长方形，中间有一折沟，

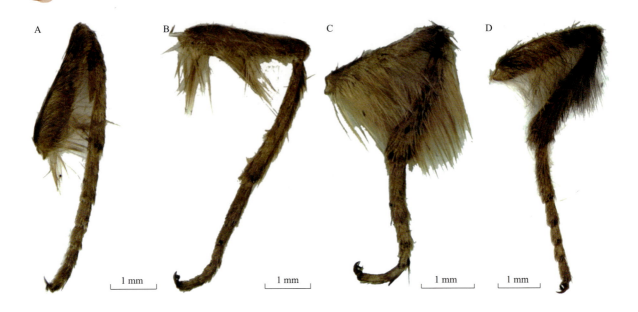

图 20-16　加查钩蝠蛾胸足
Figure 20-16　Legs of *T. jiachaensis*
A，雄性前足；B，雄性中足；C，雄性后足；D，雌性后足
A, male foreleg; B, male midleg; C, male hindleg; D, female hindleg

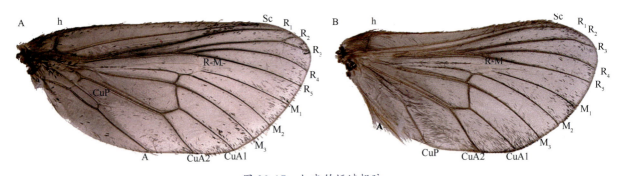

图 20-17　加查钩蝠蛾翅脉
Figure 20-17　Wing vein of *T. jiachaensis*
A，前翅；B，后翅
A, forewing; B, hindwing

阳茎不骨化。囊状突扁平，半圆形，末端中间内陷明显（图20-18A）。

（2）雌性生殖器。与色季拉蝠蛾类似，第9腹节背板下缘呈现一对乳突状，侧后缘往后伸长，密被刚毛。第9腹板没有一对侧突，中部隆起，骨化强，其两侧凹陷，上具毛。肛瓣半弧形，具密集纤毛；骨突缺失，交配囊上交配片缺失，受精囊发育良好（图20-18B）。

正模，♂，En-382080，采自海拔4535m，29°36.714′N，94°42.888′E，西藏山南地区加查县（邹志文等，2008）；副模，3♂，10♀，地点时间同正模。

（3）生物学：成虫19:30开始飞行；交配时，雌虫紧抓植物，雄虫悬挂于雌虫腹部（图20-19）。

（4）分布：西藏加查县。

（5）命名：该新种是以正模采集地"加查"命名的。

该新种与中支钩蝠蛾相近，其雄性外生殖器相似，但其抱器瓣基部骨化部分较之为小，但突起却更粗大，插入器比后者发达，区域更大，囊状突起部位及下缘形状不同，且后者雌性生殖器背板下缘无明显凹陷，而该种呈乳突状，翅面上亦有许多差异。钩蝠蛾属中有许多种类的valvella发达且具多齿，如日喀则钩蝠蛾、甲郎钩蝠蛾、美

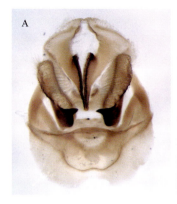
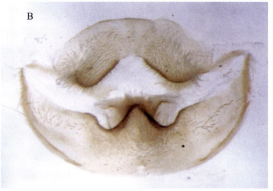

图 20-18　加查钩蝠蛾生殖器
Figure 20-18　Genitalias of *T. jiachaensis*
A，雄性；B，雌性
A, male; B, female

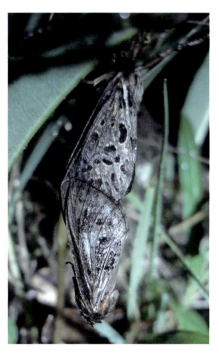

图 20-19　交配中的加查钩蝠蛾成虫
Figure 20-19　Mating adluts of *T. jiachaensis*

丽钩蝠蛾、理塘钩蝠蛾、斜脉钩蝠蛾、亚东钩蝠蛾、楠木林钩蝠蛾等，但同时抱器瓣底部骨化区域大的只有中支钩蝠蛾和叶日钩蝠蛾。而叶日蝠蛾雄性生殖器构造方面与该种有很大的不同。

第 21 章 寄主昆虫种质的原位繁育

【摘要】 本研究在寄主昆虫适生地高寒草甸建立了原位繁育基地，通过释放寄主昆虫虫卵或初孵幼虫，显著提高了试验区草甸土壤中的寄主昆虫幼虫密度；采集正在交配的寄主昆虫成虫，收获大量虫卵，为冬虫夏草原位孕育提供大量虫种；在此基础上集成建立了寄主昆虫种质原位繁育技术体系，用于指导规模化推广应用中的寄主昆虫种质原位繁育。

高寒草甸土壤中寄主昆虫的种群数量是决定冬虫夏草产量的最关键因素（张古忍等，2011）。曾有人工室内饲养冬虫夏草寄主昆虫的报道，但人工室内饲养的寄主昆虫存在体征明显偏小、性别比例失调、交配率低、怀卵量和产卵量低、寿命偏短、孵化率低等众多种群退化的问题（王栋，2010）；也有人尝试在低海拔地区人工控制环境中的温湿度，模拟青藏高原高寒环境饲养寄主昆虫（梁蕾等，2014），但存在制冷能耗大、成本高等问题。笔者提出了原位繁育寄主昆虫的新思路，即在青藏高原冬虫夏草适生地草甸建立寄主昆虫繁育基地，利用青藏高原天然的高寒气候条件，应用现代农业科学方法优化高寒草甸环境，控制寄主昆虫天敌，调控影响寄主昆虫繁育的关键因子，有效提高寄主幼虫的存活率，达到增加寄主昆虫种群密度并采收寄主昆虫虫卵，实现规模化繁育寄主昆虫的目的（刘昕等，2006a，2006b，2006c，2006d，2006e，2006f；2011）。本章通过采集并活体保存寄主昆虫种质资源，探讨了寄主昆虫原位繁育的方式，并据此建立了寄主昆虫种质原位繁育技术体系。

21.1 采集并活体保存的寄主昆虫种质资源

表 21-1 记录了采自西藏不同冬虫夏草产区的寄主昆虫种群及其繁育状况。

表 21-1 采集并活体保存的寄主昆虫种类、品系和繁育品系

Table 21-1 Species and strains of *Ophiocordyceps sinensis* host insects collected and conserved in scientific research station

种名	品系	是否新种	是否繁育	分布区
蒲氏钩蝠蛾	雷达站种群		是	林芝色季拉山
	阳坡种群	是	是	林芝色季拉山
	阴坡种群		否	林芝色季拉山
色季拉钩蝠蛾	冰湖种群	是	是	林芝色季拉山
	318 国道大拐弯种群		否	林芝色季拉山
加查钩蝠蛾	加查县崔久乡种群		否	山南加查崔久乡
	米拉山种群	是	是	林芝米拉山
	治多县改查村种群		是	治多县加吉博洛镇改查村
纳木钩蝠蛾	纳木错种群	否	是	拉萨当雄县纳木错乡
当雄钩蝠蛾	乌玛塘种群	否	是	拉萨当雄县乌玛塘乡
剑川无钩蝠蛾	云南引种，人工饲养	否	是	云南
日多无钩蝠蛾	日多温泉种群	是	否	拉萨墨竹工卡县日多乡
玉树无钩蝠蛾	治多县改查村种群	否	否	治多县加吉博洛镇改查村

21.2 大棚原位繁育

试验在色季拉山中山大学青藏高原特色资源科学工作站的 3 号大棚内进行。3 号大棚为钢架结构,棚顶为阳光板,面积 265 m^2。自 2007 年开始,连续 3 年按 250 粒 /m^2 的密度在大棚内释放即将孵化的蒲氏钩蝠蛾虫卵,年总释放虫卵约 6.6 万粒。

第一批完成世代发育的寄主昆虫于 2010 年 6 月 25 日开始羽化并求偶交配,截至 7 月 6 日,累计采集 207 对交配成功的成虫(表 21-2),产虫卵 19.28 万粒,约为 3 年前释放虫卵量的 2.51 倍。2011 年统计结果见表 21-3,所产生的成虫对数和产卵量有所增加。

根据蒲氏钩蝠蛾的生物学特性,2010 年羽化成虫的种源是 2007 年释放在大棚中的虫卵,历时 3 年发育后完成了一个世代循环;2011 年羽化的成虫来源于 2008 年释放的虫卵,其中也可能有部分是来自 2007 年释放的虫卵。因此,可以推断,在冬虫夏草产地建立的大棚中可以实现寄主昆虫的原位牧虫繁育,但相关条件和措施尚需进一步完善。

表 21-2　大棚原位繁育 2010 年统计的交配成虫对数
Table 21-2　Mating adult couples collected from the plastic tunnel for the mass rearing of *T. pui* in 2010

日期	交配成虫数 / 对	所产虫卵数 / 粒
6.25	24	19 200
6.26	10	8 000
6.27	20	16 000
6.28	18	14 400
6.29	15	12 000
6.30	20	16 000
6.31	35	28 000
7.01	15	12 000
7.02	21	16 800
7.03	7	5 600
7.04	8	6 400
7.05	6	4 800
7.06	8	6 400
合计	207	165 600

表 21-3　大棚原位繁育 2011 年统计的交配成虫对数
Table 21-3　Mating adult couples collected from the plastic tunnel for the mass rearing of *T. pui* in 2010

日期	交配成虫数 / 对	所产虫卵数 / 粒
6.27	10	8 000
6.28	11	8 800
6.29	31	24 800
6.30	11	8 800
6.31	13	10 400
7.01	21	16 800
7.02	16	12 800
7.03	29	23 200
7.04	15	12 000
7.05	16	12 800
7.06	20	16 000
7.07	14	11 200
7.08	11	8 800
7.13	3	2 400
合计	221	176 800

21.3 草甸原位繁育

21.3.1 试验用地与寄主昆虫释放

将 10 000 m^2 的草甸原位繁育试验地划分成试验小区,每个小区面积 20 m^2(4 m×5 m),各小区间设置宽 1 m 的隔离区,小区以木桩和细铁线确定边界(图 21-1)。该试验区有寄主昆虫分布,但不产生冬虫夏草,是原位繁育寄主昆虫的理想试验地。寄主昆虫的释放虫态为即将孵化的虫卵和初孵幼虫两种。

(1)空白对照区,不控释虫卵或幼虫,重复 3 次。

(2)控释虫卵区,分为 100 粒 /m^2、150 粒 /m^2、200 粒 /m^2、250 粒 /m^2、300 粒 /m^2 共 5 个密度,各重复 3 次,共 15 个小区。累计释放虫卵约 60 000 粒。

(3)控释初孵幼虫区,分为 50 条/m^2、100 条/m^2、150 条 /m^2、200 条 /m^2、250 条 /m^2 5 个密度,各重复 3 次,共 15 个小区。累计释放幼虫约 45 000 头,约相当于 60 000 粒虫卵。

试验期间,采取了必要的措施控制试验区天敌(如蚂蚁、鼠类等)对蝠蛾幼虫的为害。

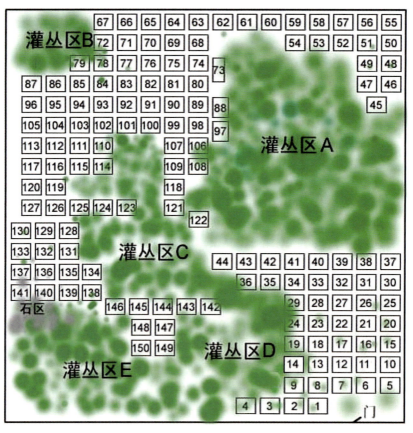

图 21-1 草甸繁育试验小区分布示意图
Figure 21-1 Test area design

在控释虫卵或幼虫的试验小区内随即抽取 3 个样方，每个样方大小为 20 cm×20 cm。挖开样方草皮直至 30 cm 深土壤处，统计每个样方内的蝠蛾幼虫数，并求出三个样方土壤中的幼虫平均数。

试验小区的幼虫密度根据以下公式计算：试验小区幼虫密度（幼虫数/m²）= 3 个样方幼虫平均数 ×25，其中 25 代表每个样方的面积为 1/25 m²。

在成虫求偶交配期间，采集正在交配的成对成虫，并将所采集的成虫移入产卵蚊帐内等待成虫产卵，之后收集所产虫卵。

21.3.2 释放密度对土壤中寄主昆虫幼虫种群密度的影响

无论是控释虫卵还是初孵幼虫，试验区内土壤中的寄主幼虫种群数量显著高于不控释虫种的对照区，且随着控释量的增加而增加（表 21-4 和表 21-5），二者间具有明显的线性相关关系（图 21-2 和图 21-3）。

表 21-4 控释寄主虫卵试验区幼虫密度调查结果（2009）
Table 21-4 Effect of releasedeggs on the larvae density in test areas（2009）

释放虫卵密度/（粒/m²）	试验小区编号	试验区幼虫密度/（条/m²）	试验区幼虫平均密度/（条/m²）
0	11	0	8.3±8.4
	40	8.3	
	140	16.7	
100	13	41.7	50.0±14.4
	41	66.7	
	59	41.7	
150	8	50.0	52.8±12.7
	85	41.7	
	149	66.7	
200	62	166.7	116.7±50.0
	106	66.7	
	137	116.7	
250	52	133.3	177.8±69.9
	95	258.3	
	127	141.7	
300	56	250.0	211.1±47.4
	93	225.0	
	148	158.3	

表 21-5 释放初孵幼虫对试验区幼虫种群密度的影响（2009）

Table 21-5 Effect of released 1st instar larvae on the larvae density in test areas (2009)

释放幼虫密度/（条/m²）	试验小区编号	试验区幼虫密度/（条/m²）	试验区幼虫平均密度（条/m²）
0	11	0	8.3±8.4
	40	8.3	
	140	16.7	
50	18	58.3	61.1±29.3
	39	33.3	
	70	91.7	
100	42	66.7	94.4±24.0
	60	108.3	
	83	108.3	
150	53	58.3	125.0±71.2
	113	200.0	
	134	116.7	
200	21	158.3	119.4±41.9
	65	75.0	
	103	125.0	
250	68	233.3	186.1±50.2
	90	133.3	
	112	191.7	

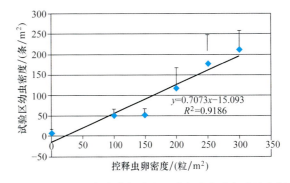

图 21-2 释放虫卵密度与试验区幼虫密度的相关性分析

Figure 21-2 Relationship between released eggs and larvae density in test areas

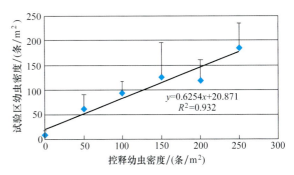

图 21-3 释放初孵幼虫密度与试验区幼虫密度的相关性分析

Figure 21-3 Relationship between released 1st instar larvae and larvae density in test areas

21.3.3 草甸原位繁育收获的成虫与虫卵

经过3年连续释放，在约2000 m²的核心试验区内收获的成虫量逐年增加，2011年收获成虫1731对，获虫卵约138万粒；2013年成虫2108对，获虫卵约170万粒（2012年因研究人员离开科学工作站野外调查未统计）；2014年成虫2975对，获虫卵约250万粒。

因此，在冬虫夏草适生地草甸建立寄主昆虫原位繁育基地，可以显著提高试验区草甸土壤中的寄主昆虫幼虫密度，并收获成虫和虫卵。

21.4 寄主昆虫种质原位繁育技术体系的集成

通过采集青藏高原不同产区冬虫夏草寄主昆虫的种质资源，建立种质资源保存基地，并选育能形成优质冬虫夏草的寄主种质，在建立的寄主昆虫原位繁育示范基地进行繁育，并控制天敌的危害，集成建立了寄主昆虫种质原位繁育技术体系。

21.4.1 寄主种类的选择

因地制宜，选择适应当地环境且能形成优质冬虫夏草的寄主昆虫种类。

21.4.2 寄主种质的采集与选育

（1）虫卵的获得。在寄主成虫羽化高峰期，选择冬虫夏草适生地的非冬虫夏草生长环境采集正在交尾的成对成虫，收集虫卵。也可从有关单位购买虫卵。

（2）虫卵的繁育流程。繁育寄主昆虫获得虫卵的过程如图21-4所示。

21.4.3 养虫室繁育

（1）养虫室。任何海拔条件下的房间都可，

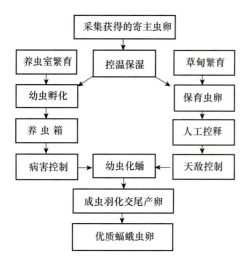

图 21-4　寄主昆虫的繁育流程
Figure 21-4　Reproducing process of host insects

条件是具有将室内温度控制在 15℃以下的制冷装置，并具有调节更低温度变化的能力；必要的加湿装置。

（2）养虫箱（或槽）。塑料面包箱或木质箱均可。箱内填充寄主幼虫生长环境的土壤厚 10~15 cm，箱壁留有通气孔。土壤表面覆盖饲料层，饲料层表面以湿润的干净苔藓保湿。

（3）幼虫饲料。以胡萝卜、胡萝卜与珠芽蓼块茎的混合物或人工饲料等为主。

（4）养虫室管理。温度控制在 15℃以下、湿度控制在 80% 左右，如能根据昼夜变化将室内温度设置在 5~12℃为佳，可增加幼虫的抗病能力。并定期检查幼虫的发育情况。

（5）病害控制。拟青霉和白僵菌是寄主幼虫室内饲养的大敌，检查过程中如发现有被感染致死的寄主幼虫，需彻底清楚，防止扩散感染其他幼虫。

21.4.4　牧虫繁育

（1）育种草甸。选择寄主适生地（但非冬虫夏草生长地）草甸，并构建围栏，防止牛羊进入。

（2）寄主虫卵的释放。选择晴朗天气的傍晚，将即将孵化的寄主虫卵按一定密度（具体密度根据需要确定，但需超过 100 粒 /m²）均匀地释放在草甸繁育地中，幼虫孵化后能很快进入土壤，提高幼虫的存活率。

（3）寄主幼虫生长发育监测。定期取样，监测寄主幼虫的密度与发育情况。

（4）天敌控制。蚂蚁和鼠兔是幼虫的重要天敌，采用"灭蚁清"拌饼干末定点控释在蚁窝内的方法可以快速杀灭蚂蚁，鼠兔则可用鼠笼进行诱捕。此外，鸟类是寄主成虫的重要天敌，在成虫羽化期需注意驱赶。

（5）育种草甸管理。除定期检查寄主幼虫的发育情况外，对牧虫地内植物的生长发育和土壤水分情况也须关注，同时要防止牛羊进入过度啃食草甸植物。

21.4.5　蛹的收集

适用于人工繁育室繁育蝠蛾虫卵。越冬后的 7~9 龄幼虫化蛹过程需要静养，避免干扰化蛹过程。化蛹过程结束后 20 d 左右，收集养虫箱（或槽）内的蛹并集中放置在放有湿润苔藓的塑料桶内，等待成虫羽化。

21.4.6　成虫采集与产卵

（1）成虫羽化期内，每天下午检查收集的蛹，并将羽化的成虫移入供成虫交配产卵的蚊帐内，等待交配产卵。

（2）成虫羽化高峰期的晚上 11 点左右，在全天候牧虫地内收集正在交尾的成对成虫，并移入蚊帐内，等待雌虫产卵。

（3）第 2 天收集前天晚上产下的卵，并分装在玻璃瓶中，瓶口用纱布封口保持通气。

21.4.7　虫卵的保育与孵化

（1）收集的虫卵在孵化前，必须保存在一定的相对湿度（80% 左右）条件下，防止虫卵脱水干瘪死亡。

（2）虫卵孵化前，每天转动存放虫卵的玻璃瓶，防止虫卵相互粘连，导致虫卵死亡。

（3）存放虫卵的瓶内出现少量幼虫时，及时将虫卵分散到较大空间或释放在养虫箱（或槽）内的饲料上。

（4）养虫箱（或槽）内的相对湿度以 60% 左右为宜，避免在箱壁或饲料上出现水珠。

21.4.8　虫卵的释放

选择在阴天或晴天傍晚释放，雨天不宜释放。

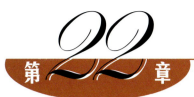

第22章 冬虫夏草子座发育的生物学

【摘要】 本研究连续2年观察了西藏季拉山冬虫夏草子座发育的生物学及子囊孢子的喷射动态。子座发育分为子座生长、子囊壳形成、子囊孢子喷射和子座衰败四个阶段。色季拉山冬虫夏草子座于每年5月初露出土表，以0.55 mm/d的平均生长速度发育增高，冬虫夏草子座平均高度约为41.1 mm；5月21日左右子座上部开始膨大，子囊壳着生于子座上部表面；6月末冬虫夏草子座发育成熟并喷射子囊孢子，7月中旬达到喷射高峰，单株喷射最多可达46.8万个/d，子囊孢子喷射期平均为23 d，最长达59 d；通常8月子囊孢子喷射已至末期，多数冬虫夏草进入衰败阶段，子座萎缩、倒伏，最终腐烂。在冬虫夏草子座发育及子囊孢子喷射期间，大气和土壤温湿度均对子座发育和子囊孢子喷射有重要影响。

已有文献对冬虫夏草子座发育的生物学和生态学特性进行了报道（沈发荣等，1988；尹定华等，1990；刁治民，1996；陈仕江等，1999）。在青海玉树与西藏那曲地区，5月中下旬冬虫夏草子座露出土表，6～7月进入生长盛期，7月冬虫夏草子座上部膨大，8月开始喷射子囊孢子，8月中下旬是冬虫夏草的衰退期，大部分子座干枯、倒伏，最后腐烂（刁治民，1996；陈仕江等，1999）。冬虫夏草子座的生长发育受温湿度、光照和降水等气候条件的影响较大。日平均气温3℃以上、空气相对湿度70%以上、光照充足时，子座生长迅速；若空气相对湿度低于50%，子座易干枯，子囊孢子不能形成，无法完成生长发育。降水量也会直接影响冬虫夏草的产量。若早春降雪量少，则当年冬虫夏草产量低；若冬虫夏草发育期降水少，则子座易被日光晒蔫，影响其生长发育（陈仕江等，2001）。

本章观察了西藏色季拉山冬虫夏草子座发育的生物学特性及相关生态因子的影响，同时对冬虫夏草子座及子囊孢子的形态学特征进行显微观察，研究结果有助于进一步阐明冬虫夏草的生物学特性及其发生规律，为冬虫夏草的自然孕育提供基础数据（李少松，2009；雷桅，2012）。

22.1 西藏色季拉山冬虫夏草子座的发育

22.1.1 发生地的温湿度条件

冬虫夏草发生地气温、空气相对湿度及土壤温度等气候条件变化数据如表22-1所示。2008年全年平均温度0.87℃，7月平均温度最高，为10.28℃；2月平均温度最低，为−8.99℃。全年最高和最低温度分别为25.17℃（6月27日）和−28.05℃（2月2日）。空气的年平均相对湿度为78.86%。土壤的年平均温度为4.59℃，最高温度13.7℃出现于8月，最低温度−0.61℃出现于1月。

表22-1 西藏色季拉山月平均大气温湿度和土壤温度（2008）
Table 22-1　The monthly mean air temperature and RH and the soil temperature of Mt. Sejila（2008）

月份	大气温度/℃	大气相对湿度/%	土壤温度/℃	月份	大气温度/℃	大气相对湿度/%	土壤温度/℃
1	−7.20±5.97	68.25±11.78	0.07±0.29	8	8.46±3.71	93.17±8.16	10.96±0.64
2	−8.99±7.43	68.83±8.86	0.17±0.20	9	6.71±4.14	89.10±8.92	10.50±0.76
3	−3.07±5.63	78.10±14.45	−0.05±0.22	10	1.25±5.21	82.09±13.60	5.42±2.06
4	0.89±4.57	90.01±10.51	1.04±1.28	11	−4.31±7.68	74.04±13.50	1.36±0.58
5	5.61±4.87	76.33±10.58	6.18±1.81	12	−5.97±7.50	63.14±13.43	0.20±0.09
6	7.83±4.75	82.70±10.24	10.43±0.91	年平均	0.87±6.64	79.53±9.27	4.59±4.60
7	10.28±4.63	88.59±11.29	10.74±0.48				

22.1.2 冬虫夏草子座的发育阶段

冬虫夏草子座的发育可以分为子座出土发育、子囊壳形成、子囊孢子喷射和子座衰败等四个阶段。

每年进入 5 月，色季拉山的大气与土壤温度回升，冬虫夏草子座开始露出土表发育（图 22-1A、B）。子座刚露出土表时颜色较深，红褐色，随着子座的生长，颜色渐浅。子座石蜡切片表明，子座表面光滑，内部菌丝交织，接近表面处菌丝致密，接近中心处菌丝较为疏松（图 22-1C）。

5 月 21 日左右子座上部开始膨大，肉眼可见颗粒状子囊壳着生于子座上部表面（图 22-1D）。随着子座的发育，子囊壳体积增大，布满于子座上部的表面（图 22-1E）。子囊壳刚形成时，颜色为浅灰色，之后渐渐加深成褐色。子座顶部会形成尖帽状的不孕顶端。6 月中旬，子座停止增高，子囊壳与子囊基本发育成熟，开始发育形成子囊孢子。子囊壳半埋生于子座组织中，因而子座表面呈粗糙的颗粒状（图 22-1F）。显微镜下的子囊壳呈梨形，内含正在发育的子囊（图 22-1G）。正常情况下，子座平均伸长 3 cm 左右即膨大形成子囊果，但也有超过 3 cm 甚至达到 4 cm 以上，其上部仍未膨大，这种类型的冬虫夏草往往发育不良，最终败育（图 22-1H）。败育的冬虫夏草子座未能形成子囊壳或形成很少的子囊壳，影响有性阶段的完成，其原因可能是虫体内菌丝体积累的营养被用于子座的过度伸长，而导致子囊果发育营养不良。

6 月 30 日冬虫夏草子座发育成熟并开始喷射子囊孢子，整体喷射期持续至 8 月初。在冬虫夏草喷射子囊孢子后期，子座上出现一种未知菌物（图 22-1I）（后文述及），可能促进了子座的衰败过程。子囊孢子喷射结束后，进入衰败阶段，子座开始萎缩、倒伏，最终腐烂（图 22-1J、K），部分冬虫夏草可持续存活至 9 月。

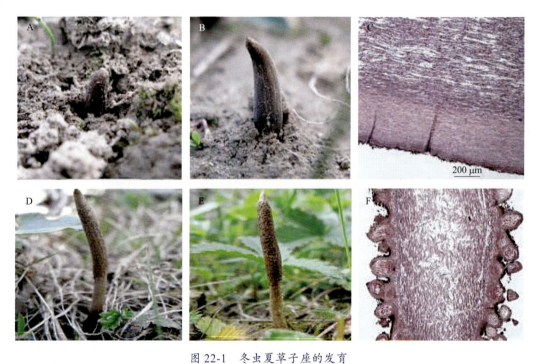

图 22-1　冬虫夏草子座的发育

Figure 22-1　The development of *O. sinensis* stroma

A，子座刚露出土表；B，子座伸长；C，子座纵向剖面图；D，子囊壳开始形成；E，子囊壳发育成熟；F，子囊壳形成后子座纵向剖面图；G，子囊壳纵向剖面图；H，败育的冬虫夏草；I，子座上的未知菌物；J，子座上部开始萎缩；K，子座倒伏；L，干旱导致子座萎缩

A, stroma newly exposing from soil; B, developing stroma; C, longitudinal profile of stroma before perithecium formatted; D, developing perithecium; E, matured perithecium; F, longitudinal profile of stroma after perithecium formatted; G, longitudinal profile of perithecium; H, aborted stroma *O. sinensis*; I, unknown fungi on stroma; J, atrophic stroma; K, lodged stroma; L, atrophic stroma resulted from drought

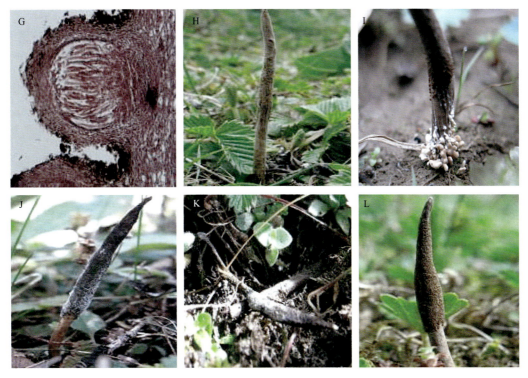

图 22-1　冬虫夏草子座的发育（续）

Figure 22-1　The development of *O. sinensis* stroma (Cotinued)

冬虫夏草子座发育期间最低与最高气温分别为 -8.91 ℃、19.04 ℃，平均气温为 6.32 ℃；空气相对湿度为 $31.9\%\sim98.7\%$，平均相对湿度 81.61%；土壤温度为 $5.36\sim11.57$ ℃，平均温度 8.79 ℃。

在观察冬虫夏草子座发育的过程中发现，2009 年 6 月 20 日前后部分冬虫夏草子座的上部有萎缩的现象（图 22-1 L）。对应生态因子的数据发现，2009 年 6 月 6 日至 6 月 23 日降水量极低，空气湿度下降并长时间处于 75% 以下（图 22-2），

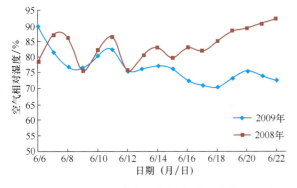

图 22-2　子座发育期间空气相对湿度变化曲线

Figure 22-2　The dynamic of air RH during the development of *Ophiocordyceps sinensis* stroma

导致冬虫夏草子座因缺水而萎缩。

22.1.3　冬虫夏草子座的发育速率

从 5 月 17 日开始对 35 株冬虫夏草子座的发育进行跟踪观察与测量，获得冬虫夏草的生长数据（表 22-2）。

冬虫夏草子座发育的平均生长速度为 0.55 mm/d，最终子座高度平均为 (41.06 ± 5.31) mm。对子囊壳形成前后子座的生长速度进行比较发现，自冬虫夏草子座露出土表至子囊壳开始形成期间生长较快，为 0.86 mm/d；子囊壳形成后，子座生长减缓，为 0.38 mm/d。

根据生长数据绘制冬虫夏草子座的生长曲线（图 22-3），利用 SPSS16.0 软件对生长数据进行 Logistic 拟合，其 Logistic 拟合方程为 $Y=43.13/(1+0.914e^{-0.103t})$（$Y$ 为子座高度，t 为天数），曲线拟合度（R^2）为 0.994，拟合度较好，表明冬虫夏草子座的生长基本符合 Logistic 曲线。

表 22-2 冬虫夏草子座的高度（mm）及日生长速率

Table 22-2 The height (mm) and the growth rate per day (mm/d) of *Ophiocordyceps sinensis* stroma in Mt. Sejila

编号	日期（月/日）																日生长速度/(mm/d)
	5/17	5/19	5/21	5/23	5/25	5/27	5/29	5/31	6/2	6/4	6/6	6/8	6/10	6/12	6/14	6/16	
1	35	36	37	40	42	44	45	46	48	51	52	52	53	53	53	53	0.60±0.51
2	21	23	25	26	29	31	34	35	37	39	40	41	41	41	44	45	0.80±0.49
3	21	23	26	30	31	32	35	38	41	44	45	45	45	45	45	45	0.80±0.73
4	20	23	25	27	29	31	34	37	34	36	38	38	40	41	41	41	0.70±0.80
5	23	23	22	24	28	33	34	34	34	34	35	35	36	36	36	36	0.43±0.82
6	23	24	23	25	31	36	39	37	40	40	39	40	40	40	40	40	0.57±1.13
7	19	21	21	23	23	23	24	27	28	28	31	30	31	32	32	32	0.43±0.59
8	19	21	21	22	23	24	26	28	28	28	30	30	31	32	32	32	0.43±0.42
9	25	26	27	30	32	33	34	37	38	39	39	41	41	43	43	43	0.60±0.51
10	24	25	27	31	33	34	37	37	41	40	40	41	40	41	42	43	0.63±0.77
11	35	37	37	37	37	37	38	39	40	40	40	40	40	40	40	40	0.17±0.31
12	28	30	33	33	36	38	39	42	44	45	45	46	47	47	47	47	0.63±0.58
13	19	21	21	24	27	29	28	28	30	31	31	30	31	31	31	31	0.40±0.66
14	14	15	18	24	25	26	26	27	30	32	33	34	36	37	37	37	0.77±0.78
15	24	25	28	30	31	33	37	37	37	38	40	40	41	41	41	41	0.57±0.62
16	31	32	33	34	34	34	36	40	42	42	42	43	43	45	45	45	0.47±0.58
17	31	32	34	37	37	38	39	41	41	44	42	43	44	46	46	46	0.50±0.65
18	28	31	33	32	34	35	38	39	42	42	41	42	44	44	44	44	0.53±0.64
19	22	24	25	27	29	31	32	33	36	36	35	33	34	34	36	36	0.47±0.67
20	24	24	24	27	29	31	31	34	35	36	36	36	36	36	36	36	0.40±0.57

续表

编号	日期（月/日）															日生长速度/(mm/d)
	5/17	5/19	5/21	5/23	5/25	5/27	5/29	5/31	6/2	6/4	6/6	6/8	6/10	6/12	6/14	6/16	
21	26	27	27	28	31	33	34	37	37	39	40	40	40	40	40	40	0.47±0.55
22	26	27	27	28	30	32	36	37	37	37	37	38	39	39	39	39	0.43±0.56
23	19	23	24	25	28	30	35	35	38	38	40	43	43	43	43	43	0.80±0.84
24	15	17	21	25	26	27	29	31	33	33	34	35	35	36	36	36	0.70±0.65
25	22	23	25	25	28	30	34	34	37	37	39	39	40	40	40	40	0.60±0.69
26	25	26	26	28	31	34	34	36	37	37	39	39	40	41	41	41	0.53±0.55
27	24	24	25	27	30	33	35	35	35	38	38	38	38	38	38	38	0.47±0.64
28	28	28	30	32	34	36	38	39	39	40	41	41	43	43	43	43	0.50±0.46
29	29	30	31	32	36	40	40	42	43	44	45	47	47	49	49	49	0.67±0.65
30	30	32	33	32	35	38	38	42	42	42	42	44	45	45	45	45	0.50±0.73
31	31	33	34	38	40	41	43	43	45	45	44	45	45	45	45	45	0.47±0.64
32	35	37	37	38	41	44	46	46	46	46	48	50	50	50	50	50	0.50±0.60
33	20	23	25	25	27	28	29	29	30	30	31	31	31	31	31	31	0.37±0.48
34	16	19	22	24	25	26	35	38	42	43	42	42	44	42	44	44	0.93±1.28
35	25	26	26	28	30	32	34	34	36	37	38	39	40	40	40	40	0.50±0.42
子座平均长度	24.48±5.50	26.03±5.34	27.17±5.10	210.09±4.82	31.20±4.77	33.06±5.04	35.03±4.97	36.40±4.93	37.80±5.01	38.60±5.21	310.20±4.89	310.74±5.37	40.40±5.29	40.77±5.30	41.00±5.29	41.06±5.31	0.55

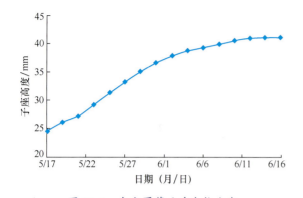

图 22-3　冬虫夏草子座生长曲线

Figure 22-3　Growth curve of *O. sinensis* stroma

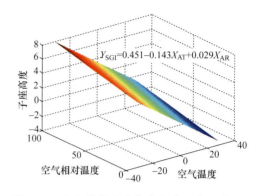

图 22-4　冬虫夏草子座高度与其显著环境因子相关关系的曲面图

Figure 22-4　3-D curved surface of stroma growth model correlating with impact factors

22.1.4　环境因子对冬虫夏草子座生长的影响

根据子座生长期间的大气和土壤的温湿度，分析了大气和土壤温湿度等环境因子与子座生长高度之间的相互关系，并建立了多元逐步回归模型：

$$Y_{SGI} = -363.2953 - 4.511X_{AT} + 2.443X_{AR} + 24.073X_{ST} + 4.256X_{SR} + 0.040X_{AT} \times X_{AR} + 0.110X_{AT} \times X_{ST} - 0.033X_{AR} \times X_{ST} - 0.028X_{AR} \times X_{SR} - 0.250X_{ST} \times X_{SR} \quad (R^2 = 0.98203)$$

式中，Y_{SGI} 表示子座地上部分高度，X_{AT} 表示空气温度，X_{AR} 表示空气相对湿度，X_{ST} 表示土壤温度，X_{SR} 表示土壤相对湿度。

此外，建立冬虫夏草子座地上部分高度与各环境因子的两两相关矩阵（表 22-3），据此可见气温是最重要的影响因子。进一步优化该数学模型，在 $P \leq 0.05$ 范围内，构建了一个线性逐步方程 $Y_{SGI} = 0.451 - 0.143X_{AT} + 0.029X_{AR}$，$R^2 = 0.328$，以解析和理解影响因子的重要性，并绘制其相应的三维曲面图（图 22-4）。

表 22-3　子座高度与环境条件之间的相关性分析

Table 22-3　Pearson correlation analysis of stroma increment and impact factors

环境因子 IF	子座高度 SGI	P	环境因子 IF	子座高度 SGI	P
AT	−0.442**	0.0043	ST	−0.398	0.063
AR	0.409	0.050	SR	−0.377	0.075

* 和 ** 分别表示 $P \leq 0.05$（显著）和 $P \leq 0.01$（极显著）

* and ** = significant at $P \leq 0.05$ and 0.01, respectively

22.2　子囊孢子

22.2.1　子囊孢子的形态

子囊孢子为细长条状，长 150～300 μm，宽 4～6.5 μm。子囊孢子有 15～45 个横隔，横隔间距离为 5.6～12 μm。经过 DAPI 核染色发现，每个横隔之间均有细胞核（图 22-5A）。子囊孢子在土壤浸提液（1∶10）与蔗糖溶液（1∶20）中培养，未发现自然断裂的现象，而是以出芽的方式进行萌发，产生椭圆形的分生孢子（图 22-5B）。

22.2.2　子囊孢子活力检测方法的建立

采用中性红（0.1%）对冬虫夏草子囊孢子进行染色，经过 30 min、1 h 和 1.5 h 的染色时间摸索，发现 1.5 h 染色的效果最好。然后对烘干灭活的死子囊孢子进行 1.5 h 染色，清水脱色后发现孢子不被染色。活孢子（图 22-6）与死孢子（图 22-7）的染色效果对比明显，可以用于子囊孢子的活力检测。

中性红为碱性染料，能对细胞核染色。经长时间染色后，子囊孢子中的每个分隔细胞都被染红，所以活孢子都有红点串。子囊孢子死亡后，其细胞结构已经破坏，胞内可染的酸性物质流失，因此经过等浓度、等时间的中性红染色后，死孢子不被染色，整个子囊孢子都没有红点。

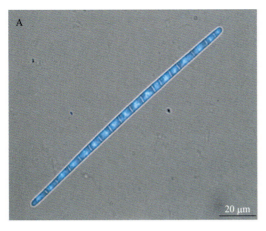
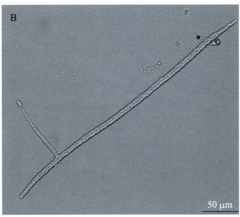

图 22-5　荧光显微镜下的子囊孢子

Figure 22-5　Ascospore under fluorescence microscope

A，DAPI 染色的子囊孢子；B，子囊孢子萌发

A, ascospore dyed by DAPI; B, ascospore germination

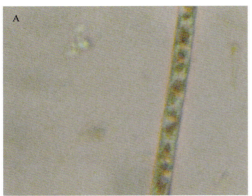
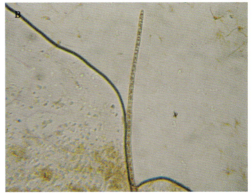

图 22-6　活子囊孢子的染色效果

Figure 22-6　Dye effect of live ascospores

A 和 B，生活状态的子囊孢子染色

A and B, pigmentation of live ascospores

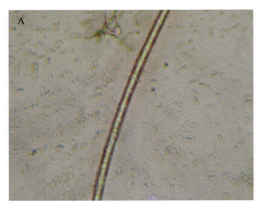
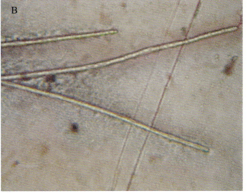

图 22-7　失活子囊孢子的染色效果

Figure 22-7　Dye effect of dead ascospores

A 和 B，坏死状态的子囊孢子染色

A and B, pigmentation of dead ascospores

22.2.3 土壤和叶片中的子囊孢子跟踪观察

对子囊孢子的喷射动向进行跟踪观察，拍摄到土壤中（图 22-8）和植物叶片上（图 22-9）的孢子形态，从而直接证实子囊孢子喷发后会落到土壤中和叶片上。

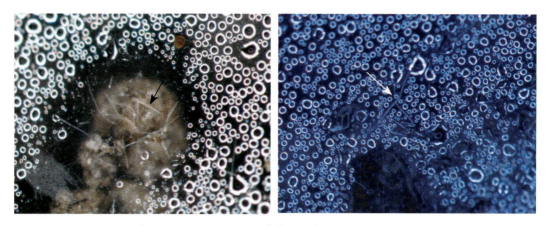

图 22-8　土壤中的子囊孢子
Figure 22-8　The ascospores in soil

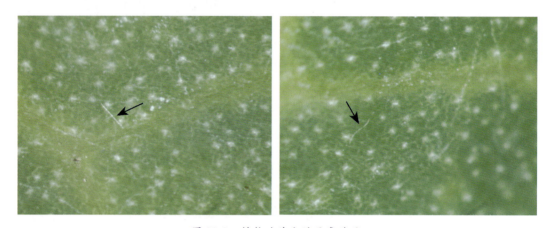

图 22-9　植物叶片上的子囊孢子
Figure 22-9　The ascospores on plant leaves

子囊孢子落到土壤中，随地表径流或地下间隙水传播，随机接触到营地下隧道生活的寄主昆虫，扩散、致病，从而发育形成冬虫夏草，那么子囊孢子在土壤中的生活力强度，以及它在土壤中萌发成分生孢子的过程等，这一系列关键问题都还有待继续深入探讨。

在冬虫夏草子座的周围生活着大量的植物，子囊孢子喷射到叶片上应该是理所当然的自然现象，但植物组织是否也能作为子囊孢子萌发的生境，或者说子囊孢子在植物叶片中是否会继续生长、扩散，从而以植物作为生存和传播载体实现青藏高原上广泛存在，是一个值得深入研究的有趣问题。

22.2.4　培养基中子囊孢子的萌发与萌发方向

利用 PDA＋蛋白胨、土壤浸提液＋琼脂、土壤浸提液＋PDA＋琼脂等不同类型的人工培养基，以及玻璃碎珠＋土壤浸提液的土壤仿制培养基，观察子囊孢子的萌发，结果发现有大量的孢子出芽，且生成分生孢子（图 22-10）。然后通过显微镜载物台垂移技术确定了分生孢子梗的出芽方向，是朝向培养基外面，即以气生分生孢子梗的形式为主。

对于某一个子囊孢子，分生孢子梗一般都是从同一侧萌发，分生孢子梗长短不一，并在梗的顶端"挤"出分生孢子。每个孢子梗可产

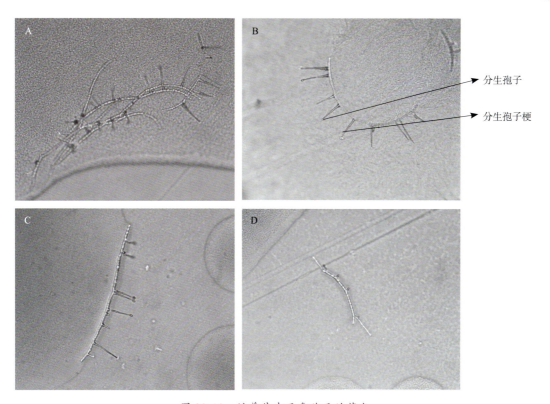

图 22-10 培养基中子囊孢子的萌发

Figure 22-10　Germination of ascospores in medium

A，多个子囊孢子的萌发；B，子囊孢子产生分生孢子；C，分生孢子梗同向生长；D，萌发初期的子囊孢子

A, germination of server ascospores; B, spores production from ascospore; C, co-orientation growth of conidiophores; D, ascospores in the germination state

生 1~5 个，分出的分生孢子会慢慢离开梗顶端，游离到其他位置。因为这是在固体 PDA 培养基中，其流动性有限，所以由此可见分生孢子的活动能力较强。然而，分生孢子是否直接发育成菌丝，或是否存在某形式的中间状态，仍有待进一步观察。

22.2.5　土壤中子囊孢子的萌发

直接观察到土壤中子囊孢子的萌发（图 22-11），其状态与培养基中基本一致，因此可以用人工培养基来模拟土壤进行孢子的发育生物学研究（图 22-12）。

为避免土壤的暗色背景干扰子囊孢子的实地观察，选用透明玻璃珠+土壤浸提液作为模拟土壤，用以培养子囊孢子。一段时间后，在显微镜下看到玻璃珠周边的子囊孢子，并获得以下重要现象：①所有的子囊孢子都游离于玻璃珠之外，不会附着在固体介质上。那么可以推理，在自然土壤中，孢子不需要附着在土壤颗粒上，而是生

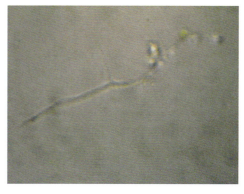

图 22-11　土壤中子囊孢子的萌发

Figure 22-11　Germination of ascospores in soil

活在土壤间隙的液体中。换言之，在人工条件和实验研究中，无需专注于土壤本身，用土壤浸提液可以替代土壤开展孢子的生物学研究。②所观察到的黏附于玻璃珠介质上的子囊孢子都没有萌发，而同时，无玻璃珠的土壤浸提液培养的子囊孢子已经萌发。这进一步说明，子囊孢子的萌发很可能是在土壤的间隙液中发育。

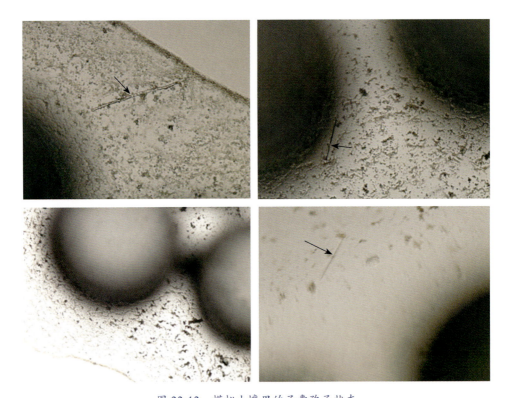

图 22-12　模拟土壤里的子囊孢子状态

Figure 22-12　Developmental state of ascospores in thesimulant soil

22.2.6　子囊孢子的衰亡

经过一段时间的培养后，子囊孢子或者分生孢子梗会出现缢缩现象，形成一个隔断，将自身一分为二。子囊孢子缢缩后，生成一小段狭长的单细胞囊，该囊比菌丝粗，但不能排除是菌丝纠结的高级结构，还有待进一步鉴定。而分生孢子梗缢缩后，余段会逐步降解消失，这说明在其完成产分生孢子的使命后，最终还是会回归到梭状子囊孢子的形态。

由图 22-13 可见，子囊孢子在断裂前，首先局部弯折，而弯折处正是在萌发分生孢子梗的节点，表明该处可能比较脆弱。而断裂时的子囊孢子是直接分段，然后逐渐衰亡降解。

对于子囊孢子而言，实现分生孢子的产出，就完成了其菌种繁殖和种群扩散的任务，也实现

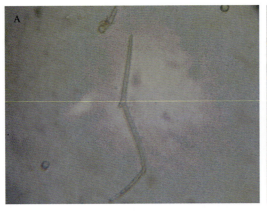
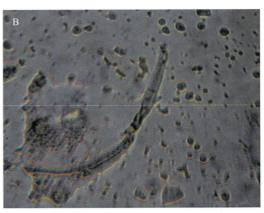

图 22-13　断裂状态的子囊孢子

Figure 22-13　Ascospore in the braking state

A，即将断裂的子囊孢子；B，正在断裂的子囊孢子

A, ascospores before braking; B, ascospores in braking

了有性阶段向无性阶段的过渡。

无论大小，子囊孢子的缢缩均发生于一端，而后逐渐变细、消亡和降解。从所观察的样品来看，这些子囊孢子没有出现明显的分生孢子梗或其萌发痕迹，因此发生缢缩的子囊孢子可能是未萌发的个体。

分生孢子梗在喷射完分生孢子后，就基本完成了其存在的必要。这个衰亡过程（图 22-14）比较近似于图 22-15 的子囊孢子缢缩状态，说明缢缩应该是比较通用的孢子衰亡形式，这在其他真菌中也有体现（郭英兰，1993）。

22.3 子囊孢子的喷射动态

22.3.1 子囊孢子的喷射观察

使用高清摄像机拍摄冬虫夏草子囊孢子的喷

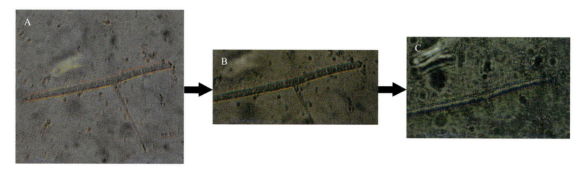

图 22-14 分生孢子梗衰解的过程
Figure 22-14 Degradation process of conidiophore
A，萌发期的分生孢子梗；B，分生孢子梗根部的缢裂痕；C，分生孢子梗的缢缩后段逐步降解
A, conidiophores in germination; B, septum at the root of conidiophore; C, conidiophore degradation after constriction

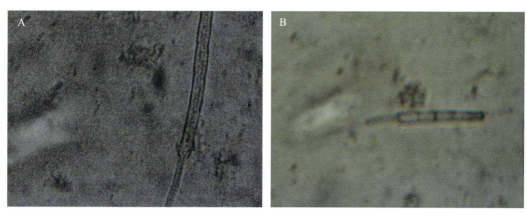

图 22-15 子囊孢子的缢缩
Figure 22-15 Constriction of ascospore
A，较大子囊孢子的缢缩；B，较小子囊孢子的缢缩
A, constriction of big ascospores; B, constriction of small ascospores

射过程，可以清晰地观察到子囊孢子从子囊壳上分离、飞开和飘散的动作，表明在子囊孢子的喷射过程具有极强的随机性，受风向风速的影响极大（图 22-16）。因此，子囊孢子"随风飘舞"也可能是冬虫夏草菌种群扩散的一种方式，那么晴天刮风的天气和开阔较高的地形更有利于该菌的

菌种传播。

22.3.2 子囊孢子的喷射动态研究

22.3.2.1 子囊孢子的收集与统计　从子囊壳形成开始，采用套袋的方法（图 22-17）每隔 1 日分别收集 35 株冬虫夏草在原生态环境下喷射的子囊

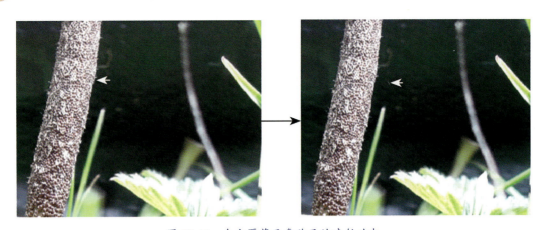

图 22-16　冬虫夏草子囊孢子的喷射动态
Figure 22-16　Discharged dynamics of *O. sinensis* ascospores

孢子并统计子囊孢子的数量。具体操作方法如下。

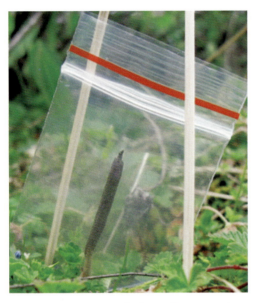

图 22-17　子囊孢子收集方法
Figure 22-17　Ascospore collection method

（1）套袋的制作。选取约 5 cm×4 cm 大小的透明样品袋，用剪刀在其底部中间剪出一圆形的孔，其直径应稍大于冬虫夏草子座的直径。

（2）子囊孢子的收集。将制作好的套袋套于冬虫夏草子座上，注意套袋上沿的密封条完全打开，为冬虫夏草提供开放式的环境，以免影响冬虫夏草子囊孢子的喷射。子囊孢子喷射时，黏附于样品袋的内表面。

（3）子囊孢子数量的统计。收集到的子囊孢子先在显微镜下观察，再以适当体积的土壤浸提液洗出，盛于小烧杯中，得到孢子液。用移液枪吸取搅拌均匀的孢子液 10 μL，滴于洁净的载玻片上，在显微镜下统计每 10 μL 液体中子囊孢子的数量，重复统计 3 次。根据每 10 μL 液体中子囊孢子的数量及孢子液的总体积计算出喷射的子囊孢子的数量。

22.3.2.2　子囊孢子喷射动态分析　采用套袋法收集的 35 株冬虫夏草所喷射的子囊孢子数见表 22-4，并据此绘制了冬虫夏草子囊孢子喷射的动态曲线（图 22-18），冬虫夏草子囊孢子的喷射基本呈钟形曲线的动态变化，子囊孢子喷射在 7 月 14 日达到最盛，8 月子囊孢子的喷射进入末期。

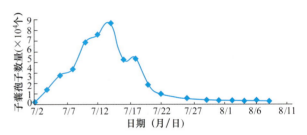

图 22-18　冬虫夏草子囊孢子喷射动态曲线
Figure 22-18　The dynamic of ascospore release

根据冬虫夏草子囊孢子喷射的动态数据，各株冬虫夏草开始喷射子囊孢子的时间不同，最早为 6 月 30 日，最晚为 7 月 8 日；不同株冬虫夏草一天喷射的子囊孢子数量差异较大，最盛时可达 46.8 万个 /d（图 22-19B）；单株冬虫夏草的喷射期最长可达 59 d，喷射期平均约为 23 d。根据数据绘制每株冬虫夏草喷射子囊孢子的动态曲线，发现各株冬虫夏草的子囊孢子喷射动态曲线总体一致，在 7 月 10~18 日相继达到喷射高峰，此后子囊孢子的数量开始减少；但其喷射动态也各有差异，有的会产生多个喷射高峰，形成波浪式的动态曲线（图 22-19 A），有的仅有单一高峰（图 22-19 B）。

表 22-4　由 35 条冬虫夏草子座在不同日期喷发的子囊孢子数

Table 22-4　The ascospores (×10 thousands) released by 35 of *Ophiocordyceps sinensis* in different date

编号	7/2	7/4	7/6	7/8	7/10	7/12	7/14	7/16	7/18	7/20	7/22	7/26	7/29	7/31	8/2	8/4	8/6	8/8
1	0.00	0.03	0.53	0.47	2.80	3.20	10.70	0.47	1.53	0.05	0.03	0.00	0.00	0.00	0.00	0.00	0.00	0.00
2	0.01	4.60	10.20	7.73	13.73	8.67	11.20	7.33	8.40	1.73	1.27	0.87	0.27	0.17	0.22	0.20	0.10	0.00
3	0.72	7.47	6.40	4.53	10.53	11.20	8.53	0.30	0.87	0.08	0.03	0.00	0.00	0.00	0.00	0.00	0.00	0.00
4	0.01	0.27	1.07	0.70	3.73	1.13	4.47	1.27	1.87	0.00	0.00	0.00	0.00	0.00	0.00	0.00	0.00	0.00
5	0.01	0.20	0.20	2.80	3.80	1.20	3.20	0.00	1.17	0.00	0.00	0.00	0.00	0.00	0.00	0.00	0.00	0.00
6	0.00	0.02	0.00	0.20	5.53	5.13	1.27	0.00	0.00	0.00	0.00	0.00	0.00	0.00	0.00	0.00	0.00	0.00
7	0.23	0.90	4.60	4.20	5.30	17.33	11.20	6.50	5.80	1.40	0.63	0.13	0.15	0.02	0.00	0.00	0.00	0.00
8	0.00	0.03	0.40	1.53	6.87	11.50	15.20	12.67	8.40	7.87	4.27	3.07	1.13	0.12	3.07	1.33	1.33	0.53
9	0.80	7.47	6.93	10.07	8.40	7.30	8.00	3.40	5.60	0.27	0.27	0.22	0.23	0.08	0.05	0.00	0.00	0.00
10	3.10	7.33	12.40	12.67	17.47	13.07	24.60	7.73	5.07	4.40	1.27	0.33	0.05	0.12	0.02	0.00	0.00	0.00
11	1.90	7.07	6.40	11.73	12.00	6.00	16.67	5.07	6.00	2.53	2.20	2.30	2.27	1.23	0.47	0.77	0.30	0.00
12	0.15	1.00	4.40	0.47	13.47	10.40	14.27	3.87	1.60	5.07	4.40	3.73	5.30	2.20	2.20	4.20	2.67	0.63
13	0.37	0.10	0.70	0.60	0.87	4.27	0.00	0.00	0.28	0.00	0.03	0.00	0.00	0.00	0.00	0.00	0.00	0.00
14	0.00	4.00	4.93	4.67	7.33	8.40	1.20	0.01	0.08	0.20	0.07	0.00	0.00	0.00	0.00	0.00	0.00	0.00
15	0.00	0.20	4.13	7.20	12.00	8.67	15.00	4.40	3.90	0.16	0.10	0.15	0.08	0.00	0.00	0.00	0.00	0.00
16	0.00	3.40	7.10	7.33	8.67	22.60	11.83	8.27	16.53	0.18	0.15	0.00	0.02	0.00	0.00	0.10	0.00	0.00
17	0.00	0.02	1.33	10.20	13.33	11.50	110.27	7.20	0.80	0.08	0.10	0.02	0.00	0.00	0.00	0.00	0.00	0.00
18	0.00	3.07	14.40	14.00	12.67	8.00	3.33	2.60	0.93	0.02	0.00	0.00	0.00	0.00	0.00	0.00	0.00	0.00
19	0.00	0.67	1.90	3.60	2.40	4.10	1.27	0.00	0.10	0.00	0.00	0.00	0.00	0.00	0.00	0.00	0.00	0.00
20	0.00	0.47	2.80	3.73	4.40	7.73	2.67	1.70	1.20	0.10	0.03	0.07	0.00	0.00	0.00	0.00	0.00	0.00
21	0.00	0.03	0.80	0.73	2.60	10.10	8.53	0.00	1.13	0.55	0.53	0.40	0.40	0.08	0.00	0.00	0.00	0.00
22	0.00	0.00	0.15	2.30	11.50	13.73	14.40	1.00	3.53	0.03	0.15	0.13	0.27	0.00	0.28	0.00	0.00	0.00
23	0.00	0.00	1.70	2.50	4.70	4.07	10.70	3.70	3.80	0.05	0.22	0.00	0.00	0.00	0.00	0.00	0.00	0.00
24	0.00	0.00	0.20	0.53	0.60	0.13	0.00	0.00	0.15	0.07	0.00	0.00	0.00	0.00	0.00	0.00	0.00	0.00
25	0.00	0.33	2.20	2.30	8.80	5.30	0.07	0.00	0.07	0.00	0.00	0.00	0.00	0.00	0.00	0.00	0.00	0.00
26	0.00	0.00	0.15	0.73	2.40	2.50	6.10	13.20	10.47	0.03	0.00	0.00	0.00	0.00	0.00	0.00	0.00	0.00
27	0.00	0.00	0.03	0.03	0.87	0.00	0.00	0.07	0.00	0.00	0.00	0.00	0.00	0.00	0.00	0.00	0.00	0.00
28	0.00	0.00	0.02	0.10	0.57	1.47	6.70	7.30	10.20	0.10	0.07	0.00	0.00	0.00	0.00	0.00	0.00	0.00
29	0.00	0.00	0.00	0.03	2.00	4.80	2.53	0.00	0.27	0.00	0.13	0.08	0.05	0.00	0.00	0.00	0.00	0.00
30	0.00	0.00	0.00	0.00	0.97	3.00	2.47	0.53	1.27	0.00	0.00	0.00	0.00	0.00	0.00	0.00	0.00	0.00
31	0.00	0.00	0.01	0.67	1.97	5.67	0.63	2.33	1.93	1.13	1.00	0.53	0.11	1.73	1.47	2.27	1.93	0.27
32	0.00	0.00	0.03	0.13	2.40	0.33	0.00	0.00	0.00	0.00	0.00	0.00	0.00	0.00	0.00	0.00	0.00	0.00
33	0.00	0.00	0.00	0.01	1.27	3.53	4.30	0.00	0.30	0.07	0.03	0.00	0.00	0.00	0.00	0.00	0.00	0.00
34	0.00	0.00	0.00	0.00	0.50	3.80	23.50	42.80	46.80	310.40	16.53	7.47	4.20	10.50	5.20	3.90	6.80	8.10
35	0.00	0.00	0.00	0.30	0.32	0.37	5.00	3.80	6.80	0.13	0.15	0.33	0.30	0.00	0.27	0.15	0.00	0.00
平均	0.21	1.39	2.75	3.34	5.88	6.60	7.65	4.21	4.43	1.88	0.96	0.57	0.43	0.44	0.38	0.37	0.38	0.27
SD	0.62	2.48	3.79	4.04	4.94	5.14	6.91	7.66	8.28	6.75	2.91	1.48	1.17	1.65	1.07	1.03	1.26	1.37

在15℃条件下土壤浸提液（1：10）与蔗糖溶液（1：20）中培养的子囊孢子，其萌发率分别为9%与20.7%。子囊孢子萌发率较低，但相对于喷射的总数量，萌发的子囊孢子数量亦较大。

选择发育良好的冬虫夏草，每隔2 h更换套袋，观察一天子囊孢子喷射的动态变化（图22-20）。一

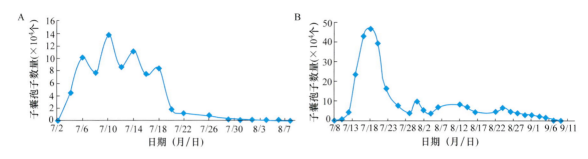

图 22-19　单株冬虫夏草子囊孢子喷射曲线

Figure 22-19　The dynamic of ascospore released by a single *O. sinensis*

A，多个喷射高峰；B，单一喷射高峰

A, multiple peak of ascospore release; B, single peak of ascospore release

天中冬虫夏草喷射子囊孢子的高峰时段是 11~13 时，其次为 13~15 时。根据对生态因子的监测，一天中子囊孢子喷射的高峰时段正是气温较高、光照较强的时间（图 22-21）。

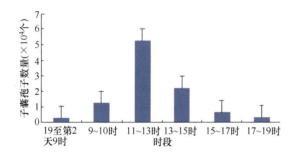

图 22-20　一天中不同时段子囊孢子的喷射量

Figure 22-20　The dynamic of ascospores release at different time of one day

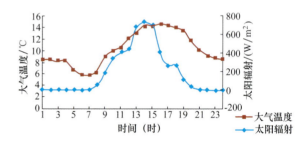

图 22-21　一天内大气温度与太阳辐射变化曲线

Figure 22-21　The dynamic of air temperature and solar radiation at different time of one day

子囊孢子喷射期间气温变化介于2.45~110.46℃，平均气温为 10.79℃；空气相对湿度 44%~97.7%，平均相对湿度 85.69%；土壤温度变动较小，最低与最高温度分别为 11.13℃和 14.77℃，平均温度 12.76℃。子囊孢子喷射期间的空气温湿度与土壤温度均稍高于子座发育成熟之前。

根据冬虫夏草喷射子囊孢子的动态曲线，7月14日子囊孢子喷射达到高峰期，此后数量急剧下降，但在7月18日出现了次高峰。针对此现象对生态因子进行分析时发现，降水量在7月13日至7月23日间极低，仅在7月18日凌晨降水 1.6 mm（图 22-22）。可见，长期的低降水量会导致子囊孢子的喷射数量降低，而此时少量的降水可以暂时满足冬虫夏草对水分的需求。

22.3.2.3　子囊孢子的喷射动力学模拟　根据表 22-4 统计的子囊孢子喷射动态，采用统计学和

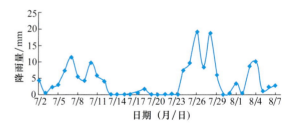

图 22-22　子囊孢子喷射期间的降水量变化

Figure 22-22　The dynamic of precipitation during ascospore release

数学方法构建了一个反映子囊孢子喷射动力学的 Cubic 方程式：$Y_{ADI}=1.376t-0.089t^2+0.001t^3-0.955$，式中，$Y_{ADI}$ 表示子囊孢子产量，t 表示天数，其 R^2 和 F 值分别为 0.805 和 110.236，$P<0.001$（图 22-23）。

22.3.2.4　环境因子对冬虫夏草子囊孢子数量的影响　建立冬虫夏草子囊孢子喷射数量与 4 个环

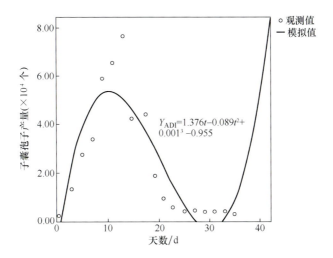

图 22-23　冬虫夏草子囊孢子的生成动力学曲线

Figure 22-23　Logistic curve of *O. sinensis* ascospore producing

境因子之间的相互关系，获得一个多项式逐步回归模型：

$$Y_{ADI} = -1114.755 - 51.931X_{AT} - 18.494X_{AR} + 233.454X_{ST} + 16.878X_{SR} - 0.007X_{AT} \times X_{AR} - 1.022X_{AT} \times X_{ST} + 0.677X_{AT} \times X_{SR} + 0.558X_{AR} \times X_{ST} + 0.118X_{AR} \times X_{SR} - 2.831X_{ST} \times X_{SR} \ (R^2 = 0.944\,23)$$

式中，Y_{ADI} 表示冬虫夏草子囊孢子喷射量，X_{AT} 表示空气温度，X_{AR} 表示空气相对湿度，X_{ST} 表示土壤温度，X_{SR} 表示土壤相对湿度。

基于该方程，求解理论最大值。当气温 8.712℃、气湿 45.955%、土温 11.686℃、土湿 94.094% 时，子囊孢子的喷射量可高达 42.360 万个。据实际气候条件，7月和8月可能出现这种天气，这两个月份也正好是子囊孢子的喷射期，而之后青藏高原冬虫夏草产区将进入寒冷的冬季，因此这也暗示由子囊孢子发育成的分生孢子是冬虫夏草的过冬状态。

进一步开展冬虫夏草子囊孢子喷射量与各环境因子之间的 Pearson 相关性分析，由表 22-5 的相关矩阵可知土壤相对湿度是决定子囊孢子喷射的显著环境影响因子。于是在 $P \leq 0.05$ 区间里，建立了一个线性方程：$Y_{ADI} = 104.049 - 1.061X_{SR}$（$R^2 = 0.312$）及其曲线图（图 22-24），揭示了子囊孢子喷射与土壤湿度之间的定量关系。

表 22-5　冬虫夏草子囊孢子喷射量与环境条件之间的相关性分析

Table 22-5　Partial correlation analysis of stroma increment and impact factors

环境因子（IF）	喷射量（ADI）	P	环境因子（IF）	喷射量（ADI）	P
AT	0.238	0.171	ST	0.234	0.175
AR	−0.324	0.095	SR	−0.559**	0.008

* 和 ** 分别表示 $P \leq 0.05$（显著）和 $P \leq 0.01$（极显著）

* and ** = significant at $P \leq 0.05$ and $P \leq 0.01$, respectively

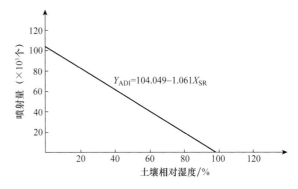

图 22-24　冬虫夏草子座子囊孢子喷射与其显著环境影响因子相关关系的曲面图

Figure 22-24　Curve of ascospores discharge correlating with impact factors

第23章 冬虫夏草的原位孕育

【摘要】本研究在西藏和青海各建立了1个冬虫夏草原位孕育示范基地，通过采取必要的技术措施，显著提高了冬虫夏草的产量。西藏色季拉山冬虫夏草孕育示范基地连续五年的冬虫夏草产量结果表明，产量虽有波动，但呈增加的趋势；高寒草甸冬虫夏草孕育示范基地2012年产冬虫夏草1232条（本底），2013年产8521条，是2012年的6.92倍；2014年产7109条，是2012年的5.77倍。在此基础上系统集成了冬虫夏草原位孕育技术体系。

冬虫夏草的原位孕育是实现冬虫夏草资源可持续发展的关键环节，确保了冬虫夏草始终产自青藏高原的原生态环境，也确保了作为珍稀滋补药材的道地性，同时保障了青藏高原高寒牧区农牧民的切身利益。本章通过在西藏中山大学青藏高原特色资源科学工作站和青海玉树藏族自治州治多县建立冬虫夏草孕育示范基地，对冬虫夏草的原位孕育进行了示范，并系统集成了冬虫夏草原位孕育技术体系。

23.1 示范基地概况

23.1.1 西藏色季拉山冬虫夏草原位孕育示范基地的概况

色季拉山位于西藏林芝县以东，属念青唐古拉山脉，是尼洋河流域与帕隆藏布江的分水岭，年降水量充沛，是冬虫夏草的发生地。2006年，中山大学在色季拉山海拔4156 m（29°37′897″N，94°37′522″E）处建立了"中山大学青藏高原特色资源科学工作站"，在工作站的试验园内建立了冬虫夏草原位孕育示范基地。

孕育示范基地占地面积约1 hm²，高山灌丛和高寒草甸是主要植被，也是冬虫夏草自然发生地（图23-1）。2006年及其之前的冬虫夏草产量无从追踪，2007年的冬虫夏草个体数为125株，可视为该试验地的冬虫夏草本底产量。但2007年的冬虫夏草没有采挖，除部分个体自然萎缩外，大多数个体全部发育成熟并自然喷发子囊孢子，作为下一代冬虫夏草菌的种源。

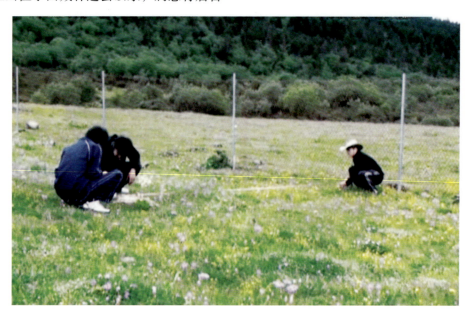

图23-1 色季拉山冬虫夏草孕育示范基地

Figure 23-1 Demonstration base of reproducing *Ophiocordyceps sinensis* in Mt. Sejila

23.1.2 青海治多县高寒草甸冬虫夏草原位孕育示范基地的概况

高寒草甸冬虫夏草孕育示范基地位于青海省玉树藏族自治州治多县加吉博洛镇改查村的高山山坡上，北纬 33°54′965″，东经 95°44′660″，距离治多县城 18 km，海拔 4400～4600 m 的高寒草甸（图 23-2），占地约 200 亩①。山坡坡度 40°～60°，为高山陡坡，排水良好；山坡呈东西走向，分为明显的南坡和北坡，其中北坡为冬虫夏草适生地，示范基地即建立于北坡。示范基地几乎全部为高寒草甸覆盖，靠山沟有极少量约 30 cm 高的低矮灌丛植物。

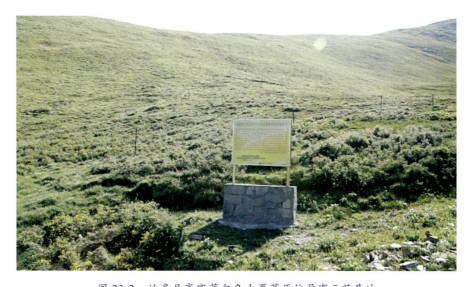

图 23-2　治多县高寒草甸冬虫夏草原位孕育示范基地
Figure 23-2　Demonstration base of reproducing *O. sinensis* in Zhiduo County of Qinghai Province

23.2　原位孕育的主要技术措施

（1）建立保护围栏。在示范基地草甸外围建立铁丝网围栏，主要目的是保护示范基地，防止其他因素如牛、羊等进入干扰。

（2）环境条件监测与维护。在园内安放大气和土壤温度、湿度自动记录仪，自动记录各项环境数据的变化，如出现大幅度波动，应进行有效干预。

（3）释放寄主成虫或虫卵。将已经交配的成对成虫释放在试验地内直接产卵；或在每年 8 月下旬，在示范基地草甸释放即将孵化的寄主昆虫虫卵，虫卵释放后不久幼虫孵化，进入草甸土壤定居，可提高孵化率，并降低初孵幼虫的死亡率。释放成虫或虫卵应在无雨的傍晚进行，防止雨水对成虫或初孵幼虫造成伤害。

（4）释放冬虫夏草菌。将人工培养的冬虫夏草菌制成一定浓度的悬浮液，喷洒在草甸上，以小雨天或早晚进行较为适宜。

（5）科学采挖园内冬虫夏草。主要包括采挖方法、采挖时间和控制采挖人数等方面。采挖方法应尽量缩小采挖创面，挖出的土壤和植物应回填并压紧；如挖出寄主幼虫，应快速放回采挖洞内，并用土掩盖，防止蚂蚁等天敌对幼虫造成伤害。进入 6 月中下旬后，冬虫夏草子囊壳发育成熟开始喷发子囊孢子，事实上，此时的冬虫夏草虫体内的营养物质已经全部转到子座，虫体空瘪，完全失去营养和药用价值，此时应禁止任何采集人员进入园内。过多的采集人员会出现地毯式搜索，导致过度采挖。

（6）季节性禁止放牧。6 月下旬至 8 月下旬，是寄主成虫羽化产卵、冬虫夏草子囊孢子喷发和幼虫孵化的季节，禁止牛羊等动物进入园内，减少动物活动对寄主昆虫的伤害。

---

① 1 亩=666.7 m²

（7）综合治理寄主昆虫天敌。各种天敌对寄主昆虫和冬虫夏草发生的影响很大，其中鸟类是最主要的天敌之一，其最主要危害是捕食寄主成虫，导致草甸中的寄主虫卵减少，下代种群数量降低。天敌综合治理方法详见第19章。

（8）草甸生态环境维护。监测并定期检查园内植被及相关条件变化，保持草甸生态环境的稳定。

23.3 原位孕育效果

23.3.1 西藏色季拉山冬虫夏原位草孕育示范基地冬虫夏草孕育效果

2008年试验地内的冬虫夏草个体数为471条，局部最高密度达11条/m^2；2009年有所减少，为268条，局部最高密度7条/m^2；2010年为295条，局部最高密度为9条/m^2；2011年为314条，局部最高密度8条/m^2；2012年359条，局部最高密度9条/m^2；2013年436条，局部最高密度12条/m^2（表23-1）。释放蝠蛾成虫后的试验地在2008、2009、2010、2011、2012和2013年所产冬虫夏草个体数分别为2007年的3.8、2.1、2.4、2.5、2.9和3.5倍。

23.3.2 青海治多县高寒草甸冬虫夏草原位孕育示范基地冬虫夏草孕育效果

2012年示范基地建立年份采集冬虫夏草1232条。2013年的冬虫夏草产量为8521条，是2012年6.92倍；2014年冬虫夏草产量7109条，是2012年的5.77倍。

表 23-1　西藏色季拉山冬虫夏草孕育示范基地冬虫夏草产量统计表

Table 23-1　Individuals of *O. sinensis* produced in the experimental base of the Mt. Sejila

年份	试验地面积/m^2	释放成虫数/对	局部最大密度/（条/m^2）	冬虫夏草数/条	增加倍数*
2006	2500	80			
2007	2500	50		125	
2008	2500	50	11	471	3.8
2009	2500	50	7	268	2.1
2010	2500	50	9	295	2.4
2011	2500	50	8	314	2.5
2012	2500	50	9	359	2.9
2013	2500	50	12	436	3.5

* 以2007年统计冬虫夏草数为本底对照

* individuals collected in 2007 as control

23.4 冬虫夏草原位孕育技术系统集成

23.4.1 冬虫夏草原位孕育的技术流程

冬虫夏草原位孕育的技术流程见图23-3。

23.4.2 冬虫夏草原位孕育技术体系

23.4.2.1 冬虫夏草原位孕育地的选择与准备

（1）孕育地选择：在冬虫夏草适生地高寒草甸或灌丛草甸，选择有冬虫夏草采集记录、植被状况良好的地块作为孕育地。

（2）孕育地保护：选择的孕育地以铁丝网或木板等材料建筑围栏，防止牛羊进入过分啃食。

（3）天敌清理：检查原位孕育地内寄主昆虫的天敌和植被的情况。

采取一定的措施控制原位孕育地内天敌的发生，如石头或牛粪下的蚂蚁可用"灭蚁灵"等药物拌饼干末撒在蚁巢上，鼠兔用加胡萝卜的老鼠笼进行诱捕，鸟类可用驱赶法等。

原位孕育地内如有局部植被发育不好，可采用撒耐寒草种的方法进行植被恢复。

23.4.2.2 寄主虫卵与控释

（1）获得虫卵：可通过在寄主昆虫适生地的非冬虫夏草发生地采集正在交尾的成虫获得，或从相关单位购买。

（2）虫卵质量：饱满发亮的将孵化虫卵为优

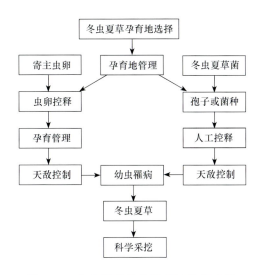

图 23-3 冬虫夏草原位孕育的技术流程
Figure 23-3 Technological process of reproducing *O. sinensis* in its original distribution area

质虫卵，孵化率高；如干瘪变形，孵化率低。

（3）虫卵保育：获得虫卵后注意通风保湿，防止因虫卵粘连或干瘪而影响虫卵的孵化率。

（4）控释时期：已经出现少量初孵幼虫的虫卵，是释放的最佳时期。

（5）控释密度：虫卵释放密度应在 100 粒 /m² 以上。

（6）控释条件：释放虫卵应选择干爽无雨的傍晚，幼虫孵化后可以很快进入土壤，提高幼虫的存活率；雨水是造成初孵幼虫死亡的关键因子，切忌避免雨天释放虫卵。

23.4.2.3　冬虫夏草菌子囊孢子液或分生孢子菌剂的获得与控释

（1）子囊孢子：冬虫夏草菌子囊孢子可从正在喷发孢子的成熟子囊果收集。将底部剪有一小孔的密实袋（5 cm×5 cm）倒扣在子囊果上，孢子喷发后黏附在内壁上，成乳白色，每天傍晚将袋取下并用水将孢子冲出，密实袋套回子囊果上重复收集。

（2）子囊孢子保存：收集的子囊孢子液经取样在显微镜下计数孢子密度后，可暂时贮存在 4℃的冰箱中备用。

（3）分生孢子菌剂：可从相关单位购买获得。

（4）控释密度：子囊孢子液的释放密度应在 15 000 个 /mL 以上，分生孢子菌剂的孢子密度以提供单位的说明为准。

（5）控释条件：子囊孢子液或分生孢子菌剂的释放应选择有小雨的天气，以喷雾的方式进行。

23.4.2.4　控释地管理与天敌控制

（1）土壤水分：土壤水分是影响寄主幼虫生长发育和冬虫夏草发生的关键因子之一，应保持在 40%～60%（手握成团、松手即散）。

（2）寄主幼虫发育：在孕育地内定期抽样调查蝙蛾幼虫的密度、大小与龄期，了解寄主幼虫的生长发育情况。

（3）天敌发生与控制：采用诱集的方法，定期调查寄主幼虫天敌如蚂蚁、步甲、鼠兔等捕食性天敌和姬蜂、茧蜂等寄生性天敌的发生情况，并据此制订天敌的控制方案和具体方法。

（4）植被生长情况监控：不定期检查孕育地内植被的生长发育状况，及时发现可能因植被发育不良而对寄主幼虫产生的可能影响。

23.4.2.5　冬虫夏草的科学采挖

（1）科学的采挖时段：为防止冬虫夏草采集人员过早上山采挖可能对草甸产生的破坏和采挖时间过长可能对冬虫夏草种群繁衍造成的断代，需严格限制采集人员在山上停留的时间，建议采集人员应在 5 月 1 日以后上山，6 月 15 日前下山，采集时段为 1 个半月。

（2）科学的采挖方法：采用对草地破坏较小的专有采集工具，在取出冬虫夏草后，将挖出的草和土壤按原样填回冬虫夏草采挖坑内，并用脚踩实、压紧，防止土壤流失。

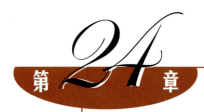

第24章 冬虫夏草资源可持续发展面临的主要问题、对策与途径

【摘要】冬虫夏草是分布在青藏高原高寒草甸的特色生物资源，具有重要的药用价值和经济价值，但面临分布范围缩小、资源蕴藏量下降的问题。出现这一问题的主要原因包括：掠夺式采挖危及冬虫夏草种群的正常繁衍，过载放牧导致高寒草甸环境恶化，雪线上升引起冬虫夏草资源分布范围收缩，人为干扰增加影响高寒草甸环境生态平衡，研究基础薄弱没有充分认识冬虫夏草的发生机制等。采取以下对策将有助于解决冬虫夏草资源可持续发展所面临的主要问题：科学采挖冬虫夏草，确保冬虫夏草及其寄主种群正常繁衍；发展特色支柱产业，降低对传统畜牧业的依赖程度；大力开展科普宣传，树立资源可持续发展理念；扩大政府补贴范围，科学管理维护高寒草甸生态平衡；深化科学研究，为冬虫夏草资源可持续发展提供理论依据。解决冬虫夏草资源可持续利用的途径有3条，即发酵虫草菌粉、人工培育冬虫夏草和冬虫夏草的自然孕育。前两者属于替代资源的开发，后者则是实现冬虫夏草资源可持续发展的唯一途径。寄主昆虫是冬虫夏草发生的物质基础，应用现代农业科学方法，实施冬虫夏草寄主昆虫种子繁育工程，通过有效措施提高高寒草甸土壤中的寄主昆虫种群数量，为冬虫夏草的自然孕育提供大量寄主昆虫虫种。

近年来，受各种因素影响，冬虫夏草资源的分布范围缩小、资源蕴藏量下降的趋势日益严重，已引起国家、产区各级政府以及相关学者的高度关注。这不仅关系到这一珍贵自然资源的可持续发展，更重要的是关系到青藏高原中东部高寒牧区近200万人口的生存问题。根据有关冬虫夏草的各种报道及近几年的调查经历，本章对冬虫夏草资源可持续发展所面临的主要问题进行了分析，并提出了相应对策（张古忍等，2010）与途径，即应用现代农业科学方法，实施冬虫夏草寄主昆虫种子繁育工程，通过有效措施提高高寒草甸土壤中的寄主昆虫种群数量，是实现冬虫夏草资源可持续发展的唯一途径。

24.1 面临的主要问题

冬虫夏草是一种依赖于寄主昆虫和特殊环境的生物资源，可再生能力取决于寄主的存在和生境条件的适宜性，任何导致寄主减少或灭绝，并引起环境条件恶化的各种干扰因子都将危及冬虫夏草资源的可持续发展。

24.1.1 掠夺式采挖，危及冬虫夏草种群的平衡

掠夺式采挖是指不遵循冬虫夏草的发生规律和种群繁衍的基本需求、不顾采挖活动对生态环境的破坏作用而对冬虫夏草进行乱采滥挖，具体表现为对草甸进行地毯式反复搜索、无节制延长采集时间、粗暴采挖和不回填采挖洞等。

24.1.1.1 对草甸环境的影响

（1）不断飙升的冬虫夏草价格诱发了采挖者热情的高涨。每年涌入冬虫夏草产区的采挖者数量难以统计和考证，但从西宁市到玉树长途车汽车每日班数的变化可窥见一斑。以2005年为例，从平时的每日6班到采挖冬虫夏草时的每日90班，增加的绝大多数都是冬虫夏草采挖者；以玉树的冬虫夏草产量进行估算，采挖者的数量最低在10万人以上，很可能超过20万人（朱慧颖和牟京良，2006）。

（2）采挖人员自身生活活动的影响。冬虫夏草产区都位于人迹难至的偏远高寒牧区，采挖人员只能在高寒草甸上搭帐篷住宿，并就地采集燃料如砍伐灌木等生火做饭，每天因此而毁坏的灌木林地难以统计（马亚宁，2008），这还不包括采

集人员对其所生活区域草甸的反复践踏所产生的破坏作用。

（3）采挖冬虫夏草活动本身的影响。根据采挖经验，每采挖一条虫草都会在草甸上留下一个大小不等的坑。按"统装草"3500条/kg的标准计算（杨大荣，2008），每采挖1kg冬虫夏草会在草甸上留下3500个坑，青海玉树藏族自治州冬虫夏草的年产量为12 000～22 000 kg，则每年1个多月的采挖期会在玉树地区的高寒草甸上挖4200万～7700万个坑。如不回填挖出的土壤和植物，很可能加速草甸的沙化和荒漠化，狼毒、橐梧、燕尾兰等有毒杂草将取代原有的高原植物（马亚宁，2008；杨大荣，2008），土壤蓄水能力严重下降，每年因此被破坏的高寒草甸为300 000～600 000 m^2（马亚宁，2008），这种被破坏的高寒草甸已不再适宜冬虫夏草及其寄主昆虫的生存和种群繁衍。

24.1.1.2 对寄主昆虫的影响

冬虫夏草子座出土季节也是寄主幼虫越冬后进入取食高峰的季节。此时的地表温度达到较高水平、植物开始复苏萌芽，寄主幼虫由隧道的较底层进入食物丰富且温度适宜并含有冬虫夏草的地表草毡层，开始了新一轮的生长发育。据调查，采集人员在采挖冬虫夏草过程中挖出不同大小的寄主幼虫是常有的事情。这些被挖出的幼虫能成功地回到土壤中筑巢存活的概率很低，大多因不能回到土壤中而脱水干死或成为鸟类、蚂蚁等天敌的食物，降低了适生地土壤中寄主幼虫的种群数量。

采挖所留下的采挖洞、采集人员对草甸的反复践踏，以及由此产生的荒漠化和草甸植被死亡或种类变化，导致草甸土壤蓄水能力下降，土壤湿度降低引发土壤结构发生变化，植物种类数减少、盖度降低，不能满足寄主幼虫生长发育的需要，最终使寄主在此类生境中绝迹。

24.1.1.3 对冬虫夏草种群繁衍的影响

冬虫夏草依赖子实体所产生的子囊孢子进行繁殖，生境中必须具有一定量的能产生子囊孢子的成熟冬虫夏草才能保证其种群的复壮和延续。掠夺式采挖连已经空瘪的冬虫夏草也不放过（杨大荣，2008），这无疑严重影响冬虫夏草种群的正常繁衍，从而导致资源量下降。20世纪70年代初，青海的冬虫夏草产区曾有每平方米多达百十余条的记录，1996年时的同样区域内每平方米仅数条，甚至不足一条，而且还在继续下降（刁治民，1996）。而全国冬虫夏草产量在20世纪50年代以前曾达到1000 t以上，60年代初期为5080 t，90年代只有约300 t（陈仕江等，2006）。据80年代中期全国中草药资源普查，野生冬虫夏草蕴藏量仅约400 t，总体还呈逐年下降趋势（陈仕江等，2006）。濒于灭绝的冬虫夏草已被列为II级国家重点保护野生植物（国家林业局，1999）。

24.1.2 过载放牧，冬虫夏草适生地草甸环境恶化

高度低效和脆弱是青藏高原高寒草甸生态系统的主要特征，而传统畜牧业仍是这一地区的主要生产方式。草甸不合理利用（鲍文，2009）、人口的增长，以及因国家经济发展人们对畜产品需求的增加，高寒草甸牧区普遍发生超载过牧的现象（赵新全等，2000）。

过载放牧严重影响草甸植物的光合作用并抑制其生长发育。研究表明，过载放牧草地因牲畜过度啃食和践踏，优良牧草比例大幅度下降，地上及地下部分生物量也随放牧强度的增大而线性下降。与适度放牧比较，冬春牧场地上、地下生物量分别下降15%和21%，而夏秋牧场则分别下降54%和40%左右；与此同时，由于长期践踏，土壤板结，表面硬度增加2～3倍，土壤有机质和全氮含量下降50%，沙粒含量增加了50%以上，造成土壤导水率降低，进而加剧了水土流失和沙化（崔庆虎等，2007）。此外，过度放牧导致植被的高度、盖度下降，毒杂草比例增加，为高原鼠兔和高原鼢鼠等小型哺乳动物的种群暴发提供了适合的开阔生境和丰富的食物，进而加速了草甸退化，使高寒草甸陷入了过载放牧—草场退化—鼠害发生—荒漠化或沙化的恶性循环（周立志等，2002）。

24.1.3 雪线上升，冬虫夏草资源分布范围收缩

分布在雪线交错区的冬虫夏草得益于山上积雪融化产生的雪水，下渗的雪水能使冬虫夏草适生地草甸土壤保持适当的含水量和温度，以满足冬虫夏草及其寄主昆虫生长发育的需要。随着全球气候变暖，雪线上升已成为高寒草甸所面临的主要生态环境问题之一。以玉龙雪山为例，冰川末端海拔由2004年的4255 m上升至2009年的

4320 m；海拔 4680 m 处的冰川宽度由 2004 年的 336 m 缩减为 2009 年的 318 m（新华网，2009）。

雪线上升对高寒草甸生态环境的综合影响有待进一步评估，最主要的影响可能表现在土壤含水量的降低，使土壤不适合寄主幼虫的生存，最终导致寄主的海拔分布范围不断收缩，冬虫夏草适生地生境的斑块化破碎加剧。据调查，冬虫夏草的分布已从原来的 2800~5000 m 的高寒草甸和灌丛等上移到海拔 4200~5200 m 的高寒草甸、灌丛和稀疏植物混合冰破物及砂砾石等区域，核心分布区则从海拔 4000~4500 m 缩小至海拔 4600~4800 m 的区域内（杨大荣，2008）。青海玉树冬虫夏草在 20 世纪 60 年代（3500 m）和 20 世纪 90 年代（4500 m）的海拔分布差异也说明了这一点（陈仕江等，2006；刘兆红和李玉玲，2006）。而张古忍等 2009 年在藏北羌塘草原考察过程中发现，海拔 4600 m 以下已很难发现冬虫夏草寄主昆虫的分布，草甸土壤含水量降低可能是主要原因。

海拔分布范围的缩小导致冬虫夏草资源的蕴藏量下降。青海和西藏冬虫夏草分布密集区目前的产量仅为 20 多年前的 10%，全国的冬虫夏草产量仅为 20 多年前的 2%~3.5%，而且下降的趋势还在增加（杨大荣，2008）。

24.1.4　人为干扰增加，影响高寒草甸环境生态平衡

随着人口增加和经济的发展，开矿、修建道路和居民点、城镇建设、破土采金和取沙、滥采乱挖中草药等活动已成为破坏草甸生态平衡、引起草甸退化的重要原因（王录仓，2004）。

24.1.5　研究基础薄弱，没有充分认识冬虫夏草的发生机制

冬虫夏草发生地多为人迹难至的高海拔山坡，高寒缺氧、交通不便，对冬虫夏草及其寄主进行系统研究的难度极大。我国自 1958 年开始冬虫夏草研究（朱弘复等，2004）以来，已历时 50 余年，国家从"七五"到"十二五"也都将冬虫夏草研究列入国家科技研究计划，也发表了许多研究文献，但多集中在某一方面，如冬虫夏草菌无性型的分子鉴定（Chen et al.,2001）、遗传变异（Chen et al.,2004）、子座发育（李少松，2009）、蝙蛾属种类的描述及其生物学和生态学研究（杨大荣等，1996；朱弘复等，2004；刘飞等，2005；张古忍等，2007；陈海，2009）等，缺乏系统研究，更没有系统而详细的历史资料可供追踪、比较，甚至不同年份的冬虫夏草产量也只是一个估计值。

现有文献记录的冬虫夏草分布区大多只是笼统地到县、乡一级，但事实是这些县、乡内只有一部分甚至极少部分才是冬虫夏草的适生地，迄今没有任何报道能详细提及冬虫夏草的具体分布情况，即对冬虫夏草资源分布的了解还只是一个笼统的概念。

寄主昆虫幼虫是冬虫夏草的寄主，理论上说寄主昆虫的分布范围应与冬虫夏草一致，但调查发现有些寄主种群分布的生境并不一定产生冬虫夏草，这些多余的适生地应该是冬虫夏草的潜在发生地，具备了产生冬虫夏草的物质基础，是可以产生冬虫夏草的。为什么会出现寄主昆虫分布区大于冬虫夏草分布区的现象，需要进一步调查和研究。

寄主成虫仅能生存 3~8 d，难以长时间、长距离迁移；同时，大多数雌蛾羽化时腹内抱卵量大，致使腹部沉重，难以起飞和远距离扩散；加之复杂多样的生态自然环境，如峰峦重叠、江河交错、峡谷割裂深切和区域辽阔等也有效地限制着种群的迁移、扩散与交流。这些特定的影响因素可能促进了种群的遗传分化与适应进化，加速了新种的形成。因此，不同的山脉常有不同的种类，甚至同一山脉不同的坡向、不同的海拔也会形成完全不同的寄主种类（杨大荣等，1996；刘飞等，2005）。青藏高原所存在的寄主种类可能要远多于目前已知的种类。了解这些种类的形成机制及其与冬虫夏草发生的关系，无疑也是冬虫夏草资源可持续发展研究的需要。

国内已有的文献报道认为，冬虫夏草寄主为鳞翅目（Lepidoptera）蝙蝠蛾科（Hepialidae）蝙蛾属（*Hepialus*）昆虫幼虫。比较我国已经记录的蝙蛾属种类，可以发现该属在生殖器形态上存在明显不同的类型，包含了不同属的分类特征。早在 1968 年，Viette（1968）就以雄性生殖器抱器瓣底部明显的突起为依据，以

Hepialus armoricanus Oberthür, 1909 为模式种，在蝙蝠蛾科下建立了钩蝠蛾属（*Thitarodes*）；稍后，Nielsen 等（2000）将中国学者发表的蝠蛾属（*Hepialus*）种类移至钩蝠蛾属。朱弘复等（2004）在整理中国蝠蛾属种类时没有考虑这些种类在分类特征上存在的差异，仍将所有的种类归入了蝠蛾属。为明确冬虫夏草与其寄主的相互关系，厘清我国现行蝠蛾属分类系统，邹志文等（2009，2010）对此进行了初步研究。

作为冬虫夏草有性阶段的繁殖体，子囊孢子离开子囊果后萌发形成分生孢子进入土壤，土壤中的分生孢子如何生存或是否还有其他的发育状态，并致病寄主幼虫而形成冬虫夏草，仍是未解的难题。

在高寒草甸生态系统中，冬虫夏草、寄主昆虫和草甸植物相互依存、相互制约而协同进化。对于前两者，冬虫夏草依存于寄主昆虫，但又是寄主昆虫种群密度的重要调节因子，避免出现高密度寄主昆虫种群破坏草甸乃至整个生态系统的现象；对于后两者，草甸植物为寄主幼虫提供食物，但寄主幼虫又可通过对食物的选择作用而对植物种群产生调节作用。这在冬虫夏草资源可持续发展研究中是值得研究的理论问题。

冬虫夏草及其寄主适应了以高寒、缺氧和低气压等为主要特征的生态环境，对生态环境要求产生了特化，二者所要求的环境幅度非常狭窄。一旦环境条件发生变化，将可能导致冬虫夏草及其寄主灭绝。

随着全球气候变暖，高寒草甸环境不可避免地受到影响，生物体与环境之间的作用关系也不可避免地悄悄发生改变。因此，了解冬虫夏草及其寄主的生态环境需求及其对全球气候变化的响应，同样也是冬虫夏草资源可持续发展研究必须关注的问题。

24.2 对策

24.2.1 科学采挖冬虫夏草，确保冬虫夏草及其寄主种群正常繁衍

采挖冬虫夏草时，尽量缩小采挖洞，减轻采挖活动对草甸和寄主幼虫种群和个体的伤害作用。采挖完成后，应及时将挖出的土壤和植物填回采挖洞以复原草地。如挖出寄主幼虫，应将幼虫放回草毡层土壤中，并轻轻拍实土壤，防止蚂蚁、鸟类等天敌伤害寄主幼虫。

加强采挖期管理，严格控制采挖时间，确保有少量冬虫夏草能完成有性阶段，以满足冬虫夏草种群延续和复壮所需要的最低孢子量。对采挖时间的限制规定，不同产区应根据该地区冬虫夏草的发育状况进行确定。例如，西藏色季拉山冬虫夏草的子囊果在 6 月中旬已经发育成熟，此时的冬虫夏草虫体部分已经空瘪，不再具有药用和食用价值，但却负有延续冬虫夏草种群的使命，因此应禁止采集人员在 6 月 15 日以后继续上山。同时，对于采挖人员在山上的活动应有专人巡山监督。

严格限制采挖人员数量，防止人员过多而对草甸进行地毯式搜索，保证有少量的冬虫夏草能"漏网"完成有性发育，为来年的冬虫夏草生长提供菌种。

对草甸进行适当管理，减轻鼠类和鸟类等天敌的危害作用，特别是寄主成虫羽化期，可通过政府补贴的方式由牧民采取必要的措施驱赶鸟类，降低鸟类对成虫的捕食作用，将有助于提高草甸土壤内寄主幼虫的种群密度。

24.2.2 发展多元化特色支柱产业，降低对传统畜牧业的依赖程度

青藏高原拥有许多独特的自然和人文资源，具有发展成为特色支柱产业的潜力。通过发展多元化的特色支柱产业，可以降低对传统畜牧业的依赖程度，从而减轻对高寒草甸生态环境的压力。

牦牛和藏羊的毛、皮、血、肉、乳、内脏、骨、角等都是发展深加工产业、延伸产业链的优良原料，充分利用现有牧业资源，可减轻传统畜牧业对高寒草甸的压力。

青藏高原计有藏药植物 191 科 692 属 2085 种，动物药 57 科 111 属 159 种，矿物药 80 余种，特别是冬虫夏草、藏红花等特色药用植物（鲍文，2009）都具有通过深加工而发展成为新兴产业的潜力。

青藏高原拥有丰富多样的地貌，有如雪峰、冰川、高山、湖泊、温泉、森林、草原、化石、野生动植物等自然景观，以及由具有深厚民族历史与特色文化的寺庙、民居、民俗、节庆、桥

梁、古文化遗址等组成的人文景观，组合成多姿多彩、丰富多样的旅游资源（鲍文，2009）。

24.2.3 大力开展科普宣传，树立资源可持续发展理念

历史的局限和自然环境的恶劣导致了青藏高原高寒牧区农牧民的受教育程度普遍较低，社会发展程度不高，文盲率平均水平仍高达30%以上（鲍文，2009），严重影响了观念的更生和对新生事物的接受程度，农牧民综合素质亟待提高。

冬虫夏草资源可持续发展科普宣传的目的，就是要普及关于冬虫夏草的科学知识，传播保护环境和维护生态平衡的科学思想，倡导通过草甸科学管理而实现冬虫夏草资源可持续发展的科学方法，树立冬虫夏草资源可持续发展的理念，提高产区农牧民的综合素质。

从小学甚至幼儿园开始，将科学教育的内容融入课内外教学，使新生代从小接受科学技术教育，从小树立科学思想和科学态度，了解维护高寒草甸生态系统平衡的科学道理，明确高寒草甸资源可持续发展对自身生存发展的重要性，并养成接受新生事物的习惯。

通过大众传播媒体（如报纸、书刊、广播、电视、电影等）向大众提供冬虫夏草资源可持续发展的信息、知识和观念等，其特点是传播对象面广量大、分布广泛。

地广人稀是高寒牧区的客观情况，各级政府应加大投入支持建立乡村科普展览室，并从政策、财力上鼓励支持对口单位组建科普大篷车进行巡回展览，送科普知识下乡。并可以在圩日进行大型科普活动，通过抽奖、有奖问答等方式吸引农牧民积极参与。

坚持不懈地在这一区域内开展科普宣传，让科学知识、科学思想和科学方法深入民心，使大众树立科学精神，全面提高农牧民的综合素质。

24.2.4 扩大政府补贴范围，科学管理维护高寒草甸生态平衡

低效、脆弱是高寒草甸生态系统的主要特征，涵养水源、调节全球气候是其主要功能。因此，高寒草甸应以生态功能为主，生产功能次之，以草地资源为基础的经济发展规模一定要适度，以生态保护发展战略为优先（鲍文，2009）。自2003年开始，我国在西部11个省（自治区）实施的退牧还草工程（包利民，2006）就是这一发展战略的实践。但退牧还草是一项长期而艰巨的系统工程，事关千家万户的切身利益和草原生态环境的良性恢复，为了有效确保退牧还草工程发挥预期效益，保证退牧还草原能退得下、禁得住、不反弹，地方政府应该在已有围栏管护及禁牧、休牧措施的基础上，本着谁受益、谁管护的原则，加大财政支持和管理力度，提高补助标准，签订责任状并建立奖罚和检查机制，充分调动农牧民退牧还草的积极性，巩固退牧还草工程的实施效果。

地方政府科技管理部门设立科研专项，鼓励有资质和实力的科研单位及企业在青藏高原高寒草甸区域设立研究基地和工作站，对生态环境平衡维护、草甸资源可持续发展、特色支柱产业发展、传统农牧业深加工产业链延伸等开展基础理论和产业化技术研究。对已经成熟的科研成果，由政府资助建立示范基地向农牧民进行技术示范，鼓励农牧民对草甸进行科学管理；或由政府资助设立生产基地，一方面吸纳剩余劳动力就业，另一方面就地消化生产的原材料，提高产品附加值，降低对草甸资源的简单依赖程度。

冬虫夏草适生地高寒草甸不适合于人类居住，正常情况下只有夏季才有牧民和牛羊在这一区域活动，其总体特征是地广人稀、环境恶劣，个人或单家独户要对草甸进行管理的难度很大。国家和地方政府可制订补贴措施或出台奖励政策，坚持谁管理谁受益的原则，鼓励个人、家庭自主或互助合作对所承包的草甸进行科学管理，具体包括牲畜数量的控制、草甸水肥管理、草甸轮牧或休牧、牧草补种、有害生物综合治理、药材资源种子的定期投放和有限采集等。同时，政府资助科研单位派出专职人员为农牧民的草甸科学管理提供技术服务。经过若干年的努力，最终实现草甸生态环境良性发展，全体牧民摆脱贫困、共同致富。

24.2.5 深化基础研究，为冬虫夏草资源可持续发展提供理论依据

对不同产区冬虫夏草适生地土壤、生态环境、气候、海拔、寄主昆虫种类和冬虫夏草资源等进

行全面而系统的调查，全面了解冬虫夏草资源在各产区的分布特征和蕴藏量，揭示不同区域冬虫夏草适生地草甸土壤、植被、寄主幼虫和冬虫夏草之间的宏观关系，为冬虫夏草资源量可持续发展摸清家底。

在不同冬虫夏草适生地高寒草甸建立观测站，对土壤、气候、水文和各种生物因子进行系统观测，深入研究土壤、植被、寄主幼虫和冬虫夏草之间的相互作用关系，以及冬虫夏草及其寄主对特定环境的适应机制，明确影响西藏冬虫夏草发生的关键因子，为冬虫夏草资源的可持续发展提供科学依据。

冬虫夏草的发生是一个系统问题，涉及昆虫、植物和真菌及相互间的协同进化关系。采用多学科交叉的方法，系统研究寄主幼虫与冬虫夏草菌、草甸植物与寄主幼虫之间的相互作用关系，研究冬虫夏草菌致病寄主幼虫的途径和机制，阐明冬虫夏草的发生机制，将是冬虫夏草资源可持续发展所需要长期坚持研究的课题。

冬虫夏草菌及其寄主昆虫种类所占据的生态位空间狭小，决定了生活在特定生境中的这些种类所占据的气候和土壤等生态因子所形成的梯度空间及其基因型适应范围均比较狭窄。这就意味着，常规的资源保护方法可能不能解决冬虫夏草及其寄主资源的保护与可持续发展问题。在深入研究上述问题的基础上，不断探索冬虫夏草资源可持续发展的途径和机制，无疑是冬虫夏草资源可持续发展研究所需要迫切解决的难题。

24.3 途径

24.3.1 发酵虫草菌粉

"发酵虫草菌粉"是通过工业发酵培养冬虫夏草菌丝体而形成的产品。"百令胶囊"是最早投入市场的发酵虫草菌粉产品，菌种是从冬虫夏草菌物分离获得的冬虫夏草无性型中国被毛孢（亦称为蝙蝠蛾被毛孢，形态及分子证据显示该菌为中国被毛孢的同种异名），生产方式为工业发酵，以总氨基酸>20%，其中酪氨酸>2.0%、赖氨酸>5.5%、组氨酸>2.8%、精氨酸>7.0%作为产品质量标准。至于以蝙蝠蛾拟青霉、虫草头孢、被毛孢属其他种类等为菌种发酵生产的菌丝体产品，因菌种不是冬虫夏草菌的无性型菌种中国被毛孢，不应属于发酵虫草菌粉产品。

24.3.2 人工培育冬虫夏草

通过人工饲料饲养冬虫夏草寄主昆虫幼虫，再利用人工培育的冬虫夏草菌侵染培育的幼虫，形成人工冬虫夏草。从形态上来说，人工培育的冬虫夏草与天然冬虫夏草完全一致。但其中存在的一些技术、市场、经济和社会等问题不容忽视。

一是寄主昆虫经人工饲料连续饲养后出现的种质退化问题。由于人工饲养提供给寄主昆虫的食物结构单一、环境条件恒定，其食物结构和生长发育生境发生重大改变，生长发育周期从自然环境生长发育需要历时3～5年缩短为不足1年。这种营养结构单一、温湿度、气压、大气氧含量等恒定环境极易导致寄主昆虫种质退化，如虫体个体变小、成虫性比失衡等，这是昆虫人工饲养存在的普遍问题。此外，虫体内积累的营养物质、次生代谢物、微量元素等与自然环境生长的寄主昆虫幼虫也大相径庭。

二是如何保证人工冬虫夏草的品质与药效道地性。鉴于人工培育冬虫夏草生产过程中的诸多人工条件，如何保证人工冬虫夏草与青藏高原自然环境生长的冬虫夏草品质一致？如何保证人工冬虫夏草的药性和药效不变？如何保证人工冬虫夏草的活性成分与青藏高原自然环境生长的冬虫夏草活性成分一致？这是人工冬虫夏草研究者和生产者应该回答的问题。如若声称人工冬虫夏草品质与青藏高原自然环境生长的冬虫夏草一致，或者人工冬虫夏草品质超越自然环境生长的冬虫夏草，或者人工冬虫夏草作为一种中药材，或者人工冬虫夏草可作为与自然环境生长的冬虫夏草中药材的替代品，则应该遵循国家卫生部中药新药研发申报的相关规定（人工冬虫夏草在注册分类中应列为"3. 新的中药材代用品"），并严格按照中药新药研发申报程序，对人工冬虫夏草及其产品开展系统的临床前研究、临床研究（Ⅰ～Ⅳ期）、药效学对比试验、人体耐受性试验及进行临床等效性研究等。

三是市场接受度问题。人工冬虫夏草的出现，有专家认为必然步人工移植人参、移植花旗参与野生人参和野生西洋参价格形成巨大落差的后尘；或者类似印度尼西亚及马来西亚闻名于世的野生洞燕燕窝，自从发展人工屋燕产业化后，燕窝市价从天价掉到每千克几千元；或者出现像竹荪人工驯化培育成功30多年，其价格一直不及野生竹荪十分之一且销路惨淡的局面。

四是如何保障青藏高原冬虫夏草产区农牧民的经济利益。有关统计数据表明，采集冬虫夏草已成为青藏高原高寒牧区农牧民的主要经济收益来源，冬虫夏草主产区70%以上的家庭收入来源于冬虫夏草采集。随着人工冬虫夏草产业化投放市场，公众对冬虫夏草药用价值的疑惑和不信任可能成为一种趋势。多年来青海、西藏等产区地方政府及农牧民对发展人工冬虫夏草持坚决反对态度，非常担心正常的冬虫夏草市场被扰乱，担心对冬虫夏草品质不信任引发的市场崩溃。

24.3.3 冬虫夏草的自然孕育

寄主昆虫是冬虫夏草发育的物质和营养基础，寄主昆虫种群的可持续发展决定了冬虫夏草资源的可持续发展。因此，建立一套适合青藏高原冬虫夏草产区自然地理条件的冬虫夏草寄主昆虫种子规模化繁育工程模式，产区农牧民可以依照该模式的技术方案，在自有承包草场内建立冬虫夏草寄主昆虫种子繁育园，调控影响寄主昆虫繁育的关键因子，优化高寒草甸环境，控制寄主昆虫天敌和草原有害生物，恢复冬虫夏草适生地生态系统的生物多样性和良性循环，从而达到繁育寄主昆虫并获得大量寄主虫种的目的，将获得的虫种控释在自家承包的冬虫夏草适生地草甸中，从而提高草甸土壤中的寄主幼虫种群密度，并实现冬虫夏草的自然孕育，是实现冬虫夏草资源可持续发展的唯一途径。

24.3.3.1 冬虫夏草寄主昆虫种子园的建立与规模化繁育 建立冬虫夏草寄主昆虫种子繁育园，选择适合当地环境的寄主昆虫在种子园内进行繁育。在冬虫夏草分布草甸和无冬虫夏草分布草甸之间的过渡区，选择不生长冬虫夏草但有寄主昆虫分布的草甸，作为冬虫夏草寄主昆虫种子繁育园用地，避免了占用冬虫夏草生产草甸；同时，选择适合当地环境的寄主昆虫种类或品系，将虫种释放在繁育园草甸中进行繁育。

根据所选择寄主昆虫的生物学和生态学习性，研究影响寄主昆虫规模化繁育的土壤环境因子，包括食物种类、土壤组成、土壤理化性质等并进行调控。

24.3.3.2 种子园草甸土壤微生态条件和小气候的优化 在寄主昆虫种子繁育园建立土壤含水量监测控制系统，实时监测土壤湿度变化；并通过建立的微滴灌节律性调湿控制系统，根据实时监测数据对寄主昆虫种子繁育园的土壤湿度进行节律性调控，满足寄主昆虫发育和植被生长的需要。

分析草甸土壤的有机质变化情况，建立适合于寄主昆虫发育的有机质土壤标准和有机肥补充方案，建立高寒草甸植物培植和草甸生态管理系统。

24.3.3.3 寄主昆虫天敌和草原害虫发生预测预报与综合治理 跟踪调查寄主昆虫的生长发育与存活情况，了解寄主昆虫及其天敌种群的发展变化，确定显著影响寄主昆虫种群的天敌种类，并对该天敌种群的发生动态进行监测。

定期在寄主昆虫种子繁育园内抽取土壤、植物根系及寄主幼虫样品，应用DNA分子检测手段定性定量分析寄主昆虫种子繁育园内的白僵菌、拟青霉、绿僵菌等病害微生物的种群群落发生情况，在微生物病害的大规模发生之前做到预警预报，投入能抑制病害微生物生长的有益微生物及对环境没有污染的绿色抑菌剂，以及及减少微滴灌水量等综合防治手段提前控制微生物病害的发生。

根据不同天敌昆虫种类的生活习性及其发生规律，建立以诱杀为主的昆虫天敌综合治理方法；研究以草原毛虫等为主的草原害虫发生规律，筛选、繁育并释放高效的生物防治因子，如金小蜂和寄生蝇等寄生性天敌，建立以草原毛虫为主的草原害虫预测预报和生物防治技术体系；在寄主昆虫成虫求偶交配季节，建立鸟类驱赶系统，防止鸟类对寄主昆虫成虫捕食。

24.3.3.4 寄主昆虫虫卵的采收、保育与控释 建立寄主昆虫成虫高效规模化采收体系，将成虫集中在优化的环境中进行交配产卵，收集虫卵后，并建立虫卵保育技术流程和生产标准。建立寄主昆虫种子控释规范，包括种子发育阶段、气象条件、植被情况、辅助材料、撒播方式等。

24.3.3.5 冬虫夏草寄主昆虫规模化繁育技术系统集成与示范 将上述环境优化、天敌防治及虫卵采收技术进行系统集成，形成一套具有推广意义的环境基本参数和时间节点控制数据；在建立的冬虫夏草寄主昆虫种子繁育园内向当地农牧民进行集中培训和示范。

24.4 结语

冬虫夏草资源的可持续发展是科学问题，也是经济、社会问题，需要学者、投资人和社会的共同努力。作为科学问题，这是一个多学科交叉的系统课题，涉及真菌学、昆虫学、植物学、生态学、土壤学、气象学等学科的知识和研究方法，需要多学科学者的通力合作才能完成这一课题的研究；作为经济问题，需要投资人参与冬虫夏草资源的合理开发，确保冬虫夏草产业的合理、可持续发展；作为社会问题，冬虫夏草分布于青藏高原高寒牧区，是该地区农牧民经济收入的主要来源，直接关系到该地区的社会稳定与经济发展。因此，如何实现冬虫夏草资源的可持续发展将是一项长期而艰巨的任务，只有通过国家的长期支持、地方政府的强力主导、投资人的合理投入、产区民众的积极参与和科学家坚持不懈的努力，才能促使这一任务的完成。

主要参考文献

包利民. 2006. 我国退牧还草政策研究综述. 农业经济问题, (8): 62-65

鲍士旦. 1999. 土壤农化分析. 3版. 北京: 中国农业出版社: 34-35, 86-87, 74-76

鲍文. 2009. 青藏高原草地资源发展面临的问题及战略选择. 农业现代化研究, 30 (1): 20-23

蔡海, 李婧梅, 程茜, 等. 2012. 祁连山高寒草甸生态系统昆虫群落特征. 草业科学, 29 (1): 121-27

常志光, 高洪学, 葛英, 等. 2007. 越冬意蜂体内水分蛋白质脂肪的变化与抗寒性的关系. 中国蜂业, 58(2): 17

陈海. 2009. 蒲氏蝠蛾幼虫食性的研究. 广州: 中山大学硕士学位论文

陈劲松. 2001. 热休克蛋白的分子遗传学研究进展. 国外医学 - 遗传学分册, 24 (3): 128-132

陈仕江, 尹定华, 李黎, 等. 1999. 中国西藏那曲冬虫夏草生态调查. 重庆中草药研究, 40: 7-13

陈仕江, 尹定华, 李黎, 等. 2000. 西藏那曲地区冬虫夏草资源及分布. 中药材, 23 (11): 673-675

陈仕江, 尹定华, 丹增, 等. 2001a. 中国西藏那曲冬虫夏草的生态调查. 西南农业大学学报: 自然科学版, 23 (4): 289-296

陈仕江, 尹定华, 李黎, 等. 2001b. 西藏那曲冬虫夏草无性型的研究. 中国中药杂志, 26 (7): 453-454

陈仕江, 钟国跃, 马开森. 2006. 珍稀名贵中药材冬虫夏草资源可持续利用的思考与建议. 重庆中草药研究, (2): 8-10

陈泰鲁, 唐家骏, 毛金龙. 1973. 虫草蝠蛾 *Hepialus armoricanus* Oberthür 生物学的初步研究. 昆虫学报, 16 (2): 198-202

陈新芳, 高燕, 章潜才. 2004. 侧沟茧蜂触角感觉器的扫描电镜观察. 昆虫天敌, 26(4): 169-174

陈学新, 何俊华, 马云. 2004. 中国动物志(昆虫纲第三十七卷)膜翅目茧蜂科(二). 北京: 科学出版社: 120-144

陈永杰, 孙绪良, 张卫光, 等. 2005. 桑螟越冬幼虫体内蛋白质氨基酸碳水化合物的变化与抗寒性的关系. 蚕业科学, 31 (2): 111-116

程舟, 耿杨, 梁洪卉, 等. 2007. 用线粒体 Cyt b 基因序列探讨冬虫夏草寄主蝠蛾的系统进化关系. 自然科学进展, 17 (8): 1045-1052

崔庆虎, 蒋志刚, 刘季科, 等. 2007. 青藏高原草地退化原因述评. 草业科学, 24 (5): 20-26

戴加洗. 1990. 青藏高原气候. 北京: 气象出版社

戴如琴, 李晓明, 邵爱娟, 等. 2008. 蝠蛾拟青霉名称的合格化. 菌物学报, 27: 641-644

刁治民. 1996. 青海冬虫夏草资源及生物学特性的初步研究. 生物学杂志, 13 (2): 21-22

杜芝兰. 1989. 中华蜜蜂工蜂触角感受器的扫描电镜观察. 昆虫学报, 32 (2): 166-170

方焕谋, 谭树明, 詹松. 1998. 中国弯颈霉培养物的化学成分分析. 菌物系统, 17: 46-50

高祖紃, 陈健, 余虹, 等. 1991. 全人工培养冬虫夏草研究: 康定虫草寄主蝠蛾研究初报. 浙江农业大学学报, 17 (1): 1-5

高祖紃, 陈健, 余虹, 等. 1992. 康定虫草主要寄主斜脉蝠蛾的研究. 昆虫学报, 35 (3): 317-321

顾龙云, 安旺盛. 1987. 甘肃省甘南藏族自治州虫草考察初报. 西北植物学报, 7 (4): 261-266

国家林业局. 1999. 国家重点保护野生植物名录(第一批). 农业部令(第4号)

韩瑞东, 孙绪良, 许永玉, 等. 2005. 赤松毛虫越冬幼虫生化物质变化与抗寒性的关系. 生态学报, 25(6): 1352-1356

韩召军, 王荫长, 尤子平. 1989. 陆生昆虫的抗寒机制. 昆虫知识, 6 (1): 34-42

何苏琴, 金秀琳, 罗进仓, 等. 2010. 冬虫夏草 *Geomyces pannorum* 菌株的生物学特性及液体发酵培养基的筛选. 中国草地学报, 32: 70-75

胡清秀, 廖超子, 王欣. 2005. 我国冬虫夏草及其资源保护、开发利用对策. 中国农业资源与区划, 26 (5): 43-47

胡霞, 周祖基, 蒋学建. 2006. 川硬皮肿腿蜂雌蜂触角超微结构观察. 辽宁林业科技, 2: 4-7

胡志坚. 2010. 西藏色季拉山地区冬虫夏草生境植被与土壤特征研究. 广州: 中山大学硕士学位论文

黄国洋, 王荫长, 尤子平. 1990. 黄地老虎抗寒机理初探. 浙江林学院学报, 7 (2): 140-146

黄天福，傅善全，罗庆明．1989．康定虫草蝙蝠蛾幼虫食性试验．四川动物，8（3）：8-10

黄天福，傅善全，罗庆明．1992．康定贡嘎蝙蝠蛾的生物学特性．昆虫学报，35（2）：250-253

黄天福，陈仕江，傅善全，等．1996．康定冬虫夏草菌优势寄主昆虫的生态型的研究．时珍国药研究，7（3）：178-179

蒋帅帅．2010．蒲氏蝙蝠蛾幼虫一种寄生悬茧蜂的初步研究．广州：中山大学硕士学位论文

蒋帅帅，邹志文，刘昕，等．2009．一种寄生蒲氏蝙蝠蛾幼虫的悬茧蜂形态与触角感器研究．环境昆虫学报，31（3）：248-253

蒋毅，姚一建．2003．冬虫夏草无性型研究概况．菌物系统，22（1）：161-176

金成，邬晓敏，陈高阳．2006．金水宝的临床应用．首都医药，12：42-43

金翠霞，吴亚．1982a．草甸昆虫群落及其空间和时间结构．昆虫学报，2（23）：156-166

金翠霞，吴亚．1982b．草场植被与昆虫．兰州：甘肃人民出版社：110-166

柯传奎．2005．中国冬虫夏草研究．北京：中国科学技术出版社

雷豪清．1995．浅谈玉树州冬虫夏草生长与水热条件的关系．青海草业，4（4）：19-20，36

雷桅．2012．高寒生境中国被毛孢与宿主植物及寄主昆虫依存关系研究．广州：中山大学博士学位论文

李晶津，钱海涛，李瑭．2008．麦蛾茧蜂触角感器的扫描电镜观察．昆虫知识，45（1）：61-64

李峻锋．2011．蒲氏钩蝙蝠蛾生物学及西藏色季拉山蝙蝠蛾种质资源研究．广州：中山大学硕士学位论文

李峻锋，张古忍．2012．冬虫夏草寄主蒲氏钩蝙蝠蛾实验种群生命表．环境昆虫学报，34（3）：386-389

李峻锋，邹志文，刘昕，等．2011．冬虫夏草寄主蒲氏钩蝙蝠蛾的生物学．环境昆虫学报，33（2）：195-202

李黎，尹定华，汤国华，等．1993．冬虫夏草子座生长发育与光照的关系．中国中药杂志，18（2）：80-82，124-125

李黎，尹定华，陈仕江．2001．康定冬虫夏草子囊孢子的生长发育．重庆中草药，43：32-33

李庆，王思忠，封传红，等．2008．西藏飞蝗 Locusta migratoria tibetensis（Chen）耐寒性理化指标．生态学报，28（3）：1314-1320

李泉森，曹正权．1990．冬虫夏草的生态调查．中药材，13（4）：3-7

李泉森，李黎，尹定华，等．1991．冬虫夏草的生物学特性．特产研究，1：42-45

李泉森，曾伟，尹定华，等．1998．冬虫夏草菌世代交替的初步研究．中国中药杂志，23（4）：210-212

李少松．2009．冬虫夏草子座发育观察及其寄主蝙蝠蛾种质资源分子鉴别方法的研究．广州：中山大学硕士学位论文

李涛．2011．稻蝗属遗传多样性及其生态适应．太原：山西大学博士学位论文

李欣，白素芬．2004．半闭弯尾姬蜂触角感觉其的超微结构研究．河南农业大学学报，38（1）：45-48

李玉玲．2002．冬虫夏草子囊孢子的初步研究．中国食用菌，21（4）：9-10

李增智，黄勃，李春如，等．2000．确证冬虫夏草无性型的分子生物学证据 I．中国被毛孢与冬虫夏草之间的关系．菌物系统，19（1）：60-64

李兆兰．1988．中国弯颈霉新种及产环孢菌素的研究．菌物学报，7（2）：93-98

梁蕾，李光荣，梁关海，等．2013．中国被毛孢发酵液精制液作为蝙蝠蛾幼虫感染拟青霉菌的抑菌剂的应用：中国，201310697573．X

梁醒财．1995．滇川蝙蝠蛾四新种（鳞翅目：蝙蝠蛾科）．动物学研究，16（3）：207-212

梁中贵，张卫光，刘学辉，等．2005．松阿扁叶蜂越冬幼虫体内抗寒物质分析．昆虫知识，42（6）：695-699

梁宗琦，韩燕峰，梁建东，等．2010．冬虫夏草 *Ophiocordyceps sinensis* 研究中几个值得关注的问题．微生物学通报，37：1692-1697

刘飞，伍晓丽，尹定华，等．2005．冬虫夏草寄主昆虫的生物学研究概况．重庆中草药研究，51（1）：45-52

刘飞，伍晓丽，尹定华，等．2006．冬虫夏草寄主昆虫的种类和分布研究概况．重庆中草药研究，53（1）：47-50

刘高强，王晓玲，杨青，等．2007．冬虫夏草化学成分及其药理活性的研究．食品科技，（1）：202-205，209

刘莉，王中康，俞和韦，等．2008a．贡嘎蝙蝠蛾幼虫肠道细菌多样性分析．微生物学报，48：616-622

刘莉，王中康，俞和韦，等．2008b．饲喂四环素和链霉素对贡嘎蝙蝠蛾幼虫生长和肠道消化酶的影响．昆虫知识，45：272-275

刘锡琎，郭英兰，俞永信，等．1989．冬虫夏草菌无性阶段的分离和鉴定．真菌学报，8（1）：35-40

刘昕，古德祥，张古忍，等．2006a．一种高寒生境蝙蝠蛾属昆虫的繁育方法：中国，200610036510.X

刘昕，古德祥，张古忍，等．2006b．一种在青藏高原利用地热温泉繁育蝙蝠蛾虫卵的方法：中国，200610122451.8

刘昕，王江海，古德祥，等．2006c．一种繁育蝙蝠蛾幼虫的方法：中国，200610036512.9

刘昕，张古忍，古德祥，等．2006d．一种繁育高寒生境健康蝠蛾虫卵的方法：中国，200610036511.4

刘昕，张古忍，古德祥，等．2006e．一种在青藏高原快速繁育蝠蛾虫卵的方法：中国，200610122450.3

刘昕，张古忍，王江海，等．2006f．一种在青藏高原利用太阳能繁育蝠蛾虫卵的方法：中国 200610122452.2

刘昕，张古忍，吴光国，等．2011．青藏高原冬虫夏草资源可持续利用研究 // 范小建．扶贫开发与青藏高原减灾避灾产业发展研究．北京：中国农业出版社：119-156

刘兆红，李玉玲．2006．玉树州冬虫夏草资源与分布．草业与畜牧，12：34-36

刘作易，梁宗琦，刘爱英．2003．冬虫夏草子囊孢子萌发及其无性型观察．贵州农业科学，31（1）：3-5

陆剑锋，李永，邱鸿贵，等．2006．啮小蜂雄蜂触角的扫描电镜观察．昆虫天敌，28（2）：71-75

马启龙，王忠，马福全，等．1995．甘肃冬虫夏草及其寄主虫草蝠蛾资源调查研究．甘肃农业科技，（12）：30-33

马少丽，张宗豪，李玉玲，等．2009．不同季节拉脊蝠蛾幼虫肠道菌群分析．青海畜牧兽医杂志，39：20-21

马亚宁．2008-1-27．滥挖冬虫夏草毁坏生态环境．新民晚报，特稿

莫巍．2007．土壤化验分析样品的采集与制备．农村科技，（9）：25

彭青云．2012．冬虫夏草适生地中国被毛孢等真菌的研究．广州：中山大学博士学位论文

蒲蛰龙，李增智．1996．昆虫真菌学．合肥：安徽科学技术出版社

齐丽丽．2010．蒲氏蝠蛾不同发育阶段被中国被毛孢寄生的动态研究．广州：中山大学硕士学位论文

强承魁，杜予州，于玲雅，等．2008．水稻二化螟越冬幼虫耐寒性物质的动态变化．应用生态学报，19（3）：599-605

乔正强，张忠广，杨栋，等．2003．冬虫夏草菌子囊孢子萌发试验结果初报．甘肃农业科技，4：51-52

裘维蕃．1998．菌物学大全．北京：科学出版社

屈良鹄，陈月琴．1999．生物分子分类检索表－原理与方法．中山大学学报·自然科学版，38（1）：1-6

任宝波，王玉艳，王纯净，等．2005．HSP70家族的分类及基因结构与功能．动物医学进展，26（1）：98-101

沈发荣，杨跃雄，杨大荣，等．1988．云南的冬虫夏草初步研究．微生物学通报，（2）：49-51

沈发荣，杨大荣，杨跃雄，等．1990．白马蝠蛾幼虫食性的观察．昆虫知识，27（1）：36-37

沈南英，曾璐，张显耻，等．1983a．冬虫夏草真菌的分离．食用菌，5：1-5

沈南英，曾璐，张显耻，等．1983b．虫草蝠蛾幼虫的食性研究．特产研究，（3）：19-20

沈南英，张生民，曾璐，等．1985．中国冬虫夏草真菌及其人工培养方法：中国，CN85101971B

沈南英，曾璐，黄荣．1997．中国冬虫夏草真菌的发酵生产方法：中国，CN97110448.4

时敏，陈学新，马云，等．2007．基于28S-rDNA2基因片段与形态特征的矛茧蜂亚科系统发育研究（膜翅目：茧蜂科）．昆虫学报，50（2）：153-164

时敏，朱兰兰，陈学新．2008．基于28S-rDNA2基因片段与形态特征的优茧蜂亚科系统发育研究（膜翅目：茧蜂科）．昆虫分类学报，30（2）：113-130

孙绪艮，郭慧玲．2000．桑尺蠖越冬幼虫的抗寒性研究．蚕业科学，26（1）：129-133

孙梓暄．2012．蒲氏钩蝠蛾寄生物及模式识别受体βGRPs与apoLp-III的研究．广州：中山大学博士学位论文

谭小玲，柳君泽，曹利飞，等．2002．长时间缺氧对大鼠脑皮质线粒体细胞色素氧化酶活性及亚基Ⅰ、Ⅳ蛋白表达的影响．中华航空航天医学杂志，13（4）：239-241

涂永勤，马开森，张德利．2009．蝠蛾属 *Hepialus* 一新种记述．昆虫分类学报，31（2）：123-126

王栋．2010．蝠蛾生物学性状和人工饲养的初步研究．雅安：四川农业大学硕士学位论文

王宏生．2001．青海省冬虫夏草利用和研究现状．青海草业，10（4）：19-20

王宏生，增辉，许海峰，等．2006．冬虫夏草生长地环境因子变化规律的研究．青海畜牧兽医杂志，36（3）：9-10

王金言．1984．四川省悬茧蜂属一新种记述（膜翅目：茧蜂科）．动物分类学报，9（3）：321-322

王录仓．2004．江河源草场退化的生态环境后果及成因．草业科学，21（1）：17-19

王宁，陈月琴，章卫民，等．2000．虫草属多元起源的分子生物学证据．中山大学学报（自然科学版），39（4）：70-73

王学霞，杨民和，王国红．2009．植物-内生真菌共生体对昆虫种群的影响．生态学报，29（10）：5618-5626

王忠，马启龙，马福全，等．1995．玉树蝠蛾生物学特性研究．甘肃农业科技，（12）：38-40

王忠，马启龙，马福全，等．2001a．虫草寄主昆虫门源蝠蛾的生物学特性研究．甘肃农业科技，（7）：38-39

王忠，马启龙，乔正强，等．2001b．冬虫夏草全人工

培养感染试验结果. 甘肃农业科技, 7: 40-41
魏久锋, 冯纪年, 王鹏, 等. 2009. 基于EF-1α序列的盾蚧亚科7属的系统发育. 西北农林科技大学学报, 37(11): 149-155
吴才宏. 1993. 棉铃虫雄蛾触角的毛形感器对其性信息素组分及类似物的反应. 昆虫学报, 36(4): 385-389
吴庆贵, 苏智先, 苏瑞军, 等. 2007. 四川理县冬虫夏草资源分布及其与生境中植物多样性关系的研究. 绵阳师范学院学报, 26(11): 56-60
吴文静. 2014. 蒲氏钩蝠蛾幼虫转录组及不同海拔条件下基因表达谱分析. 广州: 中山大学硕士学位论文
肖生荣, 施致用, 陈庆涛. 虫草的研究Ⅰ. 生境考察和形态描述. 微生物学通报, 1983, (1): 5-6
新华网. 2009. 随着全球气候变暖, 玉龙雪山冰川雪线退缩. http://cq.people.com.cn/news/2009826/200982673312.htm [2009-8-26]
徐海峰. 2007. 青海杂多县冬虫夏草的生态调查. 草业与畜牧, (2): 30-34
严林. 2001. 贵德虫草蝠蛾种群数量与几项生态因子的关系. 青海草业, 10(1): 1-3
杨大荣. 1994. 云南西藏蝠蛾属四新种(鳞翅目: 蝙蝠蛾科). 动物学研究, 15(3): 5-11
杨大荣. 2008. 青藏高原冬虫夏草考察纪行. 大自然, (1): 36-39
杨大荣, 蒋长平. 1995. 西藏北部地区蝠蛾属二新种记述(鳞翅目: 蝙蝠蛾科). 昆虫分类学报, 17(3): 215-218
杨大荣, 龙勇诚, 沈发荣, 等. 1987. 云南虫草蝠蛾生态学的研究Ⅰ. 区域分布和生态地理分布. 动物学研究, 8(1): 1-11
杨大荣, 沈发荣, 杨跃雄, 等. 1988a. 虫草蝠蛾生态学的研究Ⅲ. 幼虫越冬与生理调节. 动物学研究, 9(增刊): 43-49
杨大荣, 杨跃雄, 沈发荣. 1988b. 冬虫夏草真菌感染蝙蝠蛾幼虫的研究. 中国虫生真菌研究与应用, 第一卷. 北京: 学术期刊出版社: 230-234
杨大荣, 李朝达, 沈发荣, 等. 1991a. 白马蝠蛾生殖习性的研究. 动物学研究, 12(4): 361-366
杨大荣, 沈发荣, 杨跃雄, 等. 1991b. 云南蝠蛾属一新种及生物学特性研究. 昆虫学报, 34(2): 218-224
杨大荣, 杨跃雄, 沈发荣, 等. 1991c. 白马蝠蛾幼虫的抗寒性研究. 昆虫学报, 34(1): 32-37
杨大荣, 杨跃雄, 张三元. 1995. 青海和甘肃省蝠蛾属三新种记述(鳞翅目: 蝙蝠蛾科). 昆虫学报, 38(3): 359-362
杨大荣, 李朝达, 舒畅, 等. 1996. 中国蝠蛾属昆虫的种类和地理分布研究. 昆虫学报, 39(4): 413-422
杨光, 杨荣和, 周大煕, 等. 1998. 至灵胶囊品质与疗效综述. 北京中医, 17: 62-63
杨金玲, 肖薇, 何惠霞, 等. 2008. 蝙蝠蛾拟青霉与冬虫夏草关系的分子系统学研究. 药学学报, 43(4): 421-426
杨跃雄, 杨大荣, 沈发荣, 等. 1989. 虫草菌感染虫草蝙蝠蛾幼虫的研究. 动物学研究, 10(3): 227-231
姚艺桑, 周妍娇, 谌巍, 等. 2008. 冬虫夏草的成熟伴随着蝙蝠蛾拟青霉基因表达的增加和中国被毛孢两个基因型差异表达的改变. 全国药用真菌学术研讨会论文集: 52-72
姚艺桑, 周妍娇, 高凌, 等. 2011. 冬虫夏草成熟过程中冬虫夏草菌及其突变基因型在子座和僵虫体中的差异表达. 菌物研究, 9(1): 37-49, 53
尹定华, 曾纬, 李泉森, 等. 1990. 四川省甘孜州冬虫夏草生态调查初报. 生物与特产, 5: 10-13, 21
尹定华, 李泉森, 李黎, 等. 1994. 贡嘎蝠蛾生态分布的研究. 特产研究, (1): 6-9
尹定华, 付善全, 李泉森. 1995. 贡嘎蝠蛾幼虫生物学特性的观察. 昆虫知识, 32(5): 289-291
尹定华, 陈仕江, 李黎, 等. 2004. 西藏冬虫夏草寄主比如蝠蛾生物学特性的研究. 特产研究, (2): 1-5
尹新明, 高艳, 王高平, 等. 2003. 寄生蜂感受器的形态与功能. 河南农业大学学报, 37(2): 129-133
于晓东. 2006. 林业活动对地表甲虫多样性的影响. 北京: 中国科学院动物研究所博士学位论文
于晓东, 周红章, 罗天宏. 2002. 东灵山地区大步甲属物种分布和季节变化的多样性格局. 生态学报 22(10): 1724-1733
于晓东, 罗天宏, 周红章. 2003. 四川蜂桶寨国家自然保护区地表甲虫物种多样性. 昆虫学报, 46(5): 609-616
于晓东, 罗天宏, 周红章. 2004. 横断山区东部四种林型地表甲虫的物种多样性. 动物学研究, 25(1): 7-14
俞和韦, 王中康, 刘莉, 等. 2008. 贡嘎蝠蛾幼虫肠道真菌多样性分析. 微生物学报, 48: 439-445
俞永信. 2004. 人工培养冬虫夏草研究. 菌物研究, 2(2): 42-46
喻浩. 2013. 色季拉山钩蝠蛾种群分化及其适生地地表节肢动物群落. 广州: 中山大学博士学位论文
曾纬, 银福军. 2003. 贡嘎蝠蛾幼虫死虫状况调查. 重庆中草药研究, 48(2): 5-6
曾纬, 尹定华, 李泉森, 等. 2006. 冬虫夏草菌侵染及寄生阶段的生长发育研究. 菌物学报, 25(4):

646-650

张古忍, 古德祥, 刘昕. 2007. 中国蝙蛾属一新种（鳞翅目, 蝙蝠蛾科）. 动物分类学报, 32（2）: 473-478

张古忍, 余俊锋, 吴光国, 等. 2011. 冬虫夏草发生的影响因子. 生态学报, 31（14）: 4117-4125

张剑霜. 2011. 冬虫夏草适生地高寒植物根系中虫生真菌的检测. 广州: 中山大学本科学位论文

张三元, 胡丽云, 万战国. 1988. 虫草蝙蛾生物学研究. 昆虫学报, 31（4）: 395-400

张永杰. 2012. 冬虫夏草菌的生物学研究. 北京: 科学出版: 1-113

张永杰, 孙炳达, 张姝, 等. 2010. 分离自冬虫夏草可培养真菌的多样性研究. 菌物学报, 29: 518-527

张宗豪, 马少丽, 徐海峰, 等. 2009. 青海省冬虫夏草寄主蝙蛾幼虫肠道菌群变化分析. 青海畜牧兽医杂志, 39: 17-19

章卫民, 李泰辉, 陈月琴, 等. 2002. 西藏冬虫夏草无性型的分子生物学研究. 微生物学通报, 29（3）: 54-58

赵锦, 王宁, 陈月琴, 等. 1999. 冬虫夏草无性型的分子鉴别. 中山大学学报（自然科学版）, 38（1）: 121-123

赵敏. 2010. 喙尾琵甲生态学特性及种内分化研究. 北京: 中国林业科学研究院博士学位论文

赵万源, 杨大荣, 沈发荣, 等. 1989. 玉龙蝙蛾生殖的观察. 昆虫学报, 32（3）: 382-384

赵新全, 张耀生, 周兴民. 2000. 高寒草甸畜牧业可持续发展: 理论与实践. 资源科学, 22（4）: 50-61

赵修复. 1976. 中国姬蜂分类纲要. 北京: 科学出版社: 43-44

赵志模, 郭依泉. 1990. 群落生态学原理与方法. 重庆: 科学技术文献出版社重庆分社: 294

赵志模, 赵志模, 朱文炳. 1987. 桔园昆虫群落季节格局研究. 西南农业大学学报, 9（1）: 27-32

郑国. 2008. 西双版纳蜘蛛多样性研究. 北京: 中国科学院动物研究所博士学位论文: 124

中国科学院南京土壤研究所. 1978. 土壤理化分析手册. 南京: 中国科学院南京土壤研究所出版社

钟欣. 2010. 冬虫夏草无性型中国被毛孢与高寒植物根系关系的研究. 广州: 中山大学博士学位论文

钟欣. 2013. 冬虫夏草菌侵染钩蝙蛾昆虫幼虫相互作用转录组研究. 广州: 中山大学博士后研究工作报告

周立志, 李迪强, 王秀磊, 等. 2002. 三江源自然保护区鼠害类型、现状和防治策略. 安徽大学学报: 自然科学版, 26（2）: 87-96

周志军, 王世贵. 2005. 二化螟盘绒茧蜂触角感器的超微结构. 昆虫知识, 42（6）: 676-680

朱斗锡, 何荣华. 2007. 西藏冬虫夏草资源可持续利用的关系与对策. 中国食用菌, 26（6）: 18-20

朱弘复, 王林瑶. 1985. 冬虫夏草与蝙蝠蛾. 动物学集刊, 3: 121-134

朱弘复, 王林瑶, 韩红香. 2004. 中国动物志, 昆虫纲, 第38卷, 鳞翅目, 蝙蝠蛾科和蛱蛾科. 北京: 科学出版社: 1-194

朱慧颖, 牟京良. 2006. 三江源虫草采挖狂潮 // 梁从诚. 中国的环境危局与突围. 北京: 社会科学文献出版社: 193-197

朱佳石, 郭英兰, 姚艺桑, 等. 2007. 冬虫夏草成熟过程中中国被毛孢和蝙蝠蛾拟青霉DNA共存及竞争增殖力、化学成分变化. 菌物研究, 5（4）: 214-224

朱世江, 季作梁. 2002. 热激蛋白与园艺植物的耐冷性. 园艺学报, 29（增刊）: 607-612

朱雪莲, 王志勇, 陈明茹. 2006. 系统地理学的研究及其在鱼类上的应用. 浙江海洋学院学报（自然科学版）, 25（2）: 183-191

卓凤萍, 陈仕江, 殷幼平, 等. 2004. 贡嘎蝙蛾幼虫肠道菌群的分析. 重庆大学学报（自然科学版）, 27（11）: 26-29

卓嘎, 罗章, 旺姆. 2008. 西藏冬虫夏草资源的可持续利用中存在的问题及对策. 现代农业科学, 15（5）: 29-31

邹志文. 2009. 西藏色季拉山钩蝙蛾属 Thitarodes 昆虫研究. 广州: 中山大学博士学位论文

邹志文, 刘昕, 张古忍. 2010. 中国蝙蛾属（鳞翅目, 蝙蝠蛾科）现行分类系统的修订. 湖南科技大学学报: 自然科学版, 25（1）: 114-120

邹钟琳. 1980. 昆虫生态学. 上海: 上海科学技术出版社

Addo-Bediako A, Chown SL, Gaston KJ. 2000. Thermal tolerance, climatic variability and latitude. Proceedings of the Royal Society of London. Series B: Biological Sciences, 267(1445): 739-745

Adhikari A, Nandi S, Dutta S, et al. 2014. Study of morphology and mycoparasitism of some antagonists of *Trichoderma* sp. from West Bengal, India. International Journal of Research, 1(9): 593-605

Aerts AM, François IE, Cammue BP, et al. 2008. The mode of antifungal action of plant, insect and human defensins. Cellular and Molecular Life Sciences, 65(13): 2069-2079

Akello J, Dubois T, Gold CS, et al. 2007. *Beauveria bassiana* (Balsamo) vuillemin as an endophyte in tissue culture banana (*Musa* spp.). Journal of Invertebrate Pathology, 96: 34-42

Alberts B, Johnson A, Lewis J. 2002. "24. The Adaptive

Immune System". Molecular Biology of the Cell. 4 th ed. New York: Garland Science

Alexopoulos CJ, Blackwell M, Mims CW.1996. Introductory Mycology. 4th ed. New York: John Wiley & Sons, Inc

Alvarez N, Hossaert-McKey M, Restoux G, *et al*.2007. Anthropogenic effects on population genetics of phytophagous insects associated with domesticated plants. Evolution, 61(12): 2986-2996

Amann RI, Ludwid W, Schleifer K. 1995. Phylogenetic identification and *in situ* detection of individual microbial cells without cultivation. Microbiol Reviews, 59(1): 143-69

Amann RI, Fuchs BM. 2008. Single-cell identification in microbial communities by improved fluorescence in situ hybridization techniques. Nature Reviews Microbiology, 6: 339-348

Anderson IC, Cairney JWG. 2004. Diversity and ecology of soil fungal communities: increased understanding through the application of molecular techniques. Environmental Microbiology, 6: 769-779

Andrews JH. 1992. Biological control in the phyllosphere. Annual Review of Phytopathology, 30: 471-478

Arnold AE, Lewis LC. 2005. Ecology and evolution of fungal endophytes and their roles against insects. *In*: Vega F, Blackwell M. Ecological and Evolutionary Advances in Insect-Fungus Associations. Oxford: Oxford University Press: 74-96

Ashburner M, Ball CA, Blake JA, *et al*. 2000. Gene ontology: tool for the unification of biology. The Gene Ontology Consortium. Nature Genetics, 25(1): 25-29

Askwith C, Kaplan J. 1997. An oxidase-permease-based iron transport system in *Schizosaccharomyces pombe* and its expression in *Saccharomyces cerevisiae*. Journal of Biological Chemistry, 272: 401-405

Attwood PV, Piggott MJ, Zu XL, *et al*. 2007. Focus on phosphohistidine. Amino Acids, 32(1): 145-156

Axen A, Carlsson A, Engstroem A, *et al*.1997. Gloverin, an antibacterial protein from the immune hemolymph of *Hyalophora* pupae. European Journal of Biochemistry, 247: 614-619

Bachali S, Jager M, Hassanin A, *et al*. 2002. Phylogenetic analysis of invertebrate lysozymes and the evolution of lysozyme function. Journal of Molecular Evolution, 54(5): 652-664

Barlin MR, Vinson SB.1981. Multiporous plate sensilla in antennae of the chalcidoidea (Hymenoptera). International Journal of Insect Morphology and Embryology, 10: 29-42

Baschien C, Manz W, Neu TR, *et al.* 2008. *In situ* detection of freshwater fungi in an alpine stream by new taxon-specific fluorescence *in situ* hybridization probes. Applied and Environmental Microbiology, 74: 6427-6436

Becker S, Boger P, Oehlmann R, *et al*. 2000. PCR bias in ecological analysis: a case study for quantitative *Taq* nuclease assays in analyses of microbial communities. Applied and Environmental Microbiology, 66: 4945-4953

Beier JC, Craig GB Jr. 1985. Gregarine parasites of mosquitoes. Integrated Mosquito Control Methodologies, 2: 167-184

Benhamou N, Chet I. 1993. Hyphal interactions between *Trichoder maharzianum* and *Rhizoctonia solani*: ultrastructure and gold cytochemistry of the mycoparasitic process. Phytopathology, 83:1062

Bennett VA, Nancy LP, Lee Jr RE. 1997. Seasonal changes in fatty acid composition associated with cold-hardening in third instar larvae of *Eurosta solidaginis.* Journal of Comparative Physiology B, 167: 249- 255

Beresford PJ, Basinski-Gray JM, Chiu JK, *et al*.1997. Characterization of hemolytic and cytotoxic Gallysins: a relationship with arylphorins. Developmental and Comparative Immunology, 21(3): 253-266

Berne S, Lah L, Kristina Sepčić. 2009. Aegerolysins: structure, function, and putative biological role. Protein Science, 18: 694-706

Bischoff JF, Sullivan RF, Struwe L,*et al*. 2003.Resurrection of *Blistum tomentosum* and its exclusion from *Polycephalomyces* (Hyphomycetes, Deuteromycota) based on 28S rDNA sequence data. Mycotaxon, 86: 433-444

Bjornsdottir-Butler K, Jones JL, Benner RA Jr, *et al*. 2011. Quantification of total and specific gram-negative histamine-producing bacteria species in fish using an MPN real-time PCR method. Food Microbiology, 28(7): 1284-1292

Blehert DS, Hicks AC, Behr M, *et al*. 2009. Bat white-nose syndrome: an emerging fungal pathogen? Science, 323: 227

Blouin MS. 2002. Molecular prospecting for cryptic species of nematodes: mitochondrial DNA versus internal transcribed spacer. International Journal for Parasitology, 32: 527-531

Bogus MI, Kedra E, Bania J, *et al*. 2007. Different defense strategies of *Dendrolimus pini*, *Galleria mellonella*, and

Calliphora vicina against fungal infection. Journal of insect Physiology, 53: 909-922

Brian DF. 2001. Evolutionary assembly of the milkweed fauna: cytochrome oxidase I and the age of tetraopes beetles. Molecular Phylogenetics and Evolution, 18 (3): 467-478

Buenz EJ, Bauer BA, Osmundson TW, *et al.* 2005. The traditional Chinese medicine *Cordyceps sinensis* and its effects on apoptotic homeostasis. Journal of Ethnopharmacology, 96:19-29

Burmester T. 1999. Evolution and function of the insect hexamerins. European Journal of Entomology, 96: 213-225

Burmester T. 2001. Molecular evolution of the arthropod hemocyanin superfamily. Molecular Biology and Evolution, 18(2): 184-195

Bushley KE, Li Y, Wang WJ, *et al.* 2013. Isolation of the mat1-1 mating type idiomorph and evidence for selfing in the chinese medicinal fungus *Ophiocordyceps sinensis*. Fungal Biology, 117: 599-610

Cannon PF, Hywel-Jones NL, Maczey N, *et al.* 2009. Steps towards sustainable harvest of *Ophiocordyceps sinensis* in Bhutan. Biodiversity and Conservation, 18: 2263-2281

Capaldi RA. 1990. Structure and function of cytochrome c oxidase. Annual Review of Biochemistry, 59: 569-596

Carneiro CN, Isejima EM, Samuels RI, *et al.* 2004. Sucrose hydrolases from the midgut of the sugarcane stalk borer *Diatraea saccharalis*. Journal of Insect Physiology, 50(11): 1093-1101

Castlebury LA, Rossman AY, Sung GH, *et al.* 2004. Multigene phylogeny reveals new lineage for *Stachybotrys chartarum*, the indoor air fungus. Mycological Research, 108: 864-872

Cerenius L, Söderhäll K. 2004. The prophenoloxidase-activating system in invertebrates. Immunological Reviews, 198: 116-126

Chappell TG, Konforti BB, Schmid SL, *et al.* 1987. The ATPase core of a clathrin uncoating protein. The Journal of Biological Chemistry, 262(2): 746- 751

Chaturvedi S, Rudd RJ, Davis A, *et al.* 2011. Rapid real-time PCR assay for culture and tissue identification of *Geomyces destructans*: the etiologic agent of bat geomycosis (white nose syndrome). Mycopathologia, 172: 247-256

Che-Mendoza A, Penilla RP, Rodriguez DA. 2009. Insecticide resistance and glutathione S-transferases in mosquitoes: a review. African Journal of Biotechnology, 8(8): 1386-1397

Chen WJ. 1999. The life cycle of *Ascogregarina taiwanensis* (Apicomplexa: Lecudinidae). Parasitology Today, 15(4):153-156

Chen WJ, Wu ST, Chow CY, *et al.* 1997. Sporogonic development of the gregarine *Ascogregarina taiwanensis* (Lien and Levine) (Apicomplexa: Lecudinidae) in its natural host *Aedes albopictus* (Skuse) (Diptera : Culicidae). The Journal of Eukaryotic Microbiology, 44(4): 326-331

Chen Y, Guo H, Du Z, *et al.* 2009. Ecology-based screen identifies new metabolites from a *Cordyceps*-colonizing fungus as cancer cell proliferation inhibitors and apoptosis inducers. Cell Prolif, 42: 838-847

Chen YQ, Wang N, Qu LH,*et al.* 2001. Determination of the anamorph of *Cordyceps sinensis* inferred from the analysis of the ribosomal DNA internal transcribed spacers and 5.8 S. Bionchemical Systematics and Ecology, 29: 597-607

Chen YQ, Hu B, Xu F, *et al.* 2004. Genetic variation of *Cordyceps sinensis*, a fruit-body-producing entomopathogenic species from different geographical regions in China. FEMS Microbiology Letters, 230: 153-158

Clarkson JM, Charnley AK. 1996. New insights into the mechanisms of fungal pathogenesis in insects. Trends in Microbiology, 4: 197-203

Clopton RE. 2000. Order Eugregarinorida Léger, 1900. *In*: Lee JJ, Leedale GF, Bradbury P. The Illustrated Guide to the Protozoa. 2 nd ed. Lawrence: Allen Press, Inc.: 205-298

Clopton RE, Janovy J Jr, Percival TJ. 1992. Host stadium specificity in the gregarine assemblage parasitizing *Tenebrio molitor*. Journal of Parasitology, 78(2):334-337

Conesa A, Götz S, García-Gómez JM, *et al.* 2005. Blast2GO: a universal tool for annotation, visualization and analysis in functional genomics research. Bioinformatics, 21(18): 3674-3876

Costa V, Angelini C, De Feis I, *et al.* 2010. Uncovering the complexity of transcriptomes with RNA-Seq. Journal of Biomedicine and Biotechnology, 2010: 853-916

Coutinho PM, Stam M, Blanc E, *et al.* 2003. Why are there so many carbohydrate-active enzyme-related genes in plants? Trends in Plant Science, 8:563-565

Daimon T, Taguchi T, Meng Y, *et al.*2008. Beta-fructofuranosidase genes of the silkworm, *Bombyx mori*: insights into enzymatic adaptation of *B. mori* to toxic alkaloids in mulberry latex. The Journal of Biological

Chemistry, 283(22): 15271-15279

Dallerac R, Labeur C, Jallon JM, et al. 2000. A Δ9 desaturase gene with a different substrate specificity is responsible for the cuticular diene hydrocarbon polymorphism in *Drosophila melanogaster*, Proceedings of the National Academy of Sciences of the United States of America, 97(17): 9449-9454

Dankittipakul P, Singtripop T. 2008. Five new species of the spider genus *Clubiona* Latreille (Araneae: Clubionidae) from Thailand. Zootaxa, 1747: 34-60

De Cal A, Redondo C, Sztejnberg A, et al. 2008. Biocontrol of powdery mildew by *Penicillium oxalicum* in openfield nurseries of strawberries. Biological Control, 47: 103-107

Deeleman-Reinhold CL. 2001. Forest spiders of south east Asia. Leiden: Brill: 591

Dimarcq JL, Hoffmann D, Meister M, et al. 1994. Characterization and transcriptional profiles of a *Drosophila* gene encoding an insect defensin. European Journal of Biochemistry, 221: 201-209

Elvin CM, Vuocolo T, Pearson RD, et al. 1996. Characterization of a major peritrophic membrane protein, Peritrophin-44 from the larvae of *Lucilia cuprina*. Journal of Biological Chemistry, 271: 8925-8935

Enayati AA, Ranson H, Hemingway J. 2005. Insect glutathione transferases and insecticide resistance. Insect Molecular Biology, 14(1): 3-8

Erlich Y, Mitra PP, delaBastide M, et al. 2008. AltaCyclic: a self-optimizing base caller for next-generation sequencing. Nature Methods, 5(8): 679-682

Fabrick JA, Baker JE, Kanost MR. 2003. cDNA cloning, purification, properties, and function of a beta-1,3-glucan recognition protein from a pyralid moth, *Plodia interpunctella*. Insect Biochemistry and Molecular Biology, 33: 579-594

Fabrick JA, Baker JE, Kanost MR. 2004. Innate immunity in a pyralid moth: functional evaluation of domains from a beta-1,3-glucan recognition protein. Journal of Biological Chemistry, 279(25): 26605-26611

Falkow S. 1998. Molecular Koch's postulates applied to microbial pathogenicity. Review of Infectious Diseases, 10: S274-S276

Fan D, Zheng Y, Yang D, et al. 2003. NMR solution structure and dynamics of an exchangeable apolipoprotein, *Locusta migratoria* apolipophorin III. Journal of Biological Chemistry, 278(23): 21212-21220

Fang HP, Zhang T, Liu Y. 2002. Characterization of an acetate-degrading sludge without intracellular accumulation of polyphosphate and glycogen. Water Research, 36: 3211-3218

Feng QL, Davey KG, Pang AS, et al. 1999. Glutathione S-transferase from the spruce budworm, *Choristoneura fumiferana*: identification, characterization, localization, cDNA cloning, and expression. Insect Biochemistry and Molecular Biology, 29(9): 779-793

Franciosa H, Berge JB. 1995. Glutathione S-transferases in housefly (*Musca domestica*): Location of GST-1 and GST-2 families. Insect Biochemistry and Molecular Biology, 25(3): 311-317

Fredericks DN, Relman DA. 1996. Sequence-based identification of microbial pathogens: a reconsideration of Koch's postulates. Clinical Microbiology Reviews, 9: 18-33

Frick WF, Pollock JF, Hicks AC, et al. 2010. An emerging disease causes regional population collapse of a common North American bat species. Science, 329: 679-682

Fuchs KP, Zverlov VV, Velikodvorskaya GA, et al. 2003. Lic16A of *Clostridium thermocellum*, a non-cellulosomal, highly complex endo-β-1,3-glucanase bound to the outer cell surface. Microbiology, 149: 1021-1031

Fukuchi Y, Kudo Y, Kumagai T, et al. 1998. Oxidized low density lipoprotein inhibits the hemolytic activity of asp-hemolysin from *Aspergillus fumigatus*. Fems Microbiology Letters, 167: 275-280

Fukuda R, Zhang HF, Kim JW, et al. 2007. HIF-1 regulates cytochrome oxidase subunits to optimize efficiency of respiration in hypoxic cells. Cell, 129(1): 111-122

Gao Q, Jin K, Ying SH, et al. 2011. Genome sequencing and comparative transcriptomics of the model entomopathogenic fungi *Metarhizium anisopliae* and *M. acridum*. PLoS Genetics, 7(1): e1001264

Gardes M, Bruns TD. 1993. ITS primers with enhanced specificity for basidiomycetes: application to the identification of mycorrhiza and rusts. Molecular Ecology, 2: 113-118

Gargas A, Trest M, Christensen M, et al. 2009. *Geomyces destructans* sp. nov. associated with bat white-nose syndrome. Mycotaxon, 108: 147-154

Gaston KJ, Chown SL. 1999. Elevation and climatic tolerance: a test using dung beetles. Oikos, 86(3): 584-590

Gathmann A, Tscharntke T. 2002. Foraging ranges of solitary bees. Journal of Animal Ecology, 71(5): 757-764

Ghosh-Harihar, M. 2013. Distribution and abundance of

foliage-arthropods across elevational gradients in the East and West Himalayas. Ecological Research, 28(1): 125-130

Gilbert LI, Granger NA, Roe RM. 2000. The juvenile hormones: historical facts and speculations on future research directions. Insect Biochemistry and Molecular Biology, 30(8-9): 617-644

Gillespie JP, Bailey AM, Cobb B, et al.2000. Fungi as elicitors of insect immune responses. Archives of Insect Biochemistry and Physiology, 44: 49-68

Giovannoni SJ, DeLong EF, Olsen GJ, et al. 1998. Phylogenetic group-specific oligodeoxynucleotide probes for identification of single microbial cells. Journal of Bacteriology, 170(2): 720-726

Goodchild B, Smith JN. 1970. The separation of multiple forms of housefly 1,1,1-trichloro-2,2-bis-(p-chlorophenyl)-ethane (DDT) dehydrochlorinase from glutathione S-aryltransferase by electrofocusing and electrophoresis. Biochemical Journal, 117(5): 1005-1009

Gotz P, Weise C, Kopacek P, et al. 1997. Isolated apolipophorin III from Galleria mellonella stimulates the immune reactions of this insect. Journal of Insect Physiology, 43(4): 383-391

Guo H, Hu H, Liu S, et al.2007. Bioactive p-Terphenyl Derivatives from a Cordyceps-Colonizing Isolate of Gliocladium sp. Journal of Natural Products, 70: 1519-1521

Guo H, Sun B, Gao H, et al. 2009a. Diketopiperazines from the Cordyceps-colonizing fungus Epicoccum nigrum. Journal of Natural Products, 72: 2115-2119

Guo H, Sun B, Gao H, et al. 2009b. Trichocladinols A–C, cytotoxic metabolites from a Cordyceps - colonizing ascomycete Trichocladium opacum. European Journal of Organic Chemistry, 32: 5525-5530

Gupta L, Noh JY, Jo YH, et al.2010. Apolipophorin-III mediates antiplasmodial epithelial responses in Anopheles gambiae (G3) mosquitoes. PLoS ONE, 5(11): e15410

Guy CL, Haskell D.1987. Induction of freezing tolerance in spinach is associated with the synthesis of cold acclimation induced proteins. Plant Physiology, 84: 872-878

Hall TA. 1999. BioEdit: a user-friendly biological sequence alignment editor and analyses program for Windows95/98/NT. Nucleic Acids Symposium Series, 41: 95-98

Halwani A, Dunphy G. 1997. Haemolymph proteins of larvae of Galleria mellonella detoxify endotoxins of the insect pathogenic bacteria Xenorhabdus nematophilus (Enterobacteriaceae). Journal of Insect Physiology, 43(11):1023-1029

Halwani AE, Dunphy GB. 1999. Apolipophorin-III in Galleria mellonella potentiates hemolymph lytic activity. Developmental and Comparative Immunology, 23(7):563-570

Halwani AE, Niven DF, Dunphy GB.2000. Apolipophorin-III and the interactions of lipoteichoic acids with the immediate immune responses of Galleria mellonella. Journal of Invertebrate Pathology, 76(4): 233-241

Han XG, Hu ZJ, Xin GR, et al. 2014. Studies on the characteristics of vegetation and soil on Mount Sejila, Tibet. Pakistan Journal of Botany, 46(2): 457-464

Haunerland NH. 1996. Insect storage proteins: gene families and receptors. Insect Biochemistry and Molecular Biology, 26(9-9): 755-765

Hausmann K, Hülsmann N, Radek R. 2003. Protistology. 3rd completely revised edition. Stuttgart: E. Schweizerbart'sche Buchhandlung (Nägele u. Obermiller)

Hayes JD, Flanagan JU, Jowsey IR. 2005. Glutathione S-transferases. Annual Review of Pharmacology and Toxicology, 45: 51-88

Hazel JR. 1989. Cold adaptation in ectotherms: regulation of membrane function and cellular metabolism. Advance of Comparative Environmental Physiology, 4: 1-50

Hazel JR, Williams EE. 1990. The role of alterations in membrane lipid composition in enabling physiological adaptation of organisms to their physical environment. Progress in Lipid Research, 29: 167- 227

Hazel JR. 1995. Thermal adaptation in biological membranes: is homeoviscous adaptation the explanation? Annual Review of Physiology, 57: 19-42

Heather DV, Kent EV, Willard MF. 2008. Twenty-five years of quantitative PCR for gene expression analysis. BioTechniques, 44(5): 619-626

Hegde PS, White IR, Debouck C. 2003. Interplay of transcriptomics and proteomics. Current Opinion in Biotechnology, 14(6): 647-651

Heinz KM. 1996. Host size selection and sex allocation behaviour among parasitoid trophic levels. Ecological Entomology, 21: 218-226

Heinz KM, Parrella MP. 1990. The influence of host size on sex ratios in the parasitoid Diglyphus begini (Hymenoptera: Eulophidae). Ecological Entomology, 15: 391-399

Henry T, Iwen PC, Hinrichs SH. 2000. Identification of

Aspergillus species using internal transcribed spacer regions 1 and 2. Journal of Clinical Microbiology, 38: 1510-1515

Holden CP. 1994. Purification and characterization of aldolase from the cold hardy insect *Epiblema scudderiana*: enzyme role in ghycerol biosynthesis. Insect Biochemistry and Molecular Biology, 24(3): 265-270

Hou CX, Qin G X, Liu T, *et al*. 2011. Differential gene expression in silkworm in response to *Beauveria bassiana* infection. Gene, 484: 35-41

Hsieh SL, Kuo CM. 2005. Stearoyl- CoA desaturase expression and fatty acid composition in milkfish (*Chanos chanos*) and grass carp (*Ctenopharyngodon idella*) during cold acclimation. Comparative Biochemistry and Physiology B, 141: 95-101

Hsieh YL, Linsenmair KE. 2012. Seasonal dynamics of arboreal spider diversity in a temperate forest. Ecology Evolution, 2(4): 768-777

Hu JL. 2001. Spiders in Qinghai-Tibet Plateau of China. Zhengzhou: Henan Science and Technology Publishing House: 658

Hu X, Zhang YJ, Xiao GH, *et al*. 2013. Genome survey uncovers the secrets of sex and lifestyle in caterpillar fungus. Chinese Science Bulletin, 58: 2846-2854

Huang LH, Kang L. 2007. Cloning and interspecific altered expression of heat shock protein's genes in the two leafminer species in response to thermal stress. Insect Molecular Biology, 16: 491-500

Hultmark D, Anderson K, Steiner H, *et al*.1983. Insect immunity, Attacins, a family of antibacterial proteins from *Hyalophora cecropia*. EMBO Journal, 2: 571-576

Hwang SY, Kim SH, Lee GY, *et al*. 2011. A novel real-time PCR assay for the detection of *Plasmodium falciparum* and *Plasmodium vivax* malaria in low parasitized individuals. Acta Tropica, 120(1-2): 40-45

Ikemoto H. 1958. Seasonal variations of water and lipid contents of a leaf-beetle, *Aulacophora fumolaris* Motschulsky (in Japanese with English abstract). Japanese Journal of Applied Entomology and Zoology, 2: 119-122

Ito K, Nakata T. 1998. Diapause and survival in winter in two species of predatory bugs, *Orius sauteri* and *O. minutus.* Entomologia Experimentalis et Applicata, 89(3): 271-276

Iwen PC, Hinrichs SH, Rupp ME. 2002. Utilization of the internal transcribed spacer regions as molecular targets to detect and identify human fungal pathogens. Medical Mycology, 40: 87-109

Jackson D, Skillman J, Vandermeer J. 2012. Indirect biological control of the coffee leaf rust, *Hemileia vastatrix*, by the entomogenous fungus *Lecanicillium lecanii* in a complex coffee agroecosystem. Biological Control, 61: 89-97

James ML, Craig MA. 1965. Solidification of unsaturated/saturated fatty acid mixtures and its relationship to chilling sensitivity in plants. Journal of the American Oil Chemists Society, 42: 1056-1058

Jeffery A. 1996. Ven uria canescens parasitizing *Galleria mellonella* and *Anagasta kuehniella*: is the parasitoid a conformer or regulator. Journal of Insect Physiology, 42: 1017-1025

Jeong DW, Kim TS, Cho IT, *et al*. 2004. Modification of glycolysis affects cell sensitivity to apoptosis induced by oxidative stress and mediated by mitochondria. Biochemical and Biophysical Research Communications, 313(4): 984-991

Jeong SE, Rosenfield CL, Marsella HP, *et al*. 2003. Multiple acyl-CoA desaturase- encoding transcripts in pheromone glands of *Helicoverpa assulta*, the oriental tobacco budworm. Insect Biochemistry and Molecular Biology, 33: 609- 622

Jiang H, Ma C, Lu ZQ, *et al*. 2004. Beta-1,3-glucan recognition protein-2 (betaGRP-2)from *Manduca sexta*; an acute-phase protein that binds beta-1,3-glucan and lipoteichoic acid to aggregate fungi and bacteria and stimulate prophenoloxidase activation. Insect Biochemistry and Molecular Biology, 34(1): 89-100

Jiang L, Schlesinger F, Davis CA, *et al*. 2011. Synthetic spike-in standards for RNA-seq experiments. Genome Research, 21: 1543-1551

Jiang Y, Yao YJ. 2002. Names related to *Cordyceps sinensis* anamorph. Mycotaxon, 84:245-254

Jiang Y, Yao Y. 2005. ITS sequence analysis and ascomatal development of *Pseudogymnoascus roseus.* Mycotaxon, 94: 55-74

Joanisse DR, Storey, KB. 1996. Fatty acid content and enzymes of fatty acid metabolism in overwintering cold hardy gall insects. Physiological. Zoology, 69: 1079-1095

Jocqué R, Dippenaar-Schoeman AS. 2007. Spider Families of the World, Royal Museum for Central Africa, Tervuren, 336

Johannes O, Jesper GS, Soen OP, *et al*. 2005. Changes in membrane lipid composition following rapid cold hardening in *Drosophila melanogaster*. Journal of Insect

Physiology, 51: 1173-1182

Juncosa M, Pons J, Dot T, et al. 1994. Identification of active site carboxylic residues in Bacillus licheniformis 1,3-1,4-β-D-glucan 4-glucanohydrolase by site-directed mutagenesis. The Journal of Biological Chemistry, 269: 14530-14535

Jung M, Kim S, Kim H, et al. 2008. Biodiversity and community structure of ground-dwelling spiders in four different field margin types of agricultural landscapes in Korea. Applied Soil Ecology, 38(2): 185-195

Kanehisa M, Araki M, Goto S, et al. 2008. KEGG for linking genomes to life and the environment. Nucleic Acids Research, 36: D480-484

Kanost MR, Jiang H, Yu X. 2004. Innate immune responses of a lepidopteran insect, Manduca sexta. Immunological Reviews, 198: 97-105

Kanost MR. 1999. Serine proteinase inhibitors in arthropod immunity. Developmental and Comparative Immunology, 23: 291-301

Kaspari M, Weiser MD.2000. Ant activity along moisture gradients in a neotropical forest. Biotropica, 32(4a): 703-711

Kayukawa T, Chen B, Hoshizakia S, et al. 2007. Upregulation of a desaturase is associated with the enhancement of cold hardiness in the onion maggot, Delia antique. Insect Biochemistry and Molecular Biology, 37 (11):160-1167

Keil TA. 1997. Comparative morphogenesis of sensilla: a review. International Journal of Insect Morphology and Embryology, 26: 151-138

Keilin D. 1918. On the occurrence of a cephaline gregarine, Leidyana tinei n. sp., in lepidopterous larvae. Parasitology, 10:406-410

Kepler R, Ban S, Nakagiri A, et al. 2013. The phylogenetic placement of hypocrealean insect pathogens in the genus Polycephalomyces: An application of one fungus one name. Fungal Biology, 117: 611-622

Kepler RM, Sung GH, Harada Y, et al. 2012. Host jumping onto close relatives and across kingdoms by Tyrannicordyceps (Clavicipitaceae) gen. nov. and Ustilaginoidea (Clavicipitaceae). American Journal of Botany, 99: 552-561

Khani A, Saeid M, Mohsen B, et al. 2007. Comparison of fatty acid composition in total lipid of diapause and non-diapause larvae of Cydia pomonella (Lepidoptera: Tortricidae). Insect Science, 14: 125- 131

Kim E, Kim SH, Choi CS, et al.1998. Cloning and expression of apolipophorin-III from the common cutworm, Spodoptera litura. Archives of Insect Biochemistry and Physiology, 39: 166-173

Kim HJ, Je HJ, Park SY, et al. 2004. Immune activation of apolipophorin-III and its distribution in hemocyte from Hyphantria cunea. Insect Biochemistry and Molecular Biology, 34(10): 1011-1023

Kiss L. 2003. A review of fungal antagonists of powdery mildews and their potential as biocontrol agents. Pest Management Science, 59: 475-483

Kiss L. 2012. Limits of nuclear ribosomal DNA internal transcribed spacer (ITS) sequences as species barcodes for Fungi. Proceedings of the National Academy of Sciences of the USA, 109: 10741-10742

Kochkina GA, Ivanushkina NE, Akimov VN, et al. 2007. Halo- and psychrotolerant Geomyces fungi from arctic cryopegs and marine deposits. Microbiology , 76: 39-47

Kodama H, Hamada T, Horiguchi G, et al. 1994. Genetic enhancement of cold tolerance by expression of a gene for chloroplast ω-3 fatty acid desaturase in transgenic tobacco. Plant Physiology, 105: 601-605

Koivula M, Kukkonen J, Niemelä J. 2002. Boreal carabid-beetle (Coleoptera, Carabidae) assemblages along the clear-cut originated succession gradient. Biodiversity and Conservation, 11(7): 1269-1288

Koizumi N, Morozumi A, Imamura M, et al. 1997. Lipopolysaccharide-binding proteins and their involvement in the bacterial clearance from the hemolymph of the silkworm Bombyx mori. European Journal of Biochemistry, 248: 217-224

Koštál V, Berková P, Šimek P. 2003. Remodelling of membrane phospholipids during transition to diapause and cold-acclimation in the larvae of Chymomyza costata (Drosophilidae). Comparative Biochemistry and Physiology B, 135(3): 407-419

Koštál V, Šimek P. 1998. Changes in fatty acid composition of phospholipids and triacylglycerides after cold-acclimation of an aestivating insect prepupa. Journal of Comparative Physiology B, 168: 453-460

Krauss U, Ten Hoopen M, Rees R, et al.2013. Mycoparasitism by Clonostachys byssicola and Clonostachys rosea on Trichoderma spp. from cocoa (Theobroma cacao) and implication for the design of mixed biocontrol agents. Biological Control, 67(3): 317-327

Labbé S, Peña MM, Fernandes AR, et al.1999. A copper-sensing transcription factor regulates iron uptake genes in Schizosaccharomyces pombe. Journal of Biological Chemistry, 274: 36252-36260

Laborde E. 2010. Glutathione transferases as mediators of signaling pathways involved in cell proliferation and cell death. Cell Death and Differentiation, 17(9): 1373-1380

Lambowitz AM, Belfort M. 1993. Introns as mobile genetic elements. Annual Review of Biochemistry, 62: 587-622

Laube I, Hird H, Brodmann P, et al. 2010. Development of primer and probe sets for the detection of plant species in honey. Food Chemistry, 118(4): 979-986

Leander BS. 2008. Marine gregarines: evolutionary prelude to the apicomplexan radiation? Trends in Parasitology, 24(2): 60-67

Leander BS, Clopton RE, Keeling PJ. 2003. Phylogeny of gregarines (Apicomplexa) as inferred from small-subunit rDNA and β-tubulin. International Journal of Systematic and Evolutionary Microbiology, 53(1): 345-354

Leclerc V, Reichhart JM. 2004. The immune response of Drosophila melanogaster. Immunological Reviews, 198: 59-71

Lee CS, Wetzel K, Buckley T, et al. 2011. Rapid and sensitive detection of Pseudomonas aeruginosa in chlorinated water and aerosols targeting gyrB gene using real-time PCR. Journal of Applied Microbiology, 111(4): 893-903

Lee RE, Chen CP, Meacham MH, et al.1987. Ontogenetic patterns of cold hardiness and glycerol production in Sarcophaga crassipalpis. Journal of Insect Physiology, 33: 587-592

Lei W, Li SS, Peng QY, et al.2013. A Real-Time qPCR assay to quantify Ophiocordyceps sinensis biomass in Thitarodes larvae. Journal of Microbiology, 51(2): 229–233

Leubner-Metzger G. 2003. Functions and regulation of β-1,3-glucanases during seed germination, dormancy release and after-ripening. Seed Science Research, 13: 17-34

Levashina EA, Moita LF, Blandin S, et al. 2001. Conserved role of a complement-like protein in phagocytosis revealed by dsRNA knockout in cultured cells of the mosquito, Anopheles gambiae. Cell, 104(5): 709-718

Liu F, Cai L. 2012. Morphological and molecular characterization of a novel species of Simplicillium from China. Cryptogamie, Mycologie, 33: 137-144

Liu J, Wang L, Geng Y, et al. 2006. Genetic diversity and population structure of Lamiophlomis rotata (Lamiaceae), an endemic species of Qinghai-Tibet plateau. Genetica, 128(1-3): 385-394

Liu PH, Yan M, Griswold C, et al. 2007. Three new species of the genus Clubiona from China (Araneae: Clubionidae). Zootaxa, 1456:63-68

Liu WT, Chan OC, Fang HHP. 2002. Microbial community dynamics during start-up of acidogenic anaerobic reactors. Water Research, 36: 3203-3210

Liu XD, Chen BD. 2000. Climatic warming in the Tibetan Plateau during recent decades. International Journal of Climatology, 20: 1729-1742

Liu ZY, Yao YJ, Liang ZQ, et al. 2001. Molecular evidence for the anamorph-teleomorph connection in Cordyceps sinensis. Mycological Research, 105: 827-832

Liu ZY, Liang ZQ, Liu AY, et al. 2002. Molecular ecidence for teleormorph connections in Cordyceps based on ITS-5.8S rDNA sequencesb. Mycological Research, 106: 1100-1108

Longino JT, Colwell RK. 1997. Biodiversity Assessment Using Structured Inventory: Capturing the Ant Fauna of a Tropical Rain Forest. Ecological Applications, 7(4): 1263-1277

Lourenço AP, Martins JR, Bitondi MM, et al. 2009. Trade-off between immune stimulation and expression of storage protein genes. Archives of Insect Biochemistry and Physiology, 71(2): 70-87

Lowenstein JM. 1969. Methods in Enzymology, Volume 13: Citric Acid Cycle. Boston: Academic Press: 613-619

Loyall L, Uchida K, Braun S, et al. 2000. Glutathione and a UV light-induced glutathione S-transferase are involved in signaling to chalcone synthase in cell cultures. Plant Cell, 12(10): 1939-1950

Lumjuan N, Stevenson BJ, Prapanthadara LA, et al. 2007. The Aedes aegypti glutathione transferase family. Insect Biochemistry and Molecular Biology, 37(10): 1026-1035

Ma C, Kanost MR. 2000. A beta1,3-glucan recognition protein from an insect, Manduca sexta, agglutinates microorganisms and activates the phenoloxidase cascade. The Journal of Biological Chemistry, 275(11): 7505-7514

Ma C, Li Y, Niu S, et al. 2011. N-hydroxypyridones, phenylhydrazones, and a quinazolinone from Isaria farinosa. Journal of Natural Products, 74: 32-37

Maczey N, Dhendup K, Cannon P, et al. 2010. Thitarodes namnai sp. nov. and T. caligophilus sp. Nov. (Lepido-ptera: Hepialidae), hosts of the economically important entomopathogenic fungus Ophiocordyceps sinensis in Bhutan. Zootaxa, 2412: 42-52

Magalhães J, Ascensão A, Soares JM, et al. 1985. Acute and severe hypobaric hypoxia increases oxidative stress and impairs mitochondrial function in mouse skeletal muscle. Journal of Applied Physiology, 99(4): 1247-1253

Magurran EA. 1988. Ecological diversity and its measurement. London: Chapman & Hall: 192

Mandard S, Müller M, Kersten S. 2004. Peroxisome proliferator-activated receptor alpha target genes. Cellular and Molecular Life Sciences, 61(4): 393-416

Mantilla JG, Galeano NF, Gaitan AL, et al. 2012. Transcriptome analysis of the entomopathogenic fungus *Beauveria bassiana* grown on cuticular extracts of the coffee berry borer (*Hypothenemus hampei*). Microbiology, 158: 1826-1842

Mark J, Decker H. 1992. Advances in comparative and environmental physiology, Volume 13. Springer Berlin Heidelberg: 325-376

Martinkova N, Backor P, Bartonicka T, et al. 2010. Increasing incidence of *Geomyces destructans* fungus in bats from the Czech Republic and Slovakia. PLoS ONE, 5: e13853

Martins A, Vasconcelos V. 2011. Use of qPCR for the study of hepatotoxic cyanobacteria population dynamics. Archives of Microbiology, 193: 615-627

Mascher T, Helmann JD, Unden G. 2006. Stimulus perception in bacterial signal-transducing histidine kinases. Microbiology and Molecular Biology Reviews, 70(4): 910-938

McNeely JA. 1992. 保护世界的生物多样性 // 中国科学院生物多样性委员会. 生物多样性译丛（一）. 北京：中国科学技术出版社

Meister A, Anderson ME. 1983. Glutathione. Annual Review of Biochemistry, 52: 711-760

Michaud MR, Denlinger DL. 2006. Oleic acid is elevated in cell membranes during rapid cold- hardening and pupal diapause in the flesh fly, *Sarcophaga crassipalpis*. Journal of Insect Physiology, 52: 1073-1082

Morales ME, Ocampo CB, Cadena H, et al. 2005. Differential identification of ascogregarina species (Apicomplexa: Lecudinidae) in *Aedes aegypti* and *Aedes albopictus* (Diptera: Culicidae) by polymerase chain reaction. The Journal of Parasitology, 91: 1352-1357

Morey JS, Ryan JC, Van Dolah FM. 2006. Microarray validation: factors influencing correlation between oligonucleotide microarrays and real-time PCR. Biological Procedures Online, 8: 175-193

Morita A, Soga K, Hoson T, et al. 1999. Changes in mechanical properties of the cuticle and lipid accumulation in relation to adult diapause in the bean bug, *Riptortus clavatus*. Journal of insect Physiology, 45(3): 241-247

Mortazavi A, Williams BA, McCue K, et al. 2008. Mapping and quantifying mammalian transcriptomes by RNA-Seq. Nature Methods, 5(7): 621-628

Mujico JR, Lombardía M, Mena MC, et al. 2011. A highly sensitive real-time PCR system for quantification of wheat contamination in gluten-free food for celiac patients. Food Chemistry, 128(3): 795-801

Muyzer G, De Waal EC, Uitterlinden AG. 1993. Profiling of complex microbial populations by denaturing gradient gel electrophoresis analysis of polymerase chain reaction-amplified genes encoding for 16S rRNA. Applied Environmental Microbiology, 59: 695-700

Myrbäck K. 1957. Studies on yeast invertase; soluble and insoluble invertase (saccharase) of baker's yeast. Archives of Biochemistry and Biophysics, 69: 138-148

Nakahara Y, Shimura S, Ueno C, et al. 2009. Purification and characterization of silkworm hemocytes by flow cytometry. Developmental and Comparative Immunology, 33(4): 439-448

Ng B, Wang HX. 2005. Pharmacological action of *Cordyceps*, aprized folk medicine. Journal of Pharmacy and Pharmacology, 57:1-12

Nicolai V. 1989. Thermal properties and fauna on the bark of trees in two different African ecosystems. Oecologia, 80(3): 421-430

Nielsen ES, Wagner DL, Robinson GS. 2000. Ghost-moths of the world: a global inventory and bibliography of the Exoporia (Mnesarchaeoidea and Hepialoidea) (Lepidoptera). Journal of Natural History, 34: 823-878

Niemelä J, Spence JR, Spence DH. 1992. Habitat associations and seasonal activity of ground-beetles (Coleoptera, Carabidae) in central Alberta. The Canadian Entomologist, 124(3): 521-540

Niemelä J. 2001. Carabid. beetles (Coleoptera Carabidae) and habitat fragmentation: a review. European Journal of Entomology, 98(2): 127-132

Niere M, Meisslitzer C, Dettloff M, et al.1999. Insect immune activation by recombinant *Galleria mellonella* apolipophorin III(1). Biochimica et Biopyhsica Acta - Protein Structure and Molecular Enzymology, 1433(1): 16-26

Nikoh N, Fukatsu T. 2001. Evolutionary dynamics of multiple group I introns in nuclear ribosomal RNA genes of endoparasitic fungi of the genus *Cordyceps*. Molecular Biology and Evolution, 18: 1631-1642

Nilsson RH, Kristiansson E, Ryberg M, et al. 2008. Intraspecific ITS variability in the kingdom Fungi as expressed in the international sequence databases and its implications for molecular species identification. Evolutionary Bioinformatics Online, 4: 193-201

Nowlin N. 1992. Correlation of the life cycle of a parasite with the metamorphosis of its host. The Journal of Parasitology, 8: 153-160

Nufio CR, Paraj DR. 2001. Host marking behavior in phytophagous insect and parasitoids.Entomol ogica Experimentalis et Applicata, 99: 273-293

Ochiai M, Ashida M. 1998. Purification of a beta-1,3-glucan recognition protein in the prophenoloxidase activating system from hemolymph of the silkworm, *Bombyx mori*. The Journal of Biological Chemistry, 263(24): 12056-12062

Ochiai M, Ashida M. 2000. A pattern-recognition protein for beta-1, 3-glucan. The binding domain and the cDNA cloning of beta-1, 3-glucan recognition protein from the silkworm, *Bombyx mori*. The Journal of Biological Chemistry, 275: 4995-5002

Ohtsu T, Katagiri C, Kimura MT, *et al*. 1993. Cold-adaptations in Drosophila: qualitative changes of triacylglycerols with relation to over-wintering. The Journal of Biological Chemistry, 268: 1830-1834

Ojha S, Chatterjee NC. 2011. Mycoparasitism of *Trichoderma* spp. in biocontrol of fusarial wilt of tomato. Archives of Phytopathology and Plant Protection, 44(8): 771-782

Ono H, Hayashi T. 2009. Clubionidae. *In*: Ono H. The Spiders of Japan with keys to the families and genera and illustrations of the species. Press, Kanagawa: Tokai Univ: 532-546

Pauchet Y, Freitak D, Heidel-Fischer HM, *et al*. 2009. Immunity or digestion: glucanase activity in a glucan-binding protein family from Lepidoptera. The Journal of Biological Chemistry, 284(4):2214-2224

Pauchet Y, Wilkinson P, Vogel H, *et al*. 2010. Pyrosequencing the *Manduca sexta* larval midgut transcriptome: messages for digestion, detoxification and defense. Insect Molecular Biology, 19(1): 61-75

Payan F. 2004. Structural basis for the inhibition of mammalian and insect alpha-amylases by plant protein inhibitors. Biochimica et Biophysica Acta, 1696(2): 171-180

Pendland J, Hung SY, Boucias DG. 1993. Evasion of host defence by in vivo-produced protoplast-like cells of the insect mycopathogen *Beauveria bassiana*. Journal of Bacteriology, 175: 5962-5969

Peng QY, Zhong X, Lei W, *et al*. 2013. Detection of *Ophiocordyceps sinensis* in soil by quantitative real-time PCR. Canadian Journal of Microbiology, 59(3): 204-209

Perkins FO, Barta JR, Clopton RE, *et al*. 2000. *Phylum apicomplexa* Levine. *In*: Lee JJ, Leedale GF, Bradbury P. The Illustrated Guide to the Protozoa. 2nd ed. Lawrence: Allen Press, Inc.: 190-369

Phipps DJ, Chadwick JS, Aston WP. 1994. Gallysin-1, an antibacterial protein isolated from hemolymph of *Galleria mellonella*. Developmental and Comparative Immunology, 18(1): 13-23

Platnick NI. 2011. The World Spider Catalog, version 12.0. American Museum of Natural History, Available from http://research.amnh.org/entomology/spiders/catalog/index.html [2011-6-10]

Polley SD, Tiku PE, Trueman RT, *et al*. 2003. Differential expression of cold- and diet-specific genes encoding two carp liver △ 9-acyl-CoA desaturase isoforms. American Journal of Physiology. Regulatory, Integrative and Comparative Physiology, 284(1): 41-50

Posada F, Aime MC, Peterson SW, *et al*. 2007. Inoculation of coffee plants with the fungal entomopathogen *Beauveria bassiana* (Ascomycota: Hypocreales). Mycological Research, 111: 748-757

Pratt CC, Weers PM. 2004. Lipopolysaccharide binding of an exchangeable apolipoprotein, apolipophorin III, from *Galleria mellonella*. Biological Chemistry, 385(11): 1113-1119

Quesada-Moraga E, Landa BB, Muñoz-Ledesma J, *et al*. 2006. Endophytic colonisation of opium poppy, Papaver somniferum, by an entomopathogenic *Beauveria bassiana* strain. Mycopathologia, 161: 323-329

Ramet M, Pearson A, Manfruelli P, *et al*. 2001. Drosophila scavenger receptor CI is a pattern recognition receptor for bacteria. Immunity, 15(6): 1027-1038

Rämet M, Pearson A, Manfruelli P, *et al*. 2001. *Drosophila* scavenger receptor CI is a pattern recognition receptor for bacteria. Immunity, 15(6): 1027-1038

Rehner S. 2001. Primers for Elongation Factor 1-α (EF1-α). http://ocid.nacse.org/research/deephyphae/EF1primer.pdf

Rice AV, Currah RS. 2006. Two new species of *Pseudogymnoascus* with *Geomyces* anamorphs and their phylogenetic relationship with *Gymnostellatospora*. Mycologia, 98: 307-318

Rinehart JP, Hayward SAL, Elnitsky MA, *et al*. 2006. Continuous up-regulation of heat shock proteins in larvae, but not adults, of a polar insect.The Proceedings of the National Academy of Sciences of the United

States of America, 103(38): 14223-14227

Rinehart JP, Li A, Yocum GD, *et al.* 2007. Up-regulation of heat shock proteins is essential for colsurvival during insect diapause. The Proceedings of the National Academy of Sciences of the United States of America, 104(27): 11130- 11137

Rinehart JP, Robich RM, Denlinger DL. 2006. Enhanced cold and desiccation tolerance in diapausing adults of *Culex pipiens* L., and a role for Hsp70 in response to cold shock but not as a component of the diapause program. Journal of Medical Entomology, 43(4): 713-723

Rinehart JP, Yocum GD, Denlinger DL. 2000. Developmental upregulation of inducible hsp70 transcripts, but not the cognate form, during pupal diapause in the flesh fly, *Sarcophaga crassipalpis*. Insect Biochemistry and Molecular Biology, 30(6): 515- 521

Robinson GS, Sattler K., Shaffer M, *et al.* 1995. Microlepidotera and Pyraloidea of Nepal - a checklist and bibliography. *In*: Haruta T. Moths of Nepal part 4. Tinea, 14: 150-181

Roychoudhury S, Isawa H, Hoshino K, *et al.* 2007. Comparison of the morphology of oocysts and the phylogenetic analysis of four *Ascogregarina species* (Eugregarinidae: Lecudinidae) as inferred from small subunit ribosomal DNA sequences. Parasitology International, 56: 113-118

Roychoudhury S, Kobayashi M. 2006. New findings on the developmental process of *Ascogregarina taiwanensis* and *Ascogregarina culicis* in *Aedes albopictus* and *Aedes aegypti*. Journal of the American Mosquito Control Association, 22(1): 29-36

Royet J. 2004. Infectious non-self recognition in invertebrates: lessons from *Drosophila* and other insect models. Molecular Immunology, 41: 1063-1075

Rueckert S, Chantangsi C, Leander BS. 2010. Molecular systematics of marine gregarines (Apicomplexa) from North-eastern Pacific polychaetes and nemerteans, with descriptions of three novel species: *Lecudina phyllochaetopteri* sp. nov., *Difficilina tubulani* sp. nov. and *Difficilina paranemertis* sp. nov. International Journal of Systematic and Evolutionary Microbiology, 60: 2681-2690

Sadée W, Drübbisch Volkmar, Amidon GL. 1995. Biology of membrane transport proteins. Pharmaceutical Research, 12: 1823-1837

Sakamoto T, Bryant DA. 1997. Temperature-regulationed mRNA accumulation and stabilization for fatty acid desaturase genes in the cyanobacterium *Synechococcus* sp. Strain PCC 7002. Molecular Microbiology, 23(6): 1281- 1292

Samuels RI, Paterson IC. 1995. Cuticle degrading proteases from insect moulting fluid and culture filtrates of entomopathogenic fungi. Biochemistry and Molecular Biology, 110: 661-669

Sanders NJ, Lessard J, Fitzpatrick MC, *et al.* 2007. Temperature, but not productivity or geometry, predicts elevational diversity gradients in ants across spatial grains. Global Ecology and Biogeography, 16(5): 640-649

Scharlaken B, de Graaf DC, Goossens K, *et al.* 2008. Differential gene expression in the honey bee head after a bacterial challenge. Developmental and Comparative Immunology, 32(8): 883-889

Scharlaken B, de Graaf DC, Memmi S, *et al.* 2007. Differential protein expression in the honey bee head after a bacterial challenge. Archives of Insect Biochemistry and Physiology, 65(4): 223-237

Schmid-Hempel P. 2005. Evolutionary ecology of insect immune defenses. Annual Review of Entomology, 50: 529-551

Schneider D. 1964. Insect Antennae. Annual Review of Entomology, 9: 103-122

Schoch CL, Seifert KA. 2012. Reply to Kiss: Internal transcribed spacer (ITS) remains the best candidate as a universal DNA barcode marker for Fungi despite imperfections. Proceedings of the National Academy of Sciences of the Unated States of America, 109: E1812

Schoch CL, Seifert KA, Huhndorf S, *et al.* 2012. Nuclear ribosomal internal transcribed spacer (ITS) region as a universal DNA barcode marker for Fungi. Proceedings of the National Academy of Sciences of the Unated States of America, 109: 6241-6246

Schowalter TD, Lightfoot DC. 1999. Diversity of arthropod responses to host-plant water stress in a desert ecosystem in southern New Mexico. American Midland Naturalist, 142(2): 281-290

Scott GR, Schulte PM, Egginton S, *et al.* 2011. Molecular evolution of cytochrome C oxidase underlies high-altitude adaptation in the bar-headed goose. Molecular Biology and Evolution, 28(1): 351-363

Scott RS, Kenhi N. 2005. A new species of gregarious *Meteorus* (Hymenoptera: Braconidae) reared form caterpillars of *Venadicodia caneti* (Lepidoptera: Limacodidae) in Costa Rica. Zootaxa, 1028: 49-60

Seena S, Pascoal C, Marvanová L, *et al.* 2010. DNA

barcoding of fungi: a case study using ITS sequences for identifying aquatic hyphomycete species. Fungal Diversity, 44: 77-87

Selisko B, Garcia C, Becerril B, et al. 1998. Cobatoxins 1 and 2 from *Centruroides noxius* Hoffmann constitute a subfamily of potassium-channel-blocking scorpion toxins. European Journal of Biochemistry, 254: 468-479

Semple RK, Chatterjee VK, O'Rahilly S. 2006. PPARγ and human metabolic disease. Journal of Clinical Investigation, 116(3): 581-589

Sigler L, Carmichael JW. 1976. Taxonomy of *Malbranchea* and some other hyphomycetes with arthroconidia. Mycotaxon, 4: 349-488

Sigler L, Lumley TC, Currah RS. 2000. New species and records of saprophytic ascomycetes (Myxotrichaceae) from decaying logs in the boreal forest. Mycoscience, 41: 495-502

Smit S, Widmann J, Knight R. 2007. Evolutionary rates vary among rRNA structural elements. Nucleic Acids Research, 35(10): 3339-3354

Smith CJ, Osborn AM. 2009. Advantages and limitations of quantitative PCR (Q-PCR)-based approaches in microbial ecology. FEMS Microbiology Ecology, 67: 6-20

Snyder MJ, Walding JK, Feyereisen R. 1995. Glutathione stransferases from larval *Manduca sexta* midgut: sequence of two cDNAs and enzyme induction. Insect Biochemistry and Molecular Biology, 25(4): 455-465

Solaini G, Harris DA. 2005. Biochemical dysfunction in heart mitochondria exposed to ischaemia and reperfusion. Biochemistry Journal, 390(Pt 2): 377-394

Son Y, Kim Y. 2011. Immunosuppression induced by entomopathogens is rescued by addition of apolipophorin III in the diamondback moth, *Plutella xylostella*. Journal of Invertebrate Pathology, 106(2): 217-222

Sonoda S, Fukumoto K, Izumi Y, et al. 2006. Clonning of heat shock protein genes (hsp90 and hsc70) and their expression during larval diapause and cold tolerance acquisition in the rice stem borer *Chilo suppressalis* (Walker.). Archives of Insect Biochemistry and Physiology, 63(1): 36-47

Spatafora JW, Sung G, Sung JM, et al. 2007. Phylogenetic evidence for an animal pathogen origin of ergot and the grass entophytes. Molecular Ecology, 16: 1701-1711

St. Leger RJ, Wang CS. 2010. Genetic engineering of fungal biocontrol agents to achieve greater efficacy against insect pests. Applied Microbiology and Biotechnology, 85: 901-907

Stearman R, Yuan DS, Yamaguchi-Iwai Y, et al. 1996. A permease-oxidase complex involved in high-affinity iron uptake in yeast. Science, 271: 1552-1557

Steinbauer MJ. 1998. Seasonal fluctuations in bodyweight, lipid content and the starvation-longevity of *Amorbus obscuricornis* (Westwood) and *Gelonus tasmanicus* (Le Guillou) (Hemiptera: Coreidae). Australian Journal of Entomology, 37(1): 90-96

Sterck FJ, van der Meer PJ, Bongers F. 1992. Levels of herbivory in tropical rain forests. Biotropica, 24: 97-99

Stock AM, Robinson VL, Goudreau PN. 2000. Two-component signal transduction. Annual Review of Biochemistry, 69: 183-215

Stone R. 2008. Mycology: last stand for the body snatcher of the Himalayas? Science, 322: 1182

Suh SO, Noda H, Blackwell M. 2001. Insect symbiosis: derivation of yeast-like endosymbionts within an entomopathogenic filamentous lineage. Molecular Biology and Evolution, 18(6): 995-1000

Sun J, Zhong H, Chen SY, et al. 2013. Association between MT-CO3 haplotypes and high-altitude adaptation in Tibetan chicken. Gene, 529(1): 131-137

Sun L, Gurnon JR, Adams BJ, et al. 2000. Characterization of a β-1,3-glucanase encoded by *Chlorella* virus PBCV-1. Virology, 276: 27-36

Sun ZX, Wu WJ, Zhang GR. 2011. Structure and expression of β-1,3-glucan recognition proteins from the ghost moth, *Thitarodes pui* (Hepialidae), and their response to *Beauveria bassiana* infection. Journal of Insect Physiology, 57(12): 1660-1669

Sun ZX, Peng QY, Wu WJ, et al. 2012a. Characterization of a coelomic gregarine parasite from *Thitarodes pui* (Lepidoptera: Hepialidae) in the Tibetan Plateau. Journal of Invertebrate Pathology, 111: 160-165

Sun ZX, Yu JF, Wu WJ, et al. 2012b. Molecular characterization and gene expression of apolipophorin III from the ghost moth, *Thitarodes pui* (Lepidoptera, Hepialidae). Archives of Insect Biochemistry and Physiology, 80(1): 1-14

Sung GH, Hywel-Jones NL, Sung JM, et al. 2007. Phylogenetic classification of *Cordyceps* and the clavicipitaceous fungi. Studies in Mycology, 57: 5-59

Sung GH, Sung JM, Hywel-Jones NL, et al. 2007. A multi-gene phylogeny of Clavicipitaceae (Ascomycota, Fungi): identification of localized incongruence using acombinational bootstrap approach. Molecular Phylogenetics and Evolution, 44: 1204-1223

Suzuki MT, Taylor LT, DeLong EF. 2000. Quantitative

analysis of small-subunit rRNA genes in mixed microbial populations via 50-nuclease assays. Applied and Environmental Microbiology, 66: 4605-4614

Takahasi K, Ochiai M, Horiuchi M, et al. 2009. Solution structure of the silkworm betaGRP/GNBP3 N-terminal domain reveals the mechanism for beta-1,3-glucan-specific recognition. Proceedings of the National Academy of Sciences of the United States of America, 106:11679-11684

Takai K, Horikoshi K. 2000. Rapid detection and quantification of members of the archaeal community by quantitative PCR using fluorogenic probes. Applied and Environmental Microbiology, 66: 5066-5072

Tamura K, Dudley J, Nei M, et al. 2007. MEGA4: molecular evolutionary genetics analysis (MEGA) software version 4.0. Molecular Biology and Evolution, 24:1596-1599

Tang B, Wang S, Zhang F. 2010. Two storage hexamerins from the beet armyworm *Spodoptera exigua*: cloning, characterization and the effect of gene silencing on survival. BMC Molecular Biology, 11: 65

Tate LG, Nakat SS, Hodgson E. 1982. Comparison of detoxification activity in midgut and fat body during fifth instar development of the tobacco hornworm, *Manduca sexta*. Comparative Biochemistry and Physiology, 72(1): 75-81

Tawfik AI, Kellner R, Hoffmann KH, et al. 2006. Purification, characterization and titre of the haemolymph juvenile hormone binding proteins from *Schistocerca gregaria* and *Gryllus bimaculatus*. Journal of Insect Physiology, 52(3): 255-268

Teertstra WR, Lugones LG, Wösten HAB. 2004. In situ hybridisation in filamentous fungi using peptide nucleic acid probes. Fungal Genetics and Biology, 41: 1099-1103

Telfer WH, Kunkel JG. 1991. The function and evolution of insect storage hexamers. Annual Review of Entomology, 36: 205-228

Tellam RL, Wijffels G, Willadsen P. 1999. Peritrophic matrix proteins. Insect Biochemistry and Molecular Biology, 29: 87-101

Templeton AR, Routman E, Phillips CA. 1995. separating population structure from population history: a cladistic analysis of the geographical distribution of mitochondrial Dna haplotypes in the tiger salamander, *Ambystoma tigrinum*. Genetics, 140(2): 767-782

Thompson JD, Gibson TJ, Plewniak F, et al. 1997. The Clustal_X windows interface: flexible strategies for multiple sequence alignment aided by quality analysis tools. Nucleic Acid Research, 25: 4876-4882

Tibor F, Eva DH, Adonisz B. 1974. Effect of temperature upon linolenic acid level in wheat and rye seedlings. Lipids, 10(6): 331-334

Tiku PE, Gracey AY, Macartney AI, et al. 1996. Cold-induced expression of D9-desaturase in carp by transcriptional and posttranslational mechanisms. Science, 271: 815-818

Toledo AV, de Remes Lenicov, et al. 2010. Histopathology caused by the entomopathogenic fungi, *Beauveria bassiana* and *Metarhizium anisopliae*, in the adult planthopper, *Peregrinus maidis*, a maize virus vector. Journal of Insect Science, 10: 35

Townsend DM, Manevich Y, He L, et al. 2009. Novel role for glutathione S-transferase pi. Regulator of protein S-Glutathionylation following oxidative and nitrosative stress. The Journal of Biological Chemistry, 284(1): 436-445

Tsai YJ, Lin LC, Tsai TH. 2010. Pharmacokinetics of adenosine and cordycepin, a bioactive constituent of *Cordyceps sinensis* in rat. Journal of Agricultural and Food Chemistry, 58(8): 4638-4643

Turgeon BG. 1998. Application of mating type gene technology to problems in fungal biology. Annual Review of Phytopathology, 36: 115-137

Turgeon BG, Yoder OC. 2000. Proposed nomenclature for mating type genes of filamentous ascomycetes. Fungal Genetics and Biology, 31: 1-5

Ueda K. 1996. A new species of *Thitarodes* Viette (Lepidoptera, Hepialidae) from Japan. Bulletin of the Kitakyushu Museum of Natural History, 15: 35-41

Ueda K. 2000. Hepialidae. In: Haruta T. Moths of Nepal. Part 6. Tinea, 16: 70-93

Umesha S, Dharmesh SM, Shetty SA, et al. 1998. Biocontrol of downy mildew disease of pearl millet using *Pseudomonas fluorescens*. Crop Protection, 17: 387-392

Van der Horst DJ, Roosendaal SD, et al. 2009. Circulatory lipid transport: lipoprotein assembly and function from an evolutionary perspective. Molecular and Cellular Biochemistry, 326(1): 105-119

van Elsas J, Duarte G, Rosado A, et al. 1998. Microbiological and molecular biological methods for monitoring microbial inoculants and their effects in the soil environment. Journal of Microbiological Methods, 32: 133-154

van Lenteren JC. 1981. Host discrimination by parasitoids.

Semiochemicals: Their role in pest control. New York: John Wiley and Sons, 153-159

van Wyk N, Trollope KM, Steenkamp ET, et al. 2013. Identification of the gene for β-fructofuranosidase from *Ceratocystis moniliformis* CMW 10134 and characterization of the enzyme expressed in *Saccharomyces cerevisiae*. BMC Biotechnology, 13: 100

Vega SE, del Rio AH, Bamberg JB, et al. 2004. Evidence for the up- regulation of stearoyl- ACP(A9) desaturase gene expression during cold acclimation. American Journal of Potato Research, 81: 125-135

Vidic I, Berne S, Damjana Drobne, et al. 2005. Temporal and spatial expression of ostreolysin during development of the oyster mushroom (*Pleurotus ostreatus*). Mycological Research, 109: 377-382

Viette PEL. 1968. Contribution aá l'eÂtude des Hepialidae (36eáme note): Lepidoptera Hepialidae du NeÂpal. Khumbu Himal, 3 (1): 128-133

Vilgalys R. 2013. Conserved primer sequences for PCR amplification and sequencing from nuclear ribosomal RNA. http://biology.duke.edu/fungi/mycolab/primers.htm [2014-5-12]

Vivier E, Desportes I. 1990. *Phylum apicomplexa*. *In*: Margulis L, Corliss JO, Melkonian M, Chapman DJ. The Hand book of Protoctista. Boston: Jones & Bartlett: 549-573

Volkoff AN, Rocher J, d'Alencon E, et al. 2003. Characterization and transcriptional profiles of three *Spodoptera frugiperda* genes encoding cysteine-rich peptides. A new class of defensin-like genes from lepidopteran insects? Gene, 319: 43-53

Votýpka J, Lantová L, Ghosh K, et al. 2009. Molecular characterization of gregarines from sand flies (Diptera: Psychodidae) and description of *Psychodiella* n. Gen. (Apicomplexa: Gregarinida). The Journal of Eukaryotic Microbiology, 56(6): 583-588

Wagner B, Lewis L. 2000. Colonization of corn, *Zea mays*, by the entomopathogenic fungus *Beauveria bassiana*. Applied Environmental Microbiology, 66: 3468-3473

Wang HS, Zeng H, Xu HF. 2006. Study on change regulation of environment factors at *Cordyceps sinensis* growth area. Chinese Qinghai Journal of Animal and Veterinary Sciences, 36: 9-10

Wang J, Sykes BD, Ryan RO. 2002. Structural basis for the conformational adaptability of apolipophorin III, a helix bundle exchangeable apolipoprotein. Proceedings of the National Academy of Sciences of the United States of America, 99(3): 1188-1193

Wang WJ, Wang XL, Li Y, et al. 2012. Molecular and morphological studies of *Paecilomyces sinensis* reveal a new clade in clavicipitaceous fungi and its new systematic position. Systematics and Biodiversity, 10: 221-232

Wang X, Fuchs JF, Infanger LC, et al. 2005. Mosquito innate immunity: involvement of β-1,3-glucan recognition protein in melanotic encapsulation immune responses in *Armigeres subalbatus*. Molecular and Biochemical Parasitology, 139: 65-73

Wang X, Rocheleau TA, et al. 2006. Beta 1,3-glucan recognition protein from the mosquito, *Armigeres subalbatus,* is involved in the recognition of distinct types of bacteria in innate immune responses. Cellular Microbiology, 8: 1581-1590

Wang Z, Gerstein M, Snyder M. 2009. RNA-Seq: a revolutionary tool for transcriptomics. Nature Reviews Genetics, 10(1): 57-63

Watanabe M, Tanaka K. 1998. Adult diapause and cold hardiness in *Aulacophora nigripennis* (Coleoptera: Chrysomelidae). Journal of Insect Physiology, 44(11): 1103-1110

Watt M, Hugenholtz P, White R, et al. 2006. Numbers and locations of native bacteria on field-grown wheat roots quantified by fluorescence *in situ* hybridization (FISH). Environmental Microbiology, 8: 871-884

Webb BA, Riddiford LM. 1988. Synthesis of two storage proteins during larval development of the tobacco hornworm *Manduca sexta*. Developmental Biology, 130(2): 671-681

White TJ, Bruns T, Lee S, et al. 1990. Amplification and direct sequencing of fungal ribosomal RNA genes for phylogenetics. *In*: Innis MA, Gelfand DH, Sninsky JJ, White TJ. PCR Protocols: a guide to methods and applications. New York: Academic Press: 315-322

Whittaker RH. 1972. Evolution and measurement of species diversity. Taxon, 21: 213-251

Whitten MM, Tew IF, Lee BL, et al. 2004. A novel role for an insect apolipoprotein (apolipophorin III) in β-1, 3-glucan pattern recognition and cellular encapsulation reactions. Journal of Immunology, 172(4): 2177-2185

Wilce MC, Parker MW. 1994. Structure and function of glutathione S-transferases. Biochimica et Biopysica Acta, 1205(1): 1-18

Winkler D. 2008. *Yartsa Gunbu* (*Cordyceps sinensis*) and the fungal commodification of Tibet's rural economy. Economic Botany, 62: 291-305

Wittwer CT, Herrmann MG, Moss AA, et al. 1997.

Continuous fluorescence monitoring of rapid cycle DNA amplification. BioTechniques, 22: 130-138

Wolanin PM, Thomason PA, Stock JB. 2002. Histidine protein kinases: key signal transducers outside the animal kingdom. Genome Biology, 3(10): REVIEWS3013

Wu WJ, Sun HX, Guo JX, et al. 2015. De novo transcriptome characterization of the ghostmoth, Thitarodes pui, and elevation-based differences in the gene expression of its larvae. Gene, 574: 95-105

Xia J, Zhang CR, Zhang S, et al. 2013. Analysis of whitefly transcriptional responses to Beauveria bassiana infection reveals new insights into insect-fungus Interactions. PloS ONE, 8: e68185

Xiang L, Li Y, Zhu Y, et al. 2014. Transcriptome analysis of the Ophiocordyceps sinensis fruiting body reveals putative genes involved in fruiting body development and cordycepin biosynthesis. Genomics, 103: 154-159

Xu HF. 2007. Ecological investigation of Cordyceps sinensis in Zaduo of Qinghai Province. Pruataculture and Animal Husbandry, 135: 30-34

Yacoob RK, Filion WG. 1986. The effects of cold-temperature stress on gene expression in maize. Biochemistry and Cell Biology, 65: 112-119

Yamauchi Y, Hoeffer C, Yamamoto A, et al. 2000. cDNA and deduced amino acid sequences of apolipophorin-IIIs from Bombyx mori and Bombyx mandarina. Archives of Insect Biochemistry and Physiology, 43:16-21

Yang Z, Guo H, Zhang J, et al. 2013. Stochastic and deterministic processes together determine alpine meadow plant community composition on the Tibetan Plateau. Oecologia, 171(2): 495-504

Ye J, Fang L, Zheng H, et al. 2006. WEGO: a web tool for plotting GO annotations. Nucleic Acids Research, 34: 293-297

Yeh MS, Chang CC, Cheng W. 2009. Molecular cloning and characterization of lipopolysaccharide- and beta-1,3-glucan-binding protein from the giant freshwater prawn Macrobrachium rosenbergii and its transcription in relation to foreign material injection and the molt stage. Fish and Shellfish Immunology, 27(6): 701-706

Yocum GD. 2001. Differential expression of two Hsp70 transcripts in response to cold shock, thermoperiod, and adult diapause in the Colorado potato beetle. Journal of Insect Physiology, 47: 1139-1145

Yokota K, Shimada H, Kamaguchi A, et al. 1977. Studies on the toxin of aspergillus fumigatus. vii. purification and some properties of hemolytic toxin (asp-hemolysin) from culture filtrates and mycelia. Microbiology and Immunology, 21: 11-22

Yoshida H, Kinoshita K, Ashida M. 1996. Purification of a peptidoglycan recognition protein from hemolymph of the silkworm, Bombyx mori. Journal of Biological Chemistry, 271: 13854-13860

Yu H, Sun ZX, Zhang GR. 2012. New taxonomic data on the sac spiders (Arachnida: Araneae: Clubionidae) from China, with description of a new species. Zootaxa, 3299: 44-60

Yu X, Luo T, Zhou H, et al. 2007. Distribution of carabid beetles (Coleoptera: Carabidae) across a forest-grassland ecotone in Southwestern China. Environmental Entomology, 36(2): 348-355

Yu XQ, Zhu YF, Ma C, et al. 2002. Pattern recognition proteins in Manduca sexta plasma. Insect Biochemistry and Molecular Biology, 32(10): 1287-1293

Yue K, Ye M, Zhou ZJ, et al. 2013. The genus Cordyceps: a chemical and pharmacological review. Journal of Pharmacy and Pharmacology, 65:474-493

Zakharkin SO, Headley VV, Kumar NK, et al. 2001. Female-specific expression of a hexamerin gene in larvae of an autogenous mosquito. European Journal of Biochemistry, 268(22): 5713-5722

Zdybicka-Barabas A, Cytryńska M. 2011. Involvement of apolipophorin III in antibacterial defense of Galleria mellonella larvae. Comparative Biochemistry and Physiology B, 158(1):90-98

Zhang F, Zhu MS. 2009. Three new species of the genus Clubiona from Xizang and Sichuan, China (Araneae, Clubionidae). Acta Zootaxonmy Sinica, 34:725-729

Zhang N, Chen Y, Jiang R, et al. 2011. PARP and RIP 1 are required for autophagy induced by 11'-deoxyverticillin A, which precedes caspase-dependent apoptosis. Autophagy, 7: 598-612

Zhang S, Zhang YJ, Liu X, et al. 2011. Cloning and analysis of the MAT1-2-1 gene from the traditional Chinese medicinal fungus Ophiocordyceps sinensis. Fungal Biology, 115: 708-714

Zhang T, Fang H. 2001. Phylogenetic diversity of a SRB-rich marine biofilm. Applied Microbiology and Biotechnology, 57: 437-440

Zhang Y, Liu S, Che Y, et al. 2007. Epicoccins A-D, epipolythiodioxopiperazines from a Cordyceps-colonizing isolate of Epicoccum nigrum. Journal of Natural Products, 70: 1522-1525

Zhang Y, Liu S, Liu H, et al. 2009. Cycloaspeptides F and G, Cyclic Pentapeptides from a Cordyceps-colonizing isolate of Isaria farinosa. Journal of Natural Products,

72: 1364-1367

Zhang Y, Zhang S, Wang M, *et al.* 2010. High Diversity of the fungal community structure in naturally-occurring *Ophiocordyceps sinensis.* PLoS ONE, 5, e15570

Zhang Y, Zhang S, Liu X, *et al.* 2011. Cloning and analysis of the MAT1-2-1 gene from the traditional Chinese medicinal fungus *Ophiocordyceps sinensis.* Fungal Biology, 115: 708-714

Zhang YJ, Sun BD, Zhang S, *et al.* 2010. Mycobiotal investigation of natural *Ophiocordyceps sinensis* based on culture-dependent investigation. Mycosystema, 29: 518-527

Zhang ZY, Chen B, Zhao DJ, *et al.* 2012. Functional modulation of mitochondrial cytochrome c oxidase underlies adaptation to high-altitude hypoxia in a Tibetan migratory locust.http://dx.doi.org/10.1098/rspb.2758

Zheng X, Xia Y. 2012. β-1,3-Glucan recognition protein (βGRP) is essential for resistance against fungal pathogen and opportunistic pathogenic gut bacteria *in Locusta migratoria manilensis.* Developmental and Comparative Immunology, 36: 602-609

Zhong X, Peng QY, Qi LL, *et al.* 2010. rDNA-targeted PCR primers and FISH probe in the detection of *Ophiocordyceps sinensis* hyphae and conidia. Journal of Microbiological Methods, 83:188-193

Zhong X, Li SS, Peng QY, *et al.* 2016. A Polycephalomyces hyperparasite of *Ophiocordyceps sinensis* leads to shortened duration of production and reduced numbers of host ascospores. Fungi Ecology ,21: 24-31

Zhou H, Thiele DJ. 2001. Identification of a novel high affinity copper transport complex in the fission yeast *Schizosaccharomyces pombe.* Journal of Biological Chemistry, 276: 20529-20535

Zhou J, Bruns M, Tiedje J. 1996. DNA recovery from soils of diverse composition. Applied Environmental Microbiology, 62: 316-322

Zhu JS, Halpern GM, Jones K. 1998a. The scientific rediscovery of a precious ancient Chinese herbal regimen: *Cordyceps sinensis*: Part I. Journal of Alternative and Complementary Medicine, 4: 289-303

Zhu JS, Halpern GM, Jones K. 1998b. The scientific rediscovery of a precious ancient Chinese herbal regimen: *Cordyceps sinensis:* Part II. Journal of Alternative and Complementary Medicine, 4: 429-457

Zieger MA, Gupta MP, Wang M. 2011. Proteomic analysis of endothelial cold-adaptation. BMC Genomics, 12: 630

Zimniak P, Singh SP. 2006. Families of glutathione transferases. *In*: Taylor, Awasthi YC.Toxicology of glutathione transferases. Boca Raton: Francis CRC Press: 11-26

Zou ZW, Li JF, Zhang GR. 2012. Biology and life cycle of *Thitarodes pui* (Lepidoptera, Hepialidae), a host of the caterpillar fungus *Ophiocordyceps sinensis* in the Tibetan Plateau. *In*: Pourali K and Raad VN. Larvae Morphology, Biology and Life Cycle, New York: Nova Science Publishers: 137-152

Zou ZW, Liu X, Zhang GR. 2011. Two new species of *Thitarodes* (Lepidoptera: Hepialidae) from Tibet in China. Pan-Pacific Entomologist, 87(2): 106-113

附录 1 西藏色季拉山高寒草甸植物图谱

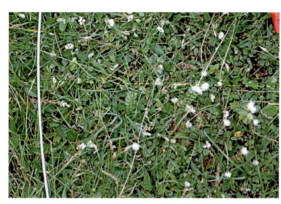

矮地榆
（*Sanguisorba filiformis*）

矮泽芹
（*Chamaesium paradoxum*）

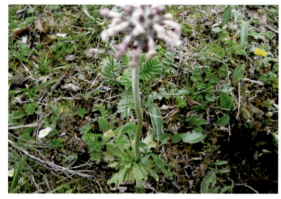

白白心球花报春
（*Primula atrodentata*）

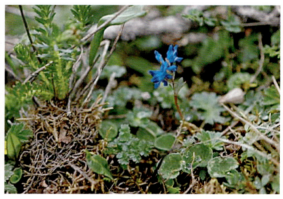

波密紫堇
（*Corydalis pseudo-adoxa*）

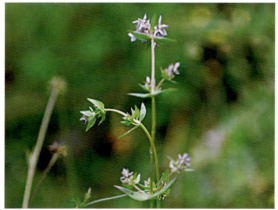

藏獐芽菜
（*Kingdon-Wardia racemose*）

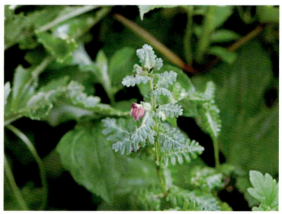

草甸马先蒿
（*Pedicularis roylei*）

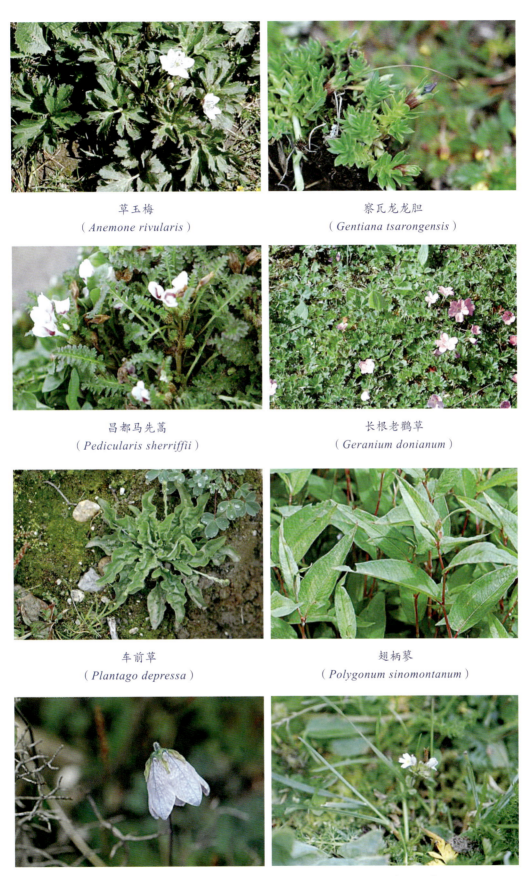

草玉梅
(*Anemone rivularis*)

察瓦龙龙胆
(*Gentiana tsarongensis*)

昌都马先蒿
(*Pedicularis sherriffii*)

长根老鹳草
(*Geranium donianum*)

车前草
(*Plantago depressa*)

翅柄蓼
(*Polygonum sinomontanum*)

臭党参
(*Cordonopsis foetens*)

川藏短腺小米草
(*Euphrasia regelii*)

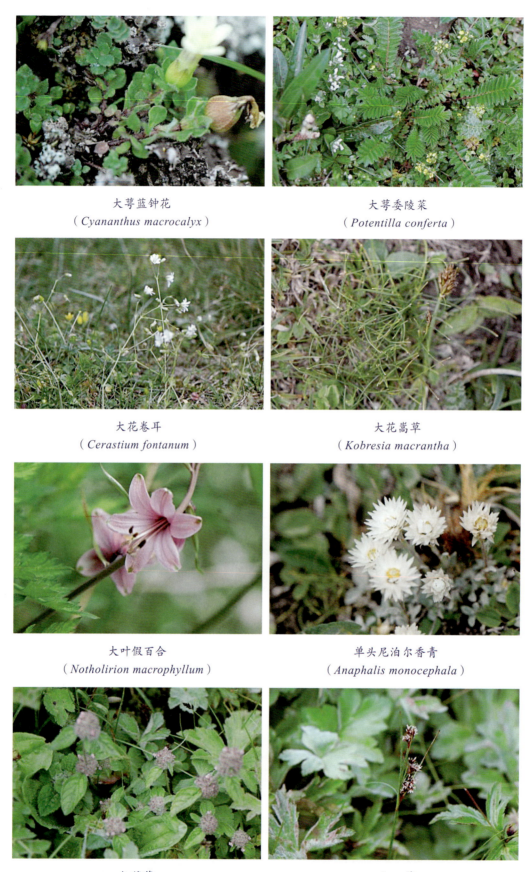

大萼蓝钟花
(*Cyananthus macrocalyx*)

大萼委陵菜
(*Potentilla conferta*)

大花卷耳
(*Cerastium fontanum*)

大花嵩草
(*Kobresia macrantha*)

大叶假百合
(*Notholirion macrophyllum*)

单头尼泊尔香青
(*Anaphalis monocephala*)

灯笼草
(*Clinopodium polycephalum*)

灯心草
(*Juncus effusus*)

附录 1　西藏色季拉山高寒草甸植物图谱

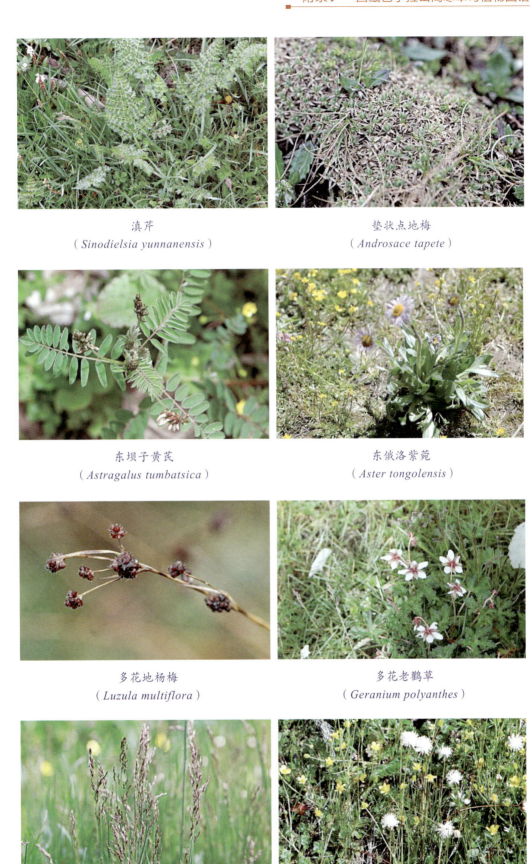

滇芹
(*Sinodielsia yunnanensis*)

垫状点地梅
(*Androsace tapete*)

东坝子黄芪
(*Astragalus tumbatsica*)

东俄洛紫菀
(*Aster tongolensis*)

多花地杨梅
(*Luzula multiflora*)

多花老鹳草
(*Geranium polyanthes*)

发草
(*Deschampsia caespitosa*)

甘川灯心草
(*Juncus leucanthus*)

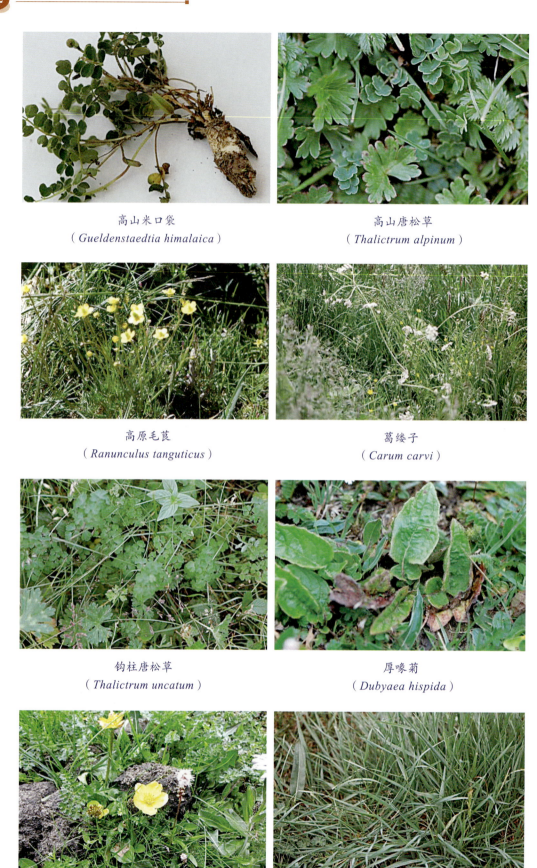

高山米口袋
(*Gueldenstaedtia himalaica*)

高山唐松草
(*Thalictrum alpinum*)

高原毛茛
(*Ranunculus tanguticus*)

葛缕子
(*Carum carvi*)

钩柱唐松草
(*Thalictrum uncatum*)

厚喙菊
(*Dubyaea hispida*)

花葶驴蹄草
(*Caltha scaposa*)

华雀麦
(*Bromus sinensis*)

附录 1　西藏色季拉山高寒草甸植物图谱

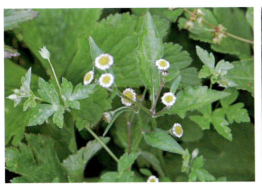

藿香蓟
（*Ageratum conyzoides*）

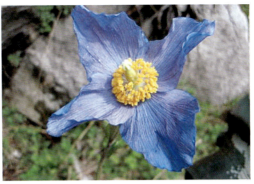

藿香叶绿绒蒿
（*Meconopsis betonicifolia*）

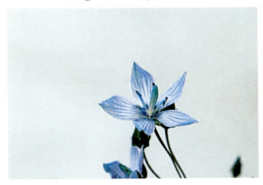

加查獐牙菜
（*Swertia jiachaensis*）

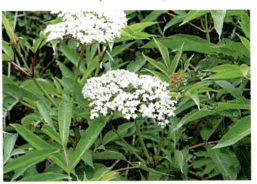

接骨草
（*Sambucus chinensis*）

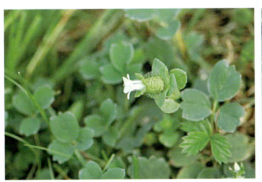

丽江蓝钟花
（*Cyananthus lichiangensis*）

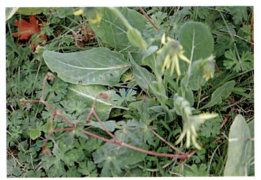

舌叶垂头菊
（*Cremanthodium linguiatum*）

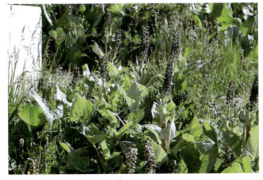

林芝橐吾
（*Ligularia nyingchiensis*）

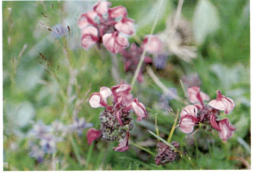

聚花马先蒿
（*Pedicularis confertiflora*）

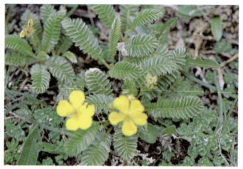
蕨麻委陵菜
（*Potentilla anserina*）

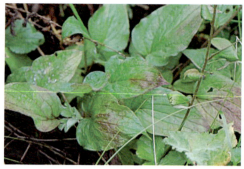
宽叶假鹤虱
（*Hackelia brachytuba*）

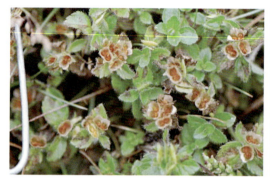
察隅婆婆纳
（*Veronica chayuensis*）

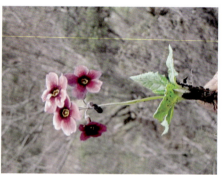
丽花粉报春
（*Primula pulchella*）

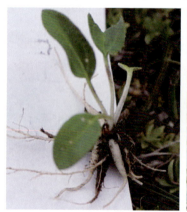
丽江紫菀
（*Aster likiangensis*）

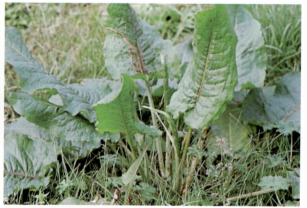
尼泊尔酸模
（*Rumex nepalensis*）

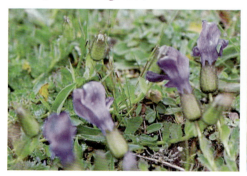
裂叶蓝钟花
（*Cyananthus lobatus*）

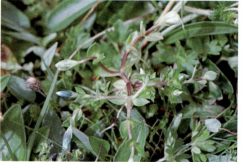
林芝龙胆
（*Gentiana nyingchiensis*）

附录 / 西藏色季拉山高寒草甸植物图谱

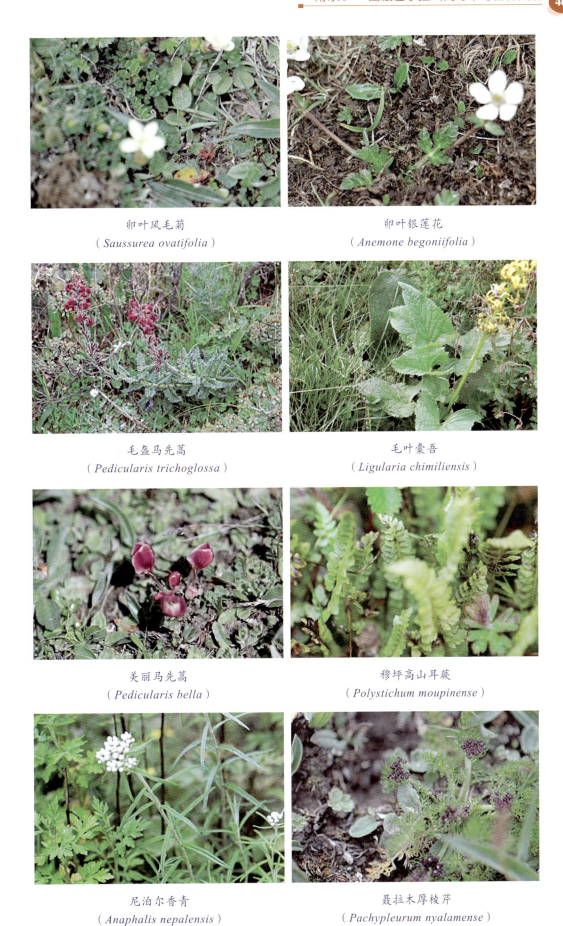

卵叶风毛菊
(*Saussurea ovatifolia*)

卵叶银莲花
(*Anemone begoniifolia*)

毛盔马先蒿
(*Pedicularis trichoglossa*)

毛叶橐吾
(*Ligularia chimiliensis*)

美丽马先蒿
(*Pedicularis bella*)

穆坪高山耳蕨
(*Polystichum moupinense*)

尼泊尔香青
(*Anaphalis nepalensis*)

聂拉木厚棱芹
(*Pachypleurum nyalamense*)

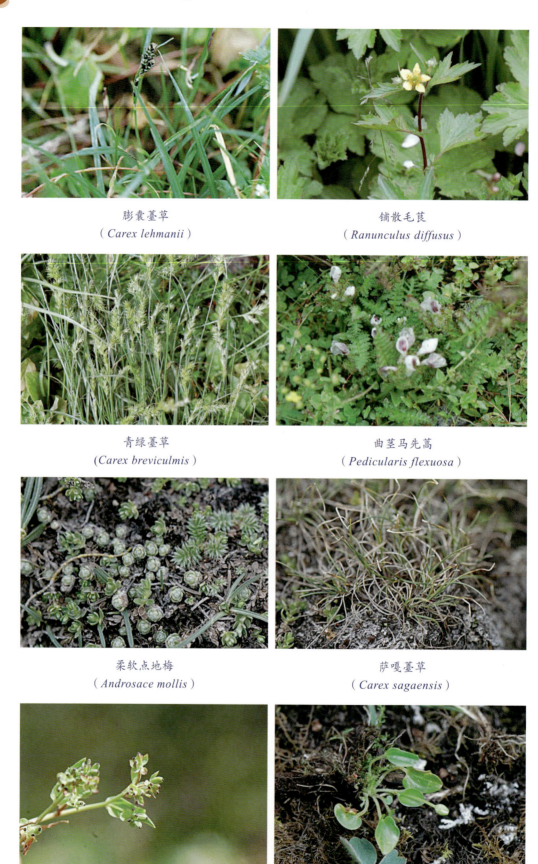

膨囊薹草
(*Carex lehmanii*)

铺散毛茛
(*Ranunculus diffusus*)

青绿薹草
(*Carex breviculmis*)

曲茎马先蒿
(*Pedicularis flexuosa*)

柔软点地梅
(*Androsace mollis*)

萨嘎薹草
(*Carex sagaensis*)

三幅柴胡
(*Bupleurum triadiatum*)

三脉梅花草
(*Parnassia trinervis*)

附录 1　西藏色季拉山高寒草甸植物图谱

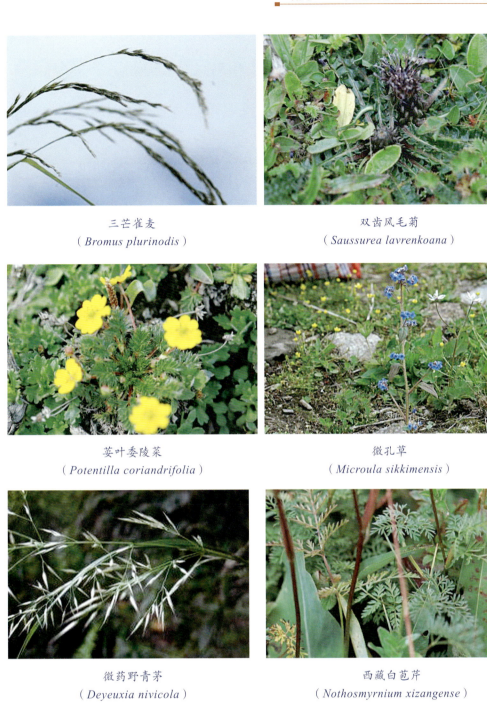

三芒雀麦
(*Bromus plurinodis*)

双齿风毛菊
(*Saussurea lavrenkoana*)

荽叶委陵菜
(*Potentilla coriandrifolia*)

微孔草
(*Microula sikkimensis*)

微药野青茅
(*Deyeuxia nivicola*)

西藏白芭芹
(*Nothosmyrnium xizangense*)

西藏糙苏
(*Phlomis tibetica*)

西藏草莓
(*Fragaria nubicola*)

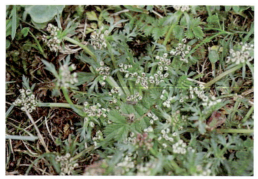
西藏厚棱芹
（*Pachypleurum xizangense*）

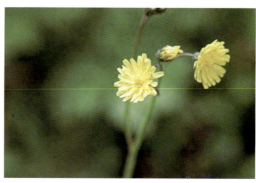
西藏还洋参
（*Crepis flexuosa*）

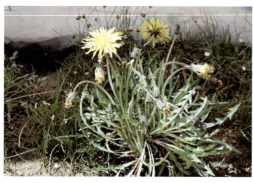
西藏蒲公英
（*Taraxacum tibetanmn*）

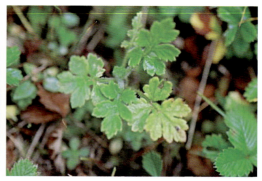
西藏银莲花
（*Anemone tibetica*）

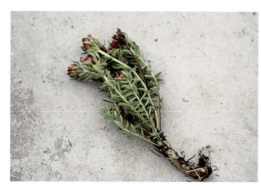
西南红景天
（*Rhodiola tibetica*）

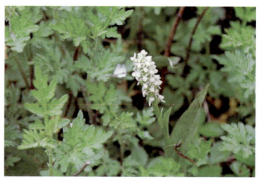
西南手参
（*Gymnadenia orchidis*）

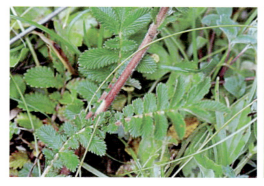
西南委陵菜
（*Potentilla fulgens*）

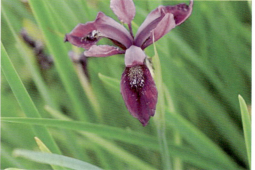
西南鸢尾
（*Iris bulleyana*）

附录 1　西藏色季拉山高寒草甸植物图谱

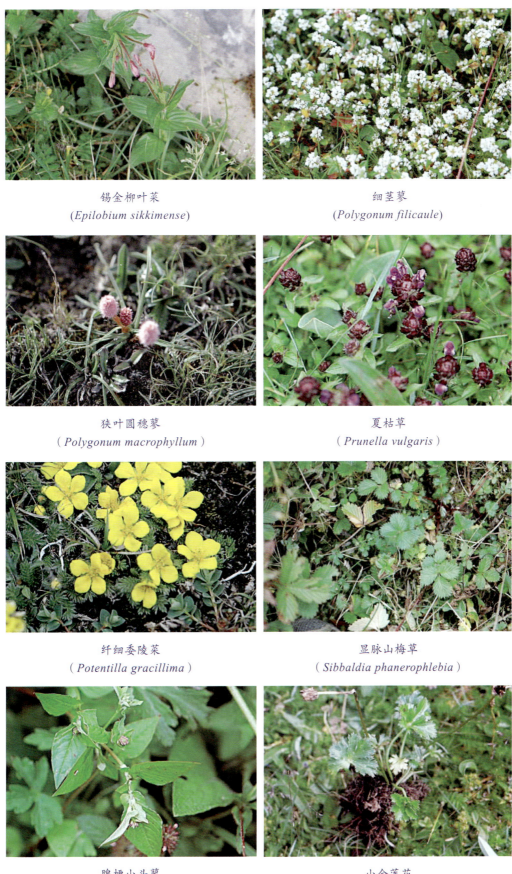

锡金柳叶菜
(*Epilobium sikkimense*)

细茎蓼
(*Polygonum filicaule*)

狭叶圆穗蓼
(*Polygonum macrophyllum*)

夏枯草
(*Prunella vulgaris*)

纤细委陵菜
(*Potentilla gracillima*)

显脉山莓草
(*Sibbaldia phanerophlebia*)

腺梗小头蓼
(*Polygonum microcephalum*)

小金莲花
(*Trollius pumilus*)

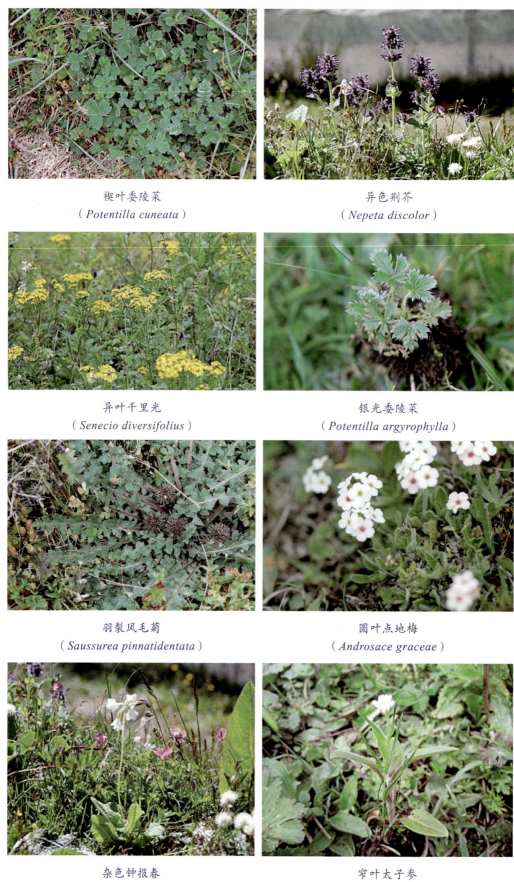

楔叶委陵菜
（*Potentilla cuneata*）

异色荆芥
（*Nepeta discolor*）

异叶千里光
（*Senecio diversifolius*）

银光委陵菜
（*Potentilla argyrophylla*）

羽裂风毛菊
（*Saussurea pinnatidentata*）

圆叶点地梅
（*Androsace graceae*）

杂色钟报春
（*Primula alpicola*）

窄叶太子参
（*Pseudostellaria sylvatica*）

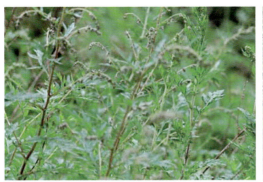

粘毛蒿
(*Artemisia mattfeldu*)

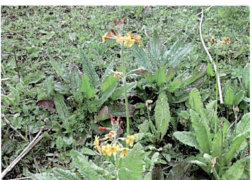

中甸灯台报春
(*Primula chungensis*)

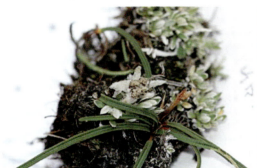

珠峰火绒草
(*Leontopodium himalayanum*)

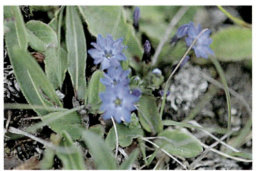

珠峰龙胆
(*Gentiana stellata*)

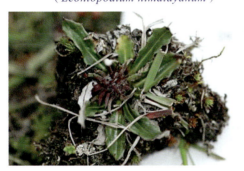

紫红苞风毛菊
(*Saussurea purpurascens*)

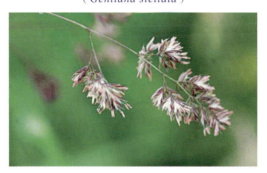

紫羊茅
(*Festuca rubra*)

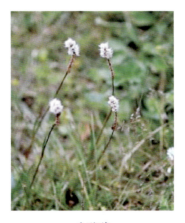

珠芽蓼
(*Polygonum viviparum*)

附录 2 西藏色季拉山高寒草甸地表节肢动物图谱

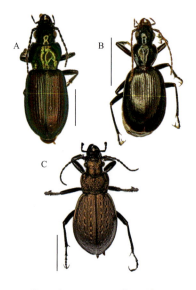

A. 步甲科 sp.1；B. 步甲科 sp.2；
C. 步甲科 sp.3；比例尺：A＝B＝C＝5 mm
A. Carabidae sp.1；B. Carabidae sp.2；
C. Carabidae sp.3；Scale bars：A＝B＝C＝5 mm

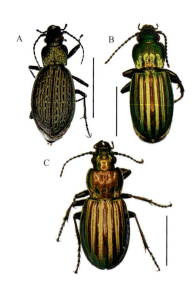

A. 步甲科 sp.4；B. 步甲科 sp.5；
C. 步甲科 sp.6；比例尺：A＝B＝C＝5 mm
A. Carabidae sp.4；B. Carabidae sp.5；
C. Carabidae sp.6；Scale bars：A＝B＝C＝5 mm

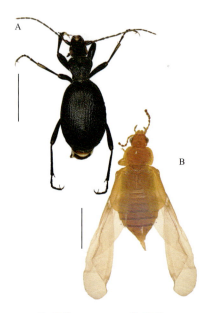

A. 步甲科 sp.7；B. 步甲科 sp.8；
比例尺：A＝5 mm；B＝1 mm
A. Carabidae sp.7；B. Carabidae sp.8；
Scale bars：A＝5 mm；B＝1 mm

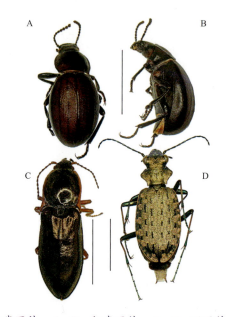

A. 拟步甲科 sp.1；B. 拟步甲科 sp.1；C. 叩甲科 sp.1；
D. 虎甲科 sp.1；比例尺：A＝B＝C＝D＝5 mm
A. Tenebrionidae sp.1；B. Tenebrionidae sp.1；C. Elateridae sp.1；D. Cicindelidae sp.1；Scale bars：A＝B＝C＝D＝5 mm

附录2　西藏色季拉山高寒草甸地表节肢动物图谱

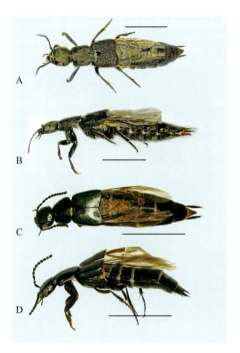

A. 隐翅虫科 sp.1；B. 隐翅虫科 sp.1；C. 隐翅虫科 sp.2；
D. 隐翅虫科 sp.2；比例尺：A＝B＝C＝D＝5 mm
A. Staphylinidae sp.1；B. Staphylinidae sp.1；
C. Staphylinidae sp.2；D. Staphylinidae sp.2；
Scale bars：A＝B＝C＝D＝5 mm

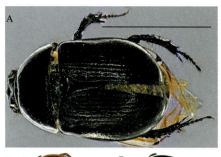
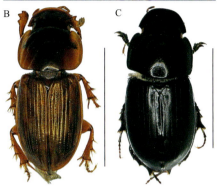

A. 粪金龟科 sp.1；B. 金龟科 sp.1；
C. 金龟科 sp.2；比例尺：A＝B＝C＝5 mm
A. Geotrupidae sp.1；B. Scarabaeidae sp.1；
C. Scarabaeidae sp.2；Scale bars：A＝B＝C＝5 mm

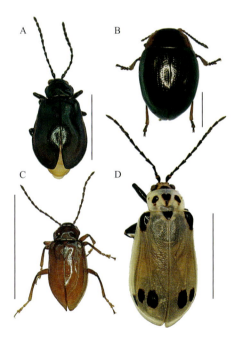

A. 叶甲科 sp.1；B. 叶甲科 sp.2；C. 叶甲科 sp.3；
D. 叶甲科 sp.4；比例尺：A＝C＝D＝5 mm；B＝1 mm
A. Chrysomelidae sp.1；B. Chrysomelidae sp.2；
C. Chrysomelidae sp.3；D. Chrysomelidae sp.4；
Scale bars：A＝C＝D＝5 mm；B＝1 mm

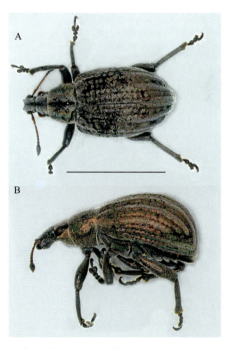

A. 象甲科 sp.1；B. 象甲科 sp.1；比例尺：
A＝B＝5 mm
A. Curculionidae sp.1；B. Curculionidae
sp.1；Scale bars：A＝B＝5 mm

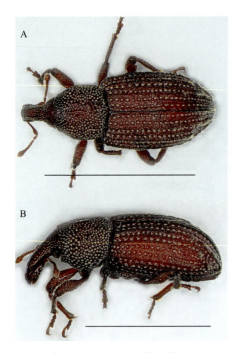

A. 象甲科 sp.3；B. 象甲科 sp.3；
比例尺：A＝B＝5 mm
A. Curculionidae sp.3；B. Curculionidae sp.3；Scale bars：A＝B＝5 mm

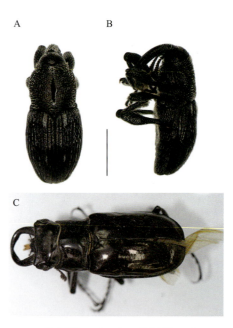

A. 象甲科 sp.2；B. 象甲科 sp.2；
C. 锹甲科 sp.1；比例尺：A＝B＝5 mm
A. Curculionidae sp.2；B. Curculionidae sp.2；
C. Lucanidae sp.1；Scale bars：A＝B＝5 mm

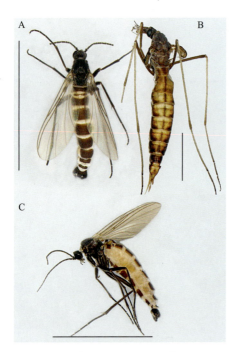

A. 极蚊科 sp.1；B. 大蚊科 sp.1；
C. 极蚊科 sp.1；比例尺：A＝B＝C＝5 mm
A. Axymyiidae sp.1；B. Tipulidae sp.1；
C. Axymyiidae sp.1；Scale bars：A＝B＝C＝5 mm

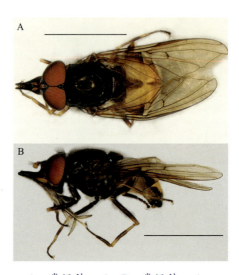

A. 粪蝇科 sp.1；B. 粪蝇科 sp.1；
比例尺：A＝B＝5 mm
A. Scathophagidae sp.1；B. Scathophagidae sp.1；Scale bars：A＝B＝5 mm

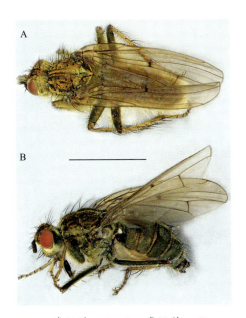

A. 粪蝇科 sp.2; B. 粪蝇科 sp.2;
比例尺: A＝B＝5 mm
A. Scathophagidae sp.2; B. Scathophagidae sp.2; Scale bars: A＝B＝5 mm

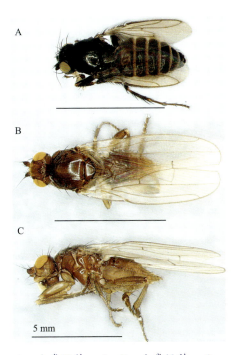

A. 小粪蝇科 sp.1; B. 小粪蝇科 sp.2;
C. 小粪蝇科 sp.2; 比例尺: A＝B＝C＝5 mm
A. Sphaeroceridae sp.1; B. Sphaeroceridae sp.2; C. Sphaeroceridae sp.2; Scale bars: A＝B＝C＝5 mm

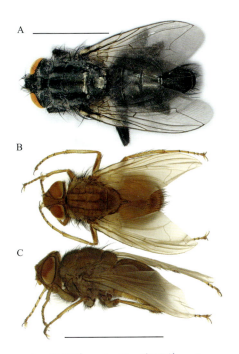

A. 麻蝇科 sp.1; B. 麻蝇科 sp.2;
C. 麻蝇科 sp.2; 比例尺: A＝B＝C＝5 mm
A. Sarcophagidae sp.1; B. Sarcophagidae sp.2; C. Sarcophagidae sp.2; Scale bars: A＝B＝C＝5 mm

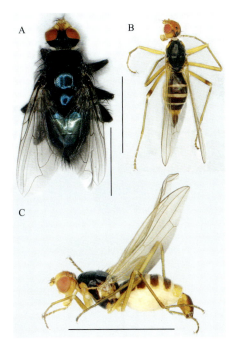

A. 丽蝇科 sp.1; B. 缟蝇科 sp.1;
C. 缟蝇科 sp.1; 比例尺: A＝B＝C＝5 mm
A. Calliphoridae sp.1; B. Lauxaniidae sp.1; C. Lauxaniidae sp.1; Scale bars: A＝B＝C＝5 mm

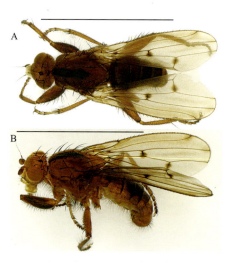

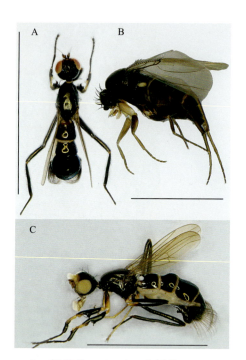

A. 实蝇科 sp.1; B. 实蝇科 sp.1;
比例尺：A＝B＝5 mm
A. Tephritidae sp.1; B. Tephritidae sp.1;
Scale bars：A＝B＝5 mm

A. 秆蝇科 sp.1; B. 蚤蝇科 sp.1;
C. 秆蝇科 sp.1; 比例尺：A＝B＝C＝5 mm
A. Chloropidae sp.1; B. Phoridae sp.1;
C. Chloropidae sp.1; Scale bars：A＝B＝C＝5 mm

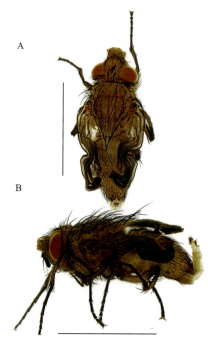

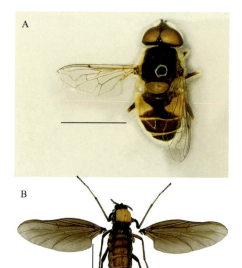

A. 寄蝇科 sp.1; B. 寄蝇科 sp.1;
比例尺：A＝B＝5 mm
A. Tachinidae sp.1; B. Tachinidae sp.1;
Scale bars：A＝B＝5 mm

A. 食蚜蝇科 sp.1; B. 鹬虻科 sp.1;
比例尺：A＝B＝5 mm
A. Syrphidae sp.1; B. Rhagionidae sp.1;
Scale bars：A＝B＝5 mm

附录2　西藏色季拉山高寒草甸地表节肢动物图谱

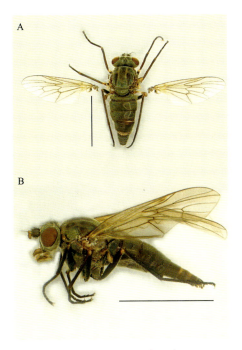

A. 鹬虻科 sp.1；B. 鹬虻科 sp.1；
比例尺：A＝B＝5 mm
A. Rhagionidae sp.1；B. Rhagionidae sp.1；
Scale bars：A＝B＝5 mm

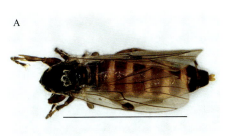

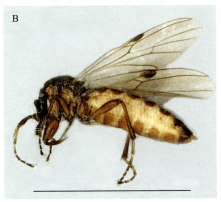

A. 毛蚊科 sp.1；B. 毛蚊科 sp.1；
比例尺：A＝B＝5 mm
A. Bibionidae sp.1；B. Bibionidae sp.1；
Scale bars：A＝B＝5 mm

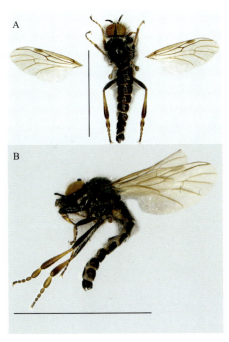

A. 毛蚊科 sp.2；B. 毛蚊科 sp.2；
比例尺：A＝B＝5 mm
A. Bibionidae sp.2；B. Bibionidae sp.2；Scale bars：A＝B＝5 mm

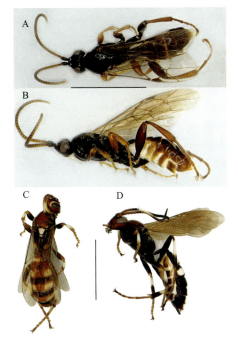

A. 姬蜂科 sp.1；B. 姬蜂科 sp.1；C. 姬蜂科 sp.2；
D. 姬蜂科 sp.2；比例尺：A＝B＝C＝D＝5 mm
A. Ichneumonidae sp.1；B. Ichneumonidae sp.1；
C. Ichneumonidae sp.2；D. Ichneumonidae sp.2；
Scale bars：A＝B＝C＝D＝5 mm

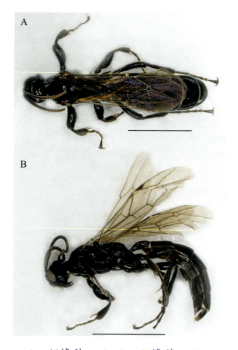

A. 姬蜂科 sp.4；B. 姬蜂科 sp.4；
比例尺：A＝B＝5 mm
A. Ichneumonidae sp.4；B. Ichneumonidae sp.4；Scale bars：A＝B＝5 mm

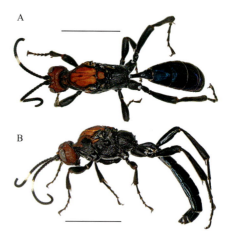

A. 姬蜂科 sp.5；B. 姬蜂科 sp.5；
比例尺：A＝B＝5 mm
A. Ichneumonidae sp.5；B. Ichneumonidae sp.5；Scale bars：A＝B＝5 mm

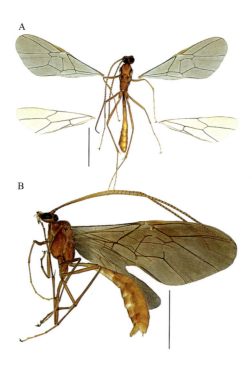

A. 姬蜂科 sp.6；B. 姬蜂科 sp.6；
比例尺：A＝B＝5 mm
A. Ichneumonidae sp.6；B. Ichneumonidae sp.6；Scale bars：A＝B＝5 mm

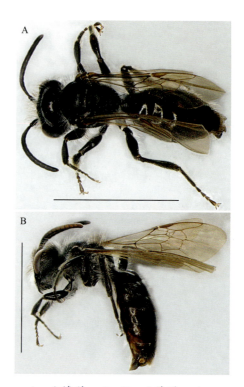

A. 土蜂科 sp.1；B. 土蜂科 sp.1；
比例尺：A＝B＝5 mm
A. Scoiidae sp.1；B. Scoiidae sp.1；Scale bars：A＝B＝5 mm

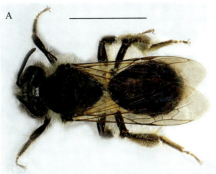
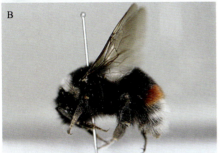

A. 蜜蜂科 sp.1; B. 熊蜂科 sp.1;
比例尺: A＝B＝5 mm
A. Apidae sp.1; B. Bombidae sp.1;
Scale bars: A＝B＝5 mm

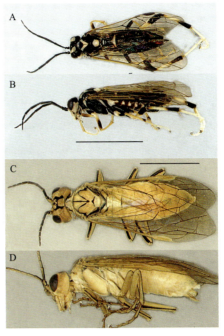

A. 叶蜂科 sp.1; B. 叶蜂科 sp.1; C. 叶蜂科 sp.2; D. 叶蜂科 sp.2; 比例尺: A＝B＝C＝D＝5 mm
A. Tenthredinidae sp.1; B. Tenthredinidae sp.1; C. Tenthredinidae sp.2; D. Tenthredinidae sp.2; Scale bars: A＝B＝C＝D＝5 mm

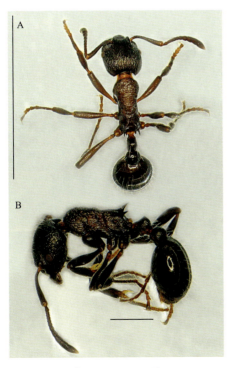

A. 蚁科 sp.1; B. 蚁科 sp.1;
比例尺: A＝B＝1 mm
A. Formicidae sp.1; B. Formicidae sp.1; Scale bars: A＝B＝5 mm

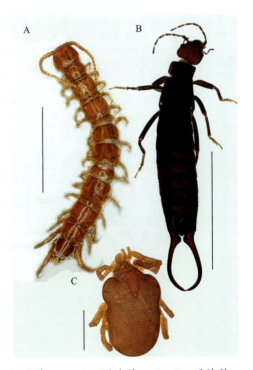

A. 蜈蚣科 sp.1; B. 蠼螋科 sp.1; C. 硬蜱科 sp.1;
比例尺: A＝B＝5 mm; C＝1 mm
A. Scolopendridae sp.1; B. Forficulidae sp.1; C. Ixodidae sp.1; Scale bars: A＝B＝5 mm; C＝1 mm

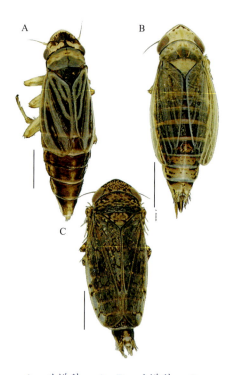

A. 叶蝉科 sp.1；B. 叶蝉科 sp.2；
C. 叶蝉科 sp.3；比例尺：A＝B＝C＝1 mm
A. Cicadellidae sp.1；B. Cicadellidae sp.2；
C. Cicadellidae sp.3；Scale bars：A＝B＝C＝1 mm

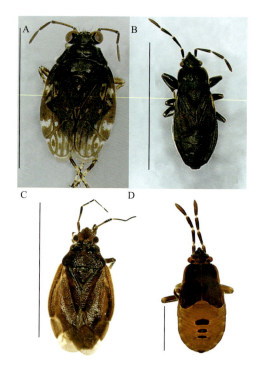

A. 跳蝽科 sp.1；B. 长蝽科 sp.1；C. 盲蝽科 sp.1；
D. 扁蝽科 sp.1；比例尺：A＝B＝C＝5 mm；D＝1 mm
A. Saldidae sp.1；B. Lygaeidae sp.1；
C. Miridae sp.1；D. Aradidae sp.1；Scale bars：
A＝B＝C＝5 mm；D＝1 mm

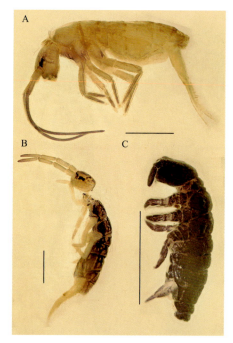

A. 鳞蚖科 sp.1；B. 鳞蚖科 sp.2；C. 鳞蚖科 sp.3；比例尺：A＝B＝C＝1 mm
A. Tomoceridae sp.1；B. Tomoceridae sp.2；
C. Tomoceridae sp.3；Scale bars：A＝B＝C＝5 mm

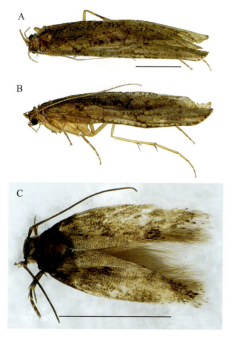

A. 石蛾科 sp.1；B. 石蛾科 sp.2；C. 石蛾科 sp.3；
比例尺：A＝B＝5 mm
A. Phryganeidae sp.1；B. Phryganeidae sp.2；
C. Phryganeidae sp.3；Scale bars：A＝B＝5 mm

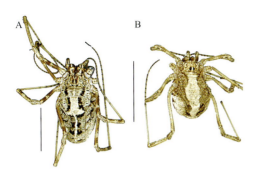
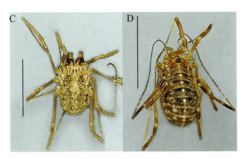

A. 盲蛛目 sp.1；B. 盲蛛目 sp.2；
C. 盲蛛目 sp.3；D. 盲蛛目 sp.4；
比例尺：A＝B＝C＝D＝5 mm
A. Opiliones sp.1；B. Opiliones sp.2；
C. Opiliones sp.3；D. Opiliones sp.4；
Scale bars：A＝B＝C＝D＝5 mm

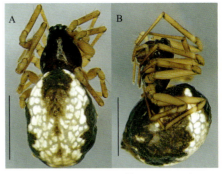
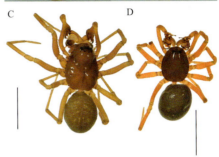

A. 皿蛛科 sp.2；B. 皿蛛科 sp.2；
C. 皿蛛科 sp.3；D. 皿蛛科 sp.4；
比例尺：A＝B＝C＝D＝1 mm
A. Linyphiidae sp.2；B. Linyphiidae sp.2；
C. Linyphiidae sp.3；D. Linyphiidae sp.4；
Scale bars：A＝B＝C＝D＝1 mm

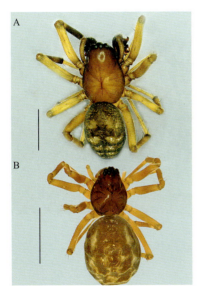

A. 皿蛛科 sp.5；B. 皿蛛科 sp.6；
比例尺：A＝B＝2 mm
A. Linyphiidae sp.5；B. Linyphiidae
sp.6；Scale bars：A＝B＝2 mm

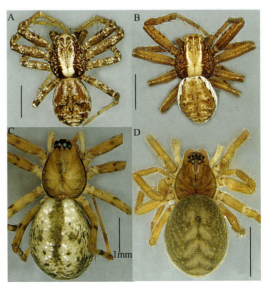

A. 蟹蛛科 sp.1；B. 蟹蛛科 sp.2；C. 园蛛科 sp.3；
D. 卵形蛛科 sp.4；比例尺：A＝B＝C＝D＝1 mm
A. Thomisoide sp.1；B. Thomisoide sp.2；
C. Araneidae sp.3；D. Oonopidae sp.4；
Scale bars：A＝B＝C＝D＝1 mm

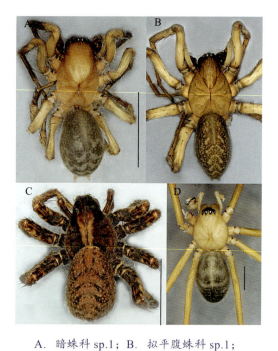

A. 暗蛛科 sp.1；B. 拟平腹蛛科 sp.1；
C. 狼蛛科 sp.1；D. 逍遥蛛科 sp.1；
比例尺：A＝B＝C＝D＝5 mm
A. Amaurobiidae sp.1；B. Gnapphosidae sp.2；
C. Araneidae sp.3；D. Philodromidae sp.4；
Scale bars：A＝B＝C＝D＝1 mm

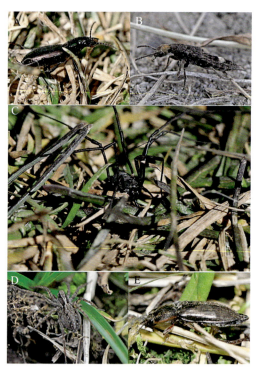

A. 步甲科；B. 隐翅虫科；C. 盲蛛目；
D. 狼蛛科；E. 叩甲科
A. Carabidae；B. Staphylinidae；
C. Opiliones；D. Lycosidae；
E. Elateridae

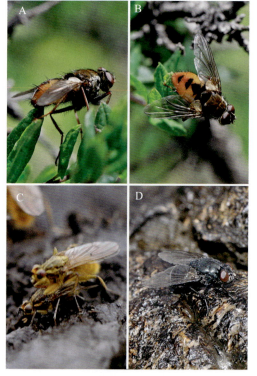

A. 寄蝇科；B. 寄蝇科；C. 粪蝇科；D. 麻蝇科
A. Tachinidae；B. Tachinidae；
C. Scathophagidae；D. Sarcophagidae

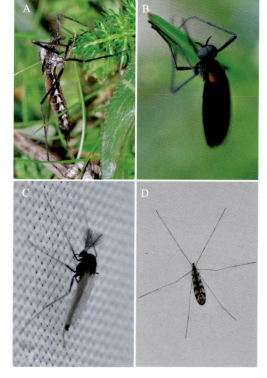

A. 大蚊科；B 鹬虻科；C. 极蚊科；D. 殊蠓科
A. Tipulidae；B. Tachinidae；
C. Axymyiidae；D. Anisopodidae

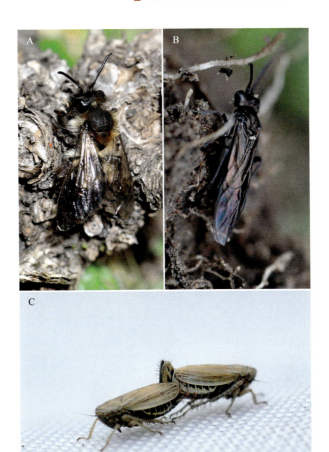

A. 蜜蜂科；B. 叶蜂科；C. 叶蝉科
A. Apidae; B. Tenthredinidae; C. Cicadellidae

后 记

弹指一挥间，十年已逝去。从第一次进藏筹划冬虫夏草项目研究到书稿的完成，历时整整十年。严重的高原反应，头痛欲裂的痛苦表情；在冻土上建立研究基地、改造完善基地；雨夜里上山下沟采集寄主昆虫标本；连续四年在川藏线、青藏线上的长途跋涉，就为寻找一块试验地；滴水成冰的冬季，缺水缺电，暴风雪压垮试验大棚；汽车在山道上突然熄火打滑，险坠山崖；试验地草丛中飞出的寄主昆虫成虫求偶交配；冬虫夏草露出地表时的喜悦；同学们的欢笑……十年的经历，十年对冬虫夏草研究的追求场景，一幕幕闪现在眼前，恰似那"众里寻他千百度，蓦然回首，那人却在，灯火阑珊处"。

在海拔 4156 m 的冻土上建立研究基地，且在 40 天内建成，得益于广东省第四批援藏队领队、中共林芝地委李庆雄副书记、林芝县李学平副县长的大力支持，他们不仅使初到高原、一筹莫展的研究团队得以顺利开展工作，而且在生活上也给予了无微不至的关心。基地建成后经历的冬季，却让人胆战心惊，冻土导致房屋开裂、设施位移、水管爆裂等，研究基地常驻管理人员杨广球和陈龙鹏等冒着严寒，领着一帮工人对研究基地实施改造，以消除冻土导致土壤环境周期性变化带来的不利影响，在他们的努力下，研究基地得以不断完善，并运行良好，最终发展成为一个设施设备齐全、生活条件优异的现代化研究基地。

西藏自治区科技厅对研究工作给予了大力支持。先后两任厅长多吉次仁和马胜杰、高新处吉靳刚副处长等曾多次到访研究基地，对基地建设和研究工作给予了许多建设性的指导意见。尤为重要的是，支持研究团队承担了国家"十一五"和"十二五"科技支撑计划有关冬虫夏草资源的研究任务，主要有：国家"十一五"科技支撑计划项目"西藏冬虫夏草资源可持续利用关键技术研究与示范"（2007BAI32B00）的"蝠蛾属昆虫种质选育技术体系研究与示范"（2007BAI32B05）和"冬虫夏草孕育工程的技术体系研究与示范"（2007BAI32B06）2 个课题；国家"十二五"科技支撑计划重大项目课题"西藏区冬虫夏草的原位孕育与红景天、喜马拉雅紫茉莉、婆婆纳、茅膏菜等濒危藏药材人工种植及野生抚育的关键技术研究与示范"（2011BAI13B06）中关于冬虫夏草及其寄主昆虫的研究专题；国务院扶贫办"扶贫开发与青藏高原减灾避灾产业发展"项目的"青藏高原冬虫夏草资源可持续利用"专题等。

项目实施期间，还获得了各级领导的关怀与支持。时任中共广东省省委书记汪洋、中共西藏自治区党委书记张庆黎等率团于 2010 年 8 月视察了研究基地，听取了团队负责人的汇报后，盛赞"坚持高原搞科研，结合扶贫有突破，可佩可敬"。时任国务院扶贫办主任范小建，对研究工作及其在青藏高原扶贫开发中的作用给予了高度关注，曾四次莅临研究基地考察，了解研究进展和遇到的困难，想方设法予以帮助。时任中共青海省省委书记骆惠宁、青海省省长郝鹏先后批示支持研究团队在青海开展冬虫夏草资源可持续发展研究。中山大学前后两任校长黄达人教授和许宁生教授，同样关注研究基地建设和科学研究进展，亲临研究基地，了解基地建设和研究进展与存在的困难，并在仪器设备购置和运行经费上给予了支持。科技部社会发展司生物医药处处长张兆丰也曾亲临研究基地，了解和指导基地建设情况。中共治多县县委书记王延奇对冬虫夏草孕育示范基地的建立给予了大力支持和帮助。

2007 年 3 月，著名书法家、原广东省省委书记吴南生听取了刘昕教授的汇报，得知在青藏高原建立"中山大学青藏高原特色资源科学工作站"开展冬虫夏草资源可持续发展研究上取得了可喜进展，十分欣慰。对建立冬虫夏草资源可持续发展的寄主昆虫钩蝠蛾种子园"牧虫工程"及"孕育工程"示

后　记

范基地，引领藏民走自我发展之路非常赞赏，提出将他多年收藏的《憨斋珍藏书法集》103 幅书法真品拍卖，所得款项用于支持刘昕创新团队研究经费（当时曾委托全国政协委员、著名经济学家、时任香港中文大学校长刘遵义教授推荐专家估价，并由全国政协常委、香港著名收藏家徐展堂先生对 103 幅书法真品估价为 3167 万港币），令研究团队人员深受鼓舞。刘昕教授婉言谢绝吴南生老书记的好意。后来吴南生老书记将书法真品拍卖所得款项用于捐助汕头潮阳关埠上仓中小学建设项目。2016 年 3 月，95 岁高龄的吴南生老书记获悉《冬虫夏草资源可持续发展研究》一书即将付梓出版，欣然题写书名。

国际欧亚科学院中国科学中心对本团队开展的冬虫夏草资源可持续发展研究给予了高度关注和支持，并全额资助本书的出版费用。

本书所采用的材料来自于参加项目研究而完成的博士后工作报告，以及博士和硕士学位论文，博士后有钟欣，博士研究生有钟欣、邹志文、孙梓暄、雷桅、彭青云、喻浩、李少松、郭技星、张剑霜、王海贞、古励等，硕士研究生有钟欣、招淑燕、齐丽丽、陈海、李少松、蒋帅帅、李峻锋、胡志坚、黄健威、吴文静、蒋丰泽、阚绪甜等，他们是项目的直接完成者和本书的直接贡献者。特别是钟欣，参与了研究的全过程，完成了硕士和博士学位论文以及博士后工作报告。此外，长期或曾经坚守在研究基地工作的杨广球、陈龙鹏、次仁塔杰、黄清文、龚鹰、上官松、何仲武等，克服了难以忍受的寂寞和长期缺氧的生活环境，不仅维护了研究基地的正常运行，也承担了几乎全部体力劳动。古德祥教授和吴光国教授不顾年事已高，像青年人一样身体力行，进藏参加和指导研究工作。

项目实施过程中，兄弟单位西藏大学农牧学院兰小中教授和旺姆教授、西藏高原生物研究所李晖研究员、西藏农牧科学研究院蔬菜研究所代安国研究员、那曲地区科技局王忠全局长等都给予了积极支持和配合。

十年研究，感恩永远！要感谢的人和事太多，在此挂一漏万，作者衷心感谢上述提及的以及未提及的人们和单位！

作　者

2016 年 10 月 30 日